AF315632

Les **secrets** de l'image vidéo

**Colorimétrie – Éclairage – Optique – Caméra
Signal vidéo – Compression numérique
Formats d'enregistrement – Formats d'images**

CHEZ LE MÊME ÉDITEUR

C. Mahé-Menant, *Profession administrateur de production de films*, 2012, 182 pages.

A. Cloquet, *Essais caméra HD*, 2012, 124 pages.

S. Devaud, *Tourner en vidéo HD avec les reflex Canon*, 2010, 400 pages.

A. Monod, *Monter ses vidéos avec Premiere Pro*, 2013, 176 pages.

O. Vigneron, *Monter ses vidéos avec Final Cut Pro X*, 2013, 140 pages.

L. Bellegarde, *Montage vidéo et audio libre*, 2010, 418 pages.

C. Meyer, T. Meyer, *After Effects – Nouvelles master class,* 2009, 368 pages.

J. Vineyard, J. Cruz, *Les plans au cinéma*, 2004, 136 pages.

S. D. Katz, *Réaliser ses films plan par plan,* 2013, 332 pages.

B. Block, *Composer ses images pour le cinéma*, 2014, 256 pages.

J. Van Sijll, *Les techniques narratives du cinéma*, 2006, 252 pages.

A. Coffineau *et al.*, *Masterclass storyboard,* 2012, 200 pages.

L. de Rancourt, *Réaliser un storyboard pour le cinéma*, 2012, 222 pages.

E Grove, *130 exercices pour réaliser son premier film*, 2013, 128 pages.

K. Lindenmuth, *Réaliser son premier documentaire,* 2011, 144 pages.

S Tric, *Devenir accessoiriste pour le cinéma*, 2014, 154 pages.

T. Le Nouvel, P.-J. Rabaud, *Chef décorateur pour le cinéma*, 2012, 110 pages.

T. Le Nouvel, *Le doublage*, 2007, 98 pages.

B. Michel, *La stéréoscopie numérique,* 2012, 300 pages.

F. Remblier, *Tourner en 3D-relief – De la pré-production à la diffusion,* 2011, 200 pages.

R. Williams, *Techniques d'animation*, 2011, 382 pages + DVD.

O. Cotte, *Les Oscars du film d'animation – Secrets de fabrication de 13 courts-métrages récompensés à Hollywood*, 2006, 274 pages.

Les **secrets** de l'image vidéo

**Colorimétrie – Éclairage – Optique – Caméra
Signal vidéo – Compression numérique
Formats d'enregistrement – Formats d'images**

Philippe Bellaïche

11ᵉ édition

EYROLLES

Éditions Eyrolles
Groupe Eyrolles
61, bd Saint-Germain
75240 Paris Cedex 05

www.editions-eyrolles.com

Le Code de la propriété intellectuelle du 1er juillet 1992 interdit en effet expressément la photocopie à usage collectif sans autorisation des ayants droit. Or, cette pratique s'est généralisée notamment dans l'enseignement, provoquant une baisse brutale des achats de livres, au point que la possibilité même pour les auteurs de créer des œuvres nouvelles et de les faire éditer correctement est aujourd'hui menacée.

En application de la loi du 11 mars 1957, il est interdit de reproduire intégralement ou partiellement le présent ouvrage, sur quelque support que ce soit, sans autorisation de l'éditeur ou du Centre français d'exploitation du droit de copie, 20, rue des Grands-Augustins, 75006 Paris.

© Groupe Eyrolles, 2018 pour la présente édition
ISBN : 979-2-212-67499-6

Sommaire

<table>
<tr><td>Chapitre 2</td><td>L'éclairage en studio</td><td>87</td></tr>
</table>

Chapitre 3   L'optique   **123**

Chapitre 4   La caméra   **203**

Chapitre 5   Le signal vidéo : de l'analogique au numérique   315

Chapitre 6   La compression numérique   377

<table>
<tr><td>Chapitre 7</td><td>Les formats d'enregistrement</td><td>495</td></tr>
</table>

<table>
<tr><td>Chapitre 8</td><td>Les standards d'images</td><td>613</td></tr>
</table>

1 La colorimétrie

Qu'est-ce que la longueur d'onde d'une couleur ?

Quelles sont les différences entre l'intensité lumineuse, le flux lumineux, l'éclairement, la luminance… ?

Comment notre œil perçoit-il les couleurs ?

Comment quantifie-t-on la dynamique lumineuse ?

Qu'est-ce que la courbe de visibilité de l'œil ?

Qu'est-ce que la température de couleur d'une lumière ?

Quelles sont les différences de perception entre l'œil et la caméra ?

Qu'est-ce que la trichromie ?

Pourquoi existe-t-il différents jeux de primaires en vidéo ?

Qu'est-ce que le diagramme de chromaticité (x,y) CIE_{31} ?

Qu'est-ce qu'un gamut ?

Comment est reproduite une image vidéo sur un écran ?

Écran LCD : à quoi correspondent les appellations TN, TFT, IPS, PVA… ?

Quels sont les atouts d'un écran OLED ?

Quel est le principe de la technologie *quantum dots* ?

DLP, LCD, LCOS : quelles différences entre ces technologies de vidéoprojecteurs ?

Ce premier chapitre expose les notions de base de la colorimétrie, passage obligé entre le monde réel et celui des systèmes de reproduction d'images. Après un rappel indispensable de quelques généralités sur la nature de la lumière, les grandeurs permettant de la caractériser et le principe de la vision humaine, nous nous focaliserons sur les propriétés de la trichromie et sur les différents espaces géométriques permettant de situer les couleurs. Nous verrons alors comment toute cette théorie a été appliquée à la chaîne colorimétrique de la télévision. Cela nous conduira au processus de restitution des images sur un écran, avec un passage en revue des différentes technologies d'affichage actuelles.

1.1 La lumière

1.1.1 *Composition de la lumière*

La lumière constitue la partie visible par l'œil humain du spectre des radiations électromagnétiques. Elle est l'addition de deux vibrations ondulatoires, l'une électrique et l'autre magnétique, qui se propagent dans deux plans perpendiculaires et forment une onde électromagnétique. La lumière se déplace en ligne droite dans tout milieu transparent et homogène, avec une vitesse dans le vide ou dans l'air de c = 300 000 km/s. Cette vitesse est considérée par les physiciens comme la « vitesse absolue », qui ne pourra jamais être dépassée. Dans l'eau, la vitesse de la lumière est de 225 000 km/s et, dans le verre, de 200 000 km/s, alors que dans le diamant, elle est réduite à 124 500 km/s.

Une onde électromagnétique se caractérise par une longueur d'onde λ et une fréquence d'oscillation f, telles que $\lambda = c/f$. Les radiations perceptibles par l'œil sont celles dont la fréquence est comprise entre $7,9.10^{14}$ et $3,85.10^{14}$ Hz, ce qui équivaut à des longueurs d'onde de 380 à 780 nm (1 nm = 10^{-9} m). Dans cette fraction du spectre des ondes électromagnétiques, notre système visuel représente les différentes fréquences ou longueurs d'onde par un codage particulier qui est la couleur. La couleur n'est cependant qu'une sensation et n'a pas de nature physique. La plus petite longueur d'onde visible correspond au violet, la plus élevée, au rouge. Entre ces deux limites, les longueurs d'onde correspondent au bleu, au vert, au jaune et à l'orange, avec plusieurs centaines de nuances, notamment dans le vert, auquel l'œil est particulièrement sensible. Les longueurs d'onde situées en dessous du spectre lumineux sont celles du rayonnement ultra-violet (qui provoque le bronzage) et des rayons X (utilisés en particulier pour les radiographies médicales). Les longueurs d'onde situées au-dessus du spectre visible sont les radiations infrarouges (qui transforment leur énergie en chaleur), suivies des ondes radio. Notons que les termes « ultra » et « infra » se réfèrent au classement des radiations par fréquences, et non à celui par longueurs d'onde plus communément utilisé en optique.

À chacune des fréquences ou longueurs d'onde de radiations lumineuses correspond une couleur pure : on parle de lumière monochromatique. Mais à quelques exceptions près (laser, lampes à vapeur de sodium, etc.), la plupart des sources de lumière délivrent un mélange complexe de plusieurs radiations monochromatiques. On parle alors de lumière polychromatique. C'est l'amplitude relative de chacune de ces radiations qui détermine la couleur perçue. Une lumière constituée de toutes les composantes du spectre lumineux à énergie égale est une lumière blanche ou grise (selon son intensité), c'est-à-dire donnant l'impression d'absence de couleur. La lumière solaire en est une bonne approximation. On appelle « stimulus de couleur » tout rayonnement physiquement défini qui pénètre dans l'œil et produit une sensation de couleur.

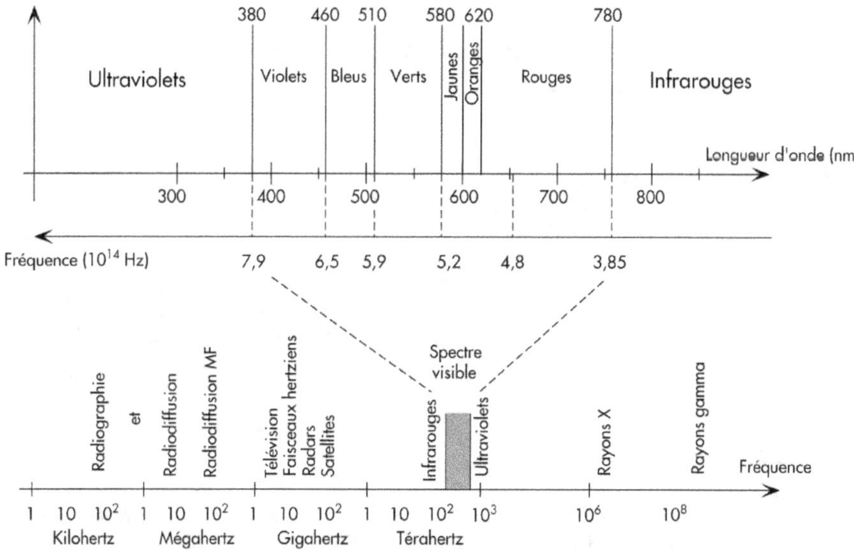

Figure 1.1

Répartition des fréquences et longueurs d'onde du spectre lumineux dans l'ensemble du spectre des ondes électromagnétiques.

Tableau 1.1
Correspondance entre les couleurs principales et leurs longueurs d'onde (valeurs approximatives).

Couleur	Longueurs d'onde	Couleur	Longueurs d'onde
Violet	380 à 435 nm	Vert-jaune	530 à 560 nm
Indigo	435 à 465 nm	Jaune-vert	560 à 575 nm
Bleu	465 à 482 nm	Jaune	575 à 580 nm
Bleu-vert	482 à 487 nm	Jaune-orange	580 à 587 nm
Cyan ou turquoise	487 à 492 nm	Orange	587 à 596 nm
Vert bleu	492 à 498 nm	Rouge-orange	596 à 620 nm
Vert	498 à 530 nm	Rouge	620 à 780 nm

La lumière est l'ensemble des ondes électromagnétiques visibles par l'œil humain. Chaque radiation, caractérisée par une longueur d'onde, donne une couleur pure. Mais la plupart des couleurs visibles sont composées d'un mélange de plusieurs couleurs pures.

Il existe une famille de couleurs qui n'ont pas de longueur d'onde dominante unique, mais qui résultent du mélange à dosage variable de deux longueurs d'onde situées aux extrémités du spectre lumineux : le bleu-violet et le rouge. Il s'agit de la famille des « pourpres », qui correspondent à des lumières bichromatiques. Les pourpres et le blanc n'existent pas dans le spectre lumineux.

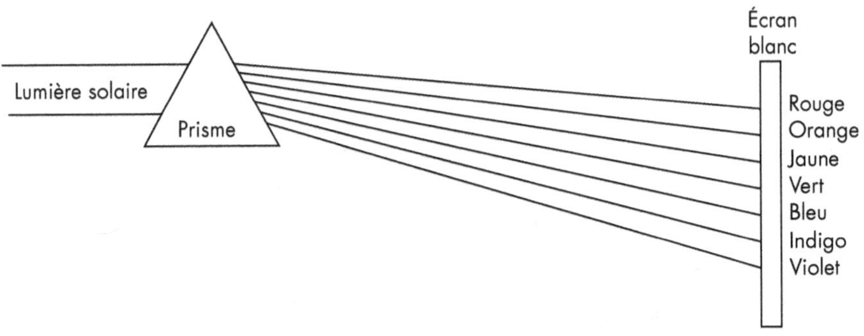

Figure 1.2
En 1669, le physicien et mathématicien britannique Isaac Newton découvre qu'un faisceau de lumière solaire se décompose au travers d'un prisme en sept couleurs principales. En déviant inégalement les lumières colorées, le prisme révèle la composition de la lumière blanche. Les couleurs de courtes longueurs d'onde (violet, bleu…) sont davantage déviées que les couleurs de grandes longueurs d'onde (orange, rouge…). Le fait que l'angle de déviation dépende de la longueur d'onde pose problème pour la captation des images, car tous les rayons traversant un objectif ne sont pas déviés de la même manière. C'est le phénomène d'aberration chromatique, dont il est question dans le chapitre 3.

1.1.2 *Les sources de lumière*

On distingue les objets lumineux par eux-mêmes et les objets éclairés. Les objets lumineux, tels le soleil ou les corps incandescents, sont de véritables sources de lumière puisqu'ils émettent leurs propres rayons. Les objets éclairés, tels la lune ou les éléments courants de notre quotidien, ne font quant à eux que réfléchir une partie plus ou moins importante de la lumière qu'ils reçoivent.

Les sources de lumière se rangent dans deux catégories : celles d'origine thermique, dites « chaudes » et celles basées sur la luminescence, dites « froides ». Les sources d'origine thermique émettent de la lumière du fait de leur température élevée. Le Soleil est une source thermique naturelle, dont la température à la surface est de l'ordre de 6 000 °C. Une lampe est une source thermique artificielle qui émet de la lumière lorsque son filament est porté à l'incandescence (aux environs de 3 000° C), par le passage d'un courant. Les sources luminescentes émettent pour leur part de la lumière non pas par échauffement, mais par un phénomène de désexcitation radiative d'atomes de molécules (chaque électron revient à un état de moindre énergie en émettant un photon).

1.1.3 *La propagation de la lumière*

La lumière se propage dans des milieux soit transparents, soit translucides. Un milieu transparent, comme l'eau ou le verre, se laisse totalement traverser par la lumière ; les objets y sont parfaitement visibles. Un milieu translucide transmet également la lumière, mais en la diffusant, empêchant ainsi d'y distinguer les objets, et en lui faisant perdre une partie de son énergie. Un corps opaque ne laisse pas passer la lumière ; il en absorbe une partie et réfléchit l'autre.

Dans un milieu transparent et homogène, la lumière se propage en ligne droite. Tout trajet rectiligne suivi par la lumière depuis un point d'un objet lumineux est appelé « rayon lumineux ». Cette définition est toutefois théorique, car il est impossible dans la pratique d'isoler un rayon lumineux. Un rayon lumineux n'a par ailleurs pas d'existence matérielle. Le seul moyen de le rendre visible est de placer sur son trajet des particules très fines diffusant la lumière. C'est le rôle de la « machine à fumée », très utilisée dans la mise en lumière de spectacles ou d'émissions de divertissement pour révéler les faisceaux lumineux des projecteurs.

Un faisceau lumineux est un ensemble de rayons lumineux. Il est divergent si tous ses rayons sont issus d'un même point, convergent si, au contraire, ses rayons aboutissent à un même point ; enfin, il est cylindrique si tous ses rayons sont parallèles.

Lorsque la lumière frappe un corps opaque, elle est réfléchie dans des directions déterminées si la surface du corps est polie (miroir), et dans toutes les directions si la surface du corps est mate ou rugueuse. Certaines fréquences sont réfléchies moins que d'autres, voire totalement absorbées, ce qui donne aux objets leur couleur apparente (qui est celle des fréquences réfléchies). Le système optique de tout équipement de prise de vues répond à des rayons lumineux réfléchis. Le tableau 1.2 donne les facteurs de réflexion de quelques matériaux.

Tableau 1.2

Facteurs de réflexion de quelques matériaux.

Matériau	Réflexion
Blanc d'Espagne (utilisé sur les mires)	89,9 %
Plâtre	85 %
Papier blanc	84 %
Marbre blanc	83 %
Ciment	55 %
Chêne naturel	33 %
Brique rouge	20 %
Peau blanche	18 %
Ardoise	10 %

On notera que dans le cas de la peau blanche d'un visage, seulement 18 % de l'énergie lumineuse incidente sont réfléchis. Cette valeur est particulièrement importante en vidéo et certaines mires de réglages de caméras possèdent des zones grises de 18 % de réflexion pour référence.

Lorsqu'un rayon lumineux franchit la surface de séparation entre deux milieux transparents ou translucides, il est dévié. C'est le phénomène de réfraction. Un milieu transparent est caractérisé par un indice de réfraction, « n », égal au rapport de la vitesse de la lumière dans le vide (ou dans l'air) et dans le milieu considéré (respectivement c et v). Le rapport $n = c/v$ est égal à 1 dans l'air, à 1,3 dans l'eau, et est compris entre 1,45 et 1,85 pour les verres optiques. Plus l'indice de réfraction est élevé, plus le rayon réfracté se rapproche de la normale au point d'incidence, et réciproquement. Il existe un rapport constant entre le sinus de l'angle d'incidence, « i », et celui de l'angle de réfraction, « r » ; il est donné sur la figure 1.3. Cette notion de réfraction est à la base du fonctionnement des lentilles optiques, comme expliqué dans le chapitre 3.

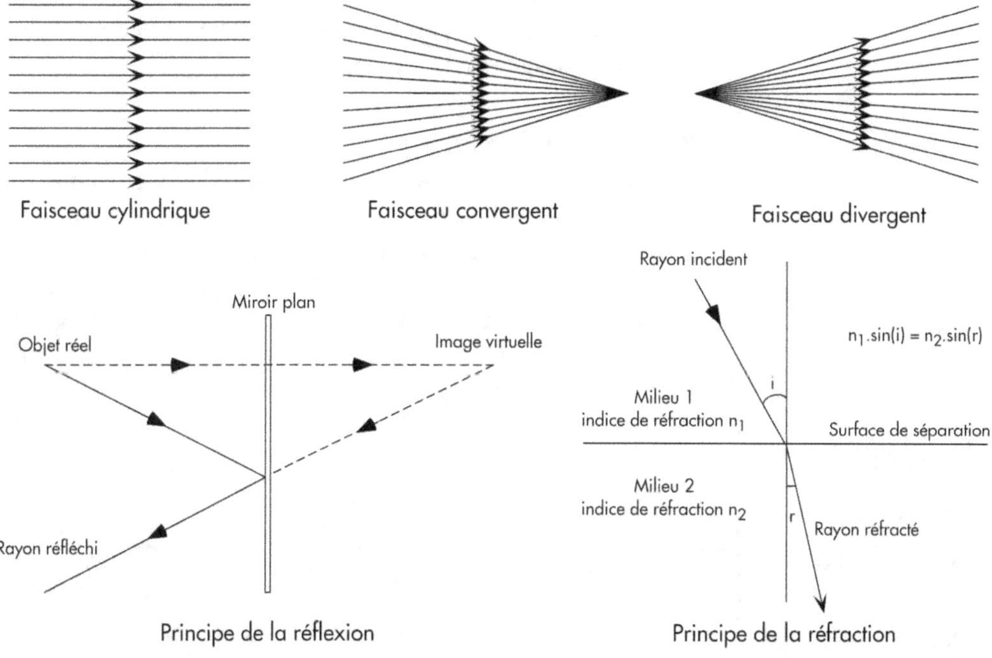

Figure 1.3
Faisceau cylindrique, faisceau convergent, faisceau divergent. Principes de la réflexion et de la réfraction.

Un objet lumineux émet de la lumière, alors qu'un objet éclairé reçoit et réfléchit une quantité de lumière, qui dépend de la nature de cet objet. On voit, on photographie, on filme les objets grâce à la lumière qu'ils réfléchissent.

1.1.4 *Les grandeurs photométriques*

La photométrie est la science de la mesure de la lumière. Elle est basée sur quatre grandeurs fondamentales qui sont le flux lumineux, l'intensité lumineuse, l'éclairement et la luminance.

Le flux lumineux

Le flux lumineux est la quantité de lumière globale rayonnée par une source dans toutes les directions. Son unité est le lumen (symbole lm). Le flux lumineux permet également de caractériser le rendement ou l'efficacité d'une source de lumière, exprimé en lumen émis par watt de puissance électrique consommée (lm/W). Par exemple, une ampoule à incandescence émet environ 12 lumens par watt, alors qu'une LED de dernière génération dépasse les 100 lumens par watt.

L'intensité lumineuse

L'intensité lumineuse d'une source est le flux lumineux émis par unité d'angle solide dans une direction donnée (l'angle solide est l'angle au sommet d'un cône ; sa définition précise est donnée sur la figure 1.4). Son unité, le candela (symbole cd), équivaut au lumen par stéradian. On peut dire en simplifiant que le candela est l'unité de l'intensité lumineuse portée par chaque rayon de lumière d'une source.

Figure 1.4 ⎯⎯⎯⎯⎯

Définition de l'angle solide Ω : soit un cône dont le sommet coïncide avec le centre d'une sphère de rayon R. Ce cône découpe la surface de la sphère en une zone de surface S. L'angle solide Ω est le rapport entre la surface S interceptée et le carré du rayon R. ($\Omega = S/R^2$). Son unité est le stéradian (unité sans dimension). L'angle solide a la valeur d'un stéradian lorsque le cône délimite une surface d'$1\ m^2$ sur une sphère d'$1\ m$ de rayon.

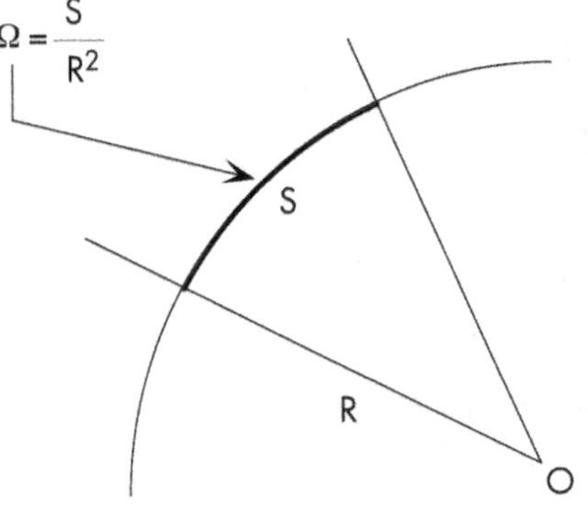

L'éclairement

L'éclairement d'une surface est le flux lumineux reçu par unité de surface, c'est-à-dire la somme des intensités de tous les rayons lumineux. Il s'exprime en lux. Un flux lumineux de 1 lumen atteignant perpendiculairement une surface de 1 m^2 y produit un éclairement de 1 lux. L'éclairement E reçu par une surface placée à une distance D d'une source délivrant une intensité lumineuse I est E = I/D^2. Autrement dit, l'éclairage d'une surface perpendiculaire à la direction de la lumière est proportionnel à l'intensité lumineuse de la source, et inversement proportionnel au carré de la distance entre eux. Si la surface n'est pas perpendiculaire à l'axe de la source, l'éclairement diminue en fonction du cosinus de l'angle entre l'axe de la source et la normale à la surface :

$$E = \frac{I}{D^2} \cdot \cos \alpha$$

Par exemple, une source de 40 000 cd placée à 5 mètres d'une surface produira un éclairement de 1 600 lux si la surface est perpendiculaire, et de 1 130 lux si elle est inclinée à 45°.

On retiendra que l'éclairement en un point est inversement proportionnel au carré de la distance de la source de lumière.

L'éclairement est notamment la grandeur utilisée pour caractériser la sensibilité d'une caméra. Il se mesure au moyen d'un instrument intégrant une cellule photoélectrique appelé « luxmètre ». Par exemple, on dit qu'il faut ouvrir le diaphragme à f/11 pour exposer correctement un sujet éclairé à 2 000 lux.

Tableau 1.3

Les niveaux d'éclairement moyen types. On notera la très grande dynamique d'éclairements perceptibles, qui s'étend de 10^{-3} à 10^{5} lux.

Plein soleil	50 000 à 100 000 lux
Ciel couvert	20 000 à 30 000 lux
Extérieur à l'ombre	10 000 à 15 000 lux
Aube ou crépuscule, par temps clair	400 lux
Plateau TV	1 000 à 2 000 lux
Surface de travail bien éclairée	500 lux
Appartement, lampes domestiques	100 à 300 lux
Éclairement minimal pour lire confortablement	100 lux
Ville éclairée	20 à 80 lux
Lumière d'une bougie à 10 cm	10 lux
Pleine lune	1 lux
Nuit étoilée	0,001 lux

La luminance

La luminance est la plus connue des grandeurs photométriques car elle quantifie la sensation que l'on a de la lumière. C'est aussi la seule directement appréciable par l'être humain. Elle exprime l'effet visuel créé par le flux lumineux provenant d'une surface réfléchissante ou d'une source de lumière, tel que perçu par notre œil. Elle qualifie ainsi la luminosité ou la brillance de tous les objets que nous voyons. Par exemple, ce que vous voyez actuellement en lisant ces lignes, c'est la luminance des caractères noirs comparée à celle du blanc d'arrière-plan de la page. Plus précisément, la luminance est définie par le quotient de l'intensité d'une source de lumière visible dans une direction donnée, par la surface apparente de cette source dans cette même direction. Son unité est le cd/m^2, ou le nit. Lorsque la source est suffisamment éloignée pour que l'on puisse négliger sa surface et la considérer comme un point lumineux (typiquement une étoile), on peut dire que la luminance égale l'intensité lumineuse. Mais lorsque la source possède une certaine dimension, ce qui est plus généralement le cas, on divise l'intensité lumineuse par la surface apparente pour que la luminance continue d'exprimer l'intensité lumineuse d'un point unique. La luminance n'est ainsi pas liée à la taille d'une surface lumineuse ; tout rayon lumineux transporte l'intégralité de la luminance.

La luminance est une grandeur importante en prise de vues, car c'est elle qui détermine l'exposition, c'est-à-dire l'ouverture du diaphragme de l'objectif. La luminance (L) s'exprime en fonction de deux paramètres qui sont l'éclairement (E) et le facteur de réflexion (r) de la surface, par la relation suivante :

$$L = \frac{1}{\pi} . r . E , \quad \text{avec } 1/\pi = 0{,}318$$

Par exemple, on peut calculer la luminance d'un visage (facteur de réflexion r = 0,18), d'une part en intérieur à 5 mètres d'un projecteur de 1 130 lux, d'autre part sous un soleil moyen à 50 000 lux.

Sous le projecteur : L = 0,318 × 0,18 × 1 130 = 65 cd/m^2 ou nits

Au soleil : L = 0,318 × 0,18 × 50 000 = 2 862 cd/m^2 ou nits

Dans cet exemple, notre sujet présente une luminance 44 fois plus forte en plein soleil que sous un éclairage de studio, ce qui correspond à une différence de plus de 5 diaphs (1 diaph équivaut à un doublement de la luminance ; ici elle a doublé plus de 5 fois)...

Précisons par ailleurs que notre système visuel a une perception non linéaire de la luminance : une source d'une luminance de 18 % par rapport à un blanc de référence à 100 % est visuellement perçue comme un gris à 50 %. Cette non-linéarité est à mettre en parallèle avec la notion de gamma utilisée pour le codage des images vidéo, dont il est question dans le chapitre 4.

Le monde naturel déploie une plage de variation de luminance énorme, très largement supérieure à ce que n'importe quel système TV ou cinéma est capable de capter et d'afficher. Entre la lumière du soleil et celle d'une étoile, la variation est de 1:100 000 000... Tout dispositif de captation ou d'affichage ne capte ou ne reproduit qu'une partie de la plage dynamique d'une scène réelle. Les techniques modernes cherchent à optimiser au maximum cette dynamique lumineuse. Leur but est de produire des images contenant une grande richesse d'informations à la fois dans les zones d'ombres et les lumières extrêmes, tout en renforçant le réalisme de leur perception. C'est le principe même du HDR *(High Dynamic Range)* dont il est longuement question dans le chapitre 8.

Tableau 1.4
Quelques valeurs de luminance moyennes.

Disque solaire à midi	1 600 000 000 cd/m²
Seuil maximal du système visuel humain	1 000 000 cd/m²
Filament d'ampoule incandescente (100 W)	6 000 000 cd/m²
Soleil à l'horizon	100 000 cd/m²
Tube fluorescent	10 000 cd/m²
Ciel clair légèrement nuageux	6 000 – 8 000 cd/m²
Peau claire sous le soleil	3 000 cd/m²
Surface de la lune	2 500 cd/m²
Ciel en couverture nuageuse épaisse	2 000 cd/m²
Écran de smartphone	500 – 700 cd/m²
Écran TV OLED	Max 800 cd/m².
Écran TV LCD grand public	Max 2 000 cd/m²
Écran TV LCD industriel	Max 5 000 cd/m²
Écran TV tube cathodique	Max 100 – 170 cd/m²
Blanc référence vidéo (blanc diffus)	100 cd/m²
Feuille blanche sur un bureau (sous 300 lux)	80 cd/m²
Blanc référence cinéma (blanc diffus)	48 cd/m²
Lumière de la lune	0,1 cd/m²
Noir référence vidéo	0,005 – 0,01 cd/m²
Noir référence cinéma	0,01 – 0,03 cd/m²
Lumière d'une étoile	0,001 cd/m²
Seuil minimal du système visuel humain	0,0001 cd/m²

Une source de lumière rayonne, dans toutes les directions un flux lumineux exprimé en lumen (lm). Ce flux a, dans une direction donnée, une certaine intensité lumineuse dont l'unité est le candela (cd). Une surface, placée à une distance donnée de la source, reçoit un niveau d'éclairement exprimé en lux (lx). Enfin, cette surface éclairée renvoie une partie de l'éclairement reçu dans une direction donnée (nos yeux, l'objectif d'une caméra) ; c'est la luminance, dont l'unité est le candela par mètre carré (cd/m²) ou le nit. Plus l'on concentre un faisceau de lumière, plus l'intensité lumineuse (cd) augmente mais le flux lumineux (lm) total ne varie pas.

Figure 1.5 ___________
L'intensité lumineuse est la quantité de lumière émise dans une direction donnée. L'éclairement est la quantité de lumière reçue par une surface. La luminance est la « brillance » ou la « luminosité » de la surface telle que perçue par l'œil ou la caméra.

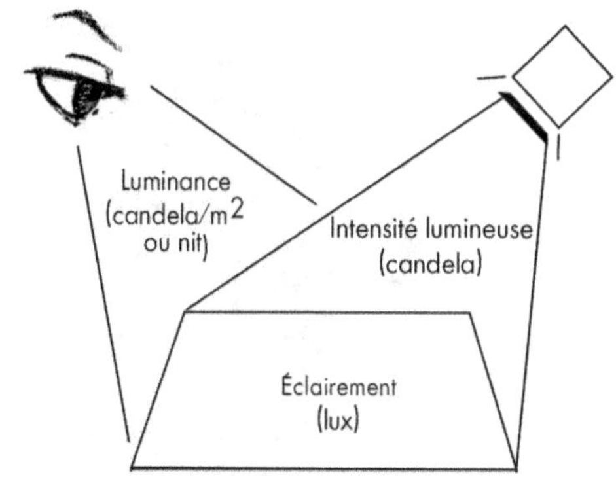

Figure 1.6 ___________
Une source lumineuse d'intensité 1 candela placée au centre d'une sphère de rayon 1 mètre produit, sur une calotte sphérique de surface 1 m^2, un éclairement de 1 lux (1 lm/m^2). L'angle solide a alors la valeur d'1 stéradian. Sur la surface totale de la sphère, le flux est de 12,56 lumens.

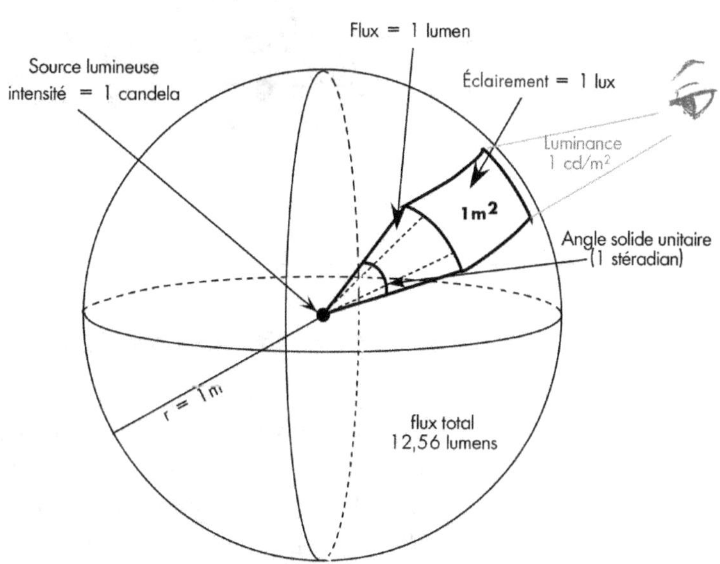

Tableau 1.5

Les grandeurs photométriques.

Grandeur	Définition	Unité
Flux	Puissance lumineuse totale émise par la source, sans précision de répartition.	Lumen (lm)
Intensité	Puissance lumineuse émise dans une direction donnée.	Candela (cd)
Luminance	Intensité lumineuse par unité de surface apparente émissive.	cd/m^2 ou nit
Éclairement	Puissance lumineuse reçue par une surface.	Lux (lm/m^2)

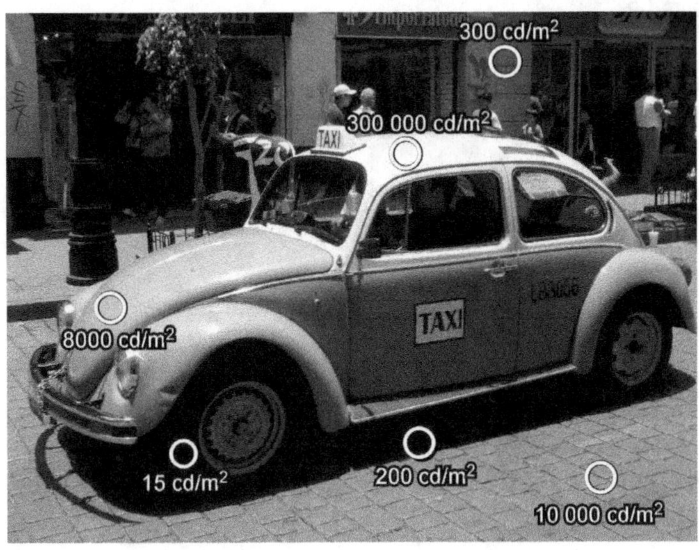

1.2   L'œil et la vision

1.2.1   *Constitution de l'œil*

L'œil se présente sous la forme d'une cavité sphérique d'environ
24 mm de diamètre, et se comporte de manière comparable à une
caméra ou à un appareil photographique. Ainsi, on peut dire qu'il
comprend un objectif formé par le cristallin (équivalent à une
lentille convergente d'une distance focale d'environ 22 mm), un
diaphragme – l'iris –, et une plaque photosensible – la rétine.
L'ensemble baigne dans un corps gélatineux et transparent appelé
« humeur vitrée », qui contient 99 % d'eau et représente 60 % du
volume oculaire. Les rayons lumineux qui pénètrent dans l'œil
sont d'abord déviés par la cornée, qui agit comme une lentille et
bloque une grande partie des ultraviolets. Puis ils traversent l'iris,
qui dose la quantité de lumière entrant dans l'œil et dont l'orifice
central s'appelle la « pupille ». Ils atteignent ensuite le cristallin,
qui effectue la « mise au point » en changeant de forme et fait
converger les rayons sur la rétine. Cette dernière, qui tapisse le

14

fond de l'œil, recueille une image renversée de la scène observée. Elle renferme une multitude de cellules photosensibles qui convertissent le stimulus lumineux en un influx nerveux. Cet influx nerveux est codé en fréquence et transmis au cerveau via les fibres du nerf optique. La zone optique du cerveau décode les impulsions et les interprète sous forme de sensations subjectives traduites par les notions de luminosité et couleur.

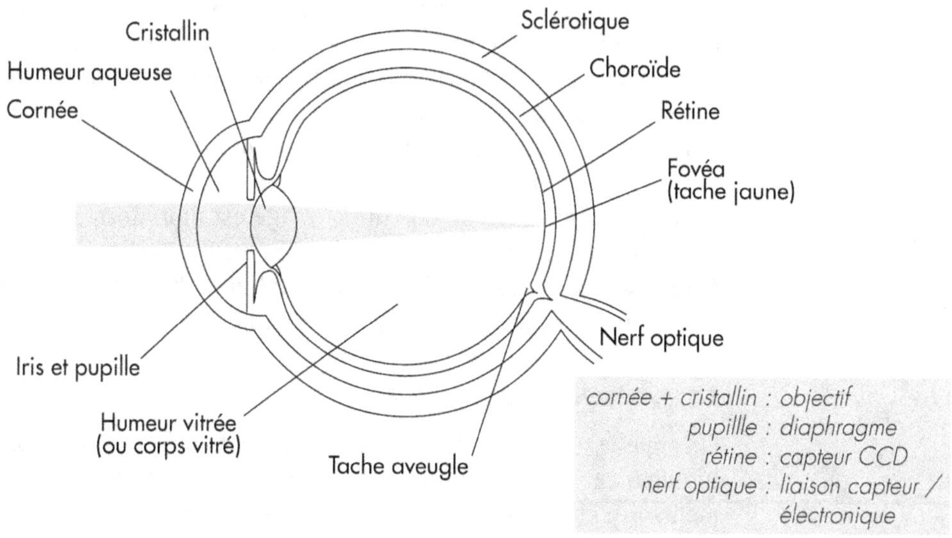

Figure 1.8

Coupe transversale de l'œil avec ses équivalents sur une caméra.

Figure 1.9
Modèle optique de l'œil.

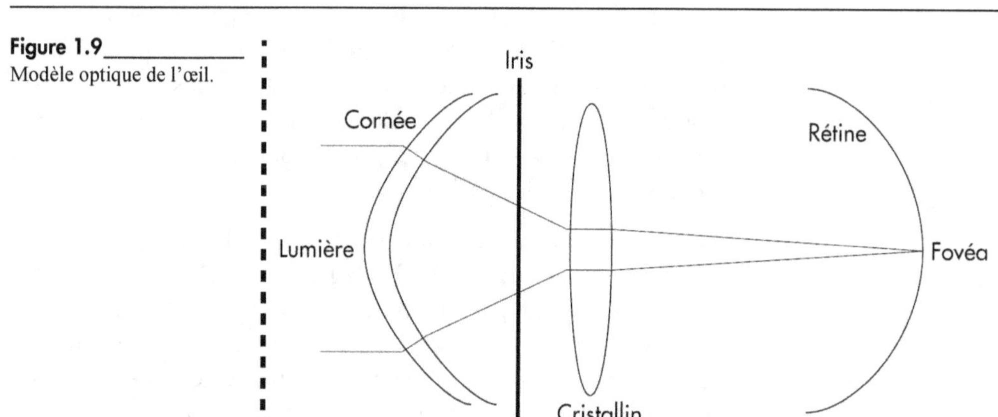

1.2.2 *Les propriétés de la vision*

La mise au point

L'œil a un contrôle volontaire de la mise au point par un phéno-mène d'accommodation du cristallin. De forme biconvexe, transparent et mou, celui-ci se déforme par les contractions des muscles ciliaires situés à son pourtour pour adapter sa puissance dioptrique à la distance de l'objet observé, afin d'en former une image nette sur la rétine. Si le cristallin perd de son élasticité (c'est le cas avec la vieillesse), il est responsable de la presbytie ; s'il devient opaque, il est à l'origine de la cataracte. Sans accom-modation, un œil dénué de tout défaut de vision (dit « emmé-trope »), perçoit une image nette d'un point situé à l'infini, jusqu'à une distance de 60 cm. L'image est alors formée sur la rétine, l'œil est au repos et le cristallin reste normal. Pour tout objet placé à moins de 60 cm, le cristallin se bombe et devient plus convergent jusqu'à une certaine limite.

La dynamique lumineuse

On appelle « dynamique lumineuse » l'écart entre le point le plus lumineux et le point le plus sombre pouvant être vus simultané-ment, aussi bien dans une scène réelle que sur une image.

La dynamique lumineuse s'exprime communément de trois manières.

- Sous la forme d'un taux de contraste entre les luminances maximale et minimale. Par exemple, si le point le plus sombre d'une scène est de 1 cd/m^2 et le point le plus lumineux de 5 000 cd/m^2, alors le taux de contraste est de 5 000:1. La plupart des scènes de la vie réelle sont dotées d'un taux de contraste de l'ordre de 1 000 000:1.

- Au moyen d'une échelle logarithmique de base 2, plus proche de notre sensation visuelle. Il s'agit d'une échelle calquée sur celle des diaphragmes, qui multiplie ou divise la luminance par 2 à chaque échelon. En reprenant l'exemple ci-dessus, un taux de contraste de 5 000:1 correspond à une dynamique théorique de $\log_2(5\,000)$, ce qui équivaut à environ 12 diaphs. Pour calculer le $\log_2$ de x, il faut diviser le logarithme népérien (ln) de x par le logarithme népérien de 2 (0,69). En photographie, cette mesure s'appelle « l'indice de lumination » (IL) ou *Exposure Value* (EV) en anglais. Autre exemple, la différence entre une luminosité de 16 et 512 cd/m^2 est de 496 cd/m^2 en valeur absolue, ce qui correspond à une dynamique de 5 diaphs. Alors que la différence entre une luminosité de 512 et 1024 cd/m^2 est de 512 cd/m^2 en valeur absolue, mais de seulement 1 diaph…

- La dynamique lumineuse D peut également (même si c'est plus rare) s'exprimer en dB en fonction du taux de contraste T, au moyen de la relation $D = 20\log_{10}(T)$. Par exemple ici, un taux de contraste de 5 000:1 équivaut à 74 dB. À chaque fois que l'on multiplie par deux le taux de contraste, on ajoute 6 dB. Par exemple 10 000:1 équivaut à 80 dB.

Le système visuel humain est capable de saisir une dynamique lumineuse exceptionnelle, estimée à 24 diaphs. Mais il n'opère pas simultanément sur toute cette plage et ne peut pas voir les niveaux de luminosité extrêmes d'une telle dynamique en même temps. L'œil s'adapte naturellement à la luminosité moyenne de la scène observée grâce à deux processus. Il possède d'une part une faculté de contrôle réflexe de la quantité de lumière par l'iris ; celui-ci dilate ou rétracte (de 2 à 8 mm de diamètre) son orifice central, la pupille, pour réguler le flux lumineux entrant et éviter l'éblouissement. L'œil est d'autre part caractérisé par une variation de la sensibilité moyenne de la rétine, qui traduit de manière non-linéaire l'éclairement en sensation de luminosité. Cette correction de sensibilité s'effectue progressivement lors de brusques changements de luminosité, par exemple au passage de l'éblouissement d'une journée ensoleillée à l'obscurité d'un tunnel routier, ce qui implique un certain temps d'adaptation. Celui-ci peut dépasser la minute lorsque l'on passe du clair à l'obscur, mais il est plus court dans l'autre sens (quelques dizaines de secondes).

Or aucun dispositif de prise de vues n'est doté de cette capacité d'adaptation ; tous sont limités à une plage dynamique fixe. Si l'on se place dans de telles conditions, il faut considérer la dynamique instantanée de notre œil, c'est-à-dire la plage de niveaux de luminance qu'il est capable de voir simultanément dans une scène, sans que l'ouverture de la pupille ne change. Elle correspond alors à une dynamique d'environ 14 diaphs sur une amplitude totale de 24, soit un taux de contraste de 20 000:1 (86 dB).

Pour donner un ordre d'idée, une image imprimée est caractérisée par une dynamique type de 100:1, soit 6 diaphs. Cette valeur particulièrement faible s'explique par le fait qu'il est difficile de produire de l'encre noire qui réfléchisse moins de 1 % de la lumière incidente. On notera que cela ne nous empêche pas de trouver « belles » de nombreuses images imprimées. Les images vidéo SD et HD diffusées et distribuées au grand public sont codées sur 8 bits et possèdent une dynamique utile de l'ordre de 6 diaphs. Les images codées sur 10 bits en studio broadcast bénéficient pour leur part d'une dynamique standard de 9 diaphs. En HDR, la dynamique minimale doit être de 11 diaphs, l'idéal étant 14 diaphs, ce qui équivaut à celle de la pellicule ainsi qu'à la dynamique instantanée du système visuel humain. De leur côté, les téléviseurs grand public deviennent capables d'afficher des niveaux de blancs de plus en plus élevés et des niveaux de noir de plus en plus bas, désormais compatibles avec le HDR. Plus la dynamique lumineuse d'une image est élevée (avec une profondeur de codage et une courbe de transfert adéquates), plus le réalisme et la sensation d'immersion sont renforcés.

Figure 1.10 ___________
Exemple d'image avec un taux de contraste 10 000 000:1, soit plus de 23 diaphs : on voit les détails à la fois dans les zones obscures et dans la structure de la lampe. La seule source de lumière est directement orientée vers la caméra. Aucun écrêtage, aucune zone sombre enterrée dans des noirs trop collés. Source SMPTE.

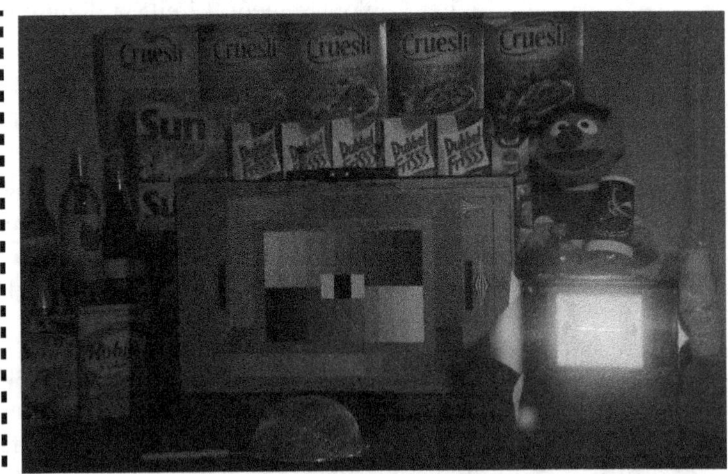

Scanner : 4 diaphs
Image imprimée : 6 diaphs
Vidéo SDR : 6 diaphs
Vidéo HDR : > 11 diaphs
Pellicule : 14 diaphs
Œil humain (vision instantanée : 14 diaphs
Œil humain total : 24 diaphs

Tableau 1.6
Relation mathématique entre taux de contraste et dynamique lumineuse.
Formule : Diaph = ln(contraste) / ln(2)

Taux de contraste	Dynamique lumineuse (diaphs)
16 : 1	4
32 : 1	5
100 : 1	6,64
500 : 1	8,9
1000 : 1	9,96
1024 : 1	10
2000 : 1	10,96
4000 : 1	11,96
5000 : 1	12,29
16 384 : 1	14
20 000 : 1	14,29
32 768 : 1	15
40 000 : 1	15,28
65 536 : 1	16
100 000 : 1	16,61
500 000 : 1	18,90
1 000 000 : 1	19,93

La dynamique lumineuse affichée par un écran dépend à la fois de sa luminosité et des réflexions parasites de lumière extérieure sur ledit écran. Au cinéma, la luminosité de l'écran est très faible, typiquement 48 cd/m^2 en 2D (avec une tolérance de 38 à 58 cd/m^2 et une exploitation en pratique plutôt dans la moyenne basse), et seulement 12 cd/m^2 en 3D. Les réflexions parasites de lumière y sont quasiment nulles du fait de l'obscurité de la salle. Dans les foyers, on peut dire que la luminosité de l'écran est moyenne, entre 140 et 1 000 cd/m^2, et que le taux de lumière réfléchie non désirée varie entre 0,7 et 2,6 % en fonction de l'environnement. En ce qui concerne les équipements mobiles, la luminosité de l'écran est également moyenne, mais la lumière réfléchie est beaucoup plus importante du fait d'une utilisation souvent en extérieur, ce qui réduit la dynamique lumineuse perçue.

Il est important de bien distinguer la notion de dynamique lumineuse et celle de luminance. On peut avoir une haute dynamique lumineuse dans un environnement peu lumineux – typiquement, nous venons de le voir, une salle de cinéma. Inversement, il est tout aussi possible d'avoir une dynamique lumineuse réduite avec un écran affichant plusieurs centaines voire milliers de cd/m^2, pour peu que celui-ci soit placé dans un environnement très clair ; il suffit d'éteindre l'écran pour constater que ce dernier est gris et non noir du fait de la lumière parasite. Ce gris constitue de facto le niveau le plus sombre que l'on pourra voir sur l'image, parce qu'il est impossible de produire une lumière négative. L'intérêt d'un écran très lumineux est de permettre de voir des hautes dynamiques lumineuses sans nécessiter un environnement de visualisation sombre. À l'inverse, moins l'écran est lumineux, plus il lui faudra voir un noir très bas pour avoir une impression de contraste équivalente.

Par ailleurs, il faut aussi bien comprendre qu'il ne suffit pas d'accroître la luminosité d'un écran pour afficher une dynamique lumineuse élevée. Par analogie avec le son, ce serait comme si penser qu'augmenter le volume conduisait à élever la dynamique audio. Or, en augmentant le volume, on augmente aussi le bruit sonore. Il en est de même en vidéo, le bruit étant ici un bruit de quantification qui se matérialise quand les pas de contraste deviennent clairement visibles sous la forme de bandes de luminance dans les dégradés (effet de *banding* ou postérisation). Il faut en effet savoir que pour ne pas percevoir la différence de contraste entre deux niveaux lumineux très proches, notre œil a besoin que cette différence soit de moins de 1 % dans les basses lumières, et de moins de 0,4 % dans les très hautes lumières.

Nous verrons dans le chapitre 8 comment cette propriété de notre système visuel a récemment été exploitée pour coder de manière la plus efficace qui soit les images HDR.

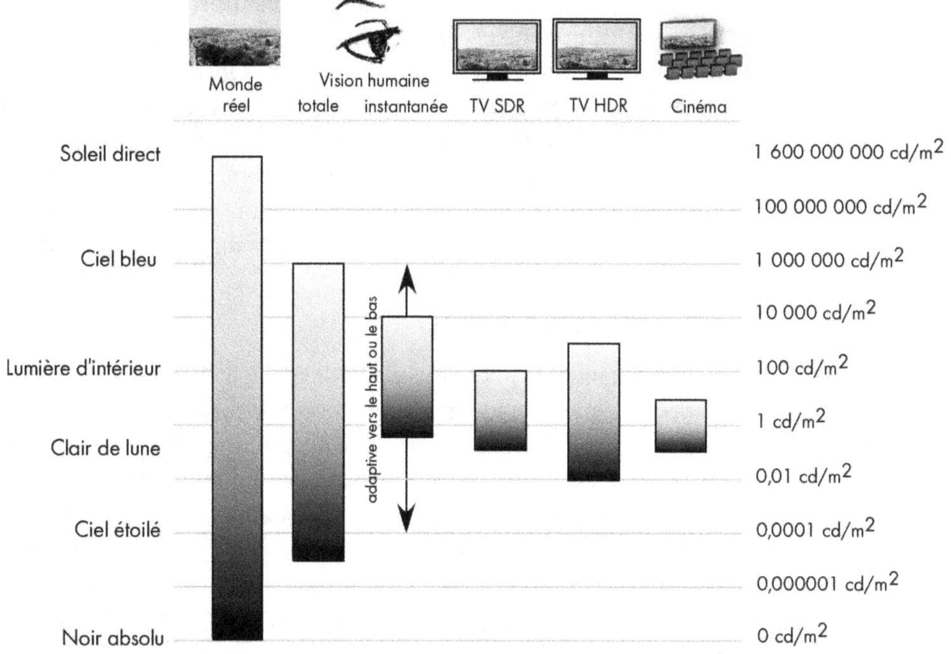

Figure 1.11
Échelle des dynamiques lumineuses visibles comparées à celles reproductibles en TV et en cinéma.

La dynamique lumineuse est à bien distinguer de la luminance.
Écran très lumineux + environnement clair = faible dynamique lumineuse.
Écran peu lumineux + environnement très sombre = grande dynamique lumineuse.

L'acuité visuelle ou pouvoir séparateur

On appelle « acuité visuelle » ou « pouvoir séparateur » ou encore « pouvoir de résolution » de l'œil le plus petit écart angulaire entre deux points que l'œil peut voir séparés. L'acuité visuelle est liée à la concentration de cellules sensibles par rapport à leur distance du centre du cristallin. Un œil emmétrope a une acuité visuelle de 10/10 si, à une distance de 1 m, il est capable de distinguer deux minuscules points séparés de 0,33 mm. Ceci correspond à un angle de 1 minute, soit 0° 01' ou 1/60e de degré. Les images de ces deux points sur la rétine sont séparées par un intervalle de 4 µm, qui est l'ordre de grandeur du diamètre d'un cône (voir section 1.2.4), avec une distance focale moyenne de l'œil de l'ordre de 22 mm. On retiendra donc que deux points formant avec l'œil un angle de moins d'une minute d'arc sont confondus par celui-ci en un point unique. De cette propriété découle directement le nombre minimal de lignes devant constituer une image de télévision pour que nous n'en percevions pas la trame. Nous y revenons dans le chapitre 8.

La persistance rétinienne

La persistance rétinienne a été observée par Léonard de Vinci à l'époque de la Renaissance, et démontrée par le physicien britannique Michael Faraday en 1825. Chaque image frappant la rétine reste en mémoire dans notre cerveau durant 1/10e à 1/15e de seconde avant de disparaître (en fonction de la luminosité de l'image, des couleurs, etc.). Ce phénomène est dû à une réaction chimique prolongée qui est telle que l'œil ne peut clairement distinguer des changements lumineux plus rapides que cette période de rétention. Ainsi, si l'œil voit une succession d'au moins 10 à 15 images par seconde, il conserve en mémoire l'image précédente jusqu'à ce que la suivante arrive, sans interruption, et perçoit une illusion de mouvement. Mais la réelle sensation de continuité et de fusion des images n'est obtenue qu'au-delà de 40 images par seconde.

1.2.3 *Les anomalies de l'œil*

L'œil myope est trop convergent au repos (son globe oculaire est trop long) et forme l'image d'un objet éloigné en avant de la rétine. Sa vision de loin est floue, même en accommodant. On le corrige par une lentille divergente qui compense sa trop forte convergence. La myopie touche environ 25 % de la population et tend à augmenter tant chez les enfants que chez les adultes.

L'œil hypermétrope est au contraire insuffisamment convergent au repos (son globe oculaire est trop court) et forme l'image d'un objet éloigné à l'arrière de la rétine. Sa vision de près est floue et il doit constamment accommoder, ce qui a comme conséquence de le fatiguer rapidement et de donner des maux de tête. On le corrige par une lentille convergente.

L'œil astigmate possède une cornée de forme irrégulière, caractérisée par une puissance dioptrique différente selon ses parties. Concrètement, cela se traduit par deux plans de focalisation, l'un pour les lignes d'orientation horizontales (en avant de la rétine), l'autre pour les lignes verticales (à l'arrière de la rétine). On corrige l'œil astigmate à l'aide d'une lentille ophtalmique d'aspect cylindrique, faisant en sorte de ramener la focalisation de tous les axes sur la rétine.

L'œil presbyte voit parfaitement de loin, mais peine à voir les objets rapprochés. Cette anomalie, la plus répandue et la plus naturelle, n'est pas une maladie mais un phénomène assez inéluctable, qui s'accroît avec le vieillissement. Elle est due à une perte d'élasticité du cristallin qui, avec l'âge, s'épaissit en accumulant des cellules autour de lui. Il perd alors de sa souplesse, devient moins déformable sous l'action des muscles ciliaires et peine à accommoder. La distance minimale à laquelle l'œil voit net augmente. Elle est de 10 cm à 10 ans, 25 cm à 40 ans, 50 cm à 50 ans, et atteint deux mètres à 70 ans. La presbytie se corrige par des lentilles convergentes, soit au moyen de verres unifocaux (à ne mettre que pour voir de près), soit par des verres bifocaux ou à double foyer (comportant dans la partie inférieure seulement un segment pour voir de près), soit par des verres progressifs (ayant une puissance qui varie progressivement de haut en bas).

1.2.4 *Les cônes et les bâtonnets*

La vision d'une couleur est un phénomène qui dépend de deux sensations élémentaires : d'une part celle liée à la teinte, d'autre part celle liée à la luminosité. Ces deux sensations font intervenir deux sortes de cellules photosensibles de la rétine, de nombre et de distribution très inégaux, respectivement les cônes et les bâtonnets.

La couleur est analysée par les cônes, que l'on classe en trois catégories en fonction du pigment qui les compose : ceux sensibles aux longueurs d'onde les plus élevées (600 à 700 nm) c'est-à-dire les rouges et les oranges, ceux spécialisés dans les longueurs d'onde moyennes (500 à 600 nm) correspondant aux verts et aux jaunes, et enfin, ceux qui se chargent des bleus et des violets (longueurs d'onde courtes de 380 à 500 nm). Les cônes « verts » sont les plus nombreux, environ le double des cônes « rouges », tandis que les cônes « bleus » sont dix fois moins représentés. Notre système visuel n'est donc pas pareillement sensible à ces trois couleurs. Il distingue préférentiellement d'abord le vert, puis le rouge et enfin le bleu, comme nous le verrons plus loin. On dit que la vision humaine est « trichromatique » ; elle s'effectue par une analyse et une décomposition de la lumière incidente en trois flux : rouge, vert et bleu. Précisons toutefois que les cônes ne correspondent pas exactement à des couleurs précises, mais plutôt à des plages de couleurs qui se chevauchent de manière assez importante, comme l'illustre la figure 1.12. Si les cônes sont le siège de la vision colorée, ils sont en revanche d'une sensibilité relativement faible à la lumière. Dans l'œil humain, on trouve environ 120 millions de cônes, présents en majorité au centre de la rétine, dans la région de la fovéa (la partie la plus sensible de la rétine).

La luminosité est analysée par les bâtonnets. Ceux-ci ne font aucune distinction de couleur (ils ne perçoivent que le noir, le blanc et les nuances de gris), mais sont mille fois plus sensibles que les cônes ; ils sont les seuls à réagir aux très faibles lueurs, entre 10^{-6} (seuil de perception) et 10 cd/m^2. C'est ce qui explique, par exemple, qu'à la lumière de la lune on ne perçoit plus les couleurs : l'intensité lumineuse est trop faible pour exciter les cônes et seuls les bâtonnets réagissent. On estime à environ 6 à 7 millions le nombre de bâtonnets, placés essentiellement à la périphérie de la rétine.

L'œil est donc caractérisé par deux comportements différents selon la luminosité. La vision diurne fait intervenir les cônes, qui fournissent l'impression colorée. La vision nocturne ne fait appel qu'aux bâtonnets et est donc dénuée de notion de couleur. Précisons cependant qu'il existe une discontinuité entre les plages de fonctionnement de ces deux types de cellules. C'est ce qui explique, par exemple, la difficulté de l'œil à former l'image d'un objet à la tombée de la nuit.

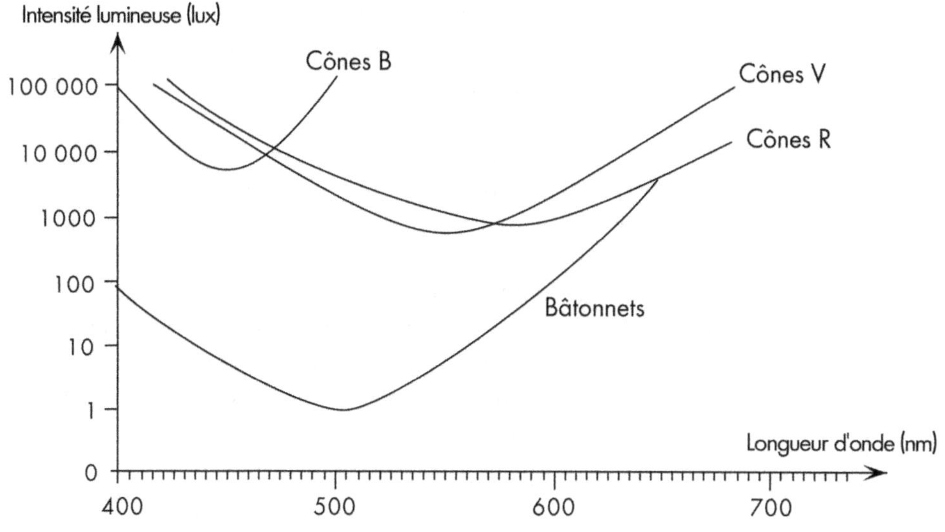

Figure 1.12
Sensibilité spectrale relative des trois types de cônes et des bâtonnets.

La rétine renferme deux types de cellules photosensibles : les cônes sont responsables de la sensation colorée – si la quantité de lumière est suffisante –, tandis que les bâtonnets n'interprètent que la luminosité.

La vision humaine est trichromatique : elle code la lumière sur trois plages colorées rouge, verte et bleue.

1.2.5 *La courbe de visibilité relative*

Dans les années 1930, la CIE (Commission internationale de l'éclairage) a mené une série de tests sur un nombre significatif d'individus afin de définir un observateur moyen hypothétique et sa réaction à la couleur, soit un profil désigné comme « l'observateur de référence ». Les mesures de la sensation provoquée chez cet observateur de référence par chaque composante mono-chromatique d'une lumière blanche ont permis d'établir une courbe de visibilité relative. Cette courbe (fig. 1.13), valable pour un éclairage moyen, révèle que l'œil réagit de manière sélective aux différentes couleurs, certaines paraissant plus lumineuses que d'autres. Cela est dû au fait que les trois types de cônes sont présents en proportions différentes dans la rétine, et qu'ils sont caractérisés par une sensibilité différente à la lumière. La sensation lumineuse la plus élevée est obtenue pour la couleur vert-jaune correspondant à la longueur d'onde 555 nm (en vision diurne). La sensibilité aux rouges est inférieure, et celle aux bleus est la plus faible des trois. Notons par ailleurs que la courbe de visibilité relative se décale légèrement vers les faibles longueurs d'onde en vision nocturne (à la tombée de la nuit, en effet, les couleurs bleuissent). Le maximum de sensibilité est alors centré sur le vert. Cependant, toutes les grandeurs photo-métriques et colorimétriques se réfèrent à la courbe en vision diurne, qui a été adoptée en 1931 par la CIE comme courbe de sensibilité standard.

Figure 1.13________
Courbes de sensibilité spectrale relative de l'œil normal moyen, en vision diurne et en vision nocturne.

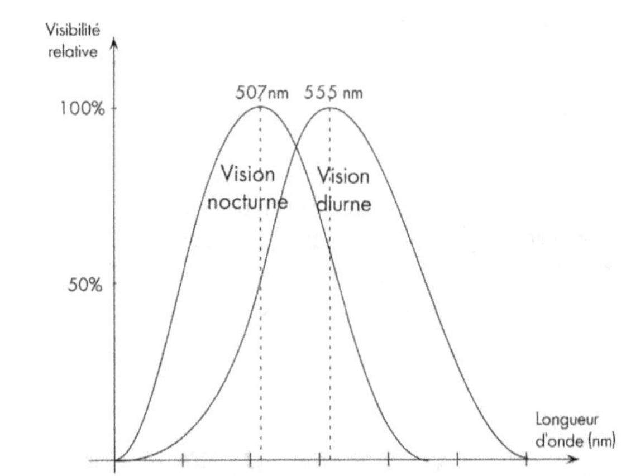

L'œil humain n'est pas pareillement sensible à toutes les couleurs. Pour que l'œil ressente une impression de luminosité équivalente, il lui faut recevoir davantage d'énergie bleue que rouge, et davantage d'énergie rouge que verte. En d'autres termes, il voit le vert beaucoup plus lumineux que le rouge ou le bleu.

1.3   La couleur

1.3.1   *La couleur d'un objet*

La couleur n'est pas une propriété intrinsèque des objets, mais la perception et l'interprétation de l'énergie lumineuse émise ou réfléchie par les objets. Par un processus psychophysique, notre système visuel trichromatique et notre cerveau traitent cette énergie et lui assignent une couleur. La désignation de la couleur d'un objet est d'autant plus juste que la lumière qui l'éclaire est blanche (qu'elle soit naturelle ou artificielle). La lumière blanche naturelle perçue par l'œil humain est un équilibre entre la lumière du soleil et celle du ciel. Cependant, les lumières artificielles, de la lampe à pétrole aux tubes fluorescents, fournissent elles aussi des lumières que nous appelons « blanches », puisque notre œil les considère comme telles.

En fonction de sa composition, un objet éclairé peut réfléchir la lumière incidente (en totalité ou en partie), la transmettre (ou la diffuser), ou encore l'absorber (en totalité ou en partie). Par exemple, un objet est rouge s'il absorbe toutes les composantes autres que celles correspondant au rouge : il réfléchit les radiations électromagnétiques correspondant à la couleur rouge. De manière plus générale, on dira d'un corps qu'il est :

- blanc s'il réfléchit toutes les radiations visibles incidentes sans aucune absorption et dans toutes les directions ;

- noir si, au contraire, il absorbe toutes les radiations incidentes ;

- gris s'il réfléchit ou transmet partiellement, mais dans des proportions identiques, toutes les radiations incidentes ;

- d'une certaine couleur s'il réfléchit seulement certaines radiations et absorbe les autres. La couleur du corps est celle des radiations qui sont réfléchies ;

- transparent s'il se laisse traverser par toutes les radiations visibles qui le frappent, sans les modifier.

Mentionnons juste ici le cas des matières fluorescentes dont la particularité est d'absorber une partie de la lumière reçue, et d'émettre une lumière de longueur d'onde plus grande que celle absorbée.

Enfin, les propriétés de l'œil, qui capte le message visuel et le transmet au cerveau, influent également sur la perception de la couleur. Nous avons jusqu'ici considéré un observateur normal doté d'une vision trichromatique, c'est-à-dire dont les yeux sont sensibles aux trois couleurs primaires rouge, verte et bleue. Certaines personnes sont cependant atteintes d'anomalies qui faussent la vision des couleurs (environ 8 % des hommes et 0,5 % des femmes). C'est le célèbre chimiste Dalton qui a découvert et étudié ces anomalies dues à des déficiences pigmentaires de la rétine (dont il était lui-même atteint), d'où le nom de « daltoniens » donné aux sujets les plus marqués. Par ordre de gravité croissante, on distingue :

- le trichromatisme anormal : la sensibilité aux trois couleurs est conservée, mais la courbe spectrale de l'œil s'écarte sensiblement de la moyenne. C'est souvent vers les couleurs rouge et orangée que se manifestent les déficiences ;

- le dichromatisme : le sujet ne voit plus que deux des trois couleurs fondamentales. Il ne possède que deux types de cônes et présente une cécité totale soit au vert, soit au rouge ;

- l'achromatisme : le sujet ne perçoit le monde qu'en noir et blanc. Ce cas est cependant extrêmement rare.

1.3.2 *Teinte, saturation, luminosité*

La perception de la couleur est liée à trois sensations distinctes, traduites par des grandeurs subjectives qui sont la teinte, la saturation (ou pureté) et la luminosité. La teinte et la saturation sont les deux paramètres définissant ce que l'on appelle « la chromaticité ».

La teinte est la caractéristique que notre éducation nous fait exprimer dans le langage courant par les adjectifs tels que rouge, jaune, bleu... La teinte définit donc le nom de la couleur et est déterminée par sa longueur d'onde dominante. À l'exception des pourpres qui ne sont pas des couleurs pures, toutes les teintes sont présentes dans le spectre lumineux.

La saturation (ou pureté) correspond au degré de coloration, c'est-à-dire à la quantité de blanc ajoutée à une couleur pure. On dit qu'une couleur a un facteur de pureté égal à 1 (ou 100 %) quand elle ne comporte aucune trace de lumière blanche ; elle est à son maximum de saturation. Une couleur qui contient un taux relativement élevé de lumière blanche est dite « désaturée » ou « délavée » ; c'est le cas des teintes pastel. Par exemple, un rouge vif très saturé deviendra de plus en plus rose au fur et à mesure qu'on lui ajoutera du blanc (le blanc ayant un facteur de pureté égal à 0).

La luminosité est la perception visuelle de la luminance. Elle qualifie la sensation de vivacité liée à la puissance lumineuse reçue par l'œil, que l'on exprime par les adjectifs « clair » ou « foncé ». Elle correspond à la quantité de noir ajoutée à une couleur. Mais attention, ajouter du blanc et ajouter du noir ne sont pas deux opérations inverses. Par exemple, rouge + blanc = rose mais rose + noir = rose foncé.

Une couleur peut être vive (claire et saturée), pâle (claire et désaturée), profonde (foncée et saturée) ou bien rabattue (foncée et désaturée). Tous ces qualificatifs restent cependant assez vagues, et la plupart des applications industrielles nécessitent que les couleurs soient définies au moyen de données numériques très précises, comme nous le verrons par la suite.

1.3.3 *Les filtres*

Un filtre est un corps transparent généralement constitué de verre teinté ou de feuille de gélatine. Il absorbe une partie de la lumière qui le frappe et laisse passer l'autre partie. On distingue deux catégories de filtres : les « neutres » et les « colorés ».

Un filtre neutre absorbe la même proportion de toutes les composantes de la lumière incidente. Après avoir traversé ce filtre, le faisceau lumineux perd en intensité mais conserve sa composition spectrale, donc sa teinte.

Un filtre coloré modifie les proportions relatives des composantes de la lumière, interceptant certaines radiations et en laissant passer d'autres. Par exemple, un filtre rouge absorbe presque toutes les radiations autres que celles correspondant aux longueurs d'onde du rouge. Si l'on projette sur ce filtre rouge une lumière exempte de rouge, aucune lumière ne doit théoriquement le traverser.

1.4 La température de couleur

1.4.1 *Le corps noir*

Les variations de la composition de la lumière émise par les différentes sources incandescentes, naturelles ou artificielles, se traduisent par une variation de leur couleur. Par exemple, la lumière de la flamme d'une bougie ou du soleil couchant un soir d'été est plus orangée que celle, plus bleutée, d'une lampe halogène ou d'un ciel d'hiver.

Pour définir avec précision la composition spectrale d'une lumière, on fait appel à une grandeur appelée « température de couleur ». Il est facile de constater qu'un corps porté à incandescence prend une couleur qui dépend de sa température. Par exemple, un morceau de fer chauffé à 800 °C devient rouge, à 1 000 °C il devient jaune et à 1 500 °C, il devient blanc. Après de nombreuses études réalisées au début du siècle dernier, les physiciens ont créé un modèle de source thermique parfait : le corps noir. Il s'agit d'un objet fictif opaque qui absorbe 100 % des rayonnements qu'il reçoit (il ne réfléchit aucune lumière), quelle qu'en soit la longueur d'onde, et qui convertit cette énergie en énergie interne. Son spectre lumineux dépend donc uniquement de sa température. La couleur du corps noir démarre par un rouge sombre pour les « basses » températures, jusqu'à devenir blanc pour les températures plus élevées. Une échelle de valeurs de température de couleur a alors été établie.

La température de couleur d'une source lumineuse est la température à laquelle il faudrait porter le corps noir pour que la lumière dégagée par sa combustion soit similaire à celle de cette source. Pour les lampes à incandescence, cette équivalence est facile à obtenir, le spectre du filament étant très proche de celui du corps noir. En revanche, la corrélation avec le rayonnement du corps noir est presque impossible à établir pour les sources fonctionnant sur le principe de la décharge électrique dans un gaz, car leur spectre comporte un certain nombre de raies prédominantes. On donne dans ce cas une température de couleur que l'on considère comme équivalente, associée à un indice de rendu des couleurs (IRC) qui permet d'évaluer sa fiabilité sur une échelle théorique de 0 à 100.

La température de couleur s'exprime en kelvins, et non pas en « degrés Kelvin » comme on le dit souvent par erreur. La température en kelvins est définie à partir du zéro absolu, soit -273 °C ; elle est liée à la température en Celsius par l'égalité suivante :

$$T_K = T_C + 273$$

La lumière du jour moyenne sous un ciel dégagé correspond à une température de couleur de 5 600 K. À cette valeur, le corps noir émet quasiment la même quantité d'énergie dans toutes les longueurs d'onde ; les couleurs nous semblent naturelles. En dessous de 5 600 K, la lumière prend une dominante jaune-orangé, tandis qu'au-dessus de 5 600 K, la lumière devient de plus en plus bleutée.

La température de couleur d'une source de lumière indique la proportion des radiations colorées qu'elle rayonne, qui est souvent loin des proportions égales de la lumière blanche. Elle détermine ainsi la dominante colorée de la lumière produite. Plus la température de couleur est élevée, plus la lumière tire vers le bleu (teinte « froide »). À l'inverse, plus la température de couleur est faible, plus la lumière prend une dominante jaune-orangée (teinte « chaude »).

Tableau 1.7

Température de couleur approximative de différentes sources de lumière.

Source de lumière	Température de couleur
Bougie	1 800 K
Lever/coucher du soleil	2 000 K
Lampe TH domestique	2 800-2 900 K
Lampe TH de studio	3 200 K
Blanc cinéma	5 200 K
Lampe HMI	5 600 K
Lumière du jour, ciel dégagé	5 600 K
Blanc TV D_{65}	6 500 K
Lumière du jour, ciel couvert	7 000-8 000 K

1.4.2 *Les blancs étalons*

Les lumières fournies par le Soleil et les lampes sont différentes et, pourtant, elles donnent toutes cette sensation d'absence de couleur, autrement dit de blanc. C'est pourquoi il est nécessaire de les différencier par leur température de couleur. La Commission internationale de l'éclairage (CIE) a initialement normalisé trois étalons de blancs dits « A », « B » et « C », auxquels sont venus s'ajouter le D_{65}, défini spécialement pour la télévision en couleurs, ainsi qu'une série de blancs F caractérisant l'éclairage fluorescent :

- le blanc A est celui donné par une lampe à incandescence lorsque la température de son filament de tungstène est portée à 2 856 K. Sa dominante tend vers le jaune-orangé ;

- le blanc B correspond au rayonnement du corps noir porté à une température de 4 874 K. Il représente la lumière directe du soleil à midi (il est très légèrement jaunâtre) ;

- le blanc C représente une lumière moyenne du jour uniformément filtrée par les nuages ; il est plus bleuté que celui fourni par les rayons solaires, puisque sa température de couleur est de 6 774 K ;

- le blanc D_{65} a été défini par l'Union européenne des radiodiffuseurs (UER). C'est aujourd'hui le blanc de référence à l'échelle mondiale pour la reproduction des images en vidéo et en informatique. Sa température de couleur, égale à 6 500 K, conduit à un blanc légèrement bleuté qui est relativement flatteur car il peut virtuellement masquer d'éventuelles insuffisances de luminance. Il correspond au blanc apparent d'une feuille de papier sous la lumière moyenne du jour en Europe à la mi-journée. Précisons que les tubes des récepteurs de télévision en noir et blanc étaient caractérisés par une température de couleur beaucoup plus élevée, avoisinant 13 000 K. Leur blanc était très fortement bleuté ;

- le blanc E d'égale énergie (W pour les pays anglophones) est un blanc théorique dont l'énergie est constante quelle que soit la longueur d'onde. Sa représentation spectrale est donc un segment de droite horizontal entre les valeurs 380 et 765 nm et sa température de couleur est de 5 474 K ;

- le blanc F, dont il existe une douzaine de variantes (F1 à F12), caractérise l'éclairage fluorescent. Les plus courantes sont le F2 à 4 230 K, le F7 à 6 500 K et le F11 à 4 000 K.

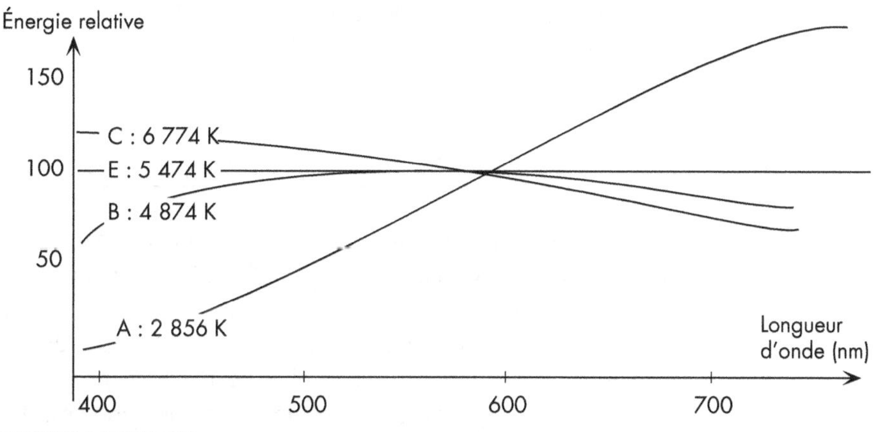

Figure 1.14
Courbes représentatives des énergies relatives des blancs A, B, C, E.

1.4.3 *La balance des blancs*

Notre cerveau se charge d'intégrer les différences de températures de couleur des sources lumineuses en effectuant la transposition adéquate lorsque nous passons, par exemple, d'une pièce éclairée par une ampoule électrique à une zone ensoleillée. Sur les caméras et appareils photo grand public, il existe une fonction d'équilibrage automatique de la température de couleur, mais elle agit de manière assez approximative et ne peut en aucun cas convenir à un usage broadcast. Pour qu'une caméra restitue fidèlement les couleurs d'une scène dans un environnement lumineux donné, sans y ajouter la moindre dominante, elle doit être étalonnée avec une grande précision en colorimétrie. Cet étalonnage appelé « balance des blancs » s'effectue en cadrant une surface blanche uniformément éclairée par la lumière qui sera utilisée lors du tournage. L'étalonnage consiste alors à ajuster à un même niveau les signaux rouge, vert et bleu fournis par la caméra. En studio, la température de couleur de référence est de 3 200 K. Ainsi, une caméra étalonnée à 3 200 K fournira une image bleutée si elle cadre une scène en plein jour à 5 600 K. Inversement, une caméra étalonnée sur la lumière du jour donnera une image à dominante jaune-orangée d'une scène éclairée par une source de lumière artificielle en intérieur.

1.5 Les bases de la trichromie

Nous avons vu précédemment que toute couleur peut être décrite par trois caractéristiques qui sont la teinte, la saturation et la luminosité. Or, l'utilisation de ces trois grandeurs s'avère fort peu pratique pour le codage et la reproduction d'une couleur. À cela plusieurs raisons : il n'est pas aisé de mesurer simplement les longueurs d'onde, la notion de saturation ou de pureté est difficilement quantifiable, et le volume d'informations à coder pour reconstituer le spectre de la lumière est beaucoup trop élevé. Nous avons vu également que l'œil ne comporte que trois types de photocapteurs, qui font que la vision colorée est par nature trichromatique.

Il a par conséquent été décidé d'exprimer les couleurs mathématiquement et de manière plus rigoureuse au moyen de trois valeurs numériques, qui seront utilisées dans toute la chaîne de traitement de l'image. Reproduire une couleur ne va donc pas consister à reconstituer l'intégralité du spectre lumineux à l'identique de celui d'origine, mais plutôt à utiliser un mélange variable de trois couleurs primaires, rouge, verte et bleue, judicieusement choisies parmi toutes celles du spectre (on pourrait en théorie prendre comme couleur primaire n'importe quelle couleur à partir du moment où elle ne peut pas être reproduite par combinaison des deux autres). La quantité de chaque primaire nécessaire pour obtenir l'équivalent d'une sensation colorée donnée sert alors de mesure numérique pour la qualifier. Nous venons de définir le point de départ de la trichromie.

En 1931, la Commission internationale de l'éclairage (CIE) a défini trois primaires pour former un système RVB de référence sur la base des radiations monochromatiques suivantes : 700 nm pour le rouge, 546 nm pour le vert et 436 nm pour le bleu (le. blanc de référence est le blanc d'égale énergie E à 5 474 K). Ce système a été le premier standard à établir un lien entre un trio de couleurs primaires et les couleurs que nos yeux perçoivent. Nous verrons plus loin plusieurs autres jeux de primaires, de valeurs quelque peu différentes, ont été définies au fil des années pour la télévision à définition standard, puis pour la haute définition, le cinéma numérique et l'Ultra HD.

Les lois de Grassmann

Énoncées en 1853 par le physicien allemand Herman Grassmann suite à ses études sur la perception humaine des couleurs, les lois de Grassmann expriment le principe fondamental de la trichromie. En décrivant le comportement des superpositions des couleurs, elles posent les bases de nombreux calculs colorimétriques.

• 1re loi : la trichromie

Toute couleur C peut être reproduite par un mélange de trois couleurs dites « primaires », convenablement choisies. C'est la synthèse additive trichrome, qui se traduit par l'équation chromatique suivante :

$$C = R.(R) + V.(V) + B.(B)$$

On peut ainsi égaliser 90 % des couleurs en additionnant trois lumières de couleurs rouge, verte et bleue. Les 10 % de couleurs restantes, c'est-à-dire les très pures, ne peuvent pas être égalisées par une simple synthèse additive mais nécessitent une soustraction de primaire. Par exemple :

$$C = V.(V) + B.(B) - R.(R)$$

Bien sûr, aucune source de lumière ne peut délivrer physiquement la couleur négative introduite ci-dessus. Mais une telle égalisation peut être obtenue à partir d'une lumière blanche dont des filtres colorés auront absorbé certaines radiations.

Donc, pour résumer, on peut dire que la totalité des couleurs peuvent être égalisées par la première expression ci-dessus, mais qu'il peut y avoir des coefficients négatifs.

• 2ᵉ loi : l'additivité

La somme de deux couleurs C_1 et C_2 peut être égalisée par la somme des primaires R, V, B qui égalisent C_1 et C_2.

$$C = C_1 + C_2 = (R_1 + R_2).R + (V_1 + V_2).V + (B_1 + B_2).B$$

• 3ᵉ loi : la proportionnalité

Si l'intensité lumineuse d'une couleur C baisse ou augmente, il faut, pour l'égaliser, faire varier l'intensité lumineuse des trois primaires dans les mêmes proportions :

$$C' = k.C = k.R.(R) + k.V.(V) + k.B.(B)$$

Les courbes de la figure 1.15 représentent les quantités de chaque primaire nécessaires à l'égalisation de chacune des radiations monochromatiques du spectre lumineux. Les coefficients permettant le tracé de ces courbes sont appelés « coefficients trichromatiques ». On y remarque la présence de coefficients négatifs pour égaliser certaines couleurs, notamment dans les bleus-verts. Nous y revenons plus loin.

La trichromie présente trois intérêts majeurs. Elle permet de :

- repérer simplement et de façon universelle une couleur donnée au moyen de trois nombres qui sont ses composantes trichromatiques. Les composantes trichromatiques sont donc les quantités des trois primaires qui produisent un stimulus équivalant à une couleur donnée ;

- définir les trois composantes trichromatiques d'une lumière dont on connaît la composition spectrale, de manière à en déduire sa teinte, sa saturation et sa luminance ;

- déterminer par avance au moyen d'un calcul la couleur qui résultera du mélange de plusieurs autres couleurs.

Figure 1.15 _______
Courbes d'égalisation R, V, B représentant les variations relatives des énergies des trois couleurs primaires nécessaires à l'égalisation de toutes les lumières monochromatiques du spectre lumineux.

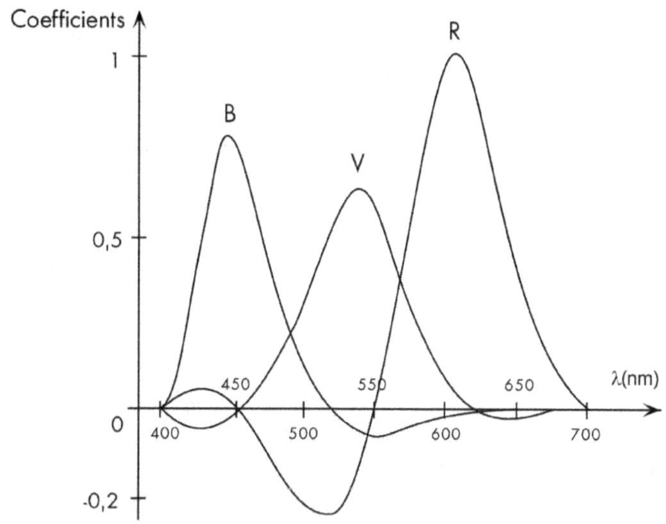

Faisons à présent un petit retour sur l'acuité visuelle ou pouvoir de résolution de l'œil, notions que nous avons évoquées précédemment, mais sans prendre en compte la couleur. Or il faut que savoir que l'acuité visuelle est beaucoup plus faible pour la chrominance que pour la luminance. De plus, l'œil n'est pas sensible à la couleur pour les petites surfaces. On peut ainsi se permettre, pour ces petites surfaces, de se passer d'une synthèse trichrome pour obtenir une sensation visuelle équivalente. Deux couleurs fondamentales suffisent : le rouge orangé et le bleu-vert. Et pour les tous petits détails, la couleur est même parfois inutile… Nous verrons par la suite comment ces propriétés ont largement été exploitées par tous les systèmes de codage vidéo pour la télévision.

1.6 Les espaces colorimétriques

1.6.1 *L'espace RVB*

Une couleur pouvant être caractérisée par trois variables indépendantes R, V, B, la première représentation géométrique qui vient naturellement à l'esprit est un espace tridimensionnel ayant pour axes R, V, B. Ces trois coordonnées permettent en effet de caractériser intégralement n'importe quelle couleur par un vecteur d'origine O et de longueur proportionnelle à son intensité. En joignant tous les vecteurs correspondant aux couleurs monochromatiques du spectre lumineux, on obtient une enveloppe qui a l'allure d'une surface conique ouverte.

Figure 1.16
Représentation de l'ensemble des couleurs monochromatiques dans l'espace tridimensionnel RVB.

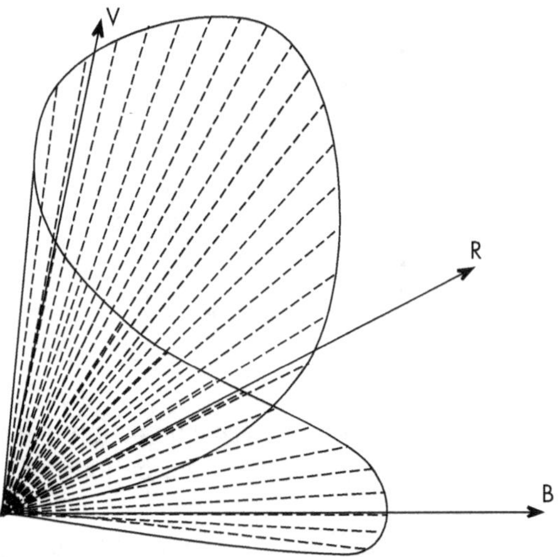

La courbe tracée passe par l'origine et se déplace du rouge au vert, pour atteindre le bleu et le violet. Les deux vecteurs extrêmes (rouge et violet) délimitent un plan appelé « plan des pourpres ». Ce plan ne contient que des lumières bichromatiques constituées d'un mélange de rouge et de bleu-violet. L'ensemble des couleurs réelles est compris dans un volume délimité par le cône s'appuyant sur cette courbe et le plan des pourpres. Pour des raisons de commodité géométrique, cet espace des couleurs (fig. 1.16) est conventionnellement déterminé par une courbe en forme de fer à cheval (fig. 1.17).

Figure 1.17 _______

Cône des couleurs « réelles » dans l'espace RVB.

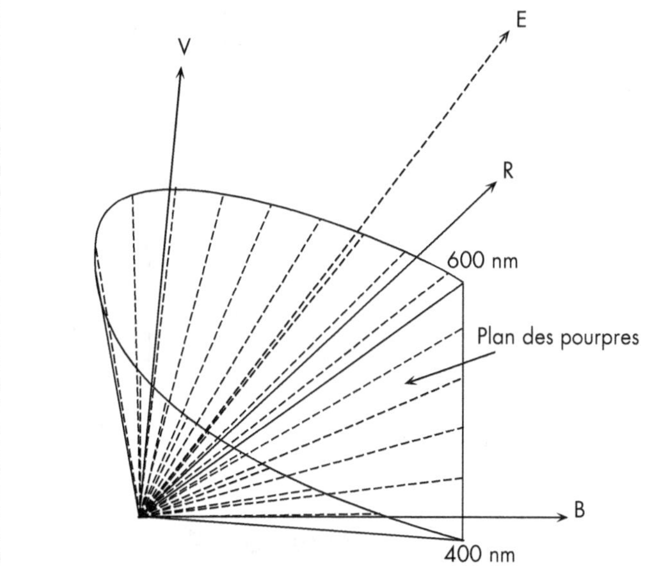

Si l'on ne considère que les couleurs reproductibles en synthèse additive, on peut arriver à une représentation simplifiée de l'espace RVB, appelée « cube colorimétrique » ou « cube de Müller ». Les couleurs y sont inscrites à l'intérieur d'un cube dont l'origine est le noir (R = V = B = 0) et où le blanc est le point de coordonnées R = V = B = 1 (en normalisant l'intensité maximale à 1). La droite reliant le noir au blanc est l'axe des gris ou axe achromatique du cube. Le triangle équilatéral ayant pour sommets les points R, V, B de coordonnées respectives (1,0,0), (0,1,0) et (0,0,1) est appelé « triangle de Maxwell », du nom du physicien écossais James Clerk Maxwell. Ce triangle qui se traduit par une projection de tout le volume du cube sur un plan unique est une simplification très utile du cube colorimétrique. Son intérêt est de représenter les couleurs pures et d'évacuer la notion de luminosité. En revanche, il ne contient pas l'intégralité des couleurs visibles, mais uniquement celles reproductibles par synthèse additive ; toutes les couleurs impliquant des coefficients négatifs sont extérieures à ce triangle.

Figure 1.18______________
Chaque couleur que l'on peut produire en synthèse additive est représentée par un point d'un cube dans l'espace RVB. Ce principe de désignation des couleurs est très utilisé en informatique où les valeurs R, V, B varient de 0 à 255 (avec un codage sur 8 bits).

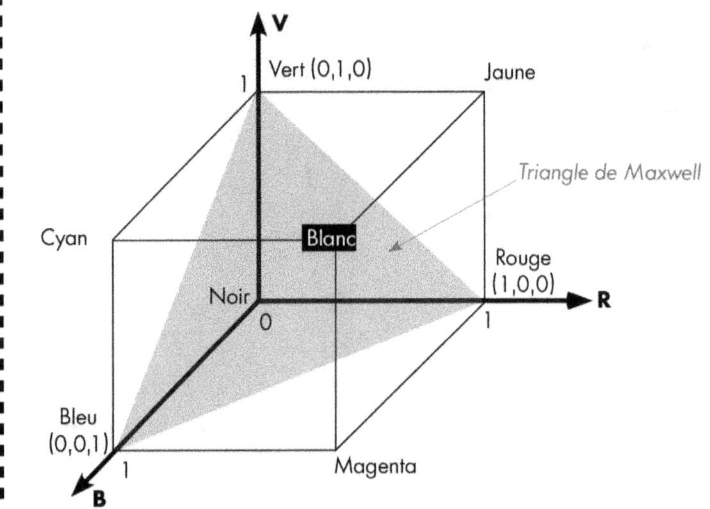

1.6.2 *L'espace XYZ*

La CIE a fait usage de manipulations mathématiques triviales pour définir une représentation graphique des couleurs levant toutes les contraintes de celle basée sur l'espace RVB : difficulté de raisonner dans un espace à trois dimensions, luminance peu accessible, valeurs négatives de coefficients pour certaines couleurs amenant des complications de calculs, etc. Les primaires réelles R, V, B sont pour cela remplacées par des primaires fictives, respectivement appelées « X », « Y », « Z ». Ces dernières ne correspondent pas à des couleurs existant dans la réalité puisqu'elles sont excessivement saturées et qu'elles ne peuvent pas être reproduites physiquement. Mais leur choix a été fait pour satisfaire deux conditions essentielles destinées à faciliter leur représentation et les calculs s'y référant. Elles permettent d'une part de recomposer n'importe quelle couleur sans soustraction, et d'autre part de séparer la luminance de la chromaticité (teinte, saturation). En effet, quitte à définir un espace colorimétrique en dehors du champ de la perception visuelle, autant en profiter pour proposer un calcul de la luminance indépendant des mélanges chromatiques.

Le passage des primaires R, V, B aux primaires X, Y, Z revient à réorienter les axes de l'espace couleur. Le triangle de Maxwell est transformé en un nouveau triangle dont les sommets sont les primaires virtuelles X, Y, Z. Ce triangle se situe cette fois à l'extérieur du cône des couleurs et englobe donc l'intégralité des couleurs visibles (fig. 1.20). Les coordonnées de toutes les couleurs deviennent ainsi positives, sans exception. Les primaires X, Y, Z sont telles que les axes X et Z sont de luminance nulle et que l'axe Y est celui de la luminance. X et Z portent uniquement la chromaticité et Y est égal à la courbe de visibilité de l'œil humain présentée sur la figure 1.13.

Mathématiquement, le système XYZ se déduit du système RVB par une simple transformation de coordonnées. Dans la pratique, il a été convenu d'effectuer préalablement un changement d'échelle et d'utiliser des coefficients trichromatiques réduits x, y, z, chacun étant une proportion de X, Y, Z, respectivement. L'utilisation de coordonnées réduites est une simplification d'écriture permettant de n'utiliser que deux variables au lieu de trois.

$$x = \frac{X}{X+Y+Z} \qquad y = \frac{Y}{X+Y+Z} \qquad z = \frac{Z}{X+Y+Z}$$

Ce qui donne réciproquement :

$$X = \frac{x}{y} \cdot Y \qquad Y = Y \qquad Z = \frac{1-x-y}{y} \cdot Y$$

Au final, une couleur de coordonnées (R,V,B) dans le système d'origine a pour coordonnées chromatiques (x,y,z) dans le nouveau système, avec les valeurs résultant de la transformation linéaire élémentaire suivante :

$$x = 0{,}49\,R + 0{,}31\,V + 0{,}20\,B$$
$$y = 0{,}18\,R + 0{,}81\,V + 0{,}01\,B$$
$$z = 0{,}00\,R + 0{,}01\,V + 0{,}99\,B$$

Ces coefficients réduits vérifient la relation $x+y+z=1$; la connaissance de seulement deux d'entre eux permet d'en déduire le troisième. Toutes les couleurs peuvent donc être représentées en seulement deux dimensions dans le plan (x,y), où elles sont définies uniquement par leurs paramètres de chromaticité (teinte et saturation). L'information de luminance est portée par Y. On passe ainsi d'un espace colorimétrique à trois dimensions, peu commode à exploiter, à un espace à deux dimensions, facilitant les comparaisons de palettes de couleurs (mais exempt de l'information de luminance).

Le calcul de x, y, z pour chaque couleur spectrale conduit aux trois courbes d'égalisation de la figure 1.19, dont on vérifie qu'elles ne présentent aucun lobe négatif, contrairement aux courbes basées sur les primaires R, V, B de la figure 1.15.

Figure 1.19 _______________
Courbes d'égalisation dans le système XYZ. Toutes les valeurs sont positives. La courbe de Y correspond à la courbe de sensibilité de l'œil en vision diurne.

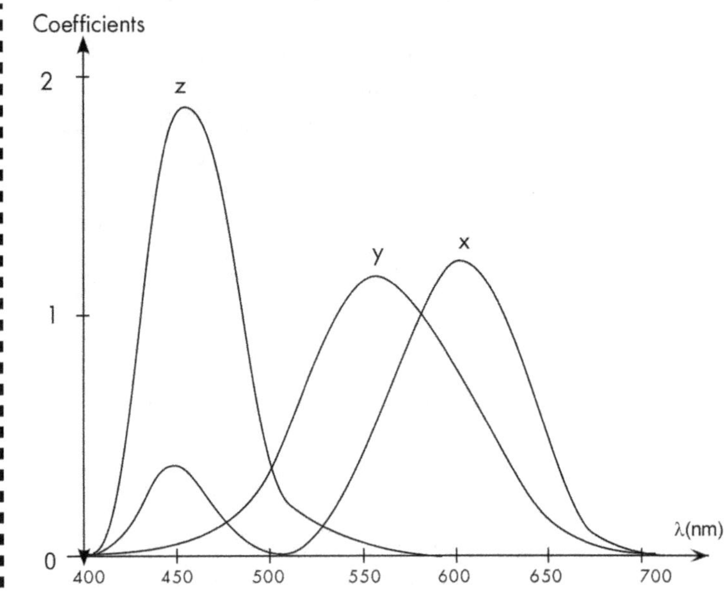

Les primaires réelles R, V, B de l'espace colorimétrique RVB sont remplacées par des primaires virtuelles X, Y, Z dont les deux intérêts sont :

– la représentation de l'intégralité des couleurs par des coefficients uniquement positifs ;

– la séparation de la luminance et de la chromaticité.

Une couleur est spécifiée soit par ses composantes trichromatiques X, Y, Z, soit par sa chromaticité (x,y) et son facteur de luminance Y.

1.7.1 *Le diagramme de chromaticité (x, y) CIE$_{31}$*

La représentation graphique de toutes les couleurs perceptibles par l'œil humain dans le plan (x,y) est donnée sur la figure 1.20. Le tracé de l'ensemble des points déterminant le lieu des couleurs pures prend la forme d'une courbe en fer à cheval, graduée en longueurs d'onde. La droite reliant les deux extrémités de cette courbe est appelée « ligne des pourpres » ; toutes les couleurs qui s'y trouvent ne sont pas pures mais résultent du mélange de bleu et de rouge (magenta, pourpre, violet, etc.). La surface ainsi délimitée est nommée *spectrum locus* (lieu spectral) ; elle contient toutes les couleurs de la nature que nous sommes capables de voir, mais sans distinction de luminosité. La teinte change sur tout le contour du diagramme et la saturation, qui est maximale sur son enveloppe, diminue au fur et à mesure qu'on s'en éloigne pour aller vers le centre, où se trouve la zone du blanc. Des couleurs sombres ou claires ayant les mêmes proportions de R, V, B sont ici représentées par un même point. La luminance Y est en effet portée par un axe perpendiculaire à ce plan.

Nous venons de définir le diagramme de chromaticité (x, y) CIE$_{31}$, normalisé par la CIE lors de son congrès de Genève en 1931, et qui fut la première représentation graphique des couleurs que l'œil humain peut voir. Il constitue aujourd'hui encore l'étalon international de la colorimétrie. Aucune couleur visible par un être humain ne sort de ce diagramme.

Cette représentation permet de situer avec précision une couleur par ses valeurs de teinte et de saturation, telles qu'elles sont perçues par la vision humaine, et de façon totalement indépendante des systèmes de reproduction. Le diagramme CIE$_{31}$ permet également de déterminer graphiquement certains paramètres d'une couleur, comme sa longueur d'onde dominante et sa couleur complémentaire. La longueur d'onde dominante se trouve à l'intersection de la droite reliant le blanc de référence et le point caractéristique de cette couleur avec le contour du

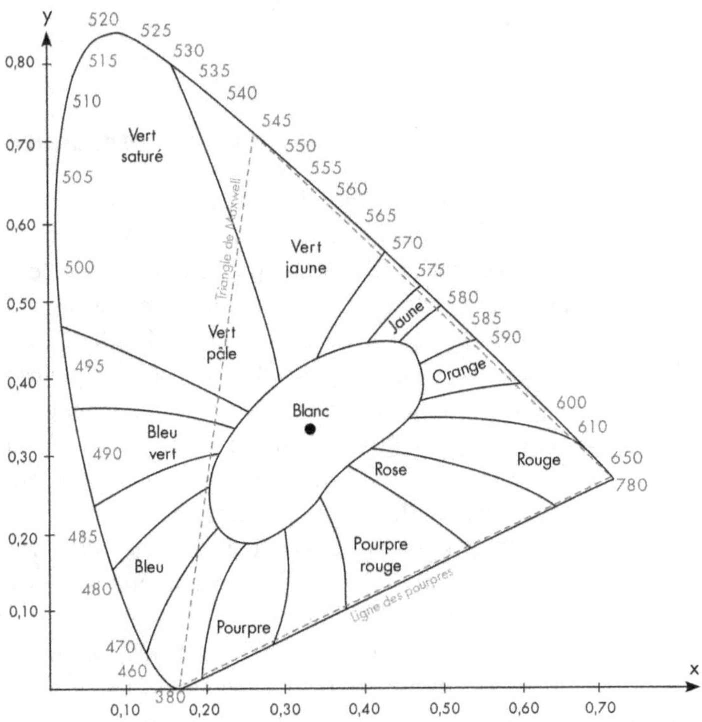

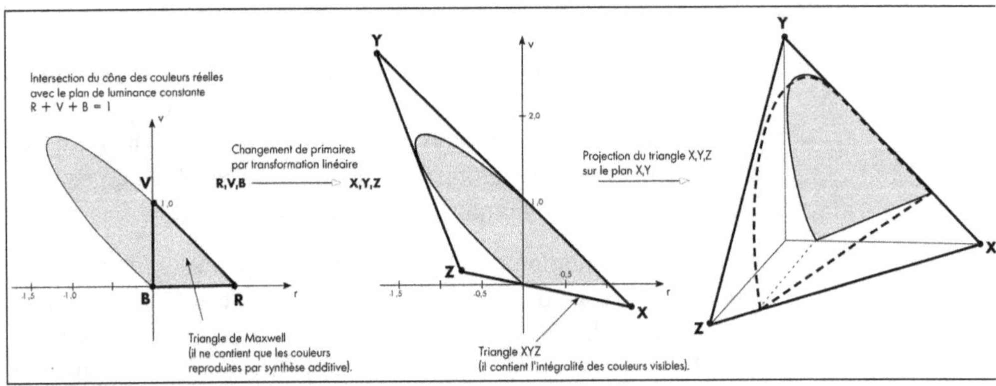

Figure 1.20

Le diagramme de chromaticité (x, y) avec les lieux des principales couleurs. En encadré, comment ce diagramme a pris naissance à partir de son aspect avec les primaires réelles R, V, B, dans un espace à coordonnées réduites r, v. Le triangle des couleurs XYZ englobe la totalité du *spectrum locus*.

diagramme. La couleur complémentaire est située dans le prolongement d'une droite liant le point d'une couleur donnée et le blanc de référence, avec le même niveau de saturation. L'addition d'une couleur et de sa complémentaire donne le blanc de référence. Dans le plan (x, y), le blanc E d'égale énergie (facteur de pureté égal à 0) a pour coordonnées x = y = 1/3.

Le diagramme de chromaticité CIE_{31} intègre toutes les couleurs visibles par l'œil humain. Chacune d'entre elles y est représentée par ses paramètres de chromaticité (teinte et saturation), mais pas de luminance. La luminance est portée par une droite perpendiculaire à ce plan. Plus les couleurs sont proches du centre du diagramme, plus elles sont délavées ; plus elles sont proches de son contour, plus elles sont saturées, donc rares dans le monde réel.

Le gamut

Alors qu'en audio il est possible de capturer et de restituer l'ensemble du spectre sonore, il n'existe pas, dans le domaine de l'image, de périphérique capable de gérer l'intégralité des couleurs visibles par l'œil humain. Aucun dispositif d'acquisition ou de reproduction d'images fonctionnant sur une base de trois couleurs primaires ne peut en effet couvrir complètement le diagramme de chromaticité CIE_{31}, en particulier aux abords de son contour. Tous travaillent sur un espace colorimétrique réduit, prenant la forme d'un triangle, plus ou moins grand, inclus dans le diagramme CIE_{31}, et dont les sommets sont leurs couleurs primaires. Cette portion d'espace colorimétrique triangulaire qu'un dispositif d'imagerie est capable de reproduire est appelée « gamut ». Plus le triangle est petit, moins l'équipement est capable de reproduire des couleurs justes et saturées. Il existe aujourd'hui plusieurs gamuts standardisés, définis au fil des années en fonction des évolutions technologiques. Il est cependant essentiel, au sein d'une chaîne vidéo, de respecter le gamut d'origine (celui qui a servi à la création des images) pour garantir que les images seront restituées comme elles ont été étalonnées, par des systèmes d'affichage de plus en plus divers. Une image créée dans un gamut donné affichée sans conversion adéquate sur un écran de gamut inférieur apparaîtra désaturée, avec certaines dérives de couleurs du fait du décalage des primaires. La représentation graphique des gamuts les plus courants est donnée un peu plus loin dans ce chapitre.

Aucun dispositif d'imagerie n'est capable de traiter l'intégralité des couleurs visibles représentées dans le diagramme de chromaticité CIE_{31}. Tous sont caractérisés par un espace colorimétrique plus restreint, de forme triangulaire, situé à l'intérieur de ce diagramme et appelé « gamut ». Plus le gamut est étendu, plus le périphérique peut couvrir un pourcentage élevé de l'espace des couleurs visibles.

1.7.2 *Le diagramme de chromaticité uniforme (u', v')*

Des expériences sur la sensibilité de l'œil moyen montrent que deux nuances de couleurs très voisines ne sont visuellement discernables que si la différence de chromaticité qui existe entre elles dépasse une valeur minimale appelée « seuil de chromaticité ». De plus, cette sensibilité différentielle est assez faible dans les zones du vert et du jaune, plus élevée pour les rouges, et particulièrement grande pour les bleus. L'écart entre les points colorimétriques à partir duquel deux plages de même luminance, mais de couleur différente, deviennent discernables est assimilé dans le plan (x, y) à une ellipse. Dans le diagramme (x, y) CIE_{31}, ces ellipses, représentées pour un certain nombre de points de couleurs, ont une taille qui varie fortement selon la zone ; elles sont grandes dans le vert et petites dans le bleu. L'écart entre deux points ne correspond donc pas à la perception humaine de la différence de couleurs. Si l'espace colorimétrique était parfaitement uniforme, ces ellipses devraient en effet être toutes des cercles de même taille. C'est pourquoi la Commission internationale de l'éclairage a défini un autre diagramme en 1976, utilisant un autre espace colorimétrique dans lequel ces différents seuils de chromaticité sont représentés de façon moins disproportionnée. Appelé « diagramme de chromaticité uniforme (u', v') CIE_{76} », sa construction se déduit de celle du diagramme (x, y) par une transformation linéaire de coordonnées. Dans cet espace (u', v'), les ellipses sont moins disparates et moins longues, leur forme étant plus circulaire.

$$u' = \frac{4x}{-2x + 12y + 3}, \quad v' = \frac{6y}{-2x + 12y + 3}$$

Les inverses de (u', v') ne sont pas souvent données dans la littérature spécialisée. Les voici :

$$x = \frac{9u'}{6u' + 16v' + 12}, \quad y = \frac{4v'}{6u' + 16v' + 12}$$

Enfin, on retrouve les coefficients (X,Y,Z) par les équations :

$$X = \frac{9u'}{4v'}Y, \quad Y = \frac{3u' + 20v' - 12}{4v'}$$

Une matrice 3 × 3 permet alors de reconstituer les primaires réelles R, V, B pour l'affichage.

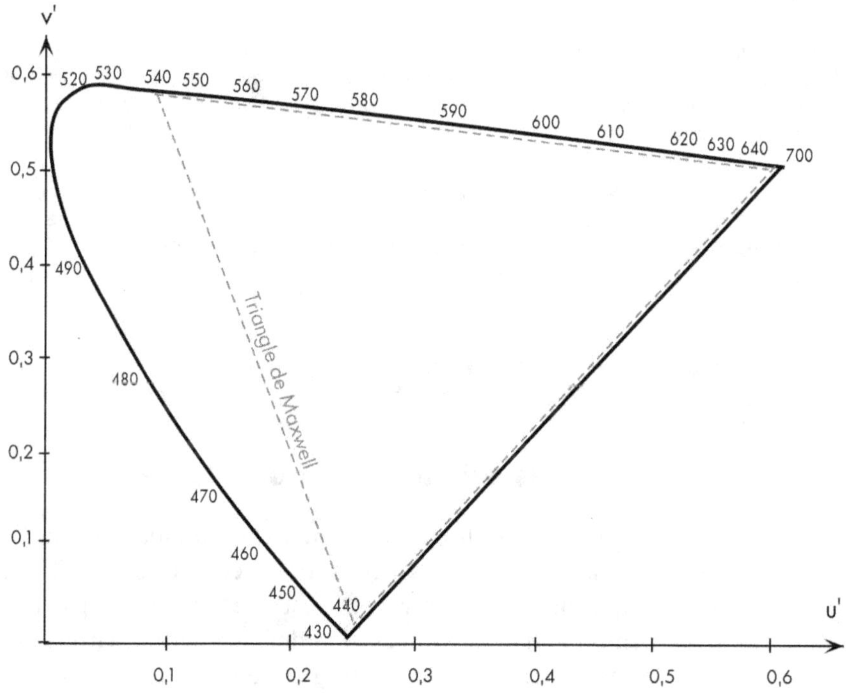

$$u' = \frac{4x}{-2x + 12y + 3} \qquad v' = \frac{9y}{-2x + 12y + 3}$$

Figure 1.21

Le diagramme de chromaticité uniforme (u', v').

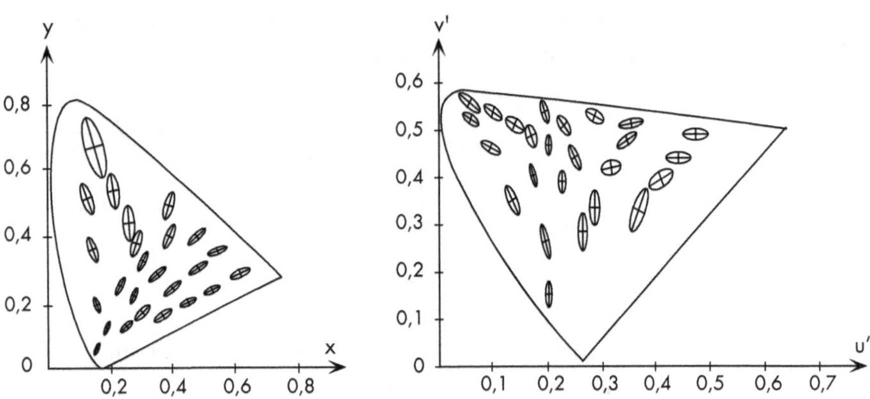

Figure 1.22

Les ellipses dites « de Mac Adam » (du nom du physicien David Lewis Mac Adam qui les a calculées), agrandies dans un facteur 10, et représentées dans les systèmes de coordonnées (x, y) et (u', v'). Chaque ellipse constitue une zone de confusion des couleurs, à l'intérieur desquelles donc toutes les couleurs sont considérées comme identiques.

Le diagramme de chromaticité (x, y) présente un inconvénient majeur : il n'offre pas une uniformité perceptuelle. C'est pourquoi un autre diagramme, dit « de chromaticité uniforme (u', v') », a été défini. L'espace entre deux points y correspond mieux à notre perception des différences de couleurs.

1.8 La chaîne colorimétrique de télévision

1.8.1 *Les primaires et gamuts TV*

Les primaires utilisées pour coder et reproduire les images vidéo n'ont jamais été exactement celles spécifiées par la CIE dont il a été question jusqu'à présent. Il est en effet évident que le système trichromatique de la télévision doit être défini par les primaires de restitution, historiquement liées au tube cathodique, puis aux technologies à écrans plats. Or les luminophores qui tapissent la surface de ces écrans ne peuvent pas reproduire les couleurs très saturées. Depuis la naissance de la télévision en couleurs, plusieurs jeux de primaires ont été normalisés (définissant chacun un gamut particulier), qui évoluent avec la technologie des écrans et les nouveaux systèmes de codage de l'image vidéo.

Historiquement, le premier jeu de primaires TV est normalisé en 1953 aux États-Unis par la *Federal Communication Commission* (FCC) pour son système NTSC à 525 lignes. Mais ces primaires dites « NTSC » s'avèrent trop pures pour l'époque et conduisent en pratique à un niveau de luminance globale insuffisant. Si bien que les fabricants de téléviseurs d'alors choisissent chacun de leur côté des primaires moins pures, donnant des couleurs moins saturées mais des images plus lumineuses, ignorant celles du standard NTSC. Les primaires NTSC sont aujourd'hui totalement obsolètes.

En 1979, la SMPTE *(Society of Motion Picture and Television Engineers)* normalise, toujours pour les systèmes à 525 lignes, des primaires dites « SMPTE C ». Elles sont moins saturées et plus réalistes que les primaires NTSC, avec un rouge à 610 nm, un vert à 535 nm et un bleu à 470 nm. Le blanc de référence est le blanc C à 6 674 K.

De leur côté, les pays européens définissent leurs propres standards pour les systèmes à 625 lignes, PAL et SECAM. En 1966, l'Union européenne de radiodiffusion (UER, ou EBU en anglais) choisit trois primaires encore un peu moins saturées, avec un rouge à 600 nm, un vert à 546 nm et un bleu à 446 nm. Le blanc de référence est ici le blanc D_{65} à 6 500 K, moins bleuté que celui du standard américain, et qui sera conservé par tous les standards qui suivront. Ces primaires UER/EBU sont par la suite reprises en 1980 par le standard Rec. 601 ou BT. 601, qui spécifie les paramètres de codage de la télévision numérique en définition standard.

En 1990, l'arrivée de la haute définition, normalisée dans la Rec. 709, entraîne l'adoption à l'échelle internationale d'un nouveau jeu de primaires, toujours calées sur la technologie des luminophores des tubes cathodiques, mais dont la technologie a quelque peu évolué avec l'apparition des premiers écrans à haute définition. Le rouge est à 633 nm, le vert à 514 nm, le bleu à 442 nm, et le blanc de référence reste le D_{65}. Ces primaires de la Rec. 709, qui résultent d'un compromis politique entre les primaires américaines et européennes, conduisent à une meilleure répartition des luminances au détriment, là encore, de la saturation. Le gamut dit « Rec. 709 » ou « BT. 709 » qui en découle sert alors de base à la conception des écrans plats, et est aujourd'hui le standard de l'industrie de la télévision broadcast, ainsi que des services de streaming et des disques Blu-ray, bref de toutes les images à dynamique standard. À noter que les DVD, qui eux sont produits avec le gamut Rec. 601, peuvent sans problème être visualisés sur un écran Rec. 709, tant les deux gamuts sont proches. Il faut par ailleurs savoir que le gamut Rec. 709 ne couvre que 35,9 % du spectre visible dans le diagramme de chromaticité, avec une perte assez grande dans les verts. Cela est relativement compensé, d'une part par le fait que les verts des objets qui nous entourent ne sont pas purs, d'autre part par la plus faible sensibilité de l'œil aux écarts de saturation sur les couleurs allant du jaune au vert. Mais les avancées technologiques en matière d'écrans rendent aujourd'hui possible l'affichage de gamuts plus grands que le Rec. 709.

En 2013, les spécifications de l'Ultra HD incluent la standardisation d'un nouveau jeu de primaires Rec. 2020 ou BT. 2020, avec un rouge à 630 nm, un bleu à 532 nm et un vert à 467 nm. Pour la première fois, ces primaires sont toutes trois placées sur le contour du diagramme de chromaticité et sont donc monochromatiques, c'est-à-dire pures. Elles permettent d'accroître considérablement la plage des couleurs reproductibles puisqu'elles définissent un gamut deux fois plus grand que le Rec. 709, couvrant 75,8 % du spectre visible. Mais il s'agit d'un standard clairement orienté vers le futur, car aucun dispositif d'affichage domestique actuel n'est capable de le gérer intégralement.

Un gamut intermédiaire entre le Rec. 709 et le Rec. 2020 a par ailleurs été défini pour le cinéma numérique. Baptisé « DCI P3 », il est supérieur de 26 % au Rec. 709 et couvre 45,5 % du spectre visible. C'est ce gamut qui est visé par les premiers systèmes à plage dynamique étendue HDR, en attendant une évolution vers le gamut Rec. 2020, dont il est question plus longuement dans le chapitre 8.

Tableau 1.8
Coordonnées des primaires TV Rec. 709 dans les espaces (x,y) et (u',v').

	x	y	u'	v'
R	0,640	0,330	0,451	0,523
V	0,300	0,600	0,125	0,563
B	0,150	0,060	0,175	0,158
Blanc D_{65}	0,3127	0,3290	0,19	0,47

Figure 1.23
Dans le diagramme de chromaticité (x, y), comparaison des principaux espaces colorimétriques utilisés dans le monde de la vidéo. En pointillés, le triangle des couleurs des primaires de la CIE (triangle de Maxwell).

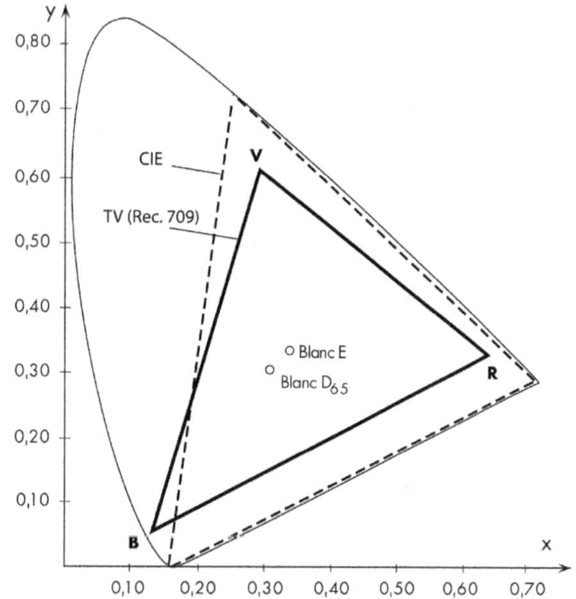

Plusieurs jeux de primaires ont successivement été normalisés dans l'histoire de la vidéo :

- NTSC (le premier de la TVSD américaine, aujourd'hui obsolète) ;
- SMPTE C (TVSD américaine) ;
- Rec. 601 (TVSD européenne) ;
- Rec. 709 (TVHD à l'échelle mondiale), 36 % du spectre visible ;
- DCI P3 (cinéma numérique), 45 % du spectre visible ;
- Rec. 2020 (Ultra HD à l'échelle mondiale), 75 % du spectre visible.

Chaque jeu de primaire définit un profil colorimétrique représenté par un triangle de sommets R,V,B, dans le diagramme de chromaticité (x,y) CIE$_{31}$. Le profil aujourd'hui communément utilisé à l'échelle mondiale en vidéo et en informatique est le Rec. 709. Avec l'arrivée de l'Ultra HD, un nouveau jeu de primaires définissant un espace colorimétrique deux fois plus étendu a été défini sous l'appellation « Rec. 2020 ».

Figure 1.24 _____________
Coordonnées
trichromatiques des étalons
de blanc dans l'espace (x,y).
Cette courbe décrit les
couleurs prises par le corps
noir lorsque sa température
varie. Elle passe par le
blanc E pour la valeur
5 600 K, tend vers un blanc
chaud (jaune-orangé) pour
les températures de couleur
inférieures et vers un blanc
froid (bleuté) pour les
températures de couleur
supérieures.

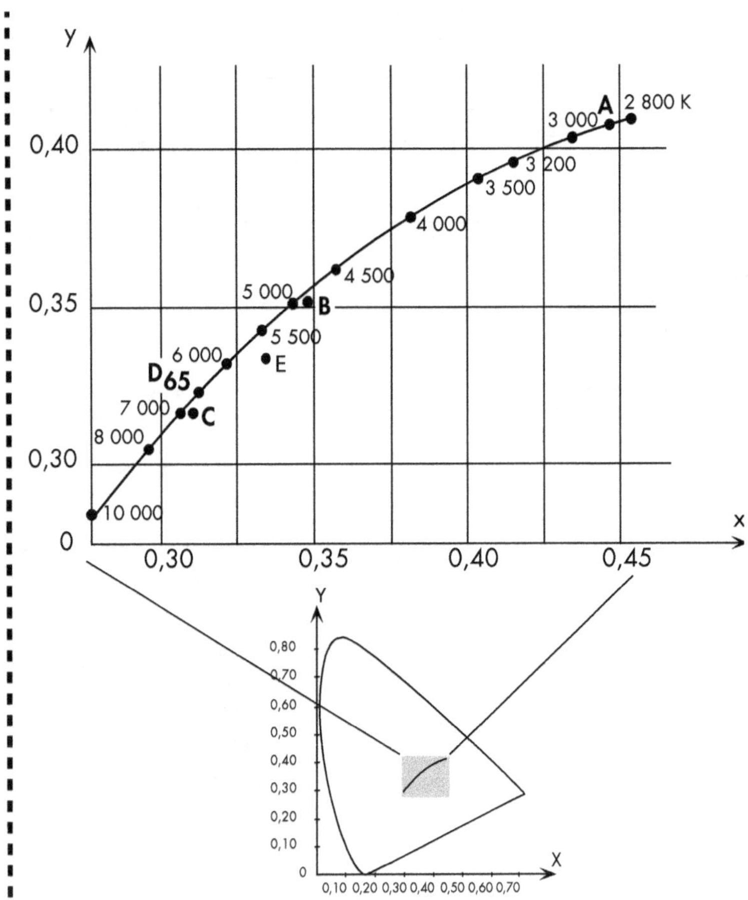

1.8.2 *La genèse du signal vidéo*

Lorsque les normes de la télévision en couleurs ont été définies,
il est apparu indispensable de leur faire respecter certains critères
de compatibilité avec l'infrastructure du système en noir et blanc
existant. Les récepteurs monochromes devaient pouvoir, sans
aucune modification, utiliser les signaux codés de la télévision
en couleurs et afficher une image en noir et blanc cohérente et de
qualité convenable. Réciproquement, les récepteurs en couleurs
devaient être capables de reproduire une image en noir et blanc
lors de la diffusion d'anciens films ou d'émissions d'archives.

C'est pourquoi il a logiquement été décidé de séparer les informations de luminosité – luminance – des informations de couleurs – chrominance.

Les variations de luminosité de l'image sont ainsi traduites par un signal de luminance, obtenu à partir d'une pondération introduite au cours du mélange des signaux primaires R, V, B. Cette pondération est définie par l'équation suivante, avec ici les valeurs de la Rec. 601 :

$$Y = 0{,}299\,R + 0{,}587\,V + 0{,}114\,B \quad (\text{SD, Rec. 601})$$

Cette équation montre que le vert contribue à 60 % à la sensation de luminosité d'une image, le rouge à 30 % et le bleu à seulement 10 %. Elle sera restée la même pour tous les systèmes de télévision à définition standard, malgré leurs légères différences de primaires. Des modifications ont été apportées à cette équation avec les changements de primaires de la Rec. 709 pour la HD en 1990, puis avec ceux de la récente Rec. 2020 pour l'Ultra HD (on notera une réduction notoire de la contribution du bleu) :

$$Y = 0{,}2126\,R + 0{,}7152\,V + 0{,}0722\,B \quad (\text{HD, Rec. 709})$$

$$Y = 0.2627\,R + 0.6780\,V + 0.0593\,B \quad (\text{Ultra HD, Rec. 2020})$$

La nécessité de transmettre ce signal de luminance (pour la compatibilité avec le N&B) rend inutile la transmission de l'ensemble des trois signaux portant les informations de chrominance. Deux d'entre eux suffisent, le troisième se déduisant du signal Y par un dématriçage simple. C'est ainsi qu'il a été décidé de coder la chrominance sous la forme de deux signaux de différence de couleurs R-Y et B-Y, communément notés « Dr » et « Db ». Leur particularité est de s'annuler pour le blanc de référence et plus généralement pour toute image monochrome. Le choix de la couleur à ne pas transmettre a été porté sur le vert. Les variations de cette couleur étant proches de celles de la luminance, le signal différence V-Y aurait en effet souvent été faible. Les signaux de base utilisés par tous les systèmes de codage de télévision sont donc Y, R-Y, B-Y. Y est toujours transmis en utilisant la pleine bande passante disponible, tandis que les signaux de différence de couleurs sont généralement soumis à un sous-échantillonnage d'ordre deux (parfois plus).

La figure 1.25 montre la forme des signaux primaires pour une mire de barres de couleurs à 100 %. Cette mire est composée de bandes verticales dont les couleurs, outre le blanc et le noir, sont les trois primaires rouge, verte, bleue, ainsi que leurs complémentaires respectives cyan (turquoise), magenta (mauve) et jaune.

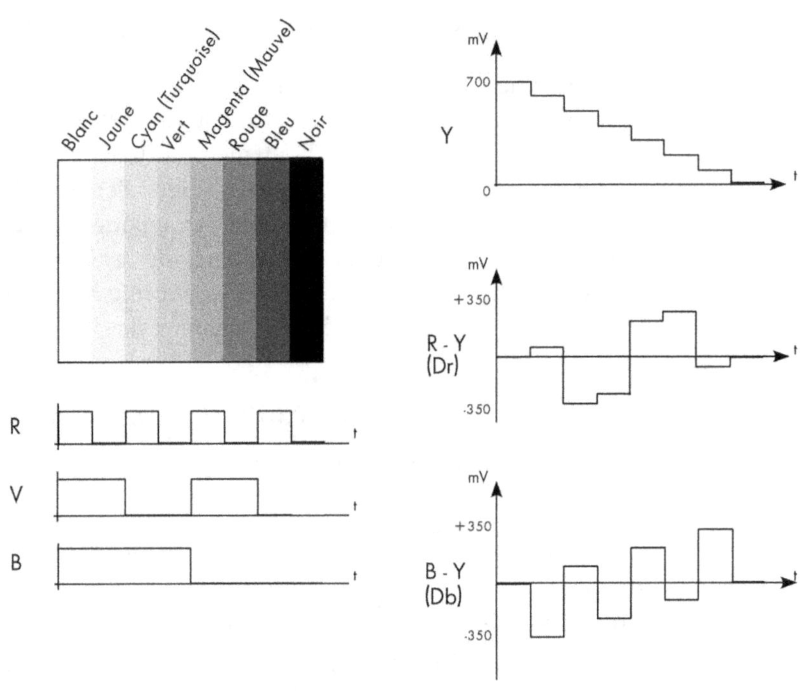

Figure 1.25

Forme des signaux primaires pour la mire de barres de couleurs.

Ce ne sont pas les signaux électriques R, V, B qui sont codés et transmis, mais le signal de luminance Y, et deux signaux de différence de couleurs R-Y et B-Y notés « Dr » et « Db ». La manière dont sont combinés ces trois signaux dépend du type de codage utilisé.

Il fut un temps où l'affichage de l'image vidéo était l'apanage du téléviseur à tube cathodique. Mais si celui-ci a dominé l'industrie des écrans pendant plusieurs décennies, il est désormais remplacé par les technologies à écrans plats. Ces dernières permettent la conception d'écrans de plus en plus fins, de plus en plus grands, dont la qualité de reproduction des couleurs et la dynamique lumineuse ne cessent de croître, et dont le prix chute d'année en année.

Lorsque fut introduite la haute définition, le plasma était la meilleure technologie d'écrans. Celle qui fut également la seule à permettre des dalles de grandes tailles a désormais quasiment disparu, tous les constructeurs ayant jeté l'éponge. C'est l'écran LCD qui règne aujourd'hui en maître sur le marché des écrans plats de toutes tailles, jusqu'au 90" (il se limitait initialement aux diagonales inférieures à 40"). Il s'agit de la technologie d'écran plat la plus ancienne, qui a fait l'objet de multiples évolutions au fil du temps pour minimiser ses défauts, et qui se décline désormais en plusieurs variantes. Mais malgré sa domination, le LCD n'est pas une technologie parfaite et certaines de ses principales faiblesses, comme la profondeur des noirs et l'angle de vision limité, ne seront jamais totalement éliminées. Depuis plusieurs années, les industriels travaillent sur une autre technologie plus performante, l'OLED, qui permet aujourd'hui la meilleure qualité de reproduction d'une image vidéo. Un véritable LCD-Killer donc, mais qui ne pourra s'imposer sur le marché grand public que lorsque son coût sera moins stratosphérique.

Caractéristiques des écrans plats

- La taille : elle est donnée par la diagonale de l'écran et est généralement exprimée en pouces (1" = 2,54 cm). La taille d'un écran est liée à la distance d'observation idéale, en fonction de la définition de l'image.

- La définition : c'est le nombre total de pixels que peut nativement afficher l'écran. Elle s'exprime soit en nombre de pixels horizontaux et verticaux, soit en nombre total de pixels. Par exemple, 1 920 × 1 080 (2 mégapixels) pour une dalle full HD, ou 3 840 × 2 160 (8,3 mégapixels) pour une dalle Ultra HD. Les TV LCD et OLED peuvent afficher toutes les définitions ; en revanche, l'écran plasma s'est arrêté à la HD. La taille de l'écran et sa définition conditionnent une distance idéale d'observation. Pour apprécier pleinement la finesse de l'image et bénéficier de l'angle de champ optimal, il faut typiquement se placer à 3 fois la hauteur de l'écran en HD et 1,5 fois en Ultra HD.

- Le temps de réponse (ou de latence) ou la réactivité : c'est la durée nécessaire à faire passer un pixel du blanc au noir puis de nouveau au blanc. Plus la valeur est faible, meilleur est le temps de réponse. C'est l'OLED qui est le plus performant sur ce point, suivi du plasma et du LCD.

- La luminosité maximale : elle se mesure en cd/m^2 (candela par mètre carré) ou en nits. La référence de luminosité en broadcast est de 100 cd/m^2 en dynamique standard. La luminosité maximale est entre 300 et 500 cd/m^2 pour un écran LCD grand public standard, 1 800 cd/m^2 sur un LCD HDR haut de gamme, environ 100 cd/m^2 sur un écran plasma, et aux alentours de 800 cd/m^2 sur un écran OLED.

- La dynamique lumineuse ou le taux de contraste : c'est l'écart visuel entre le niveau le plus lumineux et le niveau le plus sombre d'une image. Par exemple, un écran affichant un blanc à 100 cd/m^2 et un noir à 0,1 cd/m^2 possède un taux de contraste de 1 000:1, soit 10 diaphs. Si, toujours avec un blanc à 100 cd/m^2, il peut afficher un noir à seulement 0,02 cd/m^2, son taux de contraste passe à 5 000:1, soit 12 diaphs. Pour augmenter le taux de contraste, il faut donc soit baisser la luminance du noir, soit augmenter celle du blanc. Et devant la difficulté d'optimiser la qualité du noir, pourtant primordiale pour la reproduction d'une belle image, certains constructeurs de TV LCD grand public n'hésitent pas à accentuer à outrance la puissance du rétroéclairage de leurs écrans pour gonfler leurs taux de contraste. Résultat, les blancs deviennent aveuglants et perdent leurs nuances du fait d'un écrêtage, et les noirs n'en sont pas meilleurs… La technologie offrant les plus forts taux de contraste est l'OLED (dont le noir est absolu), équivalent à une dynamique supérieure à 20 diaphs, suivi par le plasma et le LCD (de 8 à 17 diaphs). Le plasma produit une luminosité globalement inférieure à celle du LCD, mais des noirs plus profonds.

• L'angle de vision : c'est l'angle maximal, en horizontal et en vertical, permettant une vision optimale de l'image sans altération. Au-delà, l'image perd en luminosité et en contraste. Un angle horizontal de 160/170° est une bonne moyenne. L'écran LCD est le plus pénalisé sur ce point.

1.9.1 *L'écran à tube cathodique*

L'écran à tube cathodique, dont les premières expériences remontent à 1926, a été à la base du développement de la vidéo, et de nombreux standards actuels sont toujours alignés sur ses caractéristiques. Le tube cathodique (noté « CRT », soit *Cathode Ray Tube* ou, en français, tube à rayonnement cathodique) est un tube en verre sous vide dans lequel trois canons à électrons, commandés par les trois signaux électriques primaires rouge, vert et bleu, projettent trois faisceaux électroniques (les rayons cathodiques) sur la face interne de l'écran. Ces faisceaux sont déviés par des bobines de déflexion afin de balayer toute la surface de l'écran, de haut en bas et de gauche à droite. L'écran est tapissé d'une multitude de triplets de luminophores (rouge, vert, bleu), chaque triplet étant perçu par l'œil comme un seul et unique pixel, formé de la synthèse additive des trois couleurs primaires. Devant cet ensemble d'éléments microscopiques est placée une grille (ou un masque) perforée d'autant de trous qu'il y a de triades colorées de luminophores. Ces trous sont disposés de telle sorte que chacun des trois faisceaux électroniques ne puisse atteindre que le luminophore de la couleur correspondante. Chaque luminophore réagit alors à la quantité de charge portée par le faisceau qui le bombarde et s'illumine avec une intensité non proportionnelle à l'amplitude du signal électrique, mais répondant à la loi de gamma (voir chapitre 4). Cette technique possède une faiblesse majeure : la grille perforée occupe un fort pourcentage de la zone d'écran, nuisant à la luminosité de l'image. À la fin des années 1960, Sony a inventé un tube particulier appelé « Trinitron », dont la principale originalité est d'utiliser des bandes verticales ininterrompues de luminophores, alignées par couleurs. Du coup, la grille est dotée de fentes verticales également continues (elle est en fait constituée de milliers de filaments fins) et présente une surface beaucoup moins importante que la grille à trous, ce qui engendre un gain sensible en luminosité. D'autres technologies de tubes ont depuis vu le jour, mais toutes ont été dérivées de ces deux-là.

Le principe de création de l'image par balayage du faisceau est le suivant. Chaque ligne de chaque trame de l'image est explorée horizontalement selon deux phases. Au cours de la durée aller – temps d'une ligne utile –, le faisceau excite les luminophores, de gauche à droite et les uns à la suite des autres. Lorsqu'il atteint l'extrémité de la ligne, le faisceau s'éteint et revient très rapidement sur la gauche, en sautant une ligne du fait du balayage entrelacé. Cette période d'inactivité du faisceau durant son retour est appelée « instant de suppression ligne » (ou « suppression horizontale »). Puis le faisceau trace une nouvelle ligne utile, et continue ainsi son mouvement de zigzag jusqu'au bas de la trame. Lorsqu'il atteint la dernière ligne, il s'éteint pour cette fois remonter rapidement jusqu'à la première ligne de la trame suivante : c'est l'instant de « suppression trame » (ou « suppression verticale »), qui dure généralement un nombre entier de lignes. Le faisceau parcourt alors les lignes non traitées par le premier balayage et forme ainsi la deuxième trame de l'image.

La taille d'un écran à tube peut atteindre 38", mais elle est proportionnelle au poids et à la profondeur de l'appareil. Les modèles haut de gamme affichent une image de très haute qualité, avec une excellente reproduction des couleurs, un taux de contraste élevé et constant (du fait d'une très bonne restitution des noirs), ainsi qu'un bon piqué. Par ailleurs, l'angle de vision n'influe en rien sur la qualité de l'image observée. Les écrans à tubes ne sont plus commercialisés dans les pays développés (Europe occidentale, États-Unis), mais on en trouve encore en

Inde, en Chine, en Russie, au Brésil, etc. Ils sont également encore utilisés dans quelques rares studios broadcast et cars régie qui font de la résistance, notamment au poste de réglage de la colorimétrie, car ils demeurent des reproducteurs très qualitatifs de l'image vidéo, tant qu'elle reste en dynamique standard.

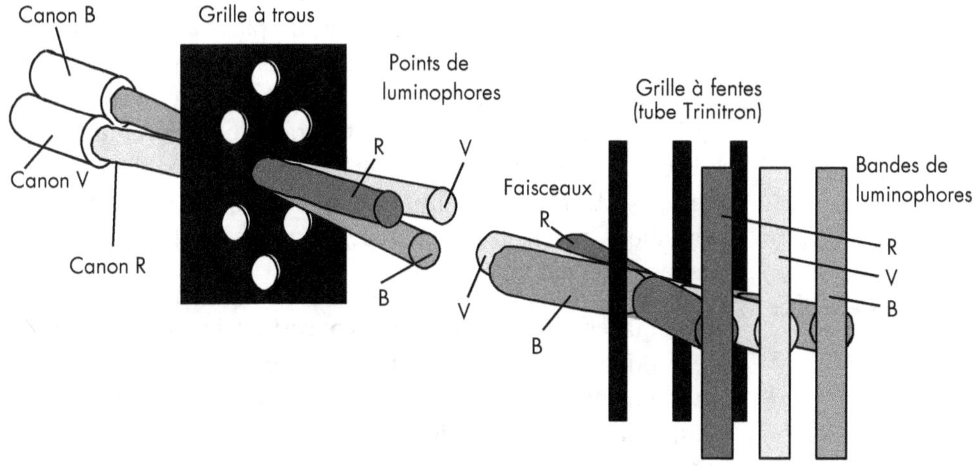

Figure 1.26
Restitution de l'image par le tube cathodique.

L'écran à tube est constitué d'un tube en verre sous vide dans lequel trois canons à électrons émettent trois flux (un par couleur) dirigés par un champ électrique proportionnel au signal vidéo. Ces flux viennent frapper la face arrière de l'écran, recouverte de luminophores RVB qui s'illuminent avec une intensité répondant à la loi de gamma.

1.9.2 *L'écran plasma*

Rappelons au préalable que le plasma est l'un des quatre états de la matière, avec le solide, le liquide et le gaz. On estime que plus de 99 % de la matière de l'univers est constitué de plasma. Les étoiles sont en plasma, tout comme les nébuleuses, le vent solaire et l'ionosphère dans laquelle baigne la Terre… À notre échelle, le plasma n'est que très rarement présent à l'état naturel. Il se forme lorsque l'énergie du milieu devient très élevée, comme dans les éclairs ou les aurores boréales.

Un écran plasma est constitué de deux dalles de verre parallèles entre lesquelles sont placées plusieurs millions de cellules indépendantes. Ces cellules sont disposées chacune à un point de croisement d'une grille d'électrodes transparentes, permettant leur adressage individuel. Chaque cellule renferme un mélange de gaz inertes (néon et zénon), qui, une fois chargés en électricité par les électrodes, passent à l'état de plasma. Il en résulte une émission de lumière, mais uniquement ultraviolette. Chaque cellule incorpore une couche de phosphore rouge verte ou bleue, qui, excitée par le rayonnement ultraviolet, réémet une lumière visible. Un pixel de l'écran est ainsi formé d'un trio de ces cellules. L'intensité lumineuse produite est modulée par les variations de tensions appliquées entre les électrodes, et qui sont celles du signal vidéo.

Les images d'un écran plasma conservent la même précision de restitution sur toute leur surface ; elles peuvent être regardées avec un angle de vision horizontal et vertical allant jusqu'à 180°. Autre atout majeur, la lumière d'un écran plasma est créée par effet photoluminescent et non électroluminescent : ce ne sont pas des électrons qui viennent frapper la surface lumineuse, mais des photons qui sont transformés en lumière visible. On évite ainsi les rayons X, l'usure de la couche de phosphore et l'influence des champs magnétiques ambiants.

La qualité de l'image est excellente, assez proche de celle d'un tube cathodique, avec un contraste et une luminosité équivalents. La reproduction des noirs est particulièrement bonne, un pixel au noir n'émettant théoriquement aucune lumière, contrairement au LCD. Au chapitre des faiblesses, il faut citer une luminosité globale assez limitée, qui restreint l'utilisation des écrans plasma aux environnements intérieurs relativement sombres. Mentionnons également une rétention d'image qui peut occasionnellement se produire lorsqu'un élément statique reste longtemps à l'image (mais qui n'est jamais permanente), ainsi qu'un léger fourmillement sur les zones lumineuses, particulièrement perceptible à faible distance. Enfin, les écrans plasma, qui ne sont plus fabriqués depuis 2014, sont assez encombrants, particulièrement lourds et très consommateurs d'énergie. Ils n'auront adressé qu'un marché haut de gamme essentiellement constitué de vidéophiles.

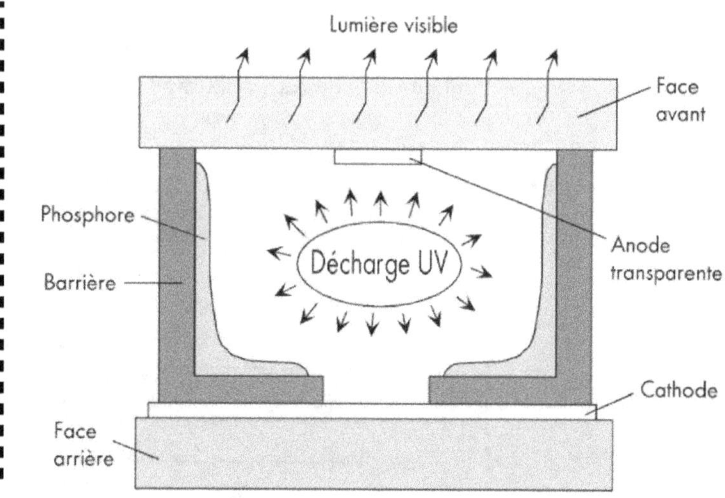

L'écran plasma est composé de microcellules renfermant un gaz qui, lorsqu'il est excité par le courant électrique, produit un rayonnement lumineux ultraviolet. Celle lumière ultraviolette est convertie en lumière visible et colorée par des luminophores.

1.9.3 *L'écran LCD*

La technologie LCD *(Liquid Crystal Display)* exploite la capacité des cristaux liquides à modifier la polarisation de la lumière en fonction du champ électrique qui leur est appliqué. Du point de vue optique, une matrice à cristaux liquides est un dispositif passif : elle n'émet pas de lumière, mais se contente de la filtrer. Elle ne suffit donc pas à elle seule à produire une image et nécessite un éclairage par l'arrière. Chacune des centaines de milliers de cellules composant la matrice à cristaux liquides va modifier sa transparence au gré d'une variation de polarisation, pilotée par les données du signal vidéo, afin de laisser passer ou non la lumière provenant du rétroéclairage. Chaque cellule se comporte donc vis-à-vis du rétroéclairage comme un interrupteur dont le rendement dynamique conditionne le rendu final. Les écrans LCD sont très lumineux et sont particulièrement adaptés aux pièces claires avec fenêtre. Leur qualité d'image ne cesse de croître et, si elle reste quand même en dessous de celle des écrans plasma et OLED, elle atteint aujourd'hui un niveau très honorable.

Il existe différentes technologies de dalles LCD, ainsi que différents modes de rétroéclairage.

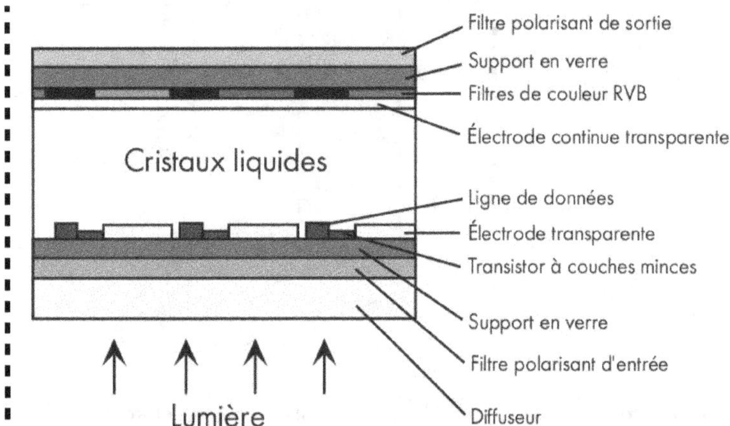

Figure 1.28
Constitution d'une cellule d'écran LCD.

Les principales technologies de dalles

• La Dalle TN *(Twisted Nematic)*

La technologie TN est la première à avoir vu le jour vers la fin des années 1960. Elle tient son nom de la réaction des cristaux liquides face à un champ électrique. Les cristaux liquides se présentent sous la forme de bâtonnets de quelques nanomètres de longueur et quelques dixièmes de nanomètre de section, dont l'une des propriétés majeures est de pouvoir modifier la polarisation de la lumière. Au repos, ils tendent à s'ordonner naturellement de manière parallèle. On peut cependant influencer leur alignement en traçant dans un certain axe des stries rectilignes et parallèles sur une plaque de verre. Ainsi, les cristaux liquides déposés sur cette plaque s'orientent dans la direction des stries. Si l'on place les cristaux liquides en sandwich entre deux plaques de verre striées dans des directions différentes, par exemple ici à 90°, ils vont, toujours au repos, progressivement passer d'une orientation à l'autre selon une structure hélicoïdale. D'où le nom de TN *(Twisted Nematic)* donné à cette technologie qui a été très répandue en dépit de faiblesses notables.

Un filtre polarisant est accolé à l'extérieur de chacune de deux plaques striées. Le principe du filtre polarisant est de ne laisser passer que les ondes lumineuses oscillant dans une seule direction – celle de son axe de polarisation – alors que par nature elles vibrent dans toutes les directions parallèlement à leur axe de propagation. L'axe de polarisation de chaque filtre est aligné sur la direction des stries de la plaque à laquelle il est associé.

Au repos, la lumière polarisée par le filtre d'entrée est guidée par la structure en hélice prise par les cristaux liquides. Elle est par conséquent contrainte à effectuer une rotation de 90° de sa polarité, et se retrouve dans l'axe de transmission du filtre de sortie. La lumière ressort donc librement de la cellule, qui est allumée.

Sous l'action d'un champ électrique créé par une tension de commande appliquée entre les deux électrodes de la cellule (une sur chaque plaque de verre), les cristaux liquides vont perdre leur structure naturelle en hélice et être contraints de s'aligner dans le sens du champ électrique, en fonction de la valeur de la tension. La lumière entrante n'est donc plus totalement forcée à la rotation de 90° de sa polarité et n'arrive pas sur le filtre de sortie systématiquement dans son axe de polarisation. Une partie de la lumière est ainsi bloquée et ne traverse pas la cellule. Si cette tension est celle d'un signal vidéo, on obtient une modulation lumineuse correspondant aux variations du blanc au noir, en passant par tous les états intermédiaires donnant les nuances de gris de l'image. Chaque pixel de l'écran est constitué d'une cellule de ce type, avec un filtre coloré rouge, vert ou bleu intégré au substrat de verre. La grande difficulté d'un tel procédé est la reproduction des noirs, mettant à mal le rôle des cristaux liquides qui doivent alors retenir toute la lumière du rétroéclairage. C'est l'un des principaux points faibles des premiers écrans LCD, que les fabricants se sont efforcés de minimiser au fur et à mesure des évolutions technologiques.

La technologie TN est la seule dans laquelle, hors tension, la dalle est transparente et laisse passer toute la lumière. Quand un transistor grille sur une dalle de ce type, donnant le tant redouté pixel mort, le point affiché est blanc. Ce qui est un inconvénient notoire comparé aux autres technologies pour lesquelles la dalle est noire hors tension, tout comme les pixels morts. Un point noir sur fond clair se voit moins qu'un point blanc sur fond sombre…

Cette technologie TN est la plus ancienne et la plus répandue dans les produits grand public d'entrée et de milieu de gamme. Elle est particulièrement appréciée des *gamers* du fait de son temps de réponse très rapide (en dessous des 5 ms). Elle se décline en deux versions, passive et active, se différenciant par la méthode d'adressage des cellules de la matrice LCD.

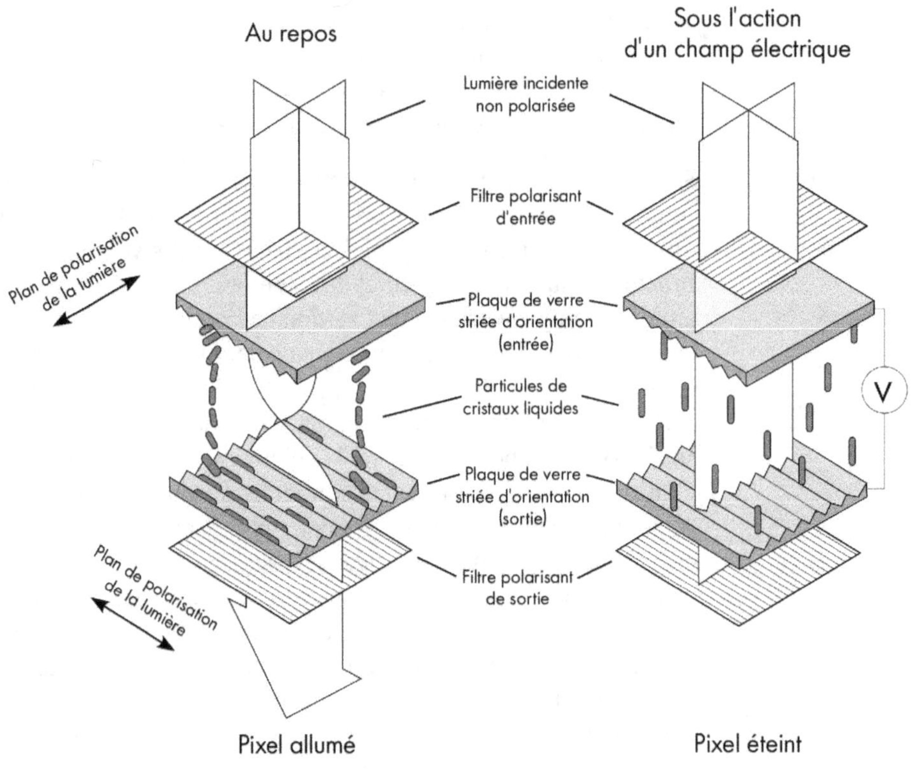

Figure 1.29
Principe de fonctionnement d'une cellule d'écran LCD de type TN.

• **Matrice passive et active**

Dans les écrans à matrice passive, les cellules sont adressées par ligne et colonne, ce qui engendre un temps de réponse élevé. Les écrans TN à matrice passive souffrent de nombreux autres défauts, parmi lesquels un angle de vision assez fermé, particulièrement dans l'axe vertical, avec parfois même une inversion de contraste aux angles extrêmes. Les noirs sont globalement peu denses et transformés en gris foncés (ce qui donne un contraste très faible). Par ailleurs, une certaine rémanence sombre peut s'afficher derrière les objets en mouvement *(reverse ghosting)*. Ces dalles affichent en outre une luminosité peu uniforme, et leur gamut particulièrement faible se traduit par des couleurs peu saturées. Cette technologie, on l'aura compris, peu performante et relativement économique, n'est utilisée que dans les petits écrans d'appareils connectés grand public.

Dans les écrans à matrice active, chaque cellule est contrôlée individuellement grâce à la technologie TFT *(Thin Film Transistor)*. Celle-ci associe chaque cellule à un transistor à effet de champ qui joue le rôle d'interrupteur, en maintenant « activement » l'état du pixel pendant que les autres sont adressés. Ce principe permet des temps de réponse plus courts et contribue à une meilleure stabilité de l'affichage. Le contraste est par ailleurs supérieur à celui des matrices passives, mais il ne dépasse pas 1 000:1.

• **La Dalle VA et ses dérivées MVA et PVA**

Introduite par Fujitsu en 1996, la technologie VA *(Vertical Alignment)* fonctionne à l'inverse de la technologie TN. Au repos, les cristaux liquides sont ici perpendiculaires à la dalle et c'est l'application d'un champ électrique qui leur fait adopter une structure hélicoïdale. Donc quand le signal est nul, aucune lumière ne passe puisque la cellule est à son état naturel, ce qui améliore la restitution des noirs. Les autres faiblesses de la TN sont cependant conservées. La technologie VA est aujourd'hui abandonnée en l'état, mais elle a donné naissance à d'autres variantes plus performantes. La MVA *(Multi-domain Vertical Alignment)* apparue en 1998 (Fujitsu) intègre plusieurs domaines de réfraction par cellule, ce qui donne des angles de vision plus homogènes et renforce la qualité du noir. Le taux de contraste peut ainsi atteindre 5 000:1, mais le temps de réponse descend difficilement en dessous des 10 ms. Ce type de dalle tend à disparaître au profit d'une évolution du VA, le PVA *(Patterned Vertical Alignment)*. Proposé cette fois par Samsung dans les années 2000, le PVA utilise des filtres polarisants munis de saillies en dents de scie. La lumière diffusée par l'écran est ainsi envoyée dans des directions différentes, ce qui élargit l'angle de vision. Les noirs sont par ailleurs d'une plus grande profondeur et le temps de réponse est réduit.

• La dalle IPS *(In Plane Switching)*

Proposée par Hitachi en 1996, la technologie IPS, déclinée aujourd'hui en une dizaine de variantes, se situe à mi-chemin entre la TN et la VA. Sur une cellule IPS, les électrodes de commandes sont placées sur la même plaque de verre, et non de part et d'autre de la couche de cristaux liquides. Ainsi, au lieu de basculer entre une position perpendiculaire au plan de l'écran et une position parallèle, les cristaux restent en permanence dans une seule direction, parallèle à la dalle (d'où le nom de la technologie), en tournant sur eux-mêmes dans ce plan. L'angle de vision d'une dalle IPS est très large, mais comme toutes les électrodes sont placées sur la même surface, la transparence de cette dernière est réduite. Une dalle IPS nécessite donc un rétroéclairage plus puissant et s'avère gourmande en consommation électrique. Les dernières variantes d'IPS intègrent cependant des électrodes transparentes permettant de pallier cet inconvénient. À noter que la technologie IPS est appelée « PLS » *(Plane to Line Switching)* chez Samsung. Les dalles IPS sont très prisées dans le milieu broadcast du fait de la fidélité des couleurs affichées et de l'angle de vision élargi. Le taux de contraste natif d'une dalle IPS est cependant inférieur à celui d'une dalle PVA.

L'écran LCD filtre la lumière produite par un dispositif de rétroéclairage intégré à base de LED. Chacune de ses cellules est composée de deux plaques parallèles transparentes, striées, couplées chacune à un filtre polarisant et entre lesquelles se loge une fine couche de cristaux liquides. Ces cristaux sont capables de changer la polarisation de la lumière, donc la transparence du dispositif, lorsqu'ils sont traversés par du courant électrique. C'est la technique de base utilisée dans tous les écrans LCD pour rendre plus ou moins lumineux les pixels de l'image. On notera au passage que la lumière provenant d'un écran LCD, qu'elle qu'en soit la technologie, est toujours polarisée.

Les modes de rétroéclairage

Une grande part de la qualité d'un écran à cristaux liquides est conditionnée par le type de rétroéclairage utilisé derrière la dalle LCD. La première génération d'écrans LCD était basée sur un rétroéclairage à tubes néon dit « CCFL » *(Cold Cathode Fluorescent Lamp)*. Il est désormais remplacé par le plus qualitatif rétroéclairage LED, qui se décline en différentes variantes. Une nouvelle technologie encore plus haut de gamme a par ailleurs fait son apparition en 2015 : le rétroéclairage par nanocristaux ou *quantum dots*.

• Rétroéclairage classique CCFL

Jusqu'à la fin des années 2000, les écrans LCD utilisaient cette technologie mettant en œuvre une vingtaine de néons placés horizontalement à l'arrière de l'écran. Ce procédé offre divers avantages, dont le principal est un coût de production très faible. Mais il présente plusieurs faiblesses, parmi lesquelles une mauvaise restitution des noirs, car les néons restent allumés en permanence, même dans le cas d'images très sombres. Il se produit alors des fuites de lumière au travers des cellules théoriquement bloquées, ce qui se traduit par des contrastes assez faibles et des noirs plutôt gris foncé (le taux de lumière dans les zones noires est de l'ordre de 15 %). Autre problème lié au rétroéclairage à néons, le cycle d'allumage/extinction des pixels n'est pas suffisamment court pour empêcher des traînées sur les mouvements rapides. Enfin, les tubes néon ne produisent pas un éclairage uniforme sur toute la surface de l'écran, ce qui se traduit sur l'image par des zones plus lumineuses que d'autres.

• Rétroéclairage LED

Apparue en 2009, la technologie de rétroéclairage des écrans LCD par des diodes électroluminescentes LED permet de repousser quelques limites de la technologie CCFL. Les LED n'utilisent pas de mercure, chauffent deux fois moins et permettent une économie de l'ordre de 30 % par rapport aux néons. Elles occupent également moins de place en profondeur et sont caractérisées par une inertie quasiment nulle, ce qui réduit considérablement les effets de flous de mouvement.

Insistons bien ici sur le fait que la LED n'est utilisée que pour le rétroéclairage des écrans LCD et qu'en aucun cas elle ne fournit elle-même les pixels lumineux. Ce que le marketing désigne aujourd'hui comme une « TV LED » n'est en réalité qu'une TV LCD dont le rétroéclairage est produit par des LED (au lieu de tubes fluorescents). La technologie LED ne permet pas, en effet, d'obtenir des pixels suffisamment petits pour former eux-mêmes les pixels d'un écran TV. Elle est cependant massivement utilisée dans des modules spécifiques conçus pour fabriquer des murs d'images géants (voir en fin de chapitre).

Tout d'abord, il faut distinguer les LED blanches des LED RVB.

• Les trios de LED RVB sont les premiers à avoir été utilisés, avant que ne soient disponibles les LED dites « blanches ». Le mélange des trois couleurs primaires que ces LED délivrent produit un vrai blanc, dont le spectre suit de près celui des trios de sous-pixels RVB. Leur principe revient en effet à créer un filtre passe-bande assez étroit, pouvant être ajusté pour correspondre de manière précise au spectre des filtres RVB. Les LED RVB contribuent ainsi à reproduire des couleurs riches et saturées, dans un gamut assez large. Elles permettent en outre d'ajuster la température de couleur du blanc. Cependant, elles nécessitent un système de calibration assez complexe et sont très coûteuses. Elles sont réservées à certains téléviseurs haut de gamme et aux moniteurs broadcast.

• Les LED « blanches » sont les plus répandues dans les téléviseurs grand public. Elles sont plus économiques, offrent une durée de vie plus longue, une luminosité supérieure, mais une moins bonne colorimétrie. Car ce que l'on appelle « LED blanches » sont en fait des LED bleues recouvertes d'une couche de phosphore jaune (il n'existe pas de LED blanche à proprement parler). L'ensemble produit donc un pseudo blanc, pas aussi pur que celui issu d'une vraie synthèse RVB. Le spectre envoyé sur les filtres des sous-pixels RVB est relativement large et beaucoup d'énergie est perdue quand doivent être éliminées les composantes inutiles. Il existe donc un compromis entre la luminosité finale de l'image et la précision du filtrage, c'est-à-dire l'étendue du gamut reproductible. En effet, plus le filtrage est précis pour délivrer des couleurs les plus saturées possibles, moins il laisse passer de lumière, donc moins l'image est lumineuse. Et inversement. Quoi qu'il en soit, un rétroéclairage à LED peut tout juste approcher l'espace colorimétrique DCI P3, mais pas plus.

Intéressons-nous à présent aux différents dispositifs de rétroéclairage à LED.

• Edge LED

Ce procédé met en œuvre 300 à 400 LED environ, qui entourent le périmètre de l'écran (en partie ou en totalité). Ces LED n'éclairent pas directement l'arrière de la dalle LCD, mais une plaque photoconductrice recouverte d'aspérités qui propage la lumière sur la surface de l'écran. La luminosité n'est au final pas toujours homogène sur toute l'image (elle est plus faible au centre) et le contraste n'est que légèrement supérieur à celui offert par le rétroéclairage CCFL. Ce problème de non-uniformité de la lumière est particulièrement perceptible dans les zones sombres sur lesquelles peuvent apparaître des taches nuageuses grises sur un fond noir (défaut de *clouding*). Le contrôle de la lumière n'est par ailleurs possible qu'au niveau des bandes de LED et non localement sur les différentes zones de l'image ; il n'est donc pas des plus précis. La technique Edge LED permet en revanche de réduire l'épaisseur des écrans à quelques centimètres (atteignant quasiment celle des OLED) sans pour autant accroître leur fragilité.

• Edge LED Vertical

Il s'agit d'une variante économique du Edge LED qui n'utilise qu'une seule rangée de LED organisée sur trois plans et placée verticalement sur un seul côté de l'écran. Un dispositif optique de guidage de la lumière analogue au précédent répartit alors celle-ci sur toute la surface de la dalle. Ce procédé permet de réduire de manière significative la consommation d'énergie, mais il est peu qualitatif car la distribution de la lumière n'est pas très homogène.

• Edge LED avec Local Dimming

Cette évolution de la technologie Edge consiste à disposer les LED en bandes, en dessous de plusieurs plaques photoconductrices (au lieu d'une seule). La surface de rétroéclairage est ainsi découpée en zones de contrastes séparées, chacune pouvant être contrôlée indépendamment des autres en fonction du contenu de l'image. Le principe du Local Dimming est alors de moduler localement et en temps réel le rétroéclairage en le réduisant dans les zones correspondant aux parties sombres de l'image pour optimiser le rendu des noirs, et en l'accentuant dans les zones correspondant à ses parties lumineuses. Cette distribution des luminosités dans l'image augmente ce que l'on appelle « le contraste dynamique », à bien distinguer du contraste réel ou statique, qui, lui, est directement lié aux performances matérielles de l'écran. Le Local Dimming en mode Edge peut cependant s'avérer assez approximatif si le nombre de zones de contraste n'est pas suffisamment élevé, et causer des halos autour d'objets très lumineux.

• Full LED (ou Direct LED)

Les LED tapissent ici intégralement et à intervalles réguliers un panneau rétroéclairant placé à l'arrière de la dalle LCD et couvrant l'intégralité de sa surface. Elles éclairent donc directement la dalle, ce qui optimise l'uniformité de répartition de la lumière et renforce le contraste de l'image. On peut compter jusqu'à plus de 5 000 LED sur un écran 100". À noter juste une épaisseur d'écran un peu plus grande qu'en Edge.

• Full LED avec Local Dimming

Le principe du Local Dimming est le même qu'en mode Edge, mais il opère ici sur des zones d'image plus nombreuses. La précision du pilotage du rétroéclairage est de ce fait accrue puisqu'agissant sur des petits groupes de LED, de 200 à plus de 500, constituant autant de zones de variations indépendantes. Cela permet de mieux cibler les parties sombres et les parties lumineuses de l'image afin d'adapter avec plus de finesse la puissance de leur rétroéclairage. Cette méthode, qui augmente de manière plus localisée le contraste dynamique de l'image, est la plus favorable au HDR *(High Dynamic Range)*. Cependant, deux défauts persistent du fait que l'adressage des LED ne se fait toujours pas individuellement (ce qui serait l'idéal) mais par groupes. D'une part, certains très petits détails lumineux situés à l'intérieur d'un groupe de LED éteintes (parce que correspondant à une zone d'image globalement sombre) ne sont pas visibles. D'autre part, on peut observer un halo de lumière sur certains éléments de l'image *(blooming)*, essentiellement lorsqu'un objet contenant à la fois des zones très claires et très sombres se situe au niveau d'un même groupe de LED.

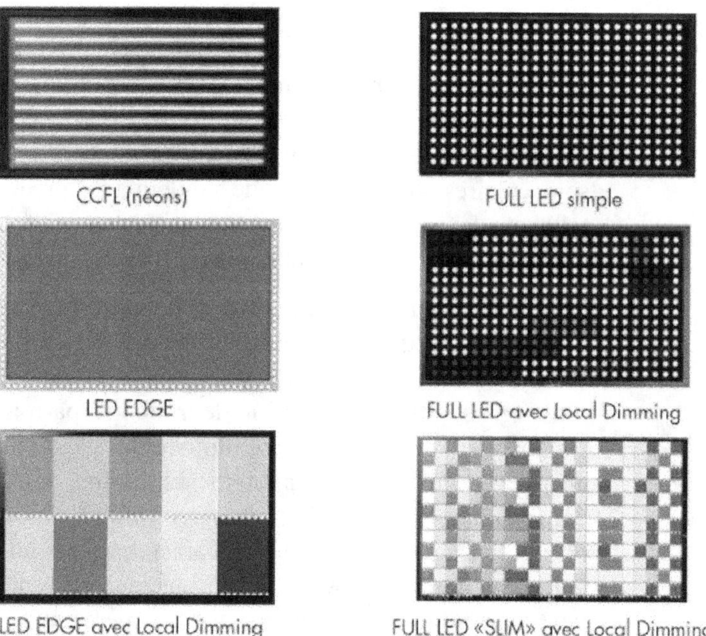

Figure 1.30

Les différentes technologies de rétroéclairage des écrans LCD.

• Full LED Slim avec Local Dimming

Ce type de rétroéclairage regroupe plusieurs des concepts présentés ci-dessus Le panneau rétroéclairant est composé de plusieurs centaines de miniplaques, mais chacune est éclairée comme en LED Edge. Chaque plaque est cependant suffisamment petite pour être individuellement comparée à une technologie Full LED, et peut être contrôlée individuellement en mode Local Dimming.

• Rétroéclairage à nanocristaux ou *quantum dots*

La technologie des nanocristaux, également appelée *quantum dots*, « points quantiques », est apparue en 2015 en tant que dispositif de rétroéclairage d'écrans LCD. Les nanocristaux sont de minuscules semi-conducteurs préparés sous la forme de grains de cristaux photoluminescents à l'échelle du nanomètre. C'est leur échelle de taille, intermédiaire entre les mondes macroscopiques et atomiques, qui leur confère un comportement relevant de la physique quantique, mais dont les effets sont perceptibles à l'échelle humaine. Les nanocristaux ont une particularité optique assez étonnante, mise en évidence par le chercheur russe Alexei Ekimov à la fin des années 1970. Lorsqu'ils sont éclairés, ils émettent une couleur très précise liée à leur taille et à leur forme. Ils peuvent ainsi être considérés comme des nanosources de lumière de longueur d'onde ajustable.

Les nanocristaux peuvent être définis comme de minuscules boîtes dans lesquelles sont confinés des électrons (ce confinement donne à ces boîtes les propriétés d'un atome, d'où le nom « d'atomes artificiels » qu'on leur donne parfois). Lorsqu'ils sont excités sous l'effet d'une lumière, les électrons libèrent leur énergie en émettant des photons. Et comme les électrons sont confinés à des niveaux d'énergie très éloignés les uns des autres, les photons qu'ils émettent sont caractérisés par un spectre lumineux sous forme de pic, donnant donc une couleur très pure. On peut alors contrôler la couleur de la lumière émise en jouant sur la taille de ces boîtes, de 2 à 10 nanomètres. Plus les boîtes sont grandes, plus les niveaux d'énergie autorisés sont hauts donc plus les longueurs d'onde émises sont élevées (vers le rouge). À l'inverse, plus les boîtes sont petites, plus les longueurs d'onde émises sont faibles (vers le bleu).

Appliquée au rétroéclairage des écrans LCD, cette technologie est exploitée selon le principe suivant. Une matrice de LED bleues est utilisée afin d'éclairer une couche de nanocristaux taillés pour produire les primaires rouge et verte. La synthèse additive trichrome opère alors pour produire une lumière blanche, dont la toute la force est d'être parfaitement équilibrée. Son spectre est bien plus resserré autour des couleurs primaires que celui issu de l'association LED bleue/phosphore jaune du traditionnel rétroéclairage à LED. Elle est donc très fournie en rouge et en vert, et est caractérisée par un meilleur rendement lumineux du fait qu'elle est dépourvue de longueurs d'onde inutiles qui gaspilleraient de l'énergie. Du coup, elle subit bien moins de pertes lorsqu'elle frappe les filtres RVB des souspixels, et permet de produire davantage de nuances de couleurs. Les écrans à nanocristaux produisent ainsi une luminosité élevée et restituent un espace colorimétrique très étendu puisque pouvant aujourd'hui dépasser le DCI P3, alors que ces deux paramètres sont contradictoires avec un éclairage à LED blanches. Les premiers modèles affichent ainsi une luminance pouvant atteindre 1 200 cd/m^2. En revanche, ces écrans restent des écrans LCD et conservent donc leurs limitations, notamment en termes de reproduction des noirs : si un petit élément très lumineux est affiché au centre d'une image, il aura un impact sur la profondeur du noir de l'ensemble de l'image. Sur le plan qualitatif, les écrans *quantum dots* (appelés « QLED » par Samsung) se situent ainsi entre les LED et les OLED.

Pour le reste, le principe des différents modes de rétroéclairage des écrans conçus pour les LED standards est conservé. En mode Edge, les nanocristaux rouges et verts sont conditionnés dans des tubes de verre *(quantum rails)* prenant place à la périphérie de la dalle et devant une colonne de LED bleues. Ce procédé ne convient cependant pas aux petites tailles ou aux designs ultra-fins, car le diamètre des tubes est incompressible. En mode Full, les nanocristaux sont couchés dans un mince film plastique qui recouvre l'intégralité de la surface arrière de la dalle. Cette technique, plus coûteuse, garantit bien évidemment une meilleure homogénéité de rétroéclairage tout en permettant des écrans plus fins. Mais surtout, elle est adaptée aux petites tailles d'écrans (ce qui ne l'empêche pas d'être intégrée aussi sur des grandes diagonales). Les deux procédés – tubes et film – sont compatibles avec les chaînes de fabrication actuelles des écrans, dans lesquelles elles s'intègrent sans trop de difficultés.

Parmi les matériaux permettant la fabrication de nanocristaux, les meilleurs sont le cadmium et l'indium. Le cadmium pose des problèmes de santé publique et figure sur la liste des métaux interdits par la directive européenne RoHS. Mais les quantités engagées sont extrêmement réduites, ce qui lui permet de bénéficier pour ce cas précis d'une exception. L'indium est moins polluant, mais il est aussi moins performant.

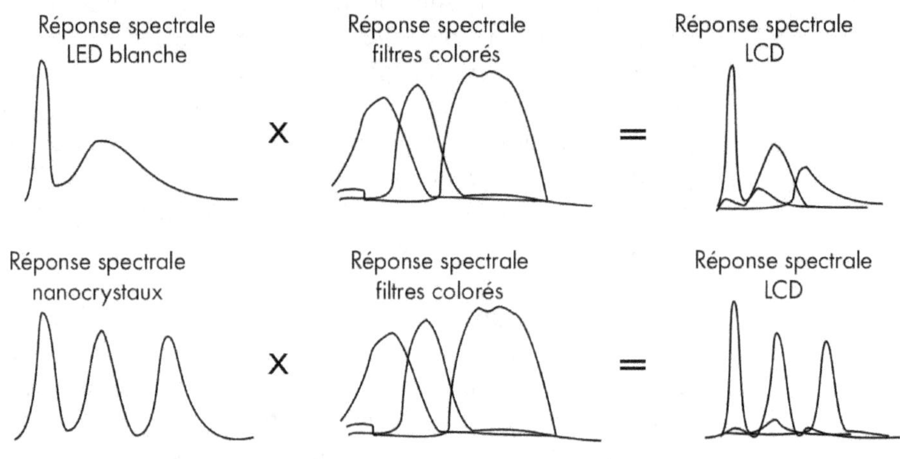

Figure 1.31

Quand la lumière blanche des LED blanches passe au travers des filtres de couleurs RVB, le vert et le rouge apparaissent désaturés. Avec la lumière blanche des nanocristaux, les couleurs RVB issues des filtres sont plus saturées et possèdent un spectre plus étroit.

Les nanocristaux ou *quantum dots* (points quantiques) sont des nanosources de lumières dont la particularité est d'émettre un spectre lumineux très étroit (produisant donc des couleurs très pures) lorsqu'ils sont éclairés. Leur longueur d'onde est parfaitement contrôlable puisque dépendant de leur taille. Utilisés en rétroéclairage d'écrans LCD à la place des LED, ils produisent un gamut de couleurs très large, dépassant celui du DCI P3, sans compromis sur la luminosité.

Il faut cependant bien comprendre que les écrans *quantum dots* ne sont pas basés sur une technologie émissive (les pixels ne produisent pas leur propre lumière), contrairement au tube cathodique, au plasma et à l'OLED.

1.9.4 *L'écran OLED*

L'acronyme OLED provient de l'anglais *Organic Light Emitting Diode*, qui se traduit par « diode électroluminescente organique ». Les OLED sont très différentes des LED classiques. Leurs cellules renferment en effet des composants organiques (carbone, oxygène, hydrogène, azote), dont la particularité est de s'illuminer lorsque de l'électricité leur est appliquée. La technologie OLED ne nécessite ni rétroéclairage ni cristaux liquides, contrairement à toutes les variantes du LCD. L'écran est ici constitué de millions de minuscules diodes électroluminescentes (2 à 4 par pixel) qui produisent elles-mêmes leur propre lumière et assurent directement ses variations d'intensité.

Conçue par Kodak qui en détient les brevets, la technologie OLED a dans un premier temps été utilisée sur les appareils mobiles à courte ou moyenne durée de vie. Il aura fallu attendre 2011 pour voir apparaître les premiers moniteurs TV OLED sur le marché broadcast, et 2015 sur celui grand public haut de gamme.

Le principe de fonctionnement de l'écran OLED est le suivant.

La diode OLED, dont l'épaisseur ne dépasse pas le millimètre, est composée de trois très fines couches d'un semi-conducteur organique :

- la couche ETL *(Electron Transport Layer)* transporte les électrons ;
- la couche HTL *(Hole Transport Layer)* transporte les trous (charge positive) ;
- la couche EML *(EMitter Layer)*, dans laquelle vont se rencontrer les électrons et les trous.

Ces couches organiques sont intercalées entre une anode transparente et une cathode métallique, qui leur permettent d'être traversées par un courant. Lorsqu'une tension appropriée est appliquée à la diode, les charges positives et négatives sont injectées dans la couche émettrice EML. Elles s'y combinent pour produire des photons à l'origine de l'électroluminescence. Chaque pixel de l'écran OLED est composé de trois diodes électroluminescentes RVB juxtaposées générant leur propre lumière. L'ensemble repose sur un substrat transparent en verre ou en plastique.

À l'instar des écrans LCD, on distingue deux types de matrice OLED, passive et active, se différenciant par la méthode d'adressage des cellules. Dans une matrice PMOLED *(Passive Matrix OLED)*, chaque cellule se trouve à l'intersection d'un quadrillage de fils conducteurs horizontaux et verticaux. Cette technologie relativement simple à mettre en œuvre est utilisée dans les petits écrans (smartphones, baladeurs…). Dans une matrice active (AMOLED), chaque cellule est contrôlée indépendamment par un transistor intégré à chacune d'entre elles. Celui-ci est chargé de maintenir l'état électrique de la cellule après que celle-ci a été adressée. Cette technologie est réservée aux écrans TV.

Les dalles OLED se divisent en deux catégories : OLED RVB et W-OLED (W pour *White*).

L'OLED RVB fonctionne de manière traditionnelle par groupes de triplets de sous-pixels trichromes RVB produisant directement les rayonnements RVB.

Le W-OLED présente deux particularités. D'une part, les OLED constituant un pixel ont toutes une couche émissive blanche, et c'est un filtre placé au-dessus de chacune qui génère la couleur. D'autre part, une quatrième OLED blanche est accolée à chaque triplet. Le rendement de cette OLED blanche est bien plus efficace que celui des trois autres allumées ensemble, du fait qu'elle est la seule à ne pas être recouverte d'un filtre de couleur. Ce procédé, plus facile à produire que l'OLED RVB, garantit un vieillissement uniforme de la dalle sur le plan colorimétrique.

Les avantages de l'OLED par rapport au LCD sont nombreux. La possibilité d'éteindre totalement les pixels pour produire un noir absolu conduit à un taux de contraste théoriquement infini, puisqu'un noir est produit à 0 cd/m^2. De plus, lorsqu'un pixel est à son maximum de luminosité, le pixel adjacent peut toujours être totalement noir, car aucune lumière ne vient le parasiter (c'est une des différences fondamentales avec le LCD). Un petit élément très lumineux n'a ainsi aucun impact sur le niveau de noir global de l'ensemble de l'image. La luminosité maximale est cependant bien en dessous de celle d'un écran LCD, puisqu'elle ne dépasse pas 800 cd/m^2 (contre plus de 1 800 cd/m^2), les modèles milieu de gamme étant plutôt autour de 600 cd/m^2. En revanche, la plage dynamique restituée est largement supérieure puisqu'elle dépasse les 20 diaphs sans qu'aucun halo n'apparaisse (grâce à l'incomparable stabilité du niveau de noir). Par sa précision de restitution des basses lumières, l'écran OLED est incontestablement le meilleur pour reproduire des images HDR. La notion d'angle de vision n'existe pas à proprement parler puisqu'il n'est plus question ici de modulation ou de polarisation de la lumière. La lumière est émise dans toutes les directions et l'espace colorimétrique couvert atteint la quasi-totalité du DCI P3 (cinéma numérique). Le temps de réponse est quant à lui de l'ordre de 0,01 ms, soit 100 fois inférieur à celui des LCD. Les écrans atteignent par ailleurs des records de minceur, quelques millimètres, du fait de l'absence de tout dispositif de rétroéclairage qui réduit le nombre de couches composant la dalle. La consommation énergétique est pour sa part globalement équivalente à celle du LCD. En contrepartie, l'OLED présente quelques inconvénients techniques. Le principal est une dégradation rapide des matériaux organiques nécessaires à produire la lumière bleue, conférant à l'ensemble une durée de vie trois fois inférieure à celle d'un téléviseur LCD. À noter que, du fait que les OLED rouges, vertes et bleues perdent en luminosité à des rythmes différents, le vieillissement des dalles OLED se traduit aussi par une perte en fidélité des couleurs (c'est là que la technologie W-OLED a tout son intérêt). Ses matériaux organiques sont en outre sensibles à l'humidité, d'où l'importance des conditions de fabrication et de leur confinement dans l'écran.

Les grands constructeurs de téléviseurs comptent bien démocratiser cette technologie et la substituer à terme au LCD, une fois cependant que toutes les étapes de sa production auront été maîtrisées et que les coûts seront moins exorbitants. Car si le processus de fabrication des écrans OLED sera plus simple que celui des LCD après que la production de masse sera lancée, il est aussi, et surtout, très différent. Il fait appel à des procédés proches de l'impression à jet d'encre, permettant en théorie de construire des écrans de toute taille et de toute forme. Mais il nécessite un remplacement des chaînes de montage du LCD. Les investissements demandés par une telle migration sont donc colossaux et ne pourront être consentis que pour une technologie très mature.

Tableau 1.9

Caractéristiques comparées des technologies LCD et OLED.

	LCD	OLED
Angle de vision	Dépend de la technologie, large en IPS, faible en VA	Cette notion n'existe pas.
Luminosité max type	2 000 cd/m^2. Mais la capacité des LCD à bloquer la lumière reste inchangée donc plus on augmente la luminosité, plus les noirs sont décollés.	800 cd/m^2, avec un niveau de noir constant au niveau de chaque pixel
Niveau de noir	0,05 cd/m^2 en Edge 0,02 cd/m^2 en Full	0 cd/m^2. Un pixel au noir est un pixel éteint.
Contraste	20 000:1	Infini
Plage dynamique	8 – 17 diaphs, mais avec des halos dans les zones à fort contraste, et un décollement des noirs	> 20 diaphs, sans perturber l'affichage parfait des noirs. Le moins cher des écrans OLED affiche une plage dynamique supérieure au meilleur écran LCD.
Reproduction HDR	Haut pic de luminance mais gros bémol sur les noirs, toujours trop délavés. Pas de contrôle à la granularité du pixel, mais sur de 200 à 500 zones	Luminance limitée mais noir absolu. Contrôle à la granularité du pixel. C'est la meilleure technologie d'écrans pour le HDR.
Réflectance min. de la lumière ambiante	0,2 %	0,1%

À l'inverse de la technologie LED basée sur des matériaux minéraux à semi-conducteurs, la technologie OLED consiste à empiler des couches de matériaux organiques, insérées entre deux électrodes. Ces composants organiques ont comme particularité d'émettre de la lumière lorsqu'ils sont parcourus par un courant électrique. Plutôt que de filtrer les couleurs à partir d'un rétroéclairage central, les pixels d'un écran OLED produisent ainsi eux-mêmes directement leur propre lumière, avec contrôle de l'intensité. En particulier, ils s'éteignent complètement lorsqu'ils doivent reproduire du noir. C'est aujourd'hui qualitativement la meilleure technologie d'affichage de l'image vidéo, mais pas la plus lumineuse. La technologie OLED est une technologie haut de gamme : il n'existe pas de « mauvais » écran OLED, alors qu'il est loin d'être rare de trouver des mauvais écrans LCD.

La technologie d'écran idéale est celle qui combinera la luminosité et les couleurs vibrantes des *quantum dots* avec les performances dans les noirs et l'incroyable contraste de l'OLED.

1.9.5 *Le vidéoprojecteur*

Quelle que soit sa technologie, un vidéoprojecteur est un équipement associant une section électronique gérant les données vidéo, une source lumineuse, un module de création des images, un système de refroidissement et un objectif.

La source lumineuse est soit une lampe xénon, soit, pour les vidéoprojecteurs les plus récents, une combinaison de LED rouges et de lasers bleus. Le laser bleu est similaire à celui utilisé par le Blu-ray et la lumière verte est générée par une réaction chimique à base de phosphore à partir de la lumière bleue. L'avantage d'une source lumineuse LED/laser est une durée de vie largement supérieure à celle d'une lampe, une température de fonctionnement inférieure, et une meilleure uniformité lumineuse (ce qui n'est perceptible que sur les grands écrans). En revanche, son remplacement est plus contraignant et nécessite l'intervention d'un spécialiste. La puissance lumineuse d'un vidéoprojecteur haut de gamme s'étend typiquement de 5 000 à 12 000 lumens.

Trois technologies de vidéoprojecteurs se partagent aujourd'hui le marché ; ils se distinguent par le dispositif mis en œuvre pour générer les images : Tri-LCD (transmissive), DLP (réflective) et LCOS (transmissive et réflective). Les vidéoprojecteurs à tubes ont, pour leur part, été abandonnés.

Tri-LCD

La technologie Tri-LCD, développée par Epson, consiste à projeter les faisceaux lumineux correspondant aux trois couleurs primaires (obtenus grâce à un jeu de miroirs dichroïques) au travers de trois panneaux LCD transparents. Ces derniers fonctionnent selon le même principe qu'un écran LCD. Ils sont constitués d'une multitude de cristaux liquides qui font varier leur intensité en fonction d'un champ électrique piloté par le signal vidéo. L'image est quasiment aussi lumineuse que celle d'un DLP, mais souffre d'une restitution moyenne dans les noirs inhérente à la technologie LCD. En effet, un noir est produit lorsque les cellules de cristaux liquident bloquent le faisceau lumineux. Mais comme la matrice LCD est toujours éclairée, une faible quantité de lumière continue de passer du fait de la perméabilité des cristaux liquides, si bien que le noir est rendu par un gris très sombre. Pour compenser ce problème et renforcer le contraste dynamique, les constructeurs emploient un iris automatique qui se ferme en partie lors de scènes sombres pour « recoller » les noirs, et s'ouvre lors de scènes claires. Autre défaut du Tri-LCD, un problème de rémanence qui se traduit par des traînées floues sur les éléments en mouvement, défaut dû au temps de réponse trop long du LCD. Enfin, un effet de grille peut être visible si l'on regarde l'écran de trop près, du fait de l'espacement des pixels. Toutes ces faiblesses sont cependant en voie d'amélioration constante.

DLP

Brevetée par Texas instrument en 1987 mais introduite seulement en 1996, la technologie DLP est basée sur un semi-conducteur optique appelé « DMD » *(Digital Micromirror Device)*. Celui-ci est constitué, sur sa face supérieure, d'une matrice rectangulaire de miroirs microscopiques orientables (de l'ordre de grandeur d'un cheveu !), fonctionnant comme des commutateurs de lumière ultrarapides. Chaque micromiroir, monté sur une tige de torsion, correspond à un pixel de l'image.

La matrice DMD est en permanence éclairée par une source lumineuse produisant une lumière blanche. Chaque pixel/miroir peut pivoter sur son articulation de + ou -12° et prendre ainsi deux positions : en position ON, il est orienté vers la source de lumière et réfléchit un pixel blanc ; en position OFF, il est orienté en dehors d'elle vers un substrat absorbant et ne réfléchit aucune lumière, produisant donc un pixel parfaitement noir.

Lorsque flux vidéo numérique pénètre dans le système DLP, il active une minuscule électrode située sous chaque miroir. En fonction des variations du signal binaire, les miroirs soumis à un champ magnétique s'orientent ou non vers la source lumineuse pour réfléchir, ou non, la lumière reçue vers l'écran. Chaque miroir DMD peut basculer en position activée ou désactivée de l'ordre de 15 000 fois par seconde. Un miroir plus souvent activé que désactivé produit un pixel gris clair, alors qu'un miroir plus souvent désactivé qu'activé produit un pixel gris foncé. La durée proportionnelle de la période « activée » ou « désactivée » des miroirs étant synchronisée sur la lumière qui leur est envoyée, ils reproduisent ainsi toute l'échelle de gris de l'image. La fréquence de vibration des miroirs est suffisamment élevée pour suivre les éléments en déplacement rapide sur l'image, si bien que le vidéoprojecteur DLP ne souffre pas de l'effet de flou de mouvement inhérent à la technologie LCD.

Figure 1.32 _______
Principe des micromiroirs
pivotants d'une puce DMD.

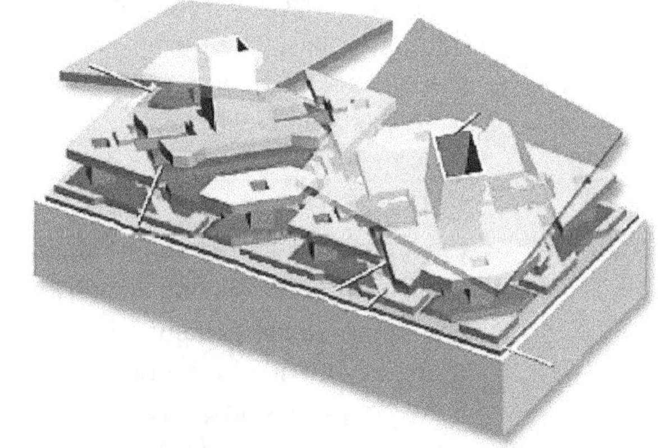

On distingue deux catégories de vidéoprojecteurs à technologie DLP : ceux qui utilisent une seule puce DMD (mono-DLP) et ceux qui en utilisent trois (tri-DLP).

• Mono-DLP

Dans la technologie mono-DLP, l'affichage des couleurs est séquentiel. Il est réalisé au moyen d'une roue chromatique tournante placée entre la source de lumière blanche et le panneau de miroirs. Cette roue est divisée en plusieurs secteurs comportant des filtres rouge, vert et bleu, dont les proportions sont en adéquation avec la sensibilité spectrale de l'œil. Dans les dernières générations de vidéoprojecteurs DLP, un secteur de filtre blanc est également présent afin d'accroître la luminosité de l'image, ce au détriment de la qualité de reproduction colorimétrique. Cette roue chromatique effectue plusieurs centaines de rotations par seconde et projette alternativement une lumière rouge, verte et bleue sur les miroirs. Les états ON et OFF de ces derniers sont coordonnés avec les trois couleurs primaires, ce qui permet à un système de projection mono-DLP doté d'une seule puce DMD de reproduire 16 millions de couleurs. Cependant, avec un tel système, les composantes RVB ne sont pas affichées simultanément. Chaque couleur primaire arrive l'une après l'autre sur la rétine, et notre cerveau, aidé de la persistance rétinienne, opère la synthèse additive. Mais certaines personnes parviennent, sur des scènes à très forts contrastes, à séparer les couleurs et perçoivent des effets d'irisations en arc-en-ciel. Pour minimiser ce phénomène, les constructeurs utilisent désormais des roues contenant davantage de segments de couleurs et tournant plus rapidement.

• Tri-DLP

Les vidéoprojecteurs haut de gamme, comme ceux utilisés pour la projection de cinéma numérique, utilisent trois puces DMD, une pour chaque couleur, éliminant ainsi les problèmes liés à la roue de couleurs. La lumière blanche générée par la lampe passe à travers un prisme qui la sépare en trois flux RVB, chacun éclairant une puce. Les puces envoient alors simultanément les faisceaux colorés qui sont mélangés pour produire les nuances adéquates sur l'écran. La reproduction colorimétrique est bien plus précise que dans le cas du mono-DLP, avec une excellente luminosité et un noir parfait. Par ailleurs, la structure des pixels est quasiment invisible à l'écran (l'espace interpixel est très faible).

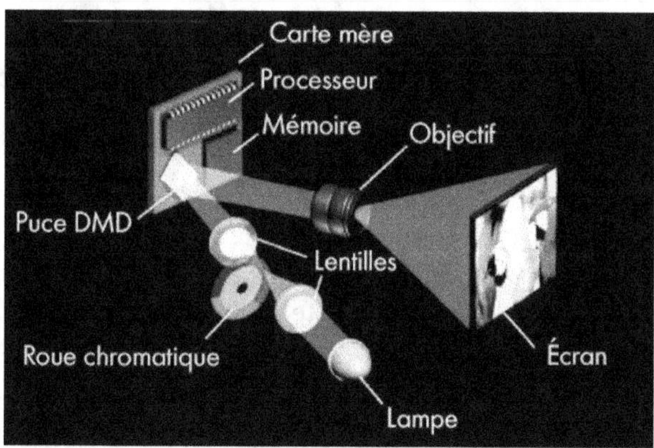

Figure 1.33
Fonctionnement
d'un projecteur DLP
mono-DMD.

LCOS

La technologie LCOS *(Liquid Crystal On Silicon)* est à mi-chemin entre le LCD et le DMD. Elle est utilisée par Sony et JVC qui la commercialisent respectivement sous les appellations « SXRD » et « D-ILA ». Elle reprend le principe réflectif du DLP, mais ici, les micromiroirs orientables de la puce sont remplacés par des microsurfaces réfléchissantes en substrat de silicium recouvertes d'une mince couche de cristaux liquides. Au lieu de bouger comme les miroirs du DLP, les cristaux liquides s'éclaircissent ou s'assombrissent en fonction des informations qui leur sont transmises ; ils bloquent ou laissent passer les rayons lumineux. La lumière ne vient plus de derrière, comme sur les LCD, mais est réfléchie, comme sur les DLP. Ce procédé implique de parfaites planéité et stabilité du substrat de silicium sur toute la matrice, au risque d'un mauvais ordonnancement des molécules de cristaux liquides (un polissage chimique est pour cela appliqué).

La coloration de la lumière est réalisée par trois matrices, une pour chaque primaire. Le remplacement des miroirs par des cristaux liquides entraîne la suppression de l'espace interpixel, ce qui d'une part produit une image très lisse, sans effet de grille, et d'autre part permet d'obtenir des définitions supérieures au DLP. Mais la complexité de sa structure fait de cette technologie la plus pénalisée en termes de rendement.

1.9.6 *Les dalles à LED*

Les dalles à LED sont des panneaux composés d'une matrice de plusieurs milliers de LED, dont l'intensité lumineuse est pilotée individuellement par un signal vidéo. Ces modules sont destinés à être assemblés pour former un mur d'images géant (on parle communément de mur de LED) sur un plateau TV, dans une salle de concert, mais également en extérieur (un stade…). La particularité d'un tel dispositif est qu'il offre une très forte luminosité, puisque ce sont ici véritablement des LED de puissance qui produisent la lumière. Les dalles les plus lumineuses offrent ainsi une parfaite lisibilité en plein jour, même éclairées par la lumière directe du soleil. Autre avantage par rapport à l'assemblage d'écrans LCD (solution plus bas de gamme pour constituer un écran géant), une dalle à LED est typiquement sans bords, donc les jointures dans le mur d'images sont absolument invisibles. Un mur de LED peut par ailleurs prendre des formes variées, voire être conçu sur mesure, par exemple pour épouser des arrondis ou former des images éclatées de tailles inégales. Dans tous les cas, l'image est gérée par un processeur qui adapte son format à la géométrie de l'écran. Le pas de pixel, ou *pitch* (distance entre deux pixels), peut varier de 1 mm à plus de 10 mm en fonction de la technologie utilisée. Un mur de LED doit donc être vu à des distances élevées (de 5 à plusieurs dizaines de mètres), pour que la structure des pixels ne soit plus perçue. Sur le plan technique, le choix de la valeur du *pitch* doit se faire en fonction de la taille du plateau et des distances de mise au point de la captation. Si le *pitch* est trop important, un très irritant effet de moiré (invisible à l'œil nu) apparaît à l'image à certaines focales, quand la structure des LED interfère avec le pas d'échantillonnage des capteurs photosensibles de la caméra. Mais le coût extrêmement élevé des *pitch* faibles est malheureusement prohibitif pour les plateaux de petites et moyennes tailles, qui en auraient le plus besoin... Au final, si toutes les conditions requises sont réunies, l'image est vue comme si elle était projetée sur un écran, avec une luminance allant, selon les cas, de 1 000 à plus de 8 000 cd/m^2.

Il existe deux technologies de dalle à LED, la DIP (la plus ancienne) et SMD (la plus récente), qui répondent à des conditions d'utilisation différentes mais qui fournissent au final des rendus assez proches.

• DIP *(Dual In-line Package)*

Sur une dalle DIP, chaque pixel de l'image est formé par trois LED séparées et visibles si l'on s'approche de l'écran. Elles y apparaissent en relief, laissant dépasser leur caractéristique petit bulbe. Cette technologie ne permet pas facilement de descendre en dessous d'un *pitch* de 7 mm, ce qui réserve son utilisation à l'extérieur où les distances de vue sont grandes. Elle offre des niveaux de luminosité très élevés, une bonne dissipation de la chaleur (du fait de la séparation des LED), une totale résistance aux conditions climatiques les plus perturbées (chaleur/froid, pluie, vent, neige), et se révèle très robuste dans le temps.

• SMD *(Single Monted Device)*

Sur une dalle SMD dite « 3 en 1 », le trio de LED RVB est encapsulé en un seul composant CMS (Composant monté en surface), c'est-à-dire directement soudé sur la face du circuit imprimé. Un pixel de l'écran est ici formé d'un seul point rond ou carré, de couleur blanche ou noire, à la surface totalement plane et de quelques millimètres de diamètre. Les LED ne sont donc pas visibles directement (même de près il est difficile de les distinguer). Cette technologie, qui autorise des densités de pixels plus élevées (les LED peuvent être plus proches les unes des autres), conduit à des *pitch* bien inférieurs au DIP, puisque pouvant atteindre 1 mm. En permettant ainsi des distances de vue plus faibles, elle est mieux adaptée à une utilisation en intérieur dans des espaces plus réduits (d'autant qu'elle est plus fragile que le DIP et que l'humidité peut affecter son fonctionnement). Les dalles SMD offrent une distribution de la lumière homogène et omnidirectionnelle, et délivrent des angles de vision généralement supérieurs aux dalles DIP.

La face avant de chaque pixel lumineux existe en version nue (blanche) ou recouverte d'un revêtement noir. On parle alors de *black face* pour désigner cette version de SMD, dont l'intérêt majeur est de produire des noirs plus profonds. En absence de lumière, l'écran apparaît en effet véritablement noir et non gris. Le contraste reste cependant globalement identique, car les dalles SMD *black face* sont moins lumineuses. Les dalles SMD constituent la technologie la plus avancée aujourd'hui et sont très utilisées sur les plateaux TV.

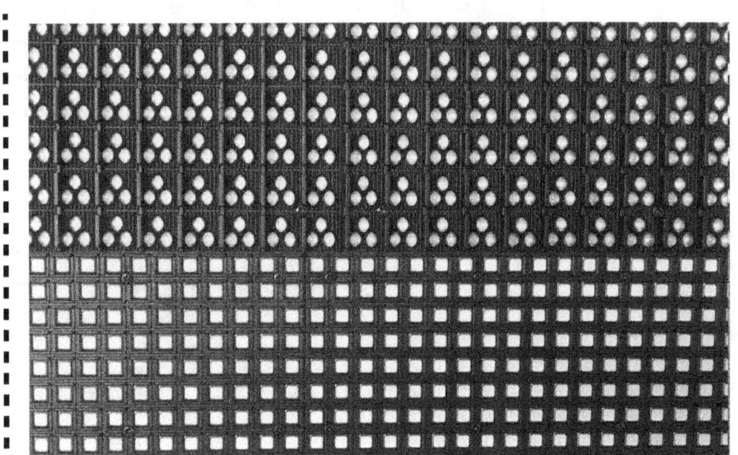

Figure 1.34
Les deux technologies de panneaux à LED : DIP (en haut) et SMD (en bas).

2 L'éclairage en studio

Quelles sont les particularités de l'éclairage en télévision ?
Quelles sont les règles élémentaires à la clé d'un bon éclairage ?
Face, contre-jour, rattrapage : quelles différences ?
Quelles sont les différences entre une lampe TH et une lampe HMI ?
Quelles sont les catégories de projecteurs utilisées sur un plateau de télévision ?
Fresnel, découpe, PAR, asservi, ambiance… Quelles différences ?
Quelles sont les particularités de l'éclairage fluorescent ?
Quels sont les atouts des projecteurs à LED ?
SMD, COB, *High Power* : à quoi correspondent ces appellations ?
Comment fonctionne un projecteur asservi ?
CTO, CTB, *minus green*, *plus green*… Quelles spécificités ?
Comment contrôler et doser la lumière ?
Quelles sont les bases de l'éclairage type d'un visage ?

Éclairer un plateau de télévision ne se résume pas à le plonger dans un bain de lumière suffisant à rendre « visibles » les éléments et personnages placés dans le champ des caméras. L'art de l'éclairage repose sur un ensemble de considérations techniques, esthétiques et pratiques, toutes intimement liées, que le directeur de la photographie doit parfaitement maîtriser pour réussir et personnaliser la mise en lumière d'une émission. Ce chapitre propose un tour d'horizon des outils et des principes de base de l'éclairage d'un plateau de télévision.

2.1 Les spécificités de l'éclairage en studio

2.1.1 Les exigences techniques de la caméra

L'éclairage d'un plateau de télévision doit avant tout satisfaire un certain nombre d'exigences techniques, dictées par les caractéristiques des caméras et des standards de vidéo. Il faut tout d'abord que le niveau de luminosité du plateau soit globalement suffisamment élevé au regard de la sensibilité de la caméra. Ce point n'est plus aujourd'hui une véritable contrainte, car les caméras de dernière génération offrent une sensibilité de f/10 à 2 000 lux, ce qui procure une grande liberté de travail, notamment dans les basses lumières. La dynamique lumineuse très limitée du signal vidéo impose quant à elle d'équilibrer les niveaux d'illumination sur le plateau, pour ne pas laisser apparaître à l'image des zones trop ou pas assez éclairées. Car si notre œil dispose d'une dynamique lumineuse phénoménale lui permettant de capter naturellement les détails dans les zones les plus lumineuses comme dans les ombres les plus profondes, les normes de codage vidéo obligent à limiter les écarts de luminosité entre les personnages, les décors et tous les autres éléments cadrés. Le respect de la cohérence de la température de couleur sur l'ensemble du plateau est également un paramètre fondamental à prendre en considération. La différence de nature des lampes pouvant être utilisées conjointement implique l'utilisation de filtres de correction de couleurs, de valeurs très précisément calculées en fonction de chaque cas. Il arrive cependant parfois que le directeur de la photographie exploite certaines différences de rendus colorimétriques comme un outil supplémentaire de mise en lumière. Des instruments légers et compacts lui permettent d'évaluer avec précision les niveaux d'éclairement et d'exposition, mais également d'effectuer des mesures de chromaticité, ainsi que de la température de couleur des sources de lumière. Car dans le domaine de l'éclairage, mieux vaut ne jamais s'en remettre au hasard…

2.1.2 *La multiplicité des axes de prise de vues*

La multiplicité des axes de prise de vues simultanés est l'une des particularités de la télévision, que l'on ne retrouve pas en cinéma et en photographie où l'on travaille toujours sur un seul axe à la fois. Un plateau de télévision est couvert par plusieurs caméras, de 5 à 8 pour un talk-show, à plus d'une douzaine pour une grosse émission de divertissement. Or, l'effet visuel donné par chaque projecteur varie en fonction de la position de la caméra et de l'axe de regard des personnages. Une lumière travaillée pour une caméra cadrant un sujet sous un certain angle peut parfois donner de désagréables surprises dans un autre axe. Et qui dit axes multiples dit sources de lumière multiples, et donc apparition d'ombres croisées et de réflexions parasites qu'il faut savoir anticiper et gérer avec la plus grande attention.

2.1.3 *La restitution sur un écran*

L'éclairage d'un plateau s'effectue non pas en fonction du rendu visuel direct du décor réel (comme au théâtre ou sur une scène), mais en fonction de celui restitué par l'écran de télévision. La vision d'une image concentrée sur une surface aussi restreinte n'implique pas pour l'œil la même analyse que l'observation de la scène réelle. D'une part, l'analyse des détails y est plus approfondie, d'autre part les notions de perspective et de profondeur, qui nous sont innées en milieu naturel tridimensionnel, deviennent plus confuses sur une image bidimensionnelle. Le système visuel humain est naturellement stéréoscopique, alors que la caméra ne capte qu'une image plane, par définition exempte de profondeur (on ne parle évidemment pas ici des caméras 3D). L'une des missions de l'éclairage est alors de suggérer au téléspectateur la dimension absente et d'attirer son attention sur certains éléments. Un éclairage soigné permet d'interpréter les notions de distance, de proportions et de volume grâce à la mise en valeur de certaines tonalités et structures par le jeu de la lumière, des ombres et des contrastes. Par ailleurs, l'éclairage peut jouer un rôle essentiel dans la création d'une atmosphère particulière : contrastes marqués par une lumière dure ou estompés par une lumière diffuse, couleurs plus ou moins vives, climat chaleureux à dominante ambrée, climat froid à dominante bleutée, image lumineuse pour une émission diffusée au milieu de la journée, lumière plus intimiste pour une seconde ou troisième partie de soirée, etc. Tous ces paramètres font que l'éclairage d'un plateau de télévision fait appel à un grand nombre de projecteurs de technologies différentes, tous ne fonctionnant pas de la même manière et chacun étant adapté à un domaine d'utilisation précis.

2.2 Face, contre-jour, rattrapage

L'éclairage d'un sujet sur un plateau TV dans une configuration multi-axes s'effectue typiquement à partir de quatre points : une lumière principale (face), une lumière en contre-jour et deux lumières latérales (rattrapages).

L'éclairage clé est fourni par une source principale placée devant le sujet, parfaitement alignée dans l'axe de la caméra qui le cadre en plan serré. Il est placé à un angle vertical variant entre 30° et 45° selon la taille du plateau et le recul dont on dispose. Communément appelé « face », il constitue l'éclairage dominant qui rend le sujet visible. Il délivre une lumière assez puissante, directionnelle et concentrée.

Le contre-jour est une source de lumière placée derrière le sujet, en opposition à la face, et positionnée à une hauteur suffisante pour ne pas générer de reflets parasites *(flare)* dans l'objectif de la caméra de face. Son rôle est de décrocher le sujet du fond en le détourant d'un liséré lumineux, et de donner une certaine profondeur à l'image. Le contre-jour se justifie d'autant plus que le contour du sujet et le fond sont de densité proche (personnage brun en costume noir sur fond noir…). Il est placé à environ 45° dans le plan vertical et déverse un flux de lumière sur les cheveux et les épaules du personnage. Sa puissance est générale- ment un peu supérieure à celle de la lumière de face, mais elle doit être ajustée au cas par cas (cheveux blonds ou grisonnants, personne chauve, etc.).

Enfin, le rattrapage est une source latérale dont le rôle est de mieux envelopper le visage par la lumière. Il est notamment indispensable lorsque le sujet détourne son regard de l'axe caméra principal pour s'adresser à un autre intervenant.

Figure 2.1
Éclairage type
d'un personnage
sur un plateau TV.

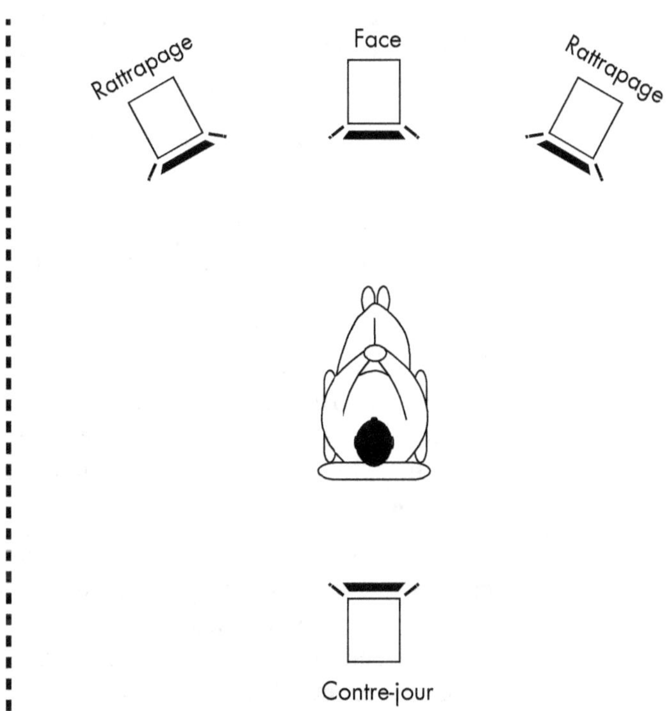

Nous allons à présent nous intéresser aux différents équipements qui permettent au directeur de la photographie de bâtir tout type d'éclairage et d'effets de lumière sur un plateau de télévision.

2.3 Les lampes

On distingue quatre grandes catégories de lampes équipant les projecteurs : les lampes à incandescence, les lampes à décharge, les tubes fluorescents et les LED. Avant de détailler leurs caractéristiques, intéressons-nous à ce que l'on appelle « l'indice de rendu des couleurs IRC », qui nous permettra par la suite d'évaluer et de comparer la qualité de la lumière produite par les différentes technologies de lampes.

2.3.1 *L'indice de rendu des couleurs IRC*

L'indice de rendu des couleurs IRC est un indicateur de 1 à 100, universellement utilisé pour exprimer la propension d'une source de lumière à restituer les couleurs du spectre visible sans en altérer les teintes. L'indice IRC est basé sur la mesure du degré de dérive des nuances de la couleur d'un objet quand il est éclairé par une source donnée, comparée à la couleur de ce même objet éclairé par une source de référence. Plus l'indice IRC d'une source lumineuse est élevé, plus grande est l'aptitude de celle-ci à restituer fidèlement, dans ses moindres subtilités, les couleurs d'un objet qu'elle éclaire.

L'indice IRC, noté « Ra » sur les spectrophotomètres, est à la base évalué à partir d'une palette de 8 couleurs définies par la Commission internationale de l'éclairage CIE. Mais cette procédure, mise au point dans les années 1950 pour tester les lampes fluorescentes et à décharge, n'est pas vraiment adaptée aux LED apparues plus récemment, notamment parce qu'elles ne sont pas assez saturées. C'est pourquoi certains constructeurs utilisent 7 couleurs supplémentaires (en plus des 8 de base) pour affiner cet indice (IRC15). Mais seul l'IRC8 est normalisé.

La valeur maximale de l'IRC, qui est à 100, correspond à une lumière blanche d'égale énergie possédant la même répartition spectrale qu'un corps noir. C'est le cas, par définition, de la lumière du soleil, ainsi que des lampes à incandescence qui sont les seules à générer un spectre parfait. Tous les autres types de lampes génèrent des spectres discontinus, caractérisés donc par des indices IRC inférieurs. En captation TV/cinéma, une reproduction fidèle des couleurs impose que l'indice IRC des sources d'éclairage soit supérieur à 85. En dessous, certaines couleurs correspondant à un creux spectral apparaissent désaturées et grisâtres, avec une dominante verte.

À noter qu'on ne compare techniquement l'IRC de deux sources lumineuses qu'à même température de couleur. Par ailleurs, une différence de moins de 5 points n'est généralement pas significative.

2.3.2 *Les lampes à incandescence tungstène/halogène (TH)*

Particulièrement compactes et efficaces, les lampes à incandescence tungstène/halogène (TH) permettent à des projecteurs de taille réduite de fournir une lumière puissante, et sont caractérisées par une température de couleur de 3 200 K. Les lampes TH offrent comme avantage de pouvoir être montées sur variateur de tension afin que soit contrôlée leur intensité lumineuse depuis une console d'éclairage. En revanche, leur température de couleur chute avec la tension d'alimentation, ce qui se traduit par une lumière qui prend une dominante de plus en plus jaune-orangé lorsqu'elle baisse en intensité.

Une lampe TH est constituée d'une ampoule de verre sous vide ou remplie d'un gaz inerte, contenant un filament de tungstène. Elle produit de la lumière lorsque ce filament, traversé par un courant électrique, est chauffé et devient incandescent. Plus la température du filament est élevée, plus la puissance lumineuse émise est importante, mais plus courte sera sa durée de vie. C'est pourquoi, dans la plupart des studios, les lampes TH sont exploitées avec une légère sous-tension afin de prolonger leur longévité. Les lampes TH peuvent être classées en deux catégories : celles à culot bilatéral et celles à culot unilatéral. Les lampes à culot bilatéral sont tubulaires et possèdent des contacts à leurs deux extrémités ; les plus longues équipent les projecteurs d'ambiance, les plus courtes les projecteurs légers à réflecteur ouvert. Les lampes à culot unilatéral sont plus compactes et équipent généralement les projecteurs à lentille de Fresnel. Les lampes TH ont le rendement lumineux le plus faible de toutes les technologies de lampes existantes (proportion de lumière produite par watt consommé). En revanche, du fait qu'elles émettent un spectre continu, leur indice de rendu des couleurs IRC est le plus élevé puisque proche de 100.

2.3.3 *Les lampes à décharge à halogénures métalliques (HMI)*

Inventée par Osram à la fin des années 1960, la lampe à décharge HMI *(Hydrargyrum, Mercure arc length, Iodine)* est constituée d'une enveloppe de quartz pur épais et résistant aux températures élevées, dans laquelle se trouvent deux électrodes plongées dans un mélange de gaz rares. La combustion d'un arc électrique dans ce mélange produit une lumière blanche, dont la température de couleur est proche de celle de la lumière du jour, soit 5 600 K.

Une lampe HMI offre un rendement lumineux typiquement quatre fois supérieur à celui d'une lampe TH. Une lampe HMI de 2,5 kW fournit ainsi autant de lumière qu'une lampe TH de 10 kW, qui plus est dans un projecteur deux à trois fois moins encombrant Elle est par ailleurs caractérisée par un dégagement thermique nettement inférieur et par une durée de vie plus longue (ce qui compense son prix plus élevé). En contrepartie, la lampe HMI présente certains inconvénients. Son intensité lumineuse ne peut varier que sur une très faible plage, et uniquement localement (pas de contrôle possible depuis une console). Par ailleurs, un temps de chauffe d'environ une minute est nécessaire à son allumage. Il faut en effet créer un arc électrique à l'aide d'une impulsion de très haute tension de moins d'une seconde, afin d'amorcer la combustion des molécules des gaz contenus dans la lampe. Cette opération est réalisée au moyen d'un amorceur situé dans la tête du projecteur et d'une alimentation contenue dans un bloc séparé, particulièrement lourd et encombrant appelé « ballast », généralement placé au pied du projecteur. Par ailleurs, un réamorçage à chaud est difficile, nécessitant un temps d'attente pouvant atteindre une dizaine de minutes… On est donc bien loin du simple interrupteur mécanique qui active ou coupe le courant dans une lampe à incandescence…

Il existe deux types de ballast : magnétique et électronique. Les ballasts magnétiques (ou selfiques) sont les plus anciens. Constitués principalement d'un lourd bobinage (la self), ils sont difficilement maniables, ne permettent pas de varier l'intensité de la lampe, et sont particulièrement sensibles aux variations de tensions (qui se répercutent sur l'intensité lumineuse). Par ailleurs, le signal sinusoïdal qu'ils délivrent à la lampe est source d'un phénomène de battement *(flicker)* lorsque l'on varie l'obturateur de la caméra. Les ballasts électroniques les plus récents sont exempts de ces trois problèmes. Ils régulent en permanence le courant envoyé à la lampe au moyen d'un signal carré, ne génèrent aucun battement et permettent de varier son intensité lumineuse depuis un potentiomètre situé sur le ballast, sur une plage n'excédant toutefois pas 25 %. Il faut cependant savoir ici que la température de couleur des lampes HMI est donnée en fonction de la température thermique (°C) à l'intérieur de la chambre de combustion. Lorsque l'on diminue le courant de lampe, on baisse la température thermique et on élève la température de couleur, ce qui se traduit par une lumière plus riche en bleu. Inversement, si l'on augmente le courant de lampe, la température de couleur diminue, donnant une dominante jaune-orange. C'est donc un phénomène totalement inverse à celui les lampes TH qui se produit ici.

Les premières lampes HMI commercialisées étaient uniquement de forme tubulaire et possédaient deux culots, un à chaque extrémité. Au début des années 1980, Philips a introduit des lampes HMI dotées d'un seul culot et baptisées « MSR » *(Medium Source Rare-earth gas)*. Ces dernières se sont rapidement imposées sur le marché, car en permettant de placer la lampe dans l'axe du réflecteur, elles ont conduit à la conception de projecteurs à lumière du jour très compacts. Par ailleurs, l'aspect mono-culot des lampes MSR leur permet d'être entourées d'un réflecteur conique qui renvoie toute la lumière vers le sujet éclairé, sans projeter l'ombre de la lampe (ce qui n'est pas le cas avec les lampes bi-culot). « HMI » est cependant devenu un terme générique, employé pour désigner indifféremment les deux types de lampes bi-culot (HMI) et mono-culot (MSR).

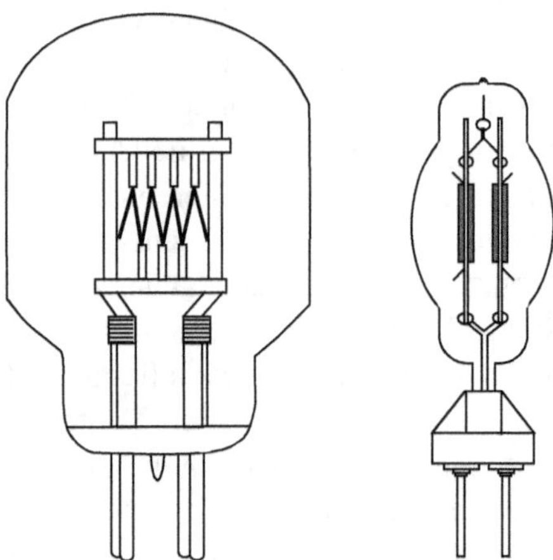

Lampes TH à culot

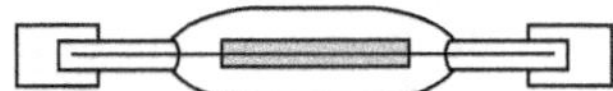

Lampe TH tubulaire courte pour projecteur face ouverte

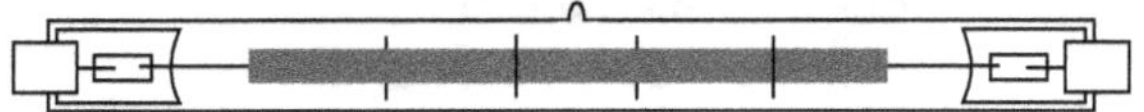

Lampe TH tubulaire longue pour ambiances

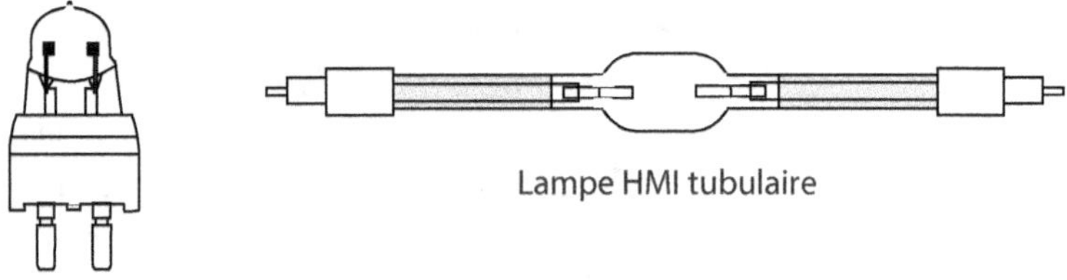

Lampe HMI tubulaire

Lampe HMI à culot

Figure 2.2
Quelques exemples de lampes TH et HMI.

Les lampes HMI sont caractérisées par un indice de rendu des couleurs IRC supérieur à 90. Elles sont essentiellement utilisées dans les projecteurs à face ouverte, Fresnel et PAR.

2.3.4 *Les tubes fluorescents*

La fluorescence est la propriété que possèdent certaines molécules d'absorber les longueurs d'onde correspondant à une certaine couleur, et de réémettre immédiatement des longueurs d'onde correspondant à une autre couleur. Le principe du tube fluorescent consiste à transformer un rayonnement qui émet dans l'ultraviolet en un rayonnement qui émet dans le spectre visible. Un tube fluorescent est constitué d'un cylindre de verre rempli d'un mélange de gaz rares et de vapeurs de mercure. Sa paroi interne est tapissée d'une mince couche de substance fluorescente sous forme de poudre, et ses deux extrémités sont refermées par deux électrodes. Les électrodes, en chauffant, émettent des électrons qui, en se déplaçant, bombardent les atomes de mercure et leur communiquent une énergie. Les atomes de mercure libèrent alors cette énergie sous forme de rayonnement ultraviolet. Ce rayonnement ultraviolet est ensuite transformé en lumière visible par la couche de poudre fluorescente. La couleur de la lumière émise par le tube dépend de la composition de cette couche fluorescente.

Les tubes fluorescents sont disponibles en version « lumière du jour » (5 600 K) et en version « lumière artificielle » (3 200 K). Ils sont disposés côte à côte dans une boîte à lumière réfléchissante à face ouverte. Leur intensité lumineuse peut être graduée sur une plage s'étendant généralement de 30 à 100 %. Tout comme les lampes HMI, ils nécessitent un ballast pour fonctionner. Il existe par ailleurs des tubes fluorescents particuliers de couleur verte ou bleue, conçus spécialement pour les tournages en incrustation. Ils permettent de créer rapidement un fond vert ou bleu bien homogène sur un cyclorama neutre. Les tubes fluorescents sont caractérisés par un indice de rendu des couleurs IRC de 85 pour les plus lumineux et qui atteint 98 pour les moins lumineux.

2.3.5 *Les LED*

La LED (*Light Emitting Diode* ou, en français, diode électrolu-minescente) est un composant électronique capable d'émettre de la lumière lorsqu'il est parcouru par un courant électrique (dans un sens seulement, comme une diode classique). Les toutes premières LED apparues en 1955 émettaient uniquement un rayonnement infrarouge invisible, qui a fait (et fait encore) les beaux jours de nos télécommandes. C'est en 1962 que la première LED à spectre visible est créée, produisant une lumière monochrome d'abord rouge, puis jaune et verte. Son intensité lumineuse est cependant très faible, tout juste suffisante pour servir de voyant lumineux aux appareils électroniques. En 1990 apparaît la LED bleue à forte luminosité. Elle est par la suite adaptée en LED blanche, ouvrant alors la voie à de nouveaux champs d'applications. La LED passe en effet de l'état de simple indicateur lumineux à celui de véritable source d'éclairage à part entière et sert de base au rétroéclairage des écrans LCD. Au fil des années, les LED blanches gagnent en puissance grâce à l'exploitation de nouveaux matériaux, passant de moins de 100 mW (LED classique) à entre 1 et plus de 10 watts (LED de puissance). Il existe aujourd'hui différentes technologies de LED, offrant un rendement lumineux variant de 30 à plus de 130 lm/W.

LED blanches et LED RVB

En réalité, il n'existe pas de LED capable d'émettre directement une lumière blanche à proprement parler, on l'a vu au premier chapitre. Ce que l'on appelle communément une LED blanche, c'est soit une LED bleue dotée d'une couche de phosphore jaune, soit une LED émettant de l'ultraviolet qui est converti en lumière visible par une couche de phosphore (selon le même principe que dans le tube fluorescent). Dans les deux cas, on obtient au final une température de couleur de l'ordre de 5 600 K, qui peut être abaissée à environ 3 200 K grâce à l'ajout d'une couche de phosphore rouge (ce qui réduit sensiblement le rendement lumineux). Le mélange à dosage variable de LED à 5 600 K et 3 200 K au sein d'un même projecteur permet aux fabricants de proposer des températures de couleur intermédiaires. En revanche, il est impossible de faire varier cette température de couleur en cours de tournage pour produire une teinte particulière ou même corriger une dominante magenta ou verte indésirable. Quant au spectre lumineux délivré, il est assez homogène, avec toutefois une pointe dans le bleu.

Les LED RVB, utilisées en combinaison additive, autorisent pour leur part d'ajuster directement la température de couleur du blanc émis, typiquement de 2 800 à 10 000 K. Elles permettent par conséquent de corriger aisément une dominante de couleur indésirable. Cependant, le spectre de la lumière produite est caractérisé par trois pics aux fréquences R, V, B, loin du spectre plat idéal d'une vraie lumière blanche issue d'une source incandescente. Les longueurs d'onde intermédiaires manquantes nuisent à la bonne restitution de toutes les nuances des couleurs d'un objet. Des groupes de trois à sept LED RVB sont utilisés pour fabriquer du blanc, et des LED blanches viennent parfois s'y ajouter pour renforcer la puissance lumineuse émise.

L'indice de rendu des couleurs IRC des LED blanches de dernière génération dépasse 95, tandis que celui des LED RVB est un peu plus faible du fait des creux du spectre autour des pics de couleurs RVB.

Signalons une alternative intéressante sur le plan qualitatif pour obtenir une lumière blanche. Elle consiste à utiliser des LED bleues/UV à haut potentiel énergétique, et d'ajouter en face avant du projecteur une plaque de phosphore. Cette dernière peut être équilibrée à différentes températures de couleur, et même en vert pour les incrustations en chromakey. Une telle technique, dite « à phosphore déporté », offre un rendement lumineux élevé et un IRC satisfaisant.

Les différents types de LED : DIP, SMD, *High Power* et COB

Les projecteurs à LED sont arrivés sur le marché de l'éclairage de manière aussi soudaine que massive. Rivalisant avec les sources incandescentes et HMI, ils ont aujourd'hui envahi les plateaux de télévision et de cinéma, et sont également exploités pour les tournages de fictions et de documentaires. Il faut cependant rappeler que les premiers projecteurs à LED lancés dans les années 2000 n'auguraient rien de bon. Ils utilisaient des traditionnelles LED DIP *(Dual Inline Package)*, avec leur très caractéristique bulbe et leurs deux broches métalliques. Ces LED offraient un rendement lumineux relativement bas (30 à 50 lm/W) et un angle d'éclairage ne dépassant pas 30°. Mais surtout, elles souffraient d'une piètre restitution du spectre colorimétrique, avec notamment une dominante verte (invisible à l'œil nu mais bien prononcée à l'image) et d'un indice IRC très faible. Il n'en fallait pas plus pour que les professionnels les boudent. Mais tout cela est de l'histoire ancienne, car la technologie des LED de puissance a connu des progrès fulgurants en très peu de temps, tant sur le plan de la colorimétrie que sur celui du rendement lumineux.

Aujourd'hui, les projecteurs utilisent des LED de type SMD, *High Power*, ou COB.

La LED SMD *(Surface Mounting Design)* est un composant monté en surface, c'est-à-dire directement soudé sur la face avant d'un circuit imprimé. Ce type de montage existe depuis bien longtemps, mais ce n'est que depuis peu qu'il est exploité pour la fabrication d'ampoules. Il permet d'obtenir un rendement lumineux relativement élevé (plus de 80 lm/W) et un angle d'éclairage très large (jusqu'à 140°), pour une consommation équivalente à la DIP. La LED SMD a l'apparence d'une pastille jaune totalement plate, d'une épaisseur de moins de 1 mm, et possède une durée de vie plus longue que la DIP. Elle dégage très peu de chaleur (la DIP est quant à elle totalement froide). Il existe plusieurs types de LED SMD, avec des tailles et donc des puissances différentes. La dénomination des LED SMD comporte 4 chiffres indiquant la taille de la LED en dixième de millimètre. Par exemple, la SMD 5050 (la plus courante) est une LED carrée de 50 dixièmes de millimètre de côté, tandis que la SMD 3528 est une LED rectangulaire de 3,5 × 2,8 mm. Les LED sont généralement employées dans les projecteurs d'ambiance ou sur les rubans flexibles (en version blanche ou RVB).

La LED *High Power* associe une LED SMD à une microlentille qui, posée à sa surface, en concentre considérablement la puissance lumineuse. Elle affiche un rendement lumineux qui dépasse les 100 lm/W, au prix d'un angle d'éclairage réduit (avoisinant 45°) et d'un fort échauffement. Les LED *High Power* sont employées dans tous types de projecteurs, même si la plupart sont aujourd'hui passés à la technologie COB.

La LED COB *(Chips On Board)* est la dernière arrivée sur le marché des LED et la plus performante de toutes. Elle est constituée de l'assemblage de plusieurs micro-diodes LED SMD nues (non encapsulées), collées côte à côte sur un circuit imprimé et câblées par pontage. L'ensemble forme ainsi une grosse source de lumière unique, qui est surmontée d'une lentille dont la taille et la forme définissent l'angle d'éclairage (avec une moyenne aux alentours de 80°). Le rendement dépasse facilement les 100 lm/W. La concentration de LED de puissance sur une surface aussi restreinte entraîne ici aussi un important échauffement, mais qui reste inférieur à celui des *High Power*. Les LED COB sont notamment utilisées dans les projecteurs à lentille de Fresnel, les découpes, les PAR et les projecteurs asservis.

Avantages et inconvénients des LED

Les avantages de l'éclairage à LED sont nombreux. La LED est énergiquement très efficiente et c'est là le principal facteur de son succès. À puissance égale, elle consomme environ cinq fois moins que l'éclairage incandescent. Il est par exemple possible de brancher plus d'une vingtaine de projecteurs à LED de 150 W sur une simple prise domestique de 16 A (220 V × 16 A = 3 520 W ; 3 520 W/150 W = 23 projecteurs). Il en résulte un gain de distribution très net (câblage, disjoncteurs, prises, etc.), ainsi qu'une mise en place rapide, puisqu'affranchie de toute la logistique d'un groupe électrogène. Les LED étant des composants à état solide, elles sont résistantes aux chocs et leur durée de vie est très longue, de 25 000 à 50 000 heures, soit de l'ordre de 20 à 50 fois supérieure à celle d'une lampe à incandescence. Leur allumage est instantané, même s'il peut y avoir de très légères variations (colorimétrie, niveau sonore, intensité lumineuse) pendant les 20 premières minutes de chauffe au bout desquelles la véritable stabilisation est atteinte. Par ailleurs, caractéristique très appréciable, leur intensité lumineuse est variable sans changement de température de couleur. Leur alimentation intégrée et le pilotage direct au protocole DMX rendent par ailleurs inutile l'usage de blocs de puissance (gradateurs) particulièrement encombrants. De plus, la technologie LED offre une grande souplesse de réglages, avec notamment la possibilité de reproduire en trichromie toutes les gammes de filtres de couleurs gélatines. Ces filtres numériques peuvent ainsi être programmés et rappelés instantanément, sans manipulation physique au niveau des projecteurs. Ils sont même plus fiables que leurs équivalents en gélatine.

Au chapitre des inconvénients, il faut mentionner un important dégagement de chaleur des versions COB et *High Power*, qui est par ailleurs la principale cause de leur vieillissement. Un refroidissement passif (radiateur, structure du projecteur) est possible si les composants sont répartis sur une surface assez large. Mais s'ils sont concentrés sur une petite zone, comme dans un projecteur focalisable, alors la présence d'un ventilateur, assez bruyant sur un plateau, est inévitable.

Des projecteurs à LED de tous types sont aujourd'hui proposés par les fabricants, couvrant la totalité des besoins en éclairages pour les productions TV et cinéma. On trouve des projecteurs à LED à lentille de Fresnel (l'équivalent d'un 5 kW ne consomme que 900 W), des PAR, des ambiances, des découpes, des projecteurs asservis, ainsi qu'une grande variété de projecteurs à effets. On trouve également des éléments plus originaux comme le ruban à LED, d'une souplesse d'exploitation exceptionnelle, ainsi que le *ring lit*e. Ce dernier est un anneau lumineux qui se fixe autour de l'objectif de la caméra et qui produit une lumière de face, douce, réglable en intensité, et restant impeccablement dans l'axe optique. De plus en plus de chaînes et plateaux TV sont aujourd'hui exclusivement équipés de projecteurs à LED. L'investissement à l'achat est certes de 4 à 5 fois plus élevé que pour des sources traditionnelles HMI/tungstène, mais des économies substantielles sont générées dès l'installation (le nombre de lignes électriques à provisionner est réduit), puis par la suite sur la consommation d'énergie et les consommables.

Tableau 2.1
Rendement lumineux des différentes sources de lumière.

Source	Rendement lumineux
LED	30 à plus de 130 lm/W
HMI	75 à 95 lm/W
Tube fluorescent	60 à 90 lm/W
Incandescence	15 à 25 lm/W

2.4 Les projecteurs

Le projecteur a pour fonction d'orienter, de colorer, de concentrer ou de diffuser la lumière émise par sa lampe sous la forme d'un faisceau lumineux plus ou moins large et plus ou moins dense.

Il existe plusieurs types de projecteurs, qui peuvent être classifiés selon différents critères. On peut par exemple distinguer les projecteurs « ouverts » des projecteurs « fermés ». Un projecteur ouvert est constitué d'une lampe et d'un réflecteur, ce dernier pouvant être intégré à la lampe ou placé dans le boîtier. Mais il ne possède pas de lentille sur sa face avant. En revanche, un projecteur fermé est équipé d'une ou plusieurs lentilles permettant de jouer sur la focalisation du faisceau lumineux.

On peut aussi regrouper les projecteurs sous les bannières « traditionnels » et « asservis » (ou automatiques). Les traditionnels sont tous les projecteurs fixes, alors que les asservis sont les projecteurs motorisés et pilotables à distance.

On peut également considérer les caractéristiques du faisceau émis. Les projecteurs à lentille de Fresnel, les PAR, les découpes et les projecteurs asservis fournissent une lumière ponctuelle, concentrée et dure, produisant des ombres marquées, comme la lumière directe du soleil. Ils constituent des sources puissantes et denses, révélant les formes et les volumes mais donnant des contrastes violents au sujet sur lequel ils sont dirigés. À l'inverse, les projecteurs de type ambiance ou les boîtes fluorescentes sont caractérisés par une surface éclairante plus large, qui produit une lumière diffuse, plus douce, moins agressive, et ne générant pas d'ombre, à la manière de la lumière du jour sous un ciel couvert. Ils enveloppent mieux le sujet et permettent de le cadrer sous différents axes, mais ils gomment son volume.

Les composantes et les caractéristiques de chaque type de projecteurs sont adaptées à une certaine catégorie d'applications : mise en lumière de décors, de personnages, de fonds uniformes, de scènes de variétés, etc. L'art de l'éclairage consiste alors à savoir utiliser à bon escient ces différents types de projecteurs, et à les positionner et les régler de la manière la plus judicieuse qui soit.

2.4.1 *Le projecteur à lentille de Fresnel*

La lentille de Fresnel a été inventée en 1819 par le physicien français Augustin Fresnel, qui cherchait à perfectionner le système d'éclairage des phares de signalisation marine. Cette lentille est martelée d'anneaux concentriques prismatiques qui assurent la concentration du faisceau, tout en répartissant la lumière de manière très harmonieuse. De par sa conception, la lentille de Fresnel utilise une quantité de verre moins importante qu'une lentille standard du fait de sa découpe en sections annulaires d'épaisseur réduite. Il en découle un gain de poids, une diminution des pertes par absorption, ainsi qu'une diminution de l'échauffement.

Le projecteur à lentille de Fresnel se compose d'une douille porte-lampe montée sur un mécanisme mobile, le tout associé à un réflecteur pouvant s'approcher ou s'éloigner de la lentille. Il produit un magnifique faisceau, bien lumineux au centre et dont l'intensité diminue vers la périphérie avec des bords légèrement flous. L'angle d'ouverture du faisceau est modifiable en déplaçant la lampe et son réflecteur par rapport à la lentille. Plus la lampe et son réflecteur sont proches de la lentille, plus le faisceau est large et la lumière étalée ; plus ils en sont éloignés, plus le faisceau est étroit et la lumière concentrée. Ce principe de focalisation de la lumière est commun à tous les fabricants de projecteurs à lentille. Le projecteur à lentille de Fresnel accepte les trois types de lampes TH, HMI et LED.

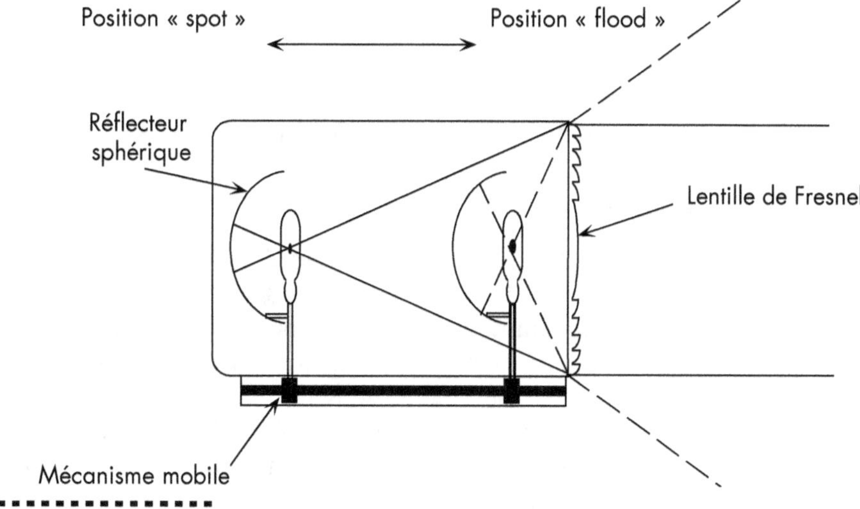

Figure 2.3

Le projecteur à lentille de Fresnel. Lorsque la lampe et son réflecteur sont proches de la lentille, le faisceau est large (position flood) ; lorsqu'ils en sont éloignés, le faisceau est concentré (position spot).

2.4.2 *Le PAR*

Le PAR *(Parabolic Aluminized Reflector)* est un projecteur à face ouverte (sans lentille en face avant), très simple de conception et léger. Il se présente sous la forme d'un cylindre en acier ou en aluminium, équipé d'une large ampoule (du diamètre du projecteur), intégrant elle-même son réflecteur parabolique et sa lentille. Dépourvu de mécanisme d'ajustement de la focalisation, il produit un faisceau de forme ellipsoïdale, avec une projection assez irrégulière mais fortement concentrée, et des bords flous. Très utilisé en studio, notamment pour produire une lumière à effets sur des décors, le PAR possède un porte-filtre pouvant recevoir une gélatine et peut également être équipé d'un changeur de couleur asservi. Il existe depuis peu des PAR LED qui, comme leur nom l'indique, sont équipés d'une lampe à LED (blanche ou trichromique) en lieu et place de la traditionnelle ampoule halogène. Les PAR peuvent être utilisés en « solo », mais ils sont souvent regroupés par 6 sur une barre métallique. Les PAR sont déclinés en plusieurs tailles identifiées par un chiffre correspondant au diamètre de leur lampe en huitième de pouce. Par exemple, le PAR 64, qui est le plus répandu, possède une lampe de diamètre $64 \times 2,54/8 = 20,32$ cm. Il existe plusieurs types de lampes, délivrant chacune un faisceau différent : serré (CP60), moyen (CP61), large (CP62).

La barre ACL

La barre ACL (*Aircraft Landing Lamp,* littéralement lampe d'atterrissage d'avion) est composée de 4 projecteurs PAR équipés de lampes spécifiques, conçues à l'origine pour l'aviation. Elles projettent un faisceau très serré et très dense, produisant des effets de volume sous forme de peigne ou d'éventail lumineux, souvent utilisé sur les scènes de variétés. Les lampes ACL ont pour inconvénient d'être très fragiles et d'avoir une durée de vie limitée.

2.4.3 *La découpe*

La découpe a initialement été conçue pour projeter des figures géométriques découpées sur un disque de tôle fine d'acier inoxydable, appelé « gobo ». Elle renferme un système optique à lentilles convergentes, comparable à celui d'un projecteur de diapositives : un premier dispositif concentre la lumière sur le gobo logé dans un support, un second sert à projeter et à focaliser le faisceau « découpé ». Utilisée sans gobo, la découpe devient un projecteur à part entière, en lumière du jour ou artificielle, qui est de plus en plus utilisé en lieu et place des Fresnel sur les plateaux TV. Son système de couteaux incorporés (qui lui vaut son nom) offre la possibilité de moduler le faisceau à souhait, tout en conservant des bords nets. Il s'agit d'un ensemble de lames de métal venant tailler le faisceau avec une forme quadrilatérale, permettant ainsi d'isoler de manière très précise une zone à éclairer. La découpe est souvent utilisée comme projecteur de face sur les plateaux de talk-show où se côtoient plusieurs intervenants assez proches les uns des autres et disposés autour de la sacro-sainte table triangulaire. Chaque sujet peut ainsi bénéficier de son propre éclairage de face, avec une délimitation bien marquée et un dosage individuel, ce qui est plus difficile à obtenir avec un Fresnel. En revanche, la découpe fournit un faisceau qui n'est pas parfaitement uniforme et qui comporte généralement un point chaud. Elle produit une lumière moins belle et moins douce qu'un Fresnel, dont la qualité reste inégalée. La découpe se décline en plusieurs variantes (nombre de lentilles, type de miroirs, etc.), avec plusieurs angles d'ouverture (à choisir en fonction de la taille et de l'espace disponible sur le plateau), ainsi que différents types de lampes tungstène, HMI et LED. Elle est également utilisée en éclairage scénique, comme faisceau à effet de contre-jour.

Figure 2.4
La découpe.

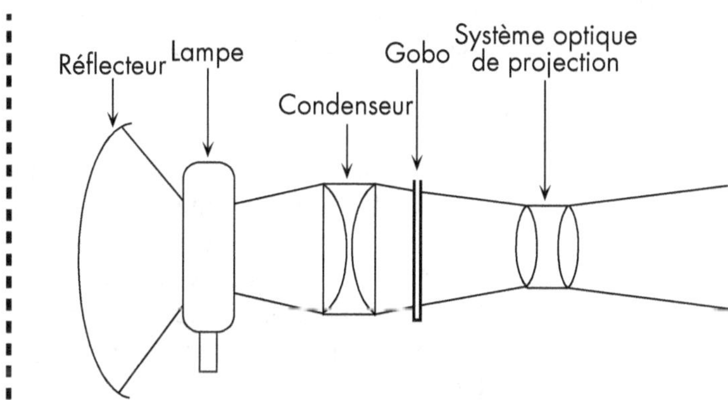

2.4.4 *La poursuite*

La poursuite fonctionne selon le même principe que la découpe (tous deux appartiennent à la même famille), mais produit un faisceau toujours plein. Elle est montée sur trépied, avec un mécanisme permettant à l'opérateur (le « poursuiteur ») de la diriger avec finesse pour suivre les déplacements d'un personnage sur un plateau ou une scène, sans tremblement ni à-coup. Son système optique à très longue focale fournit un angle d'ouverture très faible. La poursuite peut recevoir des filtres correcteurs pour être adaptée à la température de couleur ambiante.

2.4.5 *L'ambiance*

L'ambiance est un projecteur à face ouverte doté d'une lampe et d'un réflecteur. Elle produit une lumière douce et diffuse, se répandant de manière étale sur une large surface. On distingue deux catégories d'ambiances : celles dotées d'un réflecteur symétrique et celles incorporant un réflecteur asymétrique, adapté à l'éclairage de cycloramas. Il existe des unités à placer au sol, d'autres à suspendre ; le choix des unes ou des autres se fait en fonction de la surface du studio, de l'espace au sol disponible et, plus généralement, du type de tournage à réaliser. Les seuls réglages possibles se résument ici à la distance et à l'orientation du projecteur. Les ambiances utilisent tous les types de lampes. Celles à LED sont particulièrement appréciées parce qu'elles consomment peu et chauffent beaucoup moins que celles à lampes incandescentes. Certaines affichent même un indice IRC supérieur aux modèles HMI.

L'ambiance cyclorama

Le cyclorama est typiquement le fond de décor d'un plateau de télévision. Il s'agit d'un mur ou d'une grande toile tendue dont les coins et la jointure avec le sol sont en arrondi. Le cyclorama est généralement peint en un gris léger et se prête à une multitude d'éclairages et d'effets. L'éclairage d'un cyclorama doit pouvoir être effectué de la façon la plus uniforme possible, sans inégalité entre le haut et le bas. Les ambiances cyclorama (ou cycliodes) ont été étudiées dans ce but : elles sont dotées d'un réflecteur à courbure ellipsoïdale dont la particularité est d'offrir une excellente répartition de la lumière de haut en bas, en dépit de l'angle d'incidence du projecteur. Si elles sont parfaitement alignées, les ambiances cyclorama permettent l'éclairage harmonieux d'une très grande surface, en projection ou en rétroprojection.

2.4.6 *Le projecteur fluorescent*

Le projecteur fluorescent est constitué d'un boîtier métallique à face ouverte, de forme carrée ou rectangulaire, dans lequel sont placés plusieurs tubes côte à côte. Il constitue une grande surface éclairante, générant une lumière douce, diffuse mais peu puissante, ce qui limite son utilisation à un éclairage de proximité. Le dégagement en chaleur étant par ailleurs très faible, il n'est pas nécessaire de disposer d'un système à air conditionné puissant, car souvent, la climatisation ambiante suffit. L'éclairage fluorescent constitue une solution privilégiée pour les petits plateaux confinés bas de plafond. Il fournit une lumière très basique et assez plate, mais qui présente l'avantage d'être acceptable pour tout type de personne, sans nécessiter de retouche particulière. Du fait qu'ils ne chauffent pas et qu'ils génèrent une lumière non éblouissante, les projecteurs fluorescents peuvent être placés à faible distance des personnages sans les gêner (notamment pour la lecture d'un prompteur). Ce type d'éclairage est par ailleurs utilisé sur les tournages en incrustation (météo, studio virtuel, etc.) nécessitant l'éclairage homogène de surfaces étendues, sans point chaud ni ombres portées.

Il est cependant indéniable que la lumière produite par un éclairage fluorescent pénètre très mal l'espace en profondeur et est difficilement maîtrisable. Seuls quelques accessoires (grilles, volets) permettent de la diriger un peu et de délimiter dans une certaine mesure la zone éclairée. C'est pourquoi il est courant, sur un même plateau, de compléter un éclairage fluorescent par quelques sources incandescentes ou LED, afin d'ajouter des directions de lumière et de donner du modelé et de la brillance à l'image, en particulier sur les visages.

2.4.7 *Les projecteurs asservis*

Les projecteurs asservis (ou automatiques) présentent comme particularité de pouvoir être totalement pilotés à distance, depuis une console d'éclairage. Si leur vocation initiale est la mise en lumière de scènes de concerts et de plateaux de variétés, ils sont également employés de manière très malléable en remplacement de projecteurs traditionnels sur des plateaux de talk-show et de divertissement.

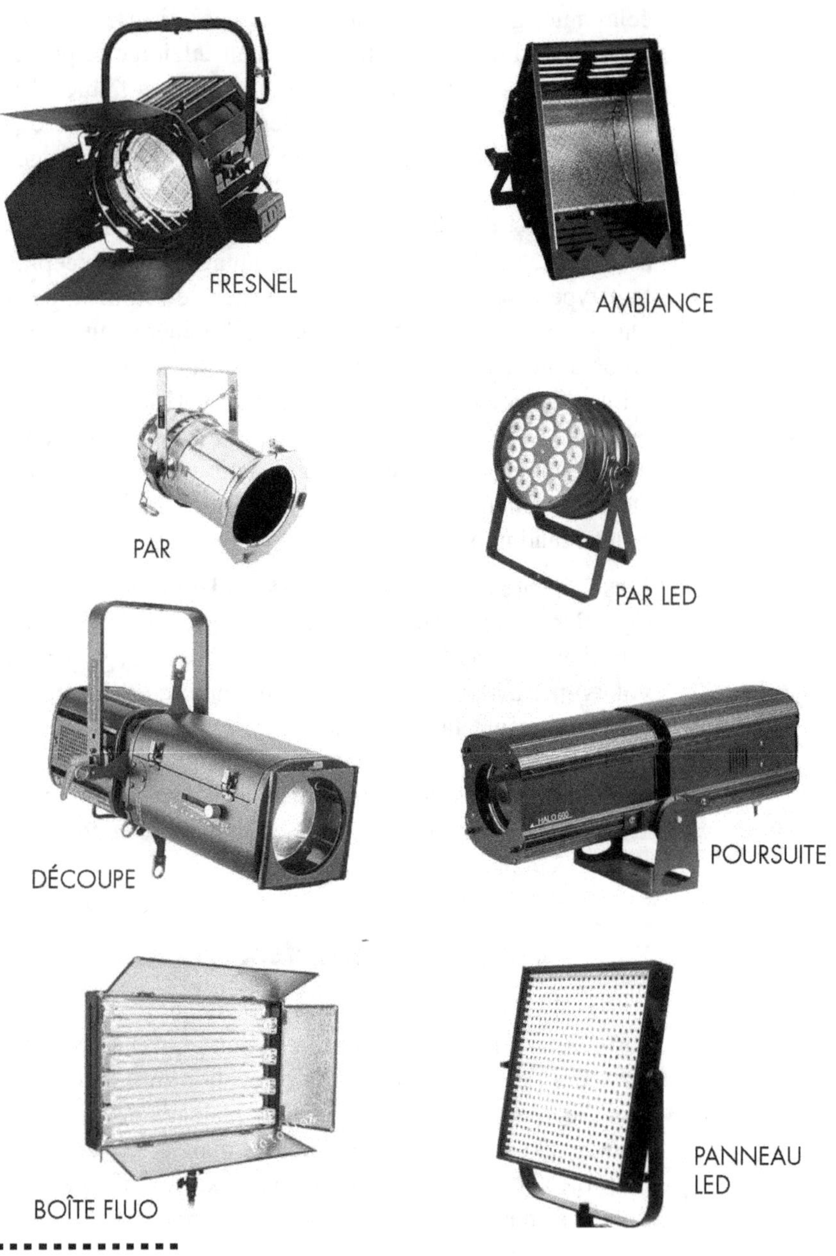

Figure 2.5
Les principaux types de projecteurs.

On peut classer les projecteurs automatisés en trois catégories : les projecteurs à lyre motorisée, les projecteurs à miroir (ou *scanner*) et les simples projecteurs changeurs de couleurs. Les deux premiers sont mobiles (on peut piloter à distance l'orientation de leur faisceau en horizontal et en vertical), tandis que les troisièmes sont fixes.

Les projecteurs à lyre

Les projecteurs à lyre motorisée sont montés sur un support orientable, constitué d'une pièce de métal pliée en forme de U. C'est donc tout le corps projecteur qui se met en mouvement sur sa plage de débattement pour produire un faisceau selon la direction voulue. Une série de roues et de modules d'effets intégrés permettent d'agir sur différents paramètres du faisceau : système de couleurs en trichromie CMY *(Cyan Magenta Yellow)*, ouverture, focus, effets, etc. Il existe trois types de projecteurs sur lyre, qui se distinguent par l'aspect du faisceau produit (ils se contrôlent de la même manière). Les « spot » délivrent un faisceau à bord net, proche de celui d'une découpe, et peuvent projeter des gobos fixes ou tournants. Les « wash » sont généralement équipés d'une lentille de Fresnel qui produit un faisceau bien lumineux au centre, et à bords très diffus. Enfin les « beam » concentrent toute la puissance de la lampe dans un puissant faisceau très fin et à bords parallèles. À noter qu'il existe également des lyres asservies seules, sur lesquelles on peut monter un projecteur traditionnel.

Les projecteurs à miroir *(scanner)*

Les projecteurs à miroir sont fixes, mais leur faisceau peut être dirigé grâce à un miroir orientable situé en sortie du projecteur. Ce miroir, qui réfléchit la lumière émise par la lampe, est piloté par deux moteurs autorisant un mouvement sur les axes X et Y. Les projecteurs à miroir offrent un débattement plus réduit que celui des projecteurs sur lyre, car il est limité au champ d'action du miroir. En contrepartie, ils permettent une plus grande rapidité de positionnement du faisceau (car seul le miroir bouge) et présentent moins de contraintes d'accroche. Ils sont équipés d'un système de couleurs trichromique CMY et délivrent la plupart du temps un faisceau de type « spot ».

Les projecteurs changeurs de couleurs

Les projecteurs changeurs de couleurs sont fixes et offrent juste la possibilité de modifier à distance, via une console, les propriétés du faisceau, mais pas son orientation. Ils doivent donc être positionnés manuellement lors de leur installation sur le plateau.

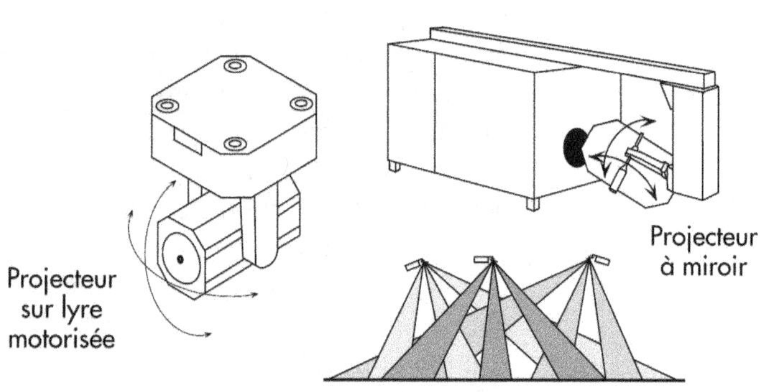

Figure 2.6
Les projecteurs automatisés. Leur faisceau, matérialisé par de la fumée issue d'une machine à bain d'huile, peut être orienté, focalisé, densifié et coloré à partir d'une console de commande.

2.5   Le contrôle de la lumière

2.5.1   *Les filtres correcteurs de couleur*

La grande diversité de lampes – de types et de marques différents – pouvant être employées conjointement sur un plateau est forcément source de disparités colorimétriques plus ou moins importantes. Or la caméra vidéo est bien plus intransigeante que l'œil sur ce point. Une fois qu'elle est étalonnée à la lumière dominante du plateau, elle révélera à l'image le moindre écart de température de couleur ou de colorimétrie entre différents projecteurs. C'est pourquoi il faut corriger ces disparités au niveau même des sources lumineuses, en équilibrant celles minoritaires sur celles majoritaires, afin d'homogénéiser l'ensemble au regard de la balance des blancs de la caméra. On utilise pour cela des filtres colorés spécifiques calculés de manière très précise, et dont le rôle est ici donc purement technique. Appelés « gélatines », ces filtres en matière plastique sont colorés par vernissage ou imprégnation d'un colorant et sont résistants à la chaleur. On distingue d'une part les « CTO » et « CTB », qui agissent sur la température de couleur de la lumière, et d'autre part les *minus green* et *plus green,* qui interviennent au niveau de la colorimétrie.

Le CTO est un correcteur de température orange qui diminue la température de couleur de la lumière, tandis que le CTB est un correcteur de température bleu qui l'augmente. Il existe plusieurs densités de filtres CTO et CTB, donnant, chacun dans leur domaine, différents degrés de corrections. Par exemple, un « full CTO » convertit du 6 500 K en 3 200 K, et un « full CTB » convertit du 3 200 K en 5 700 K (dans la pratique cependant, il est beaucoup plus courant de partir d'une source froide qu'on réchauffe plutôt que l'inverse). Entre les deux, il existe des 1/2, 1/4, 1/8 de correction qui produisent des conversions intermédiaires. La valeur de correction d'un CTO ou d'un CTB est exprimée au moyen de l'échelle mired *(micro reciprocal degree)*, établie en divisant un million par la température en kelvins. Par exemple, une température de couleur de 3 200 K divisée par un million donne 0,0032 ; son inverse est égal à 312 mired. L'intérêt de l'échelle mired est de simplifier le calcul des facteurs de conversion des filtres. La formule est la suivante :

$$\frac{1\ 000\ 000}{\text{TC source en kelvins}} - \frac{1\ 000\ 000}{\text{TC convertie en kelvins}} = \text{valeur du filtre}$$

Ainsi, un full CTO qui convertit du 6 500 K (154 mired) en 3 200 K (313 mired) a un facteur de conversion 154 - 313 = +159 mired. De même, un full CTB qui fait passer de 3 200 K (313 mired) à 5 500 K (182 mired) a un facteur de conversion -131 mired. On notera que la valeur mired est toujours positive pour un CTO et toujours négative pour un CTB. La désignation de chaque filtre est alors donnée par une table d'équivalence établie par chaque fabricant, dans laquelle est également indiquée la quantité de lumière absorbée (en fraction de diaphragme), comme le montre le tableau 2.2.

Tableau 2.2
Les filtres correcteurs de couleurs.

	Filtre	Correction	Valeur mired	Diaph absorbé
CTB = Correcteur de température bleu (tungstène vers lumière du jour)	Full CTB	3 200 K vers 5 500 K	-131	2
	1/2 CTB	3 200 K vers 4 100 K	-69	1
	1/4 CTB	3 200 K vers 3 500 K	-27	1/2
	1/8 CTB	3 200 K vers 3 300 K	-9	1/3
CTO = Correcteur de température orange (lumière du jour vers tungstène)	Full CTO	6 500 K vers 3 200 K	+159	2
	1/2 CTO	5 500 K vers 3 800 K	+81	1
	1/4 CTO	5 500 K vers 4 500 K	+40	1/2
	1/8 CTO	5 500 K vers 4 900 K	+22	1/3

Les *minus green* et *plus green* sont pour leur part des filtres dont le rôle est cette fois de retirer ou d'ajouter du vert à une source. Ils sont utilisés pour équilibrer entre eux différents types et marques de tubes fluorescents, mais également pour rattraper des dérives pouvant survenir avec l'usure des lampes HMI. Les *minus green* sont des filtres magenta qui retirent du vert en excès, tandis que les *plus green* sont filtres verts qui en ajoutent lorsqu'il est en déficit. Tous deux sont déclinés en versions full, 1/2, 1/4 et 1/8, absorbant respectivement 1, 1/2 et 1/4 (pour les deux derniers) de diaph.

2.5.2 *La console lumière*

La console lumière est l'organe de contrôle centralisé de l'éclairage d'un plateau. Les signaux de commandes au protocole DMX partant de la console sont adressés aux projecteurs, soit directement s'ils sont compatibles, soit via des blocs de puissance appelés « gradateurs ». Voyons plus en détail le rôle précis de chacun de ces éléments.

• La console : elle offre toutes les commandes nécessaires pour varier, mémoriser et rappeler les niveaux lumineux d'un ou de plusieurs projecteurs. Elle permet d'enregistrer différents états lumineux complexes et de les restituer fidèlement selon un séquencement et un rythme définis. Les dernières générations de consoles offrent une multitude de possibilités de programmation et de restitution d'effets de lumière. Elles pilotent aussi bien les projecteurs traditionnels dont elles permettent de graduer l'intensité lumineuse (sauf les HMI), que les asservis dont elles commandent l'intégralité des fonctions et mouvements.

- Les gradateurs : ce sont des blocs de puissance chargés de transmettre aux projecteurs, sous forme de valeurs électriques, les commandes de variation d'intensité provenant de la console. Les gradateurs sont placés dans une armoire pour les installations permanentes, ou montés en racks portables pour les installations temporaires. Ils intègrent plusieurs sorties permettant de graduer (ou « dimmer », de l'anglais *to dim*, diminuer) de manière indépendante différents circuits.

- Le DMX 512 : c'est le protocole transmission de commande quasi universel depuis la console vers les appareils (gradateurs, projecteurs asservis, projecteurs à LED…). Grâce à ses 9 bits d'adressage, cette norme permet de contrôler 512 canaux (une « trame DMX ») en attribuant à chacun une valeur comprise entre 0 et 255 (8 bits par canal). La transmission se fait sous forme série vers un grand nombre d'équipements reliés en chaîne. Chaque appareil reçoit l'intégralité des 512 valeurs de la trame, mais n'interprète que la partie qui lui est destinée et laisse ressortir toute la trame.

Durant la phase de préparation de l'éclairage d'un plateau, les niveaux d'intensité des projecteurs, repérés chacun par un numéro, sont préréglés et mémorisés individuellement. Des commandes groupées peuvent également leur être appliquées par une manipulation simple et rapide. Les changements d'état des projecteurs actifs se font manuellement ou automatiquement, selon des temps de montée et de descente programmés. Toutes ces opérations sont visualisées sur un moniteur informatique, affichant en temps réel les états de tous les projecteurs du plateau, ainsi que différents renseignements sur les modes d'opération. Une émission de télévision est souvent découpée en plusieurs séquences se déroulant en différents lieux du plateau – coin talk-show, scène variétés, etc. Par une simple action sur quelques boutons, le pupitreur peut réaliser rapidement des enchaînements entre différentes configurations, mais également piloter des effets spéciaux dans le cadre d'un éclairage scénique.

2.5.3 *Comment doser la lumière*

Plusieurs solutions se présentent pour ajuster et contrôler avec précision la quantité de lumière éclairant un sujet.

- Régler la focalisation du faisceau : on peut intensifier le flux de lumière envoyé sur un élément de surface plus réduit, qui devient alors très lumineux, ou, au contraire, élargir sa couverture de champ à une surface plus étendue, mais qui reçoit moins de lumière.

- Déplacer le projecteur : l'éclairement du sujet varie de façon inversement proportionnelle au carré de la distance qui le sépare du projecteur (loi de Lambert). Autrement dit, la même quantité de lumière se répartit sur une surface qui varie proportionnellement au carré de la distance. Par exemple, à une distance trois fois plus grande, le sujet reçoit neuf fois moins de lumière et, à mi-distance, quatre fois plus. Ainsi, pour connaître l'éclairement (en lux) reçu par un sujet, il faut diviser l'intensité lumineuse de la source (en candelas) par le carré de la distance (en mètres) qui le sépare du projecteur. Un projecteur délivrant une intensité lumineuse de 32 000 candelas produit un éclairement de 2 000 lux à une distance de 4 m, de 3 550 lux à 3 m (soit 75 % de lumière en plus si l'on s'approche de 1 m de la source), et de 1 280 lux à 5 m (soit 22 % de lumière en moins si l'on s'éloigne de 1 m de la source)... C'est dire combien les niveaux d'intensité lumineuse changent vite quand la distance entre le sujet et le projecteur varie – surtout lorsqu'elle est faible. De façon générale, pour un niveau de lumière donné, on privilégiera un projecteur puissant, éloigné du sujet, à un projecteur moins puissant, plus proche du sujet.

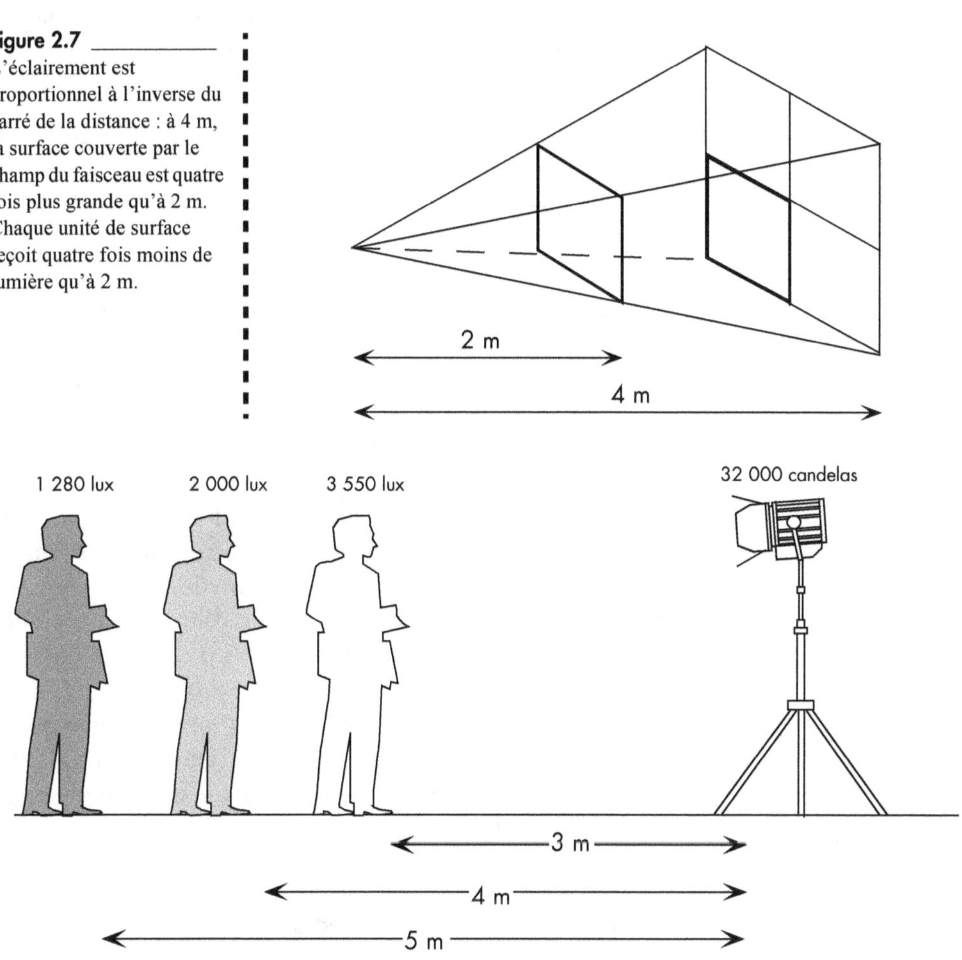

Figure 2.7
L'éclairement est proportionnel à l'inverse du carré de la distance : à 4 m, la surface couverte par le champ du faisceau est quatre fois plus grande qu'à 2 m. Chaque unité de surface reçoit quatre fois moins de lumière qu'à 2 m.

Figure 2.8
Variation de l'éclairement d'un sujet en fonction de la distance qui le sépare du projecteur.

- Varier l'intensité lumineuse des projecteurs. La gradation des projecteurs est à utiliser de manière modérée, car elle entraîne une variation de température de couleur pouvant vite devenir perceptible en fonction du type de lampe. C'est pourquoi cette solution, pourtant si pratique, s'accompagne d'une grande précaution quand elle doit s'appliquer au cas toujours délicat d'un visage, mais également à toute surface blanche ou grise sur laquelle une dominante colorée, même légère, est très vite visible. Seuls les projecteurs à LED permettent une gradation sans aucune modification de la température de couleur.

- Utiliser un diffuseur pour adoucir la lumière et des volets pour la canaliser. Les diffuseurs sont soit des feuilles de gélatines dépolies *(spun, frost…)* dont l'opacité est plus ou moins élevée, soit, pour des diffusions plus fortes, des tissus (tulle, *silk, spi…)* au quadrillage plus ou moins resserré. Placé devant un projecteur, un diffuseur permet d'élargir la surface de la source éclairante en étalant la lumière émise, ce qui la rend beaucoup moins directive. Les diffuseurs sont des accessoires simples – souvent fixés à l'aide de pinces à linge ! –, mais qui permettent d'équilibrer et de nuancer un éclairage en atténuant les zones de surexposition et en estompant les ombres projetées. Par ailleurs, des volets métalliques (châssis à 4 faces) placés à l'avant du projecteur s'avèrent souvent indispensables pour contrôler la dispersion de la lumière. Judicieusement orientés, ils permettent de couper le champ du faisceau afin de l'empêcher d'atteindre certaines parties d'un sujet (typiquement un vêtement blanc), ou d'éliminer une lumière parasite venant frapper l'objectif de la caméra (et provoquer du *flare*). Il est très fréquent, entre deux répétitions ou lors d'une pause pendant un tournage, d'avoir à rectifier la position d'un volet ou à ajouter un diffuseur pour corriger les petits défauts de dernière minute.

2.5.4 *L'éclairage d'un visage*

Le visage est l'un des sujets les plus délicats à éclairer. C'est aussi le sujet envers lequel le téléspectateur est le plus critique parce qu'il sait parfaitement le détailler.

Le travail sur un visage commence par le maquillage, dont on ne dira jamais assez l'importance en télévision. Avec sa panoplie de produits cosmétiques, la maquilleuse parvient, en jouant sur les volumes et les densités, à uniformiser le teint d'un visage et à en dissimuler les défauts disgracieux (cernes, rides, boutons…). Elle le protège aussi efficacement des brillances qui apparaissent très vite sous la chaleur des projecteurs (des retouches en cours d'émission sont souvent nécessaires).

Le directeur de la photographie doit alors travailler sa lumière pour donner une image flatteuse de son sujet.

Pour éclairer le visage d'une femme, mieux vaut éviter une lumière à angle d'incidence vertical élevé. Une face trop plongeante aura pour effet néfaste de creuser et d'amplifier les imperfections de la peau. Elle assombrira les orbites, provoquera des ombres portées longues sous le nez, sous la lèvre inférieure et sur le cou ; elle accentuera aussi les poches sous les yeux et fera ressortir certaines rides. Si l'éclairage de face est placé plus bas, les ombres seront raccourcies et les traits adoucis, à condition que la lumière soit bien diffusée. Mais un projecteur trop bas peut gêner le sujet s'il est trop proche de l'axe de la caméra ; des compromis sont souvent inévitables… Pour des cas particulièrement délicats, un petit projecteur d'appoint, également bien diffusé et placé au-dessus ou juste à côté de la caméra, peut effacer complètement certains défauts en lissant l'image du visage. Le contre-jour doit être suffisamment présent pour créer des brillances du plus bel effet sur des cheveux longs.

Dans le cas d'un homme, les critères sont différents. La notion d'embellissement n'a plus le même sens, mais les principes à appliquer restent similaires. Pour ce qui est du contre-jour, tout dépend de la chevelure du sujet. Si ce dernier est grisonnant, chauve ou juste dégarni, il ne supportera qu'un contre-jour très léger (le crâne gagnera à être poudré par la maquilleuse).

2.5.5 *Le contrôle de l'image en régie*

Contrairement au cas du cinéma argentique, il est possible, en vidéo, de contrôler immédiatement le rendu de l'éclairage d'un plateau dans les mêmes conditions que celles de la restitution finale. En effet, lorsque le directeur de la photographie a bâti l'ossature de sa lumière, il demande toujours à disposer d'au moins une caméra étalonnée en colorimétrie et d'un moniteur bien réglé. Il peut alors finaliser son éclairage avec une doublure lumière (maquillée), en se référant à l'image reproduite selon les différents axes de cadrage par le moniteur. Celui-ci pourra en effet révéler certaines parties de décor surexposées ou au contraire « enterrées », des brillances ou des zones d'ombre trop dures sur un visage, des rattrapages trop ou pas assez présents, mais également des différences de rendus colorimétriques ou autres déséquilibres et subtilités que l'œil nu ne perçoit pas sur le plateau.

En régie, l'ingénieur de la vision contrôle et corrige les images provenant de toutes les caméras, avant et pendant une émission. Son rôle est d'agir sur les réglages électroniques relatifs à différents paramètres de chaque caméra, de sorte que l'image vidéo traduise le plus fidèlement possible l'ambiance créée par le directeur de la photographie. L'ingénieur de la vision peut modifier l'ouverture du diaphragme pour ajuster l'exposition d'une image, abaisser ou relever le niveau de noir général pour en assombrir ou éclaircir les zones les plus sombres. Il peut aussi avoir à peaufiner la correction colorimétrique des caméras en ajustant les niveaux des trois couleurs primaires, et ce, séparément sur les parties claires et sombres de l'image. Ces réglages, entre autres, lui permettent d'équilibrer toutes les caméras entre elles en fonction des nombreux angles de prise de vues. Tout doit être fait pour corriger le moindre problème de raccord entre les plans au fil du tournage et garantir une parfaite homogénéité visuelle sur l'ensemble du programme.

Ce n'est qu'avec une parfaite harmonie entre le directeur de la photographie et l'ingénieur de la vision que le rendu pictural sera cohérent, juste, efficace et fidèle à celui recherché sur le plateau. Car, même si nous avons longuement évoqué les aspects techniques de la lumière en télévision, il reste une part essentielle de sensibilité artistique, de créativité et d'expérience propre à chacun, qui ne répond à aucune règle.

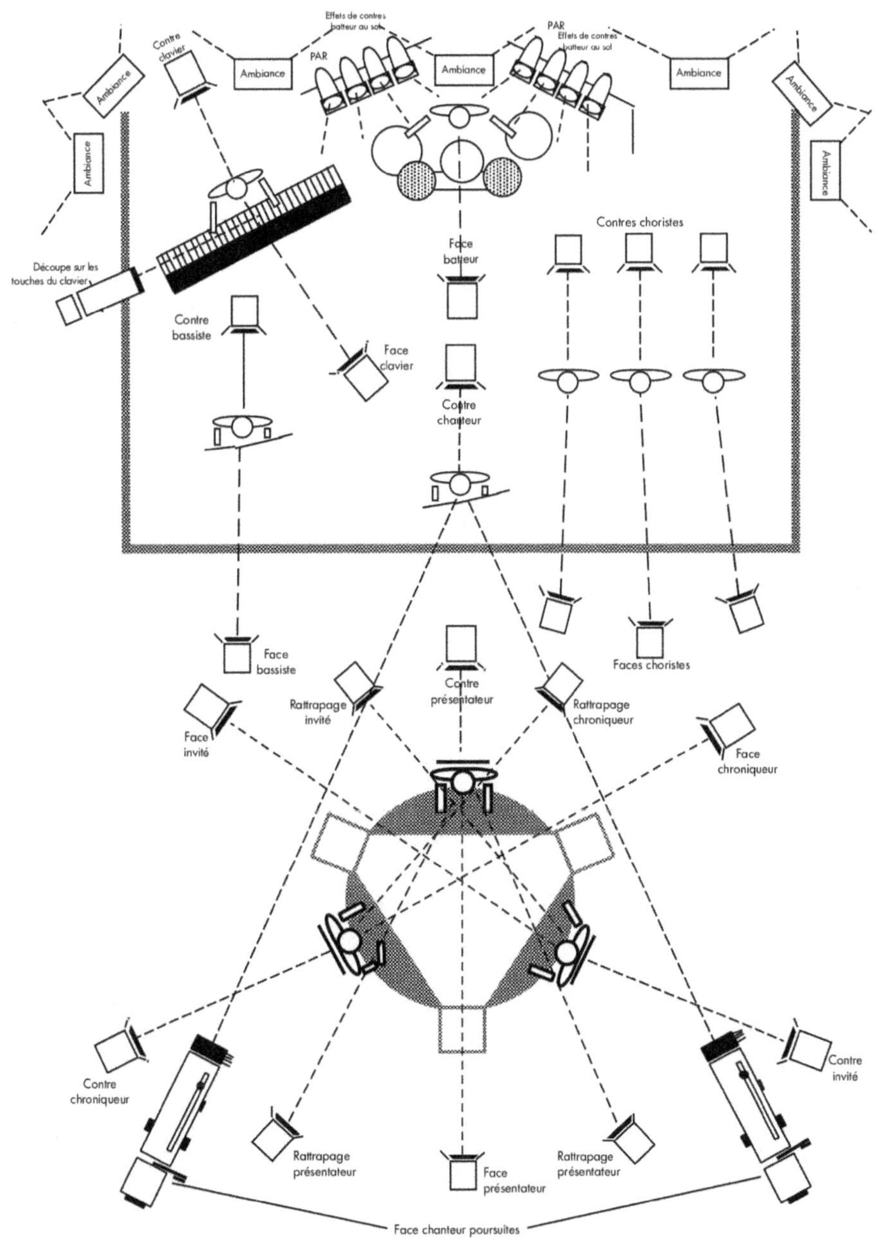

Figure 2.9

Plan d'éclairage d'un plateau avec une partie talk-show et une scène variétés.

3 L'optique

Comment une lentille forme-t-elle une image ?

Qu'est-ce que la distance focale d'un objectif ?

Comment déterminer l'angle de champ d'une caméra en fonction de sa distance focale ?

Qu'est-ce que le format d'un objectif ?

Comment trouver les focales équivalentes en vidéo, en photo et en film ?

Qu'est-ce que le tirage optique ?

Qu'est-ce que l'ouverture relative d'un objectif ?

À quoi correspondent exactement les nombres gravés sur une bague de diaphragme ?

Qu'est-ce que le cercle de confusion ?

De quoi dépend la profondeur de champ et pourquoi est-elle plus faible en film qu'en TV ?

Pourquoi dit-on qu'une focale de 13 mm en vidéo 2/3" correspond à un 50 mm en photo 24 × 36 ?

Peut-on appairer un objectif et une caméra de formats différents ?

Comment utiliser la distance hyperfocale ?

Qu'est-ce que le *ramping* ?

Quelles sont les principales aberrations apportées par un objectif ?

Qu'est-ce que la fonction de transfert de modulation (MTF) ?

À quoi sert un filtre polarisant ?

Comment fonctionne un stabilisateur optique ?

L'objectif est une merveille de la science optique, contribuant autant que la caméra à la qualité finale de l'image vidéo. Ce chapitre débute par un exposé des bases élémentaires de l'optique géométrique. Il aborde ensuite la notion de cadrage en examinant tous les paramètres techniques et artistiques qui entrent en jeu pour composer une image, avec de nombreuses illustrations et des exemples concrets. L'objectif zoom est ensuite analysé dans tous ses détails, avec ses fonctions, ses caractéristiques, ses défauts optiques et leurs corrections électroniques. La notion de format d'objectif, dont il est aujourd'hui indispensable de maîtriser toutes les incidences au vu de la convergence des mondes de la vidéo et du cinéma, est par ailleurs clairement expliquée.

3.1 Le vocabulaire de l'optique géométrique

L'objectif est un système optique convergent constitué d'un assemblage de lentilles optiques. Il capte la lumière de la scène réelle et la projette, en la focalisant sous la forme d'une image circulaire, sur la surface photosensible rectangulaire d'un capteur ou d'une pellicule. La taille de cette image circulaire dépend du format de l'objectif et doit correspondre à celui de la surface photosensible réceptrice. L'objectif se caractérise donc principalement par son format, mais aussi par la plage de focales qu'il couvre et par son ouverture maximale. Avant d'entrer dans le détail de ces aspects pratiques de l'image, commençons par décrire le principe de fonctionnement de la lentille, élément fondamental de tout système optique.

3.1.1 *La lentille*

La lentille est un corps homogène et transparent, traditionnellement en verre, dont au moins l'une des deux faces n'est pas plane. Son rôle est de faire converger ou diverger les rayons lumineux qui la traversent. Une lentille est délimitée soit par deux calottes sphériques, soit par une calotte sphérique et un plan. Elle répond au phénomène de réfraction : lorsque la lumière traverse la surface de séparation entre deux milieux d'indices de réfraction différents, elle change de direction. L'utilisation d'une lentille implique donc que son indice de réfraction soit différent de celui du milieu dans lequel elle se trouve. La ligne imaginaire qui joint les centres de courbure des deux faces de la lentille est appelée « axe principal », ou « axe optique ». Le point d'intersection entre l'axe optique et le centre de la lentille est appelé « centre optique ». Tout rayon passant par le centre optique n'est pas dévié.

On distingue deux catégories de lentilles : les lentilles convergentes et les lentilles divergentes.

Les lentilles convergentes sont moins épaisses aux extrémités qu'au centre ; on dit qu'elles sont « à bords minces ». De type biconvexe (deux faces bombées), plan convexe (une face bombée, l'autre plane) ou ménisque (une face bombée, l'autre creuse), les lentilles convergentes transforment un faisceau incident parallèle en un faisceau se rétrécissant et convergeant en un point unique, appelé « foyer ».

Les lentilles divergentes sont plus épaisses aux extrémités qu'au centre ; on dit qu'elles sont « à bords épais ». De type biconcave (deux faces creuses), plan concave (une face creuse, l'autre plane) ou ménisque (une face bombée, l'autre creuse), elles transforment un faisceau incident parallèle en un faisceau divergent.

En optique géométrique, on représente une lentille convergente et une lentille divergente par les symboles donnés sur la figure 3.1.

3.1.2 *La formation d'une image*

Formation d'une image par une lentille convergente

Une lentille convergente forme une image réelle d'un objet, c'est-à-dire pouvant être recueillie sur une surface. Considérons un objet défini par deux points, A et B, et placé sur l'axe optique, devant la lentille. Dans la réalité, les sujets à cadrer ne sont pas positionnés sur l'axe optique, mais les opticiens ont adopté cette configuration, simple pour les calculs et qui donne des résultats justes. Tous les rayons lumineux issus de la source ponctuelle B et traversant la lentille se croisent en un point B', l'image de B. Pour représenter graphiquement ce point B', on choisit des rayons particuliers issus du point objet B (fig. 3.2).

Figure 3.1
Les différentes catégories de lentilles.

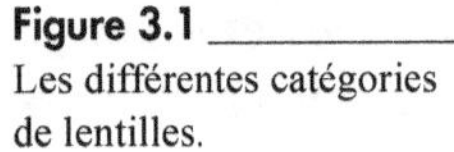

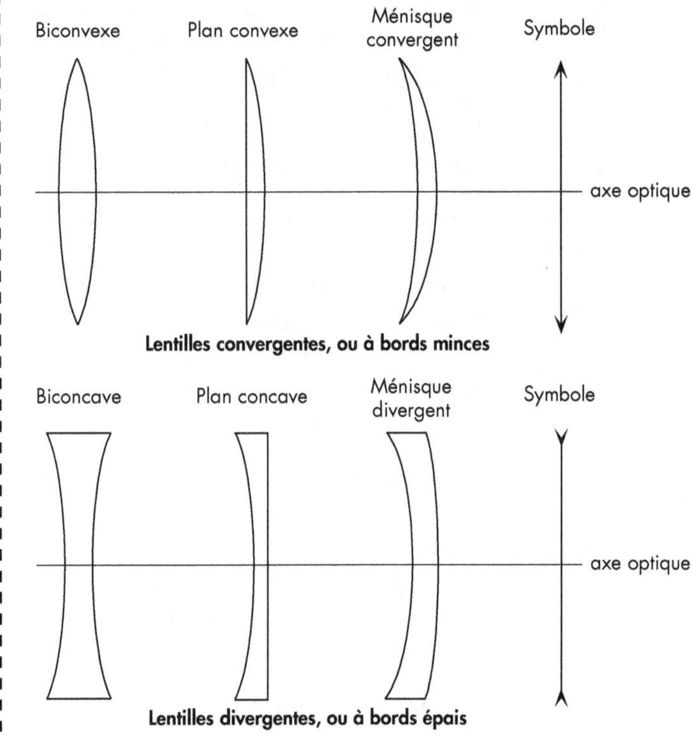

Figure 3.2
Construction d'une image par une lentille convergente.

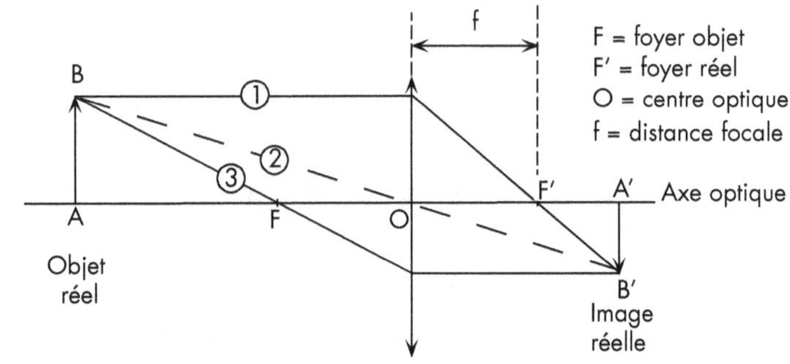

- Le rayon (1) est parallèle à l'axe optique. Après avoir traversé la lentille, il converge vers l'axe optique et le croise en un point F', appelé « foyer image ». Le foyer image de la lentille est plus généralement le point où convergent les rayons lumineux venant de l'infini, considérés comme parallèles à l'axe optique. Plus le foyer image est éloigné de la lentille, plus l'image formée est grande, et inversement.

- Le rayon (2) passe par le centre optique de la lentille. Il n'est donc pas dévié. Il poursuit sa trajectoire, dans la même direction qu'en arrivant dans la lentille, sans changer d'angle.

- Le rayon (3) coupe l'axe optique en un point F appelé « foyer objet » et émerge de la lentille en étant parallèle à l'axe optique. Les deux foyers F et F' d'une lentille sont situés symétriquement par rapport à son centre optique.

Quant au point A, du fait qu'il est placé sur l'axe optique, son image A' est elle aussi placée sur cet axe (le rayon lumineux confondu avec l'axe optique n'est pas dévié par la lentille).

Ainsi, l'image de l'objet AB est A'B', renversée par rapport à AB.

• Distance focale et vergence d'une lentille convergente

La distance focale, notée « f », d'une lentille convergente est la distance entre l'un des deux foyers et le centre optique O. On écrit : f = OF = OF'. Plus la lentille est convergente, plus le foyer image F' est proche de la lentille, donc plus la distance focale est petite. Réciproquement, une lentille peu convergente possède un foyer image F' éloigné de son centre optique ; sa distance focale est plus élevée. Signalons que les opticiens préfèrent parfois utiliser l'inverse de la distance focale (surtout si celle-ci est faible), appelée « vergence ». La vergence est élevée pour une lentille très convergente, et faible pour une lentille peu convergente. Dans l'égalité suivante, la vergence, notée « C », s'exprime en dioptries, et la distance focale f en mètres :

$$C = \frac{1}{f}$$

Plus une lentille est courbe, plus sa distance focale est faible et plus sa vergence est élevée (on dit aussi que sa « puissance » est élevée parce qu'elle converge plus).

Par ailleurs, il faut savoir qu'une lentille convergente donne toujours une image réelle du côté opposé à celui de l'objet réel, sauf si celui-ci est situé entre le foyer objet et la lentille – comme dans le cas d'une loupe, qui forme une image virtuelle du côté de l'objet (fig. 3.3).

Figure 3.3
Principe d'une loupe :
l'image virtuelle agrandie
est obtenue en plaçant
l'objet réel entre la lentille
et son foyer objet.

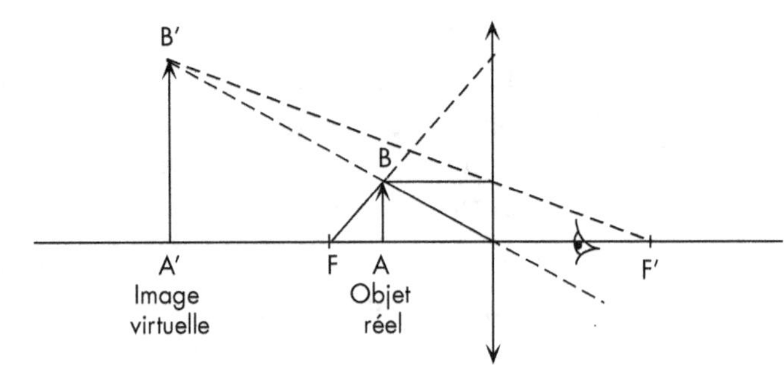

La distance entre le centre optique de la lentille et son foyer image est appelée « distance focale ».

Une lentille convergente forme une image réelle renversée d'un objet lorsque sa distance à la lentille est supérieure à la distance focale ; cette image peut être recueillie sur une surface. Une lentille convergente fait converger les rayons incidents venant de l'infini en un point unique, appelé « foyer image ».

Tous les rayons passant par le centre optique ne sont pas déviés.

Plus le foyer est éloigné de la lentille convergente, plus l'image formée est grande.

• Principe de la mise au point

Reprenons le cas d'une lentille qui forme à partir d'un objet AB une image B'A' renversée et pouvant être recueillie sur une surface plane placée perpendiculairement à l'axe optique, derrière la lentille. À chaque position de l'objet AB par rapport à la lentille correspond une seule position de son image. Ainsi, si l'objet se rapproche de la lentille, son image s'éloigne du foyer F' et s'agrandit. Réciproquement, si l'objet s'éloigne de la lentille, son image se rapproche du foyer F' et rapetisse. Lorsque l'objet est à l'infini, son image se forme au niveau du foyer F'.

Or, dans tout équipement de prise de vues, le plan de la surface réceptrice de l'image (capteur photosensible ou pellicule) est fixe. Pour que l'image d'un objet se forme toujours sur ce plan lorsque l'objet s'approche ou s'éloigne de la lentille, celle-ci doit se déplacer sur son axe, dans le sens opposé à l'objet. Si le plan de formation de l'image optique ne se confond pas avec celui de la surface photosensible de la caméra, l'image recueillie est floue. Pour que l'image soit nette, il faut qu'elle se forme exactement sur le plan de la surface photosensible. La mise au point, qui s'effectue sur un objectif en tournant une bague vissante, consiste donc à déplacer un groupe de lentilles de manière à faire coïncider ces deux plans en fonction de la distance de l'objet cadré.

Figure 3.4 ___________
Principe de la mise au point.

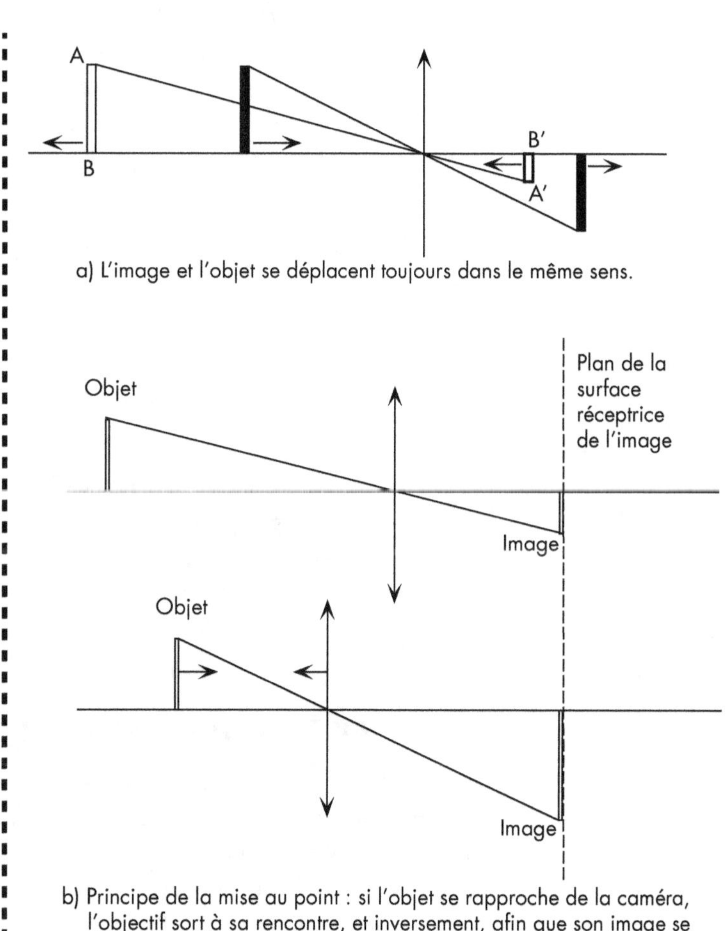

a) L'image et l'objet se déplacent toujours dans le même sens.

b) Principe de la mise au point : si l'objet se rapproche de la caméra, l'objectif sort à sa rencontre, et inversement, afin que son image se forme toujours sur le même plan.

Le sujet et son image par une lentille convergente se déplacent dans le même sens. Pour maintenir fixe le plan de formation de l'image quand le sujet se déplace, il faut « faire le point ».

Formation d'une image par une lentille divergente

En reprenant les notations précédentes, nous pouvons dire qu'une lentille divergente forme une image virtuelle A'B' d'un objet réel AB, qui ne peut être recueillie. Cette image n'est pas renversée et se forme du même côté que l'objet par rapport à la lentille. Sur la figure 3.5, nous observons que :

- le rayon (1) incident est parallèle à l'axe optique. Il ressort de la lentille divergente en semblant provenir d'un point F', qui est le foyer virtuel image de la lentille divergente ;

- le rayon (2) se dirige vers le foyer virtuel objet et émerge de la lentille parallèlement à l'axe optique.

Les foyers virtuels image et objet sont toujours symétriques par rapport au centre optique.

Figure 3.5 _______________
Formation d'une image virtuelle par une lentille divergente.

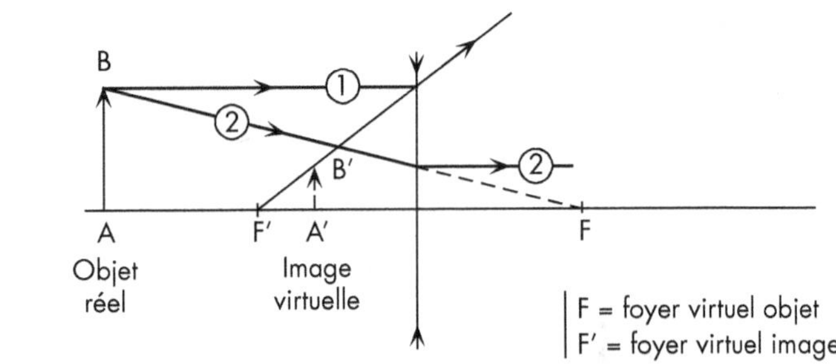

3.1.3 _Les plans principaux d'un objectif_

Un objectif est composé d'un assemblage de lentilles convergentes et divergentes. Il constitue cependant un ensemble globalement convergent, puisqu'il forme une image réelle. Par souci de simplification, nous avons considéré jusqu'ici le cas d'une lentille extrêmement mince, ce qui nous a permis d'admettre qu'elle ne possédait qu'un seul point nodal (centre optique). Dans la réalité, un objectif possède deux points nodaux, auxquels correspondent un plan principal image, ou primaire, et un plan principal objet, ou secondaire.

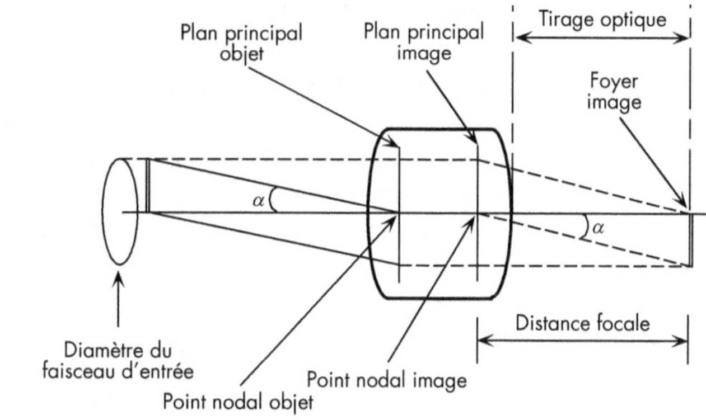

Figure 3.6
Les plans principaux d'un objectif.

À partir de la figure 3.6, nous pouvons définir :

- l'axe optique : c'est la droite perpendiculaire à l'objectif qui passe par son centre ;

- le point nodal image par lequel passe le plan principal image ;

- le point nodal objet par lequel passe le plan principal objet. Les rayons que nous avons identifiés comme « passant par l'axe optique » (et dont nous avons dit qu'ils n'étaient pas déviés) pénètrent en fait dans l'objectif par le point nodal objet, se déplacent le long de l'axe optique et ressortent par le point nodal image. Ces deux points nodaux sont très importants pour la construction d'une lentille, mais il n'est pas utile de les prendre en compte séparément lorsqu'il s'agit de lentilles minces. Nous allons donc continuer à les considérer comme confondus et travailler avec un seul point nodal ;

- la distance focale : c'est la distance qui sépare le point nodal image et le foyer image de l'objectif – où l'on admet que se forme l'image. Plus simplement appelée « focale », elle constitue une caractéristique essentielle de l'objectif, puisque c'est d'elle dont dépendent l'angle de champ et les tailles des éléments cadrés sur l'image.

3.2   Le cadrage

Dans tout ce qui suit, nous allons admettre que l'objet à cadrer est suffisamment loin de l'objectif (au moins 3 mètres) pour considérer que son image se forme au foyer. C'est le cas de la plupart des conditions de prises de vues, et cela simplifie grandement les choses puisque nous allons pouvoir établir des relations élémentaires entre les différents paramètres dont dépend un cadrage. Nous obtenons ainsi la construction graphique de la figure 3.7, sur laquelle l'objectif est assimilé à une lentille convergente.

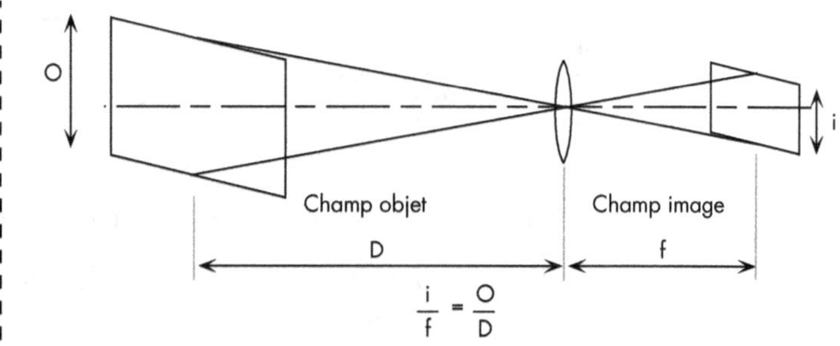

Figure 3.7

Relation entre la taille du sujet, la taille de l'image, la distance de mise au point et la focale.

$$\frac{i}{f} = \frac{O}{D}$$

La taille de l'objet réel : O

On peut choisir de travailler sur la hauteur, la largeur ou encore la diagonale de l'objet à cadrer, ici notée « O » et exprimée en mètres.

La distance objet/caméra : D

C'est la distance de mise au point, que nous supposons d'au moins 3 mètres, et qui est notée « D ». En photo ou en cinéma argentique, cette distance est donnée à partir du plan de la pellicule dont l'emplacement est signalé sur le boîtier de l'appareil. En vidéo, la distance de mise au point est donnée à partir de la lentille frontale de l'objectif.

La taille de l'image : i

L'objectif projette une image de forme circulaire, dont la taille dépend de son format. La surface utile de cette image circulaire est cependant un rectangle, défini par la surface photosensible du capteur ou de la pellicule qui réceptionne l'image optique. Ce sont les dimensions de cette surface photosensible qui déterminent ce l'on appelle ici « la taille de l'image ». Il existe plusieurs formats d'objectifs, dont les principales tailles d'images correspondantes sont regroupées sur la figure 3.8 (les petits formats grand public ne sont pas représentés ici). Par exemple, l'image projetée par un objectif de format 2/3" est de diamètre 11 mm, et celle projetée par un objectif Super 35 mm est de diamètre 28 mm. Sur la photo de la figure 3.8, la focale est la même pour les différents objectifs représentés ; le champ couvert par l'objectif est d'autant plus grand que le format de l'objectif est grand. Le format de l'objectif définit donc en théorie le format maximal de capteur ou de pellicule avec lequel il est conçu pour travailler. Nous verrons cependant qu'il existe aujourd'hui différents adaptateurs optiques permettant d'appairer occasionnellement, et avec certaines contraintes, un objectif avec un appareil de format différent.

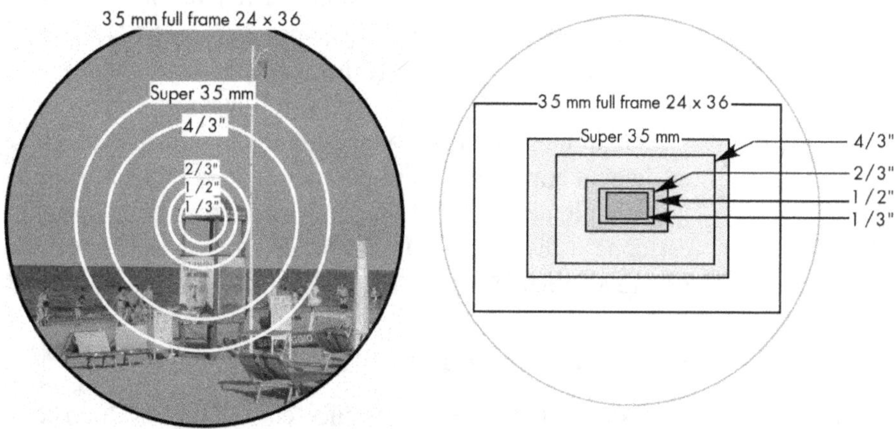

Format	Diagonale (mm)	Largeur (mm)	Hauteur (mm)	Surface (mm²)
35 mm full frame (Photo 24 × 36)	43,3	36	24	864
35 mm film (Super 35 mm 3-perf)	28,48	24,89	13,86	345
4/3" – Micro 4/3"	21,6	17,3	13	225
2/3"	11	9,6	5,4	52
35 mm full frame (Photo 24 × 36)	43,3	36	24	864
35 mm film (Super 35 mm 3-perf)	28,48	24,89	13,86	345

Figure 3.8
Les tailles d'images en vidéo et film.

En vidéo broadcast, quelle que soit la définition, c'est le format 2/3" qui règne en maître aujourd'hui sur les caméras et caméscopes, tandis que le 1/2" et le 1/3" sont réservés aux caméscopes d'épaule et de poing semi-professionnels. Les formats inférieurs sont destinés aux produits vidéo grand public, tandis que les formats supérieurs appartiennent historiquement au monde du cinéma et de la photographie, initialement argentique et aujourd'hui numérique.

On notera sur la figure 3.8 la différence des tailles d'images sur la pellicule 35 mm selon que celle-ci est utilisée en mode film ou photo. Cela s'explique par le fait que l'image s'inscrit dans le sens horizontal de la pellicule en photo, mais dans le sens vertical en film. L'image « film » est de ce fait environ 40 % plus petite que l'image « photo ». Parmi les nombreux formats d'images film sur pellicule, nous ne retiendrons par simplicité dans nos calculs que celui du Super 35 3-perf (24,9 × 14 mm), qui est repris par la plupart des caméras de cinéma numérique (même si pas exactement dans les mêmes dimensions). Le format 35 mm en utilisation photo (argentique ou numérique) est également appelé « 35 mm photo » ou « 35 mm full frame », ou tout simplement « full frame » (ou encore « plein format »). Il est donc à distinguer du « 35 mm film » ou « 35 mm movie » propre au cinéma.

La distance focale : f

La distance focale est la distance en millimètres entre le centre optique de la lentille et le plan de l'image. Elle détermine la dimension des éléments sur l'image et conditionne la perspective de la composition globale de celle-ci, en fonction du point de vue choisi. Pour une taille d'image donnée, plus la focale de l'objectif est courte, plus le champ couvert est vaste et plus les éléments cadrés sont petits ; plus la focale est longue, plus il est restreint et plus les éléments sont grands. Remarquons que si l'on fait varier la distance objet/caméra dans les mêmes proportions que la valeur de la focale, la taille de l'objet sur l'image reste la même. Il est très important de bien assimiler le fait qu'une valeur de focale est implicitement liée à un format d'objectif. Nous y reviendrons plus loin.

La focale (f, en mm) s'exprime directement en fonction de la taille de l'objet à cadrer (O) en mètres, la taille de l'image (i) formée par l'objectif en millimètres, et la distance (D) en mètres entre l'objet et la caméra :

$$\text{focale} = \frac{\text{distance objet/caméra} \times \text{taille image}}{\text{taille objet}}$$

L'angle de champ

L'angle de champ est la portion d'espace – ou plage angulaire – de la scène réelle captée par l'objectif à partir d'une position physique donnée. Il est lié à la distance focale et au format de l'objectif, plus exactement à la taille de l'image formée sur la surface photosensible. Car nous verrons par la suite qu'un objectif de format donné peut occasionnellement être utilisé avec des formats de caméras différents. Sauf cas particulier, nous considérerons dans ce qui suit que le format de l'objectif est le même que celui de la surface photosensible de la caméra.

L'angle de champ est le même à l'avant et à l'arrière de l'objectif. Il peut être donné en horizontal, en vertical ou en diagonale ; le principe de calcul étant identique pour ces trois cas, nous allons nous intéresser à l'angle de champ horizontal qui est le plus communément utilisé. Un triangle rectangle est défini par le demi-angle de champ horizontal, la valeur de la distance focale (f), et la moitié de la largeur de l'image formée (i). L'angle $\alpha/2$ se calcule facilement par sa tangente (fig. 3.9) :

$$\text{tg}\ \frac{\alpha}{2} = \frac{i}{2 \times f} \quad \text{d'où}\ \ \alpha = 2 \times \text{arctg}\ \frac{i}{2 \times f}$$

Prenons pour exemple un objectif zoom de format 2/3", dont les focales extrêmes sont 9,5 et 152 mm, avec une largeur d'image de 9,6 mm. L'angle de champ maximal donné par la valeur de la plus courte focale 9,5 mm est :

$$\alpha = 2 \times \mathrm{arctg}\ \frac{i}{2 \times f} = 2 \times \mathrm{arctg}\ \frac{9,6}{2 \times 9,5} = 53,6°$$

Avec une valeur de focale de 152 mm, un calcul analogue donne un angle de champ minimal de 3,6°. On détermine les angles de champ en vertical et en diagonale en prenant pour i les valeurs adéquates.

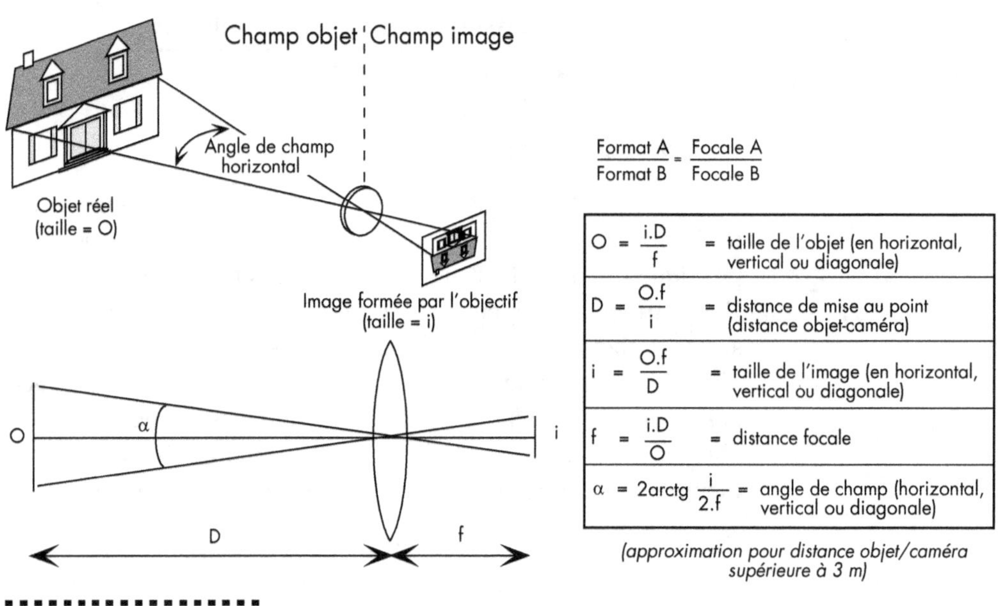

Figure 3.9
Angle de champ, format, focale.

Un objectif capte une portion de l'espace réel, appelée « angle de champ », en fonction de sa distance focale. Plus la distance focale d'un objectif est faible, plus l'angle de champ qu'il couvre est grand, et réciproquement. La distance focale affecte également plusieurs paramètres esthétiques de l'image finale, qui influent sur la façon dont celle-ci est perçue.

3.3   La focale

Prenons l'exemple suivant : nous sommes sur le plateau d'une chaîne info, le présentateur est assis derrière sa table. Une caméra placée à 5 m de lui doit le cadrer à la poitrine, sur une hauteur de 0,6 m. Cherchons la focale adéquate pour différents types de caméras, en appliquant simplement la formule f = i.D/O. Les paramètres fixes sont O = 0,6 et D = 5. Chaque caméra nous fournit la valeur i en mm, qui correspond ici à la hauteur de l'image formée par l'objectif.

- Vidéo 1/3" :   i = 2,9 donc f = (2,9 × 5)/0,6 = 24 mm.

- Vidéo 1/2" :   i = 3,9 donc f = (3,9 × 5)/0,6 = 32 mm.

- Vidéo 2/3" 16/9 :   i = 5,4 donc f = (5,4 × 5)/0,6 = 45 mm.

- Super 35 mm :   i = 13,86 donc f = 115 mm.

- Photo 24 × 36 :   i = 24 donc f = 200 mm.
  (ou équivalent 35 mm full frame)

Ces petits calculs nous montrent que les focales sont « plus longues » en photo qu'en cinéma, et en cinéma qu'en TV. Plus généralement, pour obtenir un angle de champ donné, il faut une focale d'autant plus longue que le format de l'objectif est grand, et inversement. Donc à chaque fois que l'on s'exprime en termes de focale, il faut toujours préciser à quel format d'objectif celle-ci se réfère.

Pour des appareils différents et pour un angle de champ donné, le rapport des focales est égal au rapport des formats des objectifs, en se référant à la diagonale de l'image (voir figure 3.8). Par exemple, le rapport entre les formats d'un objectif 2/3" et 1/2" est 11/8, soit 1,375. Par conséquent, un même angle de champ est obtenu avec une focale 1,375 fois plus élevée sur un objectif 2/3" que sur un objectif 1/2". Autre exemple, à focale égale, un objectif 1/3" couvre un angle de champ près de deux fois plus étroit qu'un objectif 2/3" (11/6). Et pour obtenir une même valeur de plan, il faut une focale de l'ordre de quatre fois plus élevée en full frame 24 × 36 qu'en vidéo 2/3" (43/11) – attention toutefois, les ratios d'images ne sont pas tout à fait identiques. Ce rapport entre les formats de deux objectifs est appelé « facteur de format » ou « coefficient multiplicateur ». Il s'applique aux focales mais aussi à la sensibilité, à la profondeur de champ, à la diffraction et à la résolution optique. Nous y revenons en détails plus loin dans ce chapitre.

3.3.1 *La focale « normale »*

On appelle focale « normale », ou « standard », la focale d'un objectif donnant un angle de champ correspondant à notre champ visuel. On considère que celui-ci est de 30° en vertical et 40° en horizontal (notons le rapport 4/3 de ces nombres). Ces valeurs correspondent en fait à notre champ de vision central pour lequel l'image est nette, avec des formes bien définies et compréhensibles. Le champ couvert par nos yeux est en réalité bien plus étendu – plus de 100° en horizontal en vision binoculaire –, mais les éléments situés à la périphérie sont perçus de manière bien moins précise et identifiable. On admet donc que 40° est l'angle de champ horizontal de référence auquel on peut faire correspondre la focale normale d'un objectif : par exemple 50 mm en full frame 24 × 36, 34 mm en Super 35, et 13 mm en vidéo 2/3 (16/9). Notons que ces valeurs de focales normales sont dans chaque cas voisines de la diagonale du format. Les focales beaucoup plus courtes que la focale normale sont fournies par les objectifs « grands-angles », et les focales beaucoup plus longues par les téléobjectifs. Les objectifs grands-angles sont adaptés au tournage d'images panoramiques en extérieur. Ils sont également très utilisés sur les plateaux de télévision pour faire des plans très larges des décors. Les téléobjectifs sont quant à eux indispensables lorsque la caméra doit fournir des plans serrés de sujets dont elle est éloignée et dont elle ne peut se rapprocher – captations sportives, concerts…

> La focale, associée au format d'un objectif, détermine l'angle de champ couvert, et donc la taille du sujet sur l'image. La focale « normale », relative à notre champ de vision central, correspond approximativement à la diagonale du format d'un objectif.

Tableau 3.1

Les angles de champ en fonction des focales courantes en vidéo, cinéma et photo 24 × 36.

Focale (mm)	Angle de champ horizontal					
	1/3"	1/2"	2/3"	4/3"	Super 35 mm	35 mm full frame
3,0		98,0				
3,5		89,2				
4	60,0	81,6	100,4			
4,5	54,9	75,0	93,7			
5	50,6	69,2	87,7			
5,5	46,9	64,2	82,2			
6	43,6	59,8	77,3	110,5		
6,5	40,8	55,9	72,9	106,2		
7	38,2	52,5	68,9	102,0		
7,5	36,0	49,4	65,2	98,1		
8	34,0	46,7	61,9	94,5		
8,5	32,2	44,2	58,9	91,0		
9	30,6	41,9	56,1	87,7		
9,5	29,1	39,9	53,6	84,6		
10	26,6	38,1	51,3	81,7		
11	24,5	34,8	47,1	76,4		
12	22,6	32,1	43,6	71,6		
13	21,0	29,7	40,5	67,3		108,3
14	17,4	27,7	37,8	63,4		104,3
17	14,8	22,9	31,5	53,9	72,4	93,3
20	12,4	19,6	27,0	46,8	63,8	84,0
24	9,9	16,4	22,6	39,6	54,8	73,7
30	8,5	13,1	18,2	32,2	45,0	61,9
35	7,4	11,3	15,6	27,8	39,1	54,4
40	6,6	9,9	13,7	24,4	34,6	48,5
45	6,0	8,8	12,2	21,8	30,9	43,6
50	5,4	7,9	11,0	19,6	27,9	39,6
55	5,0	7,2	10,0	17,9	25,5	36,2
60	4,6	6,6	9,1	16,4	23,4	33,4
65	4,3	6,1	8,4	15,2	21,7	31,0
70	4,0	5,6	7,8	14,1	20,2	28,8
75	3,7	5,3	7,3	13,2	18,8	27,0
80	3,5	4,9	6,9	12,3	17,7	25,4
85	3,3	4,6	6,5	11,6	16,7	23,9
90	3,0	4,4	6,1	11,0	15,7	22,6
100	2,7	4,0	5,5	9,9	14,2	20,4
110	2,0	3,6	5,0	9,0	12,9	18,6
150	1,4	2,6	3,7	6,6	9,5	13,7
210	1,2	1,9	2,6	4,7	6,8	9,8
250		1,6	2,2	4,0	5,7	8,2
300		1,3	1,8	3,3	4,7	6,9
350		1,1	1,6	2,8	4,1	5,9
400			1,4	2,5	3,6	5,2
450			1,2	2,2	3,2	4,6
500			1,1	2,0	2,9	4,1
550			1,0	1,8	2,6	3,7
600			0,9	1,7	2,4	3,4
650			0,8		2,2	3,2
700			0,8		2,0	2,9
800			0,7		1,8	2,6
900			0,6		1,6	2,3
1 000			0,6		1,4	2,1

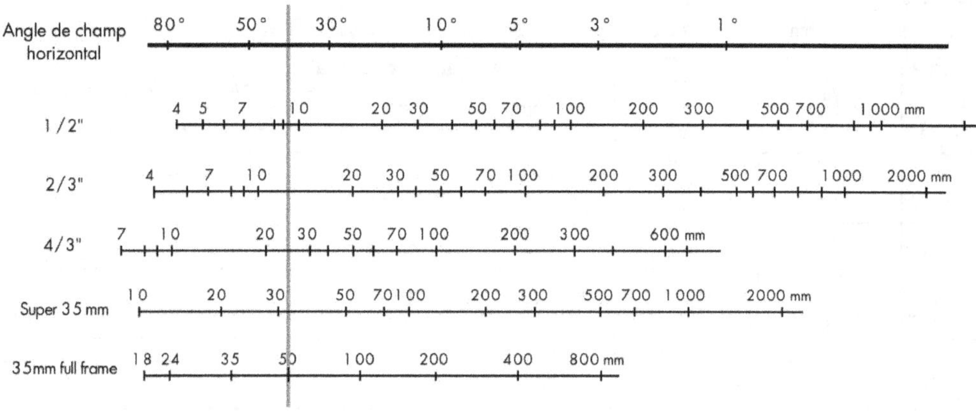

Figure 3.10

Échelle de correspondance des focales en vidéo, film et full frame 24 × 36. Le trait vertical représente la focale « normale » correspondant à notre champ de vision.

Pour obtenir un angle de champ (donc une valeur de cadre) donné, il faut une focale d'autant plus longue que le format de l'objectif est grand. Les focales sont donc plus longues en photo 24 × 36 (ou équivalent 35 mm full frame) qu'en cinéma, et en cinéma qu'en TV.

Le rapport des focales est égal au rapport des formats des objectifs, appelé « facteur de format » ou « coefficient multiplicateur ».

Exemples de calculs

- Avec un objectif 2/3" 15 × 8, quelle est la hauteur minimale d'un objet « O » que l'on peut prendre en plein cadre à une distance de 30 m ?

$$i \text{ (vertical)} = 5,4 \text{ mm}, \quad f = 15 \times 8 = 120 \text{ mm}, \quad D = 30 \text{ m, donc : } O = D.i/f = 1,35 \text{ m.}$$

- Quel est, avec ce même objectif, l'angle de champ horizontal « α » ?

$$\alpha = 2.\text{arctg } (i/2.f), \text{ avec } i \text{ (horizontal)} = 9,6 \text{ mm}, f = 120 \text{ mm, donc : } \alpha \approx 4,6°.$$

- Une caméra 2/3" est placée à 10 m d'une scène. Quelle largeur maximale de cette scène peut-on cadrer avec les focales suivantes : 4,8, 7 et 8,5 mm ?

$O = D.i/f$. On cherche O, avec D = 10 m et i = 9,6 mm :

$$\text{si } f = 4,8 \text{ mm}, \quad O = 19,9 \text{ m}$$
$$\text{si } f = 7 \text{ mm}, \quad O = 13,6 \text{ m}$$
$$\text{si } f = 8,5 \text{ mm}, \quad O = 11,2 \text{ m.}$$

Pour cadrer un personnage avec une caméra broadcast 2/3", on retiendra que :

- pour un plan serré (cadrage poitrine, soit typiquement 45 cm de hauteur), il faut une focale de 60 mm à 5 m, donc 120 mm à 10 m, 180 mm à 15 m et 240 mm à 20 m ;

- pour un plan taille (90 cm de hauteur), on divise les focales par deux, soit 30 mm à 5 m, 60 mm à 10 m, etc. ;

- pour un plan debout (180 cm de hauteur), on divise de nouveau les focales par 2, soit 15 mm à 5 m, 30 mm à 10 m, etc.

3.3.2 *Les focales courtes*

Les objectifs à focales courtes, ou grands-angles, fournissent des plans particulièrement larges à des distances faibles, car ils couvrent un angle de champ relativement important. Le sujet est plus petit qu'avec une focale normale et les différents éléments du plan semblent plus éloignés les uns des autres. C'est ce qui explique que souvent les plateaux de télévision paraissent bien plus spacieux à l'écran qu'ils ne le sont dans la réalité. La perspective est accentuée, mais elle n'est pas modifiée ; elle reste totalement dépendante du point de vue. Les fuyantes convergent davantage vers l'horizon, donnant une sensation de profondeur plus prononcée. Mais un effet de trapèze dû aux déformations des lignes verticales situées sur les bords de l'image est parfois gênant. Par ailleurs, ce rendu perspectif engendre une accélération des mouvements dans l'axe de l'objectif. Les courtes focales sont caractérisées par une grande profondeur de champ : tout est quasiment net à l'image.

3.3.3 *Les focales longues*

Les objectifs à focales longues, ou téléobjectifs, produisent des plans très serrés à de grandes distances, car ils couvrent un champ très étroit. Le sujet est plus grand sur l'image, la perspective est écrasée et les fuyantes sont peu marquées. Les déplacements dans l'axe sont ralentis, tandis que les à-coups et mouvements saccadés de la caméra sont amplifiés. Les longues focales sont caractérisées par une faible profondeur de champ : les éléments situés en avant et en arrière du sujet net sont vite flous, si bien qu'il faut constamment « rattraper le point » si le sujet bouge vers l'avant ou vers l'arrière. Mais en permettant de jouer sur la différence de netteté entre les éléments dans la profondeur de la scène, les longues focales produisent un rendu souvent recherché pour faire ressortir un sujet net sur un fond flou.

3.4 Le zoom

Le zoom offre la possibilité de modifier de manière continue et linéaire la focale d'un objectif, donc l'angle de champ capté. Il modifie la taille apparente des objets sur l'image, mais pas la perspective de la scène (celle-ci ne change qu'en déplaçant la caméra sur son axe optique). Le zoom est un dispositif mécanique, généralement motorisé, assurant le déplacement de certaines lentilles de l'objectif de façon à parcourir une certaine plage de focales. Il permet ainsi de passer d'un plan large à un plan serré ou inversement, tout en conservant la mise au point. Voyons quel est son principe de fonctionnement.

La figure 3.11 montre que si une lentille convergente se déplace le long de son axe optique, la taille de l'image formée change, et la position de cette image également. La figure 3.12 montre qu'en intercalant entre l'objet et la lentille convergente une seconde lentille, cette fois divergente, il est possible de maintenir fixe le plan de formation de l'image, quel que soit son agrandissement.

Le type de configuration de la figure 3.12, employant un groupe optique convergent et un autre divergent, est mis en œuvre dans les objectifs à faible rapport de zoom, notamment en photographie. Bien que beaucoup plus complexe dans sa constitution, un objectif zoom repose globalement sur le même principe (fig. 3.13) : un groupe de lentilles, appelé « variateur », permet de changer l'agrandissement de l'image, tandis qu'un ensemble, appelé « compensateur », est chargé de rattraper la mise au point durant le changement de focale.

En position grand-angle, le variateur se déplace à l'avant de l'objectif, alors qu'en position téléobjectif, il est renvoyé à l'arrière. Les mouvements corrélatifs du variateur et du compensateur sont déterminés par les lois de l'optique, et sont couplés grâce à une pièce portant deux cames. L'une, linéaire, guide le variateur entre ses deux positions extrêmes, l'autre, incurvée, fait faire un aller-retour au compensateur sur toute la plage de variation de la focale.

Figure 3.11 _______
Avec une seule lentille, une modification de l'agrandissement entraîne un déplacement de l'image formée.

Figure 3.12 _______
La combinaison de deux lentilles aux mouvements coordonnés permet de conserver la mise au point quand l'agrandissement de l'image change.

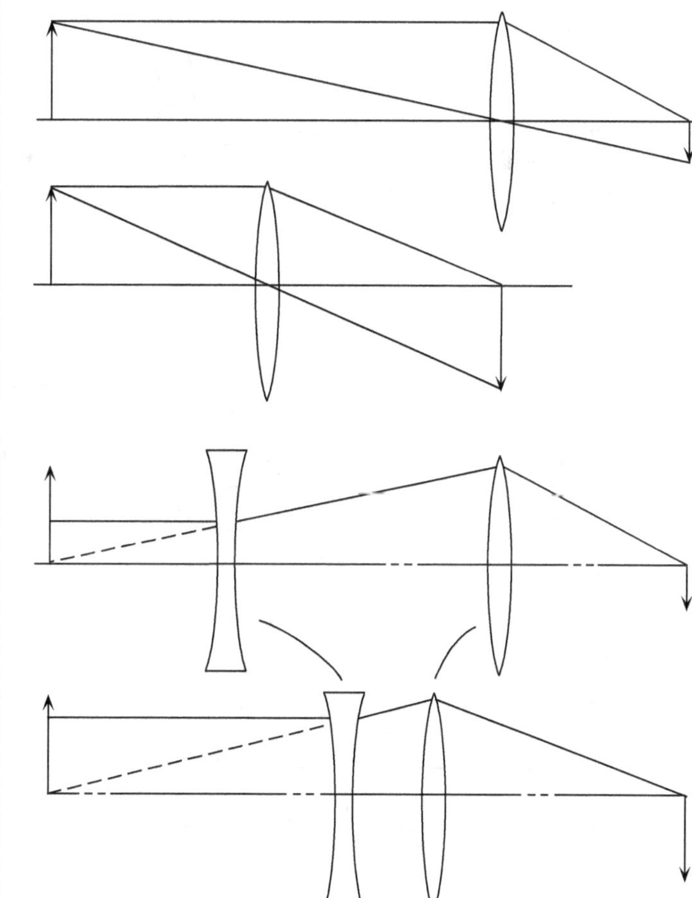

Un objectif zoom permet de faire varier continûment la valeur de la focale pour changer l'agrandissement de l'image, tout en conservant la mise au point. Il est constitué de quatre jeux d'éléments ayant chacun une fonction précise : mise au point, zoom, maintien de la mise au point pendant le zoom et relais de l'image vers le capteur.

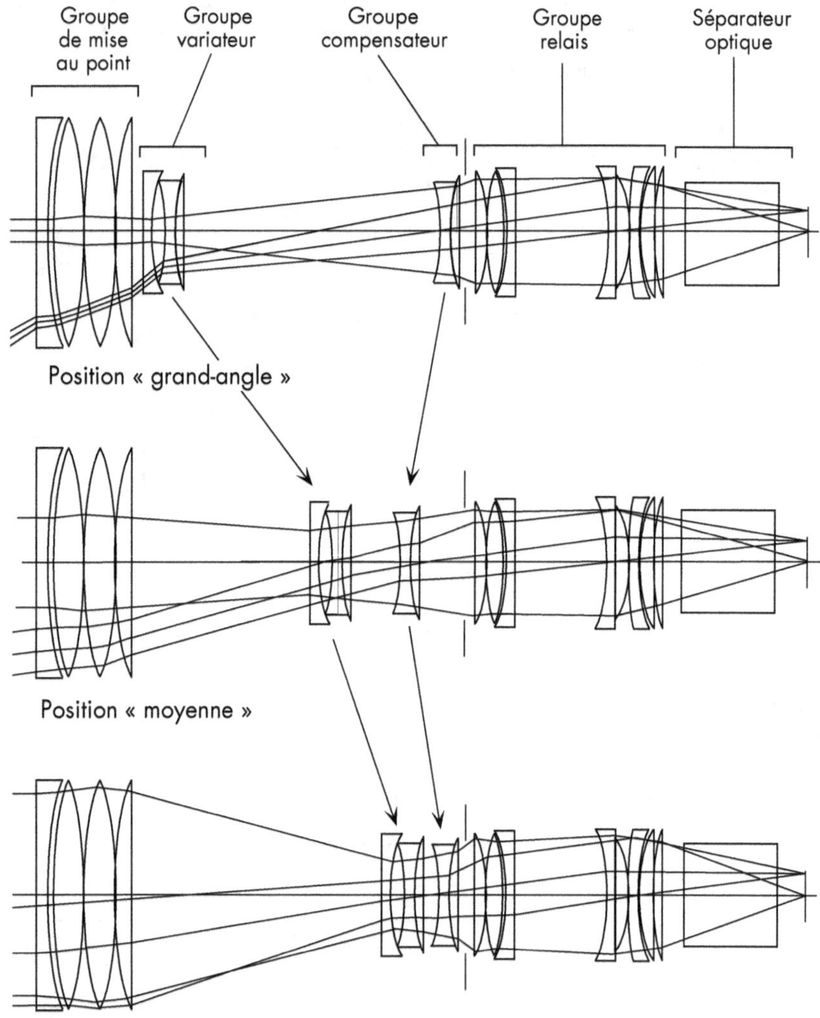

Figure 3.13

Structure du zoom sur un objectif de télévision. Le variateur change l'agrandissement de l'image, tandis que le compensateur maintient la mise au point.

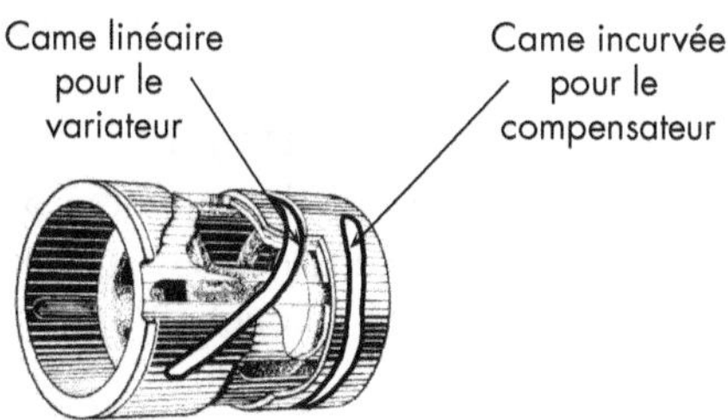

Le rapport de zoom est le rapport entre les focales extrêmes de l'objectif. Il indique le nombre maximal de fois que l'image obtenue à la focale minimale peut être agrandie à la focale maximale. Bien sûr, plus ce rapport est important, plus l'objectif est lourd et encombrant. En télévision, pour faire les plans serrés et moyens, on utilise généralement des objectifs de rapport voisins de 20× dits « standards » sur les plateaux de taille moyenne, et des rapports d'au moins 40× sur les grands plateaux. Dans les salles de concerts, les stades sportifs et les très grands plateaux TV, il est courant de recourir à des téléobjectifs 100× permettant d'obtenir un angle de champ horizontal inférieur à 0,3° (ce qui, pour se donner une idée, correspond grosso modo au diamètre de la lune observée depuis la Terre). Pour les plans larges (grue, travelling, portables…), on emploie dans quasiment tous les cas des grands-angles, dont la plus courte focale de 4,3 mm permet de couvrir un angle de champ de 96° (toutes ces valeurs correspondent au format 2/3"). La très large gamme d'optiques 2/3" conçues pour la télévision, notamment les longues focales autorisées par la taille réduite de ce format (et impossibles à obtenir avec les grands formats), est un atout énorme dans ce domaine d'application. Si bien que la plupart des fabricants de caméras continuent d'utiliser le 2/3" en Ultra HD 4K pour les tournages TV *live*, les grands capteurs étant plutôt orientés vers la fiction, le documentaire, et, surtout, le monde du cinéma.

La désignation d'un objectif broadcast commence typiquement par deux lettres renseignant, selon le code du constructeur, sur le format et la définition, suivies d'un premier nombre indiquant le rapport du zoom, du signe multiplicateur, et d'un second nombre qui est la valeur de la plus courte focale. Suivent plusieurs lettres renseignant sur la présence ou non d'un doubleur de focale et sur le type de motorisation intégrée. Par exemple, le Fujinon HA 23 × 7,6 ERM est un objectif 2/3" (lettre H) à haute définition (lettre A), de rapport 23× et de focale minimale 7,6 mm. Il intègre un doubleur de focale (E) et dispose d'un réglage de mise au point manuel et d'un zoom motorisé (RM).

Grand-angle = focale courte = plan large = profondeur de champ étendue
Téléobjectif = focale longue = plan serré = profondeur de champ réduite

Figure 3.15
Variation de l'angle de champ horizontal en fonction de la focale (objectif 2/3").

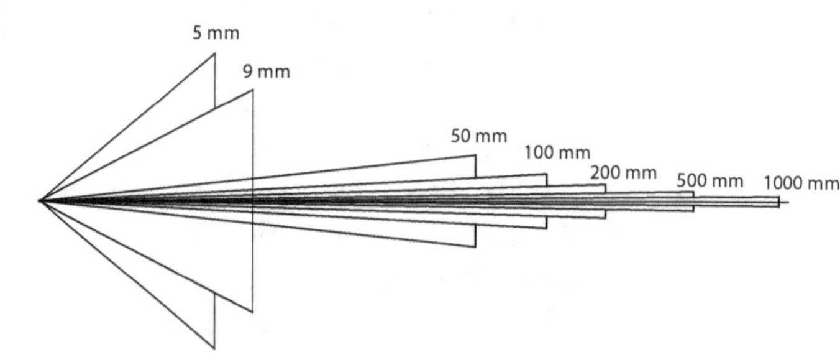

Le tirage optique

Si le plan sur lequel se forme l'image optique projetée par l'objectif ne coïncide pas parfaitement avec le plan de la surface sensible du capteur CCD ou CMOS, il se produit une variation de la mise au point quand la focale change. C'est pourquoi tout objectif zoom est équipé d'un mécanisme de réglage dit « de mise au point arrière ». Ce système permet, par le déplacement d'un groupe de lentilles situé à l'arrière de l'objectif, d'ajuster avec précision la position du plan image. Ce réglage de la mise au point arrière est appelé « tirage optique ». Il doit être corrigé si l'on constate que l'image perd sa netteté lorsque l'on fait varier le zoom. Le tirage optique s'effectue idéalement en faible lumière, à pleine ouverture, avec la plus faible profondeur de champ possible. Il consiste à faire le point en longue focale sur une mire spécifique comportant une zone étoilée très fine, puis à élargir le cadre et à rattraper la perte de netteté au moyen de la bague de tirage (notée *Back focus*, ou *B.f*). Il est généralement nécessaire de répéter la manipulation deux ou trois fois pour l'affiner avant de bloquer cette bague. Le tirage optique doit être systématiquement vérifié chaque fois que l'on change d'objectif sur une caméra.

Le réglage du tirage optique, ou *Back focus*, agit sur le dernier bloc de lentilles (le plus proche de la caméra). Il permet de positionner correctement le plan image de façon à garantir que la mise au point sera constante sur toute la plage de variation du zoom.

3.5 Le diaphragme

Le diaphragme d'un objectif émule une capacité très puissante du système visuel humain. Il contrôle et régule la quantité de lumière incidente provenant de la scène réelle, afin de l'ajuster à un niveau approprié aux caractéristiques de la surface photosensible de la caméra. Il agit en quelque sorte comme la pupille de nos yeux qui s'ouvre en basses lumières et se ferme en hautes lumières. Si le réglage du diaphragme est donc d'abord un paramètre technique, il a également un fort enjeu artistique, notamment parce qu'il influe sur la profondeur de champ, comme nous le verrons par la suite.

3.5.1 *L'ouverture relative*

On appelle « ouverture relative N » d'une lentille, le rapport de sa distance focale f sur son diamètre O ; N est un nombre sans unité, également appelé « Nombre d'ouverture » :

$$N = \frac{f}{O}$$

L'ouverture relative caractérise la quantité de lumière que laisse passer la lentille (le terme « relatif » signifiant « relatif à la focale »). On dit par exemple qu'une lentille de diamètre 100 mm et de distance focale 200 mm « ouvre à f/2 ».

Il est évident qu'à une distance focale donnée, une lentille de grand diamètre laissera passer plus de lumière qu'une lentille de faible diamètre. Ainsi, pour réduire la quantité de lumière traversant une

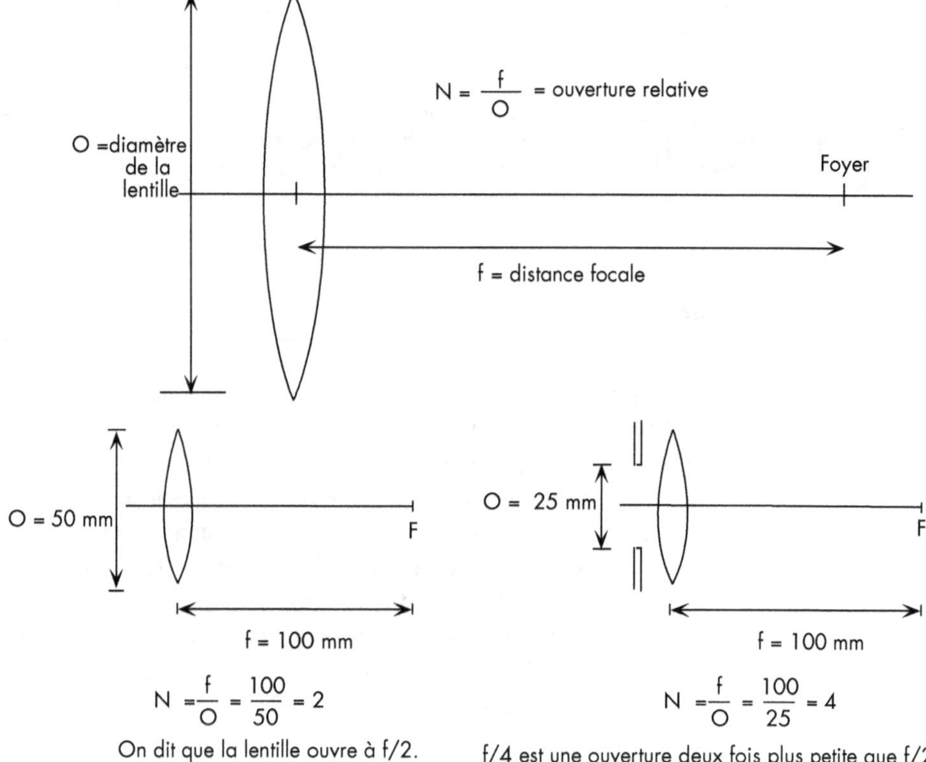

Figure 3.16
L'ouverture relative d'une lentille.

lentille, il suffit d'interposer, sur le trajet du faisceau lumineux incident, un cache circulaire de diamètre variable. Ce cache, appelé « diaphragme à iris », est constitué d'un assemblage de lamelles pivotantes qui crée un orifice de diamètre ajustable, de manière à réduire la section du faisceau lumineux. Par exemple, si l'on réduit le diamètre utile de notre lentille de 100 mm à 50 mm (toujours pour une distance focale de 200 mm), son ouverture relative est abaissée de 200/100 = f/2 à 200/50 = f/4. Dans la pratique, on dit que f/2 est une « grande ouverture » – sous-entendu grand diamètre de diaphragme, donc petit Nombre d'ouverture – alors que f/4 est une plus petite ouverture – sous-entendu plus petit diamètre de diaphragme, donc plus grand Nombre d'ouverture. Cette façon de s'exprimer est une erreur sur le plan purement théorique, mais elle est communément employée dans tous les métiers de l'image.

L'ouverture relative caractérise la quantité de lumière que laisse passer une lentille. Elle s'exprime par le rapport de la distance focale sur le diamètre utile de la lentille (tous deux en mm). Ce rapport est sans unité. Plus la focale augmente, moins la lentille laisse passer de lumière.

3.5.2 *L'échelle des diaphragmes*

Tous les objectifs sont munis d'un système de diaphragme qui permet de faire varier leur diamètre d'ouverture, donc de doser la quantité de lumière les traversant, afin que l'image formée soit correctement exposée.

Les Nombres d'ouverture caractérisant les différentes valeurs d'ouverture du diaphragme représentent le nombre de fois que le diamètre d'ouverture est contenu dans la distance focale. En réalité, le diamètre d'ouverture d'un objectif n'est pas le diamètre de l'ouverture physique du diaphragme, mais le diamètre de l'image du diaphragme projetée sur la lentille frontale. C'est donc le diamètre d'entrée de la lumière à travers le diaphragme, autrement dit la largeur du faisceau lumineux pénétrant de l'objectif. On l'appelle également « diamètre de la pupille d'entrée ».

$$\text{Nombre d'ouverture} = \frac{\text{focale}}{\text{diamètre de la pupille d'entrée}} = \frac{f}{O}$$

Sur un objectif zoom, pour une ouverture donnée, la position de la pupille d'entrée change avec la focale. Son diamètre change aussi, dans les mêmes proportions (le Nombre d'ouverture caractérisant la luminosité de l'image reste ainsi constant). Il est faible en courte focale et élevé en longue focale.

Les nombres gravés sur l'objectif, indiquant les différentes ouvertures du diaphragme, sont tels que le passage d'une valeur à la suivante correspond à un doublement de la quantité de

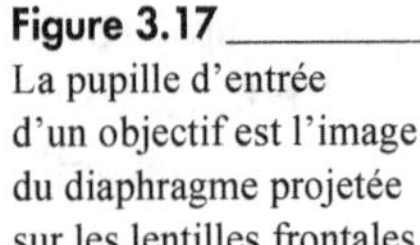
La pupille d'entrée
d'un objectif est l'image
du diaphragme projetée
sur les lentilles frontales.

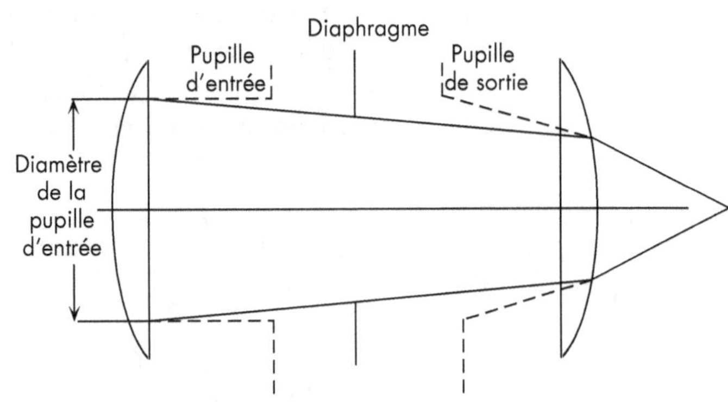

lumière. Or, pour que deux fois plus de lumière passe dans l'objectif, l'ouverture du diaphragme définissant la surface de passage du faisceau lumineux incident doit être deux fois plus grande. La surface d'un cercle étant proportionnelle au carré du diamètre, qui dit surface deux fois plus grande dit diamètre multiplié par $\sqrt{2}$. Ce qui implique que le Nombre d'ouverture soit divisé par $\sqrt{2}$. À la suite d'accords internationaux, les valeurs suivantes ont été normalisées ; elles suivent une progression géométrique de raison $\sqrt{2}$ et sont sans unité.

Ouvert   1   1,4   2   2,8   4   5,6   8   11   16   …   Fermé

Augmenter ou diminuer l'ouverture d'une division de diaphragme revient respectivement à diviser ou à multiplier le Nombre d'ouverture par $\sqrt{2}$. Ainsi, un diaphragme ouvert à f/5,6 laisse passer 4 fois moins de lumière qu'un diaphragme ouvert de 2 divisions de plus, c'est-à-dire à f/2,8. f/4 laisse passer 2 fois plus de lumière que f/5,6, mais 2 fois moins que f/2,8. À noter que l'on travaille parfois avec des demis voire des quarts de diaphragmes pour procéder à des réglages plus fins.

La différence de quantité de lumière correspondant au passage d'une division de diaphragme (un Nombre d'ouverture) à une autre est appelée « un diaph », ou *F Stop* en anglais.

On retiendra que pour une même ouverture relative (la quantité de lumière traversant l'objectif est constante), le diamètre de la pupille d'entrée varie proportionnellement à la distance focale. Par exemple, à f/4, un objectif zoom positionné à la focale

100 mm a une pupille d'entrée de diamètre 2,5 cm, alors qu'à la focale 200 mm, sa pupille d'entrée a un diamètre 5 cm. L'ouverture maximale définit la luminosité d'un objectif.

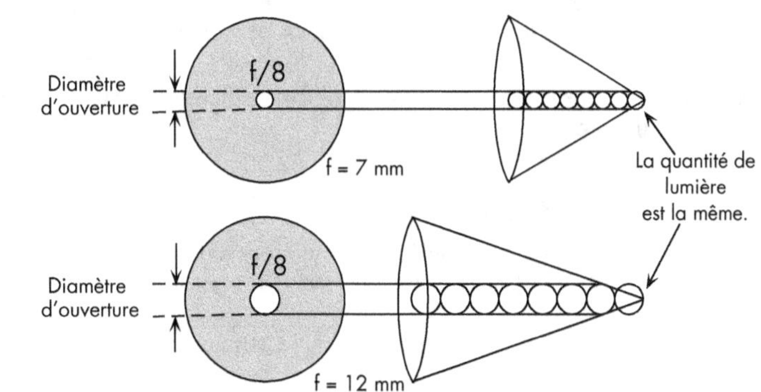

Figure 3.18
Avec un diaphragme réglé à f/8, le diamètre d'ouverture est contenu huit fois dans la distance focale. Il est donc plus grand lorsque la focale est plus longue.

En vidéo, on gagne un 1 diaph chaque fois que l'on augmente le gain de la caméra de 6 dB. Avec la pellicule, on gagne un diaph lorsque l'on double la sensibilité.

La notion de diaph est également utilisée pour exprimer la dynamique lumineuse d'une caméra. Par exemple, une caméra affichant une dynamique de 12 diaphs est mathématiquement capable de reproduire des niveaux lumineux ayant doublé 12 fois, c'est-à-dire un taux de contraste de 2^{12} soit 4 096:1. En réalité cependant, ces valeurs sont inférieures à cause du bruit des capteurs de la caméra.

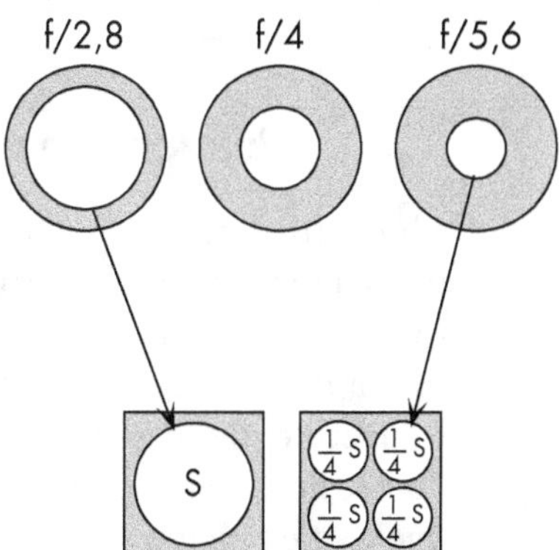

Figure 3.19
Un diaphragme ouvert à f/2,8 laisse passer quatre fois plus de lumière qu'un diaphragme ouvert à f/5,6.

Le Nombre d'ouverture N est proportionnel à la distance focale et inversement proportionnel au diamètre d'ouverture du diaphragme. Plus N est petit, plus le diaphragme est ouvert donc plus l'image est lumineuse.

Entre deux Nombres d'ouverture, l'énergie lumineuse fournie par un objectif change dans un rapport 2. Ouvrir d'un diaph, c'est-à-dire passer d'une division de l'échelle des diaphragmes à celle qui lui est immédiatement inférieure, revient à doubler la quantité de lumière traversant l'objectif.

Un « diaph » ne représente pas une quantité de lumière mais une mesure de la différence de quantité de lumière.

Tableau 3.2

Ouverture du diaphragme et gain équivalent sur une caméra vidéo, en considérant une lentille fictive de 22 mm et en prenant pour référence une ouverture de f/22.

Ouverture du diaphragme f/N	Diamètre de l'ouverture (mm)	Surface relative	Gain vidéo équivalent (dB)
1,4	16	256	48
2	11	128	42
2,8	8	64	36
4	5,5	32	30
5,6	4	16	24
8	2,75	8	18
11	2	4	12
16	1,38	2	6
22	1	1	0

$$+1 \text{ diaph.} = N(\text{ouverture}) / \sqrt{2} = 2 \times \text{plus de lumière} = +6 \text{ dB}$$

3.5.3 *L'ouverture photométrique*

L'ouverture relative, telle que nous venons de la définir, correspond uniquement aux caractéristiques physiques de l'objectif (diamètre du diaphragme à iris, distance focale) ; c'est pourquoi on l'appelle également « ouverture géométrique ». C'est en fait l'ouverture théorique d'un objectif idéal, avec une transmission à 100 % de la lumière incidente. Or, dans la réalité, la lumière perd une partie non négligeable de son énergie lorsqu'elle traverse les multiples lentilles d'un objectif. De ce fait, la surface photosensible de l'équipement de prise de vues reçoit une quantité de lumière inférieure à celle correspondant à l'ouverture géométrique. C'est pourquoi une autre échelle de diaphragme a été parallèlement définie, tenant compte cette fois de la déperdition de lumière au travers des lentilles. Elle est évaluée expérimentalement à partir d'une mesure réelle de l'intensité lumineuse à l'arrière de l'objectif. C'est l'échelle photométrique, que l'on trouve sur les objectifs de caméra film. Elle y est gravée en rouge ou précédée de la lettre T (pour Transmittance), alors que l'échelle géométrique est gravée en blanc et précédée de la lettre F. Les ouvertures géométrique et photométrique sont liées entre elles par la formule suivante :

$$TNo = \frac{FNo}{\sqrt{Transmittance\ (\%)}} \cdot 10$$

Deux objectifs à même ouverture photométrique donnent toujours la même luminosité, alors que ce n'est pas forcément vrai avec l'ouverture géométrique.

L'ouverture photométrique (T) tient compte des pertes de lumière dues aux multiples lentilles de l'objectif, et donne donc une indication de luminosité effective de l'objectif.

3.5.4 *Le ramping (F Drop)*

Nous avons vu que, sur un objectif zoom, le diamètre de la pupille d'entrée s'agrandit avec la focale. Cependant, à pleine ouverture, une fois que le diamètre de la pupille d'entrée a atteint celui de la lentille frontale, il ne peut augmenter davantage. Ainsi, si la focale continue de croître, l'ouverture relative commence à chuter et l'image s'assombrit : ce phénomène est connu sous le nom de *ramping* ou *F Drop*. Pour l'éviter, il faudrait que le diamètre des lentilles du groupe de focalisation soit au moins égal au diamètre théorique de la pupille d'entrée à la plus longue focale et à pleine ouverture. En pratique, cela se traduirait par des objectifs de taille, de poids et de prix trop élevés. C'est pourquoi la plupart des objectifs ne conservent pas leur ouverture relative maximale constante sur toute leur plage de variation de focale. Les constructeurs spécifient toujours, pour la plus longue focale de chacun de leurs objectifs, à quelle valeur chute l'ouverture relative maximale.

Figure 3.20
Exemple de *ramping*.

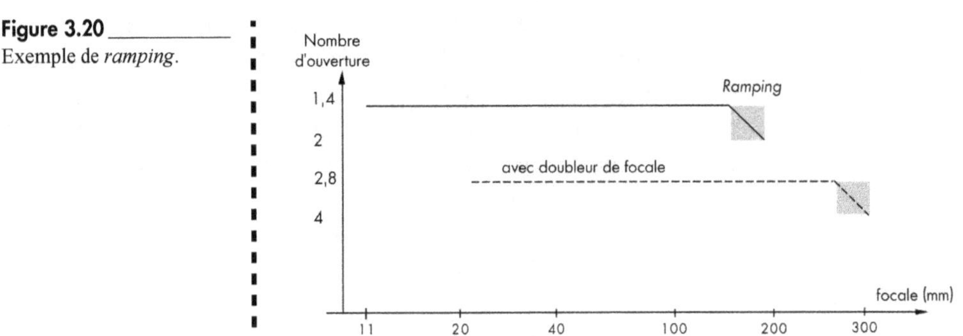

La figure 3.20 donne l'exemple d'un objectif 17 × 11 pour lequel l'ouverture relative maximale est maintenue à f/1,6 sur la plage de focales allant de 8 à 150 mm, puis chute à f/2 pour la plus longue focale.

À pleine ouverture du diaphragme, la luminosité de l'image diminue lorsque le zoom est en longue focale : c'est le phénomène de *ramping*.

3.6 La profondeur de champ

Lorsque l'on fait le point sur un objet, celui-ci n'est pas le seul à apparaître net sur l'image : certains éléments situés devant et derrière lui le semblent également. En réalité, ils ne sont pas exactement nets, mais leur degré de défocalisation est tellement faible qu'il est considéré comme négligeable. La zone de netteté apparente ainsi observée à l'avant et à l'arrière de la distance de mise au point est appelée « profondeur de champ ». La maîtrise de la profondeur de champ joue un rôle déterminant dans l'esthétique de l'image. Plus elle est faible, plus elle contribue à la mise en valeur de certaines de ses composantes, tout en donnant du relief à l'ensemble. Elle permet notamment d'attirer davantage l'attention sur un sujet en le dégageant d'un environnement d'arrière-plan flou, ou d'avoir des amorces floues en premier plan, etc. En revanche, plus la profondeur de champ est faible, plus il est difficile de faire le point. Nous y revenons plus loin.

On l'aura compris, la profondeur de champ n'est pas une mesure absolue mais une notion purement subjective. En effet, le degré de netteté autour du plan de mise au point décroît progressivement de part et d'autre de celui-ci (on peut même dire qu'en théorie pure la profondeur de champ n'existe pas…). Pour définir la profondeur de champ, il faut donc établir à partir de quel degré de netteté on peut considérer qu'un point image observé est « net » ou « flou ». Cette tolérance est définie deux paramètres fondamentaux qui sont le cercle de confusion et la profondeur de foyer.

3.6.1 *Le cercle de confusion*

La nature même de l'optique est telle qu'un objectif, le plus performant soit-il, ne peut pas reproduire l'image d'un point élémentaire sous la forme d'un point aussi précis que l'original. Au mieux, il forme sur le plan image une minuscule tache circulaire qui, si sa taille est suffisamment faible, peut être visuellement considérée comme un point sur l'image finale. Cette taille limite que peut prendre une tache circulaire pour être assimilée à un point net est définie par ce que l'on appelle « le cercle de confusion » (CdC). La taille admissible de ce cercle de confusion dépend des dimensions de la surface photosensible de la caméra ainsi que de la définition de l'image.

Le cercle de confusion définit donc la taille maximale que peut prendre un minuscule disque lumineux sur la surface photosensible de la caméra, pour que son image visualisée sur un écran soit encore considérée par nos yeux comme un point net. On comprend ici que, du fait qu'il fait intervenir la notion subjective de netteté admissible, le diamètre du cercle de confusion est donné à titre indicatif car il dépend de l'acuité visuelle de l'observateur, de la taille du capteur et des performances du système d'affichage.

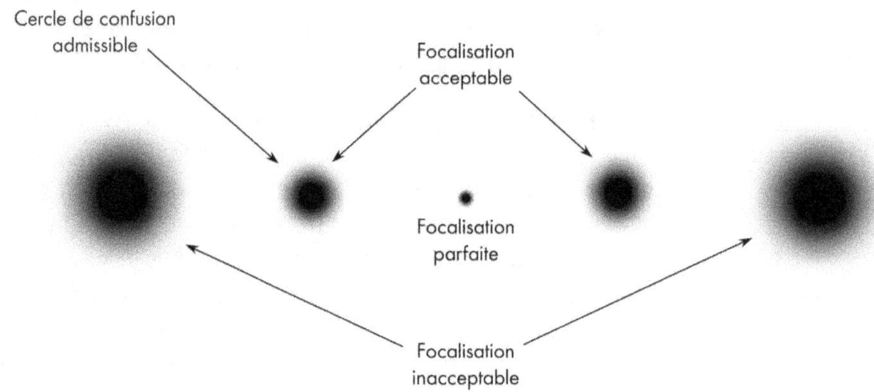

Figure 3.21
Le cercle de confusion.

On peut calculer la valeur théorique du cercle de confusion sur un capteur photosensible à partir de sa taille et du nombre de pixels de l'image. Par exemple, un capteur 2/3" HD de dimensions 9,4 × 5,6 mm doit afficher une image contenant 1 920 × 1 080 pixels, ce qui donne une taille de photosite de 4,9 × 5,1 µm. Pour distinguer deux pixels sur l'image, il faut deux photosites sur le capteur, soit un cercle de confusion de l'ordre de 0,010 nm. Ce calcul théorique ne reflète cependant pas exactement la réalité. D'autres paramètres de la caméra sont à prendre en considération, comme le décalage spatial des pixels (qui augmente virtuellement la résolution) et le filtre optique passe-bas (qui la réduit de manière assez drastique)... Au final, c'est la valeur de 0,0089 mm qui est retenue en pratique en 2/3" HD. Dans le cas de la pellicule, la taille des grains d'halogénure varie en fonction de la sensibilité entre un et plusieurs dizaines de microns. Mais pour les calculs de profondeur de champ, on accepte communément la valeur de 0,021 mm pour le 35 mm film, et 0,30 mm pour le full frame 24 × 36. À noter que certains fabricants de caméras numériques à grand capteurs (avec plus de 20 millions de pixels) préfèrent brider volontairement le cercle de confusion à une valeur proche de celle de la pellicule 35 mm pour limiter le piqué exacerbé dont est capable l'image numérique. Les valeurs de référence communément admises en fonction des supports sont données dans le tableau 3.3.

Tableau 3.3

Valeurs courantes du diamètre du cercle de confusion.

Support	Diamètre du cercle de confusion
35 mm full frame	0,030 mm
Film Super 35 mm	0,021 mm
Film 16 mm	0,0127 mm
Super 35 numérique	0,016 mm
Vidéo 4/3"	0,0185 mm
Vidéo 2/3" SD	0,021 mm
Vidéo 2/3" HD	0,0089 mm
Vidéo 1/2" SD	0,016 mm
Vidéo 1/2" HD	0,007 mm
Vidéo 1/3" SD	0,011 mm
Vidéo 1/3" HD	0,005 mm

Le cercle de confusion (CdC) représente le diamètre minimal du flou. Plus précisément, il correspond au diamètre maximal d'une minuscule tache circulaire (sur la surface photosensible de la caméra) que l'œil confond avec un point (sur l'image finale observée) et qu'il considère donc comme net. Le CdC permet ainsi de déterminer la limite entre ce qui est net et ce qui est pour nos yeux flou sur une image. Plus le capteur est grand, plus la valeur du cercle de confusion est élevée.

3.6.2 Les paramètres liés à la profondeur de champ

La notion de cercle de confusion implique qu'il existe une petite zone de netteté de part et d'autre du plan de formation de l'image optique. Cet intervalle du champ image où l'on admet comme nette toute image qui s'y forme est appelé « profondeur de foyer ». On peut ainsi dire que la profondeur de foyer est constituée par tous les plans contenant les cercles de confusion.

Intéressons-nous à présent à ce qui se passe de l'autre côté de l'objectif, c'est-à-dire à la position des objets réels correspondant aux plans images admis comme nets. L'image d'un objet réel O est mathématiquement exacte sur le plan de la surface photosensible (que l'on considère parfaitement stable), mais il existe d'autres objets, situés de part et d'autre de O, qui donnent eux aussi des images perçues comme nettes sur ce même plan. C'est précisément cette partie de la zone objet pour laquelle est observée cette plage de netteté autour de la distance de mise au point qui est appelée « profondeur de champ » (PdC). Elle est d'autant plus élevée que la profondeur de foyer est grande.

La profondeur de champ est donc la distance maximale pouvant séparer deux objets situés en avant et en arrière du plan de mise au point, entre lesquels tous les éléments sont perçus comme nets sur l'image. Si cette zone de netteté est courte, on dit que la profondeur de champ est faible : le sujet est net mais l'arrière et l'avant-plan sont flous. À l'inverse, une profondeur de champ élevée restituera une image très détaillée, avec un avant-plan et un arrière-plan nets, mais qui manquera de relief.

La profondeur de champ dépend à la fois du format de l'objectif, de la focale, du diaphragme et de la distance de mise au point :

- plus le diaphragme est fermé, donc plus N est grand, plus la profondeur de champ est grande, et réciproquement. À pleine ouverture, la profondeur de champ est très faible et enserre le plan de mise au point ;

- plus la focale de l'objectif est longue, plus la profondeur de champ est faible (donc plus il est difficile de faire le point), la réciproque étant également vraie ;

- plus le sujet principal est éloigné de l'objectif, plus la profondeur de champ est grande, et inversement. La profondeur de champ est plus élevée à l'arrière qu'à l'avant du plan de mise au point. avec une répartition d'environ 1/3 à l'avant et 2/3 à l'arrière ;

- plus le format de l'objectif est grand, plus la profondeur de champ est faible à une ouverture donnée. En effet, plus le format est grand, plus il a besoin d'une focale longue pour capter un angle de champ donné. À l'inverse, plus le format est petit, plus la profondeur de champ est élevée et donc plus il est facile de faire le point. La profondeur de champ fournie par deux objectifs de formats différents varie de façon inversement proportionnelle au facteur de format (ou coefficient multiplicateur) entre ces deux objectifs.

L'une des plaies des tout petits formats, utilisés notamment dans les équipements grand public, est qu'ils délivrent une profondeur de champ terriblement étendue, à tel point que tout apparaît net dans une image désespérément plate.

À l'inverse, les grands formats autorisent une profondeur de champ très réduite, permettant de soigner son image en détachant aisément un sujet d'un avant plan ou d'un arrière-plan élégamment flou. La faible profondeur de champ est d'ailleurs l'une des caractéristiques clé de l'image cinéma par rapport à l'image TV. Une faible profondeur de champ permet notamment d'obtenir sur les plans serrés ce que l'on appelle l'effet « bokeh ». Ce terme japonais désigne l'art de gérer le flou sur une image, avec notamment des points lumineux transformés en taches plus ou moins rondes (en fonction de la forme du diaphragme de l'objectif) très esthétiques. Pour réduire la profondeur de champ lors d'un tournage, il faut travailler au diaphragme le plus ouvert possible en recourant à un filtre de densité neutre et en sélectionnant sur la caméra un gain négatif (-3 ou -6 dB).

Mais attention, si une faible profondeur de champ est parfaitement adaptée aux tournages de fictions et documentaires pour lesquels le chef opérateur peut prendre le temps de travailler posément chaque plan et ajuster minutieusement la focalisation sur son sujet, elle ne l'est pas du tout pour l'acquisition *live* en TV broadcast. Elle pose en effet de grandes difficultés de mise au point, surtout lors de la captation d'événements sportifs ou de concerts, durant lesquels le cadreur doit suivre en permanence des personnages en mouvement rapide. Par ailleurs, une grande profondeur de champ est considérée comme un atout pour les tournages de type reportage news, où la rapidité et la simplicité de captation priment largement sur l'aspect artistique.

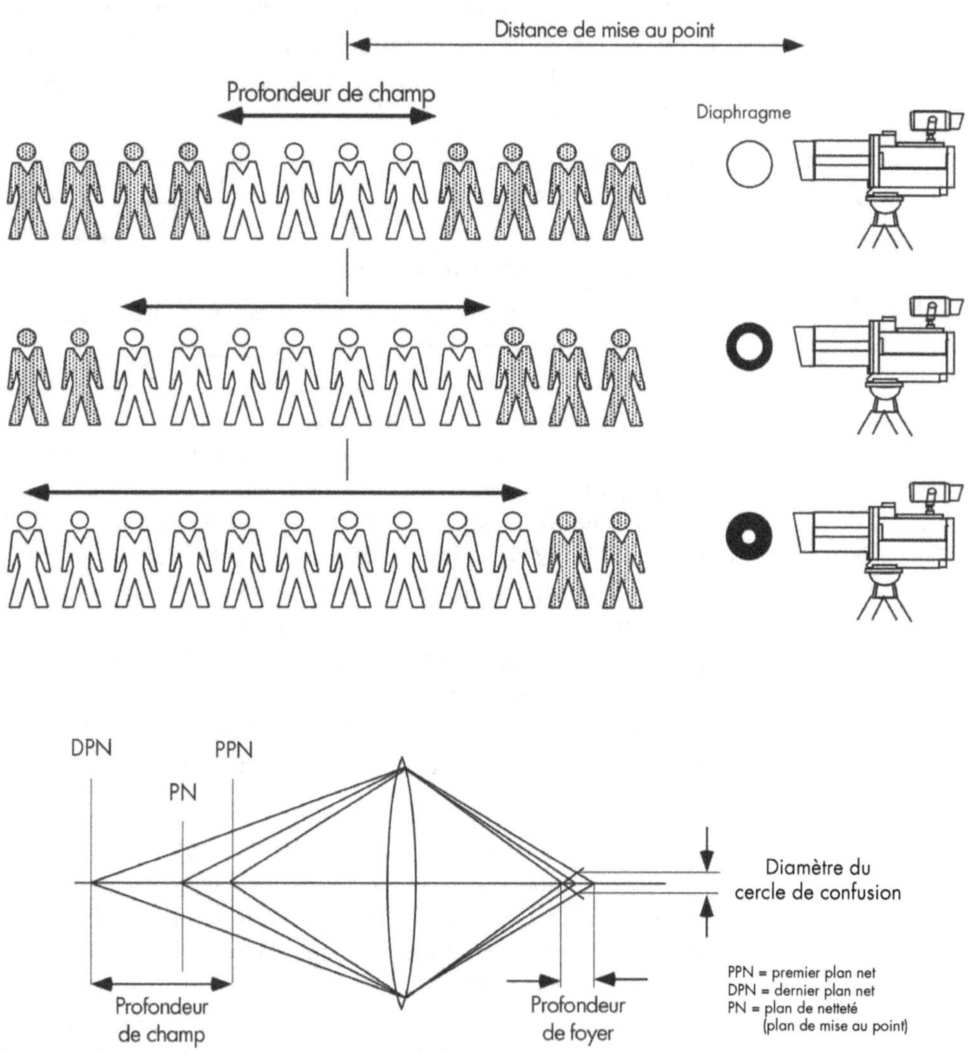

Figure 3.22
La profondeur de champ.

En vidéo haute définition, le diamètre du cercle de confusion est environ deux fois plus petit qu'en définition standard sur un capteur de même taille, ce qui se traduit par une profondeur de champ deux fois plus faible. Prenons le cas de deux objectifs de même format, l'un SD, l'autre HD. Le diaphragme est à pleine ouverture, le sujet à cadrer est à 10 mètres de la caméra, et les deux objectifs sont en position téléobjectif. Sur l'objectif SD, la profondeur de champ s'étend de 6,8 à 18,5 mètres. Sur l'objectif HD, elle est réduite à une plage de seulement 8,2 à 12,6 mètres.

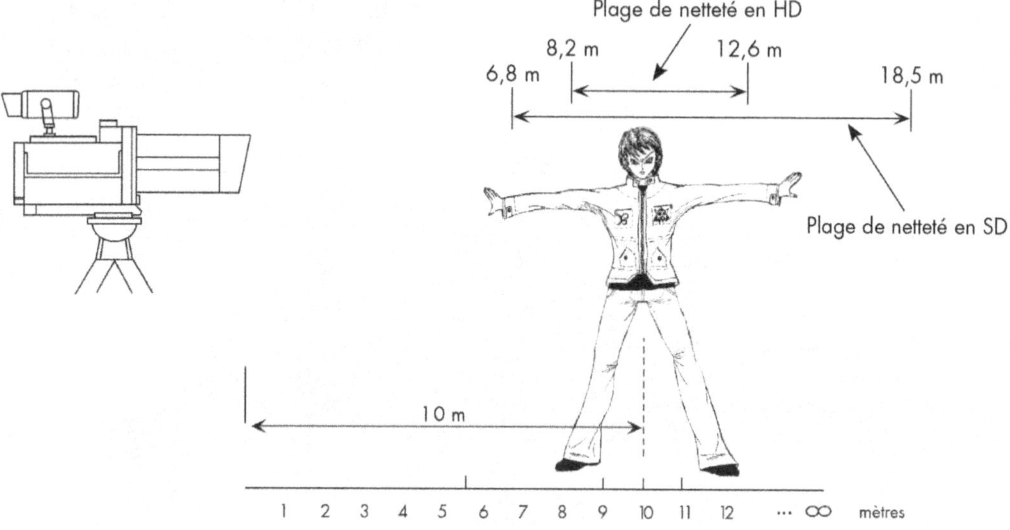

Figure 3.23

Un objectif HD est caractérisé par une profondeur de champ deux fois plus faible qu'un objectif SD.

Figure 3.24

Comparaison de la profondeur de champ de différents formats d'objectifs (à ouverture constante).

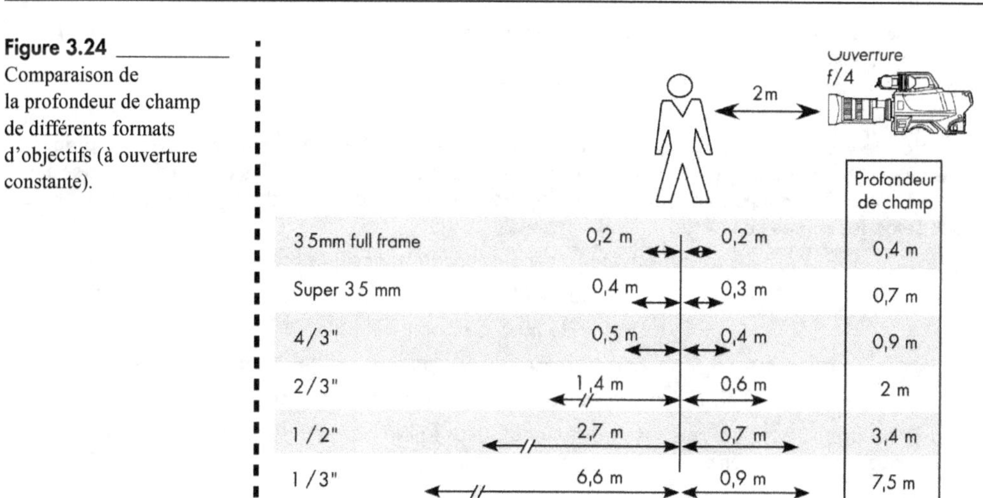

Examinons à présent quel est l'effet d'une légère défocalisation dans les deux cas. La figure 3.23 donne les courbes de MTF de deux objectifs SD et HD (voir, si nécessaire, le paragraphe traitant de la fonction de transfert de modulation). À la fréquence spatiale de 800 lignes TV par hauteur d'image (LTV/Ph), le taux de modulation est de 80 % en HD et de 65 % en SD. Une légère défocalisation, qui fait chuter de 10 % le taux de modulation de l'objectif SD, se traduit par une chute de 50 % du taux de modulation en HD.

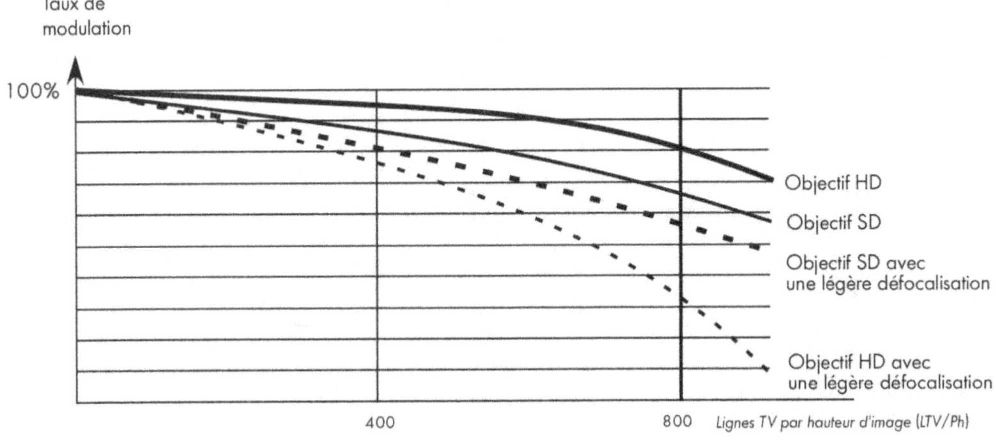

Figure 3.25

Une légère défocalisation produit à 800 LTV/Ph une chute du taux de modulation (taux de contraste des détails fins) de 10 % en SD, mais de 50 % en HD.

La profondeur de champ (PdC) est l'étendue de la zone de netteté en deçà et au-delà du plan de mise au point (soit l'espace entre le plan net le plus proche et celui le plus éloigné). Elle dépend du format de l'objectif, de l'ouverture du diaphragme, de la focale et de la distance de mise au point selon les règles suivantes.

Grande ouverture de diaphragme = Faible PdC

Longue focale = Faible PdC

Faible distance de mise au point = Faible PdC

Grand format d'objectif (grande surface photosensible) = Faible PdC

PdC = 1/3 à l'avant + 2/3 à l'arrière du plan de mise au point

Les grands formats sont caractérisés par une PdC plus faible parce qu'ils ont besoin d'une focale plus longue pour capturer un même angle de champ.

Une faible PdC est souvent recherchée pour produire une image esthétique dans laquelle seule une faible partie des éléments est nette, le reste étant à différents degrés de flou. Mais une faible PdC n'est pas adaptée à la captation TV *live* du fait de la difficulté de mise au point qu'elle implique.

La mise au point s'effectue avec la meilleure précision en longue focale et à pleine ouverture du diaphragme.

3.6.3 *La distance hyperfocale*

La distance hyperfocale est la distance minimale au-delà de laquelle tous les objets cadrés sont nets lorsque le point est fait sur l'infini. Si le point est fait à la distance hyperfocale, on est net depuis la moitié de cette distance jusqu'à l'infini.

La distance hyperfocale se calcule pour chaque objectif en fonction de la focale, de l'ouverture, ainsi que du diamètre du cercle de confusion, avec la formule ci-dessous. On notera qu'elle varie proportionnellement à la focale et de manière inversement proportionnelle à l'ouverture.

$$\text{dist. hyperfocale} = \frac{(\text{distance focale})^2 \times 0{,}001}{\text{N. d'ouverture} \times \text{diam. cercle de confusion}}$$

Par exemple, avec un objectif 2/3" réglé à une focale de 35 mm et un diaphragme de f/5,6, la distance hyperfocale est de 24,6 m. Si le point est fait à 24,6 m ou au-delà, la netteté est obtenue de 12,3 m à l'infini.

L'hyperfocale est très pratique en reportage news puisqu'elle simplifie le réglage de la mise au point dans des conditions de tournage extrêmes. Il faut alors privilégier les focales courtes et les faibles ouvertures du diaphragme. Elle est aussi utilisée en photo pour la fabrication d'appareils simples (jetables, numériques d'entrée de gamme, téléphones portables) dépourvus de réglage de mise au point. Au-delà de 1 mètre, tout est net…

Tableau 3.4

Exemples de distances hyperfocales. Plus le format est grand, plus la distance hyperfocale est élevée, et plus la profondeur de champ est faible.

Format	Focale « normale »	Ouverture	Distance hyper-focale
35 mm full frame	50 mm	f/2 f/8	41,6 m 10,4 m
35 mm film	33 mm	f/2 f/8	25,2 m 6,3 m
4/3"	25 mm	f/2 f/8	16,8 m 4,2 m
2/3"	13 mm	f/2 f/8	9,5 m 2,4 m
1/2"	9,5 mm	f/2 f/8	6,4 m 1,6 m
1/3"	6,5 mm	f/2 f/8	4,2 m 1 m

3.7 Les formats d'objectif

Il existe une grande variété de formats d'objectifs, chacun étant adapté aux formats de capteurs photosensibles existants : 2/3", 1/3", 1/2" pour la TV, et Super 35 mm, 4/3", 35 mm full frame, etc., pour le cinéma et la photo. Le format d'un objectif est implicitement lié à ses dimensions physiques. De manière générale, plus il est grand, meilleures sont les performances optiques et le rendu de l'image : résolution supérieure, angle de champ plus large, meilleure sensibilité, profondeur de champ plus faible...

Si chaque format d'objectif est initialement conçu pour être appairé à un capteur de même format, il est possible d'utiliser un objectif donné avec un capteur de taille différente, via un adaptateur de monture. Et c'est là que les choses se compliquent. Si l'objectif est de format supérieur à celui du capteur, il projette une image optique plus grande que la surface photosensible, donc l'angle de champ réceptionné est réduit à focale égale. Cela se traduit par un décalage de la correspondance angle de champ/focale, conduisant à des plans plus serrés. Plus le format de l'objectif est grand par rapport à celui de la caméra, plus le champ visuel réceptionné est réduit à sa partie centrale. À l'inverse, si l'on utilise directement un objectif donné avec une caméra dont les capteurs sont de taille supérieure, il se produit un vignetage (assombrissement aux quatre coins) qui rend l'image inexploitable. L'image optique est en effet ici plus petite que la surface utile du capteur et ne le couvre pas dans son intégralité. Il existe cependant des adaptateurs, à utiliser occasionnellement car peu qualitatifs, permettant d'élargir le cercle image projeté par un objectif afin de lui faire couvrir l'intégralité d'un capteur plus grand.

Figure 3.26 ___________
L'adaptation format d'objectif/taille de capteur affecte l'angle de champ réellement obtenu. Exemple de rendu d'un objectif 35 mm full frame sur différents formats de capteurs, à même focale et sans adaptation optique.

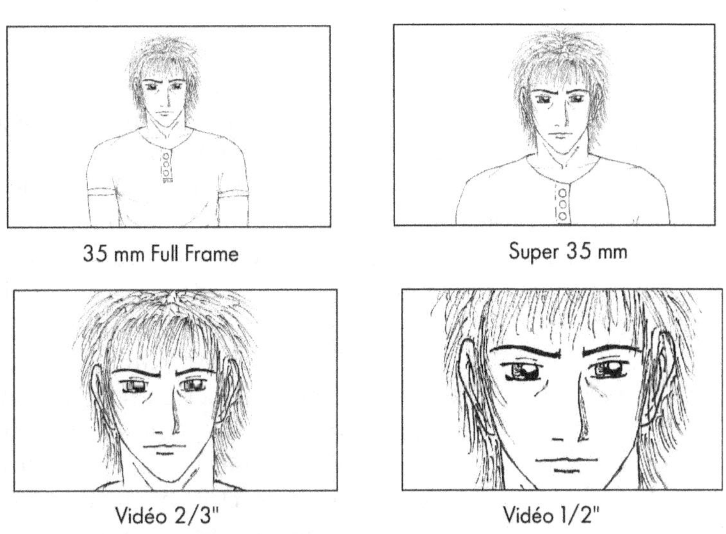

À focale identique, plus le format d'un objectif est grand, plus le champ cadré est large, et inversement. Donc plus il faut une focale longue pour obtenir un plan donné, ce qui induit une faible profondeur de champ.

3.7.1 *Le facteur de format*

Également appelé « coefficient multiplicateur » ou « facteur de conversion », le facteur de format exprime le rapport entre les formats de deux objectifs. Il se calcule simplement en divisant la diagonale de l'image fournie par un objectif A par la diagonale de celle fournie par un objectif B (on considère la diagonale car les différents formats n'ont pas souvent le même ratio). Par exemple, le facteur de format entre un objectif 2/3" (diagonale 11 mm) et un objectif 1/3" (diagonale 6 mm) est égal à 11/6, soit 1,83. Autre exemple, le facteur de format entre un objectif cinéma Super 35 mm (diagonale 28,48 mm) et un objectif TV 2/3" est égal à 2,6.

Le facteur de format est un paramètre très utile, qui permet tout d'abord de connaître les focales réellement obtenues lorsque l'on utilise un objectif d'un format donné sur une caméra de format différent. Il permet également de mettre en relation plusieurs caractéristiques d'objectifs de formats différents.

- L'angle de champ : diviser la focale du plus grand format par le facteur de format. Par exemple, un objectif 2/3" à la focale de 20 mm donnera le même angle de champ qu'un objectif 1/3" à la focale de 10,9 mm (20/1,83). On peut aussi dire qu'un objectif 1/2" à 20 mm donnera un angle de champ 1,83× plus étroit qu'un objectif 2/3" à cette même focale de 20 mm. Autre exemple, une focale de 25 mm sur objectif film Super 35 mm correspond à une focale de 9,5 mm sur un objectif 2/3". Autre exemple encore, si l'on utilise une optique 35 mm full frame sur une caméra Super 35 mm, il faut multiplier par 1,5 les focales affichées sur l'objectif pour connaître les focales réellement obtenues. On retiendra que plus le facteur de format est élevé, plus l'objectif délivre un plan serré pour une focale donnée. Quand il fait référence au full frame 24 × 36, le facteur de format est communément appelé *crop factor*. Par exemple, le *crop factor* du Super 35 est de 1,5 et celui du 2/3" est de 3,9.

- L'ouverture (en considérant égaux les autres paramètres) : diviser le Nombre d'ouverture du plus grand format par le facteur de format. Par exemple, une ouverture de f/8 en 2/3" sera équivalente à une ouverture de f/4,4 en 1/3" (avec une caméra de même technologie).

- La profondeur de champ (hors mode Macro et en dehors de la région hyperfocale) : diviser à la fois le Nombre d'ouverture et la distance focale du plus grand format par le facteur de format (pour obtenir une équivalence à même angle de champ). Par exemple, la profondeur de champ d'un objectif 2/3" de focale 20 mm ouvert à f/8 est équivalente à celle d'un objectif 1/3" de focale 10,9 mm ouvert à f/4,4 et couvrant le même champ visuel.

- La diffraction : diviser le Nombre d'ouverture par le plus grand facteur de format pour évaluer la perte de contraste due à la diffraction. Par exemple, la diffraction d'un objectif 2/3" à f/8 sera équivalente à celle d'un objectif 1/3" à f/4,4.

- La résolution linéaire : multiplier la résolution en paires de lignes par millimètre (pl/mm) du plus grand format par le facteur de format. Par exemple, un objectif HD devant reproduire fidèlement la totalité des 1 920 pixels par ligne doit offrir une résolution linéaire de 100 paires de lignes par millimètre (pl/mm) en 2/3", donc de 183 pl/mm en 1/3" (voir la section traitant de la fonction de transfert de modulation pour plus de détails).

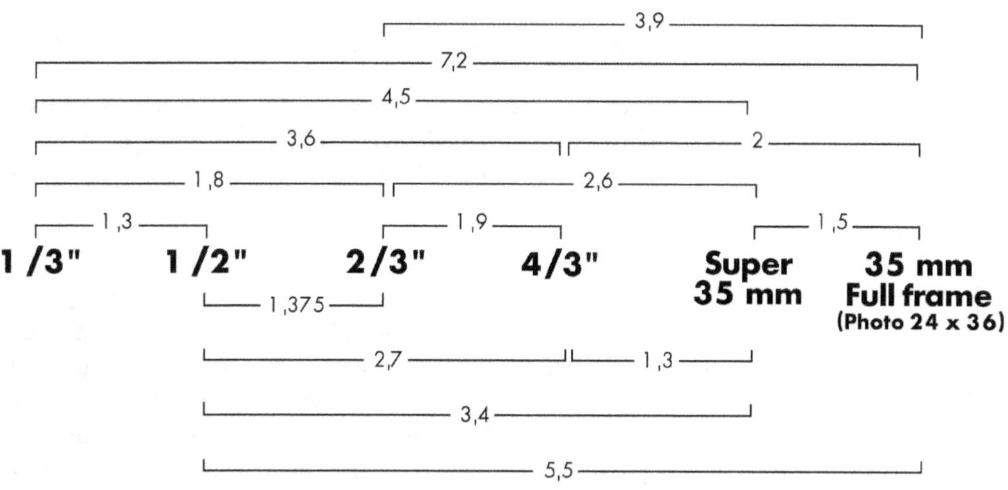

Figure 3.27

Les principaux facteurs de format.

Tableau 3.5

Table d'équivalence de focales pour différents formats d'objectifs.

35 mm full frame	24 mm	50 mm	100 mm	200 mm	300 mm
Super 35 mm	15 mm	31 mm	63 mm	126 mm	189 mm
4/3"	12 mm	25 mm	50 mm	100 mm	150 mm
2/3"	6,1 mm	13 mm	25 mm	51 mm	76 mm
1/2"	4,4 mm	9,2 mm	18 mm	37 mm	55 mm
1/3"	3,3 mm	6,9 mm	14 mm	28 mm	42 mm

Tableau 3.6

Table de conversion des ouvertures pour obtenir la même profondeur de champ avec différents formats d'objectifs.

35 mm full frame	f/41	f/26	f/22	f/18	f/11
Super 35 mm	f/26	f/16	f/14	f/11	f/6,8
4/3"	f/21	f/13	f/11	f/9	f/5,6
2/3"	f/11	f/6,7	f/5,6	f/4,6	f/3
1/2"	f/8	f/4,9	f/4	f/3,2	f/2,1
1/3"	f/5,6	f/3,6	f/3	f/2,4	f/1,6

3.7.2 Les catégories d'objectifs

Dans le monde de la vidéo, on distingue quatre grandes catégories d'objectifs, chacune adaptée à un type d'usage, deux étant conçues pour la TV (EFP, ENG) et deux étant spécifiques au cinéma (Cine Style, Prime Lens).

EFP

Les objectifs EFP sont des objectifs dits « lourds » offrant les rapports de zoom les plus puissants (plus de 100×) et utilisés uniquement sur des caméras en configuration « studio », c'est-à-dire sur un pied à colonne élévatrice 3 ou 4 étages monté sur système pneumatique. Ils sont utilisés essentiellement sur les très grands plateaux, les stades, les salles de concerts, etc. De telles amplitudes de zoom ne sont possibles que grâce à la taille réduite des capteurs 2/3" universellement utilisés en TV broadcast en SD, HD et Ultra HD 4K. Il est inconcevable d'en fabriquer pour des formats de capteurs supérieurs, car leur volume et leur poids seraient prohibitifs.

ENG

Les objectifs ENG sont conventionnellement tous les objectifs légers utilisés pour les applications TV, en caméra portable ou sur trépied à tête fluide hydraulique. En configuration portable, ils permettent au cadreur de contrôler le point et le diaphragme. Pour des raisons pratiques, l'intégralité de la plage de mise au point est parcourue sur seulement un tiers de la rotation de la bague. Cela donne au cadreur une bonne aisance de manipulation pour des tournages à l'épaule, mais n'offre que peu de précision de focalisation. En configuration plateau, les réglages du point et du zoom sont déportés au niveau des poignées de commande, tandis que la gestion du diaphragme est laissée au soin de l'ingénieur de la vision en régie. Ces optiques sont disponibles pour capteurs 2/3", 1/2" et 1/3".

Cine Style

Les objectifs Cine Style sont également des objectifs légers, mais dont l'ergonomie et le mode opératoire sont uniquement adaptés au tournage film (elles ne conviennent pas pour la production TV *live*). Ici ce n'est plus le cadreur qui pilote le diaphragme, le zoom et la mise au point, mais un opérateur dédié appelé *focus puller*. Et afin de permettre une latitude plus large, donc un réglage plus précis de la mise au point, la course de la bague focus est ici de l'ordre de 300°. Ces objectifs haut de gamme sont également caractérisés par une maximisation des performances optiques générales et constituent ce qu'il y a de meilleur en matière d'objectif zoom, avec toutefois des rapports de zoom très limités (pas plus de 12×). Ces optiques sont compatibles avec les capteurs Super 35 mm.

Prime Lens

Les objectifs Prime Lens sont des optiques uniquement à focales fixes uniquement, destinées aux caméras de cinéma numérique. Ils sont généralement proposés en séries de cinq ou six modèles, chacun étant totalement optimisé pour la focale particulière à laquelle il est calculé (par exemple 18 mm, 25 mm, 32 mm, 50 mm et 85 mm). Il faut en effet savoir que la flexibilité d'exploitation offerte par les optiques zoom a un prix : le nombre de lentilles nécessaire à la variation de focales est tel que les performances optiques ne sont pas constantes sur toute la plage du zoom. Même si elles atteignent aujourd'hui de très hauts niveaux, elles restent toujours en dessous d'un équivalent en focale fixe en termes de distorsion, *ramping*, aberrations chromatiques, etc. De plus, du fait qu'elles intègrent moins de lentilles, les optiques Prime Lens à focale fixe sont plus lumineuses d'un diaph par rapport à une optique zoom. Ces optiques exceptionnelles couvrent l'intégralité des capteurs au format 35 mm full frame et sont celles qui offrent les plus faibles profondeurs de champ. Leur utilisation est cependant beaucoup moins souple que celle d'un Cine Style, l'absence du zoom impliquant de changer d'objectif à chaque fois que l'on souhaite changer de focale…

Figure 3.28
Les catégories d'objectifs TV/cinéma.

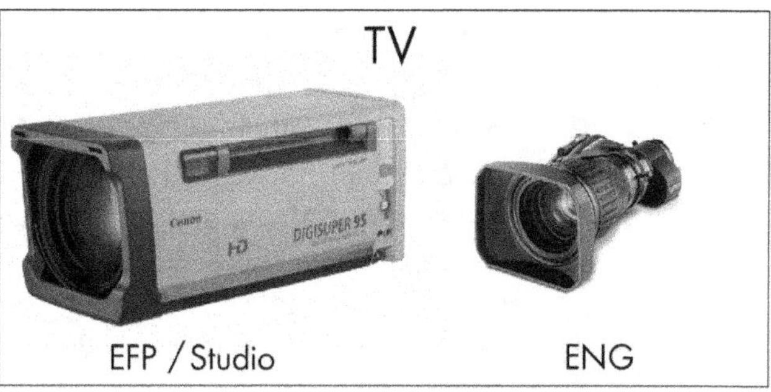

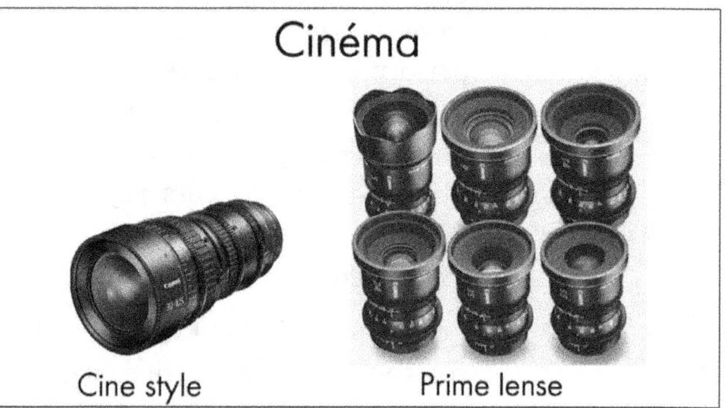

 # Les aberrations optiques

Tous les objectifs sont affectés d'un ensemble de défauts de transmission optique communément appelés « aberrations optiques », qui se traduisent par des imperfections plus ou moins perceptibles sur l'image. Celles-ci touchent selon les cas le piqué, la précision des couleurs, le contraste et la géométrie. Les innovations technologiques, conduisant à la fabrication de lentilles de plus en plus sophistiquées, contribuent certes de plus en plus à les minimiser mais sans pour autant les faire totalement disparaître. On distingue deux catégories d'aberrations, celles dites « chromatiques » parce que liées aux longueurs d'onde de la lumière, et celles dites « géométriques » qui leur sont indépendantes.

3.8.1 *Les aberrations chromatiques*

Les aberrations chromatiques découlent directement de la nature dispersive du verre, mise en évidence par l'expérience de la décomposition de la lumière blanche au travers d'un prisme : l'indice de réfraction du verre varie avec la longueur d'onde. Les rayons lumineux traversant le verre subissent une déviation différente en fonction de leur longueur d'onde ; les petites longueurs d'onde (violet, bleu…) sont davantage déviées que les grandes longueurs d'onde (orange, rouge…).

On peut considérer qu'une lentille est constituée d'une multitude de prismes superposés et que, comme eux, elle dévie un faisceau lumineux en le décomposant en rayons de différentes couleurs. Un faisceau de lumière blanche incident traversant une lentille est décomposé en ses composantes monochromatiques, dont chacune possède son propre foyer.

On distingue deux types d'aberrations chromatiques : l'aberration longitudinale et l'aberration latérale.

L'aberration chromatique longitudinale

Les radiations de courte longueur d'onde convergent plus près de la lentille que les radiations de longueur d'onde élevée. Ainsi, les rayons rouges forment leur foyer en un point R plus éloigné que le foyer B des rayons bleus qui sont plus réfringibles. Quant aux rayons verts, ils croisent l'axe optique en un point intermédiaire V. Autrement dit, l'image rouge se forme sur un plan plus éloigné de l'objectif que les images bleue et verte.

C'est le défaut d'aberration chromatique longitudinale, ou de position, qui se traduit sur l'image par un manque de contraste sur les détails fins, en couleurs comme en noir et blanc. Ce défaut est léger en courtes et moyennes focales, mais il tend à s'accentuer en longues focales. Il est moins visible aux faibles ouvertures du diaphragme.

Figure 3.29
L'aberration chromatique longitudinale : les rayons lumineux convergent en des plans différents selon leur longueur d'onde.

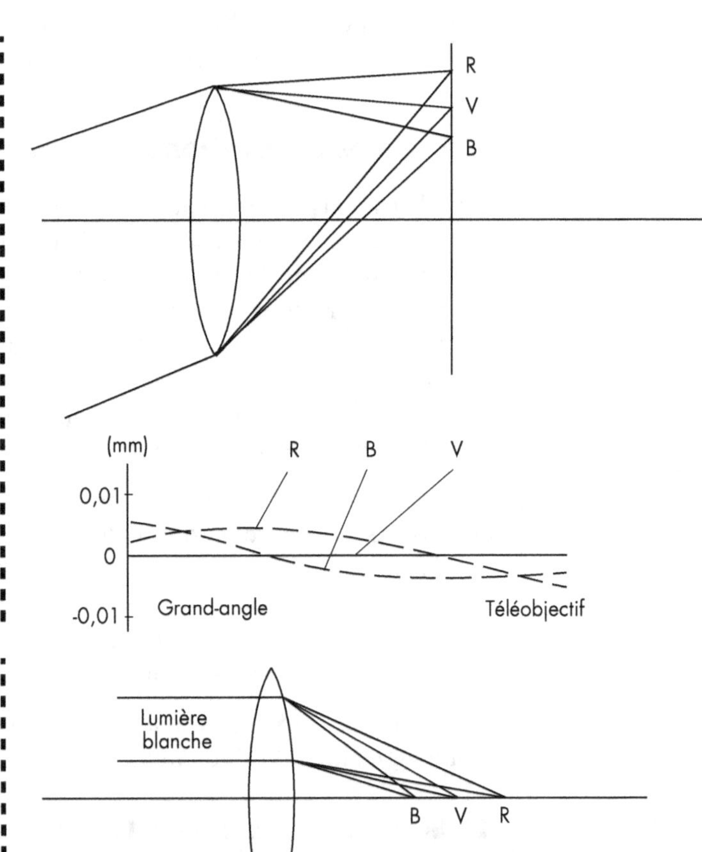

Figure 3.30
L'aberration chromatique longitudinale s'accentue quand la focale augmente.

L'aberration chromatique latérale

L'aberration chromatique latérale, ou de grandeur, est due au fait que l'agrandissement de l'image varie légèrement en fonction de la longueur d'onde. L'image rouge est plus grande que l'image verte, qui est elle-même plus grande que l'image bleue. Cela se traduit sur l'image par l'apparition de franges colorées sur certains contours, en particulier sur les bords du cadre, qui ne sont pas sans rappeler les défauts de convergence des caméras à tubes.

Les effets de l'aberration chromatique latérale sur chaque couleur changent avec le zoom. Le diaphragme n'a ici aucune influence.

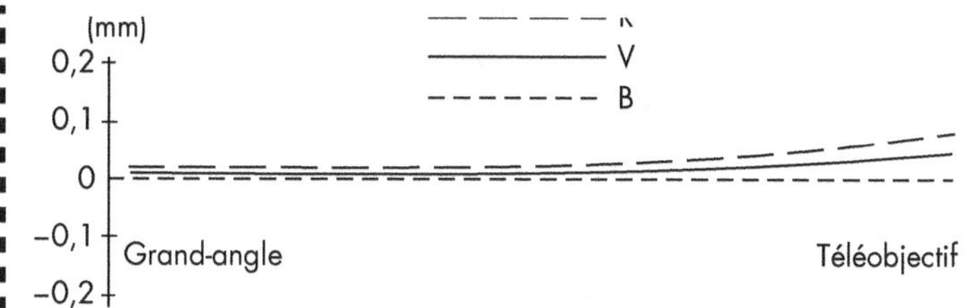

Figure 3.31 — L'aberration chromatique latérale. Les images R, V, B ne sont pas de la même taille.

Les aberrations chromatiques s'expliquent par le fait que les lentilles en verre dévient différemment les rayons lumineux selon leur longueur d'onde. La mise au point est donc impossible simultanément pour toutes les couleurs du spectre visible. Ce phénomène se traduit sur l'image par un manque de piqué sur les détails fins et par des irisations colorées sur certains contours.

Correction des aberrations chromatiques

Sur les caméras à tubes, il était possible de corriger – dans une certaine mesure – les aberrations chromatiques longitudinales en ajustant mécaniquement la position de chaque tube (donc du plan de la surface photosensible) sur son axe. Les aberrations latérales étaient, de leur côté, réduites en jouant sur l'amplitude de balayage de chaque tube pour compenser les différences de tailles des images R, V, B. De telles corrections sont aujourd'hui impossibles sur les caméras à capteurs photosensibles CCD ou CMOS, ces derniers étant fixés définitivement en usine. La prévention de l'aberration chromatique longitudinale relève donc, d'une part, du stade de la fabrication de la caméra, pour laquelle la position des capteurs a fait l'objet d'une standardisation, et d'autre part, de l'objectif, qui doit être conforme aux spécifications relatives à l'emplacement des points focaux des trois images R, V, B pour garantir l'interchangeabilité.

On lutte aussi contre les aberrations chromatiques dans le domaine de l'optique, en associant des lentilles convergentes et divergentes taillées dans des verres de pouvoirs dispersifs différents. On distingue en effet deux catégories de verres. Les *flints*, lourds, sont des silicates de potassium et de plomb ; ils dispersent beaucoup – le cristal est un *flint*. Les *crowns*, plus légers, sont des silicates de potassium et de calcium ; ils dispersent moins. Un système convergent composé d'un couple de lentilles minces accolées, l'une de type *crown* convergent, l'autre de type *flint* divergent, est appelé « doublet achromatique ».

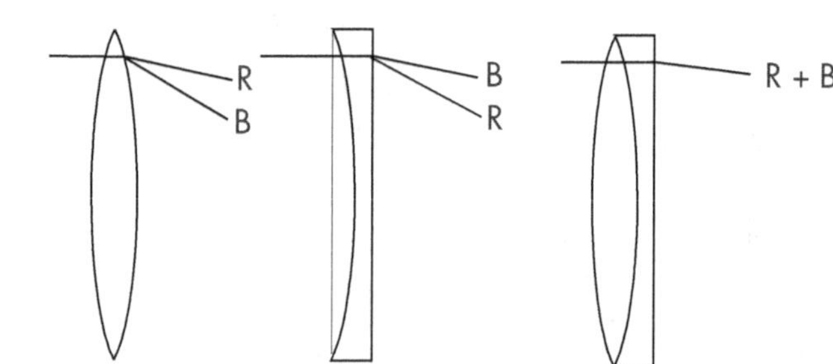

Figure 3.32
Principe d'un doublet achromatique. La lentille convergente ramène le rayon bleu à l'intérieur, alors que la divergente le repousse vers l'extérieur.

3.8.2 *Les aberrations géométriques*

L'aberration sphérique

L'aberration sphérique est un défaut inhérent à tous les systèmes optiques composés d'éléments sphériques. En effet, les rayons passant par les bords d'une lentille ne sont pas focalisés sur un même plan que ceux passant plus près de son centre optique. Par conséquent, au centre de l'image, un point est entouré d'un halo flou prenant l'aspect d'une petite tache. La figure 3.33 montre que plus les rayons sont éloignés de l'axe optique, plus ils convergent près de la lentille, car ils traversent une surface plus inclinée. Il se produit alors un étalement des foyers. On comprend aisément que l'aberration sphérique se minimise – jusqu'à disparaître totalement – au fur et à mesure que l'on ferme le diaphragme, car les rayons venant frapper la lentille à sa périphérie (les rayons marginaux) sont supprimés. L'aberration sphérique d'une lentille convergente peut être corrigée en lui accolant une lentille divergente, qui dévie moins les rayons marginaux que les rayons paraxiaux (proches de l'axe optique).

L'utilisation maintenant généralisée de lentilles asphériques dans les optiques de télévision constitue cependant la solution la plus efficace pour corriger l'aberration sphérique. La forme d'une lentille asphérique est calculée de façon que les rayons la traversant par ses extrémités convergent au même point que ceux voisins de l'axe optique.

Figure 3.33 _______
Réduction de l'aberration sphérique par une lentille asphérique.

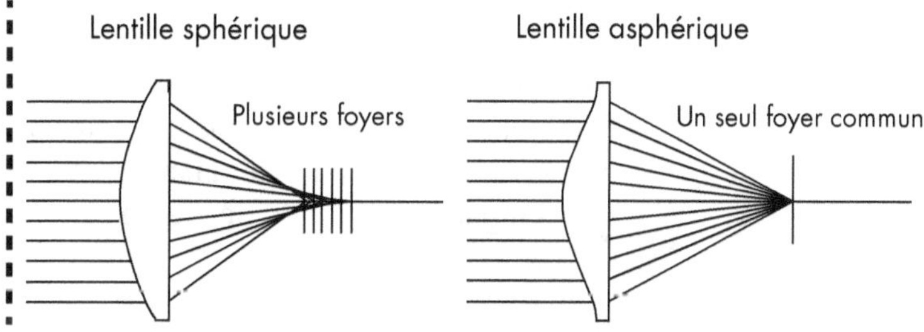

La coma

On peut définir la coma comme étant l'aberration sphérique des rayons obliques. Dans les coins de l'image, la lumière émise par un point est dispersée en une série de cercles s'inscrivant dans un cône, l'ensemble prenant l'aspect d'une traînée lumineuse étirée rappelant une queue de comète – d'où le terme coma –, pouvant se diriger vers l'intérieur ou vers l'extérieur de l'image. La coma, qui diminue avec le diaphragme, est responsable d'une baisse de contraste sur les bords de l'image. Un objectif corrigé de l'aberration sphérique et de la coma est dit « aplanétique ».

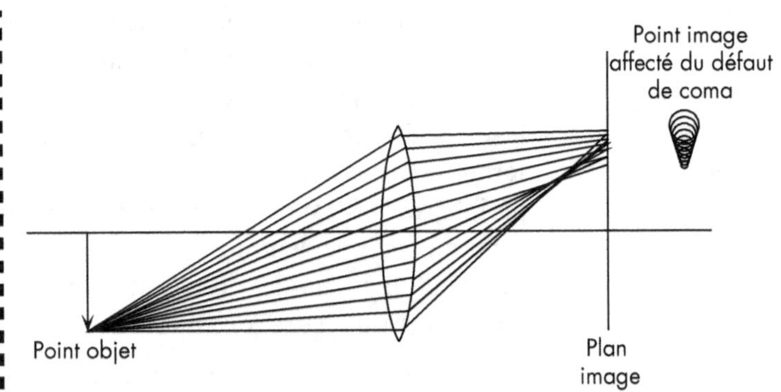

Figure 3.34
La coma : l'image d'un point prend la forme d'une queue de comète.

L'astigmatisme

En dehors de l'axe optique, on observe une différence de netteté des lignes en fonction de leur orientation. En effet, les images des lignes passant par l'axe optique (sagittales) et des lignes qui leur sont perpendiculaires (tangentielles) se forment sur des plans différents au lieu d'être confondus. C'est le défaut d'astigmatisme, qui est généralement réduit, mais jamais complètement éliminé, aux faibles ouvertures du diaphragme, c'est-à-dire quand la profondeur de champ est élevée. L'astigmatisme s'accompagne toujours de coma, du fait de l'obliquité des rayons.

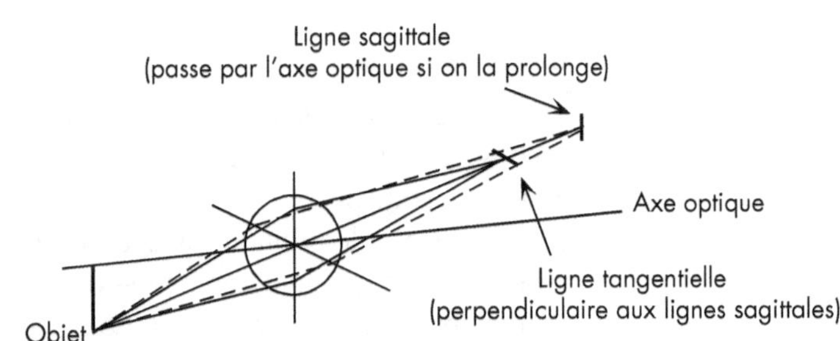

Figure 3.35
L'astigmatisme se traduit par une différence de netteté entre les lignes horizontales et les lignes verticales d'un même objet.

La courbure de champ

L'image fournie par un objectif ne se forme pas exactement sur un plan, mais sur une surface légèrement concave, du fait de la forme des lentilles optiques. On ne peut donc pas obtenir une mise au point parfaite à la fois au centre et à la périphérie de l'image. C'est le défaut de courbure de champ, qui s'atténue quand la profondeur de champ est élevée, donc aux faibles ouvertures du diaphragme.

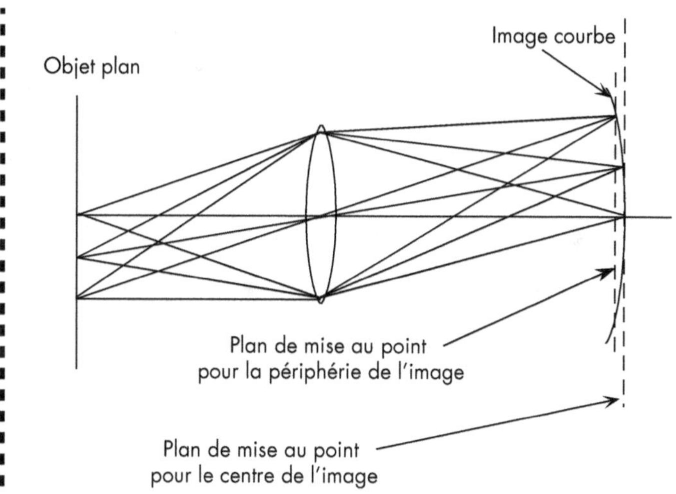

Figure 3.36
La courbure de champ :
l'image d'un plan est
courbe.

La distorsion

À ne pas confondre avec la courbure de champ, la distorsion est le plus visible de tous les défauts optiques, puisqu'elle affecte la géométrie de l'image en courbant les lignes droites. La distorsion s'explique par le fait qu'une lentille forme l'image des rayons obliques à une distance différente de celle des rayons centraux. Comme l'agrandissement est directement lié à cette distance, les diverses parties de l'image sont agrandies dans des proportions différentes.

En courte focale, on observe une distorsion en tonneau, ou barillet, qui se traduit par des lignes incurvées vers l'extérieur de l'image. En longue focale, la déformation s'inverse et prend la forme d'un coussinet (lignes incurvées vers l'intérieur). La distorsion est totalement indépendante du diaphragme (comme quoi celui-ci n'arrange pas tout !), mais elle varie avec la mise au point et, bien sûr, avec la focale.

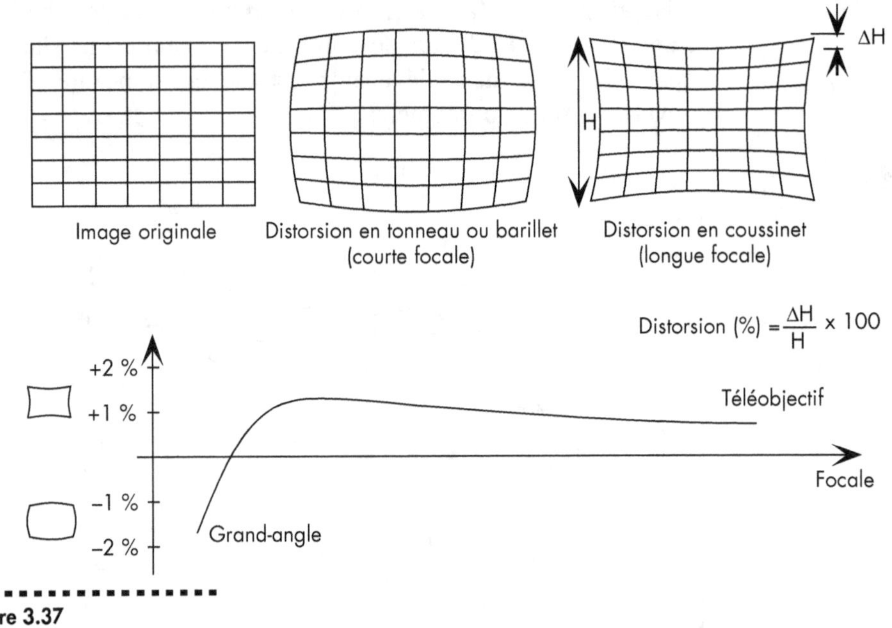

Figure 3.37
Les deux types de distorsions géométriques.

3.8.3 *La diffraction*

La diffraction est un phénomène optique inhérent à tout objectif équipé d'un diaphragme à iris. La diffraction met en défaut le principe selon lequel la lumière se propage de façon rectiligne. En effet, un faisceau parallèle traversant une fente mince en ressort sous la forme d'un faisceau divergent, d'autant plus ouvert que la fente est étroite : la lumière se disperse en dehors du faisceau délimité par cette ouverture. Ainsi, l'image d'une source ponctuelle très fine n'est pas exactement ponctuelle, mais prend la forme d'une petite tache entourée d'anneaux plus sombres. Plus le diaphragme est fermé, plus la dimension de cette tache de diffraction est importante. Autrement dit, plus l'objectif est diaphragmé, plus l'image qu'il délivre manque de piqué. La diffraction s'explique par la nature ondulatoire de la lumière : une source lumineuse émet ou réfléchit des ondes qui provoquent des interférences, ces dernières pouvant être constructives – si les ondes sont en phase –, ou destructives – dans le cas contraire.

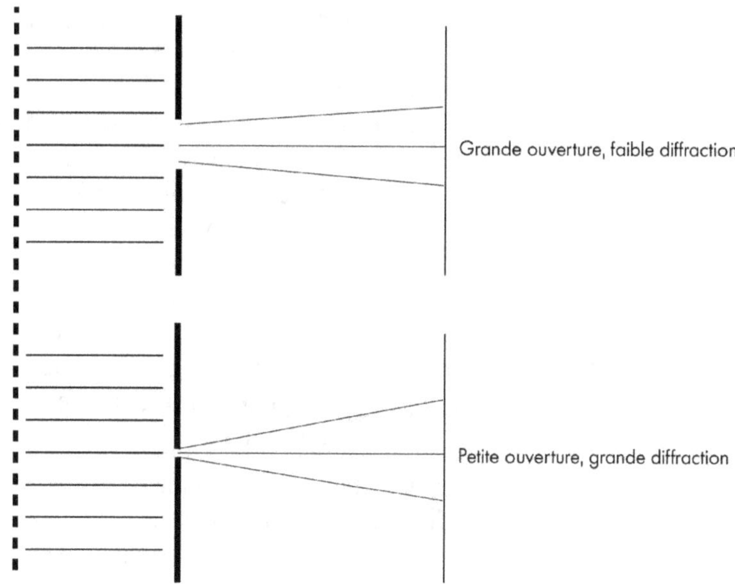

Figure 3.38
La diffraction.

Ainsi, si nous avons vu qu'avec la fermeture du diaphragme, un grand nombre d'aberrations sont minimisées, la diffraction tend quant à elle à augmenter, ce qui entraîne une chute de la MTF de l'objectif. Et contrairement aux autres aberrations, il n'existe aucun moyen de lutter contre la diffraction. La plage d'ouverture optimale d'un objectif est donc d'autant plus proche de la pleine ouverture que la correction des aberrations est efficace.

3.8.4 *Le vignetage et la loi du cosinus puissance 4*

La distribution de la lumière par un objectif n'est pas uniforme sur toute la surface de l'image, si bien que celle-ci peut être légèrement plus sombre en sa périphérie qu'en son centre. À cela deux raisons : le vignetage et la loi du cosinus puissance 4.

Le vignetage est un problème de couverture inhérent à tout objectif. Plus les rayons incidents sont obliques, plus ils sont éclipsés par les différentes montures de l'objectif, ainsi que par le diamètre des lentilles et de l'iris. Les rayons les plus inclinés qui frappent la lentille frontale vers son extrémité ne peuvent donc pas atteindre le plan de formation de l'image. Le vignetage d'un objectif est donné par une courbe représentant les variations de diaphragme relevées sur la diagonale du champ. Les pertes sont ainsi évaluées entre le centre de l'image, qui sert de référence à 100 %, et ses bords. Plus le diaphragme est fermé, plus l'effet de vignetage est réduit, et meilleure est la distribution de la lumière. Le vignetage pourrait être éliminé si le diamètre des lentilles était suffisamment élevé mais, en pratique, il est dans une certaine mesure toléré pour autoriser la fabrication d'objectifs relativement compacts. Il peut cependant être réduit en jouant sur les limitations géométriques des barillets – pièces métalliques dans lesquelles sont serties les lentilles –, qui coupent les rayons obliques.

Un autre facteur est à l'origine de la non-uniformité de la répartition de la lumière sur toute la surface photosensible de la caméra. Il s'agit de la loi du cosinus puissance 4 : l'éclairement sur les bords de l'image décroît proportionnellement au cosinus puissance 4 de l'angle de champ. Ce phénomène est donc accentué en grand-angle, l'éclairement dans les coins chutant alors rapidement. En longue focale, la diminution de l'éclairement sur les coins est moins brusque et essentiellement due au vignetage.

La baisse de luminosité parfois observée sur les bords de l'image est due au vignetage et à la loi du cosinus puissance 4.

3.8.5 *Le flare (diffusion optique)*

Le défaut de *flare* est causé par une diffusion parasite de lumière au travers des multiples lentilles de l'objectif. Il se traduit par une baisse de contraste dans les parties sombres de l'image (rehaussement du niveau de noir) et parfois par l'apparition de taches colorées. Les objectifs les plus touchés par ce phénomène sont ceux qui comportent le plus de lentilles, chacune amenant potentiellement un nouveau risque de diffusion de la lumière.

L'ajout d'un prompteur sur une caméra, avec sa vitre inclinée à 45° devant l'objectif et son écran à l'horizontale, peut également être source de *flare*. Il faut par ailleurs savoir que le *flare* augmente lorsque l'ouverture du diaphragme diminue.

Sur une caméra vidéo, le *flare* est compensé électroniquement par un circuit qui évalue la valeur moyenne du signal perturbé et lui soustrait un niveau proportionnel. Ce niveau est ajusté de manière à maintenir un niveau de noir fixe quelle que soit la quantité de lumière incidente.

On appelle également *flare* les halos lumineux qui se forment sur l'image lorsqu'une source de lumière ponctuelle et intense se trouve dans le champ ou à la périphérie de l'objectif. Ce sont les mêmes phénomènes qui se produisent, mais de façon extrême. Les logiciels de retouche ou d'effets vidéo permettent en général d'ajouter à l'image des faux halos, afin de renforcer le réalisme d'une composition.

Quand l'ouverture du diaphragme diminue (le Nombre d'ouverture augmente) :
les aberrations qui se réduisent sont :
- l'aberration chromatique latérale ;
  - l'aberration sphérique ;
  - la coma ;
  - l'astigmatisme ;
  - la courbure de champ ;
- les aberrations qui s'amplifient sont :
  - la diffraction ;
  - le *flare* ;
- les aberrations qui restent inchangées sont :
  - l'aberration chromatique longitudinale ;
  - la distorsion.

Les performances optimales d'un objectif sont généralement obtenues à deux diaphs en dessous de l'ouverture maximale.

3.9 La fonction de transfert de modulation (MTF)

Les rayons lumineux qui traversent l'objectif passent par un complexe assemblage de lentilles pour former au final une image optique de la scène réelle cadrée. Au travers de ces lentilles, il se produit d'une part un modeste affaiblissement des hautes lumières, d'autre part une légère pollution du niveau de noir qui se retrouve un peu rehaussé par des diffusions et réflexions internes. Même l'objectif le plus parfait est touché par ce phénomène, qui se traduit par une chute de contraste sur les textures les plus fines de l'image optique qu'il forme. Ainsi, on évalue la performance d'un objectif par sa capacité à restituer avec un taux de contraste optique maximal les détails les plus subtils d'une scène réelle. L'évolution du taux de contraste, ou taux de modulation, en sortie d'objectif s'exprime par une courbe représentant la fonction de transfert de modulation, en abrégé MTF, de l'anglais *Modulation Transfert Function*.

Par analogie, on peut dire que la MTF est à l'optique ce que la bande passante est à un équipement audio. Prenons l'exemple d'un signal sinusoïdal de fréquence croissante, que l'on injecte à l'entrée d'un amplificateur audio, et mesurons le niveau de sortie de ce dernier au fur et à mesure qu'augmente la fréquence du signal d'entrée (fig. 3.39). Jusqu'à une certaine valeur f de cette fréquence mesurée en hertz, le signal obtenu en sortie de l'amplificateur conserve une amplitude quasi constante. Puis, au-delà de la valeur f, l'amplitude du signal commence à décroître jusqu'à devenir nulle à la fréquence dite « de coupure ». La réponse en fréquence de l'amplificateur est alors représentée par une courbe donnant les variations de l'amplitude du signal de sortie en fonction de la fréquence du signal d'entrée.

La courbe de la MTF d'un objectif s'établit sur le même principe. Le « signal » à mesurer est ici une mire test contenant des salves de lignes verticales noires et blanches s'alternant, de plus en plus fines et de plus en plus resserrées ; leur finesse et leur espacement sont très précisément calculés pour chaque format d'objectif. Cet agencement de lignes noires et blanches représente ce que l'on appelle des « fréquences spatiales » (analogues des fréquences temporelles). Plus les lignes de cette mire sont fines – donc plus les fréquences spatiales sont élevées –, plus le taux contraste en sortie d'objectif diminue. On exprime alors sous la forme d'un pourcentage, de 100 % à 0 %, ce taux de contraste en fonction de la fréquence spatiale à laquelle il est mesuré.

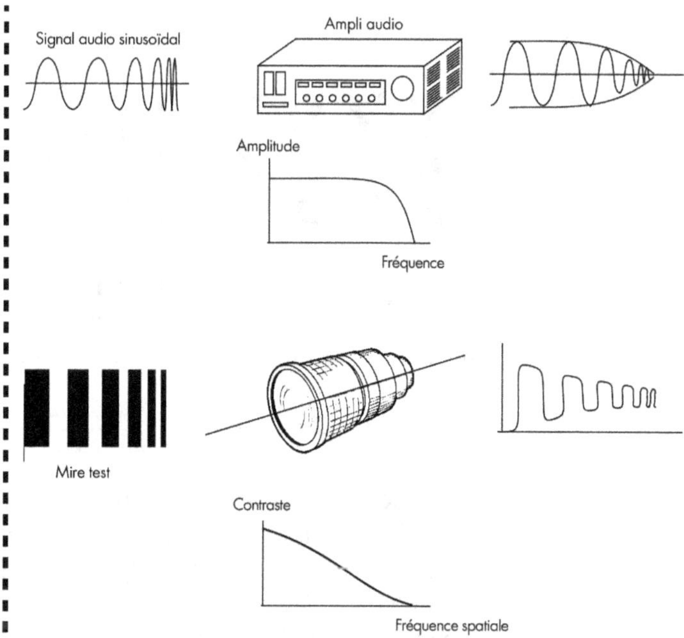

Figure 3.39
Principe de mesure de la mesure de la MTF d'un objectif.

Dans le monde de l'optique, l'unité de fréquence spatiale est la paire de lignes par millimètre (pl/mm) ; on parle parfois de « cycles/mm », un cycle correspondant à une paire de lignes. Elle se réfère donc au nombre de paires de lignes blanches et noires qu'un objectif est capable de transmettre au travers de toutes ces lentilles dans un espace horizontal ou vertical de 1 mm. Cette unité est à mettre en corrélation avec la taille de l'image formée par l'objectif sur la surface photosensible de la caméra. Prenons par exemple le cas de la HD 2/3", avec son capteur de dimensions 9,6 × 5,4 mm. Une image de 1 920 points par ligne se forme sur une largeur de 9,6 mm, ce qui donne une résolution linéaire de 200 points par millimètre (1 920/9,6), soit

Figure 3.40

Le taux de contraste transmis par l'objectif décroît au fur et à mesure que les traits de la mire deviennent de plus en plus fins, c'est-à-dire quand la fréquence spatiale de la scène réelle augmente. L'évolution de ce taux de contraste, ou taux de modulation, en fonction de la fréquence spatiale est décrite par la courbe de la MTF de l'objectif.

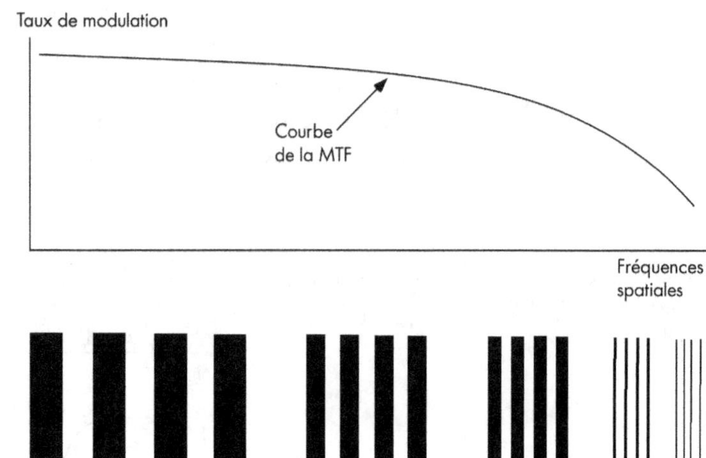

100 paires de lignes verticales par millimètre. On parle également de bande passante optique pour désigner cette résolution linéaire. La formule exacte de calcul est :

$$\text{pl/mm} = \frac{\text{Nombre de points par ligne}}{2.\ \text{taille de l'image}}$$

En appliquant cette formule aux autres formats d'objectifs, on obtient les valeurs regroupées dans le tableau 3.7. On notera que les résolutions linéaires des objectifs sont inversement proportionnelles aux facteurs de format. Par exemple, le facteur de format entre un objectif 2/3" HD et un objectif 1/2" HD est, en considérant ici la largeur d'image, 9,6/6,9 = 1,39. La résolution linéaire de l'objectif 2/3" HD est de 100 pl/mm, alors que celle de l'objectif 1/2" HD est de 139 pl/mm.

La même formule nous montre qu'en Ultra HD 4K (définition 3 940 × 2 160), la résolution linéaire est de l'ordre 80 pl/mm sur un capteur Super 35 mm (largeur 23,5 mm), tandis qu'elle atteint 200 pl/mm en 2/3". Une telle valeur constitue un véritable challenge pour les fabricants d'objectifs qui doivent concevoir des lentilles capables de laisser passer pas moins de 400 lignes noires et blanches sur un espace de seulement un millimètre, avec le plus haut niveau de contraste possible. Tout doit être mise en œuvre pour repousser le plus loin possible l'apparition de diffusions parasites de lumière susceptibles de contaminer le noir optique et affaiblir le contraste dans les hautes fréquences. La solution passe par l'utilisation de technologies d'un incroyable degré de sophistication, basées sur l'usage judicieux de lentilles asphériques associé à de nouvelles techniques de polissage et d'assemblage, ainsi que sur le dépôt d'un revêtement multi-couche. Ce dernier utilise différents matériaux sur chaque surface de la lentille, créant des réflexions secondaires qui éliminent les réflexions parasites primaires créées au travers de tout le dispositif optique.

Figure 3.41 _______
Un objectif 2/3" HD doit laisser passer 100 paires de lignes par millimètre, avec un maximum de contraste. Un objectif 2/3" UHD doit en laisser passer deux fois plus.

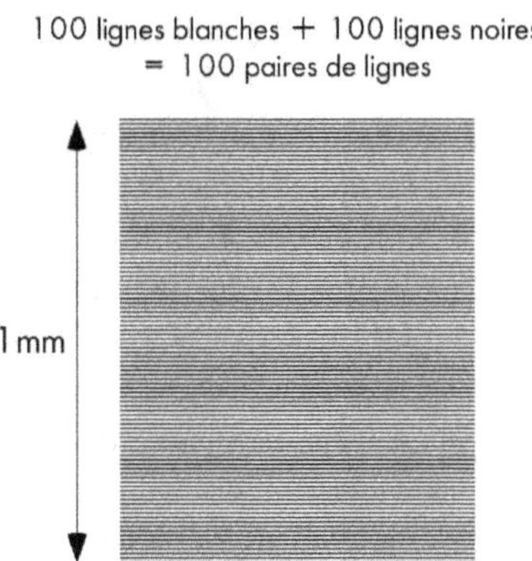

Tableau 3.7
Résolutions linéaires en fonction des formats, en unité optique (pl/mm).

Format	Largeur d'image	Résolution linéaire
Photo 24 × 36	36 mm	27 pl/mm
Film 35 mm	24,9 mm	40 pl/mm
Super 35 mm Ultra HD4K	23,5 mm	80 pl/mm
2/3" Ultra HD 4K	9,6 mm	200 pl/mm
2/3" SD (4/3)	8,8 mm	41 pl/mm
2/3" HD	9,6 mm	100 pl/mm
1/2" SD (4/3)	6,4 mm	56 pl/mm
1/2" HD	6,9 mm	139 pl/mm
1/3" SD (4/3)	4,8 mm	75 pl/mm
1/3" HD	5,2 mm	183 pl/mm

La courbe caractéristique de la MTF porte les fréquences spatiales en abscisses et le taux de modulation en ordonnées. Ce dernier est proche de 100 % aux très basses fréquences spatiales, c'est-à-dire quand les traits noirs et blancs de la mire sont épais et se distinguent parfaitement en sortie d'objectif. Puis il commence à décroître au fur et à mesure que les fréquences spatiales augmentent, quand les traits noirs et blancs deviennent de plus en plus fins et resserrés. L'objectif absorbe alors les transitions et brouille les lignes qui deviennent indiscernables ; il les transforme en une surface grisée, faisant chuter le contraste des très fins détails de l'image.

La fonction de transfert de modulation établit donc la relation entre le contraste de l'objet réel et celui de l'image optique fournie par l'objectif. Sa mesure est réalisée grâce à une lanterne et à un diffuseur placés à l'arrière de l'objectif, qui projettent une mire sur un écran. Un amplificateur de signal/calculateur permet, d'après les transitions relevées sur l'écran de projection, de déterminer la valeur du taux de modulation pour différentes fréquences spatiales. Cette mesure est généralement réalisée sur neuf zones caractéristiques de l'image, mais c'est uniquement la valeur au centre qui est communiquée par les fabricants et prise en compte sur les courbes de MTF. À la périphérie de l'image en effet, la MTF est sensiblement plus faible.

Si le monde de l'optique exprime la fréquence spatiale en paires de lignes par millimètre, celui de la vidéo lui préfère la notion de « lignes TV » donnée par hauteur d'image (LTV/Ph). Il s'agit en fait du nombre maximal de lignes fines noires et blanches pouvant être distinguées dans une dimension égale à la hauteur de l'image (attention car, ici, toutes les lignes noires et blanches sont comptées). La résolution est donc « normalisée » à un écran carré, ce qui élimine au passage tout lien avec le ratio de l'image. Une correspondance entre les « paires de lignes par millimètre » et les « lignes TV par hauteur d'image » est généralement donnée sur les courbes de MTF.

Un objectif à définition standard 2/3" est typiquement caractérisé par une MTF de 90 % à 33 pl/mm, mesurée au centre de l'image. Cette MTF chute à 70 % à 56 pl/mm, puis continue de s'affaiblir plus rapidement aux fréquences plus élevées. La MTF d'un objectif HD 2/3" est typiquement de 90 % à 56 pl/mm, et chute à 80 % à 74 pl/mm. La plage visuellement la plus déterminante quant à la précision des textures et à la finesse de l'image observée (notamment sur un grand écran) se situe entre 35 et 75 pl/mm. En Ultra HD 4K, la MTF d'un objectif 2/3" est typiquement de 70 % à 150 pl/mm.

Figure 3.42 ___________
Le taux de modulation correspond à la grandeur, mesurée par projection et exprimée en pourcentage, qui caractérise l'évolution du contraste de l'image formée par un objectif en fonction de la fréquence spatiale.

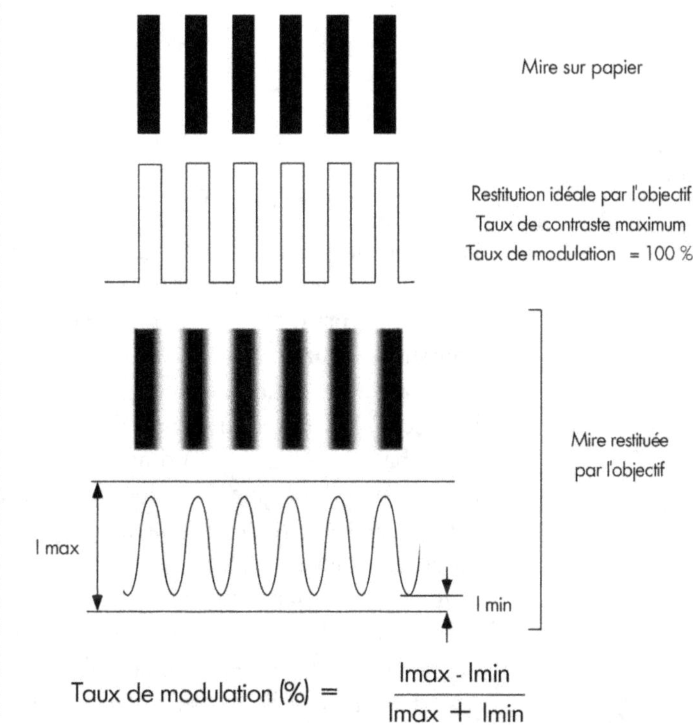

La fonction de transfert de modulation MTF est un indicateur des performances d'un objectif. Elle indique la précision avec laquelle celui-ci est capable de reproduire le contraste d'une scène en fonction de la finesse de ses détails, autrement dit de la fréquence spatiale. La fréquence spatiale s'exprime en paires de lignes par millimètre (pl/mm) dans le monde de l'optique, et en lignes TV par hauteur d'image (LTV/Ph) en vidéo. Elle est analogue aux cycles par seconde (hertz) utilisés en audio.

La courbe représentative de la MTF est proche de 100 % pour les très basses fréquences spatiales (transfert parfait entre l'objet et l'image) et diminue progressivement au fur et à mesure que les fréquences spatiales augmentent.

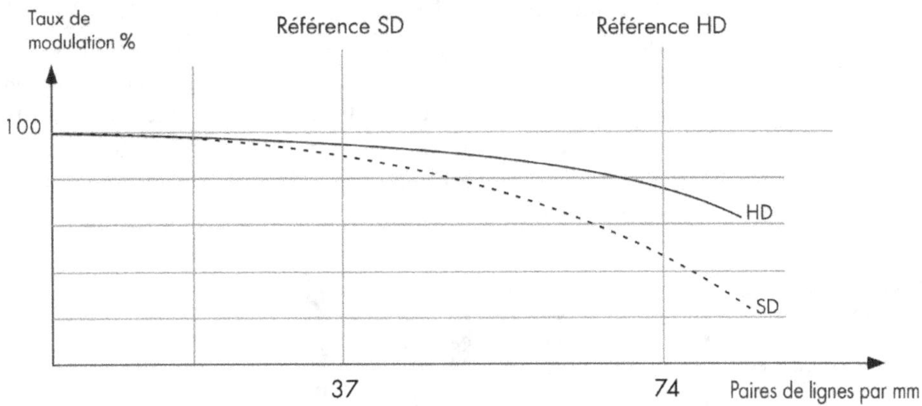

Figure 3.43

Comparaison des courbes de MTF d'un objectif SD et d'un objectif HD, en 2/3", mesurées au centre de l'image.

La MTF de l'objectif est à associer à celle de la caméra pour rendre compte des performances globales de l'ensemble du système de prise de vues. Les deux courbes sont multipliées pour donner la courbe finale. Or, il faut savoir que la MTF de la caméra seule chute beaucoup plus rapidement que celle de l'objectif, du fait d'une part de la présence du filtre optique passe-bas *anti-aliasing*, et d'autre part du pas des photosites sur les capteurs. La figure 3.45 donne la courbe correspondant à une caméra HD. Celle-ci est quasiment plate à 100 % pour les très basses fréquences spatiales situées en dessous de 50 LTV/Ph, puis décroît progressivement. On accordera une attention particulière à la MTF globale relevée à 800 LTV/Ph (74 pl/mm), considérée comme fréquence de référence pour une caméra HD, dont la valeur varie typiquement entre 50 et 60 %. De manière générale, c'est en effet l'unique donnée publiée par les fabricants, sous-entendu associée à un objectif « type ». Ils ne communiquent malheureusement jamais sur les performances de la caméra aux fréquences spatiales de 200, 400 ou 600 LTV/Ph, pourtant très significatives quant au rendu de l'image.

Soulignons par ailleurs que les performances en matière de MTF déclinent avec le format de l'objectif. Car si, par exemple, la MTF globale (caméra plus objectif) en 1/3" devait être la même qu'en 2/3", il faudrait en théorie que l'objectif puisse laisser passer non plus 74 pl/mm mais plus de 150, ce qui est n'est pas réalisable à des couts compatibles avec de tels petits formats.

Enfin, il va de soi qu'un objectif de définition supérieure à celle de la caméra contribue logiquement à rehausser la MTF de l'ensemble.

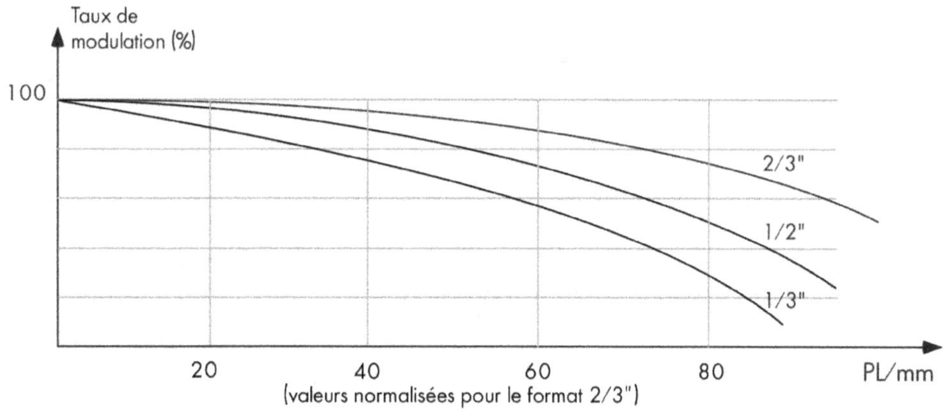

Figure 3.44
Comparaison des courbes de MTF des objectifs HD aux formats 2/3", 1/2" et 1/3", mesurées au centre de l'image. La MTF chute avec le format.

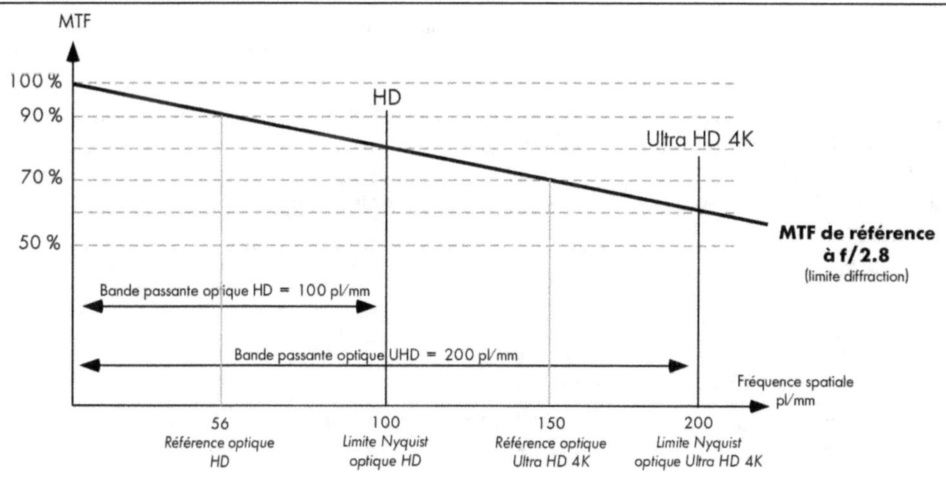

Figure 3.45
MTF maximale possible d'un objectif 2/3" HD et Ultra HD 4K, à une ouverture fixée par les limites d'apparition de la diffraction optique.

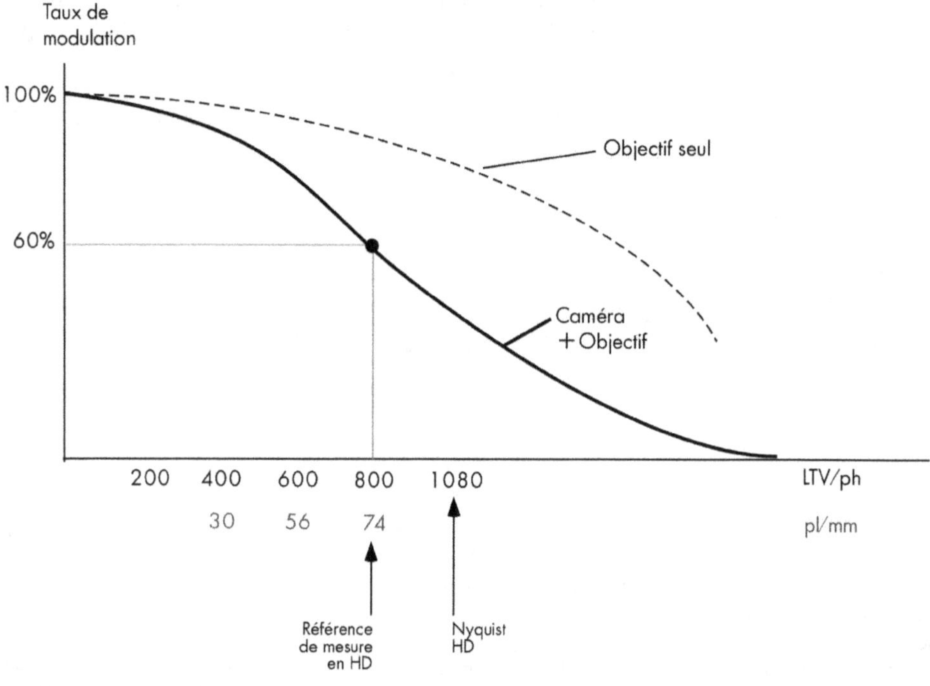

Figure 3.46
Courbe de la MTF type d'un ensemble caméra/objectif HD, mesurée au centre de l'image.

La MTF globale d'un système de prise de vues est égale à la multiplication des MTF des éléments qui le composent (typiquement l'objectif et la caméra).

La finesse des détails et la précision des textures perçues sur une image sont en relation proche avec la fréquence spatiale pour laquelle cette MTF globale est voisine de 50 %.

La MTF chute quand :

- la fréquence spatiale augmente ;

- la focale augmente ;

- on s'éloigne du centre de l'image ;

- l'ouverture du diaphragme diminue (à cause de la diffraction) ;

- les distances de mise au point sont très faibles ou très élevées.

3.10.1 *Les convertisseurs de focale*

Les convertisseurs de focale de type « bonnette » sont des compléments optiques qui se fixent sur la partie avant de l'objectif, comme un filtre. Leur rôle est de décaler la plage de focales d'un objectif zoom vers les courtes ou les longues focales. Ils ne modifient pas l'ouverture de l'objectif, mais augmentent le vignetage (à partir d'une certaine focale) ainsi que la diffraction.

Par exemple, un convertisseur 0,8× monté à l'avant d'un objectif 2/3" 17 × 7 décale la plage de variation du zoom de 7-119 mm à 5,6-95,2 mm, ce qui permet d'augmenter l'angle de champ en plus courte focale de 69° à 81°. L'ouverture reste inchangée, puisque le convertisseur est fixé directement sur la première lentille, et l'objectif peut travailler sur la totalité de la nouvelle plage du zoom. La distance minimale de mise au point diminue quant à elle proportionnellement au carré du rapport de conversion.

Un convertisseur 1,5× monté sur le même objectif réduit l'angle de champ minimal de 4,6° à 3,1°, tout en conservant une ouverture constante. Cependant, un convertisseur qui augmente les focales ne permet d'utiliser l'objectif zoom que sur les longues focales (d'où l'appellation *tele-side* qui lui est donnée). Car pour être exploité aussi en courtes focales, il faudrait que son diamètre soit beaucoup plus grand, ce qui nuirait au confort de prise en main de la caméra – en augmentant notamment son poids vers l'avant. Un vignetage apparaît donc à partir d'une certaine focale, qui le rend inexploitable. Quant à la distance minimale de mise au point, elle augmente proportionnellement au carré du rapport de conversion.

Le convertisseur de focale est un dispositif afocal, c'est-à-dire sans foyer : il ne forme aucune image. Il est constitué d'une lentille divergente et d'une lentille convergente de même focale, placées l'une à la suite de l'autre. Si la lentille divergente est placée en tête, la distance focale de l'objectif est diminuée, son angle de champ est élargi. Si la lentille convergente est en tête, le champ de l'objectif est réduit, sa distance focale est augmentée.

Figure 3.47
Principe d'un convertisseur de focale. Avec une lentille divergente à l'avant, l'angle de champ est augmenté ; avec une lentille convergente à l'avant, l'angle de champ est réduit.

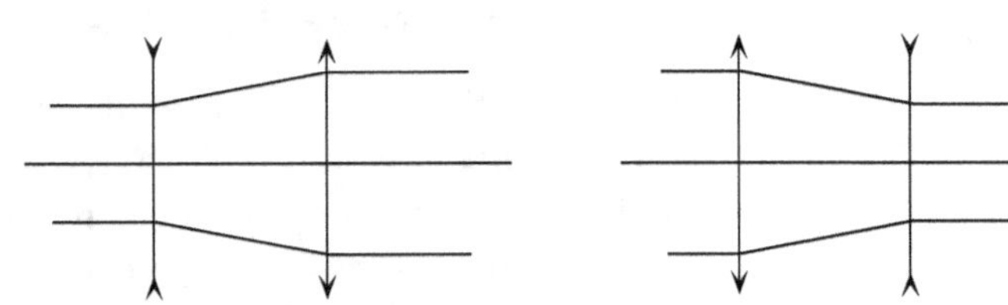

3.10.2 *Les multiplicateurs de focale intégrés*

Un multiplicateur de focale est un groupe de lentilles qui prend place dans le bloc optique principal par l'intermédiaire d'un levier mécanique externe. Il permet de décaler la plage de variation du zoom dans un certain rapport, mais du fait qu'il est inséré après le diaphragme, il multiplie le Nombre d'ouverture dans le même rapport. Par exemple, un doubleur de focale divise par deux la valeur de l'angle de champ de l'objectif, mais double le Nombre d'ouverture. Il fait ainsi perdre deux diaphs puisqu'il laisse passer 4 fois moins de lumière que l'objectif « nu ». Un multiplicateur de focale intégré ne modifie pas la distance minimale de mise au point et permet d'exploiter toute la plage du zoom.

Figure 3.48
Différence entre un convertisseur fixé à l'avant de l'objectif et un multiplicateur de focale intégré.

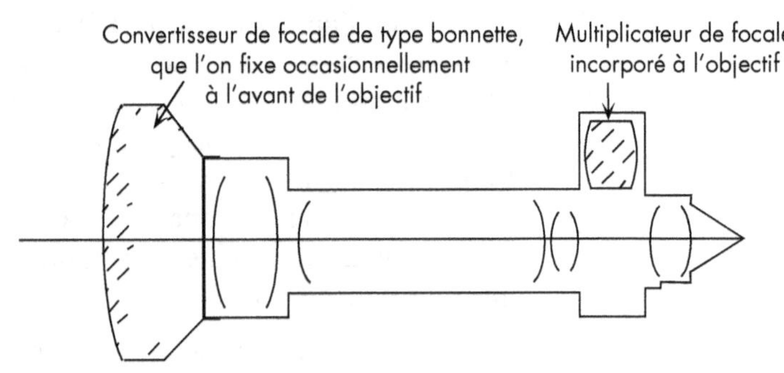

3.10.3 *Les adaptateurs de monture*

La monture d'un objectif est le format d'accroche de l'objectif au boîtier de la caméra. La monture désigne à la fois le type de la bague de l'objectif (à vis ou à baïonnette), son diamètre, ainsi que le tirage mécanique de l'objectif, c'est-à-dire la distance entre la dernière lentille et le capteur photosensible. Il existe une multitude de montures d'objectifs dans les domaines photo, vidéo et cinéma. En vidéo broadcast, la monture caractérisant les objectifs de format 2/3" (tous constructeurs confondus, à toutes les définitions) est une monture à baïonnette appelée « B4 ». En Super 35 mm, le standard des montures cinéma est le PL, créé par Arri (on trouve aussi le FZ de Sony), tandis qu'en 35 mm full frame, la monture est de type EF (Canon), E (Sony) ou F (Nikon).

Un adaptateur de monture est une interface mécanique et optique permettant d'appairer un objectif et une caméra de formats différents.

Par exemple, un adaptateur B4/PL permet d'utiliser un objectif zoom broadcast 2/3" sur une caméra Super 35 mm, afin de lui faire bénéficier de forts rapports de zoom (qui n'existent pas en monture PL). Outre l'adaptation mécanique, cet accessoire élargit dans un facteur 2,6 le cercle image projeté par l'objectif 2/3" afin qu'il couvre l'intégralité du capteur Super 35 mm. Il multiplie dans un même rapport (le facteur de format) la plage de focales afin que l'angle de champ obtenu sur la caméra Super 35 mm soit le même que celui d'une caméra 2/3". La profondeur de champ est également identique. Un tel adaptateur effectue par ailleurs les corrections optiques d'alignement spectral entre le séparateur optique (pour lequel un objectif à monture B4 est conçu) et l'unique grand capteur de la caméra Super 35 mm. En revanche, son utilisation s'accompagne de deux limitations majeures. D'une part, les performances optiques sont logiquement inférieures à celles d'un véritable objectif Super 35 mm (surtout en dehors du centre de l'image), en termes d'homogénéité colorimétrique et de résolution puisque la MTF reste celle de la HD 2/3". D'autre part, le processus de conversion optique entraîne une perte de luminosité correspondant au facteur de format. Elle est ici de 2,6 diaphs dans le meilleur des cas (si le convertisseur est parfait), ce qui équivaut à six fois moins de lumière…

À l'inverse, un adaptateur PL/B4 permet d'équiper une caméra 2/3" d'une optique Super 35 mm pour lui faire bénéficier occasionnellement de très faibles profondeurs de champ. Ici, la conversion optique n'est pas obligatoire car le cercle image projeté par l'objectif est plus grand que la surface photosensible du capteur (seul le facteur de format est à prendre en compte). Il existe cependant des adaptateurs optiques assurant la conversion des focales afin de retrouver en 2/3" les mêmes angles de champ qu'en Super 35 mm, au prix d'une légère perte de luminosité.

3.10.4 *Les filtres de conversion de couleur*

Les filtres de conversion de couleur (communément appelés « filtres CC », pour *Color Conversion*) ont pour rôle de compenser la différence de température de couleur entre la lumière de la scène réelle et l'équilibrage colorimétrique de la caméra. Leur valeur de correction est exprimée au moyen de l'échelle mired, consistant à diviser un million par la température en kelvins (voir chapitre 2, section 2.4.7). Pour savoir quel filtre utiliser, il suffit de connaître, en mired, l'écart de température de couleur entre la source et celle de la caméra. Par exemple, pour tourner en lumière du jour à 5 600 K avec une caméra étalonnée à 3 200 K, il faut utiliser un filtre de couleur orangée et de valeur :

$$\frac{1\ 000\ 000}{5\ 600} - \frac{1\ 000\ 000}{3\ 200} = +134 \text{ mireds}$$

Les caméras broadcast intègrent généralement les filtres les plus utiles, permettant de tourner dans des environnements à 3 200 K, 4 300 K, 5 600 K et 6 300 K.

3.10.5 *Les filtres de densité neutre*

Également appelés « gris neutres », les filtres de densité neutre (notés « ND ») réduisent uniformément la quantité de lumière qui atteint le capteur photosensible. Ils permettent d'abaisser la luminosité de la scène captée sans toucher au diaphragme et sans introduire de dominante colorée. Ils sont indispensables en extérieur pour s'adapter à de fortes intensités lumineuses, tout en maintenant l'ouverture du diaphragme autour de sa valeur de fonctionnement optimale. Ils s'avèrent également parfois d'une grande utilité en studio pour, cette fois, réduire la profondeur de champ en autorisant de travailler à des plus grandes ouvertures du diaphragme. Ils permettent ainsi d'obtenir des arrière-plans flous, typiquement le public ou le décor derrière le présentateur pour mieux détacher ce dernier.

Les caractéristiques d'un filtre de densité sont données par une valeur de densité D et un facteur de transmission T. Ces deux paramètres sont reliés par la formule suivante, où T est exprimé comme une fraction décimale (100 % = 1) :

$$\text{Densité } D = -\log_{10} T$$

Un filtre de densité $D = 0{,}3$ transmet 50 % de la lumière incidente ($T = 0{,}5$) ; il est noté « ND2 ».

Les filtres de densité neutre sont calibrés pour réduire la lumière transmise dans des rapports de diaphragme, selon la relation suivante :

$$\text{NDX} = 2^{\,y}$$

où X représente la valeur de ND et y le nombre de diaphs absorbés.

- Un filtre ND2 laisse passer 2 fois moins de lumière et absorbe 1 diaph ($\text{ND2} = 2^1$). Il est également noté « 1/2 Filter ».

- Un filtre ND4 laisse passer 4 fois moins de lumière et absorbe 2 diaph ($\text{ND2} = 2^2$). Il est également noté « 1/4 Filter ».

- Un filtre ND8 laisse passer 8 fois moins de lumière et absorbe 3 diaph ($\text{ND2} = 2^3$). Il est également noté « 1/8 Filter ».

Tableau 3.8

Caractéristiques des filtres de densité neutre.

Type de filtre	Transmittance	Diaph. absorbé	Densité optique
ND2	50 %	1	0,3
ND4	25 %	2	0,6
ND8	12,5 %	3	0,9
ND16	6,25 %	4	1,2
ND64	3,125 %	6	1,8

3.10.6 *Le filtre polarisant*

Pour comprendre la polarisation, on utilise souvent l'analogie avec une corde de guitare tendue horizontalement. Si l'on frotte la corde de haut en bas, elle vibre verticalement (dans un plan vertical), et si on la frotte de gauche à droite, elle vibre horizontalement (dans un plan horizontal).

Les rayons qui composent la lumière directe, naturelle ou artificielle, circulent sous la forme d'ondes transversales qui, elles, vibrent dans toutes les directions. Les plans de polarisation de ces ondes sont distribués autour de l'axe de propagation avec une égale probabilité. On dit de la lumière directe qu'elle est « non polarisée ». Lorsque ces rayons frappent un objet brillant non métallique, une partie est absorbée et disparaît, l'autre est réfléchie et repart en vibrant essentiellement dans une direction prédominante. La lumière réfléchie est dite « polarisée ».

Un filtre polarisant a pour rôle d'intercepter cette lumière réfléchie qui donne les reflets renvoyés par le verre (vitrine, fenêtre), l'eau ou toute autre surface brillante (non métallique et hors miroir). Plus précisément, il ne laisse passer que les ondes vibrant dans son axe de polarisation et bloque celles qui lui sont perpendiculaires. Par exemple, un filtre à polarisation verticale se laisse traverser par les ondes vibrant verticalement et absorbe intégralement les ondes vibrant horizontalement. Qu'en est-il des ondes oscillant entre les plans horizontal et vertical ? On peut considérer qu'elles sont faites d'une composante horizontale et verticale et que, par conséquent, seule leur composante verticale est transmise.

Le filtre polarisant renforce par ailleurs la vigueur du ciel en densifiant son bleu, car il diminue la diffusion atmosphérique de la lumière. En interceptant la lumière polarisée de manière aléatoire par les minuscules gouttelettes d'eau en suspens dans l'air, il contribue de manière plus générale à accentuer la saturation des couleurs. Du fait qu'il bloque une grande partie des ondes lumineuses incidentes, un filtre polarisant réduit la quantité de lumière qui en sort. Il absorbe ainsi typiquement entre 1 et 2 diaphs et modifie la balance des couleurs.

Le filtre polarisant se place sur la face avant de l'objectif et doit être orienté jusqu'à ce que la neutralisation des reflets indésirables soit maximale. Son effet très particulier et purement optique ne peut être reproduit par aucun logiciel de traitement de l'image.

Précisons que l'œil humain nu est incapable de voir si la lumière est polarisée. Seules les abeilles le peuvent…

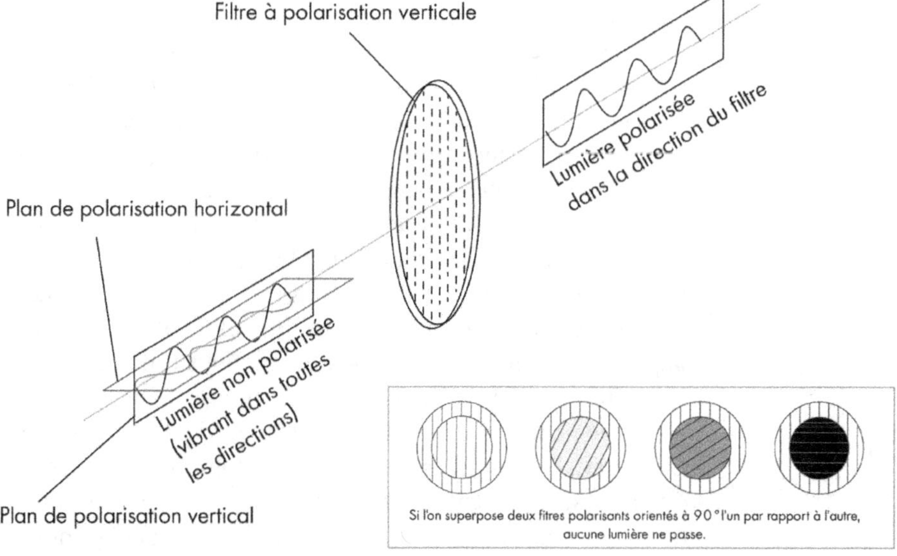

Figure 3.49
Le filtre polarisant ne laisse passer que les ondes vibrant dans une direction donnée et bloque intégralement les ondes perpendiculaires à cette direction.

3.10.7 *Les filtres à effets*

Il existe plusieurs types de filtres à effets, dont le rôle est de jouer uniquement sur l'esthétique de l'image. Les filtres diffuseurs (ou *soft*) de type Black Pro-mist, Soft/fx, Smoque, etc., sont essentiellement utilisés en studio pour adoucir l'image, plus spécifiquement un visage. Les filtres à étoile *(star filter)* génèrent, comme leur nom l'indique, un effet d'étoile à 4, 6 ou 8 branches sur les points fortement lumineux, comme les projecteurs présents dans le champ. Ils sont assez souvent utilisés sur les captations de concerts ou d'émissions musicales, auxquelles ils apportent une touche énergique et clinquante. Un *star filter* sur un plan serré permet par ailleurs d'adoucir très légèrement et plutôt agréablement l'image d'un visage.

3.11 La mise au point interne

Sur les premiers objectifs de télévision, la mise au point s'effectuait par le déplacement, le long de l'axe optique, du groupe de lentilles frontales selon un mouvement hélicoïdal. Aujourd'hui, tous les objectifs sont équipés d'un dispositif de mise au point interne dans lequel seul le second bloc optique, partiellement dissocié des éléments frontaux, est mobile. La fixité de la partie frontale présente plusieurs avantages. Elle permet l'utilisation d'un pare-soleil rectangulaire, le plus approprié pour contrôler le flux lumineux incident. Elle autorise également l'installation d'un filtre polarisant, absolument inexploitable si la lentille sur laquelle il est monté est en rotation. Enfin, sur un objectif à mise au point frontale, le mouvement de pompage engendré par les va-et-vient de lentilles en contact avec l'extérieur entraîne un flux d'air à l'intérieur du corps de l'objectif ; des poussières diverses se déposent alors entre les lentilles. Sur un objectif à mise au point interne, les lentilles mobiles se déplacent dans un espace clos, étanche à toute pénétration de particules étrangères.

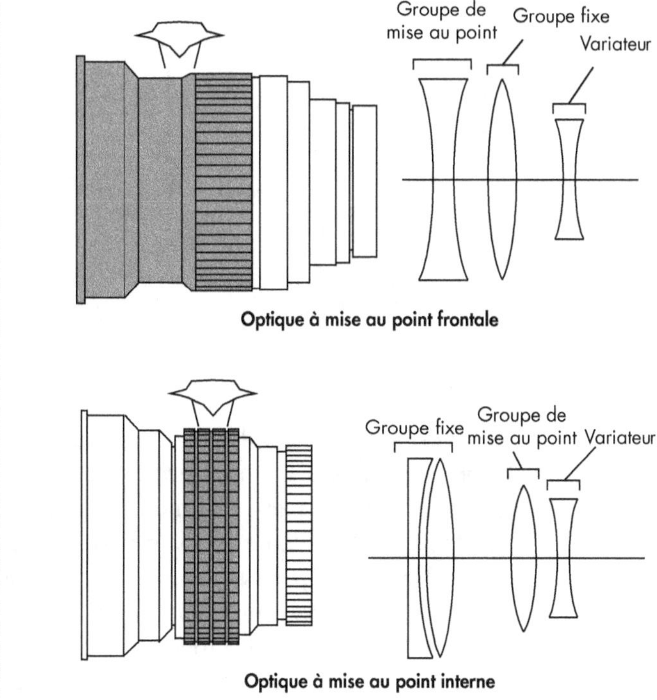

3.12 La stabilisation optique

La technologie du stabilisateur optique, qui a d'abord équipé les objectifs photo professionnels et les caméscopes grand public, est désormais implémentée sur certains objectifs vidéo broadcast. Ce système compense les tremblements de mains ou les petites secousses provoquées par un véhicule en mouvement, et stabilise l'image dans les conditions de tournage les moins confortables. Il peut être intégré directement dans un objectif à fort rapport de zoom ou se présenter sous la forme d'un complément optique à ajouter à un objectif classique.

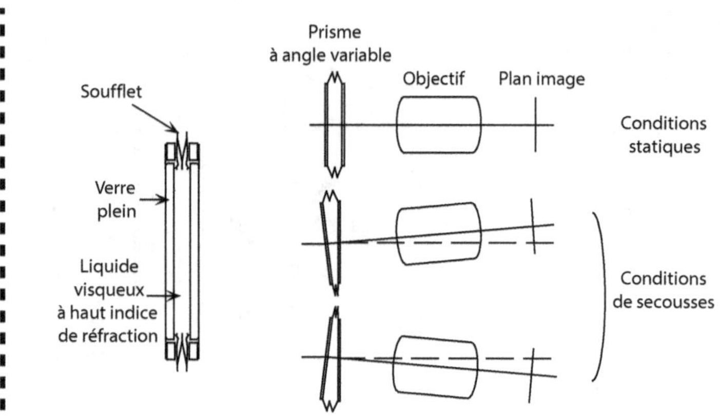

Le principe du stabilisateur optique repose sur l'utilisation d'un prisme à angle variable, lequel est constitué de deux lames de verre séparées par un liquide visqueux à haut indice de réfraction. Les deux lames de verre sont reliées entre elles par deux soufflets leur permettant de se mouvoir en horizontal et en vertical l'une par rapport à l'autre. Deux détecteurs de vibrations envoient à un microprocesseur des signaux proportionnels à l'amplitude et à l'orientation du déplacement de l'axe optique provoqué par les secousses. Le microprocesseur traite ces signaux et les envoie modifier l'angle du prisme dans les deux plans, horizontal et vertical. La trajectoire des rayons incidents est ainsi rectifiée en temps réel ; ceux-ci viennent au final frapper la surface sensible du capteur toujours au même endroit.

Le stabilisateur optique se révèle très efficace, surtout en longue focale, quand le moindre mouvement de la main est vite amplifié. La qualité de l'image n'est en rien affectée et l'angle de prise de vues n'est pas modifié.

3.13 Le contrôle numérique des commandes

Tous les objectifs de TV broadcast sont aujourd'hui équipés d'un système de servocommande numérique. Celui-ci comprend des microprocesseurs intégrés à l'objectif, un CPU *(Central*

Processor Unit) dans chaque organe de commande (zoom, iris, focus), des codeurs optiques et un module de communication série à haut débit. Il assure le contrôle numérique et la gestion indépendante des différentes fonctions optiques avec une très haute précision. Les encodeurs digitaux équipant les poignées sont par ailleurs moins sensibles au vieillissement que les anciens potentiomètres analogiques, ce qui réduit considérablement le taux de panne. L'électronique numérique embarquée sur les objectifs offre de nombreux avantages opérationnels au cadreur, et améliore globalement le comportement de l'objectif.

• Les trajectoires de zoom et de mise au point, traditionnellement linéaires, disposent chacune de plusieurs courbes de variation de type exponentiel et logarithmique, adaptées à différentes situations : démarrage rapide du mouvement puis ralentissement, ou démarrage lent puis accélération, etc.

• Un système de mise au point automatique (autofocus), intégré essentiellement aux objectifs à longues focales, permet d'assister le cadreur dans des conditions de tournage difficiles. Ce système est notamment utile lors de la couverture de sports de vitesse ou pour le cadrage très serré de voitures se déplaçant à vive allure. Il peut être activé de manière permanente ou occasionnellement par pression sur un bouton dédié.

• La légère variation de focale (pompage) qui se peut produire quand on effectue la mise au point est totalement éliminée par compensation : lorsque l'opérateur manipule la bague de focus, le microprocesseur numérique applique au zoom un mouvement synchronisé afin de maintenir un angle de champ constant.

• L'effet de *ramping* est également compensé par asservissement de l'ouverture du diaphragme à la focale. À pleine ouverture, une fonction peut stopper automatiquement le mouvement du zoom juste avant que l'image ne s'assombrisse.

• Un système d'autodiagnostic assure une détection automatique de panne en indiquant la carte défaillante. L'intervention est de ce fait plus facile, et l'immobilisation réduite.

À tout cela s'ajoutent les notions de mémorisation et de reproductibilité des réglages et paramètres optiques. Leur intérêt se situe notamment dans le cadre des productions en studio virtuel combinant des images en plateau avec des animations graphiques asservies générées par ordinateur, ainsi que dans les environnements robotisés, qui bénéficient ainsi d'une transmission des données optiques directement sous forme numérique.

La caméra

Qu'est-ce que le séparateur optique (ou dichroïque) ?

À quoi correspondent les valeurs 2/3", 1/2", etc., d'un capteur ?

Sur quels paramètres de l'image influe la taille des capteurs ?

Comment fonctionne un capteur CCD ?

En quoi diffèrent les structures de capteurs CCD IT, FT, FIT ?

Comment fonctionne un capteur CMOS ?

CMOS/CCD : avantages et inconvénients ?

Qu'est-ce que le *rolling shutter* ?

De quoi dépend la sensibilité d'une caméra ?

Comment est effectuée la correction de *flare* ?

Qu'est-ce que la correction de *masking* ?

Comment agit la correction de détail ?

À quoi sert la compression des blancs ?

Qu'est-ce que la correction de gamma ?

Quels sont les réglages d'une caméra sur lesquels on peut agir durant un tournage en direct ?

Quels sont les atouts et inconvénients des caméras à grand capteur ?

Qu'est-ce qu'un filtre de Bayer ?

Pourquoi en TV utilise-t-on toujours des capteurs aussi petits que le 2/3"
même en Ultra HD ?

Quelle est la différence entre le mode LOG et le format RAW ?

La caméra est l'un des éléments de la chaîne de l'image vidéo dont l'évolution est la plus spectaculaire. En un demi-siècle, elle a fait l'objet d'innovations technologiques phénoménales qui ont entraîné, chacune à leur manière, un bouleversement des pratiques dans le monde de la télévision et révolutionné l'univers cinématographique en ce début de 3e millénaire. Ce chapitre propose une synthèse complète sur le fonctionnement d'une caméra vidéo, via un parcours de l'ensemble des étapes de fabrication de l'image. Après une description détaillée et comparative des capteurs CCD et CMOS, il analyse les principaux traitements et la ramification des corrections électroniques auxquels est soumis le signal vidéo dans la tête de caméra. Il passe ensuite en revue les nombreux réglages d'exploitation permettant de peaufiner en temps réel les multiples aspects esthétiques de l'image. Un travail indispensable, car s'il n'est pas forcément vu par tous, il est toujours inconsciemment ressenti. Enfin, il accorde une large place aux caméras de nouvelle génération à grand capteur conçues pour le cinéma numérique, et qui ont aujourd'hui définitivement remplacé les caméras film 35 mm.

Les premières caméras de télévision voient le jour à la fin des années 1950. Il s'agit alors de très encombrantes caméras de studio dont le fonctionnement est basé sur des tubes d'analyse, entourés de leurs bobines de balayage. Plusieurs technologies se succèdent durant les années « noir et blanc ». D'abord les très volumineux tubes Photicon et Orthicon en 3", suivis du dix fois plus compact Vidicon en 1", avec des performances en constante amélioration et une circuiterie de moins en moins complexe.

À la fin des années 1960, Philips commercialise son tube Plumbicon dont la stabilité et les excellentes performances vont permettre le démarrage de la couleur. Le Plumbicon aura été le tube le plus utilisé dans les caméras de télévision en couleurs dans le monde entier pendant 20 ans, jusqu'à ce qu'il soit remplacé à la fin des années 1980 par les capteurs CCD.

Les premières caméras portables apparaissent au début des années 1970. Elles sont constituées de deux éléments distincts, d'une part la tête de caméra contenant uniquement les éléments nécessaires à la prise de vues et portée par le cadreur, d'autre part un coffret électronique *(back pack)* incluant toute la circuiterie de traitement et de mise en forme des signaux, porté par un assistant. Ce n'est qu'en 1978 que commence réellement l'ère du reportage vidéo « ENG » *(Electronic Gathering News)* avec l'apparition simultanée des premières caméras portables monoblocs, c'est-à-dire intégrant dans un coffret unique tous les circuits électroniques, et des premiers magnétoscopes portables. C'est une petite révolution dans le monde de l'image et les centres de télévision puisque ces deux équipements sonnent le glas du traditionnel reportage en film 16 mm avec magnétophone Nagra. Au fil des années, les caméras portables (ou légères) voient leurs performances s'accroître, jusqu'à atteindre des niveaux proches de celles de leurs grandes sœurs de studio. Début 1980, apparaît le concept de « caméscope », une unité monobloc combinant cette fois une tête de caméra et un bloc enregistreur sur cassette *(dockable)*. Le fameux Betacam allait envahir le monde entier avec le succès que l'on sait.

Toutes ces versions de caméras à tubes appartiennent aujourd'hui à l'histoire. Les premières caméras à capteurs CCD entrent en scène au milieu des années 1980. Malgré des avantages indéniables en matière de stabilité et de facilité de réglages, les premiers modèles de caméras CCD n'arrivent pas à rivaliser avec les meilleures caméras à tubes en termes de définition et de tenue aux suréclairements. Mais ces faiblesses sont progressivement éliminées, si bien qu'en quelques années les caméras CCD remplacent totalement les caméras à tubes, d'abord dans un environnement analogique, puis, à partir de mi-1990, avec des circuits de traitement numériques. Pendant plus de vingt ans, la technologie CCD règne en maître dans les caméras et caméscopes de télévision broadcast. Les caméscopes deviennent monoblocs et sont de plus en plus légers et compacts. Ils voient aussi évoluer leurs techniques d'enregistrement, la bande magnétique cédant sa place aux supports non linéaires, comme le disque dur, le disque optique et la mémoire flash. De son côté, la technologie CMOS est désormais bien implantée dans les caméras broadcast, où elle a pris le pas sur la technologie CCD. Elle s'est par ailleurs imposée de façon exclusive dans la catégorie des « grands capteurs », donnant naissance à une nouvelle génération de caméras haut de gamme conçues pour le monde du cinéma. Ces caméras à grand capteur, dont certaines reprennent l'ergonomie propre aux caméras film, ont aujourd'hui définitivement remplacé ces dernières dans toutes les productions cinématographiques. Elles sont différentes en de nombreux points des caméras TV broadcast étudiées pour les captations en direct, comme nous aurons l'occasion de le voir dans ce chapitre.

4.1 Les éléments optiques

Toute caméra vidéo traite l'image sous la forme de trois signaux séparés, chacun correspondant à l'une de ses composantes rouge, verte ou bleue. Ce qui implique que l'image optique formée par l'objectif soit au préalable décomposée optiquement en trois plages de longueurs d'onde correspondant à ces trois composantes de couleurs. Ce filtrage des couleurs s'effectue différemment selon que la caméra est équipée d'un seul ou de trois capteur(s) photosensible(s). Les caméras vidéo broadcast utilisées en télévision sont équipées de trois capteurs CCD ou CMOS, chacun associé à l'une des couleurs R, V, B. La décomposition de l'image en trois couleurs primaires est réalisée par un élément dédié, appelé « séparateur optique », intervenant au niveau de chaque capteur. Les caméras grand public d'une part, et les caméras à grand capteur d'autre part, n'intègrent qu'un unique capteur. Nous verrons plus loin dans ce chapitre comment une mosaïque de filtres de couleurs déposée directement sur le capteur assure dans ce cas la séparation des couleurs au niveau de chaque pixel.

4.1.1 *Le séparateur optique (ou dichroïque)*

Le séparateur optique, également appelé « séparateur dichroïque », est un élément assez volumineux, qui prend une place importante à l'entrée de toute caméra tri-capteurs. Il est constitué de miroirs, de miroirs semi-réfléchissants et de miroirs dichroïques (un miroir dichroïque ayant la particularité de réfléchir les rayons appartenant à une certaine plage de longueurs d'onde, et de se laisser traverser par tous les autres). Le séparateur optique est caractérisé par un très faible taux d'absorption si bien que l'on considère qu'il laisse globalement passer toute la lumière incidente.

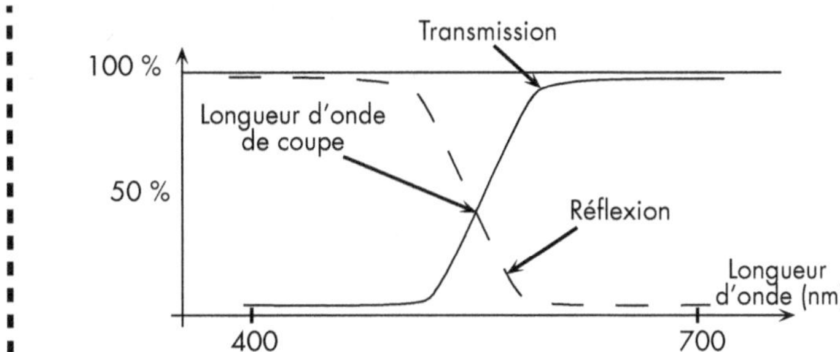

Figure 4.1
Caractéristiques types d'un miroir dichroïque.

Intéressons-nous à la représentation du séparateur optique à trois prismes donnée par la figure 4.2. Les rayons lumineux issus de l'objectif pénètrent dans le premier prisme, qui possède une couche dichroïque (1) ne réfléchissant que les rayons bleus. Ces derniers frappent ensuite une seconde surface (2), totalement réfléchissante, qui les envoie vers la surface sensible du capteur CCD de la voie bleue. Les rayons rouges et verts passent, quant à eux, au travers de la couche dichroïque bleue et entrent dans le second prisme. Seuls les rayons rouges sont réfléchis en (3) puis en (4), avant d'atteindre leur capteur. Les rayons verts poursuivent leur trajectoire rectiligne jusqu'au capteur de la voie verte. Trois filtres de couleur sont placés en sortie de chaque prisme du séparateur. Ils sont chargés d'éliminer le faible pourcentage de rayons résiduels ayant malgré tout été réfléchis par les couches dichroïques censées les transmettre, et qui se sont mélangés avec la couleur propre à chaque canal. Les caractéristiques spectrales du séparateur optique sont déterminantes quant à la fidélité de reproduction des couleurs de la caméra.

Bien que le séparateur optique n'ait pas d'ouverture relative, il est courant de lui attribuer une ouverture de f/1,4. Il s'agit en réalité de l'ouverture maximale de l'objectif acceptée par les prismes, pour que l'intégralité des rayons incidents soit transmise. Si un objectif est ouvert au-delà de cette valeur, certains rayons vont pénétrer avec un angle d'incidence trop important et seront déviés hors des prismes.

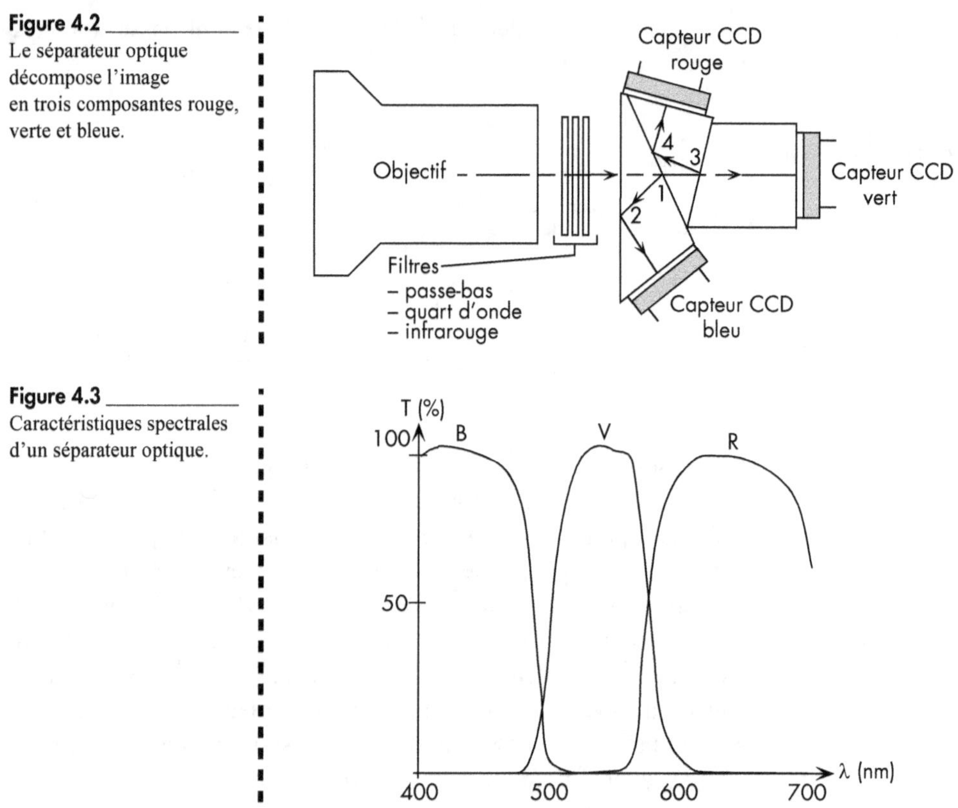

Figure 4.2
Le séparateur optique décompose l'image en trois composantes rouge, verte et bleue.

Figure 4.3
Caractéristiques spectrales d'un séparateur optique.

Le séparateur optique reçoit l'image formée par l'objectif et la décompose en trois images primaires rouge, verte et bleue. Ces dernières sont projetées sur les surfaces sensibles des trois capteurs photosensibles de la caméra.

4.1.2 *Les filtres*

Une caméra broadcast intègre les trois filtres optiques suivants, placés juste derrière l'objectif :

- le filtre infrarouge : les capteurs CCD et CMOS sont très sensibles aux rayons infrarouges (cette caractéristique est d'ailleurs exploitée pour les applications de vidéosurveillance). Dans une caméra broadcast, le filtre infrarouge a pour rôle de limiter l'information lumineuse analysée au seul spectre visible ;

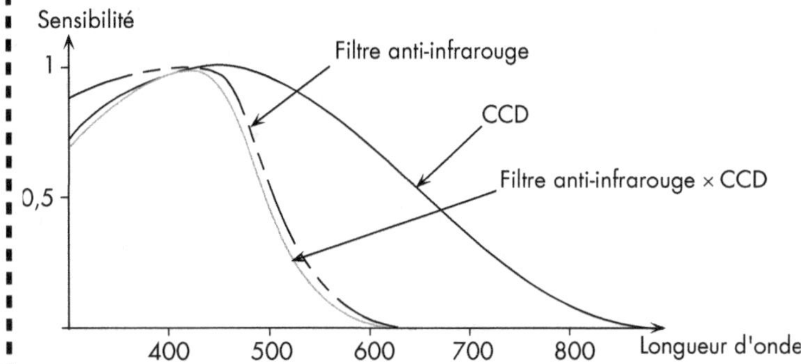

Figure 4.4
Le filtre anti-infrarouge a pour but d'atténuer la réponse du capteur photosensible dans l'infrarouge.

- le filtre quart d'onde : la lumière peut être définie comme un mélange d'ondes vibrant dans toutes les directions, perpendiculairement à leur axe de propagation. Or, le séparateur optique réagit différemment selon l'axe de polarisation des rayons lumineux incidents. Le rôle du filtre quart d'onde est de transformer la vibration rectiligne des rayons lumineux en vibration circulaire, afin que le séparateur optique ait le même comportement vis-à-vis de tous. Une polarisation circulaire peut être vue comme une composition de deux ondes polarisées perpendiculairement et déphasées d'un quart de longueur d'onde (90°), d'où le nom de ce filtre ;

- le filtre passe-bas ou *anti-aliasing* : il est chargé d'éliminer les détails extrêmement fins de la scène captée par l'objectif, qui pourraient générer un phénomène d'*aliasing* en interférant avec le pas d'échantillonnage des capteurs photosensibles. Plus concrètement, il a pour rôle d'étaler tout détail lumineux qui serait plus petit que la taille d'un photosite du capteur, afin qu'il en recouvre la totalité de la surface. Le filtre passe-bas est par conséquent calculé très précisément et optimisé pour chaque taille de cellules photosensible. Si cette opération de lissage de l'image est absolument indispensable pour éviter tout moiré sur une image issue d'un capteur CCD/CMOS, elle engendre en contrepartie une atténuation des très hautes fréquences spatiales de l'image (correspondant aux fins détails). Celle-ci est compensée dans la caméra par la correction d'ouverture, présentée plus loin dans ce chapitre.

Une caméra vidéo broadcast intègre par ailleurs une ou deux roues porte-filtres, permettant une adaptation à l'environnement lumineux de la scène cadrée. On distingue deux types de filtres.

- Les filtres de densité (également appelés « gris neutres » et notés « ND » pour *Neutral Density*) ont pour rôle de réduire, indépendamment du diaphragme, la quantité de lumière traversant l'objectif. En compensant une trop forte intensité lumineuse en extérieur, ils permettent de travailler sur une plage d'ouverture standard du diaphragme, donnant les meilleures performances optiques. Ils peuvent aussi être d'une grande utilité en studio pour réduire la profondeur de champ particulièrement élevée en vidéo (avec des petits capteurs), afin d'obtenir des fonds de gros plans flous.

- Les filtres de conversion de couleur (notés « CC » pour *Color Conversion*) ont pour rôle de convertir optiquement la température de couleur de la lumière incidente, afin de l'adapter à l'équilibrage colorimétrique de la caméra. Ils permettent aussi de réduire l'amplitude d'ajustement électronique des gains R, V, B requis pour obtenir une balance des blancs correcte à différentes températures de couleur, ce qui préserve le rapport signal sur bruit des signaux.

On trouve également, dans la plupart des caméras broadcast, des filtres à effets, notamment ceux à étoiles appelés *Star filters*. On peut y recourir sur certains show musicaux ou émissions de divertissement pour donner de l'éclat à l'image en créant des effets en étoile sur les projecteurs dans le champ et les réflexions spéculaires. On peut aussi les utiliser de manière plus subtile pour adoucir optiquement le rendu d'un visage (à combiner judicieusement avec les réglages de la correction de détail).

Sur les caméras n'incorporant qu'une roue porte-filtre, plusieurs combinaisons de filtres de densité et colorés permettent de satisfaire la majorité des besoins courants.

4.2 Les tailles de capteurs photosensibles

Il existe deux technologies de capteurs photosensibles chargés de réceptionner et de traiter l'image formée par l'objectif de la caméra : les CCD et les CMOS. Leur rôle est de produire un signal électrique proportionnel à l'éclairement reçu. Tous deux se présentent sous la forme d'un circuit intégré avec, sur sa face supérieure, une pièce de haute technologie constituant la zone image. Celle-ci est constituée d'une matrice totalisant de quelques centaines de milliers à plusieurs millions de cellules sensibles à la lumière. Une cellule photosensible est également appelée « photosite » ou « photocapteur ». Dans le langage courant, on parle aussi de pixel pour désigner cet élément, mais ce terme peut être trompeur car il désigne avant tout les constituants de l'image finale reproduite sur un écran. Les deux types de capteurs fonctionnent selon le même principe, consistant à accumuler des charges électriques proportionnellement à l'éclairement reçu, et à convertir ces charges en tension pour former un signal électrique. Mais ils effectuent ces tâches différemment, comme nous le verrons par la suite.

Il existe plusieurs tailles de capteurs, que l'on peut regrouper en deux familles : les « petits capteurs » et les « grands capteurs ».

Les petits capteurs sont à la fois les plus anciens et les plus courants, puisqu'ils équipent toutes les caméras de télévision broadcast et, pour les plus petits d'entre eux, les produits grand public. Leur taille est communément exprimée en pouces : 2/3" (format de référence en TV broadcast), 1/2", 1/3", etc. (1" = 2,54 mm). Il faut cependant savoir que ces valeurs ne correspondent à aucune des caractéristiques physiques du capteur. Elles se réfèrent en réalité au diamètre externe des tubes d'analyse en verre utilisés jusqu'à la fin des années 1980 dans les caméras broadcast. Le diamètre utile de l'image formée sur la surface d'un capteur est toujours inférieur à ces valeurs, en raison notamment de l'épaisseur du tube de verre. Il est par exemple de 11 mm pour un capteur 2/3", alors que le diamètre théorique du tube correspondant est de 18 mm. En clair, rien sur un capteur 2/3" ne mesure réellement 2/3". Cette convention de langage, qui perdure sans aucun sens depuis plus de 30 ans, ne permet donc que d'indiquer des proportions de taille. Toutes les caméras et caméscopes de télévision broadcast CCD ou CMOS, qu'elles soient SD, HD et même Ultra HD 4K sont équipées de capteurs 2/3". Les caméscopes de milieu de gamme semi-professionnels sont pourvus de capteurs 1/2" et 1/3", tandis que les caméscopes grand public et les « actions cams » (caméras ultra compactes sans viseur) n'intègrent que des capteurs 1/4" et inférieurs.

Les grands capteurs vont typiquement du 4/3" au plein format « full frame » (c'est-à-dire la taille d'un négatif photo 24 × 36), en passant par le Super 35 mm. Ils disposent ainsi d'une diagonale d'image deux à quatre fois supérieure à celle du 2/3", soit une surface de 4 à 16 fois supérieure. Intégrant exclusivement la technologie CMOS, ils sont utilisés dans les caméras très haut de gamme destinées au cinéma numérique, dans les appareils photo reflex DSLR *(Digital Single-Lens Reflex)*, ainsi que dans les caméras compactes proposées en alternative aux DSLR.

À chaque taille de capteur correspond un format d'objectif, l'objectif projetant une image circulaire englobant la surface photosensible du capteur. La taille du capteur influe sur plusieurs paramètres clés de l'image, qui sont traités en détail plus loin dans ce chapitre. Nous pouvons d'ores et déjà retenir que plus un capteur est grand, plus il permet :

- une définition élevée : à sensibilité égale, il peut accueillir davantage de cellules photosensibles, ce qui accroît le nombre de pixels composant l'image ;

- une meilleure sensibilité : tout capteur possède une sensibilité de base unique. Celle-ci est directement liée à la quantité de lumière que le capteur doit recevoir pour fournir une image correctement exposée, avec des informations visibles dans les ombres et les hautes lumières. À définition égale, plus un capteur est grand, plus les cellules photosensibles qu'il renferme sont grandes et peuvent donc accumuler de photons. À taille de capteur égale, en revanche, plus la définition est élevée, plus les cellules sont petites (car elles sont plus nombreuses sur une même surface), donc moins le capteur est sensible. C'est ce qui explique par exemple qu'un capteur 2/3" HD est beaucoup moins sensible, donc plus bruité, qu'un capteur 2/3" SD. Notons cependant qu'il est possible d'augmenter artificiellement la sensibilité d'une caméra en ajoutant du gain numérique, au détriment de l'apparition plus ou moins visible de bruit ;

- une dynamique lumineuse d'exposition plus élevée : la dynamique lumineuse est le ratio entre le niveau le plus clair et le niveau le plus sombre (au-dessus du niveau de bruit du capteur) pouvant être captés simultanément sur une image. Plus elle est élevée, plus l'on peut voir de nuances de contrastes à la fois dans les parties très sombres et les parties très claires de l'image ;

- une profondeur de champ plus faible : plus le capteur est grand, plus il réceptionne un plan large de la scène cadrée, donc plus il a besoin d'une focale longue pour donner un plan serré. Et plus la focale est longue, plus la profondeur de champ est faible (cette règle fondamentale de l'optique est détaillée dans le chapitre 3). Ce qui explique que les grands capteurs, associés aux objectifs de formats adéquats, délivrent des plans serrés avec des arrière-plans qui sont vite flous. Une faible profondeur de champ permet d'obtenir du modelé sur l'image en détachant un avant plan net d'un arrière-plan flou, mais rend difficile la mise au point. À l'inverse, plus le capteur est petit, plus il réceptionne une faible portion de la scène. Un petit capteur délivre ainsi des plans serrés avec des focales particulièrement courtes, donc avec une grande profondeur de champ (ce qui facilite la mise au point). Ce qui explique que les plans serrés obtenus avec des petits capteurs aient des arrière-plans assez nets.

Les petits capteurs sont utilisés en télévision, tandis que les grands sont utilisés en fiction (cinéma, séries...) et en photographie.

Plus le capteur est grand :

- plus la définition est élevée,
- plus la dynamique lumineuse est élevée,
- plus la sensibilité est élevée,
- plus la profondeur de champ est faible, donc plus l'esthétique est belle mais plus il est difficile de faire le point,
- plus il faut une focale élevée pour zoomer loin,
- plus les rapports de zoom sont limités.

Tableau 4.1

Dimensions relatives aux formats de capteurs photosensibles les plus courants en vidéo broadcast.

Tubes				
d = diamètre utile de l'image	D = diamètre externe du tube		Dimensions de l'image	
			4/3	16/9
	en millimètres	en pouces	l × h (mm)	L × h (mm)
16 mm	25,4	1"	12,8 × 9,6	13,94 × 7,84
11 mm	17	2/3"	8,8 × 6,6	9,6 × 5,4
8 mm	12,7	1/2"	6,4 × 4,8	6,97 × 3,92
6 mm	8,5	1/3"	4,8 × 3,6	5,2 × 2,9
			Capteurs photosensibles	

Figure 4.5

Taille de l'image sur le capteur photosensible comparée au diamètre externe du tube d'analyse.

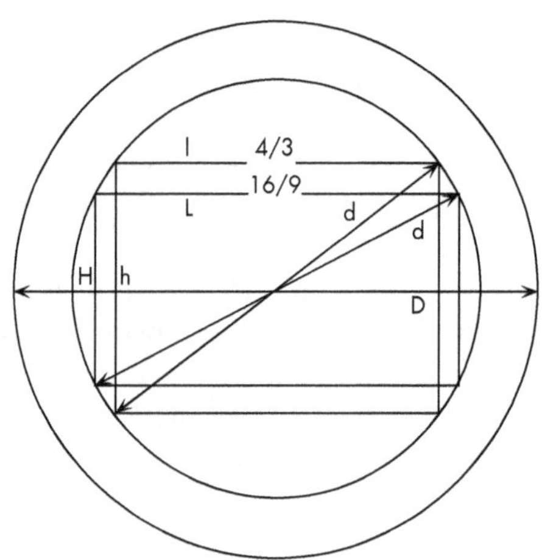

Figure 4.6

Les formats de capteurs photosensibles.

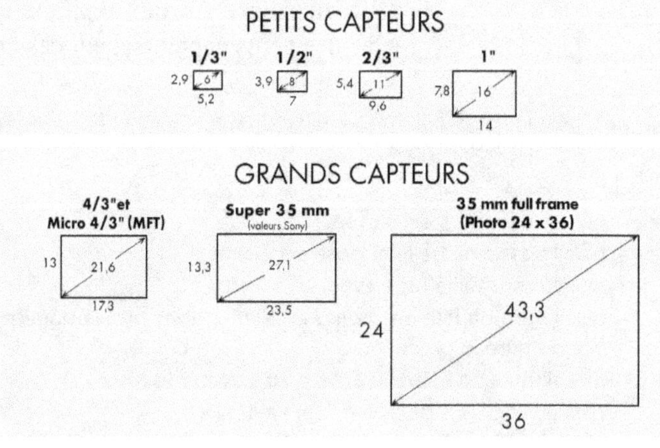

4.3.1 *Un peu d'histoire*

La genèse des analyseurs à état solide remonte à 1960, quand J.W. Horton présente son Scannister, un réseau de photodiodes disposées sur une ligne et balayées par une tension en dents de scie. Mais c'est en 1970 que Boyle et Smith de Bells labs font aboutir dix années de recherches en intégrant sur une même puce les surfaces de conversion lumière-électricité (optoélectronique) et les registres à décalage de lecture : le Dispositif à transfert de charges DTC, en anglais *Coupled Charge Device* CCD, est né. L'analyse d'une image vidéo par une caméra sans utilisation d'un tube cathodique et de son faisceau de balayage est alors envisagée. Les premières images en noir et blanc issues d'un prototype de senseurs solides sont présentées en 1973, et la première caméra professionnelle en couleurs équipée de capteurs CCD est proposée par RCA en 1984 ; elle n'aura cependant aucune carrière commerciale. La même année, Sony présente à Tokyo un capteur CCD qui peut enfin être qualifié de « broadcast ». Dès lors, les progrès sont très rapides et c'est le marché du reportage qui, dès 1986, bénéficie le premier de cette technologie tant attendue. Mais une définition jugée encore trop faible et, surtout, une mauvaise tenue face aux forts éclairements sont un obstacle à son utilisation sur les plateaux de télévision. Les caméras de studio devront attendre la fin des années 1980 pour que les performances des capteurs à état solide atteignent celles des tubes exploités à l'époque. Les caméras CCD intègrent dans un premier temps des circuits de traitement analogiques, avant de migrer vers le tout numérique, au début des années 1990. Aujourd'hui, les capteurs CCD sont au cœur de la majorité des caméras et caméscopes broadcast, qu'ils soient standards ou à haute définition.

4.3.2 *Constitution du capteur CCD*

L'appellation CCD se réfère à l'aptitude d'un ensemble de composants à échanger, à l'intérieur d'un substrat semi-conduc-

215

teur et selon une séquence définie, une information analogique échantillonnée sous la forme d'un paquet de charges électriques. Imaginez un groupe de cellules juxtaposées les unes à la suite des autres et communiquant entre elles par des portes : une cellule se charge proportionnellement à la lumière qu'elle reçoit, puis se vide dans la cellule voisine dès que s'ouvre la porte qui les sépare. La première cellule est alors disponible pour accueillir de nouvelles charges, et ainsi de suite. La cellule élémentaire d'un capteur CCD, le photosite, se compose d'une zone de stockage exposée à la lumière et d'une zone de transfert masquée de la lumière. Le cycle stockage/transfert est géré par des tensions de commande définissant les phases du fonctionnement, conformément aux caractéristiques du signal vidéo.

Dans un capteur CCD, le même circuit cumule les fonctions de conversion optoélectronique et de lecture des informations. L'image se formant sur un réseau de cellules photosensibles séparées, organisées en lignes et en colonnes, elle est par conséquent échantillonnée dès son analyse, ce qui implique de prendre un certain nombre de précautions, comme nous le verrons par la suite. Le fonctionnement d'un capteur CCD peut se résumer en trois étapes :

- la conversion de l'image optique en charges électriques proportionnelles à l'énergie lumineuse reçue – conversion linéaire ;

- l'accumulation des paquets de charges ainsi générés dans les cellules photosensibles ;

- le transfert de ces charges selon un mode propre à la structure du capteur – nous verrons qu'il y en a trois – vers la porte de sortie du circuit, pour former un signal électrique qui sera traité pour donner par la suite le signal vidéo.

4.3.3 *Fonctionnement d'une cellule photosensible*

Chaque cellule photosensible d'un capteur CCD, de surface quelques microns carrés, est composée d'un substrat semi-

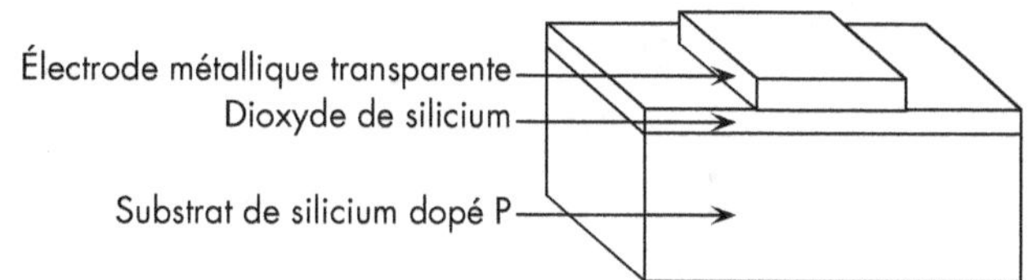

Figure 4.7 ___________
Constitution d'une cellule
photosensible.

conducteur en silicium dopé positivement, c'est-à-dire riche en trous, sur lequel est déposée une fine couche isolante d'oxyde (silice), elle-même surplombée d'une électrode métallique transparente à la lumière. Cette électrode est utilisée pour polariser la cellule de manière à créer, dans le substrat, un champ électrique interne repoussant les charges positives (trous) dues au dopage positif du silicium vers le fond de la cellule. Le puits de potentiel (ou zone de déplétion) alors formé est d'autant plus profond que la valeur de la tension de polarisation est élevée. C'est dans cette zone ainsi désertée que sont attirés les électrons libérés par effet photoélectrique. En effet, lorsqu'un rayon lumineux pénètre dans le silicium, chaque photon incident libère une paire électron/trou. L'électron et le trou se séparent du fait de la polarisation de la cellule : le trou est repoussé vers le fond de la cellule, où il rejoint les autres charges positives ; l'électron est quant à lui attiré à la surface par l'électrode métallique, mais il reste dans le puits car il ne peut traverser la couche isolante. Au bout d'un laps de temps dit « temps d'intégration » (équivalant au temps d'exposition en photographie), le nombre d'électrons accumulés dans le puits est directement proportionnel au nombre de photons incidents, donc à la quantité de lumière reçue par la cellule durant cet instant.

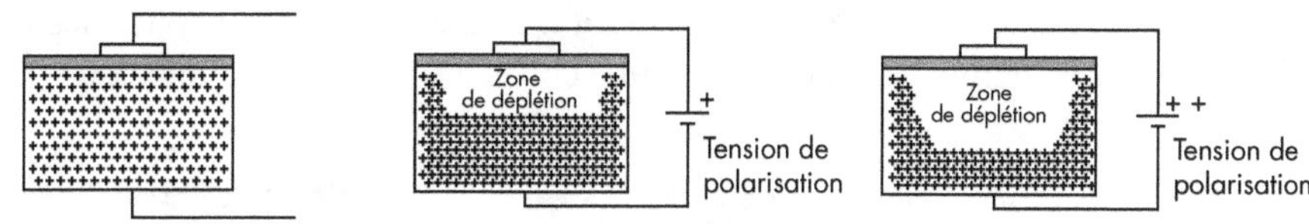

Figure 4.8
La zone de déplétion est d'autant plus grande que la tension de polarisation de la cellule est élevée.

Figure 4.9
Comportement d'une cellule photosensible face à une excitation lumineuse.

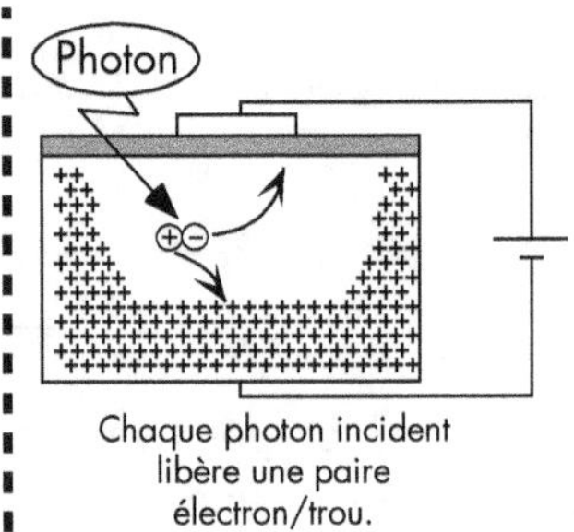

Chaque photon incident libère une paire électron/trou.

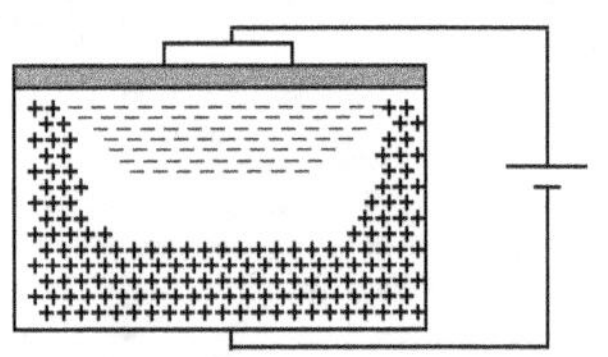

À la fin du temps d'intégration, les charges recueillies dans la zone de déplétion sont proportionnelles à l'intensité lumineuse reçue.

4.3.4 *Le transfert des charges*

Il reste alors à transmettre les charges de manière à libérer la cellule ayant assuré la capture de la lumière, pour qu'un autre cycle d'acquisition puisse être effectué. Si l'on applique une polarisation plus importante à une cellule voisine, sa zone de déplétion, plus grande, attirera les électrons de la première cellule moins polarisée – un champ électrique est engendré par la différence de polarisation des cellules infiniment proches. Il suffit alors de rythmer les phases d'accumulation et de transfert avec une tension d'horloge appliquée de façon séquentielle et appropriée aux temps et durées du signal vidéo.

Maintenant que nous avons étudié le principe d'accumulation et de déplacement des charges, nous allons pouvoir nous intéresser aux différentes possibilités de lecture de ces charges par un dispositif d'adressage et de transfert séquentiel. Il existe trois structures de capteurs CCD, qui se distinguent essentiellement par la façon dont les charges sont transférées vers le registre de sortie.

Dans tout ce qui suit, et sauf indication spécifique, toutes les valeurs numériques se rapportent à celles d'un signal et d'une image SD.

Un capteur CCD – dispositif à couplage de charges – est un circuit intégré renfermant plusieurs centaines de milliers de cellules photosensibles. Chaque cellule accumule une quantité d'électrons proportionnelle à l'éclairement auquel elle est soumise pendant le temps d'intégration. Les cellules sont lues séquentiellement, leur contenu étant déplacé d'une cellule à l'autre en jouant sur les tensions appliquées localement.

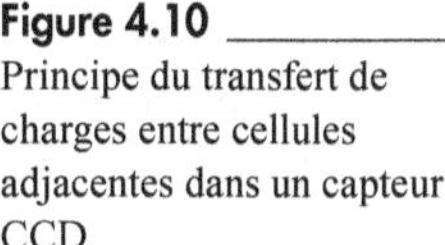

Figure 4.10

Principe du transfert de charges entre cellules adjacentes dans un capteur CCD.

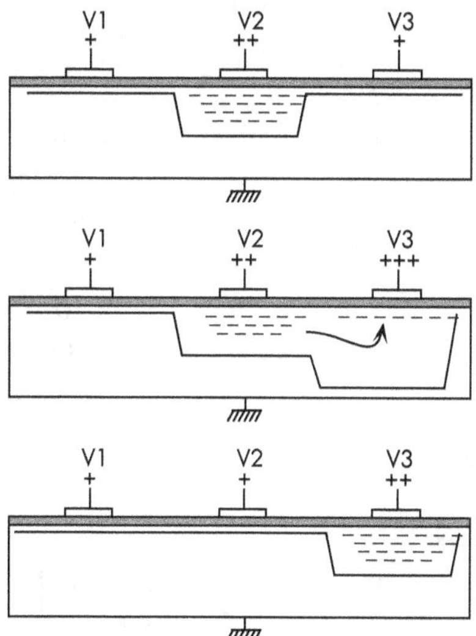

4.3.5 *La structure à transfert interligne (CCD IT)*

Principe du transfert interligne

Dans une structure IT, chaque élément de surface photosensible est accolé à une cellule servant au stockage et au transfert des charges. Ces cellules de stockage sont organisées en colonnes formant des registres verticaux, qui alternent avec les colonnes de photocapteurs. Les cellules photosensibles sont séparées par des stoppeurs de canal (CSG : *Channel Stopper Gate*) empêchant la diffusion des charges d'une cellule vers les voisines, et par des drains d'évacuation (OFD : *OverFlow Drain*) dans lesquels sont écoulées les charges en excès produites par une forte illumination. Chaque cellule photosensible est isolée de sa cellule de stockage par une porte de lecture (ROG : *Read Out Gate*) au travers de laquelle les charges vont circuler. Pendant la durée utile de la trame, l'énergie lumineuse fournie par l'optique est traduite en énergie électrique : les charges s'accumulent dans les cellules photosensibles proportionnellement à la lumière reçue. Puis au cours de l'intervalle de suppression trame, c'est-à-dire pendant le laps de temps séparant la fin de l'analyse d'une trame et le début de la suivante, une impulsion de forte amplitude est appliquée simultanément aux électrodes de toutes les cellules de stockage. La différence de potentiel établie entraîne alors un déplacement latéral simultané de l'ensemble des charges des photocapteurs vers les registres de transfert, qui sont évidemment masqués de la lumière. À l'issue de l'intervalle de suppression trame, les zones de déplétion des photocapteurs sont vidées, donc prêtes à recevoir de nouvelles charges provenant de l'analyse de la trame suivante.

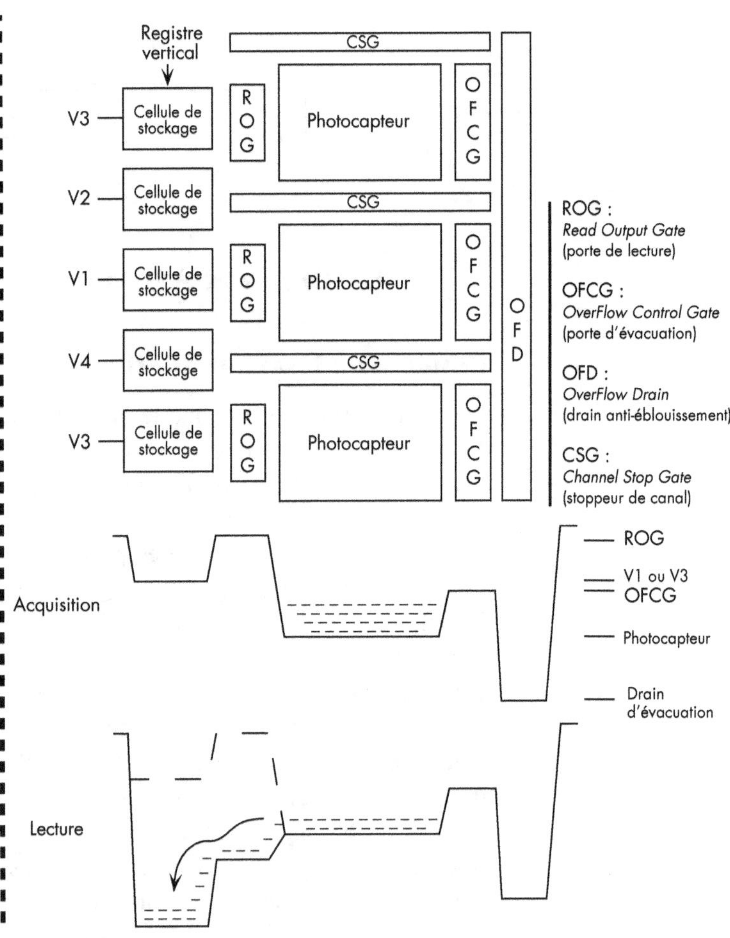

Figure 4.11

Principe du transfert des charges des photocapteurs vers les cellules de stockage des registres verticaux.

Pendant la durée active de la trame, à chaque intervalle de suppression ligne, c'est-à-dire pendant les 12 µs qui séparent deux lignes utiles, les charges des registres verticaux se décalent ligne par ligne vers le bas jusqu'au registre horizontal de sortie, placé sous les registres verticaux. Ce registre à décalage de sortie délivre alors une à une toutes les charges d'une ligne en 52 µs. Il fournit ainsi une analyse séquentielle échantillonnée de l'image. Lorsqu'arrive l'intervalle de suppression trame, les photocapteurs, qui ont fini d'accumuler les charges d'une nouvelle trame, se vident vers les registres verticaux. Et le processus de lecture se renouvelle.

Figure 4.12 —————
Structure d'un CCD à transfert interligne (IT).

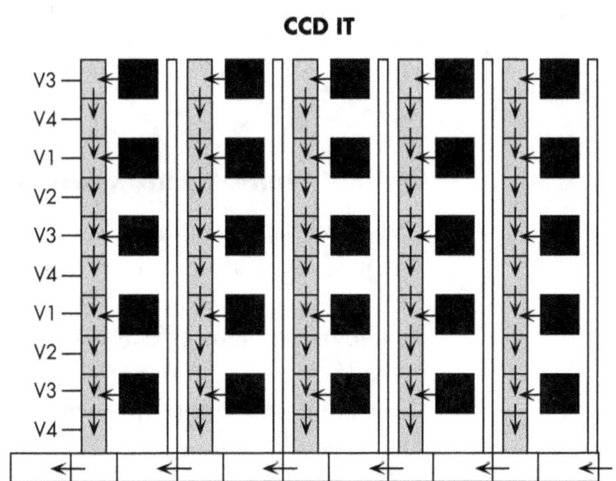

Figure 4.13 —————
Les différents timings de l'acquisition de l'image vidéo.

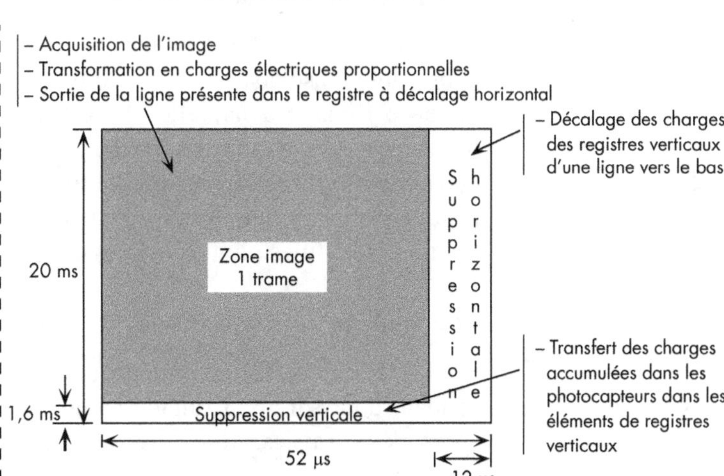

On notera que, dans une telle structure IT, les registres de transfert, ainsi que les autres éléments de protection et d'évacuation, occupent une grande proportion de la surface de la zone image du capteur. Seule une faible partie de la surface de chaque cellule élémentaire du capteur est exposée à la lumière. Le facteur de remplissage (ou ouverture du pixel), défini par le rapport de la surface sensible à la surface totale du circuit, ne dépasse pas 30 %, ce qui se traduit par un pas d'échantillonnage de l'image très élevé ; nous y reviendrons.

Dans un capteur CCD de type IT, les charges accumulées durant le temps d'intégration – équivalent au temps d'exposition en photographie – sont transférées dans un registre à décalage vertical pendant la suppression trame. Celui-ci les fait descendre ligne par ligne vers le registre horizontal de sortie.

Choix du temps d'intégration

Les cellules photosensibles du capteur CCD forment un réseau matriciel dont nous allons considérer ici que chaque rangée correspond à une ligne de l'image vidéo. Le balayage de l'image de télévision étant effectué selon un mode entrelacé, le même procédé doit être appliqué par le système de lecture du capteur. Deux solutions sont proposées.

• Le mode intégration image

Pendant la durée d'une image, soit 40 ms, chaque rangée de photocapteurs se charge pour la trame paire ou impaire, selon la ligne de l'image à laquelle elle est associée. Les charges des lignes paires et impaires sont donc accumulées simultanément, mais elles sont transférées alternativement dans les registres de lecture verticaux, une trame sur deux. À chaque trame, seule la moitié des cellules photosensibles est par conséquent analysée.

• Le mode intégration trame

L'intégration s'effectue indépendamment pour chaque trame, pendant donc 20 ms. L'image vidéo est par conséquent formée après deux saisies. Il est en effet possible de combiner les charges de deux rangées de photocapteurs consécutives lues simultanément, l'une appartenant à la trame paire, l'autre à la trame impaire. Les cellules sont ainsi lues toutes les trames, et non toutes les images, soit deux fois plus souvent.

Figure 4.14
Principe des méthodes d'intégration image et trame d'un capteur CCD à transfert interligne (IT).

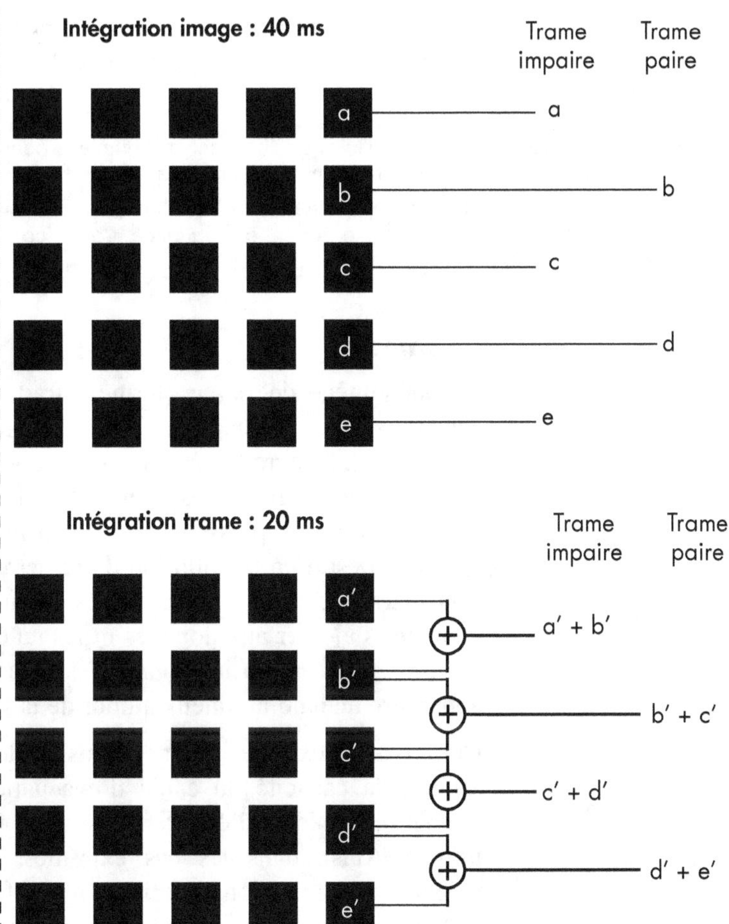

Pour respecter le balayage entrelacé, il suffit d'alterner la combinaison de rangées à chaque trame. Cette solution entraîne une perte de définition verticale, une ligne de l'image résultant du moyennage de deux lignes du capteur. Mais la résolution dynamique, c'est-à-dire la faculté de conserver les détails dans des images en mouvement, est nettement meilleure (plus le temps

223

d'exposition est long, plus grand est le risque de voir apparaître des flous de sujets en déplacement rapide). La qualité subjective d'une image issue d'une intégration trame est supérieure à celle produite par une intégration image.

Le mode d'intégration d'un CCD IT peut être sélectionné sur la caméra en fonction du type de prise de vues à réaliser.

En mode intégration image, les cellules se chargent à la lumière pendant 1/25 s alors qu'en mode intégration trame, elles se chargent pendant seulement 1/50 s.

L'intégration à fréquence image donne une bonne définition, elle est donc adaptée au traitement des images fixes. À l'inverse, l'intégration à fréquence trame convient mieux à l'analyse d'images en mouvement.

Le *smear*

Le phénomène de *smear* (terme intraduisible en français) est caractéristique d'un capteur CCD IT, surtout dans ses premières générations. Il se traduit à l'image par une raie verticale blanche, ou plus rarement rouge, parcourant tout l'écran en traversant une source lumineuse puissante, tel un projecteur ou un phare de voiture. Il est dû à la pollution du registre vertical par des électrons parasites générés par un excès de lumière, qui débordent et viennent s'ajouter aux données utiles au cours de leur transfert. On parle également de *blooming* lorsque ce débordement fait apparaître un halo lumineux autour de la source lumineuse.

Deux raisons expliquent cette diffusion de charges. La première est que la capacité du canal d'évacuation, certes prévu pour drainer un excédent d'électrons en cas de forte lumière, est assez limitée. Ainsi, dans les cas extrêmes, c'est-à-dire pour des niveaux d'illumination supérieurs à dix fois le niveau nominal, certaines charges ne peuvent être canalisées par ce conduit et atteignent le registre à décalage vertical, malgré les blindages par les barrières de potentiel qui le protègent. Là, elles s'écoulent lentement, puisque le déplacement dans ces registres s'effectue par décalage d'une ligne vers le bas à chaque suppression horizontale. De plus, les électrons générés par des rayons lumineux de longueur d'onde élevée – proche de l'infrarouge –, issus de sources chaudes, peuvent pénétrer en profondeur dans la structure de la cellule et s'introduire par le bas dans le registre vertical dont elles modifient le contenu. C'est la seconde explication du *smear*.

Il faut cependant savoir que, sur les dernières générations de capteurs IT, ce défaut a été considérablement réduit.

Figure 4.15 —————
Le *smear* : en cas de forte illumination, des charges en excès atteignent les registres verticaux.

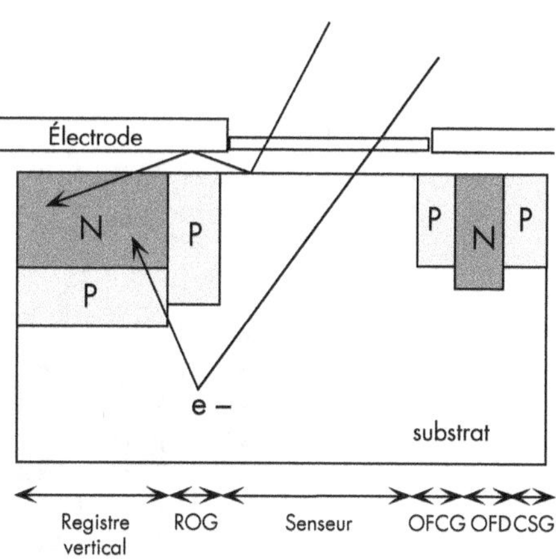

Le défaut de *smear* se manifeste, sur un capteur CCD IT par l'apparition d'une ligne verticale rouge ou blanche traversant une source lumineuse intense sur toute la hauteur de l'écran. Sa cause principale est la pollution des registres verticaux par les charges en excès.

4.3.6 *La structure à transfert d'image (CCD FT)*

Un capteur à transfert d'image (FT, pour *Frame Transfert*) est caractérisé par une zone image qui n'est constituée que de photo-capteurs, sans aucun registre à décalage vertical. Au-dessous de cette surface photosensible se trouve une zone de stockage, de capacité équivalente à la zone image, à l'extrémité de laquelle prend place le registre à décalage horizontal de sortie. L'accumu-lation dans les photocapteurs s'effectue pendant la période trame de durée 20 ms. Quand arrive l'intervalle de suppression trame, toutes les charges descendent simultanément dans la zone de mémoire tampon, qui devient alors une copie exacte de ce qu'était la zone image à la fin du temps d'intégration. Les photo-capteurs ainsi vidés sont alors prêts à effectuer l'intégration de la trame suivante. Pendant ce temps, à chaque intervalle de suppression horizontale, les charges présentes dans la zone mémoire sont transférées ligne par ligne dans le registre horizontal. Les photocapteurs assurent donc ici eux-mêmes le transfert vertical de leurs charges vers la zone de stockage. Cela implique de masquer cette opération par un obturateur asservi à chaque suppression trame, afin de conserver la définition verticale. Le rendement des obturateurs optoélectroniques n'étant pas suffisant, c'est un obturateur mécanique qui est utilisé, selon un principe analogue à celui mis en place sur les caméras film ou les projecteurs de cinéma.

Figure 4.16 ___________
Structure d'un CCD à transfert d'image (FT).

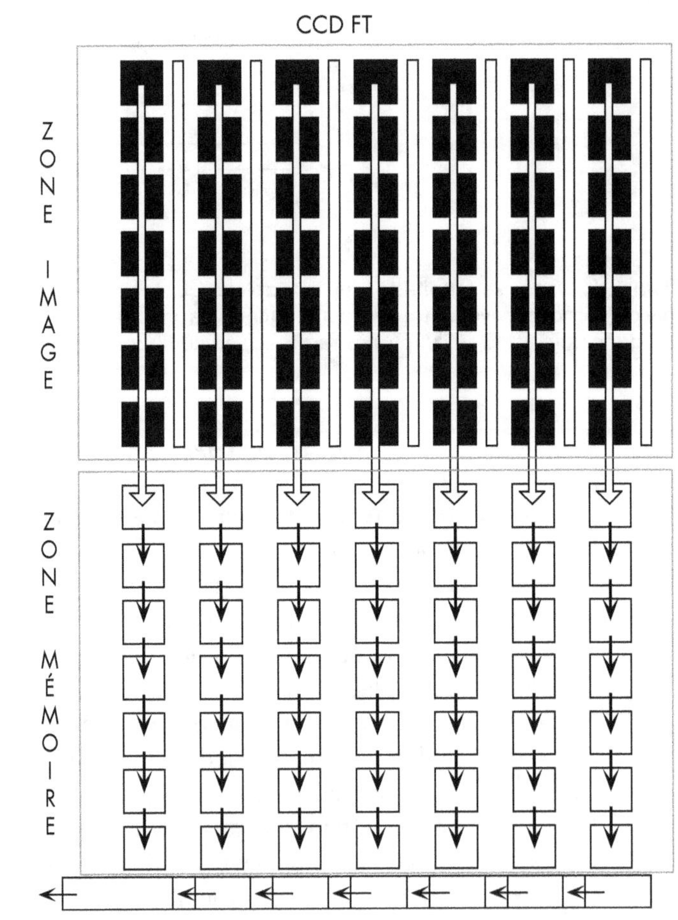

L'avantage de la structure FT est qu'elle alloue, sur chaque cellule, une surface beaucoup plus importante à la zone photosensible (la quasi-totalité), du fait de l'absence des registres à décalage. L'ouverture du pixel (ou facteur de remplissage) est donc très élevée et le pas d'échantillonnage très faible. Par ailleurs, l'obturateur mécanique confère au capteur FT une totale immunité au *smear*.

Dans un capteur CCD de type FT, les charges accumulées durant le temps d'intégration sont simultanément transférées dans une zone mémoire tampon, à chaque intervalle de suppression trame. Puis elles sont transférées ligne par ligne dans un registre horizontal de sortie. Il n'y a pas de registres verticaux, mais un obturateur mécanique est nécessaire pour masquer ce mouvement massif des charges.

4.3.7 *La structure à transfert d'image interligne (CCD FIT)*

La structure FIT *(Frame Interline Transfert)* résulte d'une combinaison astucieuse des deux structures précédentes : elle associe les registres verticaux du capteur IT à la zone mémoire tampon du capteur FT.

Les charges accumulées dans chaque photocapteur pendant le temps d'intégration sont transférées, durant la suppression trame, vers les registres verticaux qui les acheminent immédiatement vers la zone mémoire de capacité une trame. Les charges sont alors transmises ligne par ligne, à chaque intervalle de suppression horizontale, vers le registre à décalage de sortie. Les cellules photosensibles assurent uniquement la fonction de conversion optoélectronique, puisque le transfert dans la zone de stockage s'effectue via les registres verticaux, occultés de toute lumière. L'obturateur mécanique du capteur FT n'est donc plus utile. Quant au *smear*, rappelons que, dans la structure IT, il est essentiellement causé par la lenteur de déplacement des charges dans les registres verticaux. Dans la structure FIT, la vitesse de déplacement des charges dans les registres verticaux est beaucoup plus élevée, car celles-ci vont toutes simultanément dans la zone de stockage durant la suppression verticale. Ainsi, les registres verticaux ne sont pas pollués longtemps par les électrons en excès qu'engendre une forte illumination. Le phénomène de *smear* est donc absent sur une structure FIT.

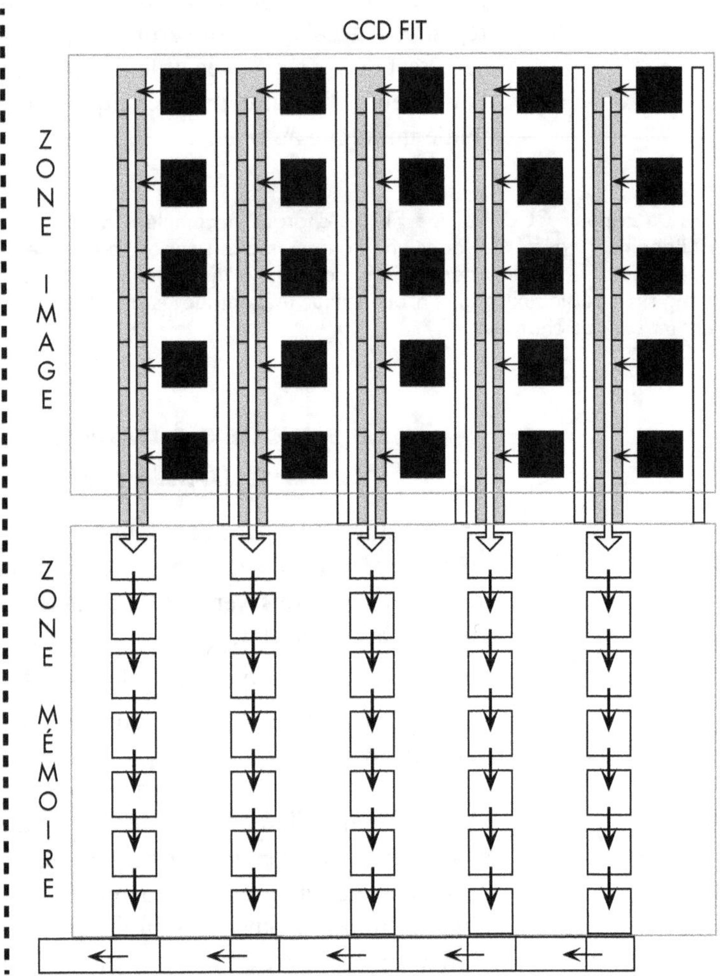

Dans un capteur CCD de type FIT, les charges accumulées sont d'abord transférées durant la suppression trame dans des registres verticaux (comme dans la structure IT). Puis elles sont toutes envoyées simultanément dans une zone mémoire (comme dans la structure FT).

4.3.8 *Les capteurs CCD de type HAD*

Sony a développé une technologie de capteurs CCD baptisée « HAD » (*Hole Accumulated Diode* = diode à accumulation de trous) dont les caractéristiques sont les suivantes :

* le drain d'évacuation des charges (« anti-éblouissement » ou *anti-blooming*) est placé dans la profondeur de la cellule et non plus à la surface à côté de la zone photosensible. La largeur de chaque cellule a ainsi pu être réduite de 40 % (ce qui permet d'augmenter leur densité sur le capteur) et la surface photosensible a gagné 10 % en largeur ;

* l'électrode de polarisation est placée non plus à la surface de la partie photosensible, mais dans sa profondeur. L'absence de toute couche recouvrant la zone photosensible améliore la sensibilité spectrale du capteur, notamment dans les bleus (l'électrode transparente agissant comme un filtre optique de très faible transmission pour les longueurs d'onde inférieures à 500 nm). Cette polarisation permanente de la cellule par son épaisseur contribue en outre à réduire le phénomène de *smear*. En effet, les charges provoquées par un éclairement de grande énergie (vers le domaine des infrarouges), et qui pénètrent en profondeur dans le substrat, sont attirées vers le fond et canalisées dans le drain d'évacuation au lieu d'atteindre le registre à décalage. Ainsi, la barre verticale de *smear* n'est pas rouge mais blanche, et sa visibilité est amoindrie.

Figure 4.18
Structure d'une cellule HAD.

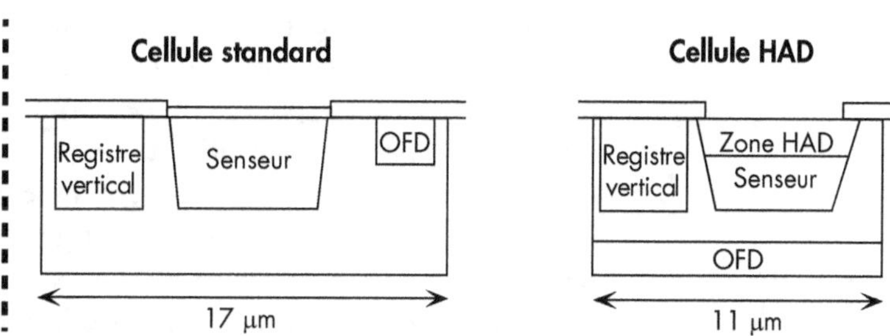

La zone HAD proprement dite est une couche de silicium dopée P déposée à la surface du capteur. Son rôle est de compenser la grande sensibilité des photocapteurs aux variations de température.

Elle absorbe en effet les électrons libres générés par des impuretés à la surface du capteur avec la chaleur, qui génèrent un courant de noir (ou d'obscurité) se traduisant sur l'image par un bruit aléatoire. Ces électrons parasites ne peuvent plus atteindre la zone de déplétion et venir contaminer charges réellement représentatives de l'information lumineuse. Développée initialement pour les capteurs CCD, cette technique a également été implémentée sur les capteurs CMOS.

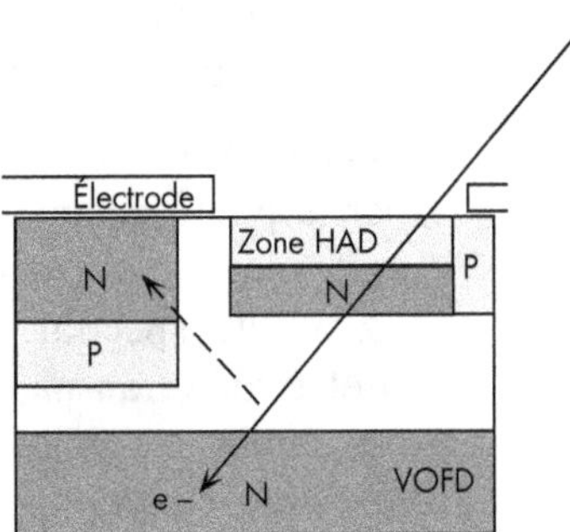

4.3.9 *L'obturateur électronique*

Dans un capteur CCD, l'analyse de l'image est indépendante de la lecture. De ce fait, il est possible de réduire le temps d'intégration d'une image de manière à augmenter la résolution dynamique, lors de la captation de mouvements rapides.

Le principe de l'obturateur électronique (ou *shutter*) consiste à réduire électroniquement le temps d'exposition de l'image, ce qui revient à déterminer, pour la durée normale d'intégration – 20 ms ou 40 ms –, une période utile et une période d'obturation. Les cellules photosensibles restent continuellement soumises à la source lumineuse, mais seules les charges emmagasinées au cours de la période utile sont transférées vers les registres de stockage. Les charges créées pendant la période d'obturation sont éliminées. L'analyse est toujours réalisée au rythme de 50 trames par seconde, mais chacune de ces trames est saisie avec un temps de pose plus court. En optimisant ainsi la résolution dynamique, l'obturateur électronique permet une analyse fine d'objets en déplacement rapide et atténue, parfois élimine, les flous de mouvement : chaque image d'un ralenti est nette.

Il est cependant important de bien comprendre que, si l'obturateur permet réduire le temps d'exposition, il ne change pas la fréquence de capture. Ce qui signifie que chaque image saisie reste fixe jusqu'à la suivante. Il faut, par conséquent, veiller à ne pas choisir une vitesse d'obturation exagérément élevée, au risque d'avoir à l'image une résolution temporelle tranchante. Un effet stroboscopique ou de saccades, dit « de *judder* », se produit alors, qui empêche notre œil d'opérer la fusion des images et nuit à la perception de fluidité des mouvements

Il est par ailleurs évident que plus la durée d'obturation est élevée, plus la quantité de lumière incidente doit être élevée pour maintenir un même niveau de luminosité d'image. La perte de sensibilité inhérente à la mise en service de l'obturateur électronique impose donc de travailler avec une ouverture du diaphragme plus grande, ce qui réduit la profondeur de champ.

Figure 4.20 _______________

Principe de l'obturateur électronique sur un capteur CCD.

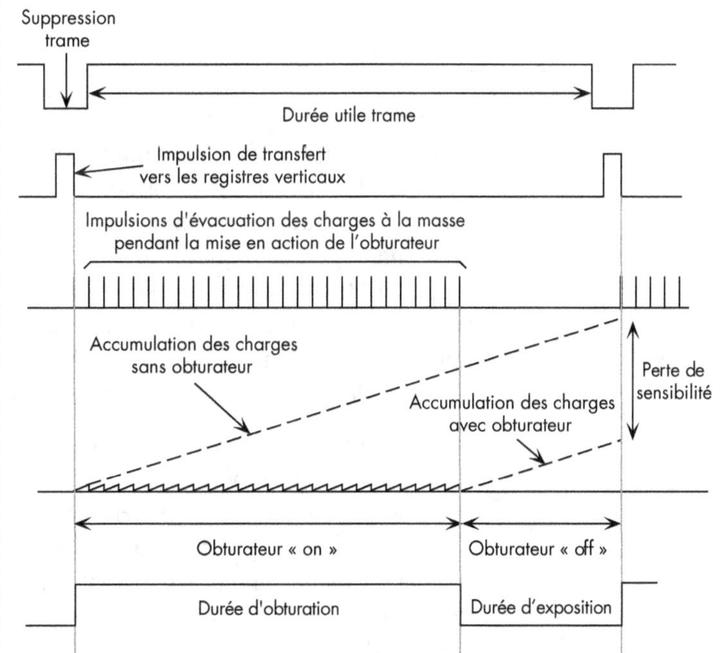

En mode standard, le temps d'exposition en intégration trame est de 1/50 s. Cela correspond, sur une caméra film, à un obturateur réglé à 180°, c'est-à-dire ouvert 50 % du temps (180° sur 360°), soit 1/48 s avec une cadence de 24 images par seconde. Toutes les caméras vidéo broadcast possèdent aujourd'hui des vitesses d'obturation de 1/100, 1/250, 1/500, 1/1 000 et 1/2 000 s. Par ailleurs, la plupart des obturateurs électroniques peuvent être activés en mode continu sur une certaine plage, généralement de 50 Hz à plus de 120 Hz. Ce mode permet notamment de supprimer la barre horizontale parasite qui apparaît lorsque l'on cadre un écran informatique, et d'éliminer le battement qui peut se produire avec des éclairages faits à des fréquences particulières.

L'obturateur électronique permet de réduire le temps d'intégration de l'image. Il contribue à améliorer la précision de restitution d'éléments en mouvement rapide, mais peut engendrer un effet de saccades plus ou moins gênant car venant perturber la perception du mouvement. Il est réglable par pas ou de manière continue sur une certaine plage de valeurs.

4.4 Les capteurs CMOS

La technologie CMOS *(Complementary Metal Oxide Semi-conductor)* appliquée aux capteurs photosensibles a longtemps été cantonnée aux produits grand public et semi-professionnels, ainsi qu'aux applications de contrôle industriel simples, ne nécessitant pas une qualité d'image très élevée. Ce n'est que depuis 2000 que les capteurs de type CMOS équipent les appareils photo numériques haut de gamme et, depuis 2006, qu'ils ont émergé dans l'univers des caméras vidéo broadcast, avant d'envahir le marché des caméras de cinéma numérique.

Le capteur CMOS utilise le même matériau que le CCD (le silicium) et exploite le même effet photoélectrique pour transformer les photons en charges. La différence fondamentale entre CCD et CMOS se situe au niveau du processus de conversion charge/tension. Dans un capteur CCD, cette conversion est effectuée à la sortie du capteur, en un point unique vers lequel convergent séquentiellement les charges, via une batterie de registres à décalage. Dans un capteur CMOS, la conversion charge/tension est réalisée directement au niveau de la cellule photosensible. Chaque cellule incorpore en effet un réseau de transistors qui convertissent les charges en tension, et amplifient le signal à destination d'un bus-colonne adressable directement, comme dans une mémoire. Les tensions de chaque cellule sont transportées par une matrice et acheminées vers le multiplexeur de sortie. Ce processus s'effectue à un rythme bien moins soutenu que dans le cas du capteur CCD et ne requiert que très peu d'énergie.

Les deux technologies CCD et CMOS, qui ont chacune leurs avantages et leurs inconvénients, se partagent aujourd'hui le marché des caméras broadcast, avec toutefois une tendance très nette en faveur du CMOS. En revanche, la technologie CCD atteint ses limites avec la haute définition et ses 2 millions de photocapteurs, et ne se prête pas à la conception de capteurs de définition supérieure. Seule la technologie CMOS est utilisée dans les grands capteurs équipant les caméras de cinéma numérique et les boîtiers reflex.

Les principaux avantages du capteur CMOS par rapport au capteur CCD sont les suivants :

- employé dans les microprocesseurs et les mémoires, le CMOS bénéficie de chaînes de fabrication de grande production, donc d'un faible coût en volume, alors que le CCD nécessite des chaînes de fabrication spécialisées, donc plus onéreuses ;

- sa consommation électrique est de deux à trois fois inférieure à celle du CCD. Alors que le CCD nécessite généralement des tensions de 7 à 10 V pour fonctionner, le CMOS se contente de 3 à 5 V. Cela permet d'une part une autonomie supérieure des batteries des caméras portables, et, d'autre part, la conception de blocs d'alimentation plus compacts ;

- la vitesse de lecture des informations est l'un des points forts du CMOS, qui est le seul à permettre la fabrication de capteurs à très haute définition et travaillant à des hautes cadences d'images (caméras de ralenti, HFR). Les besoins en bande passante d'un capteur CMOS ne sont en effet pas liés au nombre de photosites, contrairement au CCD, mais uniquement à la fréquence image. Pour lire rapidement une grande quantité d'informations, il faut dans un cas comme dans l'autre ajouter des registres de sortie supplémentaires sur le capteur. La technologie CMOS, qui délivre directement une tension en sortie de chaque cellule, permet cette opération assez facilement. En CCD, cela est plus compliqué, car il faut ajouter des registres à décalage horizontaux pour véhiculer les charges électriques, ce qui prend plus de place et est beaucoup plus complexe à implémenter ;

- la richesse fonctionnelle est plus élevée : l'adressage individuel des pixels sur le capteur permet, par exemple, de délivrer de manière simple plusieurs formats d'images SD et HD par le biais de sous-échantillonnages.

Cependant, les capteurs CCD gardent encore le dessus sur certains points :

- leur linéarité est meilleure, car il y a moins de dispersion dans les convertisseurs analogique/numérique. Les capteurs CMOS possédant autant de convertisseurs et d'amplificateurs que de pixels, les disparités de fonctionnement de ces derniers génèrent sur l'image un bruit de structure fixe ;

- leur niveau de bruit dans les noirs (courant d'obscurité généré par des électrons parasites) est sensiblement plus faible, car ils intègrent un nombre de composants moins élevé par capteur (à définition égale) ;

- la proportion d'espace occupé par la zone photosensible (facteur de remplissage ou ouverture du pixel) sur chaque cellule demeure plus élevée (surtout sur les capteurs FT et FIT). Les 3 à 5 transistors présents sur la face avant de chaque cellule d'un capteur CMOS prennent de la place au détriment de la sensibilité. Le rendu dans les basses lumières est donc meilleur sur un capteur CCD. À noter cependant que l'évolution de la technologique de fabrication des microprocesseurs a permis de réduire la finesse de gravure de 0,25 à 0,18 microns (400 fois moins épais qu'un cheveu), et donc de diminuer la taille de ces transistors au bénéfice de la surface photosensible. La sensibilité globale du capteur CMOS est ainsi améliorée.

Figure 4.21
L'imageur CCD déplace les charges de cellule en cellule vers un registre de sortie et les convertit en tension en un point unique. L'imageur CMOS convertit les charges en tension directement au niveau de chaque cellule.

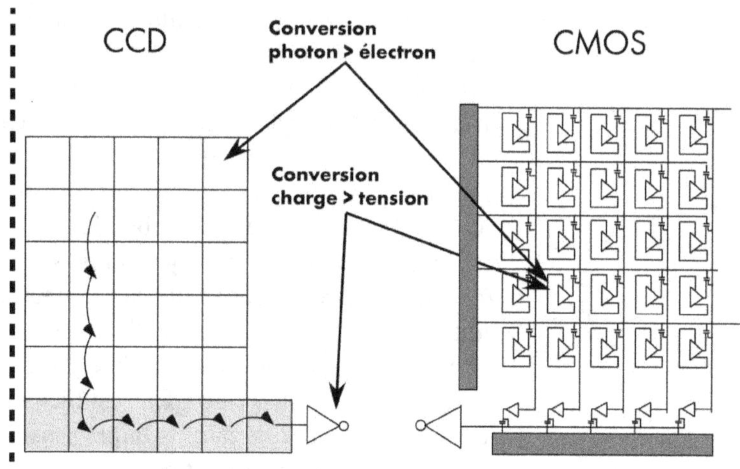

Tableau 4.2
Caractéristiques comparées des capteurs CCD et CMOS.

Caractéristique	CCD	CMOS
Signal en sortie du photocapteur	Charges électriques	Tension
Signal en sortie du circuit	Analogique	Numérique
Électronique de traitement	Extérieure au circuit	Intégrée au circuit
Facteur de remplissage	Élevé	Moyen
Consommation d'énergie	Élevée (2 à 3x plus)	Faible
Vitesse de lecture	Limitée	Très élevée
Uniformité du capteur	Élevée	Modérée
Adressage direct des pixels	Non	Oui
Fréquence d'horloge interne	Élevée	Faible
Bruit de structure	Faible	Plus élevé
Température de fonctionnement	~40°	~35°
Grand capteur	Non	Oui
Haute cadence d'image (supérieure à 50 i/s)	Possibilité de 10x ou plus	3x max. (caméras de ralenti)

Le *rolling shutter*

Le *rolling shutter*, que l'on peut traduire par « obturateur déroulant », désigne la méthode particulière d'acquisition mise en œuvre dans les capteurs CMOS. Contrairement aux capteurs

CCD qui exposent l'intégralité de leur surface photosensible en une seule fois, les capteurs CMOS effectuent une acquisition ligne par ligne. Pour en comprendre la raison, revenons un instant sur le mode d'acquisition des capteurs CCD, appelé *global shutter*. Il consiste à exposer l'intégralité du capteur en 20 ms (ou moins) pour saisir en une seule passe une image entière. Puis le capteur est obturé afin que toutes les charges accumulées dans les photocapteurs soient transférées vers la zone de lecture. L'ensemble du capteur est initialisé par une unique commande et l'exposition à la lumière est réalisée en même temps sur toutes les cellules. Ce procédé, s'il convient parfaitement à la structure CCD, est bien moins adapté à la structure CMOS du fait de la plus faible sensibilité de ce dernier. En effet, un temps précieux est perdu quand, pendant la durée nécessaire au transfert des charges, plus aucun photocapteur n'est exposé à la lumière. Le *rolling shutter* a été imaginé pour minimiser cette période d'occultation des photocapteurs, afin de préserver leur sensibilité. Son principe repose sur une obturation effectuée non pas sur la globalité de l'image, mais séquentiellement ligne par ligne, de haut en bas, à la manière du balayage d'une image vidéo. Plus précisément, le nombre de lignes obturées dépend directement de la vitesse d'obturation. Et pendant que certaines lignes sont masquées pour que leurs charges soient transférées, la lumière continue d'arriver sur toutes les autres.

Mais cette technique de *rolling shutter* opérant l'acquisition ligne par ligne entraîne sur l'image deux distorsions majeures.

- Tout ce qui est en mouvement horizontal se retrouve incliné sur l'image (panoramique caméra ou plan fixe avec objet qui se déplace rapidement), puisque les lignes de l'image sont exposées à des instants successifs. Ce défaut s'accentue avec la vitesse d'obturation.

- Des courts flashs de lumière (assimilables à des flashs photo) produisent un défaut dit « de *flash bending* ». L'effet du flash (forte luminosité) n'est visible que sur les lignes qui ont été exposées. On voit donc à l'image uniquement une bande horizontale très lumineuse (et non toute l'image), le reste étant normal.

Pour éliminer ces défauts typiques des capteurs CMOS, les caméras de dernière génération, dont la sensibilité a été améliorée, mettent en œuvre un système de *global shutter*. Celui-ci consiste à séparer dans chaque cellule la phase de capture de celle de lecture. Pour ce, deux transistors supplémentaires sont ajoutés à la surface de chaque cellule (leur nombre passe de 3 à 5). Du coup, chaque image est intégralement capturée en 20 ms (ou moins), puis mémorisée avant d'être lue. On retrouve ici le principe du transfert d'image FT du capteur CCD, et tous les défauts du *rolling shutter* sont éliminés.

Figure 4.22 ___________
L'effet biaisant
du *rolling shutter*.

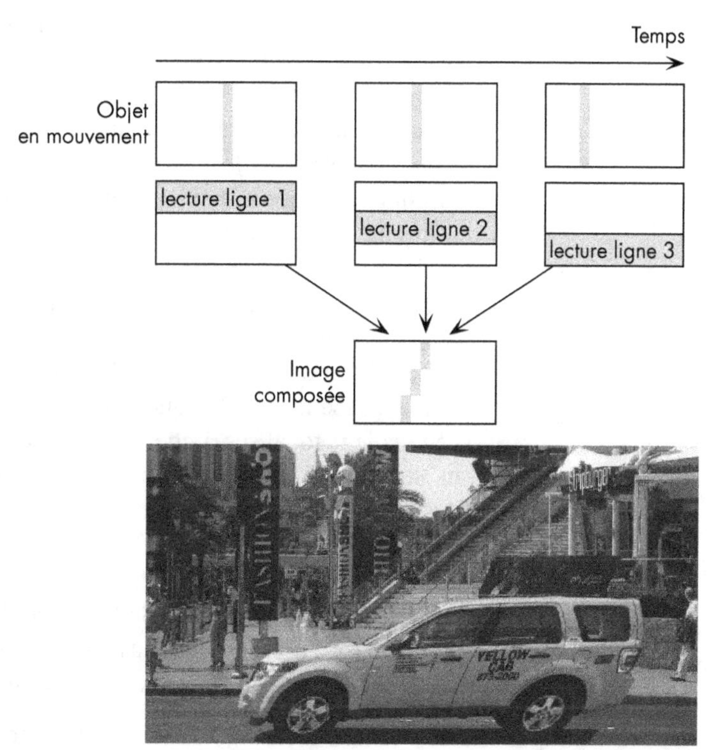

Le *rolling shutter* est la méthode d'acquisition mise en œuvre dans un capteur CMOS pour compenser son manque de sensibilité. Les lignes de l'image sont exposées l'une après l'autre, donc lues l'une après l'autre, et deviennent immédiatement disponibles pour une autre acquisition. Mais du coup, elles ne saisissent pas le même instant de la scène. Il s'ensuit une inclinaison des formes sur les éléments en déplacement latéral, ainsi que lors des panoramiques rapides.

4.5　Les traitements physiques au niveau des capteurs

Nous allons nous intéresser à deux techniques appliquées physiquement au niveau des capteurs (CCD ou CMOS) pour améliorer deux paramètres de la caméra : la résolution spatiale et la sensibilité.

4.5.1　*L'aliasing*

Dans chaque cellule d'un capteur CCD ou CMOS, la zone photosensible proprement dite n'occupe qu'une partie seulement de la surface totale de la cellule. Cela signifie qu'il existe une proportion plus ou moins grande d'espace perdu entre les photosites du capteur. De ce fait, l'image analysée est échantillonnée, un peu comme si on regardait un paysage au travers d'un grillage épais. Se pose alors le problème inhérent à tout échantillonnage : la fréquence spatiale maximale de l'image doit être inférieure à la moitié de la fréquence d'échantillonnage, ici fixée par le pas des pixels. Si ce célèbre critère de Nyquist n'est pas vérifié, il se produit un phénomène de repliement de spectre, portant également le nom d'*aliasing*, qui se manifeste sur l'image sous la forme d'un moiré fixe ou mobile, sur les zones garnies de détails fins. Il se peut en effet que les détails extrêmement fins de la scène soient focalisés à cheval entre deux pixels ou uniquement sur les zones non photosensibles du capteur. La figure 4.23 illustre ce phénomène, avec une mire composée d'une alternance de lignes verticales noires et blanches très fines. On y remarque que l'échantillonnage d'un tel motif ne reproduit correctement que pour un certain nombre de lignes seulement. Il génère le reste du temps des informations fausses, dues à une interaction entre la finesse des lignes de la mire et la structure de pixels du capteur.

Pour éviter l'*aliasing*, il faudrait en théorie supprimer toutes les fréquences spatiales de l'image supérieures à la moitié de la fréquence d'échantillonnage. Cette dernière se calcule par la formule suivante :

$$F_{ech} = \frac{\text{Nombre de points par ligne}}{\text{Durée de la ligne}}$$

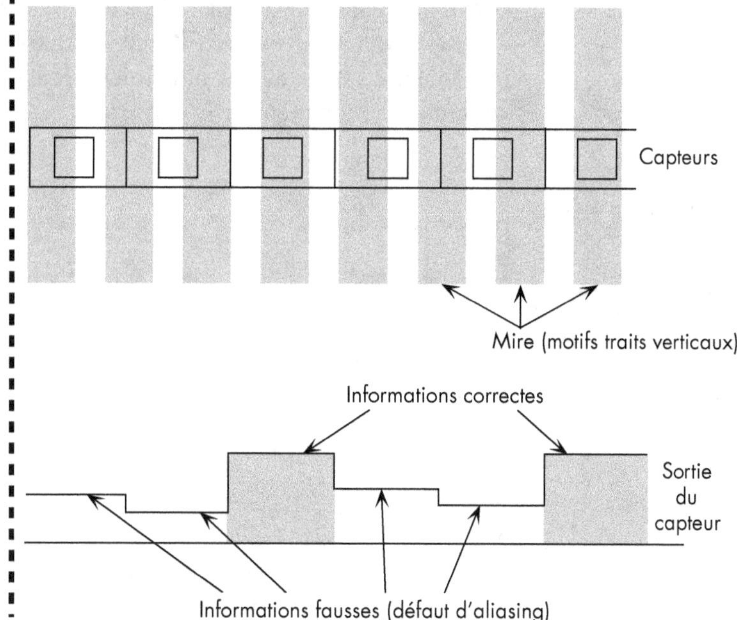

Si l'on considère l'exemple d'un capteur SD de 786 points par ligne et une durée active de ligne égale à 52 μs, on obtient $F_{ech} =$ 15 MHz. Il faudrait donc éliminer toutes les fréquences spatiales supérieures à $F_{ech}/2$, soit 7,5 MHz. Mais un tel filtrage optique réalisé sur une fréquence aussi basse aurait pour effet de diminuer de manière inacceptable la résolution spatiale de l'image.

Le décalage spatial

Le décalage spatial est une technique permettant de lutter astucieusement contre le phénomène d'*aliasing*. Il vise à combler les zones aveugles entre chaque élément photosensible du capteur, et à augmenter ainsi indirectement la résolution de la luminance de la caméra. Pour ce faire, le capteur vert est décalé horizontalement (parfois également en vertical) d'un demi-pixel par rapport aux capteurs rouge et bleu. Pour la luminance, qui est une somme pondérée des informations R, V, B dans un ratio 3:6:1, cela revient à doubler virtuellement sa fréquence d'échantillonnage. Si l'on reprend l'exemple du capteur SD cité ci-dessus, elle devient égale à 30 MHz. Du coup, la fréquence à partir de laquelle doit intervenir le filtrage optique est repoussée à $F_{ech}/2 = 15$ MHz, ce qui devient plus tolérable car compensable par les circuits de traitement de la caméra.

Figure 4.24
Grâce au décalage spatial d'un demi-pixel en horizontal du capteur vert, tout se passe (presque) comme si chaque ligne comportait deux fois plus d'échantillons de luminance.

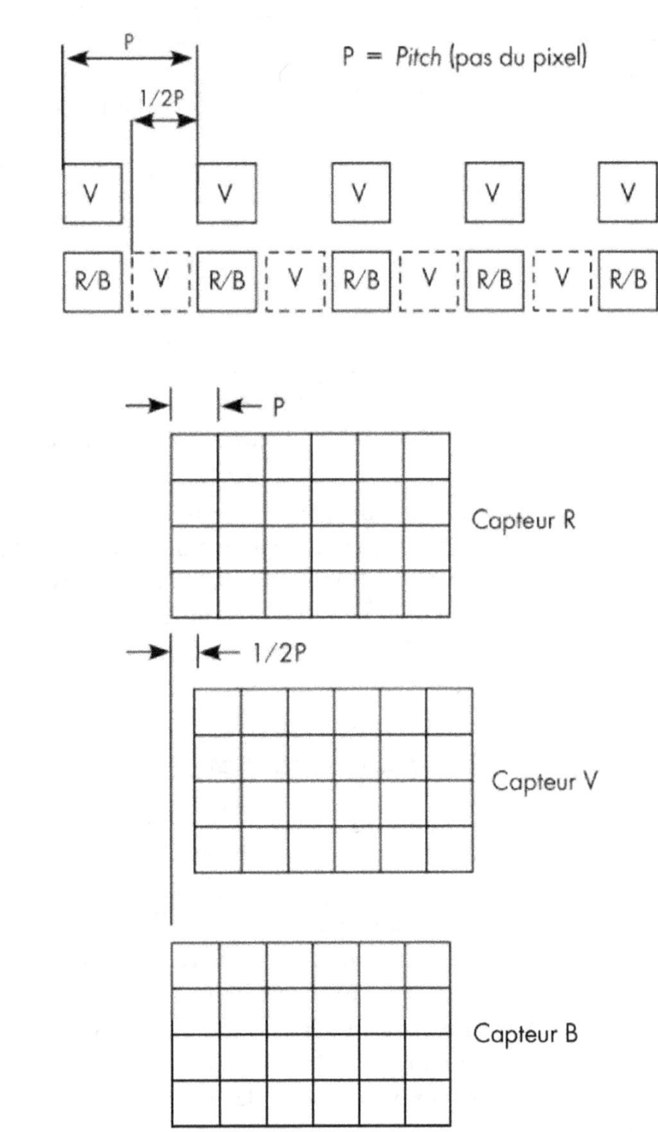

Figure 4.25 ___________
Réduction de l'*aliasing*
par la technique de
décalage spatial, appliquée
ici à un capteur SD de
786 points/ligne (sans filtre
optique).

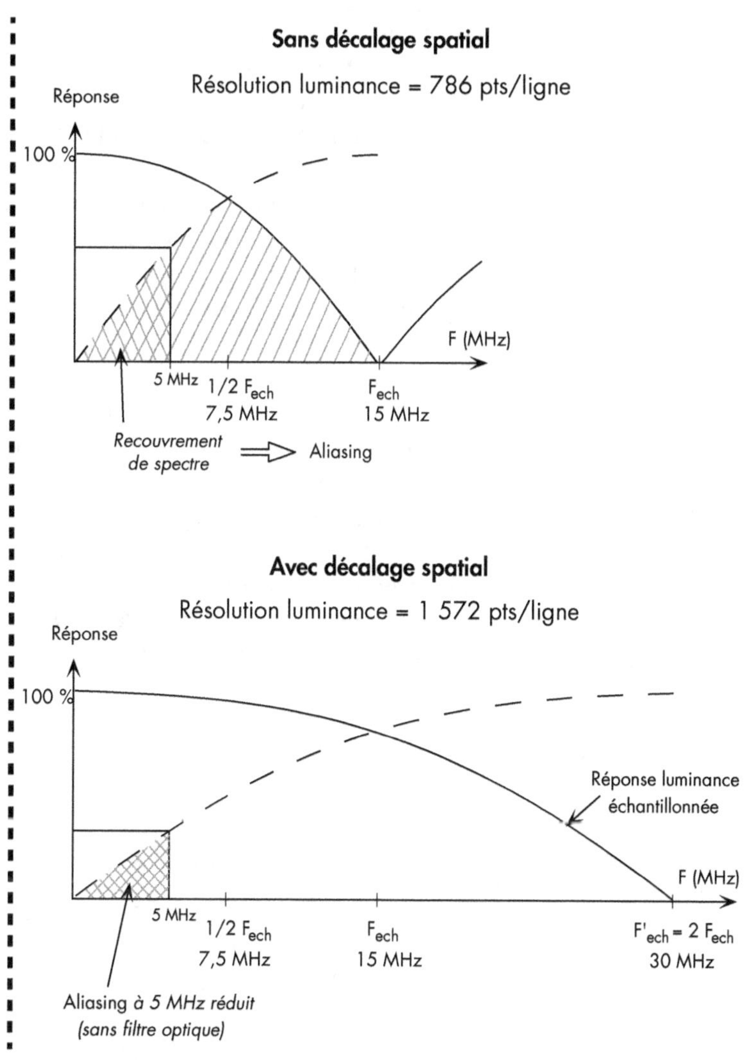

Le filtre optique passe-bas *anti-aliasing*

Malgré l'effet très bénéfique du décalage spatial, il demeure
toutefois nécessaire de se débarrasser par voie optique des détails
extrêmement fins et contrastés de la scène lumineuse, qui pourraient malgré tout être projetés sur des zones non photosensibles
du capteur. Il est pour cela fait appel à la propriété de biré-
fringence (double réfraction) des lames de quartz, qui délivrent

deux images décalées d'un écart lié à leur épaisseur. En effet, l'axe optique de ce cristal n'est pas horizontal mais oblique, si bien qu'un rayon lumineux, même perpendiculaire à la surface, est divisé en deux : l'un est réfracté et change de direction dans le cristal, tandis que l'autre n'est pas dévié. La position du point image double ainsi créé dépend de l'épaisseur du verre. En accolant plusieurs lames de quartz judicieusement calculées, on fabrique un filtre optique passe-bas qui, en multipliant les points image, dilate les tout petits détails. La réponse du filtre passe-bas résulte d'un compromis entre la réduction de l'*aliasing* – en partie traité par le décalage du capteur vert – et le maintien d'une bonne résolution spatiale. Il est cependant indispensable de compenser électroniquement dans la caméra la perte de définition engendrée par ce filtre : c'est le rôle de la correction d'ouverture, dont il est question plus loin dans ce chapitre. Notons que le filtre anti-aliasing de la caméra entraîne, dans les hautes fréquences spatiales, une chute de la MTF plus rapide que celle de l'objectif (ces courbes de MTF individuelles sont multipliées pour donner la MTF de l'ensemble caméra + objectif).

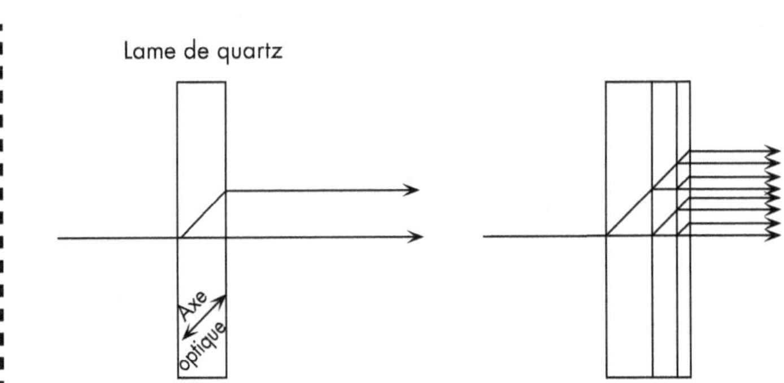

Figure 4.26
Principe du dédoublement multiple de l'image par des lames de quartz accolées, qui jouent le rôle de filtre optique passe-bas en dilatant les détails fins.

Le phénomène d'*aliasing*, causé par l'échantillonnage de l'image sur les cellules du capteur photosensible, est corrigé par deux moyens :

- par décalage horizontal physique du capteur vert par rapport aux capteurs rouge et bleu, ce qui permet d'accroître artificiellement la résolution spatiale de la luminance ;
- par élimination des détails excessivement fins de la scène au moyen d'un filtre optique passe-bas.

4.5.2 *Les microlentilles*

Une technique communément utilisée pour augmenter la sensibilité des capteurs CCD et CMOS à la lumière consiste à les recouvrir d'un réseau de microlentilles. Plus précisément, une microlentille est placée au-dessus de chaque photosite du capteur afin d'y concentrer davantage de lumière incidente. On parvient ainsi à doubler la sensibilité globale du capteur, ce qui permet de gagner un diaph (soit +6 dB), sans aucune modification intrinsèque du circuit intégré. Cette solution, évidente en théorie, est un véritable exploit technologique car elle consiste, si l'on prend l'exemple d'un capteur 2/3" HD, à aligner jusqu'à 2 millions de microlentilles de 25 µm^2…

Figure 4.27
Les microlentilles doublent la fraction de lumière reçue par chaque cellule photosensible du capteur.

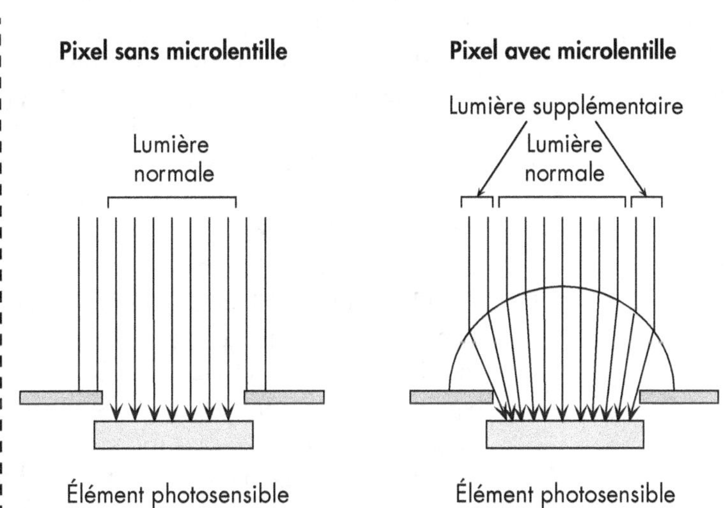

4.6 Le traitement vidéo dans la caméra

4.6.1 *Les atouts du numérique*

Dans les caméras CCD de première génération, le traitement du signal vidéo s'effectuait au moyen de circuits analogiques. Les composants discrets utilisés étaient immanquablement sujets à des dérives et fluctuations – vibrations, température, vieillissement, etc. Les techniciens étaient contraints à vérifier et corriger assez fréquemment les différents réglages, dont certains sont très délicats et fastidieux. Dans toutes les caméras CCD et CMOS actuelles, la quasi-totalité des traitements que subissent les signaux R, V, B s'effectue en numérique par des circuits à très haute échelle d'intégration. Il en découle de nombreux avantages, tant sur le plan de la facilité et de la précision des réglages que sur celui de leur fiabilité.

Avec la technologie numérique, les potentiomètres – plus d'une centaine sur une caméra analogique haut de gamme – sont remplacés par des mémoires qui conservent, sous la forme d'un code digital, les valeurs des différents paramètres d'exploitation et de maintenance. Par conséquent, les caméras numériques bénéficient d'une excellente immunité face aux dérives et aux perturbations extérieures physiques. Chaque réglage étant clairement repéré par une valeur chiffrée, il est par ailleurs très facile de retrouver l'état de référence d'un paramètre après une fausse manipulation ou une modification occasionnelle. Tous les réglages s'effectuent par logiciel à l'aide de menus accessibles soit au niveau de la caméra, soit en régie depuis le pupitre d'exploitation. Les menus sont généralement regroupés en deux niveaux : les menus d'exploitation, auxquels le cadreur peut accéder depuis son viseur pour modifier les paramètres qui sont typiquement de son ressort, et les menus de maintenance, beaucoup plus nombreux et protégés par un mot de passe, qui permettent à l'ingénieur de la vision d'intervenir sur tous les réglages de la chaîne de traitement vidéo. Une fois précisément ajustés, les réglages peuvent être stockés sur une carte mémoire qui se loge soit dans la caméra, soit dans le pupitre d'exploitation. Ainsi, une configuration particulière peut être rapidement rechargée, même après une longue période. Il est par ailleurs possible de transférer tout ou partie des réglages d'une caméra vers plusieurs autres, de manière à obtenir un paramétrage de base commun à tous les niveaux de la chaîne de traitement.

Cependant, toute caméra numérique comporte forcément un étage de traitement analogique, destiné à mettre en forme le signal issu des capteurs : échantillonnage, gains vidéo et, dans certains cas, précompression de la dynamique lumineuse. Ce n'est qu'ensuite que le signal est converti en numérique.

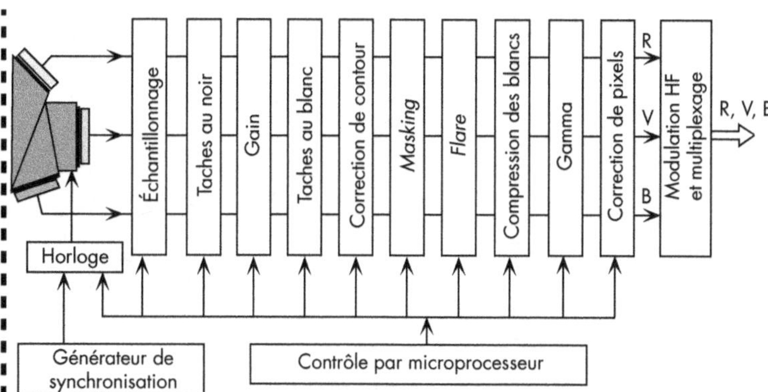

4.6.2 *L'échantillonnage du signal*

Le signal recueilli en sortie du registre horizontal du capteur CCD est inexploitable tel quel. Les charges se présentant les unes à la suite des autres doivent d'abord être converties en niveaux de tension. Cette opération, effectuée par le circuit d'échantillonnage, se décompose en deux phases, représentées sur la figure 4.29.

Dans une première phase, la porte PG *(Precharge Gate)* se ferme pour précharger la capacité à la valeur de la tension continue PD de référence, qui sera utilisée pour éliminer l'enveloppe de bruit parasite. Dans la seconde phase, le signal issu du registre horizontal décharge cette capacité d'une valeur dépendant du niveau de charge. Puis l'interrupteur se ferme à nouveau pour que la capacité se charge à la tension PD, et le traitement se poursuit ainsi jusqu'à la lecture de toutes les charges du registre horizontal (correspondant à une ligne active vidéo). Arrive alors l'instant de suppression horizontale, durant lequel les charges d'une nouvelle ligne s'introduisent dans ce registre ; le procédé de lecture peut alors reprendre.

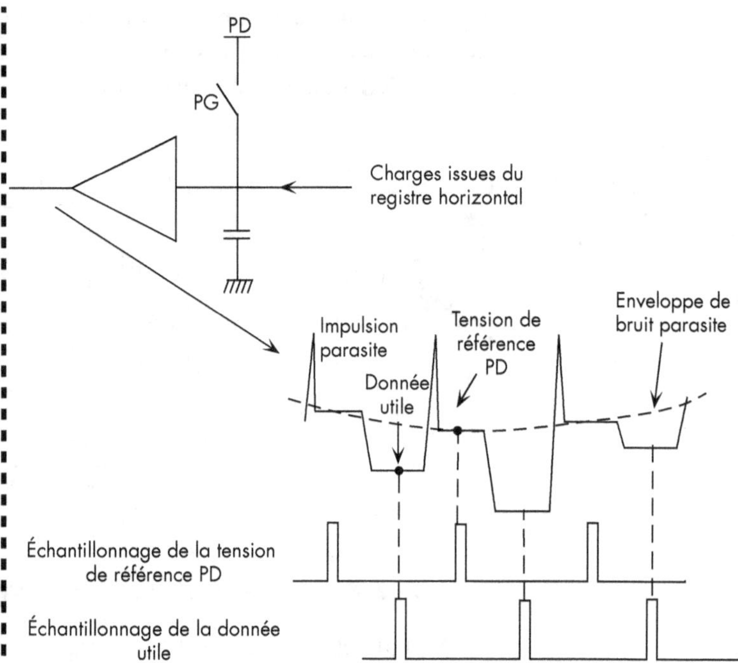

Figure 4.29

Le processus d'échantillonnage du signal issu du capteur CCD.

Le signal qui découle de cette opération est constitué de grands pics parasites d'échantillonnage – provoqués par la fermeture de l'interrupteur –, de bruit et d'informations utiles à faible niveau, comme l'illustre la figure 4.29. Deux échantillonnages sont alors nécessaires pour récupérer l'information avec précision, l'un pour la référence PD, l'autre pour la donnée utile. La différence entre ces deux valeurs donne l'information vidéo, sans bruit parasite. Cette information est maintenue constante jusqu'à l'arrivée du prochain échantillon – c'est-à-dire pendant la période d'échantillonnage –, ce qui permet d'obtenir un signal continu à partir de valeurs discrètes. Signalons par ailleurs que c'est dans la carte d'échantillonnage que le signal de la voie verte est décalé d'une durée correspondant au décalage spatial d'un demi-pas de pixel du capteur vert, par rapport aux capteurs rouge et bleu (pour lutter contre l'*aliasing*). Les trois signaux sortant de la carte d'échantillonnage sont préamplifiés avant d'atteindre les circuits de traitement vidéo, à commencer par le processus de conversion en numérique, puis par toute la batterie de corrections vidéo.

Le circuit d'échantillonnage récupère le signal issu du registre de sortie de chaque capteur CCD, et en extrait les informations utiles à partir desquelles sera formé le signal vidéo.

4.6.3 *La profondeur de codage*

Les niveaux de tensions analogiques issues des capteurs photosensibles CCD ou CMOS sont convertis en numérique via un processus classique de quantification linéaire. Le nombre de bits utilisés pour la quantification des composantes R, V, B de chaque pixel est appelé « profondeur de codage ». La profondeur de codage est un paramètre déterminant puisque c'est d'elle que dépend la dynamique lumineuse – ou le taux de contraste – tolérée sur l'image, c'est-à-dire le ratio entre le point le plus lumineux et le point le plus sombre pouvant être simultanément affichés sans écrêtage ni altération des dégradés.

Le taux de contraste est mathématiquement égal à $2^x{:}1$, où x est le nombre de bits de quantification. L'échelle est linéaire, à chaque fois que la quantité de lumière double, la valeur numérique double. Dans la réalité cependant, le taux de contraste d'une caméra est plus faible que sa valeur théorique, pour différentes raisons. Les valeurs utiles issues de la quantification du signal sont en effet toujours inférieures, par exemple, si $x = 8$ bits, on n'aura que 220 niveaux réels sur les 256 théoriques. Par ailleurs, le bruit dans le capteur induit une valeur minimale non nulle.

Si l'on associe communément la profondeur de codage à la dynamique lumineuse (alors que ce sont deux notions a priori différentes), c'est parce que l'on sous-entend de manière implicite que l'image ne doit pas afficher de défauts de quantification. Ce qui implique que le nombre de pas de luminance (c'est-à-dire des niveaux de gris) disponibles soit affecté à une dynamique lumineuse dont l'étendue est raisonnablement dimensionnée. Tout doit être fait pour que l'écart entre chaque niveau de luminosité soit suffisamment faible pour donner une gradation visuellement continue et non en marches d'escalier. Car sinon, sur le plan technique, une image codée sur seulement 8 bits pourrait théoriquement afficher une image d'une dynamique de 16 diaphs.

Mais celle-ci serait absolument inexploitable car totalement postérisée. On parle communément de *banding*, pour définir un tel défaut, qui se matérialise en cas de profondeur de codage insuffisante par des bandes de luminance en lieu et place de dégradés lisses.

Les premières caméras vidéo numériques broadcast étaient équipées d'un convertisseur analogique/numérique opérant sur uniquement 8 bits par composante, ne permettant pas de disposer de plus de 256 valeurs numériques pour coder tous les tons de luminance entre le blanc et le noir. Le nombre de bits de quantification est ensuite passé à 10 (1 024 valeurs) puis à 12 (4 096 valeurs), qui est aujourd'hui le standard minimal en broadcast.

Examinons ce qui se produit avec un codage sur 12 bits à partir de la figure 4.30. Il faut tout d'abord savoir que la dynamique lumineuse d'exposition des capteurs photosensibles est typiquement supérieure de 600 % à celle du signal vidéo nominal (hors HDR), soit de l'ordre de 2,5 diaph au-dessus. Comme la quantification est linéaire, si les 4 096 niveaux disponibles étaient utilisés pour coder intégralement cette dynamique, seuls 1/6 d'entre eux, soit 672, seraient attribués à la plage nominale (de 0 à 100 %), et les 3 424 restants seraient réservés aux très hautes lumières (de 100 à 600 %). Or il est assez aberrant d'allouer autant de niveaux de codage aux seules hautes lumières. C'est pourquoi il est fait appel à une technique visant à accroître la précision de codage de la plage nominale du signal vidéo, et à augmenter le nombre de niveaux alloués aux parties sombres. Elle consiste à mettre en œuvre un étage de précompression analogique qui entre en action au-dessus du niveau nominal, généralement à 350 %. La plage d'amplitude comprise entre 350 et 600 % est ainsi ramenée à une plage 350-400 % dans le domaine analogique. Dès lors, le signal disponible en entrée de la circuiterie numérique présente une dynamique de 400 %. Ainsi, sur les 4 096 niveaux de quantification fournis par le convertisseur 12 bits, 1 008 sont alloués au codage et aux traitements numériques de la plage nominale.

Les dernières générations de caméras haut de gamme broadcast, ainsi que celles dites « à grand capteur », bénéficient aujourd'hui d'une profondeur de codage élevée à 14 voire 16 bits. L'étage de précompression analogique décrit ci-dessus devient alors inutile, car la plage nominale du signal est couverte par un nombre de niveaux suffisant. Avec une précision de codage de 16 bits par échantillons, une caméra numérique est capable de capter une dynamique lumineuse comparable à celle de la pellicule, et dépassant celle des systèmes d'affichage, d'enregistrement et de transmission courants (hors HDR). D'où la nécessité de systèmes permettant de compresser cette dynamique lumineuse, dont il est question plus loin.

On retiendra que chaque bit additionnel utilisé pour la quantification double le nombre de niveaux de luminance qu'il est possible de discriminer sur l'image. Il en découle une plage dynamique plus grande et un niveau de bruit plus faible.

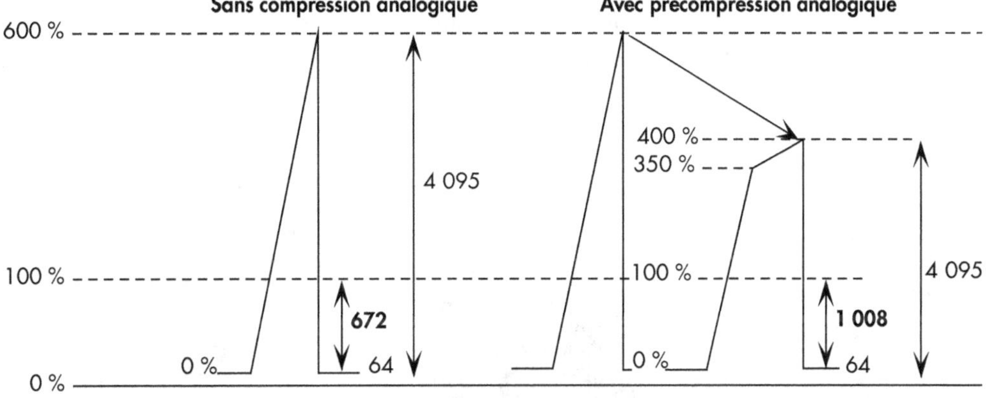

Figure 4.30

L'étage de précompression analogique permet d'accroître la précision de codage de la plage nominale du signal vidéo, avec ici une profondeur de codage sur 12 bits.

La profondeur de codage désigne le nombre de bits utilisés pour coder le signal vidéo. Plus elle est élevée, plus les niveaux de gris possibles sur l'image sont élevés, donc plus la dynamique lumineuse de l'image peut être étendue. Et plus la dynamique lumineuse est grande avec une profondeur de codage adéquate, plus l'image peut afficher des informations à la fois dans les parties surexposées et les zones très sombres. Elle restitue alors des dégradés de luminosité continus, sans souffrir du défaut de postérisation (ou *banding*) qui se produit en cas d'insuffisance de niveaux intermédiaires.

4.6.4 *La correction de flare*

Le *flare* (« reflet » en anglais) est un défaut optique causé par une diffusion parasite de lumière à l'intérieur de l'objectif. Il se traduit par l'apparition d'un voile venant délaver l'image et affaiblir son contraste. Lorsque l'ouverture ou la focale de l'objectif varie, le niveau de noir de l'image peut se rehausser pour donner un gris foncé si le défaut affecte pareillement les trois voies, ou se colorer si une voie est plus touchée que les autres.

La correction de *flare* s'effectue à l'aide d'une mire blanche comportant en son centre un petit rectangle de velours noir. On cadre dans un premier temps le rectangle noir en longue focale pour qu'il occupe 90 % de l'image, afin de régler le niveau de noir général de la caméra à 0 V. Puis on élargit jusqu'à ce que le rectangle noir n'occupe plus que 10 % de l'image, le reste étant blanc. Il faut alors compenser les éventuelles variations des niveaux de noir en ajustant les réglages de *flare* de la voie (ou des voies) concernée(s), jusqu'à parvenir à la stabilité.

Figure 4.31

Le défaut de *flare* se caractérise par une variation du niveau de noir quand la quantité de lumière traversant l'objectif change.

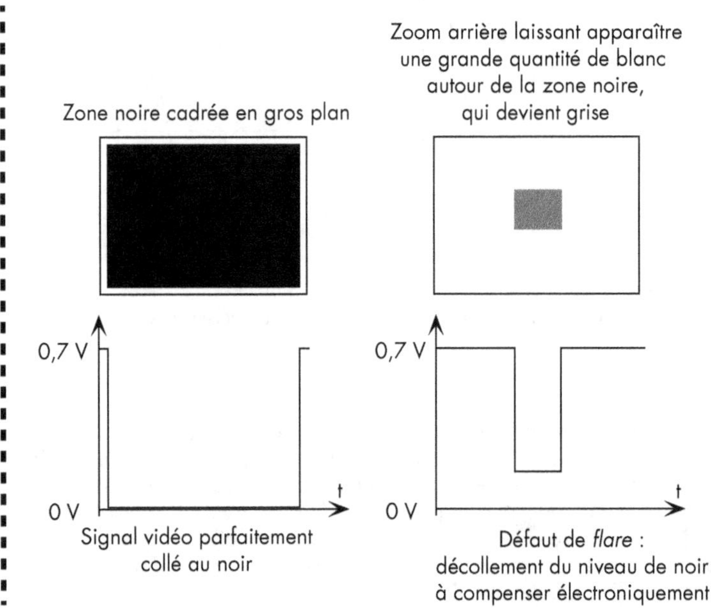

Le principe du circuit de correction de *flare* consiste d'abord, pour chaque voie R, V, B, à évaluer la valeur moyenne du signal vidéo. Un signal proportionnel à cette valeur moyenne est alors ajouté au signal vidéo, de sorte que le niveau de noir soit maintenu constant quelle que soit la proportion de blanc dans l'image.

Le *flare* est un phénomène de diffusion optique au travers de l'objectif, qui décolle et/ou colore les noirs, donnant une impression d'image délavée. Ce défaut varie quand la quantité de lumière de la scène cadrée change. Un signal de compensation est appliqué sur les bas niveaux de l'image.

4.6.5 *La correction de taches au noir (black shading)*

Les taches au noir sont causées par des variations du courant d'obscurité dans les capteurs avec la température. Elles se manifestent sous la forme d'une coloration indésirable de certaines parties sombres de l'image. Ce défaut est corrigé indépendamment dans le sens horizontal et vertical, en additionnant les signaux R, V, B à des signaux compensatoires en forme de parabole, dents de scie et parfois cornes (paraboles inversées), générés par un circuit spécifique. Ces signaux doivent être judicieusement combinés et dosés, en fonction de l'allure du défaut observé en ligne ou en trame. La correction des taches au noir est statique. Elle s'effectue avec un diaphragme totalement fermé, afin de garantir qu'aucune lumière n'atteigne le capteur photosensible.

4.6.6 *La correction de taches au blanc (white shading)*

Les caractéristiques spectrales du séparateur optique varient légèrement en fonction de l'angle d'incidence des rayons lumineux sur les couches dichroïques. On peut dire que plus cet angle d'incidence est élevé, plus les courbes R, V, B représentées sur la figure 4.3 sont décalées vers les faibles longueurs d'onde. Une caméra non corrigée du défaut de taches au blanc ne délivre pas un signal d'amplitude parfaitement horizontale sur les trois voies lorsqu'elle cadre une surface blanche uniformément éclairée. Ce phénomène se traduit par l'apparition de zones colorées horizontales de couleur verte et/ou magenta, à la périphérie d'une image très claire. Sa correction se réalise au moyen de signaux de compensation en forme de dents de scie et parabole, qui sont multipliés avec les signaux R, V, B. L'opération est assez délicate, car elle s'effectue à partir d'une mire blanche dont l'éclairage doit être parfaitement uniforme sur toute sa surface. La correction de taches au blanc est dynamique : son effet varie avec l'amplitude du signal. Sur les dernières générations de caméras numériques, cette correction s'avère très efficace et permet de conserver un réglage optimal sur toute la plage d'ouverture du diaphragme.

Par ailleurs, il faut savoir que le vignetage de l'objectif – perte de lumière sur les bords de l'image – provoque lui aussi un défaut de taches au blanc. Il est minimisé par une correction statique : le signal compensateur en forme de cornes est ici additionné en horizontal et/ou en vertical au signal vidéo en fonction de l'amplitude du défaut relevé sur chaque voie.

Figure 4.32

Les taches au blanc : défaut et principe de correction.

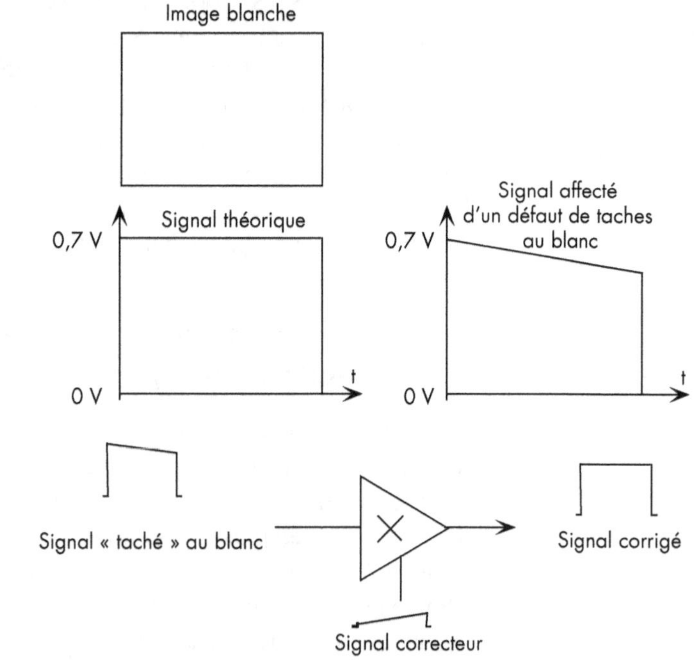

Les taches au noir sont causées par les variations du courant d'obscurité dans les capteurs avec la température. Les taches au blanc sont dues à une non-uniformité de la distribution de la lumière par le séparateur optique. Ces deux phénomènes sont corrigés en combinant aux signaux R, V, B des signaux de compensation ayant une forme opposée au défaut observé.

4.6.7 *La correction de* masking

Le filtrage optique RVB, effectué en amont des capteurs photosensibles de la caméra, ne peut reproduire que les parties positives des courbes de mélange R, V, B présentées dans le chapitre 1 (fig. 1.15). De ce fait, et en l'absence d'un traitement compensatoire, certaines couleurs existant dans la vie réelle et correspondant aux lobes négatifs de ces courbes ne seront pas correctement reproduites en sortie de caméra. La correction de *masking* a pour objectif, grâce à un matriçage électronique, de reconstituer les lobes négatifs de ces courbes afin d'optimiser la fidélité colorimétrique de la caméra.

On aurait pu, certes, utiliser dans le séparateur optique des filtres donnant les courbes du système colorimétrique XYZ ne comportant pas de lobes négatifs. Cette solution, a priori séduisante, n'a pas été jugée acceptable car le passage du système XYZ au système RVB de l'écran TV est effectué, pour chaque composante, par le biais d'une soustraction de valeurs importantes des deux autres. Cela aurait alors engendré une addition des bruits, qui aurait été trop nuisible à la qualité de l'image. C'est pourquoi il a été décidé d'utiliser des filtres conformes au système RVB, dont la réponse spectrale correspond uniquement aux parties positives du jeu de courbes de mélange. Il est alors fait appel à une astuce algébrique d'additions et de soustractions des couleurs, afin d'élaborer artificiellement les couleurs manquantes. Cette correction linéaire s'effectue typiquement à partir des signaux R-V et R-B dans la voie rouge, V-R et V-B dans la voie verte, B-R et B-V dans la voie bleue (ce procédé permettant de réduire de neuf à six le nombre de paramètres à régler). Elle consiste à ajouter, à la courbe de réponse de chaque capteur photosensible de la caméra, les lobes négatifs obtenus à partir des deux autres courbes, au moyen de coefficients judicieusement choisis. L'action de cette correction s'annule pour le blanc, le noir et les gris (c'est-à-dire quand R = V = B), ce qui garantit la conservation de la neutralité de l'échelle des gris, quelle que soit la valeur des coefficients.

Théoriquement, les six coefficients de ce matriçage sont définis une fois pour toutes de manière à obtenir une fidélité de restitution colorimétrique optimale de la caméra. Ils ne devraient donc pas avoir à être modifiés dans les applications courantes. Mais la souplesse du traitement numérique permet de les manipuler pour obtenir des rendus colorimétriques particuliers – équilibrage avec des caméras de marques différentes ou effets particuliers –, tout en s'assurant de pouvoir, à tout moment, revenir instantanément à des valeurs standards. Cela était loin d'être le cas en analogique, où l'on se gardait bien d'intervenir sur ce circuit extrêmement délicat à ajuster sur mire. Plusieurs mémoires de *masking* sont généralement disponibles sur les caméras numériques haut de gamme.

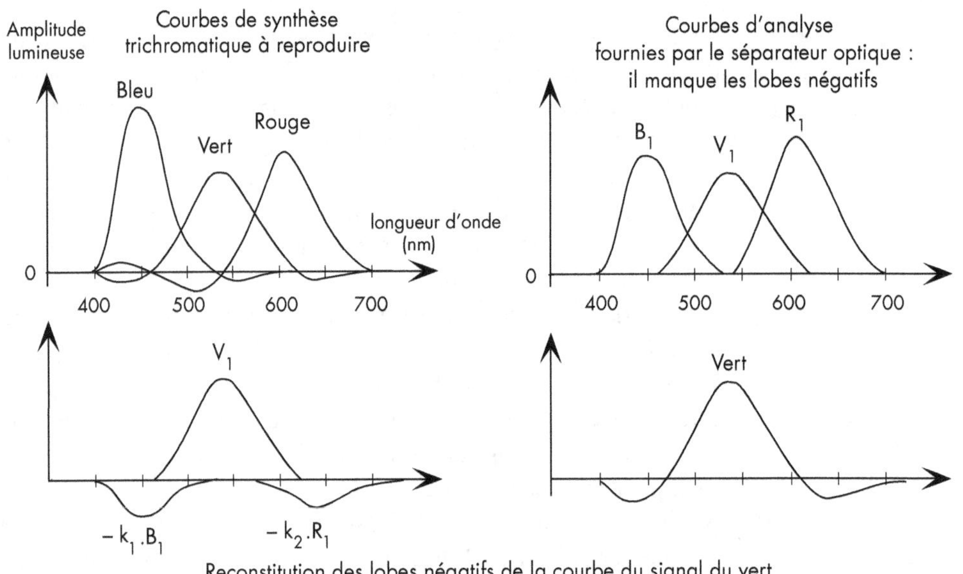

Figure 4.33
Correction de *masking* : exemple sur la voie verte.

Tableau 4.3

Action du *masking* sur le rendu des teintes chair.

↗ R-V	Teintes chair plus rouges
↗ R-B	Teintes chair plus ocre
↗ V-R	Teintes chair plus violettes (jaunes si on diminue V-R)
↗ V-B	Pas d'action sur les teintes chair, mais renforce le bleu du ciel.
↗ B-R	Teintes chair renforcées
↗ B-V	Pas d'action sur les teintes chair

La correction de *masking* reconstitue, par un matriçage électronique, les lobes négatifs des courbes de mélange R, V, B que la simple synthèse trichrome additive effectuée dans la caméra ne peut pas reproduire.

4.6.8 *La correction des pixels défectueux*

Les cellules d'un capteur photosensible produisent un courant de noir, ou courant d'obscurité, provoqué par l'apparition électrons parasites même en l'absence totale de photon. Ce phénomène se traduit par un bruit aléatoire sur l'image, qui croît avec la température. L'expérience montre que lorsqu'un capteur prend de l'âge, le courant d'obscurité n'est plus le même dans toutes les cellules. Les pixels correspondants sur l'image sont soit plus sombres – on dit qu'ils sont moins actifs –, soit plus clairs – plus actifs. Dans le premier cas, le phénomène n'est visuellement pas très gênant, un pixel plus sombre étant facilement noyé dans une image, même lumineuse. En revanche, si un pixel devient plus actif, donc plus lumineux au repos, il apparaît de façon permanente sous la forme d'un point de couleur rouge, verte ou bleue, qui devient assez visible quand il se trouve sur une zone sombre de l'image. Ce phénomène a une fâcheuse tendance à croître avec la température des composants.

On distingue globalement deux systèmes de correction des pixels défectueux. Le premier consiste, en maintenance, à faire un relevé des pixels dont le courant de noir est jugé trop élevé, puis de mémoriser leurs coordonnées dans la tête de caméra. En cours d'exploitation, les composantes R, V, B de chacun de ces pixels hors normes sont tout simplement remplacées par celles du pixel précédent sur la même ligne.

Le second système de correction des pixels défectueux est plus efficace, parce que dynamique. Il repose sur une analyse permanente de l'état des pixels. Un filtrage 2D permet de comparer l'amplitude de chaque pixel avec celle de ses voisins, et ce dans six directions. Si l'amplitude d'un pixel donné est supérieure à la moyenne des amplitudes des pixels voisins additionnée à un seuil dans ces six directions, ce pixel est potentiellement défectueux. Cette hypothèse sera confirmée si cet écart de valeur n'est pas constaté sur le pixel correspondant dans les autres voies de couleur. Si tel est le cas, la valeur du pixel défectueux est remplacée en temps réel par la valeur moyennée des pixels alentour. Si, en revanche, le même écart d'amplitude est relevé sur au moins l'un des pixels aux mêmes coordonnées spatiales dans l'une des deux autres voies de couleur, il y a de très fortes chances qu'il s'agisse simplement d'un pic de détail dans l'image. Aucune correction n'est alors appliquée.

Figure 4.34
Correction dynamique
des pixels défectueux
sur six directions.

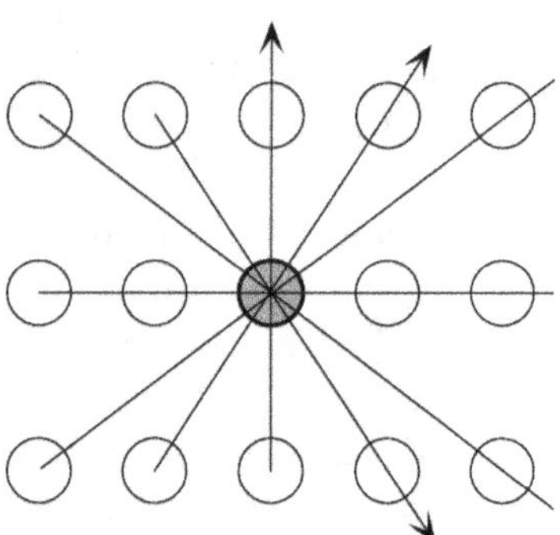

Avec le vieillissement, le courant au repos – ou courant d'obscurité – de certaines cellules d'un capteur photosensible peut augmenter. Ce phénomène, qui croît avec la température, se traduit sur l'image par l'apparition permanente de points rouges, verts ou bleus. Selon la complexité du système de correction mis en œuvre, un pixel défectueux est soit remplacé par la valeur du pixel précédent, soit recalculé en fonction de la valeur des pixels qui l'entourent.

4.6.9 *La correction d'ouverture*

À ne pas confondre avec la correction de détail dont elle est complètement indépendante, la correction d'ouverture (de l'anglais *aperture*) est une correction de bande passante. Son rôle est de compenser la baisse de résolution spatiale induite par le filtre optique passe-bas *anti-aliasing* placé en amont du capteur photosensible. En amplifiant les très hautes fréquences affaiblies par ce filtre, elle permet de rehausser d'environ 20 % la réponse en fréquence de la caméra dans le haut du spectre. Cela accroît sensiblement la visibilité des très petits détails de l'image et redonne de la précision à ses fines textures. La correction d'ouverture remet en quelque sorte le signal en forme avant qu'il ne soit soumis à la correction de détail. Deux réglages sont ajustables pour cette correction : la fréquence seuil et le niveau.

4.6.10 *La correction de détail*

La correction de détail (ou correction de contour) a pour rôle d'ajouter artificiellement du piqué à l'image. Elle agit en renforçant le contraste des transitions rapides dans le sens horizontal comme dans le sens vertical. Plus précisément, elle transforme d'une part les transitions arrondies en transitions raides, et ajoute d'autre part un creux et une bosse respectivement en bas et en haut de chaque transition afin de l'amplifier. De telles manipulations du signal génèrent inévitablement du bruit sur les plages uniformes, que des réglages de seuils permettent de minimiser.

Notons, pour mémoire, que la correction de détail en vidéo possède son équivalent en film, appelé « effet de bord », qui s'effectue naturellement dans les deux dimensions. À chaque transition entre les parties claires et les parties sombres de l'image, les parties claires bénéficient de l'apport de révélateur peu utilisé dans les parties sombres et sont surdéveloppées (donc plus claires). À l'inverse, les parties sombres disposant de moins de révélateur sont sous-développées (donc plus sombres).

Figure 4.35______________
Corrections d'ouverture
et de détail.

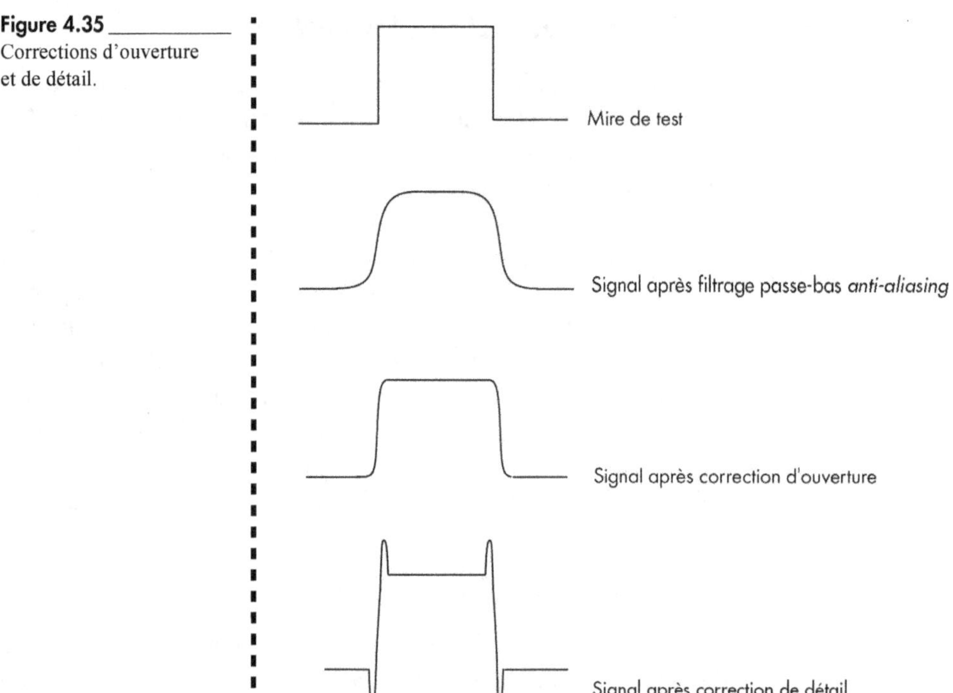

Le signal de détail

Le principe de la correction de détail consiste à extraire les
hautes fréquences du signal vidéo, c'est-à-dire ses transitions
rapides, afin de les amplifier avant de les lui réinjecter. Examinons ce qui se produit dans le cas des transitions horizontales.

La première étape de ce traitement consiste à produire une image
floue à partir de l'image analysée. Chaque ligne du signal
original (1) est retardée d'une très faible durée, généralement
100 ns ; ces lignes retardées subissent un nouveau retard de la
même durée (2). Les trois signaux obtenus sont additionnés pour
former le signal flou recherché (3). Après réduction de son
amplitude à un tiers de sa valeur, ce signal flou est soustrait au
signal initial retardé une fois. Le résultat de cette opération est un
signal (4), constitué uniquement des transitions horizontales de
l'image. Ce signal, dit « de contour horizontal », est amplifié
avant d'être finalement ajouté au signal initial retardé (5).

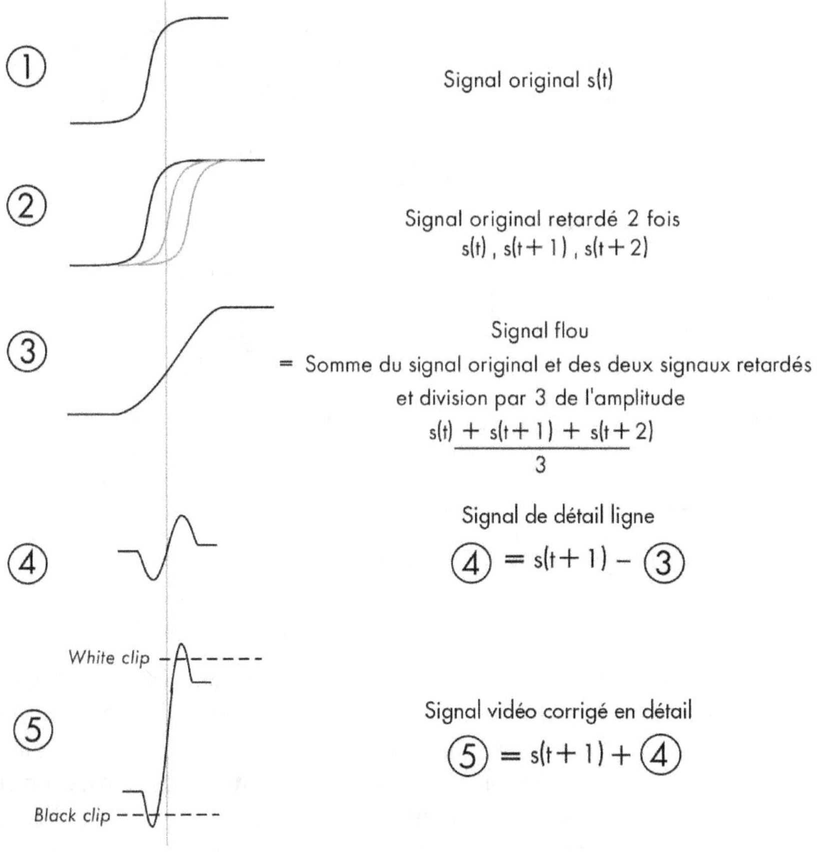

Figure 4.36

Principe de la correction de détail en horizontal.

Le même principe est utilisé pour la correction dans le sens vertical, les retards s'exprimant ici non plus en termes de points, mais de lignes. Les trames sont retardées deux fois de suite de la durée d'une ligne. Le processus de fabrication du signal contenant les transitions verticales est ensuite analogue à celui décrit plus haut. Le signal de contour peut être élaboré uniquement à partir de la voie verte, mais, sur les caméras haut de gamme de dernière génération, il est fabriqué également à partir des signaux des voies rouge et bleue.

Une telle méthode de traitement du signal n'est cependant possible que sur des éléments quasi fixes de l'image. Elle est bien moins efficace sur les mouvements rapides, quand le circuit de correction n'est plus capable de localiser les fronts de l'image.

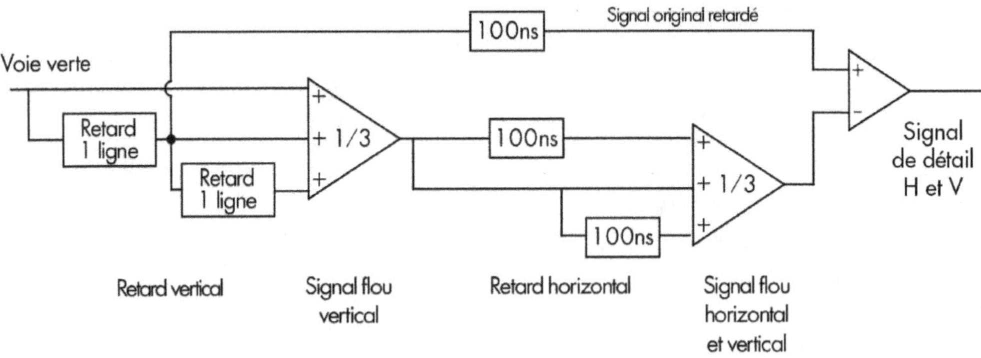

Figure 4.37
Synoptique simplifié de l'élaboration du signal de détail sur la voie verte.

Les réglages de la correction de détail

La correction de détail regroupe un ensemble de réglages fins qu'il est important de bien maîtriser, afin d'adapter son influence au contenu de l'image. Sur les caméscopes, ces réglages sont généralement laissés à des valeurs standards, car il est difficile de les modifier en cours de tournage à la seule appréciation de l'image regardée dans un viseur. En studio cependant, leur dosage passe par la maîtrise et la sensibilité de l'ingénieur de la vision, qui peut accéder à l'ensemble d'entre eux depuis son pupitre d'exploitation, et les ajuster indépendamment sur chaque plan à partir d'un moniteur de référence.

Les principaux réglages de la correction de détail sont les suivants :

- *detail level :* réglage de l'amplitude du signal de contour ajouté sur les transitions rapides de l'image pour renforcer artificiellement son piqué. Ce réglage n'augmente pas la définition de l'image, mais juste sa finesse apparente ;

- *H/V ratio* : équilibrage de la correction de détail dans le sens horizontal et en vertical, pour jouer sur le piqué de l'image davantage dans un axe que dans l'autre ;

- *clipping* ou *detail limit* : deux effets négatifs de la correction de détail sont l'apparition de halo noir sur les bords d'un élément très brillant, ainsi qu'un effet de crénelage sur les bords obliques à fort contraste. Le réglage de *clipping* permet d'écrêter le signal de détail indépendamment sur les pointes *(white clipping)* et les creux *(black clipping)*, pour limiter ces artéfacts ;

- *knee aperture level (detail)* : contrôle du niveau de détail ajouté dans les hautes lumières, dont la dynamique est compressée par le circuit de *knee* ;

- *crispening* ou *noise slicer* : la correction de détail amplifie toutes les transitions rapides, y compris celles à très faible contraste qui ne sont en réalité que du bruit. Le réglage de *crispening* permet d'éliminer, par un écrêtage symétrique, ce bruit indésirable pouvant devenir très visible sur les zones uniformes. Il contribue à adoucir l'image, et notamment à lisser la peau d'un visage, surtout en HD et a fortiori en Ultra HD. Il est souvent ajusté à une haute valeur sur les plans serrés (parfois même au maximum), mais à une faible valeur sur les plans larges afin de ne pas éliminer certaines petites transitions utiles du signal de contour et préserver les fines textures de l'image ;

- *level depend* : un seuil réglable permet de déterminer le niveau vidéo à partir duquel entre en action la correction de détail. Il permet de ne conserver la correction que sur les transitions franches, et de l'éliminer sur les zones uniformes (ce qui permet également de réduire le bruit) ;

- *skin detail* : réglage permettant d'ajuster la correction de détail uniquement sur une teinte particulière de l'image (généralement, trois teintes différentes peuvent indépendamment en bénéficier). La teinte à corriger se sélectionne grâce à un vecteur de phase (sur 360°) et un vecteur de largeur (sur 90°). Un mode d'affichage particulier par hachurage (zébra) permet de prévisualiser sur l'image les zones sélectionnées. En choisissant la teinte chair par exemple, on parvient à gommer les traces de l'âge sur un visage sans affecter le piqué du reste de l'image. La fonction *skin detail* n'est cependant efficace que si la correction de détail globalement appliquée à l'image est assez poussée.

Figure 4.38 _______________
Le *crispening* (ou *noise slicer)* élimine le bruit amplifié par la correction de détail. Elle permet de réduire le seuil de contraste à partir duquel la correction de détail doit agir.

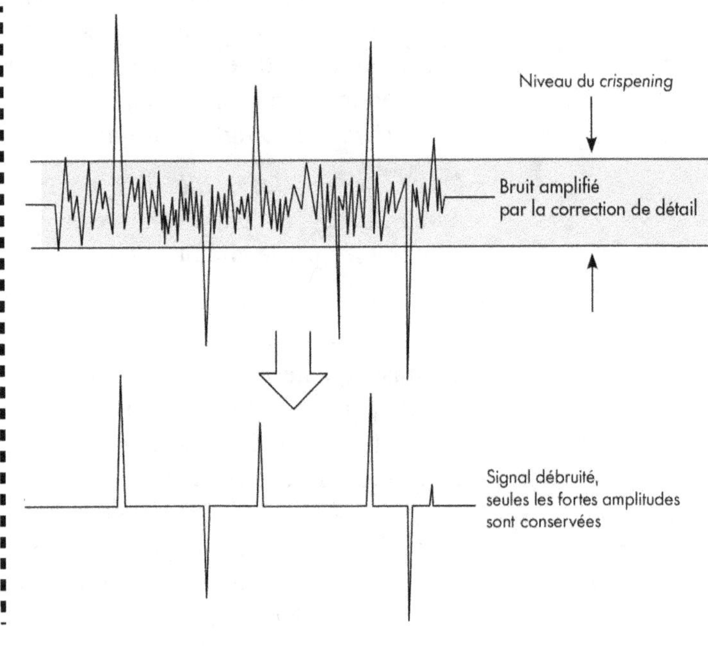

Figure 4.39 _______________
Sélection de la couleur dans le réglage du *skin detail*.

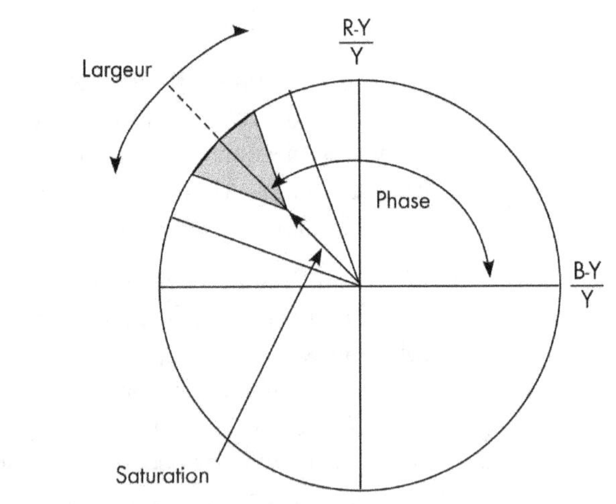

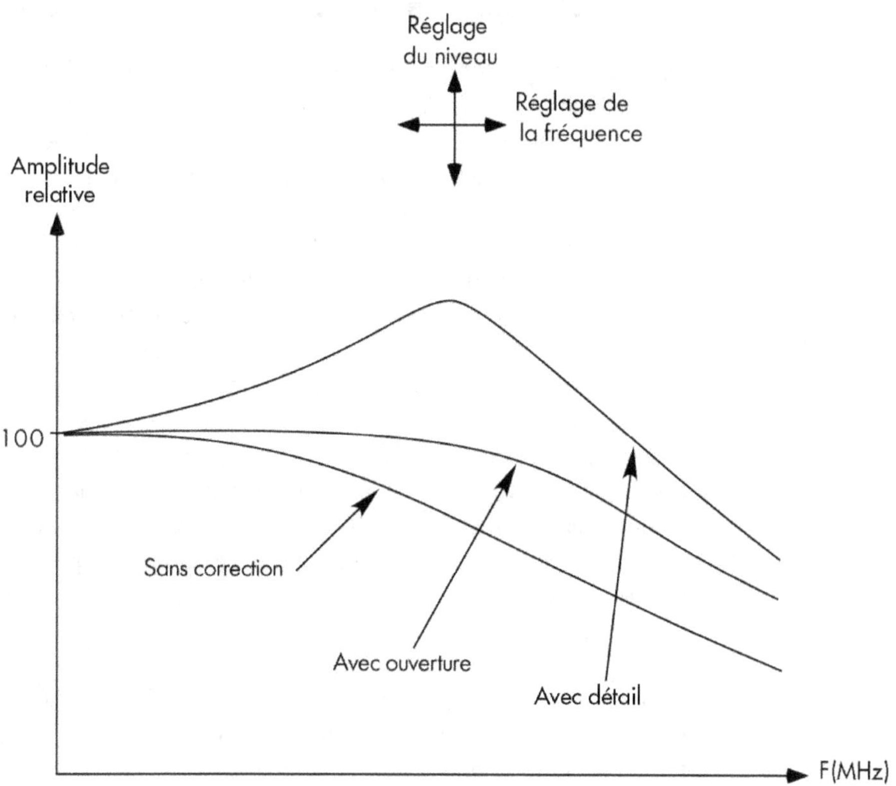

Figure 4.40
Impact des corrections d'ouverture et de détail sur la réponse en fréquence de la caméra.

La correction d'ouverture est une amplification des très hautes fréquences, qui sont étouffées par le filtre optique *anti-aliasing*, afin de renforcer la visibilité des détails et textures les plus subtils. Elle est indépendante de la correction de détail.

La correction de détail renforce le contraste des transitions horizontales et verticales de l'image pour accentuer les contours des éléments qu'elle contient. Un réglage de *crispening* (ou *noise slicer*) permet de définir le niveau de contraste à partir duquel la correction de détail entre en action, afin de minimiser par effet de seuillage le bruit sur les plages uniformes.

4.6.11 *La compression de la dynamique* (knee)

Les capteurs photosensibles, qu'ils soient CCD ou CMOS, sont typiquement capables de saisir et de délivrer une dynamique lumineuse d'au moins 600 % du niveau nominal du signal vidéo (hors HDR). Autrement dit, ils peuvent capter sans saturation des niveaux de luminance plus de six fois supérieurs au niveau de blanc maximal correspondant au fameux « 1 volt » du signal, soit 2,5 diaphs au-dessus. Mais sans un traitement adéquat, ces informations supplémentaires situées dans les hautes lumières ne seraient pas conservées au-delà de la caméra et seraient noyées dans une zone surexposée. Toute la chaîne vidéo – traitement, diffusion, affichage – est en effet limitée à une dynamique au-dessus de laquelle tout disparaît par écrêtage. Pour contourner cette limitation, la solution consiste, avant la mise en forme du signal dans la caméra, à compresser la dynamique des zones très lumineuses (et uniquement de celles-là), afin de la faire tenir dans la dynamique imposée. C'est le rôle de la compression des blancs, ou compression de la dynamique, qui permet d'atténuer l'amplitude des grands écarts de niveaux dans les hautes lumières, afin de conserver leur contraste apparent. On notera que cette compression de la dynamique est un peu l'équivalent de l'affaiblissement du haut de la courbe de transfert de la pellicule donnée sur la figure 4.53.

Sur toutes les caméras broadcast, deux réglages sont disponibles pour adapter la compression de la dynamique à la nature de l'image traitée. Le premier est le seuil de compression ou *knee point*, c'est-à-dire le niveau à partir duquel la compression entre en action (*knee* se traduit par « genou », mais on lui préfère le terme de « coude » pour désigner le point d'infléchissement de cette courbe). Le second, *knee slope*, permet d'ajuster la valeur de la pente, c'est-à-dire l'efficacité de la compression. Avec un seuil réglé à 85 % du blanc de référence, on peut conserver jusqu'à la totalité de la dynamique d'exposition des capteurs.

La compression de la dynamique du signal vidéo agit de manière identique sur les trois signaux R, V, B, quel que soit celui qui présente la valeur la plus élevée. En conservant ainsi la proportion R, V, B d'origine, ce procédé préserve la colorimétrie des zones surexposées.

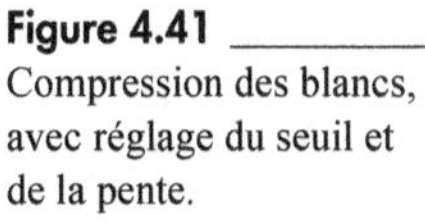

Figure 4.41
Compression des blancs, avec réglage du seuil et de la pente.

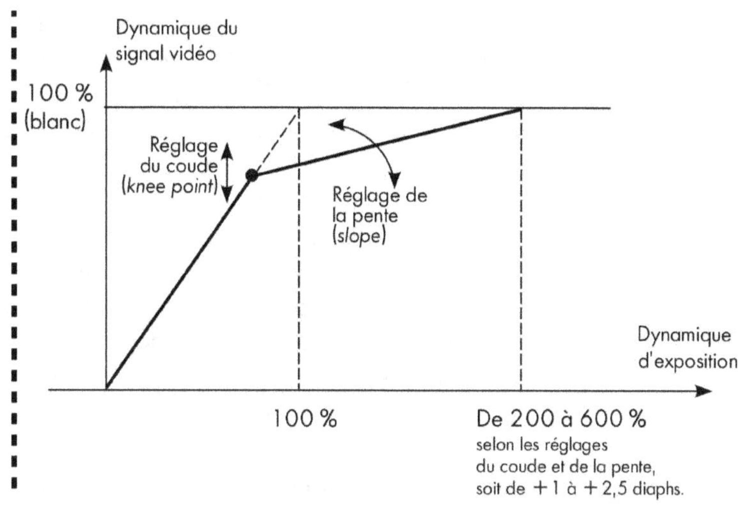

La dynamique d'exposition des capteurs photosensibles CCD et CMOS est au moins six fois supérieure à celle supportée par le signal vidéo (hors HDR). Il est cependant impensable de ne pas tenir compte de ces informations, bien que situées au-dessus du niveau nominal du signal vidéo. La compression des blancs a pour rôle de restituer avec une dynamique réduite les zones de l'image excessivement lumineuses, afin de conserver leur contraste. Elle augmente ainsi artificiellement la dynamique lumineuse globale.

4.6.12 *La correction de gamma*

Le gamma fait partie intégrante de l'histoire de la vidéo, son origine remontant à l'ère des premiers téléviseurs à tube cathodique. Le tube cathodique utilise sur sa face avant des luminophores, de couleur rouge, verte et bleue, qui s'illuminent lorsqu'ils sont bombardés par des électrons. Plus il y a d'électrons qui frappent les luminophores, plus ces derniers sont lumineux. La relation entre l'intensité du faisceau d'électrons et l'intensité de la lumière émise est déterminée par les caractéristiques physiques des luminophores. Et c'est bien là le problème : elle n'est pas linéaire. Autrement dit, la luminance (L en cd/m^2 ou nits) des luminophores formant l'image n'est pas directement proportionnelle à l'amplitude (V en volts) du signal vidéo. Elle est égale à cette tension élevée à une puissance 2,2 :

$$L = V^{2,2}$$

Cette fonction dite « de transfert électro-optique EOTF » *(Electro-Optical Transfer Function)* est communément appelée le « gamma » du tube. Il s'agit donc d'une fonction fixe, inhérente à la technologie des luminophores et représentée graphiquement par la courbe de gamma. Si le noir et le blanc sont correctement restitués, les tons moyens sont en revanche fortement affaiblis et les basses lumières carrément enterrées. Ainsi, si une tension de 1 volt donne une luminosité maximale de 100 %, une tension moitié de 0,5 volt ne donne pas une luminosité de 50 % mais seulement de 18 %. Et ce phénomène de non-linéarité s'amplifie lorsque la tension diminue. Coïncidence incroyable, la perception humaine de la lumière est de la même manière non linéaire : une source lumineuse ayant seulement 18 % de la luminance de référence est perçue comme un gris moyen de 50 % de luminosité. On peut ainsi dire que la courbe de gamma est similaire à la perception humaine, mais uniquement pour des niveaux lumineux relativement modérés.

Il est cependant évident que cette non-linéarité doit être compensée afin que le rendu des images à l'écran soit le plus proche possible des rapports de luminosité de la scène réelle. Deux options se présentaient alors aux ingénieurs de l'époque. La première consistait à intervenir dans le téléviseur, en y introduisant une correction électronique inverse au gamma du tube. Cela sous-entendait cependant un accroissement de la complexité du récepteur grand public – donc de son prix –, et des réglages supplémentaires analogiques assez délicats à réaliser. La seconde solution, qui a été universellement adoptée, consiste à anticiper cette non-linéarité dès la source d'image. Les signaux captés sont pour cela soumis à une fonction de transfert inverse à celle que le tube cathodique leur appliquera. C'est ce que l'on appelle communément la correction de gamma, qui s'effectue donc dans la caméra, et qui élève les niveaux des signaux R, V, B à la puissance inverse de celle du tube ($1/2{,}2 = 0{,}45$). Par convention, on affecte le signe prime (') à la notation des signaux corrigés en gamma : R', V', B'. La correction de gamma se traduit donc par une fonction de transfert dite « opto-électrique OETF » *(Optical Electric Transfer Function)*, définie par une loi de puissance simple entre l'amplitude du signal et la luminance de l'image :

$$V = L^{0,45}$$

On dit ici que le gamma de la caméra est de 0,45.

La correction de gamma est nécessaire depuis les débuts de la télévision parce qu'avec un tube cathodique, la luminosité produite à l'écran n'est pas proportionnelle à l'amplitude du signal électrique reçu.

Cette fonction OETF a été normalisée en 1991 dans la Rec. 709 (ou BT. 709), qui regroupe par ailleurs tous les paramètres de la haute définition. Elle est universellement appliquée au niveau de la captation des signaux dans la chaîne de traitement de la caméra en SD et en HD. Au final, la chaîne totale de production est caractérisée par une OOTF *(Opto-Optical Transfert Function)*, théoriquement linéaire puisque son gamma est mathématiquement égal à 1 (les deux puissances 2,2 et 0,45 se multiplient et donnent 1). On vérifie avec la loi de gamma qu'une tension de 0,5 volt donne un blanc à seulement 18 %, car $0,18^{0,45} \sim 0,5$.

En pratique cependant, le gamma total OOTF n'est pas exactement égal à 1 (les courbes en acquisition et en restitution ne sont alors plus exactement inverses l'une de l'autre). À cela deux raisons essentielles, d'une part il faut y ajouter les intentions artistiques apportées lors de l'étalonnage des images en studio, d'autre part il faut compenser le fait que l'environnement de la capture est beaucoup plus lumineux que l'environnement d'observation. Le gamma total en TV est typiquement de 1,2. Au cinéma, il varie de 1,6 à 1,8, du fait de l'obscurité des salles de projection. En impression, le gamma total est de 1.

Une fonction de transfert EOTF détermine comment un dispositif d'affichage optique (TV ou vidéoprojecteur) convertit le signal vidéo entrant en lumière visible (au final en une image). À l'inverse, une fonction de transfert OETF définit comment un dispositif de captation convertit la lumière de la scène réelle en signal électrique. Dans la pratique, la fonction OETF est quelque peu modifiée pour prendre en compte les intentions artistiques.

OETF = inverse (EOTF) + intentions artistiques

OOTF = OETF + EOTF

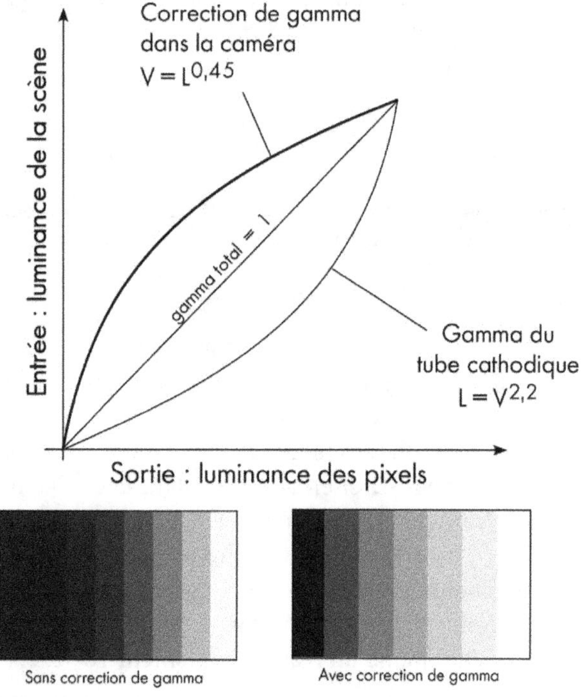

Figure 4.42

La correction de gamma.

Cependant, les écrans à tube ne sont plus fabriqués depuis longtemps et les écrans plats de toutes technologies, ainsi que les vidéoprojecteurs, ne possèdent pas ce défaut de non-linéarité d'affichage. On pourrait donc en déduire que la correction de gamma n'a plus lieu d'être. Mais il en est autrement, car il faut prendre en compte les dizaines d'années de stocks de programmes enregistrés avec cette correction de gamma. Par souci de compatibilité et d'homogénéité visuelle des contenus, il a été décidé, au niveau international, de conserver le principe de la correction de gamma dans le récepteur, et surtout de la normaliser. Car si les écrans à tube cathodique intégraient de manière native cette fonction de transfert non linéaire, les écrans plats, de technologies physiques diverses, ont besoin d'une table de conversion LUT

(Lock Up Table) pour émuler au mieux un tel comportement. Maintenant que les écrans à tube ont quasiment tous disparu, il a été jugé nécessaire (un peu tardivement, il faut l'avouer) d'officialiser et de documenter leur courbe de réponse tension/lumière.

C'est ainsi qu'en 2011 a été publiée la Rec. 1886 spécifiant à l'échelle mondiale une courbe de conversion électro-optique d'affichage EOTF pour les images SD et HD. Elle définit ainsi précisément quelle quantité de lumière doit sortir de l'écran en fonction de chaque valeur numérique du signal vidéo entrant. Elle vient ainsi combler une étrange absence dans la Rec. 709 qui ne normalisait que la courbe d'acquisition OETF. La courbe de la Rec. 1886 répond à un gamma de 2,4 (au lieu de 2,2 pour le tube). Elle diffère un peu de celle du tube dans la région des noirs pour mieux prendre en compte les caractéristiques des écrans plats (c'est l'unique modification apportée).

Il faut par ailleurs savoir que le principe de la correction de gamma sur la source d'image est étendu au monde de l'informatique, de la photographie et du cinéma numérique. On peut donc dire que toutes les images que nous manipulons aujourd'hui sont codées avec un gamma proche de 0,45 et décodées avec un gamma variant entre 2,2 et 2,6 selon le type d'affichage.

Précisons enfin que les courbes Rec. 709 et Rec. 1886 conviennent uniquement à une dynamique lumineuse relativement limitée, avec typiquement avec une valeur maximale de 100 cd/m^2 (SDR). Elles sont en revanche inadaptées aux images et écrans dotés d'une plage dynamique étendue (HDR). Nous verrons, dans le chapitre 8, que de nouvelles fonctions de transfert OETF/EOTF ont récemment été normalisées pour le HDR.

Le gamma est la relation non linéaire entre l'amplitude de la luminance (en volts) du signal vidéo et la luminance (en cd/m^2) réelle de l'image affichée par un tube cathodique. Cette non-linéarité s'exprime par la courbe $L = V^{2,2}$, et se traduit visuellement par des tons moyens affaiblis et des noirs enterrés. On dit que le gamma du tube est de 2,2. Une correction inverse, dite « correction de gamma », est donc appliquée aux trois composantes de couleur au niveau de la caméra : $V = L^{0,45}$ (on dit que le gamma de la caméra est de 0,45). Sur les écrans plats à dynamique standard de génération actuelle, la valeur de gamma normalisée est 2,4, tandis que celle du cinéma numérique est 2,6. De manière générale, un gamma élevé à l'affichage est mieux adapté aux environnements de visualisation sombres, et inversement.

Figure 4.43

La courbe de gamma a été normalisée pour la télévision SD et HD, en acquisition (OETF Rec. 709) et à l'affichage (EOTF Rec. 1886). Elle est initialement née de la nécessité de corriger la non-linéarité de restitution de la luminosité par les écrans à tube cathodique.

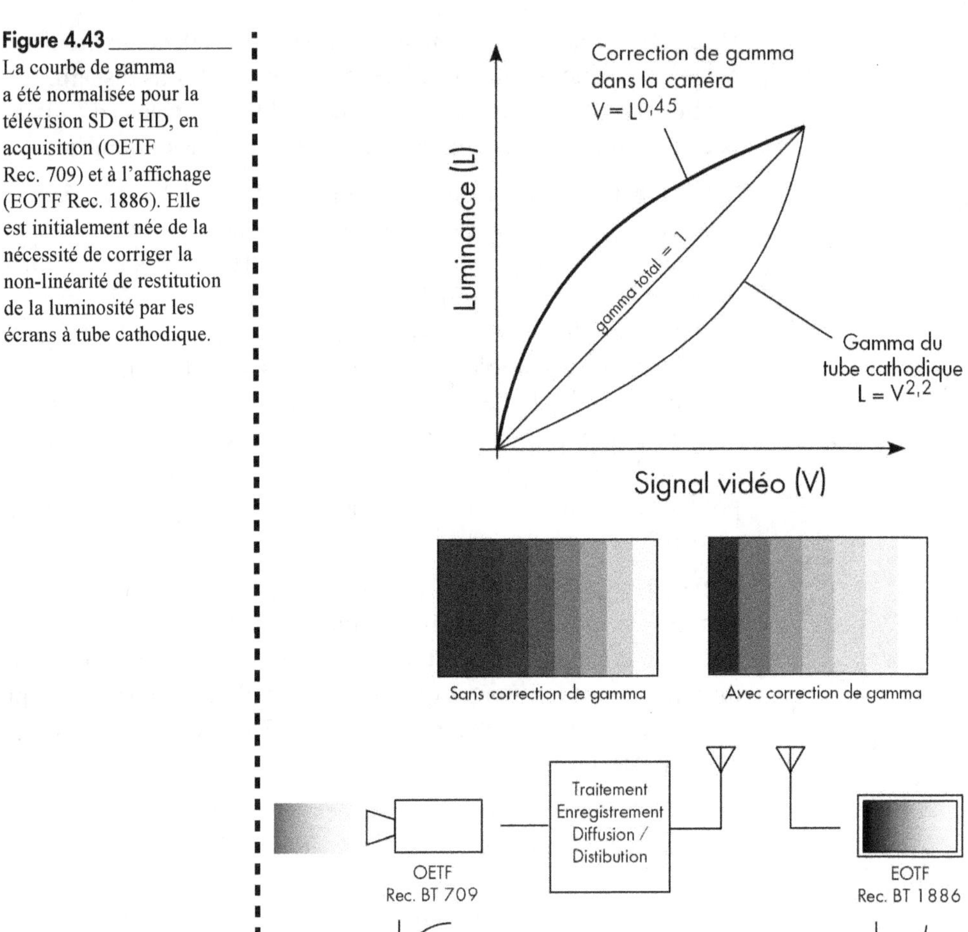

4.6.13 *La sensibilité*

Pour une définition d'image donnée, plus la taille du capteur est grande, plus ses photosites sont grands, donc meilleure est la sensibilité de la caméra. Les cellules photosensibles de grandes dimensions peuvent en effet collecter une quantité de photons qui s'avère suffisante pour fournir une image correctement exposée, même en basse luminosité, ce qui évite ainsi de recourir à une amplification exagérée du signal, source de bruit visible sur l'image. En revanche, à taille de capteur égale, plus la définition est élevée, plus les cellules photosensibles sont petites, donc moins elles peuvent emmagasiner de photons, ce qui rend la caméra moins sensible.

La mesure de la sensibilité d'une caméra s'effectue en utilisant une mire de référence blanche représentant un taux de réflectance de 89,9 %. Cette mire est placée sous un éclairement uniforme de 2 000 lux, à la température de couleur de 3 200 K. La caméra doit être réglée en position nominale, c'est-à-dire tout traitement d'amplitude éteint (gain 0 dB, gamma 0,45, compression de la dynamique *off*, etc.). On ajuste alors l'ouverture du diaphragme pour que le niveau vidéo correspondant à la mire cadrée soit de 700 mV. La valeur de la division indiquée sur la bague de diaphragme donne alors la sensibilité. La sensibilité type d'une caméra broadcast 2/3" est entre f/11 et f/8 à 2 000 lux, mais avec un rapport S/B d'autant plus faible que la définition est élevée (car les photosites sont plus petits). Ce qui équivaut en argentique à une sensibilité de 400 à 800 ISO/ASA (voir le tableau 4.6 de correspondance en fin de ce chapitre). Doubler la sensibilité d'une caméra permet d'obtenir une exposition d'image donnée avec deux fois moins de lumière, en conservant le couple ouverture/temps d'exposition.

4.6.14 *La résolution spatiale*

La résolution spatiale d'une caméra vidéo est caractérisée par le nombre maximal de lignes blanches et noires alternées qui peuvent être distinguées sur une dimension égale à la hauteur de l'image. Elle s'exprime en nombre de lignes TV par hauteur d'image (LTV/Ph), ce qui signifie qu'elle se réfère à une image considérée comme carrée (par commodité et pour être indépendante du ratio de l'image). Pour connaître exactement le nombre de lignes verticales qu'une image peut afficher sur toute sa largeur, il faut donc multiplier la valeur donnée en LTV/Ph par le ratio 4/3 ou 16/9 de la caméra. Ainsi, une résolution de 600 LTV/Ph (donc sur une image carrée) correspond à une résolution de 800 lignes sur toute la largeur d'une image 4/3 et 1 067 lignes sur toute la largeur d'une image 16/9. La résolution de la caméra est cependant implicitement liée à la fonction de transfert de modulation (MTF) de l'objectif auquel elle est associée. Celle-ci renseigne sur la profondeur de modulation restituée par l'optique (de 100 % à 0 %) en fonction des fréquences spatiales, ces dernières étant exprimées en paires de lignes par millimètre ou pl/mm. Tous les détails sur ce sujet sont à lire dans le chapitre 3.

4.7 Les différentes catégories de caméras

Les caméras TV broadcast

À l'origine, les caméras TV broadcast se classaient en deux familles : les caméras légères (ou portables) et les caméras lourdes. Les caméras lourdes étaient celles qui offraient les meilleures performances parce qu'elles intégraient, dans leur boîtier de grandes dimensions, les nombreuses cartes électroniques à composants analogiques indispensables au traitement de l'image. Les caméras légères devaient se contenter d'une circuiterie plus simple, donc de réglages moins nombreux et de fonctionnalités moins complètes. Avec l'avènement du numérique, les composants analogiques ont été remplacés par des circuits intégrés ultracompacts, pouvant largement être logés dans le corps d'une caméra portable. Aujourd'hui, la performance d'une caméra n'est plus liée à sa taille, et la plus petite des caméras légères peut offrir exactement le même niveau de qualité et les mêmes réglages que la plus imposante des caméras de studio. Si bien que les encombrantes caméras lourdes ont quasiment disparu des plateaux TV au profit de caméras légères. Ces dernières peuvent en effet être utilisées à l'épaule ou sur pied, mais aussi être physiquement transformées en caméra lourde grâce à un châssis d'adaptation mécanique et électronique. Cette configuration est indispensable pour exploiter la caméra avec un objectif de studio de fort rapport de zoom (plus de 100×), un grand viseur, et bien sûr pour l'équiper d'un prompteur. Qu'elles soit de définition SD, HD ou Ultra HD 4K, les caméras TV broadcast utilisent un trio de capteurs 2/3", à l'origine CCD, aujourd'hui essentiellement CMOS.

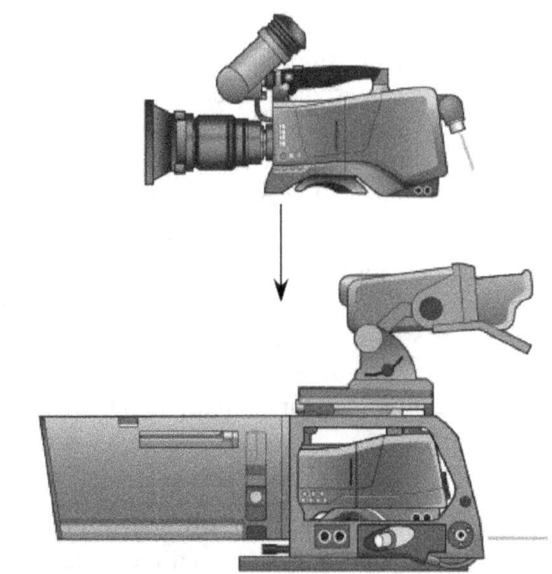

Figure 4.44
Transformation d'une caméra portable en configuration lourde grâce à un châssis d'adaptation mécanique.

Les caméscopes d'épaule

Les caméscopes d'épaule associent dans un même boîtier une tête de caméra broadcast et un enregistreur vidéo, un objectif interchangeable venant compléter l'ensemble. Ils ont typiquement le même encombrement que les caméras légères de studio. Ils sont donc assez volumineux et lourds, ce qui leur confère une très bonne stabilité à l'épaule. Ils utilisent un trio de capteurs de taille 1/3", 1/2" ou 2/3", de technologie CCD ou CMOS, et sont utilisés essentiellement en reportage ou pour des documentaires. Ces outils ont connu au fil des années de nombreuses évolutions sur le plan opérationnel. Aujourd'hui, ils peuvent être pilotés localement par un smartphone ou une tablette, et sont devenus de vrais outils connectés. Grâce à leurs ports de communication intégrés, ils peuvent en effet diffuser directement leurs images en streaming sur réseau filaire ou sans fil vers une régie de production ou un cloud. Certains modèles intègrent un encodeur proxy produisant de manière transparente une version basse définition du contenu noble, qui peut être transmise, simultanément au flux noble, sur un réseau 3G/4G.

Les caméscopes de poing

Les caméscopes de poing sont plus légers et compacts que les caméscopes d'épaule et se tiennent d'une seule main. Les modèles les plus courants sont généralement équipés d'un trio de capteurs CMOS de taille 1/2" ou 1/3". Assez simples à manipuler, ils peuvent être configurés en mode « tout automatique » pour une plus grande réactivité, ou débrayés en mode manuel. Ils sont essentiellement utilisés par les producteurs indépendants et les JRI des chaînes d'infos. Ils sont généralement commercialisés avec une optique fixe dont la plage de zoom couvre la majorité des besoins standards. Les modèles les plus récents permettent de tourner en Ultra HD 4K.

Les boîtiers DSLR

Les boîtiers DSLR sont à l'origine des appareils photo numériques reflex dotés d'un mode vidéo. Ils ont été conçus au départ pour permettre aux photographes professionnels de tourner occasionnellement des vidéos HD. Ils ont cependant très vite été détournés de cette vocation initiale et, de manière totalement non-anticipée, ont été progressivement optimisés pour la captation vidéo. Très tendance, ils sont utilisés pour le tournage de clips, de documentaires, mais aussi de sujets TV et de courts-métrages. Il existe aujourd'hui une large panoplie d'accessoires autour de ces boîtiers, qui les intègre de plus en plus dans le monde de la vidéo. Les boîtiers DSLR sont typiquement équipés d'un unique capteur CMOS au format 24 × 36.

Les formats compacts

Face au succès rencontré par les boîtiers DSLR, les constructeurs ont lancé une nouvelle gamme de caméras compactes, conçues directement pour la vidéo sans passer par la case photo. Ces formats compacts peuvent de prime abord déstabiliser par leur miniaturisation, mais une fois la période d'adaptation passée, les performances remarquables qu'ils offrent prennent toute leur valeur. Ils sont équipés d'un capteur CMOS dont la taille va du Super 16 au 24 × 36, en passant par le 4/3" et le Super 35. Certains modèles sont équipés d'une connectique SDI pour être configurés en mode studio, et peuvent ainsi être pilotés en régie lors d'une captation multicaméra.

Les caméras cinéma

Commercialisées depuis 2003, les caméras de cinéma numérique ont définitivement remplacé les caméras à pellicule dans l'industrie cinématographique 2K et 4K Elles reprennent pour certaines l'ergonomie des caméras Super 35 mm film, d'autres se présentent sous la forme d'un gabarit compact plus polyvalent. Elles ont engendré une véritable révolution tant sur le plan technique qu'au niveau artistique. Elles ont inévitablement conduit à de nouvelles manières de travailler, tout en conservant le meilleur de l'argentique. Elles sont pour la plupart équipées d'un capteur CMOS Super 35 et intègrent une monture d'objectif PL acceptant toutes les optiques film. Elles bénéficient en outre de menus étudiés spécifiquement pour répondre à la logique des opérateurs de cinéma. Tous les films qui sortent en salle aujourd'hui sont tournés avec une caméra de cinéma numérique.

Les « action cams »

Également appelées « caméras d'action » ou « caméras sportives », ces caméras embarquées ultra compactes et sans viseur sont essentiellement utilisées pour la captation de sports extrêmes en plein air. De forme rectangulaire ou tubulaire, elles sont robustes et étanches et sont généralement fixées à la manière d'un accessoire sur un casque, un guidon, etc., et permettent de filmer des scènes dans un mode d'immersion totale. Elles sont équipées d'un capteur CMOS de format 1/2,3" ou 1/4", et fournissent un très grand angle de champ (typiquement 170°). Leur qualité d'image ne cesse de progresser, si bien que certains modèles haut de gamme sont également exploités comme caméra d'appoint en TV ou en cinéma/fiction.

4.8 La caméra TV et son environnement

4.8.1 L'équipement de prise de vues

Lors d'un tournage TV broadcast multicaméra, qu'il soit réalisé en studio avec une régie fixe ou en production mobile avec un car régie, chaque caméra est reliée à deux équipements qui sont la voie de commande et le pupitre d'exploitation.

La voie de commande

La voie de commande, ou CCU *(Camera Control Unit)*, est un caisson faisant office d'interface de distribution des signaux vidéo, audio, et des informations de commande vers les équipements externes. Elle renferme notamment un système de transmission des signaux, un générateur de synchronisation – pour asservir la caméra au signal de référence du studio –, les différents blocs d'alimentation, les circuits d'interphonie et de retours vidéo, un ensemble de codage, une interface pour la liaison entre le pupitre d'exploitation et la tête de caméra, ainsi qu'un microprocesseur. La voie de commande ne contient cependant aucun circuit de traitement de l'image (tous sont situés dans la tête de caméra).

Le pupitre d'exploitation

Le pupitre d'exploitation, ou OCP *(Operational Control Panel)* est placé sous le contrôle permanent de l'ingénieur de la vision qui procède à tous les réglages sur l'image pendant un tournage. Les commandes effectuées depuis ce pupitre sont envoyées sous forme numérique au microprocesseur de la voie de commande, qui les transmet à la caméra pour que soient apportées les corrections sur les circuits concernés. Il y a autant de pupitres d'exploitation en régie que de caméras sur un plateau.

Le pupitre de réglages centralisé

Le pupitre centralisé est relié à toutes les caméras d'une régie vidéo, et permet d'en contrôler l'ensemble des paramètres d'exploitation et de maintenance. Il offre également la possibilité de grouper des commandes à destination de plusieurs caméras, mais aussi de copier des valeurs de réglages entre différentes caméras, ou encore d'effectuer des transferts vers ou depuis une carte mémoire. Si le pupitre centralisé n'est pas un organe indispensable, il apporte un confort d'exploitation très appréciable, surtout sur les productions complexes.

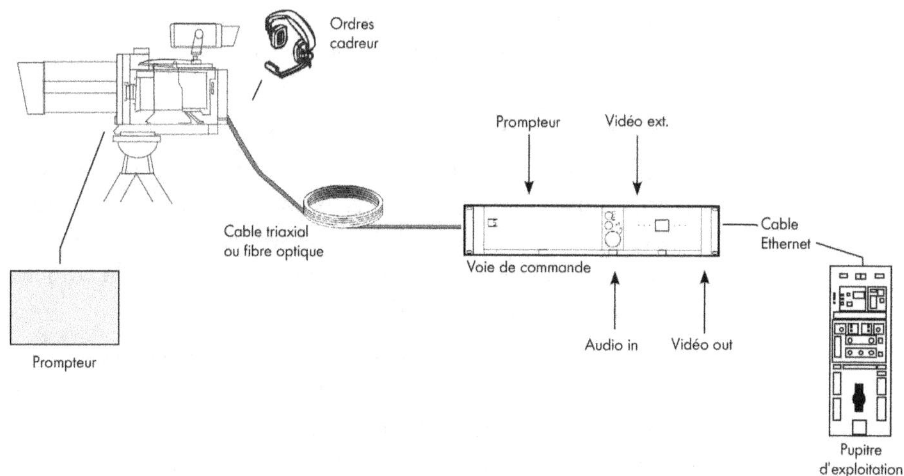

Figure 4.45
La caméra TV et son environnement.

4.8.2 *La liaison voie de commande/caméra*

Les liaisons filaires

Tout système de transmission filaire entre la caméra et sa voie de commande est bidirectionnel. Dans le sens caméra/voie, il transporte essentiellement le signal vidéo et des informations de service – retour des états de la caméra vers le contrôle de voie. Dans le sens voie/caméra, il transmet toutes les données de réglages provenant du pupitre d'exploitation, les signaux audio d'interphonie, les signaux de synchronisation, les retours vidéo, le signal vidéo du prompteur, ainsi que les tensions d'alimentation.

On distingue aujourd'hui deux technologies de liaisons filaires : la liaison triaxiale et la fibre optique. Toutes deux acheminent le signal vidéo de la caméra en composantes 4:2:2 avec une bande passante de 30 MHz en HD. La liaison triaxiale, basée sur un câble coaxial blindé, autorise une longueur maximale de 1 000 à 1 500 m, en fonction du diamètre du câble. La fibre optique utilise un câble hybride contenant des conducteurs en fibre optique et en cuivre. La partie cuivre, requise pour transporter l'énergie, est la seule qui limite la distance à environ 3 500 m (la fibre optique elle-même n'est pas restrictive sur ce point).

Les liaisons sans fil

On distingue trois technologies de systèmes de transmission sans fil, qui répondent à différents besoins de mobilité : COFDM, réseau cellulaire et WiFi. Elles sont toutes implémentées au sein d'une unité qui se fixe directement à l'arrière de la caméra (on parle communément de « dos de transmission »).

La modulation COFDM est le seul des trois procédés à permettre une qualité d'image broadcast. Elle est utilisée occasionnellement sur des productions lourdes pour donner au cadreur une totale liberté de mouvement (sortie de foule, plans de coulisses, séquence en extérieur, prise de vues en moto, etc.). Elle s'appuie sur le standard de diffusion numérique terrestre européen DVB-T, et consiste en un codeur-émetteur intégré dans un boîtier compact embarqué à la caméra. Le signal vidéo est soumis à une compression MPEG-2, H.264, H.265 ou MJPEG-2000 selon les cas, puis à une modulation COFDM. Il transite ensuite par un convertisseur de fréquence qui permet sa transmission en HF dans la bande autorisée.

Les deux autres technologies, cellulaire et WiFi, sont contraintes à une bande passante étroite, ce qui les limite avant tout aux applications de reportage pour lesquelles la mobilité et la rapidité de mise en œuvre de la transmission priment sur la qualité. Les unités de transmission sur réseau cellulaire 4G sont ainsi devenues au fil du temps des outils indispensables pour toutes les chaînes d'infos en continu. L'amélioration de la fiabilité et de la robustesse des signaux ont par ailleurs étendu leur usage aux duplex réalisés dans d'autres types de productions en plateau. Plusieurs cartes SIM, si possible de différents opérateurs, sont généralement simultanément mises à contribution pour mieux répartir le flux d'images. Le principal défaut des dos 4G est, on l'aura compris, les risques de congestion de réseau, puisque rien ne peut garantir qu'au moment de prendre l'antenne, la bande passante requise sera disponible (même si elle l'était au moment des essais). Autre inconvénient, la latence, qui peut atteindre 3 secondes, mais qui reste constante.

Les transmetteurs sur réseau WiFi sont pour leur part mieux adaptés aux petits budgets, mais ne permettent pas une qualité bien plus élevée ; ils se partagent en effet la bande passante avec d'autres applications et utilisateurs du réseau, ce qui génère des problèmes de stabilité et d'interruption du flux de transmission.

4.9   Les réglages d'exploitation

La figure 4.46 présente un pupitre d'exploitation type à partir duquel nous allons passer en revue les principaux réglages dont dispose l'ingénieur de la vision pour optimiser la qualité de l'image vidéo et la façonner selon sa propre sensibilité, en accord avec les souhaits de la direction artistique du programme. Car même si les caméras ont parfaitement été étalonnées et réglées à des valeurs de base durant une phase préparatoire, de nombreux paramètres peuvent interférer sur le rendu de l'image au cours d'un tournage. Il faut donc les corriger en temps réel, en fonction des angles de prise de vues, lumières incidentes, tons des visages, etc. L'œil est très sensible aux variations de teintes, luminosité, contraste, saturation et piqué pouvant se produire lors de l'enchaînement rapide (commutation « en *cut* ») de plusieurs caméras cadrant le même sujet à différents axes et focales. Tout doit donc être fait pour éviter la moindre différence de rendu entre les caméras d'un plateau TV.

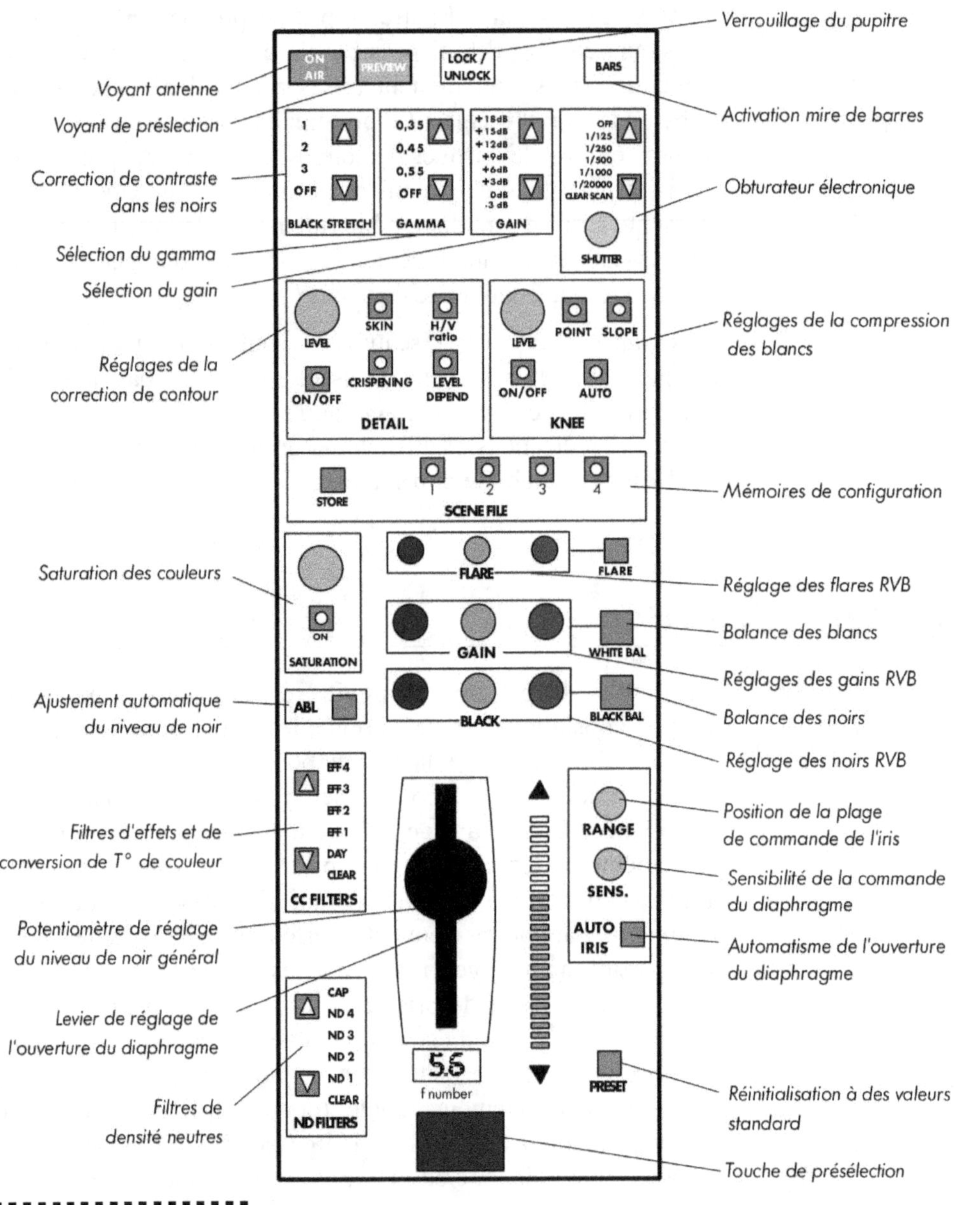

Figure 4.46
Exemple d'un pupitre d'exploitation.

Les balances des noirs et des blancs

Ces deux opérations s'effectuent avant un tournage en déclenchant un cycle de réglages automatique depuis le pupitre d'exploitation.

La balance des noirs consiste à égaliser les niveaux de noir de chaque voie R, V, B pour que, lorsque l'objectif est fermé, les trois signaux vidéo soient parfaitement alignés les uns par rapport aux autres. Le noir de l'image ne laisse ainsi apparaître aucune dominante colorée. Dans la pratique, cet automatisme aligne en fait les niveaux de noir du rouge et du bleu sur celui du vert, qui sert de référence.

La balance des blancs a pour but d'adapter l'équilibrage colorimétrique de la caméra à la température de couleur de la lumière du plateau. Elle nécessite de cadrer au préalable, avec une exposition correcte, une surface blanche uniformément éclairée par la lumière qui sera utilisée lors du tournage (toutes les sources qui interviennent doivent être allumées car chacune peut avoir son influence). Un circuit ajuste alors automatiquement sur ce blanc de référence les gains des signaux vidéo de chaque voie R, V, B au niveau nominal de 700 mV. Ce réglage doit être effectué dans les mêmes conditions sur toutes les caméras d'un plateau, afin d'assurer un étalonnage colorimétrique de base juste et homogène. La balance des blancs doit toujours se faire avec le filtre de couleur correspondant à la température de couleur de l'environnement lumineux, pour éviter au circuit d'équilibrage d'avoir à effectuer de fortes compensations d'amplitude sur certaines composantes (inévitablement sources de bruit). Plusieurs valeurs de balance des blancs peuvent être conservées en mémoire.

Figure 4.47

Principe de la balance des blancs et des noirs. Dans les deux cas, le niveau du vert est pris en référence.

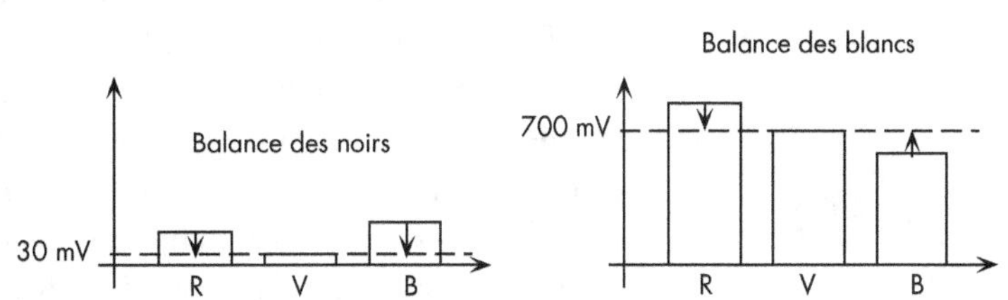

Les gains et niveaux de noir individuels

En cours d'exploitation, l'ingénieur de la vision corrige manuellement les niveaux de gain de chaque voie pour modifier légèrement le rendu colorimétrique de la caméra, en fonction cette fois du contenu réel de la scène, de l'axe de prise de vues, de la focale, des changements d'intervenants, etc. Il corrige également les niveaux de noir individuels des trois voies afin d'obtenir l'équilibre souhaité et de supprimer d'éventuelles dominantes colorées sur les basses lumières (très facilement perceptibles sur les costumes sombres ou les cheveux bruns, par exemple). Cet étalonnage manuel permet d'optimiser les raccords colorimétriques entre les différentes caméras qui couvrent le plateau, dans les hautes comme dans les basses lumières.

Le contrôle du diaphragme

L'ouverture du diaphragme de l'objectif est motorisée et pilotée depuis le pupitre d'exploitation par une poignée de commande de type *joystick*, ou par un bouton rotatif. Un circuit d'automatisme peut asservir cette ouverture à l'amplitude maximale du signal de luminance, mais il n'est jamais activé en studio. Deux potentiomètres permettent par ailleurs de définir la position et l'étendue de la plage de réglage.

Le niveau de noir général

Ce réglage agit sur le contraste de l'image en assombrissant – coller les noirs – ou, au contraire, en éclaircissant – décoller les noirs – les bas niveaux lumineux. De manière générale, il faut éviter de coller excessivement les noirs, cela ayant pour effet de durcir l'image en faisant définitivement disparaître les nuances dans ses zones sombres. En revanche, une image un peu trop « décollée » peut être corrigée après coup puisque, dans ce cas, aucune information n'est éliminée. Une fonction Automatic Black Level peut éventuellement se substituer à l'ajustement manuel du niveau de noir général en recollant automatiquement au noir le niveau le plus sombre de l'image. Mais elle n'est jamais utilisée en studio.

Le gain

En cas de faible éclairage – par exemple un plan imprévu en coulisses –, l'ouverture maximale du diaphragme peut ne pas suffire à obtenir un niveau d'exposition correct. Il faut alors accroître électroniquement la sensibilité de la caméra en ajoutant du gain à la chaîne de traitement vidéo, le prix à payer étant l'apparition de bruit sur l'image à partir d'un certain niveau (typiquement +6 dB). Plusieurs valeurs, entre +3 et +18 dB, sont généralement disponibles, sachant que l'on gagne l'équivalent d'un diaph chaque fois que l'on augmente le gain de 6 dB. Ainsi, +9 dB équivaut à une ouverture d'un diaph et demi, tandis que +18 dB correspond à une ouverture de trois diaphs. Sur certaines caméras, le gain peut être ajusté graduellement grâce à un mode variable, par pas de 0,1 dB.

Il existe également un gain négatif de -3 dB ou -6 dB qui permet au contraire de diminuer la sensibilité de la caméra et donc de minimiser le bruit sur l'image. En permettant de travailler avec un diaphragme plus ouvert, il contribue également à réduire la profondeur de champ. Ce réglage est vivement conseillé sur les plans serrés et moyens à chaque fois que cela est possible, afin de bien détacher un sujet principal de son arrière-plan (surtout lorsqu'il s'agit de public).

La correction de détail

En intensifiant ou en diminuant le contraste des transitions rapides, la correction de détail permet de jouer sur le piqué de l'image vidéo. Outre le niveau général du détail, plusieurs réglages de cette correction fondamentale sont proposés pour affiner son rendu, comme ajuster le ratio horizontal/vertical (H/V ratio), réduire le bruit sur les plages uniformes *(crispening, noise slicer)*, définir un niveau à partir duquel la correction doit agir *(level depend)*, diminuer (ou augmenter) la correction sélectivement sur une teinte seulement *(skin detail)*, etc. De manière générale, la correction de détail doit être assez renforcée sur les plans larges pour donner de la finesse à l'image. En revanche, mieux vaut atténuer certains de ces paramètres sur les plans serrés, pour éviter de voir apparaître des défauts disgracieux sur les visages. La technique est alors de pousser à des valeurs élevées le *crispening* et le *level dépend* pour débruiter et adoucir les plages uniformes de l'image, comme la peau. On parvient ainsi à faire gagner quelques années à nos chers présentateurs et artistes, surtout en HD, et a fortiori en Ultra HD, qui sont de redoutables révélateurs des imperfections cutanées…

Le gamma

Le gamma peut être utilisé comme un outil artistique pour modifier le rendu des demi-teintes de l'image (au milieu de la courbe essentiellement). Une image avec un gamma inférieur à 0,45 apparaît moins contrastée, plus douce, avec des couleurs moins saturées. Une image avec un gamma supérieur à 0,45 est au contraire plus dure, et ses couleurs sont plus saturées. Le gamma est modifiable soit par saut de valeurs (0,35, 0,55, etc.), soit de manière continue. Les caméras broadcast haut de gamme intègrent généralement plusieurs courbes de gamma, aux différences plus ou moins sensibles.

Le *black stretch* ou *black gamma*

En agissant uniquement sur la pente initiale de la courbe de gamma (dont la valeur standard est 4,5), cette correction particulièrement efficace modifie le contraste dans les basses lumières,

Figure 4.48

Le *black stretch* ou *black gamma* permet d'augmenter ou de réduire la pente initiale du gamma sans toucher au reste de la courbe.

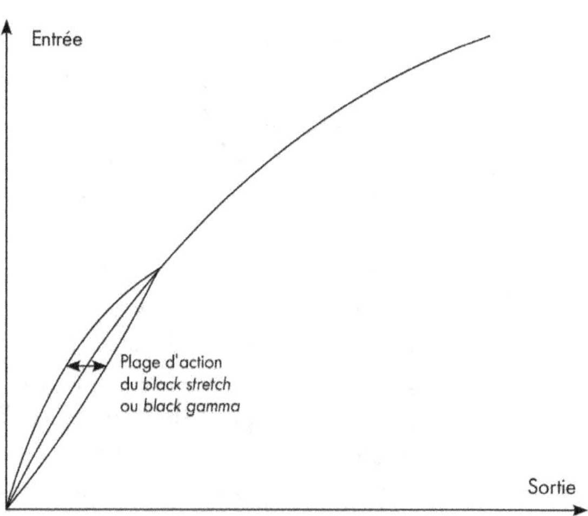

sans affecter le reste de l'image. Elle permet d'estomper les zones peu éclairées pour notamment réduire le bruit lors d'un tournage avec un gain élevé *(press)* ou, au contraire, accroître la dynamique sur les zones sombres en y faisant apparaître davantage de nuances *(stretch)*.

La compression de la dynamique *(knee)*

En studio, la compression de la dynamique (ou des blancs) peut être utile pour éviter un écrêtage sur un vêtement blanc, corriger une zone suréclairée du décor ou parfois atténuer certaines brillances sur un visage. En extérieur, elle permet de réduire la dynamique des zones très lumineuses difficilement maîtrisables ou d'améliorer le rendu d'un plan en contre-jour. Sur les caméras broadcast, deux paramètres sont ajustables directement depuis le pupitre d'exploitation. Le réglage du seuil *(knee)* permet de définir le niveau vidéo à partir duquel le compresseur doit agir. De manière générale, il est bon de fixer le seuil un peu en dessous du niveau nominal, sans toutefois descendre en deçà de 70 % qui correspond à la valeur type d'un visage, au risque d'en perdre les nuances et le naturel du contraste. Mieux vaut ne compresser que les très hautes lumières, auxquelles nous prêtons moins d'attention sur l'image finale (et pour lesquelles nous sommes plus tolérants). Le second réglage *(slope)* agit quant à lui sur l'efficacité du compresseur. Une fonction *knee saturation* permet éventuellement de redonner de la couleur aux zones surilluminées passées au travers de cette compression des blancs.

La saturation

Un potentiomètre de saturation permet de renforcer ou d'atténuer, jusqu'à la supprimer totalement, la couleur de l'image, généralement sur une plage de 0 à 200 %, sans modifier son équilibrage colorimétrique.

La température de couleur

Sur la plupart des caméras broadcast, la température de couleur peut être ajustée électroniquement de manière linéaire au moyen d'un bouton rotatif. Ce réglage s'avère assez pratique, car il permet à l'ingénieur de la vision de réchauffer ou de refroidir légèrement l'image de manière très commode, sans toucher aux gains individuels R, V, B.

Les mémoires

Plusieurs mémoires *(scene file)* sont disponibles pour conserver des configurations complètes d'exploitation, avec toutes les valeurs de réglages associées à chaque caméra. Ces mémoires peuvent être utilisées pour rappeler les valeurs d'une correction particulière ou pour reconfigurer instantanément l'intégralité des paramètres. Les *scene file* sont stockées dans la tête de caméra ou sur une carte amovible, cette dernière permettant de sauvegarder plusieurs configurations (par émission ou par utilisateur) et d'effectuer des transferts de réglages entre caméras.

4.10 De la TVHD au cinéma numérique

Au cours d'un tournage multicaméra, l'ingénieur de la vision corrige essentiellement sur chacune d'elles l'ouverture du diaphragme, la colorimétrie dans les blancs et les noirs, les réglages du détail, la saturation des couleurs et le niveau de la compression des blancs, de manière à assurer l'homogénéité des plans lors des commutations du réalisateur. Plusieurs mémoires peuvent conserver l'état de ces différents réglages.

En une vingtaine d'années, l'histoire des caméras numériques aura été marquée par deux évolutions majeures.

La première est le passage de la SD à la HD, qui a permis une démocratisation à l'échelle mondiale de la captation TV en haute définition. Les caméras HD utilisent typiquement un traditionnel triplet de « petits » capteurs photosensibles de format 2/3", comme en définition standard, de technologie CCD ou CMOS. En 2015 sont apparues les premières caméras Ultra HD à capteurs 2/3" pour le marché de la télévision. Depuis l'avènement des capteurs à état solide, le format 2/3" aura ainsi régné en maître dans les caméras broadcast et sera resté un dénominateur commun à toutes les définitions d'image, de la SD à l'Ultra HD.

La seconde évolution est l'arrivée d'une nouvelle catégorie de caméras dites « à grand capteur », c'est-à-dire intégrant un unique capteur CMOS dont la taille varie jusqu'à atteindre le « full frame » de la pellicule 35 mm (en utilisation photo 24 × 36), en passant par le Super 35. Ces caméras, dont la définition monte jusqu'au 8K, permettent de réaliser en vidéo des images « cinématographiques » très léchées, avec une plage dynamique étendue et une faible profondeur de champ. Elles se présentent, selon les applications, sous la forme d'un boîtier réflex DSLR, d'un format compact, et bien entendu de caméras de cinéma numérique.

4.10.1 *Les capteurs 2/3" HD*

Les caméras et caméscopes HD de télévision broadcast intègrent des capteurs 2/3" dont la surface est très légèrement inférieure à celles des caméras SD mais de même diagonale, soit 11 mm. Un capteur de matrice 1 920 × 1 080 comporte 2 073 600 pixels visibles, valeurs très proches du cinéma numérique 2K (2 048 × 1 080 = 2 211 840), soit seulement 6 % de pixels en moins. Par comparaison, un capteur SD en 720 × 576 renferme typiquement 414 720 pixels visibles. On constate donc que, pour une surface photosensible que l'on va dire quasiment équivalente, un capteur HD contient jusqu'à 5 fois plus de pixels qu'un capteur SD. Les valeurs citées ci-dessus permettent de calculer précisément la surface d'un photosite sur un capteur SD, puis sur un capteur HD :

- en SD, 8,8 × 6,6 mm donne une surface de 58 mm^2 ce qui, divisé par 414 720, donne des photosites de 140 μm^2 ;

- en HD, 9,6 × 5,4 mm donne une surface de 52 mm^2, ce qui donne des photosites de surface 56 μm^2 en 1 280 × 720, et seulement 25 μm^2 en 1 920 × 1 080.

Ces calculs montrent que le photosite d'un capteur HD en 1 920 × 1 080 possède une surface photosensible plus de 5 fois plus faible qu'un photosite de capteur SD (toutes choses égales par ailleurs). Autrement dit, il emmagasine théoriquement 5 fois moins de lumière. Comme il était inimaginable de mettre sur le marché des caméras HD plus de 5 fois moins sensibles que la moindre caméra SD d'entrée de gamme, les ingénieurs ont tout fait, dès les premiers essais en laboratoire, pour augmenter le gain de l'étage de préamplification vidéo d'un facteur de 5,5, soit 15 dB $(20.\log_{10}(5,5) = 15)$. Une telle augmentation de gain a entraîné un accroissement du bruit de fond dans un même rapport, ce qui explique que les caméras HD sont sensiblement plus bruitées que leurs homologues SD. Leur rapport signal sur bruit (S/B) est plus faible (ce dont peu de fabricants se vantent…), bien que les sensibilités annoncées soient semblables.

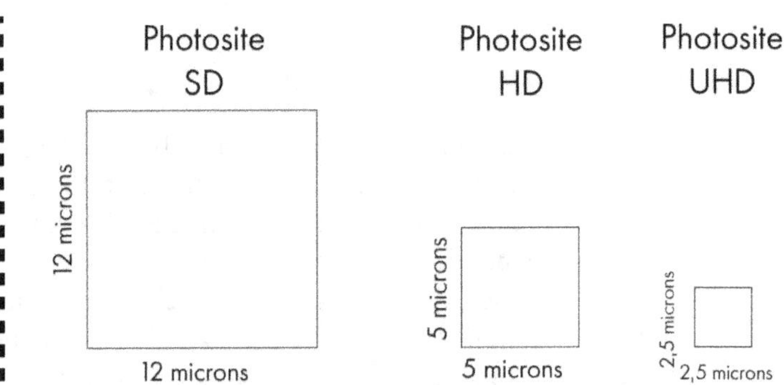

Figure 4.49
Dimension des pixels en SD, HD et UHD sur un capteur 2/3".

Grass Valley Group (ex Thomson/Philips) a conçu un capteur HD 2/3" particulier, de format 1 920 × 4 320, contenant donc 9,2 millions de pixels. Ce capteur utilise la technologie DPM *(Dynamic Pixel Management)* initialement développée pour assurer la conversion de format 4/3-16/9 sur une caméra SD, sans perte de l'angle de champ horizontal. Ici, cette gestion dynamique des pixels permet de basculer entre les différents formats d'images HD : 720p et 1080p pour le 16/9, mais également le format anamorphique 2,35 correspondant à du 1 920 × 1 440. Les cellules du capteur sont pour cela combinées par groupes de 3 pour former un pixel image en 1 920 × 1 440, par groupes de 4 en 1 920 × 1 080 et par groupes de 6 en 1 280 × 720.

Les caméras HD ont bénéficié de l'évolution significative de certains des paramètres de l'image. Parmi eux figure le gamma, dont des courbes de transfert spécifiques ont été calculées pour offrir un contraste plus proche de celui de la pellicule, avec une meilleure gestion des hautes lumières. Les caméras et caméscopes HD possèdent généralement plusieurs courbes de gamma que l'utilisateur peut sélectionner simplement via les menus d'exploitation. Par ailleurs, deux circuits de correction de détail spécifiques sont proposés : l'un pour le traitement de l'image standard, l'autre pour le traitement de l'image HD. Car la HD révèle sur les gros plans les moindres imperfections de la peau, ridules, etc. (un véritable cauchemar pour les maquilleuses !), dont certaines étaient naturellement gommées par la « faible » définition de la SD. Les nombreux paramètres de la correction de détail HD doivent donc être ajustés avec un soin tout particulier, en n'hésitant pas à réduire le piqué sur les visages qui n'en demandent pas tant.

4.10.2 *Les capteurs 2/3" Ultra HD*

Tous les grands fabricants de caméras broadcast proposent aujourd'hui des modèles Ultra HD 4K à capteurs 2/3" pour le marché de la TV en studio et en extérieur. La question qui se pose alors est : pourquoi continuer d'exploiter un trio de capteurs de format 2/3" avec une définition aussi élevée, alors qu'il existe désormais des capteurs plus grands, techniquement mieux adaptés ? La réponse à cette question se situe tout d'abord du côté de l'optique associée. En effet, plus le capteur est grand, plus l'optique est volumineuse et lourde. Or il est aujourd'hui inconcevable de fabriquer des objectifs à monture PL (Super 35) capables de reproduire des rapports de zoom aussi élevés que ceux à monture B4 (2/3") conçus pour la TV et qui dépassent les 100×. Ces derniers sont en effet systématiquement utilisés pour toutes les captations sportives ou musicales, quand les caméras très éloignées du terrain ou de la scène doivent fournir des plans serrés des personnages. D'autre part, si l'on vante souvent la faible profondeur de champ des grands capteurs pour l'indéniable esthétisme apporté aux tournages cinéma/fiction, celle-ci est loin d'être un avantage pour les tournages TV broadcast en direct. En particulier, les captations en direct que nous venons de citer nécessitent une grande facilité et une grande rapidité de mise au point pour que les cadreurs puissent saisir avec précision tous les mouvements rapides et imprévisibles sur le stade ou sur scène. L'aspect pratique primant ici sur l'aspect esthétique, il a été communément admis que l'Ultra HD 4K ne viendrait pas bousculer les habitudes et ne remettrait pas en question les modalités d'exploitation. Les caméras Ultra HD 4K 2/3" s'inscrivent donc dans une approche logique et pragmatique pour la production TV broadcast, et peuvent être mécaniquement associées directement à la très large gamme d'optiques HD 2/3". Mais si les performances des optiques HD se révèlent relativement acceptables en Ultra HD 4K (au centre de l'image), les nouvelles optiques répondant aux spécifications de ce format offrent indiscutablement une meilleure MTF. On a connu le même scénario lors de l'introduction de la HD : les premières caméras HD étaient appairées avec des objectifs SD avant que ne soient introduites de vraies optiques HD.

Plusieurs solutions sont proposées par les constructeurs pour fabriquer des caméras Ultra HD 4K à capteurs 2/3". Aucune n'est parfaite, chacune résultant de compromis de différente nature, la principale difficulté étant de mettre en adéquation une définition aussi élevée avec une surface photosensible aussi petite. Toutes intègrent un séparateur dichroïque spécifique, dont les filtres de couleurs respectent l'espace colorimétrique étendu Rec. 2020 inhérent à l'Ultra HD.

Trois capteurs 2/3" Ultra HD 4K

Ce procédé, utilisé notamment par Sony et Ikegami, consiste à réduire la taille des cellules photosensibles d'un quart de celle qu'elles ont sur un capteur HD pour en loger quatre fois plus, soit 3 840 × 2 160 (8,8 millions), sur une zone image de 9,6 × 5,4 mm. Leur surface utile passe ainsi de 5 à 2,5 μm^2. De tels capteurs 2/3" offrent ici une définition native Ultra HD 4K. En revanche, la diminution de la taille des cellules photosensibles implique une capacité moindre à emmagasiner les photons. La sensibilité est par conséquent réduite de 2 diaphs, se retrouvant à f/5,6 ou f/8 à 2 000 lux. La dynamique d'exposition des capteurs est elle aussi réduite de moitié et passe typiquement de 600 % à

300 % de la valeur nominale du signal. Cette approche, assez lourde en investissement et en fabrication, privilégie donc la définition au détriment de la sensibilité et de la dynamique lumineuse. Les caméras intégrant des capteurs Ultra HD 4K à capteurs 2/3" sont généralement modulaires. Elles opèrent de base en HD et peuvent évoluer en Ultra HD par activation d'une licence sur une durée voulue. Cela permet d'adapter les investissements aux volumes réels de production Ultra HD.

Trois capteurs 2/3" HD avec *upconversion*

Cette solution choisie par GVG consiste à utiliser trois capteurs 2/3" traditionnels, de définition HD 1 920 × 1 080, avec sur chacun 2,2 millions de cellules de 5 μm^2. L'acquisition est donc effectuée en HD et la résolution Ultra HD est obtenue via une interpolation spatiale opérée dans le domaine des données brutes issues du capteur, grâce à des algorithmes optimisés. Il s'agit donc d'un compromis sur la définition qui n'est pas native Ultra HD mais « upconvertie » à partir de la HD. Le résultat reste très agréable à l'œil pour les captations *live* (on ne parle pas de tests sur mire !). Le principal avantage de ce procédé se situe au niveau de la sensibilité et de la dynamique d'exposition du capteur qui restent identiques à celles de la HD 2/3". Cette solution s'avère en outre relativement économique, car elle n'implique pas de fabrication de nouveaux capteurs, Le passage de la HD à l'Ultra HD est également réalisable par l'acquisition d'une licence logicielle.

Quatre capteurs 2/3" HD avec décalage de pixels

Cette solution proposée par Hitachi consiste à conserver le trio de capteurs HD 2/3", mais à en utiliser un supplémentaire pour le vert. Ce dernier, décalé d'un demi-pixel en horizontal et en vertical, a pour rôle d'accroître virtuellement la définition de la luminance. Un séparateur dichroïque particulier est donc requis ici pour diviser le flux lumineux incident en quatre flux, au lieu de trois traditionnellement. Tout comme dans l'approche précédente, la taille des cellules est ici la même qu'en HD 2/3", ce qui permet de conserver la sensibilité et la dynamique lumineuse.

Un capteur 1"

Panasonic propose une approche très différente basée sur un unique capteur légèrement plus grand que 2/3", puisque de dimension 1", mais totalement compatible avec les optiques à monture B4. La séparation des couleurs RVB est réalisée par un filtre dit « de Bayer » posé à la surface du capteur (voir plus loin). Le séparateur dichroïque, ici inutile, est remplacé par un bloc optique chargé d'une part d'assurer le bon tirage, et d'autre part d'agrandir l'image optique dans un ratio 16/11 pour la faire correspondre aux 16 mm du cercle image utile du capteur 1" (contre 11 mm en 2/3"). Le champ couvert par les objectifs 2/3" est ainsi exactement le même qu'avec une caméra à capteurs 2/3".

4.10.3 *Les « grands capteurs »*

S'il paraît clair que la production TV broadcast multicaméra va continuer d'exploiter des caméras à trio de capteurs 2/3", l'univers du cinéma, et plus généralement de la production monocaméra, s'est clairement orienté vers les caméras équipées d'un unique « grand capteur », permettant de retrouver l'esthétique de la pellicule. On qualifie de « grand capteur » un capteur dont les dimensions sont typiquement supérieures à 1" (109 mm^2). Il existe plusieurs formats de grands capteurs, avec des surfaces utiles s'échelonnant entre 225 et 864 mm^2, soit 4 à 16 fois plus grandes que celles du 2/3", ce qui donne des diagonales entre 2 et 4 fois supérieures. En fonction de sa taille, un grand capteur peut intégrer jusqu'à 50 millions de pixels et offrir une définition d'image dépassant l'Ultra HD 8K. Plus un capteur est grand, plus il autorise, à définition égale, des photosites de grandes dimensions, donc plus il est sensible. Le capteur collecte en effet directement assez de lumière pour compenser les conditions de faible éclairage et l'image souffre moins du bruit. Par ailleurs, petit rappel d'optique : un angle de champ donné s'obtient avec une focale d'autant plus longue que le capteur est grand, et inversement. Et plus les focales sont longues, plus la profondeur de champ est faible. Au final, plus le capteur est grand, plus la profondeur de champ à un angle de champ donné est faible (donc plus il est difficile de faire le point, gardons toujours cela à l'esprit !). C'est là une des caractéristiques les plus recherchées sur les caméras à grand capteur : la maîtrise des flous en avant et arrière-plan.

Les grands capteurs sont utilisés dans les boîtiers DSLR, dans les caméras de format compact, ainsi que dans toutes les caméras de cinéma numérique.

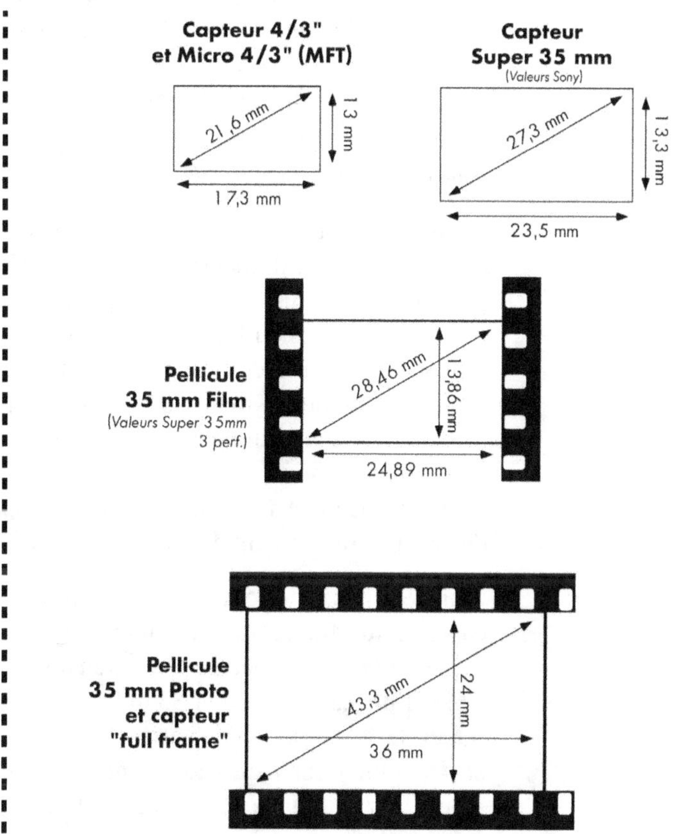

Figure 4.50
Tailles comparées des grands capteurs d'images.

Le capteur full frame (plein format)

Le capteur full frame, également appelé « plein format » ou « plein cadre », offre la plus grande surface photosensible, c'est-à-dire 24 × 36 mm avec une diagonale de 43 mm et une zone utile de 864 mm^2. Une telle taille autorise de loger des photosites de grandes dimensions, donc particulièrement sensibles, ce qui garantit un très faible bruit natif et favorise la captation d'images en faible lumière sans amplification additionnelle. Un capteur full frame permet en outre une maîtrise inouïe de la profondeur de champ, qui peut être réduite à quelques centimètres. Cet atout implique logiquement une immense difficulté à faire un suivi de mise au point sur des sujets en mouvement, ce qui est un aspect souvent sous-estimé, mais qui peut être très problématique. Les capteurs full frame, qui équipent notamment les boîtiers DSLR, permettent d'exploiter les optiques photo 24 × 36 à leurs focales nominales, sans facteur de conversion.

Les capteurs Super 35

Utilisé pendant plusieurs décennies dans l'industrie cinématographique, le format d'image Super 35 (ou S35) aura été un élément pivot dans la transition de la pellicule vers le numérique. Positionné en dessous du full frame, le format Super 35 a donné naissance à une famille de capteurs qui équipent les caméras de cinéma numérique, toujours à raison d'un unique capteur par caméra. Son grand intérêt est qu'il permet de continuer d'utiliser tout l'inventaire des objectifs et accessoires des caméras film, auxquels viennent s'ajouter de nouvelles optiques, essentiellement des zooms, récemment développées par les principaux fabricants.

Mais les choses ne sont pas aussi simples. Car contrairement aux capteurs full frame qui reprennent exactement les dimensions de la pellicule 35 mm photo, les dimensions de la surface photosensible d'un capteur Super 35 numérique ne sont pas celles du Super 35 film. Pire, elles varient selon le constructeur (entre 310 et 480 mm^2) sans qu'aucune ne reprenne celles du Super 35 3 perf sur pellicule (345 mm^2). Leur diagonale est environ 1,5 fois inférieure à celle du full frame 24 × 36 (entre 27 et 31 mm). Quant à la surface utile individuelle des cellules photosensibles, elle est de l'ordre de 6 µm^2. Ainsi, si les caméras équipées d'un capteur Super 35 sont toutes mécaniquement directement compatibles avec les optiques film 35 mm, les tailles différentes des capteurs se traduisent chez chaque fabricant par des variations d'angle de champ plus ou moins sensibles pour une focale donnée. Les optiques photo 24 × 36 peuvent également être utilisées via un adaptateur mécanique, mais avec un facteur de conversion des focales, appelé *crop factor*, de 1,5 : il faut multiplier par 1,5 les focales affichées sur l'objectif 24 × 36 pour obtenir l'équivalence en Super 35.

Tableau 4.4

Caractéristiques des principaux capteurs Super 35 comparées au format film Super 35.

Caméra	Dimensions L x H de la surface photosensible (mm)	Diagonale (mm)	Surface utile (mm²)
Film Super 35 / 3 perf.	*24,89 x 13,86*	*28,48*	*345*
Sony	23,5 × 13,3	27,1	312
Arri	23,8 × 13,4	27,3	319
Phantom	25,6 × 16	30,2	409
Red	27,7 × 14,6	31,3	404
Canon	24,6 × 13,8	29,6	361
Red Dragon	30,7 × 15,8	34,5	485

Les capteurs 4/3" et Micro 4/3"

Attention à ne pas confondre le ratio d'image 4/3 (4 unités de largeur sur 3 de hauteur) et le format 4/3" qui définit une taille de capteur photosensible, de dimensions de 17,3 × 13 mm et de diagonale de 21,6 mm, soit une surface de 225 mm². Ce format, communément appelé *Four Thirds*, a été conçu en 2002 par Olympus et Kodak pour le marché de la photographie numérique DSLR. Depuis 2010, il est également utilisé pour la fabrication de caméscopes compacts.

Contrairement au cas du Super 35, le format 4/3" a fait l'objet d'une standardisation qui fait qu'il n'existe qu'une seule taille de capteur. Les optiques 4/3", moins onéreuses et plus compactes que les optiques 35 mm, sont donc parfaitement adaptées à la taille de la surface photosensible et les focales affichées sont dans tous les cas exactement celles obtenues en pratique. Le 4/3" est positionné à mi-chemin entre le 2/3" et le full frame 24 × 36. Il est caractérisé par une diagonale d'image 2 fois supérieure à celle du 2/3", et 2 fois inférieure à celle du full frame (*crop factor* = 2). Ainsi, une focale de 300 mm en 4/3" fournira le même angle de champ qu'une focale de 600 mm en full frame.

Le Micro 4/3" est une variante du 4/3" qui a été développée pour fabriquer des appareils plus compacts et plus légers, tout en conservant le même capteur. Pour ce faire, le mécanisme de visée optique « reflex » (miroir et prisme) a été supprimé, ce qui a permis de placer le capteur directement derrière l'objectif. L'intérêt est un gain de place notoire puisque le capteur est deux fois plus proche du plan focal (plan de la dernière lentille),

Figure 4.51

Le *crop factor* est le facteur de format par rapport au full frame 24 × 36. Plus le capteur est petit, plus le champ image saisi à une focale donnée est réduit.

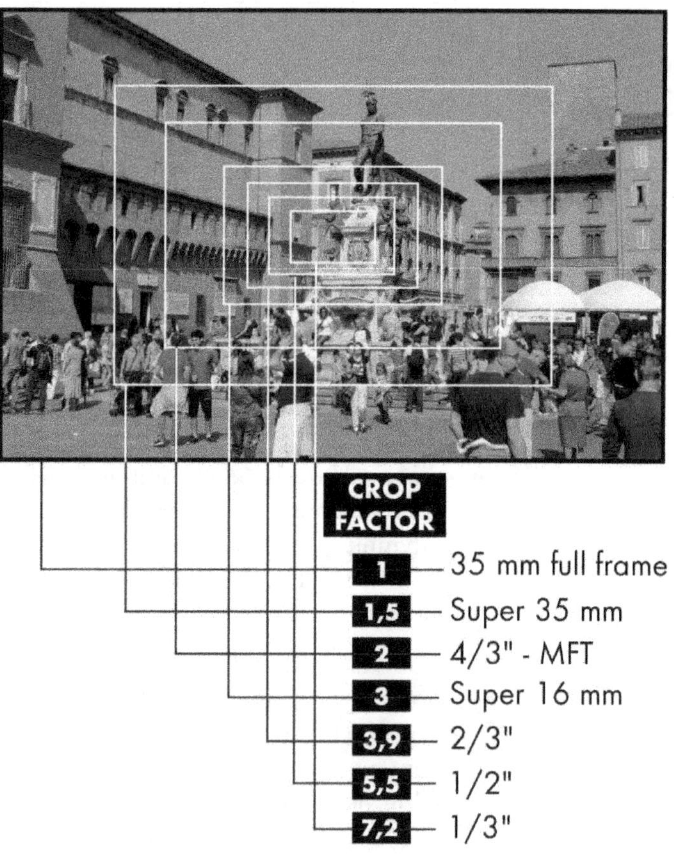

soit à 2 cm au lieu de 4. Le format Micro 4/3" est souvent désigné par l'abréviation de son appellation anglaise, soit MFT pour *Micro Four Thirds*. Il constitue un microsystème regroupant à la fois les appareils hybrides au capteur et à monture Micro 4/3", ainsi que le parc d'objectifs dédiés à ce format. Le Micro 4/3" est un format assez remarquable en termes de performances/taille/poids. Mais il ne faut pas voir en lui un substitut complet au full frame, comme certains ont essayé de le positionner à sa sortie. C'est juste un excellent complément.

Le filtre de Bayer

Nous avons vu que les caméras vidéo broadcast utilisées en télévision sont toutes équipées de trois capteurs photosensibles qui reçoivent chacun l'une des composantes rouge, verte ou bleue de l'image optique, préalablement décomposée par un séparateur dichroïque. L'image est analysée simultanément et parallèlement dans sa pleine définition pour chaque couleur. Ce principe, qui remonte aux premières caméras à tubes, a été abandonné sur les caméras à grand capteur, essentiellement pour des raisons d'encombrement et de simplicité de conception. De par leur taille élevée, ces grands capteurs utilisés par triplets auraient en effet nécessité des séparateurs optiques extrêmement volumineux et complexes, incompatibles avec la conception d'équipements compacts. Un seul grand capteur est donc utilisé, avec une unique matrice photosensible pour réceptionner et analyser l'image optique projetée par l'objectif.

Lorsque l'analyse de l'image se fait sur un unique capteur, la séparation des couleurs RVB est assurée spatialement au niveau des pixels par un filtre, dont le plus répandu est le filtre de Bayer. Du nom de son inventeur Bryce Bayer, ce filtre est déposé avec une précision extrême sur la surface photosensible. Il se compose d'une mosaïque de microscopiques pastilles colorées de couleurs primaires, organisées de telle manière que chaque photosite du capteur ne soit exposé qu'à une seule couleur, rouge, verte ou bleue. Pour être plus précis, le filtre de Bayer traite les photosites par groupes de quatre : un bleu, un rouge et deux verts. Il prend ainsi en compte la sensibilité relative de notre œil aux couleurs, plus élevée pour le vert que pour le rouge et le bleu. Le dématriçage de Bayer, communément appelé « débayerisation », est une opération très complexe, basée sur des stratégies d'interpolation statistique à partir des échantillons voisins, pour reconstituer les pixels absents. Il est évident que cette interpolation, qui est effectuée par un algorithme très gourmand en puissance de calcul (mais dont la qualité est déterminante), est d'autant meilleure que le nombre d'échantillons est élevé. Ce dématriçage peut être réalisé en temps réel au sein même de la caméra, ou ultérieurement en postproduction.

Une telle technique entraîne cependant un inconvénient majeur : la définition de l'image finale n'est égale qu'à une faible fraction du nombre total de photosites du capteur. Un pixel en couleur de l'image étant dans le cas présent formé à partir d'un quadruplet de photosites, il y a quatre fois moins de pixels sur l'image que de photosites sur le capteur. La définition de la composante verte est divisée par deux et celle des composantes rouge et bleue par quatre. La définition réellement obtenue sur l'image n'est donc que de l'ordre du quart de celle annoncée pour le capteur. Par ailleurs, le principe du filtre de Bayer pose un autre problème : un minuscule point blanc se focalisant sur un seul photosite, bleu par exemple, apparaîtra sur l'image comme un point bleu. Il s'avère donc nécessaire de dilater les rayons lumineux afin qu'ils viennent frapper un groupe de quatre photosites pour être analysés comme un pixel sur l'image. C'est le rôle d'un filtre optique passe-bas, précisément calculé pour chaque capteur et placé en amont de la matrice de filtres colorés. Ce filtre, qui limite la finesse du plus petit détail à la taille d'un groupe de quatre pixels, entraîne immanquablement une perte de piqué sur l'image. Sur les produits grand public qui utilisent depuis très longtemps cette technologie avec des capteurs de petite taille (dont le nombre de photosites est souvent assez faible), la baisse de définition affecte visuellement l'image. En revanche, les produits haut de gamme utilisant des capteurs de grande taille bénéficient d'une densité de photosites suffisante à compenser les pertes introduites par le filtre passe-bas et le filtre de Bayer.

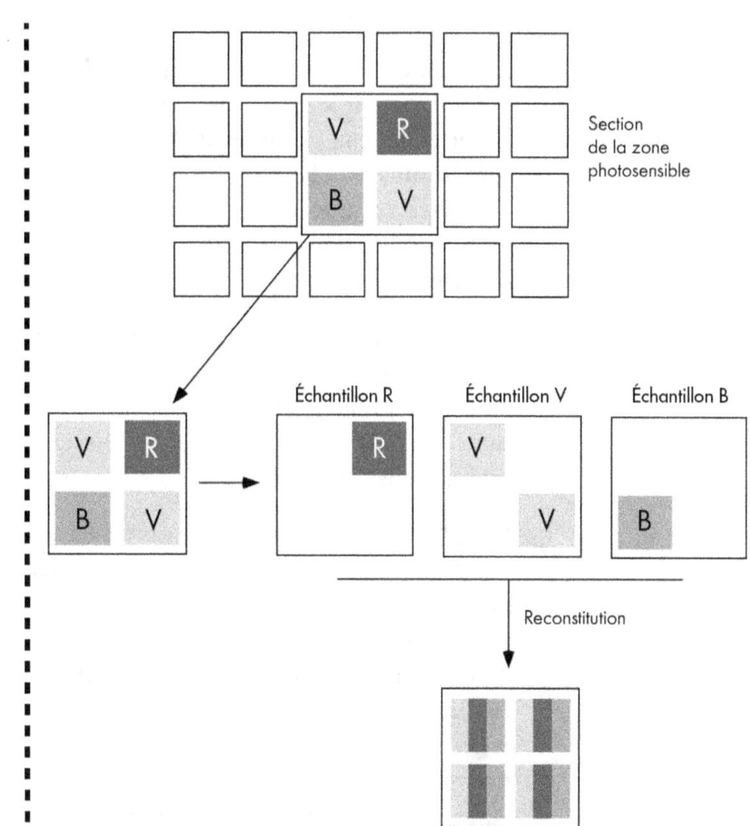

Grand capteur unique *vs* trois capteurs

Nous ne reviendrons pas ici sur le point évoqué ci-dessus, à savoir que quand un unique capteur fait le travail de trois, c'est toujours au détriment de la définition.

Une caméra à grand capteur unique est plus simple de conception qu'une caméra à trois capteurs, du fait de l'absence du séparateur optique. L'image formée par l'objectif est projetée directement sur le capteur et ne traverse aucun dispositif d'aiguillage et de filtrage de la lumière. Elle bénéficie en outre d'une meilleure stabilité colorimétrique du fait de l'absence des défauts inhérents à ce séparateur optique et aux réglages de compensation associés.

L'avantage d'une caméra à trois capteurs est qu'elle délivre directement les trois composantes RVB de l'image en structure 4:4:4, alors qu'une caméra à capteur unique inclut un algorithme propriétaire chargé de reconstituer mathématiquement une structure la plus proche possible du 4:4:4. Dans des cas particuliers d'images complexes contenant de très petits objets colorés, le traitement de débayerisation peut montrer ses limites et générer des artéfacts visibles.

Au niveau de la consommation électrique, on peut dire que les deux technologies se valent. Le capteur unique consomme un peu moins que le trio de capteurs (à technologie équivalente), mais ce gain est compensé par la puissance du traitement requise pour reconstituer l'image RVB.

Une interrogation subsiste aujourd'hui quant à la stabilité dans le temps des pigments de couleurs composant la mosaïque du filtre de Bayer. Car il va sans dire que la réponse spectrale de ces pigments doit satisfaire de manière ultrastricte des spécifications très précises pour garantir une reproduction colorimétrique fidèle. Or, nous ne disposons pas encore du recul suffisant pour juger de cette stabilité. En revanche, l'expérience plus longue des séparateurs dichroïques montre que ces derniers ne sont sujets à aucune dérive dans le temps.

Le filtre optique passe-bas, requis par les deux technologies de caméras pour éliminer les très hautes fréquences spatiales et éviter un phénomène d'*aliasing* sur l'image, fait l'objet d'un compromis sur une caméra à capteur unique. Car moins il y a de pixels alloués à chaque couleur individuelle, plus le problème d'*aliasing* peut se manifester. Et du fait qu'il y a deux fois plus de capteurs verts que de capteurs rouges et bleus, les fabricants sont confrontés à un dilemme. Un filtrage *anti-aliasing* agressif tel que celui requis par les pixels rouges et bleus moins nombreux peut retirer des hautes fréquences que les pixels verts, deux fois plus denses, seraient en mesure de capter. À l'inverse, un filtrage moins sévère, mieux en adéquation avec le nombre de pixels verts, peut s'avérer insuffisant pour les pixels rouges et bleus. Dans le cas d'un dispositif à trois capteurs, le nombre de pixels est le même pour chaque composante de couleur, donc les caractéristiques du filtre passe-bas sont optimales pour les trois.

Autre point à considérer, une caméra à unique grand capteur nécessite un objectif de grande taille pour que soit couverte l'intégralité de la surface photosensible chargée d'analyser l'image. Si, dans les applications de cinéma, des objectifs à faible rapport de zoom sont généralement employés, il n'en va pas de même pour les applications de sport par exemple, où des rapports $100\times$ sont couramment exploités. Et un objectif d'un tel rapport de zoom adapté à un imageur de taille 24×36 mm ne pèserait pas moins de 100 kg !

4.10.4 *Image « vidéo »/image « film » : points communs et différences*

C'est au début des années 2000 que le monde du cinéma commence à s'intéresser aux caméras vidéo. À l'époque, seules sont disponibles les caméras 2/3" conçues pour la TVHD broadcast, et qui s'avèrent assez éloignées des performances techniques des caméras film. Elles sont essentiellement utilisées en appoint pour obtenir des rendus et effets que l'argentique ne savait pas produire : images ralenties avec fluidité ou dotées d'une grande précision de détails dans les basses lumières. Mais c'est la génération de caméras vidéo commercialisées à partir de 2010 qui marque véritablement l'avènement du cinéma numérique. Ces modèles sont en effet spécialement conçus pour le cinéma et possèdent des caractéristiques calquées sur celles des caméras film, avec une dynamique lumineuse native et un rendu visuel équivalents à ceux de la pellicule. L'argentique n'est alors plus viable et n'a plus d'argument face au numérique dont les outils de production, parfaitement aboutis, se généralisent très rapidement. En 2011, les constructeurs mythiques Arri, Aaton et Panavision cessent de fabriquer des caméras film, et en 2013, Fujifilm arrête à son tour sa production de film argentique pour le cinéma. La page est définitivement tournée quand, cette même année, l'ensemble des salles en France passe au numérique, qui est désormais « la » norme de tournage cinéma.

L'acquisition en vidéo numérique apporte des avantages indéniables par rapport au tournage film, et les points faibles qui lui étaient reprochés à ses débuts ont désormais tous été gommés. Le champ des possibles est alors énorme, permettant de travailler tous les paramètres de l'image après coup. Avec la pellicule, un grand nombre de décisions et d'intentions artistiques devaient se prendre au moment du tournage. Aujourd'hui, le numérique permet de se donner la plus grande latitude possible à l'acquisition et de recueillir un maximum de données brutes, ce qui permet de repousser à plus tard les choix artistiques et les opérations d'étalonnage.

Nous allons dans les pages qui suivent passer en revue les principaux points de comparaison entre l'image vidéo et l'historique image argentique. Nous allons notamment voir comment les évolutions technologiques ont progressivement permis à la vidéo de fournir des caractéristiques visuelles de plus en plus proches de celle de la pellicule, jusqu'à totalement l'égaler aujourd'hui.

La dynamique lumineuse

La dynamique lumineuse est le ratio entre le niveau le plus clair et le niveau le plus sombre pouvant être captés simultanément sur une image. En d'autres termes, c'est le taux de contraste que la pellicule ou un capteur photosensible est capable d'enregistrer, et qui diffère selon les équipements.

La dynamique lumineuse instantanée qu'est capable de saisir le système visuel humain est de l'ordre de 16 000:1, ce qui correspond à 14 diaphs (le taux de contraste équivaut ici mathématiquement au nombre de diaphs porté à la puissance de 2, ici 2^{14}). La pellicule possède une courbe de transfert non linéaire, assez similaire à celle de l'œil humain, avec une partie centrale quasiment rectiligne pour les tons moyens, et un affaiblissement dans les basses et les hautes lumières (fig. 4.53). On peut dire que l'épaule et le pied de cette courbe sont des zones de compression dans lesquelles le contraste décroît progressivement à mesure que l'on s'éloigne de la partie rectiligne. Elles sont pour beaucoup dans la très haute dynamique de la pellicule argentique, qui est de l'ordre de 14 à 16 diaphs (la référence pour les chefs opérateurs étant 14 diaphs). Cela se traduit sur l'image par une excellente différenciation des tons entre les lumières les plus éclatantes et les ombres les plus obscures. La pellicule utilise en effet des couches multiples contenant des cristaux d'halogénure d'argent qui agissent à la manière de trois capteurs opérant dans des gammes différentes tout en se recouvrant parfaitement.

Le capteur photosensible est en revanche caractérisé par une courbe de transfert totalement linéaire, ne comprenant aucune zone d'affaiblissement. Il ne réalise donc pas naturellement de compression dans les basses et hautes lumières, contrairement à la pellicule. Le nombre de charges accumulées dans chaque cellule est directement proportionnel au nombre de photons incidents. La tension issue du capteur est donc pareillement proportionnelle à l'exposition reçue. Elle est numérisée sur un certain nombre de bits définissant la profondeur de codage. La dynamique lumineuse dont peut bénéficier une image vidéo numérique dépend de cette profondeur de codage. Mais elle n'atteint jamais sa valeur théorique, car elle est limitée par le niveau du bruit électronique du capteur (bruit de structure et courant de noir) qui perturbe les basses lumières. Pour obtenir en numérique une dynamique lumineuse équivalente à celle de la pellicule, une profondeur de codage de 16 bits est requise.

Les premières caméras HD 2/3" apparues sur le marché ne codaient les images captées que sur 10 bits, et seuls 8 étaient enregistrés par le format HDCAM. Elles étaient caractérisées par une dynamique réelle de l'ordre de 6 diaphs (compte tenu du bruit et du seuil de saturation des capteurs) qui, si elle convenait pour la télévision (la diffusion s'effectuant de toute façon sur 8 bits…), s'avérait particulièrement restrictive pour le cinéma. Certes, des courbes de gamma spécifiques propriétaires se rapprochant de celles de la pellicule ont été calculées afin d'étendre cette plage dynamique et d'améliorer le comportement de la vidéo dans les hautes lumières. Le circuit de compression des blancs jouait aussi un rôle important dans la gestion des zones surilluminées. Mais tous ces traitements ont des limites au-delà desquelles il devient impossible d'étendre davantage la dynamique de l'image.

Les progrès en matière de traitement du signal numérique ont permis d'accroître la profondeur de codage dans les caméras vidéo, laquelle est d'abord passée à 12 bits puis à 14 sur les modèles les plus récents. Cela se traduit sur les caméras broadcast 2/3" tri-capteurs par une dynamique lumineuse dépassant 11 diaphs. Les caméras à grand capteur conçues pour le cinéma numérique offrent quant à elles une profondeur de codage atteignant 16 bits, qui leur permet de capter une dynamique lumineuse réelle de plus de 14 diaphs, faisant désormais jeu égal avec celle du film.

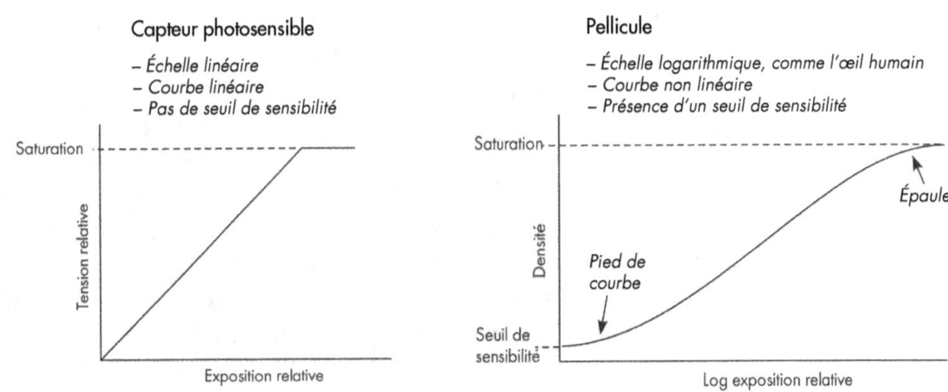

Figure 4.53
Les courbes de transfert du capteur photosensible et de la pellicule.

Notons par ailleurs une certaine supériorité de la vidéo numérique par rapport au film dans les très basses lumières. La pellicule possède en effet un seuil de sensibilité qui est tel qu'une quantité minimale de lumière est nécessaire à l'amorçage de sa stabilisation chimique et, par conséquent, à la restitution de toutes les nuances d'une plage fortement sous-exposée. Ce seuil de sensibilité n'existe pas en vidéo où même quelques photons sont théoriquement pris en compte par les capteurs photosensibles, du fait de leur réponse linéaire. On peut donc dire qu'une caméra numérique possède la sensibilité requise pour tourner dans des ambiances de pénombre. Du coup, le tournage de scènes de nuit en numérique peut se faire sans ajout de lumière, là où la pellicule impose un éclairage additionnel qui, à l'image, semble parfois surgir de nulle part…

Tableau 4.5

Dynamique lumineuse moyenne des caméras numériques.

	Profondeur de codage	Dynamique lumineuse réelle
Caméra HD 2/3" de première génération	8 bits	6 diaphs
Caméra HD 2/3" de dernière génération	14 bits	> 11 diaphs
Caméra cinéma numérique Super 35 mm	16 bits	> 14 diaphs

La sensibilité et l'exposition

La sensibilité d'un capteur photosensible CCD ou CMOS est une donnée fixe, invariable, que l'on ne peut modifier que de manière totalement artificielle en amplifiant le signal à la sortie du capteur. Une opération qui n'est acceptable que jusqu'à ce que le bruit qu'elle fait apparaître sur la texture de l'image devienne gênant.

En film argentique, la sensibilité (ou rapidité) est réellement un paramètre sur lequel on peut jouer, car il existe différents types de pellicules, caractérisées par des sensibilités différentes. Plus le grain d'halogénure d'argent de la pellicule est gros, plus il réagit rapidement à l'action de la lumière, donc moins il a besoin de temps d'exposition et donc plus la pellicule est sensible. La sensibilité d'une pellicule est donnée sur une échelle ISO linéaire (la même que l'ancienne échelle ASA), qui évolue proportionnellement à la quantité de lumière requise. Les valeurs ISO doublent à chaque valeur de diaphragme : 25, 50 100, 200, 400, 800, etc. Plus le chiffre est élevé, plus le film est sensible et plus on peut l'utiliser en faible lumière. La valeur de référence de cette échelle est 100 ISO. Rappelons toutefois que la contrepartie d'une sensibilité élevée est une diminution du piqué de l'image, directement liée à l'utilisation de grains plus gros sur l'émulsion. À diaphragme et temps d'exposition constants, si la lumière diminue de moitié, il faut doubler la valeur ISO pour obtenir une exposition identique, et si elle diminue au quart de sa valeur initiale, il faut multiplier par quatre la valeur ISO. Et ainsi de suite.

Les fabricants de pellicules donnent habituellement un tableau de correspondance entre l'ouverture du diaphragme, l'éclairement et la sensibilité du film. En mesure incidente (le luxmètre est placé au niveau du sujet et dirigé vers l'objectif pour tenir compte de toutes les arrivées de lumière), la valeur est donnée pour un gris de référence à 18 %, correspondant typiquement à un visage à la peau blanche.

En vidéo numérique, la sensibilité est toujours exprimée en ISO. La formule utilisée pour obtenir les valeurs du tableau 4.6 est la suivante :

$$\text{ISO} = (270 \times \text{diaph}^2)/(\text{lux} \times 1/50)$$

Tableau 4.6
Correspondance sensibilité film (ISO/ASA), éclairement (lux) et ouverture (f/).

ISO	f/1,4	f/2	f/2,8	f/4	f/5,6	f/8	f/11	f/16
50	500	1 000	2 000	4 000	8 000	16 000	32 000	64 000
100	250	500	1 000	2 000	4 000	8 000	16 000	32 000
200	125	250	500	1 000	2 000	4 000	8 000	16 000
400	63	125	250	500	1 000	2 000	4 000	8 000
800	32	63	125	250	500	1 000	2 000	4 000

Tableau 4.7
Correspondance approximative entre sensibilité film (ISO/ASA), diaphragme et gain vidéo en dB.

Gain vidéo	Sensibilité ISO	Diaphragme
0 dB	100 ISO	
+6 dB	200 ISO	+1 diaph
+12 dB	400 ISO	+2 diaphs
+18 dB	800 ISO	+3 diaphs
+24 dB	1 600 ISO	+4 diaphs
+36 dB	3 200 ISO	+5 diaphs

La profondeur de champ

L'une des marques de fabrique incontestable de l'image film est sa faible profondeur de champ, permettant une grande maîtrise de la focalisation sélective sur différents plans dans l'axe de la caméra. Cette caractéristique fait partie intégrante de la grammaire du cinéma et constitue un véritable objet de mise en scène dans l'espace cinématographique. Elle a d'abord une dimension esthétique, par le modelé qu'elle crée sur l'image, en permettant d'isoler un sujet net par rapport à un arrière-plan ou un avant-plan flou. Elle joue également un rôle dans la dramaturgie de certaines scènes, en dirigeant le regard du spectateur dans l'image ou, du moins, en sélectionnant ce qui doit être vu dans le plan. Elle permet aussi, par des bascules de point, de lier deux éléments (ou plus) dans une action.

La faible profondeur de champ du film est directement liée aux grandes dimensions de l'image qui s'inscrit sur la surface photosensible de la caméra. Quand les caméras à grand capteur n'existaient pas encore, les premiers tournages de longs métrages en vidéo numérique étaient réalisés au moyen de caméras HD 2/3". Le chapitre 3 explique en détails pourquoi la profondeur de champ offerte par un format aussi petit ne peut pas être aussi réduite que celle caractérisant le film 35 mm. Rappelons juste ici que les grands formats donnent une profondeur de champ plus faible parce qu'ils ont besoin d'une focale plus longue pour capturer un même angle de champ. Aujourd'hui, les caméras utilisées en cinéma numérique intègrent toutes des capteurs dont la taille de la surface photosensible équivaut à la zone image de la pellicule. Elles utilisent les mêmes optiques 35 mm et permettent donc de retrouver la faible profondeur de champ du film. Notons par ailleurs que le plus grand des capteurs photosensibles actuels, le full frame 24 × 36, est même de dimensions supérieures à celles de la surface utile de la pellicule 35 mm en utilisation film, ce qui lui permet de délivrer une profondeur de champ encore plus faible et de rendre encore plus visible les limites de son étendue.

La cadence image et le *film look*

La cadence de 24 images par seconde est depuis neuf décennies la norme universelle du cinéma, bien qu'incontestablement insuffisante pour restituer avec fluidité les déplacements de personnages et mouvements rapides de caméra. Ceux-ci sont captés avec un nombre d'images relativement faible au regard de leur vitesse, et sont restitués avec des saccades plus ou moins prononcées. C'est le phénomène de *judder* ou *strobbing* auquel vient s'ajouter le flou cinétique ou de mouvement *(motion blur)*, dû à un temps d'exposition trop long. Précisons toutefois que, si l'acquisition est réalisée à 24 i/s, la projection s'effectue toujours à 48 i/s en doublant systématiquement l'affichage de chaque image. Cette technique a pour but de supprimer un désagréable effet de papillotement sur les grandes zones lumineuses, mais elle n'améliore en rien la résolution temporelle qui ne dépend que du rythme de capture des images.

L'acquisition à 24 i/s s'est toujours imposée comme un choix commercial dicté par des raisons techniques et économiques, et toutes les tentatives d'augmenter la fréquence image ont fait long feu tant que le cinéma était « argentique ». Aujourd'hui, l'arrivée du numérique offre la possibilité de faire sauter ce verrou du 24 i/s. La plupart des caméras numériques conçues pour le cinéma sont maintenant capables de tourner en HFR *(High Frame Rate)*, avec des fréquences images allant jusqu'à 120 i/s. Mais les premières expériences de projection en salle de films tournés à 48 ou 60 i/s révèlent une perception assez déstabilisante chez les spectateurs. L'image perd en effet son aspect fiction cinématographique, le fameux *film look*, au profit d'un rendu « sitcom » bas de gamme où les images semblent parfois accélérées. Elle revêt en effet un côté trop réaliste, trop électronique, presque clinique, bref, qui ramène trop à l'image TV. Ainsi, le défaut irritant de ce vieux standard de l'industrie qu'est le 24 i/s s'avère au final un ingrédient fondamental de la magie et de l'illusion du cinéma... Les caméras vidéo conçues pour cinéma numérique continuent donc d'être exploitées à 24 images progressives par seconde (24p), bien qu'elles soient techniquement capables de captation à des cadences supérieures. Dans certains cas, le tournage peut se faire en HFR, mais la projection demeure pour le moment à 24 i/s. En attendant que les habitudes soient bousculées, et que le HFR – au passage, la seule technologie à rendre digeste la 3D – parvienne à se faire accepter. Cela passera probablement par une clientèle nouvelle et jeune, qui n'a pas forcément la même éducation et le même rapport à l'image que ceux qui sont imprégnés depuis des dizaines d'années de « l'image cinéma »…

Ce fameux *film look* est par ailleurs une touche artistique souvent recherchée dans le monde de la vidéo traditionnelle. Il peut en effet être simulé à partir de n'importe quel flux entrelacé par un processus de « détramage » ou « film mode ». Cette fonction est présente sur quasiment tous les systèmes d'effets en temps réel ainsi que sur les logiciels d'effets et de montage virtuel. Son principe consiste à simuler un balayage progressif et à réduire la fréquence image de la vidéo pour s'approcher de celle du cinéma. Pour ce, l'une des deux trames de chaque image est éliminée et les lignes manquantes sont reconstituées par interpolation. La qualité de l'image résultante dépend de la manière dont se fait l'interpolation. Certains se contentent basiquement de doubler chaque ligne, ce qui diminue de moitié la définition verticale et laisse apparaître un très désagréable effet de crénelage sur les diagonales et les arrondis. D'autres effectuent une interpolation linéaire ou cubique conduisant à une bien meilleure qualité. On se retrouve cependant dans tous les cas avec une résolution temporelle qui est quasiment celle du film, et qui s'avère souvent trop faible pour une captation TV *live* du fait de ses fameuses saccades sur les mouvements. C'est pourquoi les systèmes haut de gamme proposent différents modes d'interpolation temporelle à niveau ajustable, qui permettent de lisser la reproduction des mouvements tout en maintenant la perception de l'effet film.

Le format RAW et le mode LOG

Une des grandes différences opérationnelles entre la télévision et le cinéma est, qu'en télévision, l'étalonnage des images s'effectue toujours en temps réel durant la captation. On dit d'un tel mode de tournage qu'il est en « positif », parce qu'il intègre toutes les décisions artistiques et qu'il produit des images directement diffusables. Au cinéma en revanche, l'étalonnage et les nombreux choix esthétiques relatifs à l'image ne sont pas réalisés au moment du tournage, mais ultérieurement, en post-production. Tout doit donc être fait pour enregistrer le maximum d'informations dans les rushs lors de la captation, et préserver la pleine plage dynamique des capteurs photosensibles. C'est le seul moyen de garantir que l'on disposera après coup de la plus grande latitude possible pour effectuer tous les réglages de colorimétrie, contraste, saturation, détails, etc.

Deux procédés permettent d'y parvenir : le format RAW et le mode LOG.

• Le format RAW

« RAW » n'est pas un acronyme mais un terme anglais signifiant « brut ». La particularité de ce format est d'enregistrer directement les données natives issues du capteur, sans aucun traitement vidéo ni même dématriçage de Bayer. Les données récoltées par les photosites des capteurs sont récupérées dans leur état le plus rustique et converties en numérique. Elles contiennent l'intégralité des trois couches d'information R, V, B et peuvent être utilisées en postproduction pour se prêter à toutes les intentions artistiques, comme si elles provenaient directement du capteur.

Le format RAW présente également comme force majeure de conserver la pleine profondeur de codage dont bénéficie la caméra, pouvant atteindre 16 bits. L'intégralité de la dynamique lumineuse de la scène que le capteur emmagasine est ainsi laissée intacte, sans aucune compression, sans aucun artéfact. Un fichier RAW n'est donc pas un fichier image, mais un fichier de données qui contient toutes les informations requises pour faire une image. Il constitue ce que l'on appelle communément un « négatif numérique », par analogie au négatif film. Comme ce dernier, il doit être « développé », entendez par là que ses données doivent être interprétées pour constituer l'image finale. Il forme ainsi un master qui peut même être archivé tel quel et qui pourra être ressorti plusieurs années plus tard, pour être traité avec un étalonnage différent ou pour être conformé selon de futures normes de projection numérique. La phase d'étalonnage définitif peut, si elle est assez basique, se faire depuis les logiciels de montage, ou alors au moyen de logiciels dédiés très sophistiqués, offrant des possibilités inouïes.

Il existe plusieurs types de fichiers RAW propriétaires, chaque marque ayant le sien, avec sa propre structure et son extension de fichier. Les formats propriétaires sont certes totalement incompatibles entre eux et font perdre la notion de standard universel que constituait la pellicule 35 mm, mais ils ont comme intérêt d'être optimisés par chaque fabricant pour chaque type de caméra.

Si le processus RAW offre des avantages indéniables, il présente en contrepartie un inconvénient majeur. Il est très gourmand en données puisque le RAW « négatif » pèse en moyenne de 4 à 10 fois le poids d'une vidéo « positive » définitive. Son traitement nécessite en outre une puissance informatique conséquente. Pour réduire le volume binaire, certains constructeurs proposent un RAW compressé sans perte en ondelettes, qui peut être un bon compromis.

• Le mode LOG

Le mode LOG est une alternative au RAW, qui consiste non pas à enregistrer les données brutes, mais à les formater en vidéo avec une fonction de transfert logarithmique particulière. Et contrairement aux courbes OETF récemment normalisées pour le HDR, cette courbe logarithmique est tellement non linéaire qu'elle produit une image dite « flat » (plate), inexploitable telle quelle, car très peu contrastée et désaturée. Ce n'est qu'une image de travail, dite « inter-positif », qui doit impérativement être corrigée avant toute utilisation. En revanche, ce type d'image est idéal pour l'étalonnage car il inclut toutes les nuances de luminosité de la scène, mais dans une dynamique compressée. Il offre ainsi potentiellement une grande marge de travail pour l'étalonnage.

Il existe plusieurs modes LOG, chaque constructeur proposant sa version, avec une courbe de transfert spécifique pour produire ces images « plates » : S-Log (Sony), Panalog (Panavision), Log C (Arri), Canon Log (Canon), etc. À la lecture des données enregistrées, et avant tout traitement d'étalonnage, une correction inverse de la courbe logarithmique doit être réalisée. Elle consiste à recontraster et resaturer l'image en lui appliquant une table de correction LUT *(Lock Ut Table)* adéquate, qui lui redonnera son aspect artistique original.

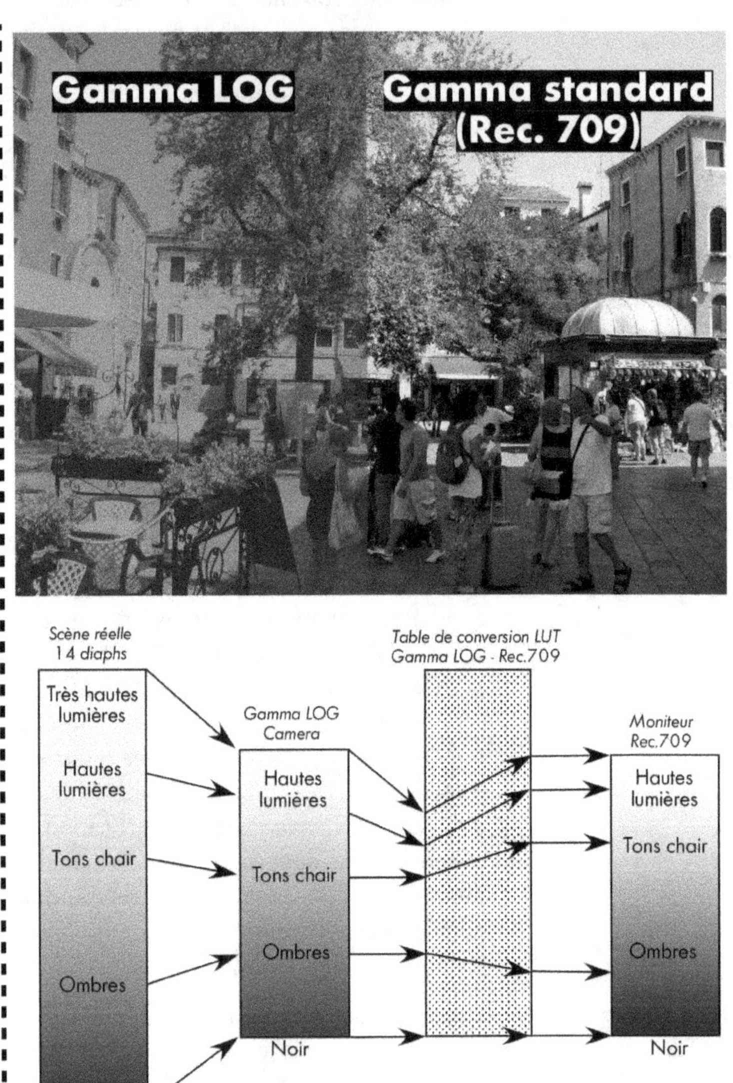

Figure 4.54
Principe de la compression de la dynamique en enregistrement Gamma Log.

Le grand intérêt du mode LOG est que l'inter-positif numérique qu'il génère pèse quasiment le même poids qu'un fichier positif numérique standard, et qu'il requiert la même puissance de traitement que ce dernier. Les coûts et besoins en ressources machines sont également équivalents. En revanche, les réserves en colorimétrie et en dynamique sont inférieures au RAW, limitant le nombre de nuances gérées (surtout dans les extrêmes). Par exemple, un fichier 10 bits LOG par photosite (1 024 nuances) correspond à un fichier RAW 16 bits linéaire (65 000 nuances).

On distingue aujourd'hui trois grandes philosophies de tournage en vidéo numérique.

- « Positif » : c'est le mode standard utilisé en télévision, qui produit une image étalonnée en temps réel durant la captation et diffusable telle quelle, avec une courbe de transfert Rec. 709 (en SD/HD) ou Rec. 2010 (en Ultra HD). Les possibilités de modifications en postproduction sont très réduites.
- « Négatif » : c'est le format RAW, qui enregistre les données brutes des photosites du capteur, sans aucun traitement. Cette solution permet de conserver la plus grande réserve d'informations pour l'étalonnage. Mais elle est lourde et chère, car elle génère des fichiers très volumineux.
- « Inter-positif » : c'est le mode LOG, plus léger et économique que le RAW, qui soumet les données issues du capteur à une courbe de transfert logarithmique spécifique, produisant une image de travail uniquement, absolument inexploitable telle quelle car très délavée. Une table de correction LUT adéquate doit obligatoirement être appliquée aux données avant étalonnage. La latitude de traitement permise ici est moins importante qu'en RAW, mais le poids numérique des fichiers générés est largement inférieur.

5 Le signal vidéo : de l'analogique au numérique

Comment est structuré le signal vidéo ?

Quelles sont les différences fondamentales entre les systèmes NTSC, PAL, SECAM ?

Pourquoi la bande passante de la chrominance est-elle toujours inférieure à celle de la luminance ?

Qu'est-ce qu'un signal en composantes analogiques ?

Quelles sont les étapes du processus de conversion d'un signal analogique en un signal numérique ?

Comment détermine-t-on la fréquence d'échantillonnage d'un signal ?

Quels sont les avantages apportés par la numérisation du signal vidéo ?

Qu'est-ce que la norme 4:2:2 ?

À quoi correspondent les appellations 4:4:4, 4:2:0, 4:1:1, etc. ?

Qu'est-ce que la profondeur de codage d'un signal numérique ?

Pourquoi voit-on parfois des défauts en bande de luminance sur une image vidéo ?

Quel est le principe de la correction d'erreurs en numérique ?

Qu'est-ce que l'interface SDI ?

Quelles sont les caractéristiques du signal vidéo à haute définition ?

Que sont le HD-SDI, le 3G-SDI, le 6G-SDI, etc. ?

Qu'est-ce que le IEEE 1394 ?

Quelles sont les variantes du HDMI ?

Ce chapitre décrit les différentes formes sous lesquelles peut se présenter le signal vidéo. Nous commencerons par un éclairage historique avec les principales caractéristiques des systèmes de codage analogiques, d'où découlent de nombreuses caractéristiques universellement employées aujourd'hui dans le domaine du numérique. Nous détaillerons alors les différentes étapes du processus de conversion analogique/numérique d'un signal. Puis nous nous intéresserons à la norme de codage numérique 4:2:2 et à ses dérivées, présentes à tous les maillons de la chaîne de production et de postproduction broadcast. Nous aborderons enfin les différentes interfaces associées au signal vidéo numérique.

5.1 Le signal vidéo analogique

Une image vidéo en couleurs est formée par le mélange de trois images de couleurs primaires rouge, vert, bleu. Mais dans la pratique, le signal vidéo ne se présente pas toujours sous la forme de trois signaux R, V, B relatifs à ces images primaires. Il peut revêtir plusieurs aspects.

- RVB : chaque couleur rouge, verte, bleue est véhiculée par trois signaux distincts sur trois liaisons indépendantes (une quatrième voie peut être utilisée pour la synchronisation). La qualité de l'image est optimale, mais la bande passante requise est le triple de celle du seul signal de luminance, ce qui est totalement prohibitif pour l'enregistrement ou la diffusion. Le signal vidéo en RVB n'est utilisé que pour le transport direct des images, à l'intérieur des équipements vidéo et informatiques, ainsi que dans les systèmes de postproduction très haut de gamme.

- Composantes : les signaux en composantes sont fabriqués à partir d'une recomposition linéaire des signaux primaires RVB, conduisant à un signal de luminance Y (représentant à lui seul l'image en noir et blanc) et deux signaux dits « de différence de couleurs R-Y » et « B-Y », appelés « Dr » et « Db ». Les pertes en qualité sont quasiment nulles et la bande passante requise est beaucoup moins importante qu'en RVB car les signaux Dr et Db, portant uniquement la couleur, sont peu encombrants. Cette représentation du signal vidéo en composantes est née avec le format Betacam de Sony au début des années 1980. Elle a depuis servi de base à la norme numérique 4:2:2 et à ses évolutions aux définitions supérieures. Elle est aujourd'hui la structure vidéo employée par tous les standards de compression vidéo.

- Composite : les trois signaux en composantes Y, Dr, Db sont fusionnés pour former un unique signal vidéo appelé « signal composite », contenant également les informations de synchronisation. Les signaux de chrominance sont pour cela superposés au signal de luminance par un multiplexage fréquentiel. Cette opération, qui peut être vue comme une version analogique de la compression numérique, est loin d'être transparente. Elle a pour conséquences de réduire la bande passante de la luminance et, surtout, de la chrominance, mais aussi de provoquer des phénomènes d'interférence entre les signaux au décodage. Le signal composite offre une qualité d'image bien inférieure à celle des formats RVB et en composantes (surtout dans la représentation des détails), mais il présente l'avantage d'être le seul à pouvoir être transmis sur un seul canal. En revanche, décoder un signal composite pour retrouver les composantes de luminance et de chrominance donne de piètres résultats et n'est pas conseillé pour des travaux de postproduction. Il existe trois standards composites – le PAL, le SECAM et le NTSC –, dont les différences portent essentiellement sur la manière dont sont combinés les signaux entre eux.

- Y/C (ou S-Video) : il s'agit d'une variante du signal composite dans laquelle la luminance et la chrominance sont codées chacune comme en composite, mais ne sont pas multiplexées. Elles restent donc séparées l'une de l'autre au niveau de la connectique des équipements. La qualité de l'image est meilleure qu'en composite puisque la bande passante de la luminance reste intacte et qu'il n'y a pas d'interférence possible entre les signaux. Les pertes se situent uniquement au niveau de la chrominance, dont la bande passante est aussi étroite qu'en composite. Le signal Y/C a été à la base des S-VHS et Hi8, et a été utilisé sur certaines cartes vidéo d'entrée/sortie pour ordinateurs. Il n'a cependant jamais été exploité dans l'univers broadcast.

5.1.1 *Le signal composite*

Les normes de codage composite des signaux de télévision reposent sur des spécifications établies il y a plus de 60 ans, en fonction de la technologie et des besoins de l'époque. Les standards PAL, SECAM et NTSC sont en effet tous trois nés de la nécessité d'assurer le passage de la télévision en noir et blanc à la télévision en couleurs de façon totalement compatible. Il était impératif que les nouvelles émissions en couleurs soient restituées correctement par les récepteurs en noir et blanc dont étaient déjà équipés les foyers. Le problème qui s'est alors posé était de trouver un moyen de transmettre les signaux de chrominance dans le même canal que celui utilisé pour véhiculer le signal de luminance, le tout sans perturber la réception monochrome. Deux procédés ont été mis en œuvre pour y parvenir : le premier consiste à réduire la bande passante des signaux de chrominance, le second à imbriquer leur spectre dans celui de la luminance.

Réduction de la bande passante de la chrominance

En 1949, l'américain Al Bedford montre, dans les laboratoires de la RCA, que l'acuité visuelle de l'œil humain est plus faible pour les détails colorés que pour les détails en noir et blanc. L'une des mires utilisées au cours de ses expériences est représentée sur la figure 5.1. Elle est composée de deux zones qui sont soit noire et blanche, soit de deux couleurs primaires d'égale luminance. Plus l'observateur s'éloigne de cette mire, moins il distingue de façon nette les zigzags de la transition centrale, qui finit par être perçue comme un flou vertical. Par rapport à la mire en noir et blanc prise en référence, l'acuité visuelle pour les mires de couleurs est de 40 % pour la mire rouge/vert, 23 % pour la mire rouge/bleu et 19 % pour la mire vert/bleu. L'acuité visuelle est ainsi plus faible pour le bleu que pour le rouge et le vert. La conclusion de Bedford est la suivante : « Il n'est pas nécessaire que la transition permettant de passer d'une couleur à une autre soit aussi rapide que celle permettant de passer d'un niveau de luminance à un autre. »

Cette constatation, d'apparence mineure, a eu des répercussions cruciales sur l'établissement de tous les standards de codage

Un exemple de mire utilisée au cours des expériences de Bedford mettant en évidence la faible acuité visuelle de l'œil humain pour les détails des couleurs. Les deux parties de la mire sont soit noire/blanche, soit rouge/verte, soit rouge/bleue, soit verte/bleue.

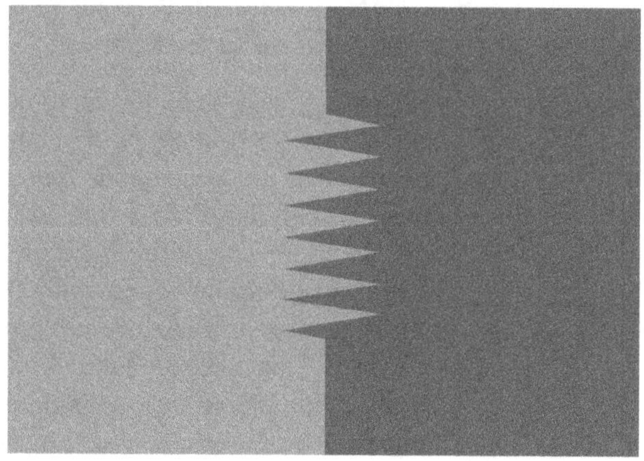

vidéo à l'échelle mondiale. Elle a en effet permis de réduire la largeur de canal utilisée pour transmettre les informations de couleurs, sans que la qualité subjective de l'image observée ne soit altérée. La faiblesse du pouvoir de résolution du système visuel humain face aux détails de couleurs a ainsi justifié une réduction de la bande passante des signaux de chrominance dans un facteur 4 en diffusion, et dans un facteur 2 en production/post-production broadcast (par rapport à la luminance). Dans les systèmes de télévision en définition standard à 625 lignes, la bande passante de la luminance est de 5,5 MHz et celle de la chrominance de 1,5 MHz (ces valeurs sont respectivement de 4,2 et 1,4 MHz dans les systèmes à 525 lignes). En haute définition (1 080 lignes), la bande passante de la luminance est portée à 30 MHz. Ce principe de réduction de la bande passante allouée à la chrominance reste toujours valable aujourd'hui. Il est appliqué dans tous les domaines de la diffusion, de la production et de la postproduction vidéo numérique, à l'exception des équipements très haut de gamme.

L'œil étant moins sensible aux détails colorés qu'aux détails en noir et blanc, la quantité d'informations utilisée pour coder la chrominance peut être réduite à 50 ou 25 % de celle utilisée pour coder la luminance. Ce principe est toujours appliqué de nos jours.

Imbrication du spectre de la chrominance
dans celui de la luminance

L'analyse séquentielle de l'image de télévision par une succession de lignes se traduit, pour la luminance comme pour la chrominance, par un spectre sous forme de raies. L'énergie n'est en effet transportée qu'à des fréquences multiples de la fréquence ligne. Cette particularité a permis d'imbriquer les raies du spectre de la chrominance entre celles du spectre de la luminance, et d'inclure ainsi les informations de couleurs dans la largeur de canal occupée par la luminance. Les signaux de chrominance modulent une sous-porteuse intermédiaire dont la fréquence est choisie dans le haut du spectre de la luminance, partie la moins encombrée car correspondant aux détails fins de l'image.

Figure 5.2
Spectre du signal vidéo composite.

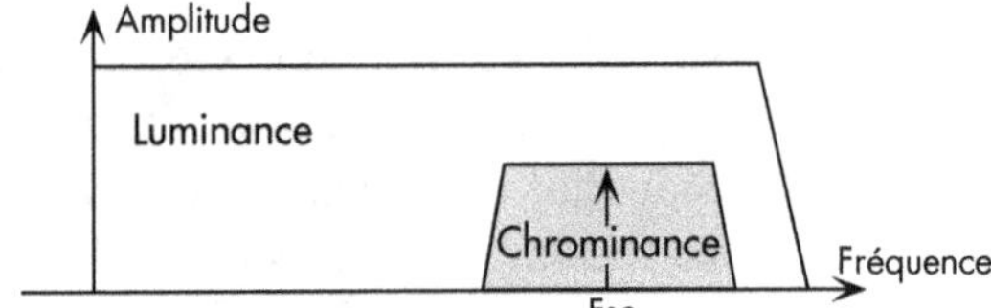

Au décodage, la séparation des signaux de luminance et de chrominance devrait théoriquement être réalisée par un filtre dit « en peigne », comme l'illustre la figure 5.3. Mais elle est, dans la plupart des cas, effectuée par un brutal filtrage passe-bas, plus simple et plus économique, qui présente cependant deux inconvénients notoires. D'une part, il réduit la bande passante de la luminance et sacrifie les fins détails de l'image. D'autre part, il laisse certaines hautes fréquences de luminance dans la bande spectrale de la chrominance, créant une interférence entre les deux signaux. Un phénomène bien connu de *cross color* se produit alors quand les composantes de la luminance restées dans la zone de la chrominance sont d'amplitude trop élevée et sont interprétées à tort comme des informations de couleurs. Sur l'image, cela se traduit par l'apparition d'un moiré coloré sur les surfaces garnies de transitions fines.

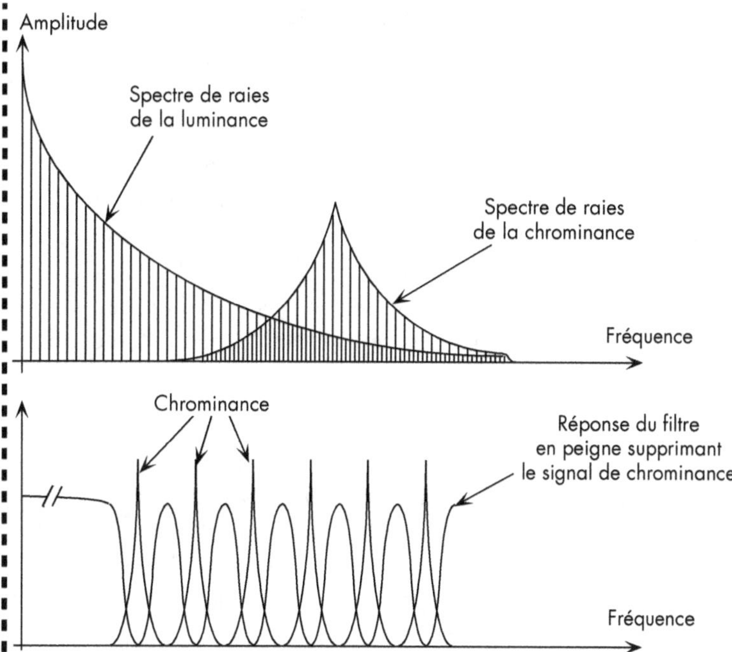

Figure 5.3

La séparation des signaux de luminance et de chrominance, dont les spectres sont imbriqués, s'effectue de manière idéale par un filtrage « en peigne ».

Le signal unique résultant de cette imbrication des spectres est le signal composite, appelé ainsi parce qu'il est le fruit du mélange des informations de luminance Y et de chrominance, auxquelles s'ajoutent les signaux de synchronisation. Plutôt que de transmettre la chrominance sous la forme de trois signaux primaires rouge, vert, bleu, il a été décidé de n'en transmettre que deux, dits de « différence de couleurs » appelés « Dr » (R-Y) et « Db » (B-Y). La composante verte n'est pas transmise, mais elle se déduit par un matriçage simple à partir des signaux reçus. Il existe trois standards de codage de ces signaux de couleurs, mais tous exploitent la même structure de signal vidéo.

Le signal vidéo composite combine, selon l'un des trois standards de codage – NTSC, PAL, SECAM –, le signal de luminance, les deux signaux de différence de couleurs, ainsi que les signaux de synchronisation. Le signal composite porte à lui seul toutes les informations nécessaires à la reproduction de l'image vidéo en couleurs. Le spectre du signal de chrominance est inséré dans le haut du spectre du signal de luminance. Un signal de télévision composite en couleurs occupe ainsi le même espace fréquentiel qu'un signal en noir et blanc.

Structure du signal vidéo

Le signal vidéo est un signal électrique normalisé transportant, à travers sa tension, toutes les nuances de luminosité et de couleur d'une image. Il résulte d'un balayage horizontal ligne par ligne, de gauche à droite et de haut en bas de l'image. Les niveaux électriques du signal vidéo s'inscrivent sur une plage allant de 0 à 1 volt. Mais la totalité de cette amplitude n'est pas exploitée pour transporter l'image, car il faut aussi lui associer des données de synchronisation relatives au processus de balayage entre l'équipement de captation et celui de réception.

L'amplitude du signal vidéo est donc divisée en deux parties : l'une positive, dite « utile », portant les informations visibles sur une amplitude de 0,3 à 1 volt, l'autre négative, dite de « suppression ligne » (ou suppression horizontale), portant les données de synchronisation et de référence de niveau sur une amplitude de -0,3 à 0 volt. Toutes les variations de luminosité de l'image du blanc au noir sont par conséquent intégralement décrites sur une amplitude de 700 mV, avec un noir à 0 V et un blanc à 700 mV. Le blanc a été historiquement normalisé à une luminance de 100 cd/m^2 compte tenu des caractéristiques du tube cathodique. Les informations situées en dessous du niveau noir sont appelées « infra-noirs ».

La figure 5.4 représente le détail d'une ligne monochrome d'une image vidéo dans un système à 625 lignes en 50 Hz. La durée totale d'une ligne est de 64 µs, avec 52 µs occupées par la partie utile (visible) et 12 µs réservées aux informations de synchronisation. Celles-ci se composent d'abord d'une impulsion négative rectangulaire appelée « top synchro ligne » pendant 5 µs, indiquant au récepteur que le balayage de la ligne est terminé et qu'il doit démarrer l'analyse de la suivante. Puis vient un palier dit de *blanking* (ou *clamp*), donnant la référence de noir (5 µs également), qui se matérialise autour de l'image par un mince cadre noir. Ce dernier n'est jamais visible sur les écrans grand public qui effectuent tous un surbalayage de l'image, mais il peut être affiché sur un moniteur vidéo broadcast doté de la fonction *underscan*. La partie synchronisation du signal vidéo est parfois véhiculée à part, sur un câble séparé, pour synchroniser différents équipements d'une installation sur la même référence. On parle alors de signal de référence ou *black burst*, et les équipements ainsi synchronisés sont dits *genlockés*. Le signal vidéo est visualisable sous la forme que nous venons de décrire au moyen d'un oscilloscope, également appelé « moniteur de profil ».

Figure 5.4
La ligne vidéo.

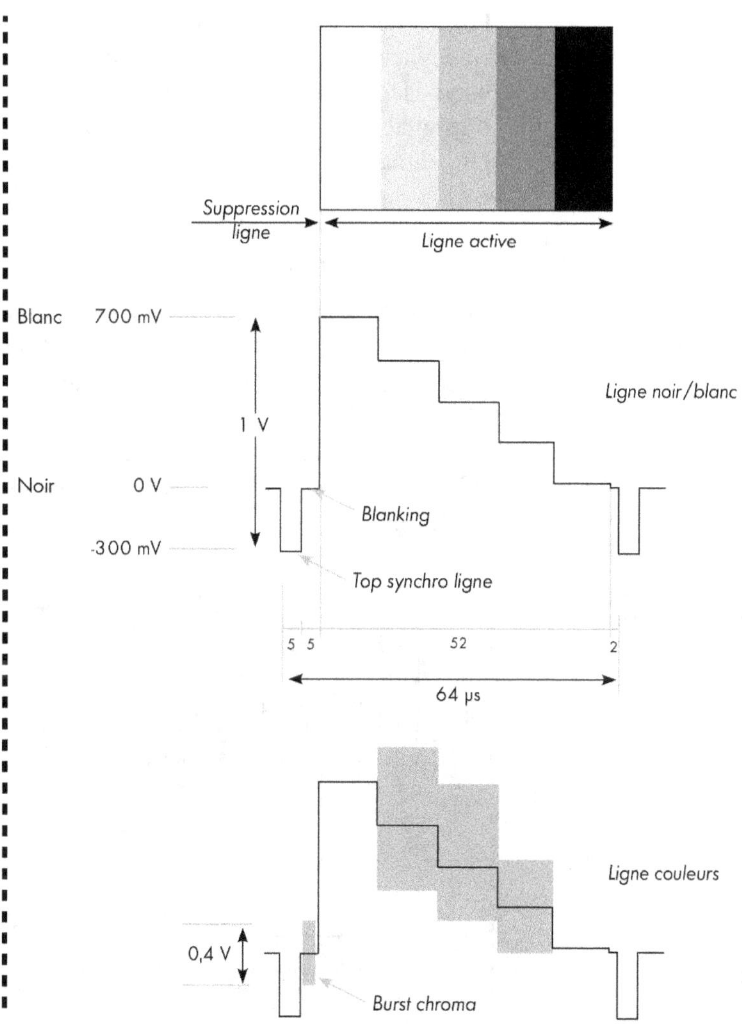

Le signal vidéo en noir et blanc est relativement facile à traiter et à enregistrer puisque chaque niveau de luminosité de l'image est simplement affecté à une valeur de tension. L'ajout de la couleur complique quelque peu les choses. Les composantes de différence de couleurs R-Y et B-Y sont transportées par la modulation en phase et en amplitude d'une porteuse de chrominance de fréquence fixe. Le signal de chrominance ainsi formé est alors superposé au signal de luminance par un multiplexage fréquentiel, et transposé en fréquence par modulation d'amplitude ou de fréquence, selon le standard de codage. Il se matérialise sur un oscilloscope par un motif présent à tous les niveaux d'amplitude du signal de luminance, sauf évidemment pour le noir et le blanc. Un signal de référence couleur appelé « salve chroma » ou « *burst* chroma » est ajouté au signal vidéo en début de chaque ligne, durant la période de *blanking* (entre le top de synchro et le début de la ligne utile).

Sur les 625 lignes composant l'image vidéo dans les pays à 50 Hz, seules 576 sont visibles ; on dit qu'elles sont actives. En effet, les 25 premières lignes de chaque trame ne contiennent pas d'informations propres à l'image. Elles sont utilisées pour transporter soit des signaux de service – synchronisation trame, identification couleur –, soit des informations annexes comme le télétexte. La figure 5.5 représente le détail du signal vidéo à

Figure 5.5 ___________
La synchro trame du signal vidéo.

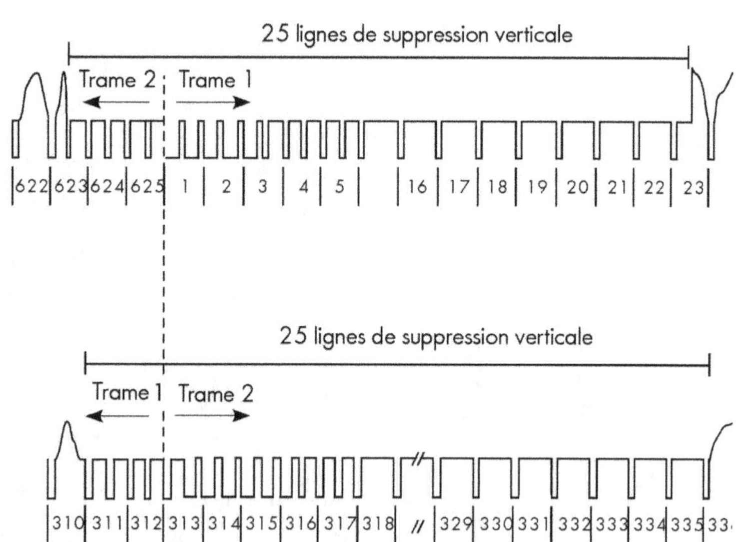

l'endroit de la synchronisation trame (ou synchronisation verticale), indiquant la fin du balayage de la dernière ligne de la trame. On y voit une structure assez complexe, qui a été ainsi conçue pour simplifier la structure du circuit de détection trame dans le récepteur.

Dans les pays à 60 Hz, l'image est constituée de 525 lignes, dont 487 lignes actives et 38 lignes de suppression trame (ou suppression verticale).

Nous allons à présent passer en revue les trois standards vidéo composites utilisés selon les zones géographiques de la planète qui sont, par ordre de création, le NTSC (États-Unis, Canada, Mexique, Japon), le SECAM (France, Pays de l'est, Afrique francophone et Russie) et le PAL (Europe hors France, Afrique de l'est et du sud, Australie et Nouvelle-Zélande). Le NTSC est l'unique standard à 525 lignes, tandis que le PAL et le SECAM sont tous deux des standards à 625 lignes.

Le NTSC

Lancé aux États-Unis en 1953, le NTSC *(National Television System Committee)* transmet simultanément les deux composantes de couleurs Dr et Db, comme le PAL mais contrairement au SECAM. Deux porteuses, de même fréquence mais décalées de 90° l'une par rapport à l'autre, sont modulées en amplitude par les signaux de différence de couleurs, puis supprimées. Les signaux résultants sont mélangés pour former un signal unique de chrominance modulé en amplitude (saturation) et en phase (teinte). Ce signal de chrominance est alors ajouté au signal de luminance. Comme deux phases sont possibles en ligne, la périodicité du signal NTSC est de quatre trames, alors que celle du signal en noir et blanc n'est que de deux trames. Pionnier des systèmes de télévision en couleurs et par conséquent tributaire de techniques peu évoluées, le NTSC aura durant toute son existence souffert d'un défaut majeur : la moindre distorsion de phase – due aux circuits du récepteur, à l'antenne, à la propagation, etc. – se traduit par des erreurs de teinte sur l'image. Ainsi, les récepteurs NTSC sont pourvus d'un potentiomètre de réglage de phase pour rattraper d'éventuels défauts.

Il faut par ailleurs savoir qu'avant l'introduction de la couleur, la télévision américaine travaillait à la fréquence de 30 images par seconde, en rapport logique avec la fréquence du courant alternatif de 60 Hz. Mais lorsque la couleur a été ajoutée, la sous-porteuse de la chrominance interférait avec la porteuse FM audio, créant des motifs visibles à l'image. Les Américains ont donc décidé de réduire très légèrement la fréquence image, dans un rapport 1,001, pour aboutir à la valeur de 29,97 Hz. Cet ajustement, d'apparence mineure, a engendré au fil des années différents problèmes et compromis en production, postproduction et diffusion, et fait encore parler de lui, même avec l'arrivée des formats HD…

Le PAL

Lancé au Royaume-Uni en 1967, le PAL *(Phase Alternation Line)* apporte une variation au NTSC, d'apparence mineure, mais qui en supprime la principale faiblesse. Le PAL utilise le même type de modulation que le NTSC, mais avec la particularité d'inverser, à l'émission, la phase de la sous-porteuse relative au signal de différence de couleurs Dr une ligne sur deux, tout en conservant son amplitude (une salve de référence de la phase couleur est insérée sur le palier de suppression ligne). Ainsi, si une rotation de phase accidentelle survient sur une ligne donnée, une rotation de signe opposé est appliquée à la ligne suivante. L'œil effectuant une synthèse additive des couleurs, il restitue la bonne teinte, puisque les deux déphasages s'annulent mutuellement (on admet que l'information de couleur est quasiment identique sur deux lignes successives). L'alternance de phase sur la composante de différence de couleurs Dr d'une ligne à l'autre engendre une périodicité de quatre trames. Cependant, si l'on considère la fréquence de la sous-porteuse choisie pour le PAL, le nombre de périodes par ligne n'est pas un entier. Au total, la périodicité du signal PAL s'élève en fait à huit trames. En montage, le fait de briser un bloc de quatre images entraîne une saute de couleur provoquée par un déphasage de la sous-porteuse, visible surtout lorsqu'il s'agit de plan sur plan. Le PAL est le seul des trois systèmes composites pouvant survivre encore un peu face à la généralisation de la diffusion numérique terrestre, en raison de sa compatibilité mondiale avec quasiment tous les équipements vidéo.

Le SECAM

Inauguré en France en 1967, le SECAM (SEquentiel couleur à mémoire) repose sur la transmission en alternance une ligne sur deux de chacun des deux signaux différence de couleurs Dr et Db (solution par ailleurs reprise par la structure de codage 4:2:0 utilisé pour la diffusion numérique, le DVD et le format DV). La définition verticale de la chrominance est ainsi réduite de moitié par rapport à celle de la luminance – ce qui n'est pas le cas des systèmes PAL et NTSC. Rappelons que la définition horizontale de la chrominance est, de son côté, fortement diminuée en raison de la réduction de sa bande passante. Les inventeurs du SECAM ont estimé superflu de transmettre pour la chrominance une définition meilleure en vertical qu'en horizontal. Un seul signal de différence de couleurs est donc transmis par ligne en modulant en fréquence une sous-porteuse (une sous-porteuse différente est attribuée à chaque signal de différence de couleurs). Cette alternance Dr, Db à la fréquence ligne entraîne une périodicité de quatre trames. Cependant, l'inversion de la phase de la sous-porteuse (une ligne sur trois, une trame sur deux) choisie pour améliorer la compatibilité directe porte cette périodicité à douze trames. À la réception, le circuit de décodage traite, sur chaque ligne, le signal Dr ou Db transmis directement, additionné du signal Db ou Dr de la ligne précédente, conservé en mémoire et considéré comme encore valable pour la ligne actuelle (des signaux d'identification couleur sont transmis à chaque suppression trame et ligne). On s'est cependant assez vite rendu compte que si le SECAM offrait des avantages appréciables en transmission (pas de risque d'intermodulation des signaux de chrominance qui ne sont jamais présents simultanément, démodulation simple, etc.), il présentait en contrepartie des inconvénients énormes en production. En effet, le mélange de deux sources SECAM impose de démoduler systématiquement les signaux en composantes Y, Dr, Db, afin de procéder à leur addition, puis de les remoduler en fin de traitement. C'est pourquoi, même dans les pays ayant adopté le SECAM comme norme de diffusion, ce dernier a souvent laissé la place au PAL en studio, permettant le mélange des sources sans démodulation (si elles sont en phase). C'est ainsi que les standards se sont progressivement divisés entre la production et la diffusion. L'Europe a été partagée entre le PAL et le SECAM, les chaînes de télévision ayant opté pour la diffusion en SECAM étant pour la plupart équipées aussi de matériels PAL (les caméscopes grand public en Europe étant également tous en PAL).

La définition de l'image analogique

La définition d'une image vidéo est donnée d'une part dans le sens horizontal, d'autre part dans le sens vertical. En numérique, elle est simplement donnée par le nombre de points par ligne (horizontal) et le nombre de lignes (vertical), exactement comme en informatique. En analogique, la définition verticale est également basée sur le nombre de lignes du standard, mais les choses sont différentes dans le sens horizontal. La définition horizontale en analogique est un paramètre qui varie en fonction des capacités des équipements d'enregistrement, de transmission et d'affichage. Ainsi, si l'on peut théoriquement voir autant de points verticaux qu'il y a de lignes sur l'image (à raison d'un point par ligne), le nombre de points que peut afficher chaque ligne horizontale dépend de plusieurs facteurs. Voyons tout cela plus en détails.

• Définition horizontale

La définition horizontale est directement liée à la largeur de la bande passante disponible pour transporter ou enregistrer le signal vidéo. Elle est exprimée en « lignes TV » (ou plus simplement en lignes), et fait référence au nombre maximal de lignes verticales blanches et noires pouvant être distinguées sur l'image. Elle se calcule au moyen de l'équation suivante, dans le cas d'une image SD de ratio 4/3 :

$$\text{résolution H} = \frac{2 \times \text{bande passante} \times \text{durée ligne active}}{4/3}$$
$$\text{(lignes TV)}$$

Quelques précisions sur cette formule : le facteur 2 provient du fait qu'il faut deux lignes (une blanche et une noire) pour former un cycle d'une onde sinusoïdale. La présence du ratio 4/3 s'explique par le fait que la définition horizontale est mathématiquement définie par « le nombre de lignes qui pourraient être représentées verticalement si les résolutions horizontale et verticale étaient identiques ».

Par exemple, la définition horizontale d'une image codée en PAL/SECAM (avec une bande passante de 5,5 MHz) est de 430 lignes TV, tandis que celle du VHS (bande passante : 3 MHz) n'est que de 240 lignes. De manière générale, on retiendra qu'en vidéo analogique, une bande passante de 1 MHz correspond à une définition horizontale de 80 lignes ; c'est ce que l'on appelle « le facteur de résolution ».

• Définition verticale

Avec un balayage progressif, la définition verticale d'une image est directement égale au nombre de lignes visibles.

Avec un balayage entrelacé, la définition verticale est égale au nombre de lignes qui la composent multiplié par le « facteur de Kell », de valeur 0,7. Ce dernier, déterminé expérimentalement, indique le rapport entre la définition verticale mathématique (576 lignes théoriques) et celle réellement obtenue du fait du balayage entrelacé. Ainsi, en 625/50, la définition verticale de l'image vidéo est de 403 lignes (576 × 0,7).

5.1.2 *Les systèmes en composantes*

En 1983, Sony lance le format d'enregistrement Betacam et, avec lui, le premier magnétoscope enregistrant le signal vidéo non plus sous sa forme composite, mais en gardant séparées ses composantes de luminance et de différence de couleurs. Le format Betacam crée une véritable révolution dans le domaine du reportage. Il donne naissance aux premiers caméscopes monoblocs intégrant une caméra et un magnétoscope, permettant ainsi la réalisation de reportages vidéo dans des conditions de mobilité jusque-là inédites.

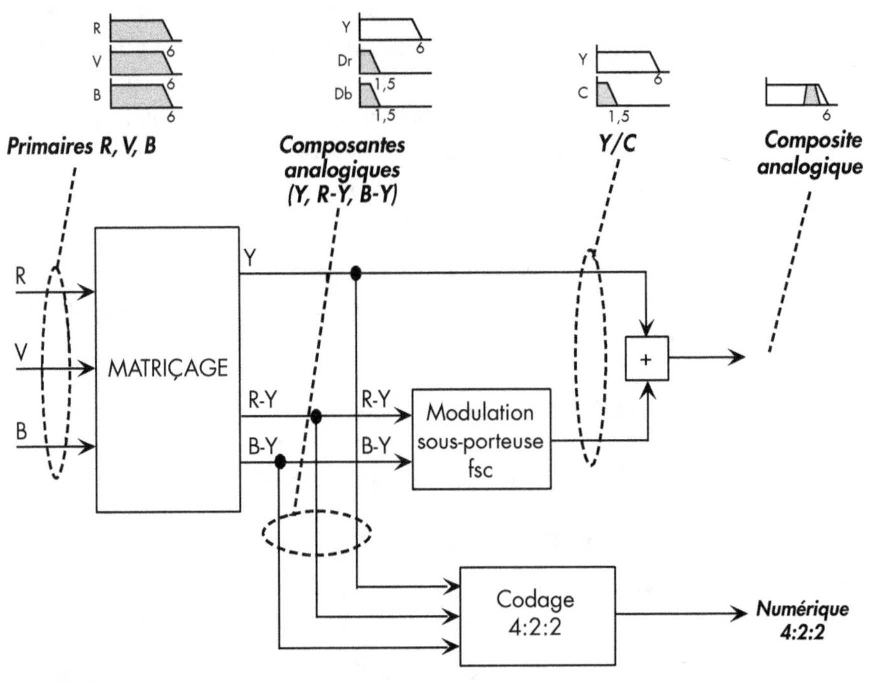

Figure 5.6
Les principales formes du signal analogique.

La version améliorée du Betacam, le Betacam SP lancé en 1987, connaît un succès énorme dans les studios de production et de postproduction. L'enregistrement du signal vidéo en composantes Betacam SP offre des caractéristiques techniques supérieures au composite et est exempt des problèmes d'intermodulation parasite entre les informations de luminance et de chrominance. Les signaux en composantes analogiques font alors l'objet d'une normalisation. Peu à peu, les autres équipements de studio (mélangeurs, générateurs d'effets, etc.) se mettent aux composantes analogiques, qui facilitent grandement les trucages et les incrustations en chromakey. Les caractéristiques originelles de l'image sont en effet conservées au travers de ses multiples traitements, le codage en composite étant repoussé au plus près des équipements de diffusion. Cependant, le traitement en composantes séparées, dont les avantages sont sans conteste, reste malgré tout assez limité de par sa nature analogique. Il n'autorise en effet que peu de manipulations complexes au travers d'un mélangeur, et pas plus de trois ou quatre générations successives, au-delà desquelles l'image se dégrade. De plus, l'installation d'une régie de production en composantes analogiques n'est pas simple : elle impose en effet de tripler les chaînes de traitement vidéo au niveau du mélange et de tripler également les câbles de liaison entre équipements, grilles de commutation et distributeurs vidéo. Toutes ces raisons ont conduit à la numérisation des composantes vidéo et à leur codage sous la forme d'un unique signal : le signal 4:2:2.

Un système en composantes séparées traite, dans des canaux indépendants, les informations de luminance et de différence de couleurs, supprimant ainsi tous les inconvénients liés au mélange de ces signaux par les systèmes composites. Mais il nécessite de tripler le nombre de câbles nécessaires à transporter un signal vidéo, ce qui alourdit son utilisation en studio.

5.2 Le signal vidéo numérique

5.2.1 *La genèse de la vidéo numérique*

De 1972 à 1982, le numérique est introduit progressivement dans le domaine de la vidéo broadcast, donnant naissance à des équipements n'ayant pas d'équivalent en analogique. Des unités de synchronisation – correcteurs de base de temps, synchroniseurs, etc. – de plus en plus évoluées, des librairies d'images et des générateurs d'effets font leur apparition dans le monde broadcast. Industriels et diffuseurs prennent alors conscience du colossal enjeu qu'est en passe de représenter l'avènement de la télévision numérique. Seulement, chaque constructeur propose sa propre solution en matière de numérisation, faisant régner sur le marché une certaine anarchie, et obligeant ainsi à repasser en analogique dès qu'il s'agit d'interconnecter les équipements.

1982 est une année charnière dans l'histoire de la télévision. Le CCIR (Comité consultatif international de radiodiffusion, aujourd'hui devenu Union internationale des télécommunications ITU) normalise un format de représentation vidéo en composantes numériques compatible à l'échelle mondiale. Cette normalisation se réalise en fait en deux temps. La Rec. 601 (Rec pour « recommandation »), communément appelée « norme 4:2:2 », spécifie les paramètres de codage des signaux de télévision numérique en définition standard pour une utilisation en studio : signaux à numériser, échantillonnage et quantification. Elle sera ensuite complétée par la Rec. 656, qui décrit les interfaces de liaison entre les différents équipements numériques.

À partir de 1986 sont commercialisés les premiers formats de magnétoscopes numériques, concrétisant enfin le rêve de la multigénération sans pertes. Les premières régies de production et de postproduction entièrement numériques se développent dès 1987 et, avec elles, une myriade d'effets spéciaux de plus ou moins bon goût sont rendus possibles par les générateurs d'effets et stations graphiques.

Dans les années 1990, le numérique se généralise à l'intérieur des nouveaux centres de production, ainsi que dans les régies finales des chaînes TV. La norme numérique 4:2:2, qui s'accommode aussi bien des ratios d'images 4/3 que 16/9, fera par la suite l'objet de deux évolutions dans le domaine de la définition standard. La première vise une amélioration de la qualité de l'image – passage de 8 à 10 bits de profondeur de codage –, tandis que l'autre facilite la connectique en studio – sérialisation du signal. Ce principe de la structure numérique 4:2:2 sera ensuite décliné vers des formats inférieurs et supérieurs (en termes de définition en chrominance notamment) et servira de base à l'établissement de tous les formats à haute définition puis à ultra haute définition.

5.2.2 *Signal analogique et signal numérique : quelles différences ?*

Le signal analogique

Le signal analogique est celui qui représente le plus naturellement et le plus fidèlement les variations d'un phénomène physique. Ainsi, le microphone transforme en variations de tension les variations de pression acoustique qu'il capte. La caméra fournit quant à elle un signal électrique issu de l'analyse séquentielle des variations d'intensité lumineuse recueillies par l'objectif. Dans ces deux cas, une grandeur physique est traduite en un signal analogique dont l'amplitude instantanée porte l'information. Une fois généré par les capteurs adéquats, le signal analogique doit être traité avant d'être diffusé et/ou stocké. C'est à ce stade que naissent tous les problèmes. Le signal analogique souffre d'un inconvénient majeur : il est très fragile. Son enregistrement, son traitement ou sa transmission lui font subir différents types de dégradations, qui altèrent rapidement sa qualité. Ainsi, la composante de bruit, qui vient inévitablement se superposer au signal utile, est directement liée au nombre et à la qualité des traitements appliqués. Elle est communément quantifiée par le rapport entre l'amplitude maximale du signal d'origine et celle du bruit qui lui est ajouté, appelé « rapport signal sur bruit » ou « S/B » (en vidéo, il varie de 40 dB en qualité dite « VHS » à plus de 60 dB pour les caméras broadcast). Par ailleurs, la réponse amplitude/fréquence des circuits de traitement n'est jamais parfaitement linéaire ; il s'ensuit une distorsion du signal, donc une modification de l'information véhiculée. Tous ces phénomènes ne font que se multiplier lorsque sont cumulées des copies de bandes, copies dont la qualité s'affaiblit très vite avec le nombre de générations.

Figure 5.7

Le rapport signal/bruit d'un signal analogique s'exprime en fonction du rapport de l'amplitude maximale du signal d'origine sur celle du bruit qui lui est superposé.

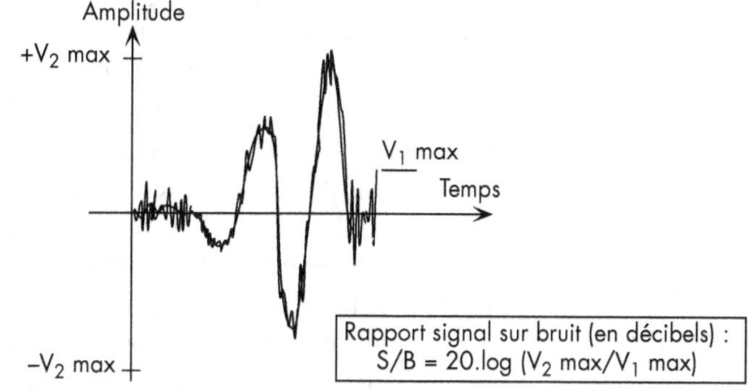

Le signal analogique est un signal dont la valeur varie de manière continue avec le temps. Il est sujet à de la distorsion lors de son traitement et est souvent dégradé par une composante de bruit venant s'ajouter à lui au cours de son enregistrement ou de sa diffusion.

Le décibel

Le décibel (un dixième du bel), de symbole dB, exprime, sur la base d'une échelle logarithmique, le rapport entre deux puissances, ou deux grandeurs liées à une puissance. Les puissances acoustiques que perçoit notre oreille, entre le seuil de l'audition (1 microwatt/m^2) et celui de la douleur (1 mégawatt/m^2), peuvent prendre des valeurs ayant un rapport de plus de 10^{12}. Pour se simplifier la vie et éviter de manipuler des nombres aussi astronomiques, les acousticiens ont eu l'idée de recourir à cette écriture en « puissances de 10 », d'autant que la sensation auditive humaine croît avec le logarithme de l'excitation. De là est né le décibel (plus commode à utiliser que le bel) défini par l'expression 10.log (P2/P1), P1 et P2 étant deux puissances. L'échelle des décibels est telle que si l'on double la pression acoustique d'un son, on obtient un niveau sonore supérieur de 3 dB.

La notation en décibels a par ailleurs été étendue aux rapports de tension électrique. Elle permet alors d'exprimer le gain d'un amplificateur, les pertes de niveau d'une ligne de transmission ou le rapport signal sur bruit caractérisant la qualité d'un signal. Les rapports de tension en décibels s'expriment cette fois par l'expression 20.log V2/V1 (l'équivalence en décibels d'un rapport en tension est le double de celui en puissance). Un rapport de 2 en tension est représenté par une augmentation de +6 dB. Par exemple, lorsque l'on dit d'un rapport signal sur bruit qu'il a augmenté de 6 dB, cela signifie que le niveau du bruit a été réduit de moitié.

Le signal numérique

Contrairement au signal analogique, le signal numérique n'a pas de nature physique. Il se présente sous la forme d'un message composé d'une suite de symboles et est donc discontinu, le passage d'un symbole à un autre s'effectuant par une transition brutale. Basé sur le langage binaire, le signal numérique est constitué d'une suite de 0 et de 1, traduisant respectivement un niveau bas et un niveau haut du signal électrique. L'avantage fondamental du numérique réside dans le fait qu'il autorise un nombre de traitements complexes très élevé sans que soit affectée l'intégrité de l'information. Les dégradations causées par les perturbations du support de transmission ou d'enregistrement, telles que l'adjonction de bruit, la distorsion, etc., ne touchent que les paramètres analogiques du signal numérique et n'altèrent pas l'information, si elles restent dans certaines limites. En effet, tant que les niveaux électriques haut et bas correspondant aux deux valeurs binaires se distinguent l'un de l'autre, le message transporté demeure intact. De puissants systèmes de détection et de correction d'erreurs ont en outre été développés pour optimiser la transparence du traitement en transmission ou en enregistrement. Par ailleurs, si le traitement d'un signal analogique s'effectue au moyen de composants qui en modifient les variations, le traitement d'un signal numérique se réalise par des calculs effectués à l'aide de registres, addition-neurs et multiplicateurs, qui ne font que remplacer un message numérique par un autre. La numérisation du signal confère une plus grande robustesse à l'information et supprime les différents aléas et problèmes de non-linéarité inhérents aux circuits analo-giques. En assurant une totale reproductibilité du signal après de multiples traitements et manipulations complexes, le numérique a ouvert la voie à un champ d'applications d'une ampleur phénoménale.

Figure 5.8 ___________
Les perturbations du support n'affectent pas l'information portée par le signal numérique tant que les niveaux haut (1) et bas (0) sont correctement reconnus.

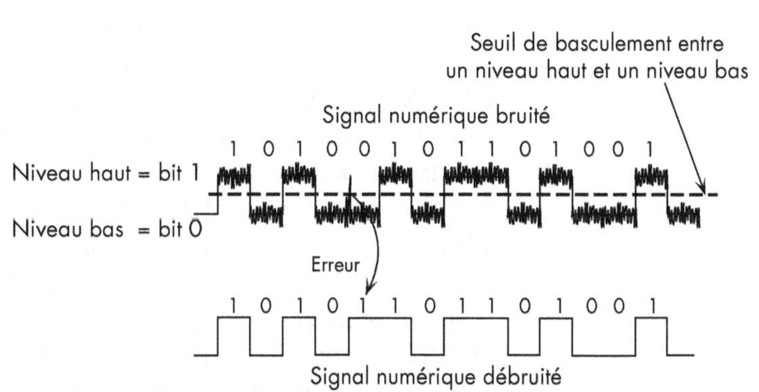

Le signal numérique est un signal discontinu dans le temps. Il représente la valeur d'une gran-deur physique à un instant donné. Le signal numérique est d'une grande stabilité et se prête parfaitement aux traitements les plus complexes, ainsi qu'aux copies cumulatives au travers desquelles l'information qu'il porte est totalement préservée.

Si les avantages du travail sur un signal numérique sont indé-niables, il faut toutefois préciser que les phases de capture du phénomène physique et de restitution sont et resteront analo-giques. Les capteurs photosensibles d'une caméra, comme les microphones, généreront toujours un signal analogique, et de l'autre côté de la chaîne, il n'est pas aujourd'hui envisageable de se passer d'écrans, d'enceintes ou d'écouteurs. Dans une chaîne vidéo, le numérique intervient aussi au niveau de la création de l'image (stations infographiques, générateurs de caractères, etc.), ainsi qu'au niveau du traitement ou du stockage d'un signal issu d'un équipement analogique et converti le plus tôt possible. C'est précisément cette étape de conversion qui s'est révélée comme l'une des grandes difficultés techniques à surmonter. Des circuits capables d'effectuer la conversion de l'analogique vers le numérique existaient depuis longtemps, mais ils ne travaillaient pas à des fréquences suffisamment élevées pour traiter le signal vidéo.

5.2.3 *Principe de la conversion analogique/ numérique*

On pourrait assimiler le processus de conversion analogique/ numérique au passage de l'oral à l'écrit. Il nous est arrivé à tous d'écouter un cours, et de prendre des notes pour conserver une trace du message donné. Cependant, il est difficile d'écouter et d'écrire en même temps, surtout si le débit de l'orateur est élevé. C'est pourquoi il nous faut échantillonner notre attention pour ne saisir et n'écrire que des morceaux de message. Cette notion d'échantillonnage est fondamentale : il faut maintenir un certain temps de concentration pour capter un élément d'information avant de le retranscrire, puis écouter à nouveau, et ainsi de suite. Parfois, une notation par symboles courts et rapides à écrire – sténographie ou sténotypie – est d'une grande aide pour optimiser la saisie de l'information.

La première étape de la conversion analogique/numérique est donc l'échantillonnage : l'amplitude du signal analogique est prélevée ponctuellement à des instants réguliers et suffisamment rapprochés. Les échantillons de tension ainsi récoltés décrivent la forme du signal point par point.

Il faut ensuite remplacer leur valeur par un nombre entier de longueur fixe, codé en base 2 : c'est la seconde étape de la numérisation du signal, appelée « quantification ». Cette base 2 est très facile à manipuler à l'aide d'un signal électrique à deux états, puisque un « 1 » peut correspondre à une tension positive de 5 V, par exemple, et un « 0 », à une tension nulle. Chaque échantillon saisi est pesé – comme on pèse une denrée alimentaire à l'aide de poids pour déterminer son prix – afin que soit repéré, dans une table d'équivalence, le nombre binaire qui lui est le plus proche. Imaginons une balance à deux plateaux : sur un plateau, on place l'échantillon à peser et sur l'autre, des poids de plus en plus petits pour tenter d'approcher l'équilibre – sans l'obtenir réellement, sauf en cas de grande chance. La précision de la pesée dépend donc de la valeur du plus petit poids disponible. Le nombre binaire attribué à chaque échantillon est en effet forcément arrondi à ce plus petit poids. Cette approximation est source d'une erreur dite « erreur de quantification », engendrant un bruit de quantification. L'opération de quantification prend un certain temps, dont dépendra au final la vitesse de conversion du système. Cette notion de vitesse de conversion est importante ; c'est par ailleurs le point qui a été le plus problématique en vidéo, le débit d'informations étant extrêmement élevé comparé à celui de l'audio, par exemple.

Puis vient l'étape du codage, au cours de laquelle le flux de données est mis en forme en vue de son stockage ou de sa transmission. Par ailleurs, pour conférer aux informations une bonne immunité face aux perturbations amenées par le support d'enregistrement ou de transmission, il est nécessaire de leur adjoindre un certain nombre de données supplémentaires qui permettront, lors du décodage, de détecter et de corriger les erreurs introduites (décodage d'un 1 pour un 0, et inversement). Ces données redondantes ajoutées aux données utiles accroissent cependant la quantité déjà énorme d'informations à débiter par unité de temps, donc la bande passante nécessaire à transporter le signal numérique.

Figure 5.9
Les principales phases
de la conversion analogique/
numérique.

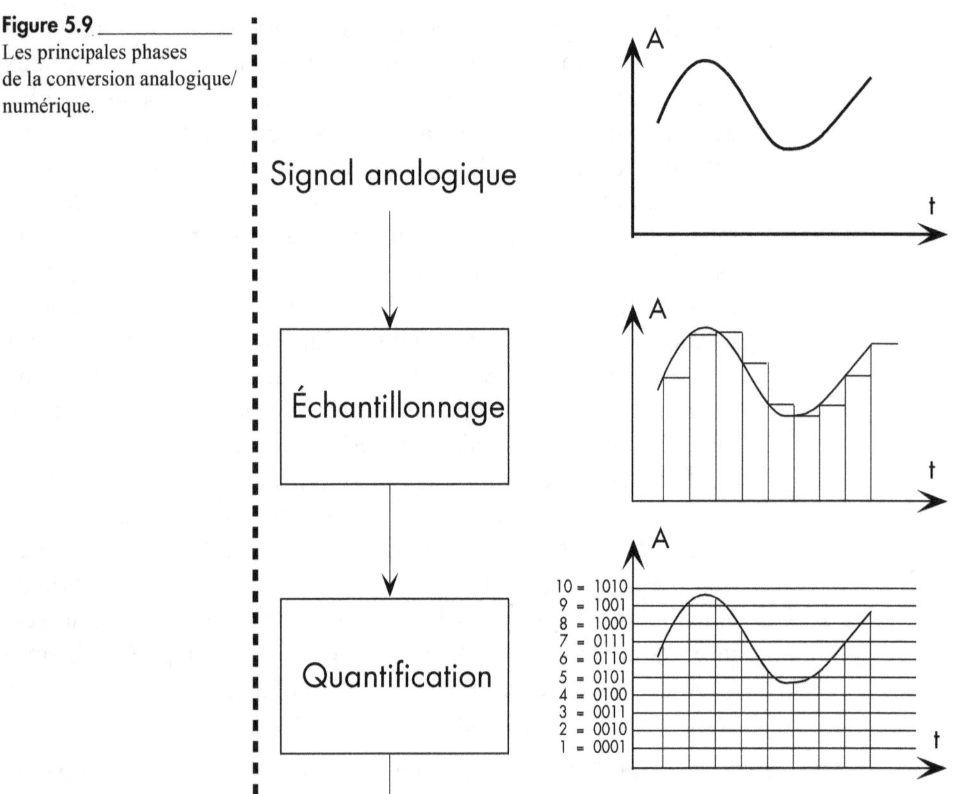

Le langage numérique : les bits et les octets

Le bit (contraction de *binary digit*) est la plus petite unité d'un système numérique ; sa valeur est « 1 » ou « 0 ». Un bit isolé peut représenter deux niveaux ou états (*on/off*, blanc/noir, etc.), deux bits peuvent en représenter quatre (par exemple, deux niveaux de gris entre le blanc et le noir), et, plus généralement, n bits peuvent en représenter 2^n. Ainsi, le codage d'une image vidéo sur 8 bits permet de distinguer 256 niveaux de gris alors qu'un codage sur 10 bits permet d'en discerner 1 024. Un « mot » de 8 bits forme un octet (*byte* en anglais). Un mot peut cependant être composé de 10, 16, 24 ou 32 bits. Notons que chaque bit supplémentaire double le nombre de valeurs discrètes qu'il est possible d'obtenir. Dans un mot de n bits, le bit situé le plus à gauche est le plus significatif (MSB : *Most Significant Bit*), tandis que celui situé le plus à droite est le moins significatif (LSB : *Least Significant Bit*). Dans l'exemple ci-dessous (« 10010111 » = 151), le premier 1 (à gauche) est le bit le plus précieux car il représente à lui seul la valeur 128, tandis que le dernier 1 (à droite) ne représente que la valeur 1.

$$
\begin{array}{cccccccc}
\text{MSB} & & & & & & & \text{LSB} \\
\mathbf{1} & \mathbf{0} & \mathbf{0} & \mathbf{1} & \mathbf{0} & \mathbf{1} & \mathbf{1} & \mathbf{1} \\
\times\,128 & \times\,64 & \times\,32 & \times\,16 & \times\,8 & \times\,4 & \times\,2 & \times\,1 \\
\hline
128\ + & 0\ + & 0\ + & 16\ + & 0\ + & 4\ + & 2\ + & 1\ = 151
\end{array}
$$

Voilà donc exposé en quelques lignes le principe de la conversion analogique/numérique : échantillonnage, quantification, codage et adjonction de codes de correction d'erreurs en sont les étapes principales. Nous allons les détailler dans ce qui suit, en nous intéressant au cas spécifique du signal vidéo.

5.2.4 *Les signaux vidéo à numériser*

Pour supprimer les différences entre les systèmes de couleurs liés aux codages composites et favoriser l'échange international des programmes, il a été décidé de numériser des données vidéo communes à tous les pays. C'est donc logiquement la numérisation des composantes Y, Dr, Db qui a été retenue. Selon la convention adoptée, les composantes de couleurs Dr, Db numérisées deviennent Cr, Cb (U, V en anglais).

Par ailleurs, il n'est pas nécessaire de numériser l'intégralité du signal. La majeure partie des instants de suppression horizontale et de suppression verticale contient des informations de synchronisation qui peuvent être représentées par de simples blocs de données de timing. Ainsi, seule la partie active du signal vidéo est concernée par la numérisation.

339

5.2.5 *L'échantillonnage*

Figure 5.10
La succession
d'échantillons d'amplitude
prélevés sur le signal
analogique à des instants
réguliers et suffisamment
rapprochés permet de
décrire ce signal point par
point.

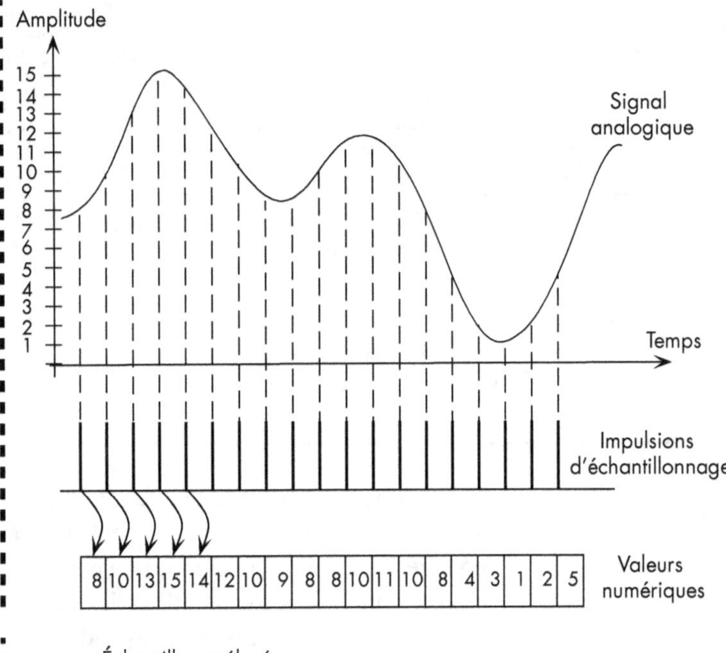

Figure 5.11
Principe de
l'échantillonnage d'un
signal. Un échantillon
représente une amplitude
instantanée discrète du
signal.

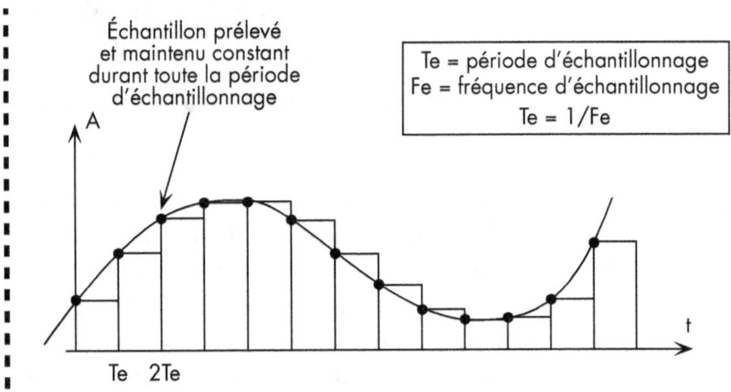

La loi de Shannon et Nyquist

Échantillonner un signal variant de façon continue consiste à le
découper en tranches temporelles et à prélever ponctuellement
ses valeurs à des instants réguliers. On pourrait a priori penser
que la succession d'échantillons ainsi générée est déficitaire en

informations par rapport au signal d'origine. En fait, si l'on respecte un ensemble de conditions relatives à la bande passante du signal et à l'espace maximal entre les échantillons, l'information portée par ces derniers sera une représentation intégrale du signal analogique. Tout doit être fait pour que le rythme de découpe soit suffisamment rapide pour être à l'affût de la variation la plus brève du signal d'origine. Car si la distance entre deux échantillons est supérieure à la plus rapide des variations du signal analogique, cette dernière passera inaperçue et sera définitivement ignorée. Il faut bien comprendre qu'entre deux échantillons, on ignore tout du signal d'origine. Autrement dit, pour échantillonner un signal en préservant toute son information, il est nécessaire de connaître au préalable la fréquence la plus élevée à laquelle il est susceptible de varier. La valeur de cette fréquence maximale est de 6 MHz pour la vidéo en définition standard, 30 MHz pour la vidéo en haute définition et 20 kHz pour l'audio. Une loi mathématique, établie par Claude Shannon et Harry Nyquist, permet de déterminer la fréquence d'échantillonnage minimale à choisir pour ne pas manquer la plus brève des informations à saisir : « Un signal dont le spectre est limité à la fréquence Fmax est entièrement déterminé par la suite complète de ses échantillons prélevés à des intervalles de temps réguliers, de valeur T = 1/2.Fmax. » Autrement dit, le signal échantillonné sera la représentation exacte du signal original si la

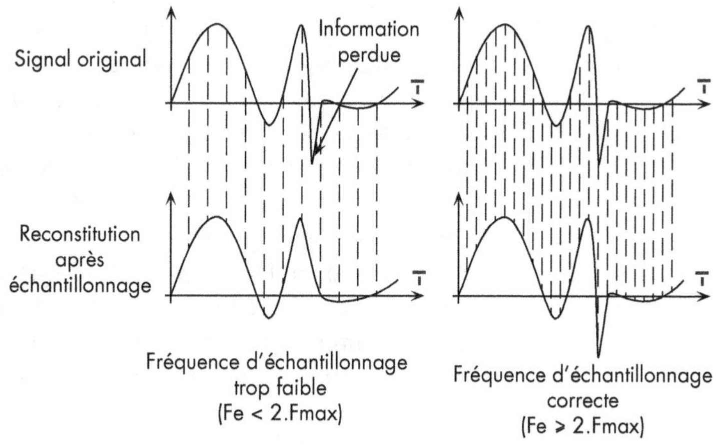

Figure 5.12
Si la fréquence d'échantillonnage est trop faible, les variations rapides du signal original ne sont pas représentées par la suite d'échantillons prélevés.

fréquence d'échantillonnage Fe est au moins supérieure à deux fois la fréquence maximale du signal : $Fe \geq 2.Fmax$.

Dans le domaine des fréquences, le processus d'échantillonnage crée des répétitions du spectre d'origine, centrées autour des multiples de la fréquence d'échantillonnage. Si le critère de Shannon/Nyquist n'est pas vérifié, les composantes spectrales répétitives du signal échantillonné ne sont pas assez espacées et se chevauchent, comme l'illustre la figure 5.13.

Figure 5.13

Le spectre du signal échantillonné est composé d'une succession de translations du spectre original à des fréquences multiples de la fréquence d'échantillonnage (Fe, 2Fe, 3Fe…). Pour que les répétitions spectrales soient disjointes, il faut que $Fe \geq 2Fmax$. Le signal initial peut alors être reconstitué par un filtrage passe-bas supprimant, sur le signal échantillonné, toutes les fréquences supérieures à Fmax.

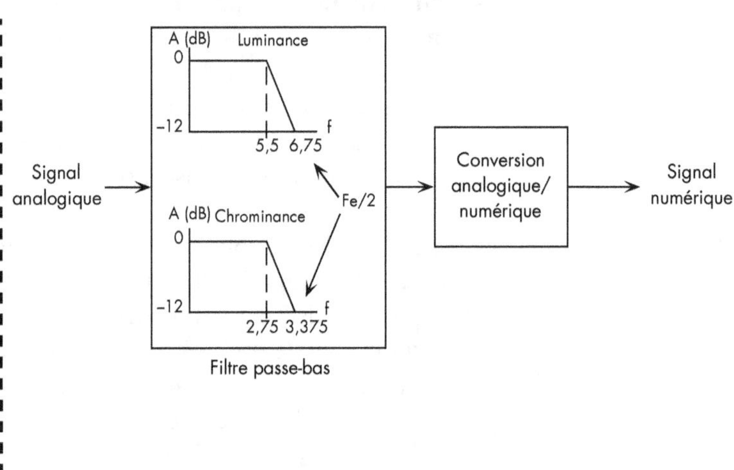

La zone d'interférence, appelée « zone de repliement » ou d'*aliasing*, donne naissance à des fréquences aberrantes dans la bande utile. C'est pourquoi un filtre passe-bas, dit « anti-repliement » ou *anti-aliasing*, à pente très abrupte, est impérativement requis en amont du processus de conversion. Son rôle est de rejeter toutes les fréquences indésirables du signal d'entrée qui sont supérieures à la moitié de la fréquence d'échantillonnage choisie. Il peut en effet exister dans le signal électrique des composantes à variation très rapide (bruit, parasites, etc.), dont le contenu fréquentiel est plus élevé que la limite théorique. Ce filtre *anti-aliasing* doit être caractérisé par un gain constant dans la bande utile et par un affaiblissement rapide aux fréquences supérieures à la demi-fréquence d'échantillonnage.

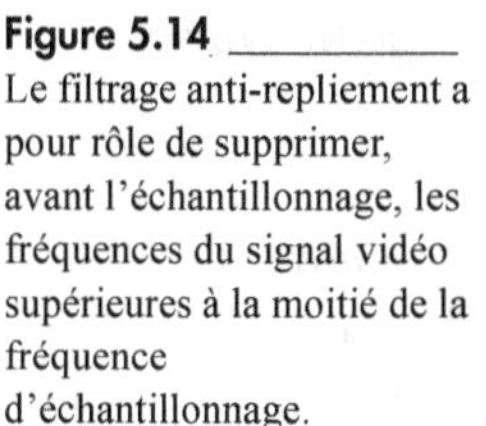

Figure 5.14
Le filtrage anti-repliement a pour rôle de supprimer, avant l'échantillonnage, les fréquences du signal vidéo supérieures à la moitié de la fréquence d'échantillonnage.

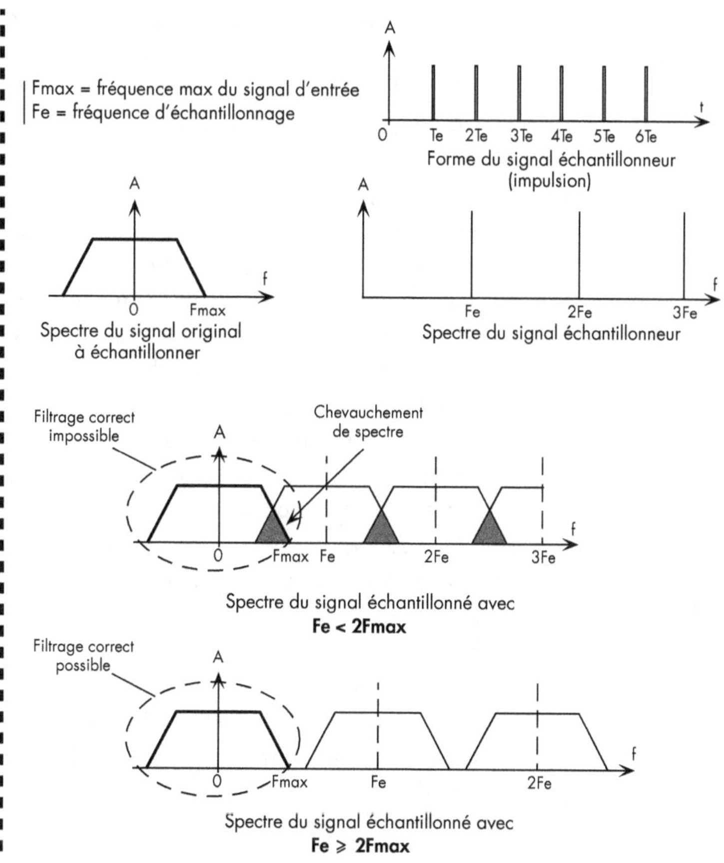

Précisons par ailleurs que si le temps de calcul de l'échantillon est très faible, il n'est malgré tout pas nul. Il est donc indispensable que l'amplitude de l'échantillon à mesurer soit maintenue constante pendant le temps de conversion.

Le processus d'échantillonnage consiste à prélever ponctuellement et régulièrement des valeurs d'amplitude du signal analogique. Conséquence de cette opération : le spectre du signal est dupliqué autour des multiples de la fréquence d'échantillonnage. C'est pourquoi la fréquence d'échantillonnage doit être au moins supérieure au double de la fréquence maximale du signal à convertir, afin d'éviter tout chevauchement de spectres. Si cette condition est vérifiée, l'échantillonnage n'a alors aucun rôle perturbateur.

Les fréquences d'échantillonnage du signal vidéo

• La luminance

Les fréquences d'échantillonnage des composantes du signal vidéo ont été choisies communes aux systèmes à 625 et 525 lignes, de manière à s'affranchir définitivement des problèmes d'incompatibilité entre les différentes zones géographiques du globe. L'information de luminance dispose, en définition standard, d'une bande passante de 6 MHz. Celle-ci est nominalement plate jusqu'à 5,5 MHz, avec un affaiblissement d'au moins 12 dB à 6,75 MHz. La fréquence d'échantillonnage du signal vidéo doit donc, pour respecter le critère de Shannon-Nyquist, être au moins égale à 12 MHz. La compatibilité à l'échelle mondiale imposait par ailleurs de choisir une valeur qui soit un multiple commun des fréquences lignes des systèmes à 625 et 525 lignes, soit respectivement 15 625 Hz et 15 734,25 Hz. Plusieurs essais ont été effectués avec des fréquences allant de 12 MHz à 14,3 MHz. Les paramètres étudiés ont principalement été la qualité de l'image avant et après traitement, le rapport qualité/coût, la capacité potentielle des magnétoscopes numériques et la réduction du débit binaire. C'est ainsi qu'a été adoptée, comme norme mondiale, une fréquence d'échantillonnage du signal de luminance égale à :

$$Fe\,(Y) = 13{,}5 \text{ MHz}$$

Cette valeur est égale à 864 fois la fréquence ligne des systèmes à 625 lignes et à 858 fois celle des systèmes à 525 lignes. Dans les deux cas, une ligne active numérique renferme 720 échantillons de luminance.

En haute définition, la fréquence d'échantillonnage de la luminance est 5,5 fois plus élevée qu'en définition standard, soit 74,25 MHz.

• La chrominance

Les signaux de différence de couleurs ont une bande passante nominalement plate jusqu'à 2,75 MHz, avec un affaiblissement d'au moins 12 dB à 3,375 MHz. Ils sont échantillonnés à une fréquence deux fois plus faible que le signal de luminance :

$$Fe\ (Cr) = Fe\ (Cb) = 6,75\ MHz$$

Cette valeur est égale à 432 fois la fréquence ligne des systèmes à 625 lignes et à 429 fois celle des systèmes à 525 lignes.

Sur une ligne, on dénombre donc deux fois moins d'échantillons de chrominance que de luminance, soit 360 par ligne active. Les bandes passantes équivalentes sont de 5,75 MHz pour Y et de 2,75 MHz pour Cr, Cb ; elles sont plus élevées que celles fixées des standards analogiques composites et en composantes (surtout en ce qui concerne la chrominance).

En haute définition, la fréquence d'échantillonnage du signal de chrominance est 5,5 fois plus élevée qu'en définition standard, soit 37,125 MHz.

5.2.6 *La norme 4:2:2 (Rec. 601)*

La norme de codage numérique de la vidéo en définition standard pour les applications de studio a été publiée en 1982 dans la Rec. 601 de l'ITU-R *(International Telecommunication Union – Radiodiffusion)*. Dans le langage courant, elle est également appelée « norme 4:2:2 ». Ces chiffres représentent le rapport entre les fréquences d'échantillonnage du signal de luminance (le « 4 ») et des deux signaux de différence de couleurs (les « 2 »). La base de calcul est une fréquence unitaire commune à toute composante numérique, pour les systèmes à 525 et 625 lignes, et dont la valeur est de 3,375 MHz en définition standard. Dans l'acronyme 4:2:2 , le « 4 » indique donc que la luminance est échantillonnée à 4 fois la valeur de la fréquence unitaire, soit $4 \times 3,375 = 13,5$ MHz, tandis que chacun des deux signaux de différence de couleurs est échantillonné à $2 \times 3,375 = 6,75$ MHz. Dans une image 4:2:2, pour quatre échantillons de luminance on a donc deux échantillons de couleur.

Cependant, on s'est assez rapidement rendu compte qu'il était peu probable que l'ensemble des applications de la télévision s'accommode du seul niveau de codage numérique 4:2:2. C'est pourquoi d'autres paramètres ont été également définis, formant des normes « légères » d'une part, et des normes « haute qualité » d'autre part. Notons que les modifications apportées ne concernent que le traitement de la chrominance, la luminance conservant les paramètres du 4:2:2. Les normes légères sont caractérisées par un sous-échantillonnage des composantes de couleurs en horizontal (4:1:1) ou en vertical (4:2:0). Elles sont aujourd'hui très largement employées dans le domaine de la diffusion et de l'enregistrement numérique. Les normes haute qualité accordent au contraire à ces signaux de couleurs une bande passante aussi élevée que celle du signal de luminance (4:4:4), et peuvent également inclure un signal de découpe, alors représenté par un quatrième chiffre (4:2:2:4, 4:4:4:4). Il faut en effet savoir que si l'œil humain est quasiment incapable de discerner une image 4:2:2 d'une image 4:4:4, les systèmes de postproduction informatique savent clairement les différencier. Ils disposent en effet sur une image 4:4:4 d'une quantité d'informations de couleurs supérieure qui leur permet de produire avec qualité des traitements complexes, comme de la correction colorimétrique ou des incrustations en chromakey.

Ce type de notation a été conservé en haute définition. Avec une fréquence d'échantillonnage de la luminance de 74,25 MHz, le 4:2:2 devient 22:11:11, qui se décline en 22:11:0 (équivalent 4:2:0), 22:22:22:22 (équivalent 4:4:4:4), etc., comme le montre l'encadré ci-contre. Dans le langage courant cependant, on conserve quasiment toujours la dénomination basée sur le « 4 », même en HD. Ce qui peut être source de confusions car on ne sait pas exactement à quelle fréquence d'échantillonnage de la luminance ce chiffre se rapporte (vu le nombre de variantes de formats HD existants). On sait juste que, dans une image 4:2:2, pour quatre échantillons de luminance on a toujours deux échantillons de couleur. Dans cet ouvrage, nous donnerons, quand ce sera nécessaire à la compréhension, les vrais chiffres (22:11:11, etc.) et mentionnerons les équivalences (4:2:2, etc.). À noter également que l'on utilise souvent les notations « YUV » pour désigner un signal de type 4:2:2, et « RVB » (ou RGB) pour désigner un signal en pleine bande de type 4:4:4.

La plus faible sensibilité de l'œil humain à la couleur qu'à la luminosité autorise à coder deux fois moins d'échantillons de chrominance que d'échantillons de luminance. Dans la norme définie pour les applications de studio, le rapport entre les fréquences d'échantillonnage de Y, R-Y, B-Y est égal à celui des nombres 4:2:2. Par exemple, dans le cas d'une image SD de définition 720 × 576, la couleur seule ne dispose que d'une définition de 360 × 288.

Le 4:2:2 et ses déclinaisons

4:2:2   En définition standard, la luminance est échantillonnée à 13,5 MHz et les composantes de couleurs à 6,75 MHz. En haute définition, la luminance est échantillonnée à 74,25 MHz et les composantes de couleurs à 37,125 MHz ; le 4:2:2 devient 22:11:11. Le 4:2:2 est le niveau de codage principal de studio, utilisé dans l'ensemble des équipements numériques, ainsi que par les formats d'enregistrement haut de gamme.

4:2:2:4   C'est un codage 4:2:2 incluant un signal de découpe échantillonné à la même fréquence que le signal de luminance.

4:1:1   La luminance est échantillonnée à 13,5 MHz en définition standard (74,25 MHz en haute définition), les composantes de couleurs à une fréquence quatre fois plus faible. Le 4:1:1 est notamment utilisé par le format d'enregistrement DVCPRO25. En haute définition, le 4:1:1 devient 22:5,5:5,5.

4:2:0   La luminance est échantillonnée à 13,5 MHz en définition standard (74,25 MHz en haute définition) et les composantes de couleurs à une fréquence deux fois inférieure (comme en 4:2:2), mais elles ne sont présentes qu'une ligne sur deux. Le 4:2:0 est utilisé par l'ensemble des systèmes de diffusion numérique (DVB), le DVD, le Blu-ray Disc, l'Ultra HD Blu-ray Disc, tous les services de streaming, ainsi que par de nombreux formats d'enregistrement à toutes les définitions. En HD, le 4:2:0 devient 22:11:0.

4:4:4   La luminance et les composantes de couleurs sont échantillonnées à la même fréquence de 13,5 MHz en définition standard (74,25 MHz en haute définition), sur toutes les lignes. Le 4:4:4, notamment, est utilisé par les stations graphiques et les systèmes de traitement colorimétrique. En HD, le 4:4:4 devient 22:22:22.

4:4:4:4   C'est un codage 4:4:4 incluant un signal de découpe échantillonné à la même fréquence que le signal de luminance.

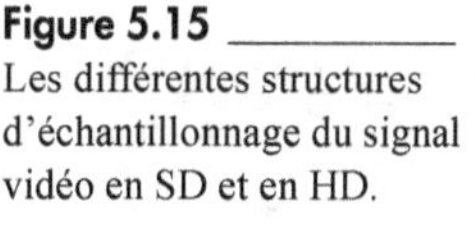

Figure 5.15
Les différentes structures d'échantillonnage du signal vidéo en SD et en HD.

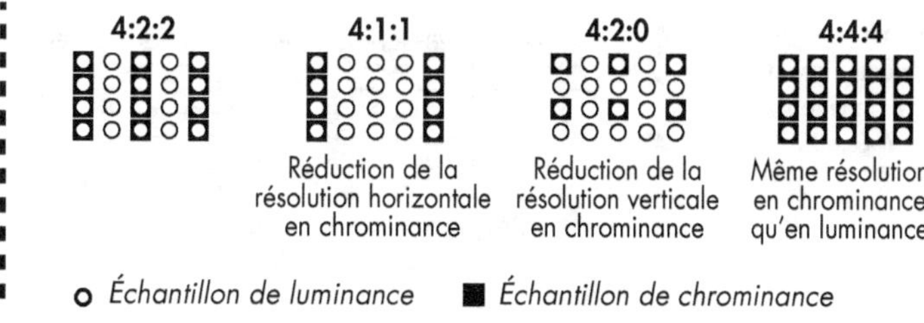

5.2.7 *La structure d'échantillonnage*

On appelle « structure d'échantillonnage » la répartition des échantillons de luminance et de chrominance dans le temps et l'espace. Avec l'apparition de la couleur, le signal vidéo a perdu la périodicité de 2 trames qu'il avait en noir et blanc (4 trames en NTSC, 4 ou 8 trames en PAL, 4 ou 12 trames en SECAM). Pour le numérique, on a souhaité éliminer ce problème de gestion des cycles et revenir à une périodicité de 2 trames pour la structure d'échantillonnage, ce qui sous-entend que les images soient de structure identique. Trois types de structures ont alors été envisagés : orthogonale, quinconce ligne et quinconce trame.

- Dans la structure orthogonale, la phase horloge de l'échantillonnage est identique pour chaque ligne et chaque trame. Les échantillons sont situés aux mêmes emplacements d'une ligne à l'autre et d'une trame à l'autre.

- Dans la structure quinconce ligne, la phase horloge de l'échantillonnage est décalée d'une demi-période à chaque ligne. Les échantillons sont décalés en quinconce d'une ligne à l'autre. La périodicité de 2 trames est maintenue grâce à un déphasage à la fréquence image.

- Dans la structure quinconce trame, chaque trame est orthogonale, mais la phase horloge de l'échantillonnage est décalée d'une demi-période à chaque trame. Les échantillons sont alignés d'une ligne par rapport à l'autre sur une trame, mais ils sont décalés en quinconce entre deux trames.

Figure 5.16
Les différentes structures d'échantillonnage fixes possibles (périodicité 2 trames).

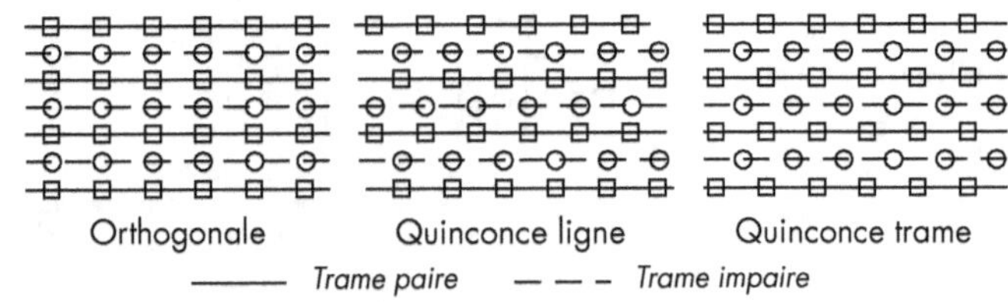

À la suite de nombreux essais subjectifs, c'est finalement la structure orthogonale (au demeurant la plus simple des trois) qui a été choisie. Nous retiendrons qu'elle se répète identique à elle-même à chaque ligne, chaque trame et chaque image. Dans la

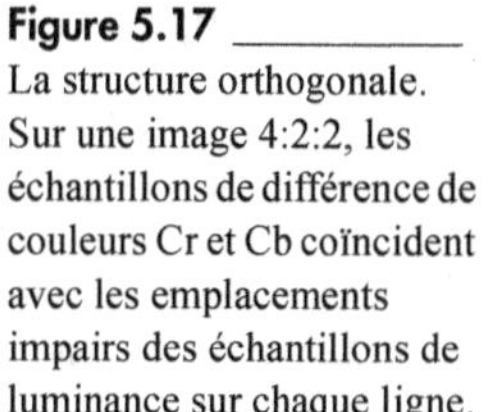

Figure 5.17

La structure orthogonale. Sur une image 4:2:2, les échantillons de différence de couleurs Cr et Cb coïncident avec les emplacements impairs des échantillons de luminance sur chaque ligne.

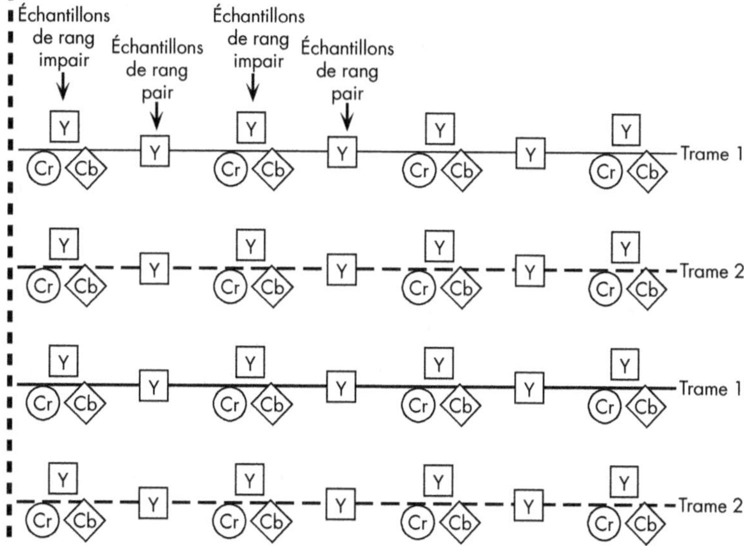

norme 4:2:2, les échantillons de différence de couleurs Cr et Cb coïncident avec les emplacements impairs des échantillons de luminance Y sur chaque ligne ; les emplacements pairs ne sont occupés que par les échantillons de luminance.

5.2.8 La quantification

Principe de base

La quantification est, après l'échantillonnage, la deuxième étape du processus de conversion analogique/numérique. Elle a pour but de faire correspondre à chaque amplitude discrète mesurée un nombre entier exprimé en base 2, dans lequel n chiffres permettent de coder $N = 2^n$ valeurs distinctes. Au cours de cette étape, le signal analogique, qui peut prendre une infinité de valeurs, est converti en un signal constitué d'un nombre fini (N) de valeurs numériques codées sur n bits. On comprend alors que des erreurs d'arrondi par défaut ou par excès sont inévitables. Car à plusieurs valeurs proches, mais néanmoins différentes, du signal analogique correspondra une seule et même valeur numérique binaire. La précision du signal converti sera donc directement liée

349

au nombre de valeurs disponibles pour coder les échantillons. Par exemple, deux bits par échantillon donnent quatre valeurs distinctes (00, 01, 10, 11) et trois bits par échantillon en donnent 8.

La figure 5.18 illustre cette phase de quantification et l'erreur qu'elle induit. En fonction de la plage d'amplitudes à quantifier, on définit une échelle constituée d'un nombre fini d'intervalles « q » appelés « pas de quantification » ou « échelons de quantification », ou encore « quantums ». À chaque échelon q, 2q, 3q, etc., est associée une valeur numérique. À un instant t, l'amplitude du signal se trouvant à l'intérieur d'un échelon est remplacée par la valeur de cet échelon ; la valeur exacte de l'amplitude n'est pas prise en considération. Il est évident que plus les échelons sont petits, plus ils sont nombreux sur une plage donnée, et plus la précision du signal numérique est grande.

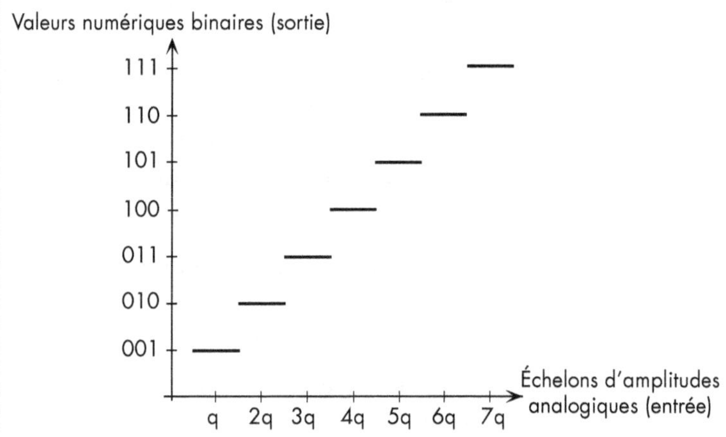

Figure 5.18
Principe de la quantification avec 3 bits – cas non réaliste. Toutes les amplitudes analogiques inscrites à l'intérieur d'un échelon sont converties en une seule et même valeur numérique, celle du centre de l'échelon.

Quoi qu'il en soit, l'erreur de quantification est toujours inférieure au quantum q, qui est en fait la plus petite valeur mesurable par le convertisseur ; pour reprendre l'analogie avec la pesée au moyen d'une balance, q représente le plus petit poids disponible. Elle représente une erreur de 1 unité sur le nombre total de quantums. Ainsi, un système travaillant sur 3 bits est caractérisé par une erreur maximale de 1/8, soit un taux de 12,5 % ; un système à 8 bits donne une erreur maximale de 1/256, soit 0,39 % ; et le taux d'erreur d'un système à 10 bits est de 0,09 % (1/1 024). De manière générale, plus le nombre de bits utilisés pour la quantification est élevé, plus la précision du système de conversion est grande, mais plus le temps de traitement est long. L'expression mathématique du quantum en fonction de l'amplitude maximale du signal d'entrée (V_{max} - V_{min}) et du nombre de bits de quantification n est la suivante :

$$q = \frac{V_{max} - V_{min}}{2^n}$$

En pratique, il a été décidé que le signal de sortie change de valeur quand le signal d'entrée passe par l'une des valeurs $(2n + 1).q/2$, ce qui limite l'erreur à $\pm q/2$. La succession d'erreurs de quantification se traduit par la création d'un signal aléatoire, dont l'amplitude maximale est un demi-pas de quantification – il varie entre $\pm q/2$. Ce signal, appelé « bruit de quantification », se superpose au signal utile. Plus le nombre de bits est élevé, plus le bruit de quantification est faible, donc plus le rapport signal sur bruit est élevé. En télévision, le rapport S/B d'un signal numérique est approché par la relation :

$$S/B \text{ (dB)} = 6N + 10 \quad (N = \text{nombre de bits})$$

On retiendra que chaque bit supplémentaire améliore le rapport S/B de 6 dB.

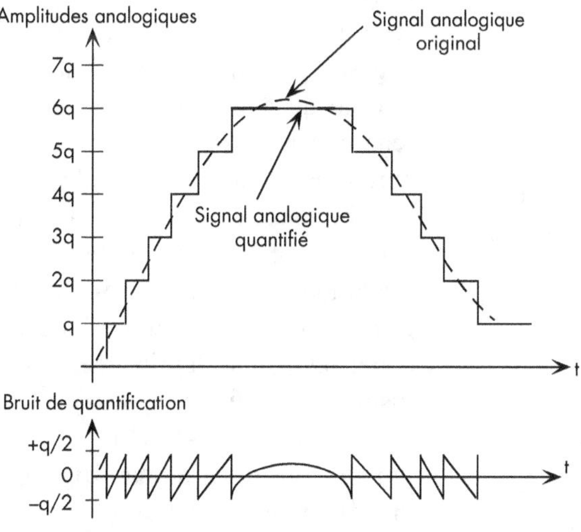

Figure 5.19
La courbe représentant le signal quantifié a l'allure de marches d'escalier.
La succession des erreurs engendre un signal appelé « bruit de quantification ».

Au cours de l'étape de quantification, l'amplitude de chaque échantillon analogique prélevé sur le signal d'origine est convertie en un nombre binaire. Un nombre infini d'informations est donc remplacé par un nombre limité de valeurs disponibles. La précision de la quantification dépend de ce nombre de valeurs disponibles, c'est-à-dire du nombre de bits utilisés pour le codage des valeurs numériques : n bits donnent 2^n valeurs possibles.

La profondeur de codage du signal vidéo

On appelle « profondeur de codage » le nombre de bits utilisé pour coder chaque échantillon d'un signal numérique. En audio, les choses sont très simples, chaque échantillon est codé sur 16 bits. En vidéo, il existe plusieurs niveaux de profondeur de codage en fonction des applications, typiquement 8, 10, 12, 14, voire 16 bits par composante. En vidéo en effet, la profondeur de codage est toujours donnée pour chaque composante de l'image, elle est donc à multiplier par trois pour connaître le nombre de bits par échantillon.

Sur l'image, la profondeur de codage détermine le nombre de pas de contraste existant entre le niveau maximal (le plus lumineux) et le niveau minimal (le plus sombre). En d'autres termes, elle définit le nombre de tons, du plus sombre au plus lumineux, que peut prendre chaque sous pixel R,V,B de l'image. Plus la profondeur de codage est élevée, plus le nombre de couleurs possible est grand et plus les pas de luminance sont nombreux et resserrés entre eux. Ce qui non seulement lisse les ombres et dégradés, mais aussi adoucit les transitions au sein de chaque famille de couleurs. Une profondeur de codage trop faible au regard d'une dynamique lumineuse donnée se traduit par un défaut de postérisation. Celui-ci apparaît sous forme de bandes de luminance (*banding* en anglais), particulièrement visibles sur les zones contenant de légers dégradés. Au lieu de voir une gradation continue, on voit des transitions abruptes en escaliers. Cela est dû à un nombre déficient de niveaux disponibles pour coder les pas de luminance, qui deviennent trop larges, et donc visibles ; il manque des niveaux intermédiaires pour lisser l'ensemble. Précisons bien ici que ce défaut de *banding* est uniquement lié à la quantification du signal, et que ce n'est pas un défaut de compression.

Plus la profondeur de codage est élevée, plus l'écart entre deux niveaux de quantification adjacents est faible, donc plus la dynamique lumineuse autorisée peut être élevée sans risque de voir apparaître des démarcations visibles entre des nuances proches sur les dégradés.

À l'origine, la norme 4:2:2 spécifiait pour chaque composante du signal vidéo une profondeur de codage de 8 bits, permettant de disposer de 256 niveaux numériques pour le rouge, le vert et le bleu. Cela permet plus de 16 millions de couleurs possibles, ce qui semble a priori beaucoup, mais qui n'est en réalité qu'une fraction de ce que notre œil peut voir. Qui plus est, sur ces 256 niveaux théoriques, seulement 220 sont réellement utilisés en pratique, afin de ménager une réserve au-delà des deux extrêmes. Sur une échelle de gris, le noir est ainsi codé à la valeur 16, et le blanc à 235. C'est ce qui explique notamment qu'une image vidéo affichée sur un moniteur informatique (opérant pour sa part sur toute l'échelle des 256 niveaux) apparaît délavée, car le niveau 16 est interprété comme un gris sombre et non comme un noir pur. Si 220 niveaux de luminance convenaient pour coder les images en diffusion/distribution et en reportage, ils se sont vite avérés insuffisants pour les applications de production et de postproduction haut de gamme, qui nécessitent de gérer des dynamiques lumineuses supérieures sans artéfacts de quantification. La norme 4:2:2 a donc évolué en étendant de 8 à 10 le nombre de bits par échantillon. Une profondeur de codage de 10 bits permet d'accroître dans un facteur 4 la précision de la numérisation, donc la plage dynamique, pour une augmentation de seulement 25 % du volume de données. On dispose alors de 1 024 niveaux, dont 880 utiles pour traduire toutes les valeurs que peut prendre le signal vidéo. Le signal de luminance est toujours positif, alors que les signaux de différence de couleurs sont bipolaires, comme le montre la figure 5.20.

Lorsque l'image doit être soumise à des traitements de chromakey ou de correction colorimétrique, une profondeur de codage minimale de 10 bits est de rigueur. Les informations additionnelles en matière de nuances de luminosité et de rendu des couleurs deviennent en effet essentielles pour garantir un résultat soigné et qualitatif.

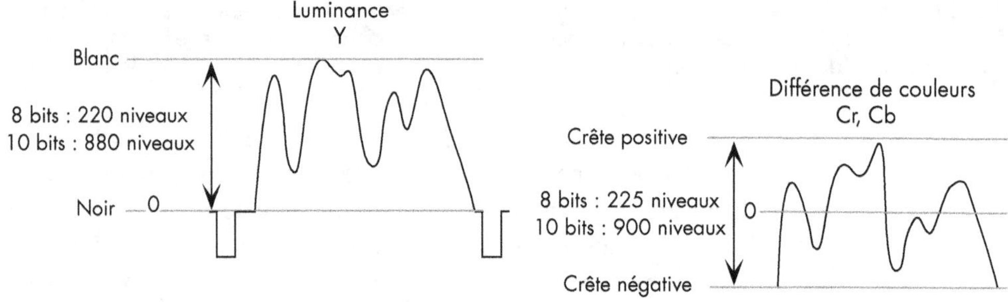

Figure 5.20
Quantification sur le signal de luminance et sur les signaux de différence de couleurs.

Il faut par ailleurs savoir que la profondeur de codage des caméras vidéo broadcast est aujourd'hui typiquement de 12 ou 14 bits, et que celle des caméras de cinéma numérique atteint 16 bits par composante. Mais les formats d'enregistrement vidéo restent limités à 8 ou 10 bits, et la diffusion/distribution SDR (y compris le DVD et le Blu-ray) s'effectue toujours sur 8 bits, limitant de toute façon la dynamique lumineuse transportée chez l'utilisateur. Les techniques de HDR *(High Dynamic Range)* ont justement pour objectif d'éliminer ce goulot d'étranglement. En particulier, le 8 bits sera définitivement abandonné en diffusion grâce au profil Main 10 du standard de compression HEVC/ H.265, qui permet un codage sur 10 bits, et qui est le seul utilisé par tous les services de distribution et diffusion en Ultra HD (dont l'Ultra HD Blu-ray).

Il est par ailleurs à noter que, dans le monde informatique, les images RVB sont généralement décrites par le nombre total de bits utilisés par pixel. Ainsi, une profondeur de codage sur 8 bits par canal de couleur donne une image dite « 24 bits ». Si l'on y ajoute un canal alpha (découpe), on parle d'une image « 32 bits ».

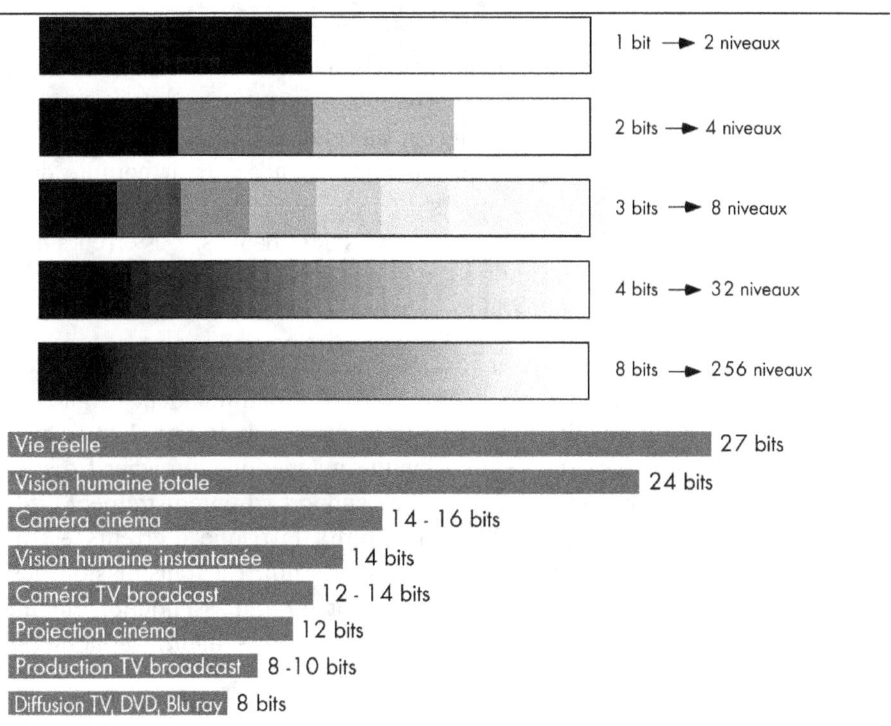

Figure 5.21

La profondeur de codage détermine le nombre de pas de gradation sur l'échelle de luminance. Plus elle est élevée, plus elle met de niveaux de luminosité à disposition pour couvrir une plage dynamique donnée. Et plus ces niveaux sont nombreux, plus ils sont resserrés donc plus l'écart entre deux niveaux consécutifs est réduit. Plus la profondeur de codage est élevée, plus elle permet de reproduire une plage dynamique élevée sans laisser apparaître un effet de bandes *(banding)* ou de postérisation sur les dégradés.

La profondeur de codage est le nombre de bits utilisé pour coder chaque valeur numérique d'un signal. En vidéo, elle définit la subtilité de gradation de luminosité et de couleur de chaque pixel de l'image. Cela se traduit par l'étendue des tonalités, ou le taux de contraste affichable sans artéfact visible.

Théoriquement la profondeur de codage est différente de la plage dynamique. Peu de bits pourraient en effet produire une image à très fort écart de contraste entre les hautes et les basses lumières. Mais une telle image serait absolument inexploitable, car dotée d'un rendu abominable dans les moindres dégradés qui seraient transformés en escaliers (défaut de postérisation ou de *banding*). C'est pourquoi, en pratique, ces deux paramètres sont liés.

Les incréments entre deux niveaux de luminosité ou de couleur doivent être d'amplitude suffisamment faible pour demeurer à l'image en dessous du seuil de perception humaine.

5.2.9 *La correction d'erreurs*

Si toute la chaîne de traitement vidéo fonctionnait idéalement, sans aucune perturbation, les signaux numériques pourraient être enregistrés, traités et transmis tels quels, avec une fiabilité totale. Dans la pratique, il faut cependant tenir compte du comportement des supports d'enregistrement et des voies de transmission, qui présentent parfois des défaillances. Des erreurs peuvent alors être introduites dans le flux de données numériques et modifier le contenu du message.

Sur un magnétoscope, les principales sources d'erreur sont les irrégularités du mécanisme d'entraînement (gigue, ou *jitter* en anglais), les fluctuations du niveau du signal, mais aussi la poussière, un défaut d'enduit magnétique, un léger froissement de la bande, etc. Sur un support d'enregistrement informatique (disque ou carte mémoire), le risque d'erreurs est bien moins important, mais il n'est pas nul. En transmission, les dégradations pouvant affecter le signal sont essentiellement dues au bruit et aux distorsions : écho, évanouissement, diaphonie, intermodulation parasite, etc.

Une erreur en numérique est soit une inversion de valeur binaire dans un mot, soit une absence ponctuelle de données. Une erreur est d'autant plus gênante qu'elle affecte les bits de poids fort, c'est-à-dire les plus significatifs. Dans le cas d'un signal compressé, une erreur peut par ailleurs avoir des impacts très différents selon son emplacement. Si elle se produit sur une image interpolée P ou B, elle sera totalement imperceptible à l'œil. Si, en revanche, la même erreur affecte une image Intra I, elle peut générer un gel d'image ou provoquer un passage au noir pendant une demi-seconde ou plus…

Il existe aujourd'hui des systèmes de correction très performants, capables de détecter et de corriger un grand nombre d'erreurs. Tout le travail consiste en fait à repérer quand un « 1 » a pris la place d'un « 0 », et vice versa, parce que, une fois le bit faux détecté, sa correction est immédiate. Pour permettre un contrôle de la validité des informations transmises, des données supplémentaires, dites « données de redondance », sont ajoutées aux données utiles lors du codage, répondant à une loi connue du codeur et du décodeur. Au cours du décodage, à chaque fois que cette loi n'est pas vérifiée, un processus de détection puis de correction des bits erronés est déclenché. Il faut cependant bien comprendre que la vidéo se présentant sous la forme d'un flux continu, elle ne peut pas « attendre » la correction, ne serait-ce que quelques millisecondes ; celle-ci doit s'effectuer en temps réel.

La figure 5.22 donne un exemple extrêmement simplifié de correction d'erreurs, basée sur la loi de parité. Dans la réalité, cette opération est évidemment beaucoup plus complexe.

Données originales

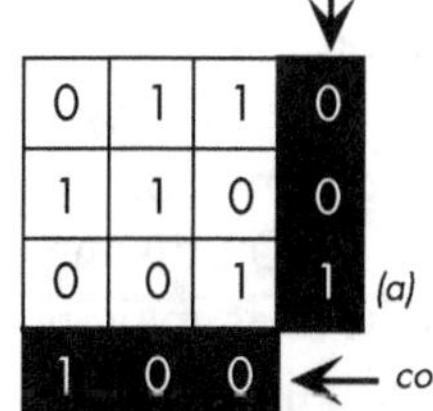

Codage : ajout d'un code de correction d'erreurs

Un bit supplémentaire, appelé « bit de parité », est ajouté à la fin de chaque ligne et de chaque colonne du tableau de données. Ce bit prend une valeur qui rend pair le nombre total de « 1 » présent dans la ligne ou la colonne qu'il complète. Par exemple, sur la ligne (a), un « 1 » est ajouté pour que la somme des chiffres sur cette ligne soit égale à 2.

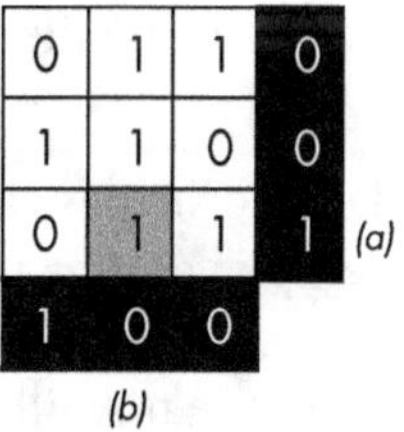

Décodage : vérification de la loi de parité et détection des erreurs éventuelles

Le nombre de « 1 » sur chaque ligne et sur chaque colonne est compté afin de vérifier la loi de parité établie lors du codage. Si, par exemple, sur une ligne, un nombre impair de « 1 » est trouvé, une recherche par colonne permet d'identifier le bit erroné. Dans l'exemple ci-contre, on compte un nombre impair de « 1 » sur la ligne (a) ainsi que sur la colonne (b). La valeur du bit se trouvant à leur intersection est erronée.

Correction de l'erreur

Le bit erroné est remplacé par sa valeur correcte.

Figure 5.22

Principe de correction d'erreurs par adjonction d'un code de parité.

L'entrelacement des données

La plupart des erreurs qui perturbent un signal numérique affectent généralement plusieurs dizaines de bits consécutifs. C'est pourquoi a été inventé le principe du brassage, ou entrelacement, des données. Celui-ci consiste à éloigner les unes des autres les informations à l'origine consécutives, dans le but de briser et de disperser tout paquet d'erreurs. Ce brassage est pseudo-aléatoire, sa formule étant connue par le codeur comme par le décodeur (chargé, lui, de tout remettre en ordre). À la lecture ou à la réception du signal, le désentrelacement a pour effet de répartir spatialement les petites erreurs sur l'image. Ces erreurs isolées sont plus facilement détectables et corrigibles, en tout cas beaucoup moins perceptibles, voire totalement invisibles.

La dissimulation

Il faut bien comprendre qu'un système de correction d'erreurs ne se contente pas d'effectuer une approximation de la valeur erronée, mais qu'il restitue intégralement la donnée d'origine. Cependant, quand les capacités de correction sont insuffisantes, il est fait appel à un processus de dissimulation. On distingue plusieurs degrés de dissimulation d'erreurs détectées mais non corrigées. Parmi elles, la duplication de données adjacentes – qui donne un résultat assez médiocre en vidéo – et le calcul de la valeur moyenne entre échantillons proches : c'est le meilleur compromis en vidéo.

En informatique cependant, c'est dans la grande majorité des cas la plus rigoureuse correction d'erreurs qui est employée, car un simple bit erroné dans un fichier peut avoir des conséquences totalement imprévisibles. Qui se risquerait sur son PC à travailler sur un document dont on saurait qu'il renferme une erreur binaire approximativement corrigée ?

Avant la transmission ou l'enregistrement d'un signal numérique, on prévient tout risque d'erreurs d'une part en brassant les données, d'autre part en leur ajoutant des données de contrôle. Ces dernières sont utilisées par le décodeur pour vérifier la validité des données reçues et, le cas échéant, détecter et corriger – ou du moins dissimuler – les erreurs.

5.2.10 *Le codage de canal*

Le codage de canal a pour but de moduler le flux de données numériques pour l'adapter aux caractéristiques du canal de transport ou d'enregistrement. Par exemple, les longues suites de 1 ou de 0 du message numérique créent des composantes continues, impossibles à relire une fois enregistrées. Il faut donc les rompre par un codage particulier, dont l'unique but est de modifier la forme du signal, sans bien sûr toucher à son contenu. Il existe plusieurs codes, chacun ayant ses avantages et ses inconvénients qui les rendent plus appropriés à tel ou tel type d'application : réduction de la composante continue, mais aussi recouvrement de l'horloge, distribution spectrale, etc. Quelques-uns d'entre eux sont décrits ci-après et représentés sur la figure 5.23.

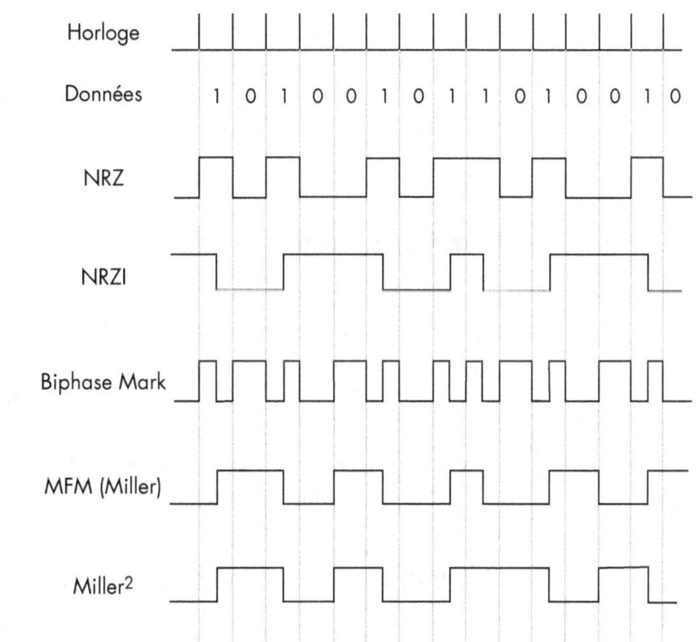

Figure 5.23
Les principaux codages de canal.

NRZ (Non-retour à zéro)

C'est le plus simple de tous. Une donnée binaire « 1 » engendre un niveau haut du signal et une donnée binaire « 0 » un niveau bas. Ce code est caractérisé par une importante composante continue, ainsi que par une absence du signal d'horloge, qu'il faut donc regénérer à la réception.

S-NRZ (*Scrambled NRZ* = NRZ embrouillé)

Il s'agit d'une variante du code NRZ dans laquelle le signal est mélangé – via une somme modulo 2 – avec une séquence binaire pseudo-aléatoire. Cela a pour effet d'une part de générer des transitions fréquentes en brisant les longues suites de symboles identiques, et d'autre part de réduire la valeur de la composante continue, ce qui est essentiel pour le transformateur du tambour de têtes d'un magnétoscope.

NRZI (Non-retour à zéro inversé)

Un « 1 » produit une transition au milieu de la demi-période d'horloge, un « 0 » n'a aucun effet. Ce code, qui présente l'avantage d'être insensible aux inversions de polarité, est caractérisé par une faible composante continue. Il est notamment utilisé dans les liaisons série 4:2:2.

Biphase Mark

Un « 0 » provoque une transition et un maintien du niveau pendant toute la période d'horloge, tandis qu'un « 1 » entraîne une transition et un changement de niveau à la moitié de la demi-période d'horloge. Ce code présente une composante continue nulle et contient tous les fronts d'horloge – il est dit « auto-synchroniseur ». Il est employé par le code temporel longitudinal LTC des magnétoscopes.

Miller ou MFM (*Modified Frequency Modulation*)

Un « 1 » donne une transition au milieu de la demi-période d'horloge, un « 0 » isolé ne donne aucune transition, mais une transition se produit entre deux « 0 » consécutifs. Ce code, inventé par M. Miller de la société Ampex, peut comporter une composante continue. Quant à l'horloge, elle est facilement extractible, le signal présentant au moins une transition tous les deux bits.

Miller carré (Miller^2)

Il possède les mêmes caractéristiques que le code MFM, auxquelles s'ajoute la règle suivante : la dernière transition d'une suite paire de « 1 » est omise. Ce code, qui présente une composante continue très faible, est utilisé dans certains magnétoscopes numériques.

Il existe d'autres codes plus complexes et plus puissants, parmi lesquels on peut citer le très sophistiqué code 8/14 (*Eight to Fourteen Modulation* ou EFM), utilisé par le Compact Disc et par certains magnétoscopes. Son principe repose sur la conversion des mots de 8 bits de données en mots de 14 bits – dont 3 de redondance –, dans le but de réduire la composante continue ainsi que la gamme de fréquences en haut et en bas du spectre.

> Le codage de canal a pour but de structurer le flux numérique, afin de lui conférer des propriétés spectrales optimisées pour son enregistrement ou sa transmission.

5.2.11 *La ligne vidéo numérique*

Les lignes actives analogiques des systèmes à 625 et 525 lignes sont de durées légèrement différentes. La ligne active numérique doit logiquement contenir un nombre suffisant d'échantillons pour couvrir la plus longue des deux, c'est-à-dire celle des systèmes à 525 lignes, qui en requiert 710. Suite à de nombreux tests, il a finalement été choisi 720 échantillons pour le signal de luminance et 360 pour chaque signal de différence de couleurs. Une ligne active numérique renferme donc un total de 1 440 échantillons. La référence des temps pour l'opération de conversion analogique-numérique est donnée par le front avant des impulsions de synchronisation ligne à mi-amplitude ; c'est donc à cet instant qu'apparaît le premier échantillon. Les parties non visibles de chaque ligne sont notamment utilisées pour transporter l'audio lorsque celui-ci est véhiculé en même temps que la vidéo (on dit que le signal audio est *embedded*, littéralement « dans le même lit »).

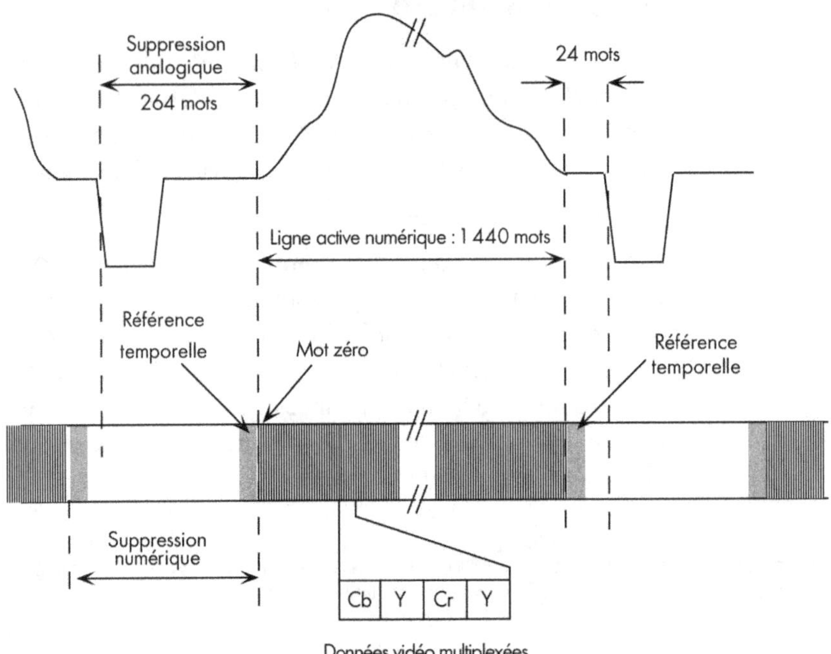

Figure 5.24

Relation temporelle entre la ligne vidéo analogique et la ligne vidéo numérique telle que définie dans la Rec 601.

5.2.12 *La trame vidéo numérique*

La figure 5.25 montre les relations entre les trames numériques et les trames analogiques, ainsi que la position de l'intervalle de suppression trame numérique pour les systèmes à 625 lignes. Pour éviter d'avoir à créer des demi-lignes numériques, les débuts et fins de suppression trame coïncident avec les débuts et fins de suppression ligne. En 625/50, chaque trame active renferme ainsi un nombre entier de lignes complètes, et une image est constituée de 576 lignes utiles. La suppression trame numérique s'étend sur 24 lignes dans la première trame et sur 25 lignes dans la deuxième trame. Trois lignes de suppression sur chaque trame sont réservées au transport de données auxiliaires, qui bénéficient ainsi d'un débit de 1,7 Mbits/s.

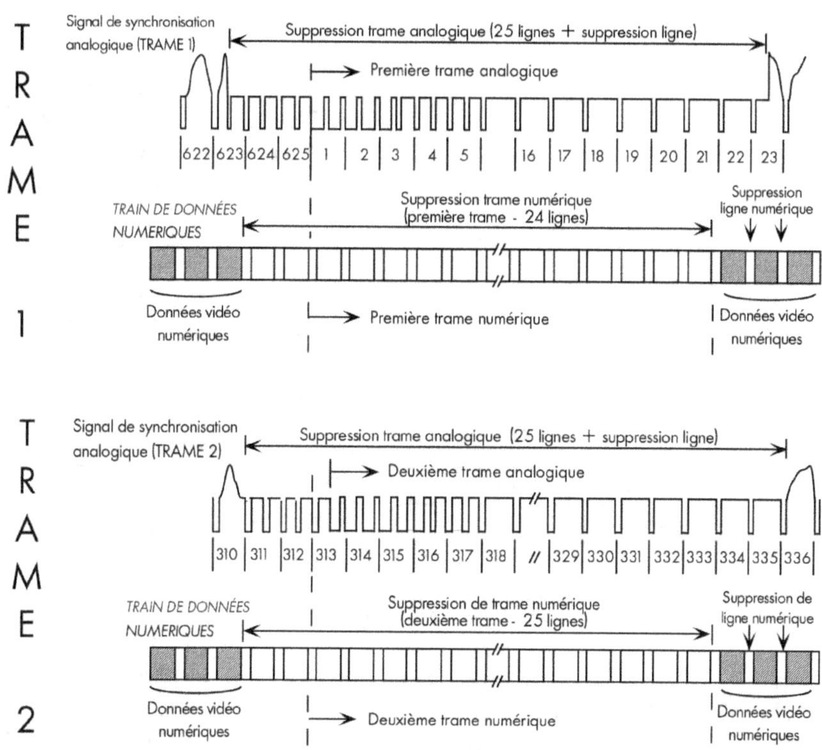

Figure 5.25

Relations entre les trames analogiques et les trames numériques dans la Rec. 601.

Tableau 5.1

Les principaux paramètres de la norme 4:2:2 (Rec. 601).

		625/50	525/60
Signaux à coder		Y, (R-Y), (B-Y) corrigés en gamma (0,45)	
Fréquences d'échantillonnage	Luminance Différence de couleurs	13,5 MHz 6,75 MHz	
Bandes passantes équivalentes	Luminance Différence de couleurs	5,75 MHz 2,75 MHz	
Nombre d'échantillons par ligne complète	Luminance Différence de couleurs	864 432	858 429
Nombre d'échantillons utiles par ligne	Luminance Y Différence de couleurs	720 360	
Structure d'échantillonnage		Orthogonale. Les échantillons de chrominance coïncident avec les échantillons impairs de luminance.	
Quantification (8 bits)		256 niveaux dont : 220 utiles pour Y, 225 pour Cr, Cb	
Quantification (10 bits)		1 024 niveaux dont : 880 utiles pour Y, 900 pour Cr, Cb	

Tableau 5.2
Les débits du signal vidéo SD.

	Signal utile 720 × 576		Signal complet 864 × 625	
	8 bits	**10 bits**	**8 bits**	**10 bits**
Signal 4:2:2	166 Mbits/s	207 Mbits/s	216 Mbits/s	270 Mbits/s
Signal 4:2:0 ou 4:1:1	124 Mbits/s	–	162 Mbits/s	–

Tableau 5.3
Valeurs du noir et du blanc en numérique, en fonction de la profondeur de codage du signal vidéo.

	Tension	**Valeur en 8 bits**	**Valeur en 10 bits**	**Valeur en 12 bits**
Blanc	700 mV	235	940	3 760
Noir	0 mV	16	64	256

5.2.13 *Les interfaces numériques*

On désigne par le terme interface l'ensemble des paramètres relatifs à l'interconnexion entre deux équipements ; ces paramètres concernent le type, le nombre et la fonction des circuits de liaison, ainsi que la forme des signaux échangés. Le signal vidéo numérique peut être transporté par une interface parallèle ou une interface série.

Dans une interface parallèle, tous les 8 ou 10 bits d'un mot de données sont transportés simultanément sur des supports distincts ; c'est le mode de transmission le plus naturel. Une liaison parallèle véhicule en même temps 8 ou 10 trains numériques composés des mots binaires Cb, Y, Cr, Y, Cb, Y, Cr, etc., et rythmés à la même fréquence d'horloge. Ces trains de bits sont transmis sur des paires symétriques (avec deux fils par donnée), selon une polarité définie. L'architecture interne de la plupart des équipements numériques fonctionne sous une forme parallèle qui se contente de circuits relativement lents et simples, donc bon marché. Cependant, lorsque le signal doit circuler entre différents équipements, l'utilisation d'une liaison parallèle présente plusieurs inconvénients. Le câble à multiconducteur requis est onéreux et peu maniable ; le connecteur normalisé de type 25 broches est loin d'être idéal pour la réalisation d'un panneau de brassage ou d'une grille de commutation. De plus, la longueur maximale du câble ne peut excéder quelques dizaines de mètres – au-delà, les temps de propagation des signaux peuvent varier –, ce qui peut rendre très lourde la connectique d'un studio.

Dans une interface série, tous les 8 ou 10 bits d'un mot de données et tous les mots successifs sont transmis les uns à la suite des autres sur un seul et unique support. La sérialisation du signal numérique présente ainsi l'avantage considérable de permettre son transport sur un seul câble coaxial traditionnel (le même que celui utilisé dans les installations analogiques) d'une longueur de plusieurs centaines de mètres. Le problème de la distribution des signaux et du raccordement des équipements dans le studio est ainsi résolu, puisqu'il devient presque aussi simple qu'en composite, avec un câble par source. L'électronique de l'interface série est cependant plus complexe que celle de l'interface parallèle, tant au niveau de l'émetteur (sérialisation) qu'à celui du récepteur (désérialisation). Toutes les fonctions nécessaires à la conversion d'un signal parallèle en un signal série sont implémentées dans un circuit intégré. Celui-ci permet de transmettre sur un unique câble coaxial le signal vidéo numérique avec, dans ses intervalles de suppression, les pistes audio associées, ainsi que des données auxiliaires. En bout de chaîne, un autre circuit effectue les opérations inverses pour redonner au signal sa forme parallèle. Utilisée depuis le début des années 1990, l'interface série aura été un élément clé dans le déploiement du numérique dans l'univers broadcast. Elle est normalisée sous l'appellation *Serial Digital Interface* (SDI) par la SMPTE *(Society of Motion Picture and Television Engineers)*. Initialement conçue pour le signal à définition standard, elle a été déclinée par la suite en plusieurs versions capables de gérer la haute définition entrelacée et progressive, la 3D stéréoscopique, et l'Ultra HD.

Le transport d'un signal numérique 10 bits en parallèle nécessite 10 paires symétriques, plus une paire pour l'horloge. Si ce signal est mis sous forme série, un simple câble coaxial permet de le véhiculer.

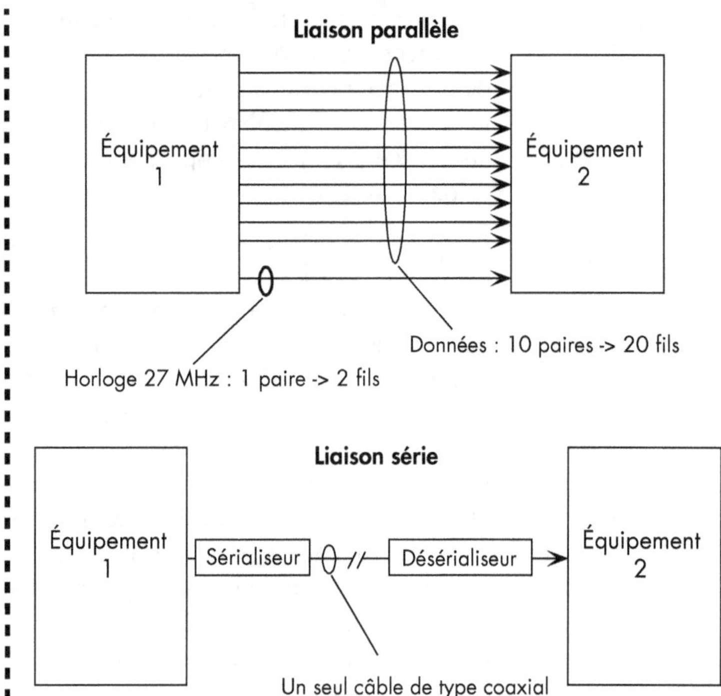

Le SDI

• La sérialisation du signal

Comme un unique support est utilisé pour transporter sous forme série tous les bits du signal les uns à la suite des autres, le débit, et par conséquent la bande passante requise, sont multipliés par le nombre de bits de quantification.

Prenons l'exemple d'un signal parallèle sur 10 bits échantillonné à la fréquence de 1 MHz : 1 bit est produit toutes les 1 µs. Si ce signal doit être transmis sous forme série, ce n'est plus 1 mais 10 bits qui doivent être produits en 1 µs ; le débit du signal sérialisé passe donc de 1 à 10 MHz.

Pour en revenir à la vidéo et en considérant la définition standard, les 10 fils à 27 Mbits/s (13,5 + 6,75 + 6,75) sont remplacés par un fil à 270 Mbits/s. Avec cette augmentation du débit se pose le problème de la synchronisation : le décodeur qui reçoit le flot de données doit être capable d'identifier chaque bit qui lui parvient afin de reconstituer correctement le signal vidéo parallèle. Comme aucun signal de référence temporelle externe n'est transmis – le but de la sérialisation est de minimiser le nombre de connexions –, l'information d'horloge doit être extraite du signal numérique lui-même, ce qui impose une certaine mise en forme côté émission. Un codage de canal autoréférencé est pour cela utilisé : il doit permettre de recouvrer l'horloge dans le décodeur, mais également de minimiser la composante continue – pour éviter toute distorsion pouvant affecter la forme du signal –, ainsi que d'homogénéiser la distribution spectrale du signal. Pour satisfaire ces exigences, les informations binaires, codées en NRZ, sont d'abord entrelacées à l'aide d'une séquence bien définie, fournie par un générateur pseudo-aléatoire. Le signal est ensuite soumis à un codage NRZI à l'issue duquel il renferme un nombre de transitions suffisant pour que le décodeur puisse en extraire les impulsions d'horloge.

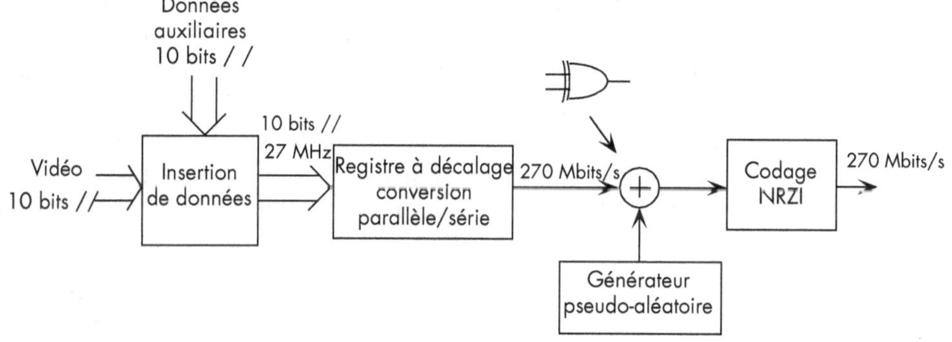

Figure 5.27
Principe de la sérialisation du signal numérique dans l'interface SDI.

Nous venons de décrire l'interface SDI *(Serial Digital Interface)*, qui permet de transporter un signal numérique série SD à 270 Mbits/s au moyen d'un câble coaxial (le même que celui utilisé en analogique), sur une distance pouvant atteindre 300 mètres, sans aucune perte (avec des corrections d'erreurs) et sans nécessiter de répéteur. Tous les équipements d'une régie numérique traditionnelle connectés en point à point sont reliés à un routeur SDI. La synchronisation à l'image près des différents signaux tout au long de la chaîne de traitement est un élément essentiel des infrastructures SDI. Un système de référence temporel, relié à l'ensemble de l'environnement de production, distribue son signal dit de *genlock* à toutes les sources. Cela garantit que les phases de sortie soient identiques et qu'elles soient parfaitement synchronisées à l'image près. Les sources sont commutées durant l'intervalle de suppression vertical, à la ligne 6 pour les pays à 50 Hz, à la ligne 10 pour les pays à 60 Hz, et à la ligne 7 en HD.

• La désérialisation du signal

À l'autre extrémité de la liaison, il faut désérialiser le signal pour qu'il puisse entrer dans les équipements en parallèle. La désérialisation se décompose en plusieurs étapes.

Une correction automatique de câble – égalisation – est d'abord appliquée sur la totalité de la réponse en fréquences pour corriger les pertes causées par la longueur du câble. L'horloge à 270 MHz est ensuite regénérée grâce à la détection des nombreux fronts de transitions du codage NRZI. Le signal NRZI est alors converti en un signal NRZ, et les données sont désentrelacées pour retrouver leur ordre chronologique. Un registre à décalage synchronisé à 270 MHz convertit alors les données série sous forme parallèle. Puis les informations auxiliaires – audio, code temporel – sont séparées du signal vidéo parallèle et transmises séparément vers les circuits adéquats.

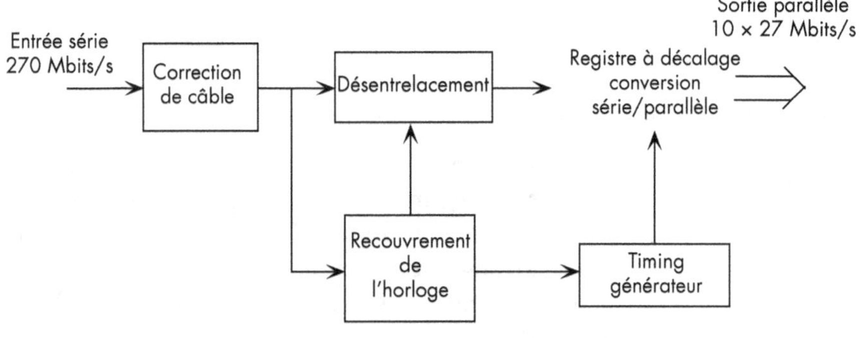

Figure 5.28

Principe de la désérialisation du signal numérique.

Précisons enfin que lorsqu'un signal sur 10 bits arrive en entrée d'un équipement travaillant sur seulement 8 bits, les deux derniers bits sont mis à zéro, l'erreur commise étant dissimulée par un arrondi soit par défaut, soit par excès.

Le SDTI

Normalisée en 1997 par la SMPTE, l'interface SDTI *(Serial Data Transport Interface)* est une extension du SDI, adaptée au transport de signaux numériques compressés entre deux équipements, avec un débit de 270 Mbits/s. Alors que le SDI véhicule uniquement le signal vidéo 4:2:2 à plein débit (avec ses quatre pistes audio), le SDTI transporte des données numériques compressées, structurées en paquets. Son atout est de permettre de continuer d'utiliser toute l'infrastructure physique SDI d'un studio numérique (câbles, grilles de commutation, etc.). Le SDTI permet ainsi de véhiculer sur un câble plusieurs flux vidéo compressés, ou un flux à une vitesse double ou quadruple (en fonction de son débit source). Le SDTI ne définit pas le codec des signaux transportés et est utilisé par plusieurs formats d'enregistrement SD, comme le Betacam SX, le DVCAM et la famille DVCPRO. Une variante à haute définition existe, permettant un débit de 1,5 Gbits/s, et qui est utilisée notamment par les formats HDCAM et Digital-S.

Le HD-SDI

En haute définition, le 4:2:2 devient 22:22:11 (même si, dans la pratique, c'est quasiment toujours l'acronyme 4:2:2 qui est employé). En considérant la même fréquence unitaire de 3,375 MHz, le signal de luminance est échantillonné à 74,25 MHz (1 920 pixels par ligne), tandis que les deux signaux de différence de couleurs sont échantillonnés à 37,125 MHz (960 pixels par ligne). La quantification de chaque composante se fait sur 8 ou 10 bits, ce qui donne un débit maximal de 1,485 Gbit/s. Les paramètres de la haute définition ont été spécifiés à l'échelle mondiale dans la Recommandation BT. 709 de l'ITU-R *(International Telecommunication Union – Radiodiffusion),* plus simplement appelée

« Rec. 709 » ou « BT. 709 ». Ils sont décrits en détail dans le chapitre 8.

Pour s'adapter aux caractéristiques du signal HD, l'interface SDI a été déclinée en une version supérieure appelée « HD-SDI », supportant ce débit de 1,485 Mbits/s. Une liaison HD-SDI peut transporter, toujours via un câble coaxial, les signaux vidéo, audio (16 canaux), ainsi que des données auxiliaires entre équipements fonctionnant aux standards 1080i/50/60, 1080p/25/30 et 720p/50/60. La longueur maximale de la liaison est de 100 m avec un câble coaxial et atteint 2 000 m avec une fibre optique. Le traitement des signaux se fait selon le même principe que dans la version SD. Après l'insertion des données auxiliaires et des codes de correction d'erreurs, la sérialisation s'effectue dans un registre à décalage NRZ. Les données sont ensuite entrelacées et sortent sous la forme d'un signal numérique NRZI sérialisé.

Il est également possible d'utiliser une double liaison HD-SDI – appelée *Dual Link* – entre deux équipements pour transporter des composantes RVB en 4:4:4 (22:22:22) sur 10 bits ou en 4:4:4:4 (c'est-à-dire avec un signal de découpe) sur 10 bits (dans un environnement de cinéma numérique par exemple). Le double HD-SDI a été architecturé pour permettre un contrôle de chacune des deux liaisons au moyen d'un équipement SDI standard. Ainsi, le signal RVB est véhiculé sur la liaison A sous la forme d'un signal V en pleine bande, et R et B en demi-bande. La liaison B porte les autres demi-bandes des signaux R et B, avec un signal de découpe en pleine bande. Le HD-SDI Dual Link supporte un débit de 2,97 Gbits/s et peut donc également traiter un signal HD 1080p en 50 ou 60 Hz.

Le 3G-SDI

Le signal HD traditionnel en structure d'échantillonnage 4:2:2 (22:11:11) en 50/60i ou 25/30p nécessite typiquement un canal de transport de 1,5 Gbits/s, supporté par l'interface HD-SDI. Lorsqu'il est soumis à un échantillonnage plus poussé en chrominance en structure 4:4:4 (22:22:22) et avec une profondeur de codage de 10 ou 12 bits, le débit est doublé à 2,97 Gbits/s. Il en est de même lorsque la fréquence image d'une simple structure

4:2:2 en balayage progressif est doublée en 50p ou 60p. C'est là qu'entre en jeu l'interface 3G-SDI qui supporte le 1080p/50/60 en 4:2:2, le 1080i/25/30 en 3D stéréoscopique, ainsi que les standards de production 4:4:4 sur 12 bits. L'interface 3G-SDI remplit globalement les mêmes fonctions que le double HD-SDI mentionné plus haut, mais permet de travailler avec un seul câble coaxial au lieu de deux, avec un débit de 2,97 Gbits/s et sur une distance de 150 mètres. Les équipements fonctionnant en 3G-SDI sont généralement estampillés « 3G ».

Pour traiter des signaux plus gourmands en bande passante avant l'avènement du 6G-SDI, des versions double et quadruple de l'interface 3G-SDI ont été standardisées. Par exemple, une image $3\,480 \times 2\,160$ est divisée en quatre sous-images $1\,920 \times 1\,080$, chacune nécessitant un débit de 1,5 Gbits/s (avec une fréquence jusqu'à 30 i/s). Ces sous-images sont structurées chacune dans un flux à 10 bits et sont combinées par paires sur deux liaisons 3G-SDI. Cette technique ne constitue cependant qu'une solution intermédiaire car elle est particulièrement coûteuse et peu commode à l'usage.

Le 6G-SDI

L'interface 6G-SDI offre une capacité deux fois supérieure à celle du 3G-SDI, permettant de faire passer sur un câble coaxial traditionnel un flux numérique doté d'une bande passante de 5,94 Gbits/s. Elle est ainsi compatible avec un flux Ultra HD 4K en 4:2:2, cadencé à un maximum de 30 i/s. Pour des fréquences d'échantillonnage et des cadences image supérieures (4:4:4, 50/60p) de multiples liaisons 6G-SDI sont requises, à moins de passer en 12G-SDI.

Le 12G-SDI

En soutenant un débit de 11,88 Gbits/s, la version 12G-SDI supporte l'Ultra HD 4K en 2160/60p (sans HFR ni HDR), avec une longueur de câble limitée à 60 mètres.

Tableau 5.4

Les interfaces numériques série de la famille SDI.

Interface	Débit	Standard vidéo maximal (sur une liaison simple)	Standard SMPTE	Date de sortie
SDI	270 Mbits/s	SD 576i/50/60	SMPTE 259M	1989
HD-SDI	1,485 Gbits/s	HD 1080p/25/30 1080i/50/60 720p/50/60	SMPTE 292M	1998
3G-SDI	2,97 Gbits/s	HD 1080p/50/60	SMPTE 372M	2002
6G-SDI	5,94 Gbits/s	Ultra HD 4K 2160p/25/30p	SMPTE ST.2081	2015
12G-SDI	11,88 Gbits/s	Ultra HD 4K 2160p/50/60	SMPTE ST.2082	2015

Le IEEE1394

Développée conjointement par Sony et Apple, l'IEEE1394 est une interface de connexion série supportant un débit de 100 à 3 200 Mbits/s sur 4,5 mètres (paire torsadée) ou 100 mètres (fibre optique). Techniquement, il s'agit d'un bus numérique série pouvant relier jusqu'à soixante-trois périphériques et comprenant trois paires de conducteurs en cuivre : une pour les données, une pour les signaux de commande et une troisième pour l'alimentation des appareils. Les produits audiovisuels grand public en utilisent cependant une version simplifiée, dépourvue de la paire véhiculant les courants d'alimentation. Le câble est alors plus fin, le connecteur plus petit et l'interface moins onéreuse.

L'IEEE1394 gère simultanément les modes de communication isochrone et asynchrone. Le mode isochrone est utilisé pour le transfert de la vidéo et de toutes données nécessitant un transfert en temps réel. Il consiste en l'envoi de paquets de données de taille fixe à intervalles de temps réguliers, avec garantie de bande passante pour tous les périphériques connectés. Le mode asynchrone, utilisé pour les disques durs, véhicule les paquets à intervalles de temps variables et assure la bonne transmission des données par accusé de réception.

Tableau 5.5

Les différentes versions de l'interface IEEE 1394.

Norme	Débit théorique
IEEE 1394a	
IEEE 1394a-S100	100 Mbits/s
IEEE 1394a-S200	200 Mbits/s
IEEE 1394a-S400	400 Mbits/s
IEEE 1394b	
IEEE 1394b-S800	800 Mbits/s
IEEE 1394b-S1200	1 200 Mbits/s
IEEE 1394b-S1600	1 600 Mbits/s
IEEE 1394b-S3200	3 200 Mbits/s

À noter que les appellations commerciales de l'IEEE1394 sont « FireWire » chez Apple et « i.LINK » chez Sony. IEEE est l'acronyme de *Institute of Electrical and Electronic Engineers*.

Le HDMI

À l'origine présenté comme « le péritel de la haute définition », le HDMI *(High Definition Multimedia Interface)* est l'interface d'interconnexion audio/vidéo permettant de relier des sources d'images grand public (set-top box, lecteurs DVD/Blu-ray, caméscopes, consoles de jeux, etc.) à tout type de dispositif d'affichage. Elle transporte la vidéo et l'audio en plein débit au travers d'un câble unique et via un connecteur compact, inspiré des interfaces informatiques USB et IEEE1394. En un peu plus d'une décennie, l'interface HDMI a fait l'objet de plusieurs versions publiées par le HDMI Forum, un groupe de travail international rassemblant 90 industriels de l'électronique grand public, dont les plus significatives sont les suivantes.

Le **HDMI 1.0** (2002) reprend les spécifications vidéo de l'interface informatique DVI (*Digital Video Interface,* successeur de la connectique VGA), si bien que la rétrocompatibilité HDMI/DVI est assurée au moyen d'un simple adaptateur mécanique. Son débit maximal est de 4,95 Gbits/s dont 3,96 pour la vidéo, ce qui lui permet de véhiculer de la HD 1080p jusqu'à 50/60 Hz, avec 8 canaux audio (192 kbits/s, 24 bits).

Le **HDMI 1.4** (2009) soutient un débit de 10,2 Gbits/s et est ainsi capable de transporter simultanément deux flux HD à plein débit pour les applications de TV3D. Le HDMI 1.4 supporte également l'Ultra HD 4K (3 840 × 2 160) mais uniquement à des fréquences plafonnant à 24/25/30 Hz (soit un débit de 6 Gbits/s). Ces fréquences images sont suffisantes pour le cinéma ou les shows musicaux, mais pas pour les retransmissions sportives. D'où la version 2.0 publiée récemment publié par le HDMI Forum.

Le **HDMI 2.0** (2013) autorise un débit de 18 Gbits/s, ce qui lui permet ainsi de supporter l'Ultra HD 4K à des cadences image atteignant 50/60 Hz. Plus précisément, il tolère les formats suivants :

- 2160p (3 840 × 2 160), 10/12 bits, 24/25/20 Hz, 4:2:2/4:4:4 ;

- 2160p (3 840 × 2 160), 10/12 bits, 50/60 Hz, 4:2:0/4:2:2.

En plus du support du 2160p/50/60, le HDMI 2.0 présente d'autres avancées, comme la gestion de jusqu'à 32 canaux audio, la possibilité de transporter simultanément deux flux vidéo et quatre flux audio séparés vers un même écran, le support du ratio d'image élargi 21/9 (correspondant au format film 2,35), la synchronisation dynamique de l'image et du son, ainsi que de nouvelles extensions autorisant le pilotage de plusieurs appareils HDMI à partir d'un seul organe de commande (par exemple la télécommande de la TV).

Physiquement, le câble et le connecteur HDMI 2.0 sont les mêmes que ceux du HDMI 1.4, ce qui permet notamment de faire évoluer un équipement vers la nouvelle norme (en partie) si cela a été prévu à sa conception. Par ailleurs, une rétrocompatibilité est assurée avec les versions antérieures de la norme. Le HDMI 2.0 est en fait construit au-dessus des versions 1.x, ce qui signifie qu'un fabricant doit préalablement implémenter la couche 1.x avant d'y ajouter la 2.0.

Les spécifications du HDMI 2.0 n'indiquent aucune limite de longueur de câble, mais l'expérience montre qu'au-delà de

7 mètres, l'atténuation affectant le signal numérique peut engendrer des gels d'image, voire des interruptions. Il existe cependant un moyen pour envoyer un signal HDMI sur des très longues distances. Baptisé « HDBASE T », il consiste à utiliser un câble à paires torsadées Ethernet pour le transport, associé à un émetteur et un récepteur.

Le **HDMI 2.0a** (2015) ajoute la prise en charge du HDR avec ses métadatas statiques (uniquement), c'est-à-dire celles liées à l'écran. Un téléviseur labélisé HDR mais équipé en HDMI 2.0 peut exploiter des contenus HDR provenant uniquement d'un service de streaming. Pour exploiter une source HDR externe comme un lecteur Ultra HD Blu-ray, le HDMI 2.0a est indispensable car c'est le seul capable de traiter les métadatas statiques additionnelles. Une mise à jour logicielle est possible à partir de la version HDMI 2.0 (mais pas depuis la version 1.4a).

Le **HDMI 2.1** (2017) supporte un débit de 48 Gbits/s et accepte toutes les définitions jusqu'au 8K, avec une fréquence image pouvant atteindre 120 i/s en 4K et 60 i/s en 8K. Cette version se distingue également par sa gestion des métadatas dynamiques du HDR variant en fonction du contenu (à noter que celles de Dolby Vision sont cependant supportées à partir de la version 1.4).

Concernant le câble, là aussi, on peut continuer d'utiliser ceux des versions précédentes, en fonction du débit utilisé. Un câble HDMI n'intègre pas de chipset et n'est donc pas lié à une technologie plutôt qu'à une autre. Seul le débit compte. On peut donc très bien utiliser un câble à 18 Gbits/s sur un appareil pourvu d'une interface HDMI 2.1, à partir du moment où le flux à véhiculer n'excède pas cette valeur. Les câbles 48G ne sont nécessaires que pour les débits supérieurs, tout en restant compatibles avec les équipements de générations précédentes.

6 La compression numérique

Pourquoi est-il nécessaire de réduire le débit du signal vidéo numérique ?
Comment peut-on retirer des informations sur une image sans que cela soit perceptible ?
Quels taux de compression est-il possible d'atteindre pour chaque type d'application ?
Quel est le rôle de la transformée en cosinus discrète (DCT) ?
Qu'est-ce qu'un « GOP » ?
À quoi correspondent les profils et niveaux en MPEG ?
Quelles sont les différences entre MPEG-1, MPEG-2 et MPEG-4 ?
Quels sont les avantages de JPEG-2000 par rapport à JPEG ?
Pourquoi voit-on parfois des effets de mosaïque sur une vidéo compressée ?
Qu'est-ce que la compression par ondelettes ?
Quels sont les atouts de HEVC/H.265 par rapport à MPEG-4 AVC/H.264 ?
À quoi correspondent les nombreux formats de fichiers vidéo (.avi, .mov, .mp4…) ?
Comment la technologie IP peut-elle remplacer les infrastructures SDI ?
Qu'est-ce que la *remote production* ?
Quels sont les principaux conteneurs vidéo ?
Quelles sont les particularités des systèmes de diffusion DVB-C, DVB-T, DVB-S ?
Comment la télévision sur Internet a-t-elle été rendue possible ?

Omniprésente sous différentes formes depuis près de 25 ans, la compression numérique a banalisé la manipulation des images vidéo aussi bien dans les domaines broadcast que grand public, d'abord en SD, puis en HD et maintenant en Ultra HD. Elle est à l'origine de la convergence des mondes de l'audiovisuel (AV) et des technologies informatiques (IT), qui a opéré une véritable mutation technologique de la production télévisuelle et des applications multimédias. Ce chapitre donne les clés pour comprendre étape par étape comment s'effectue la réduction du débit de la vidéo numérique. Il décrit les différents procédés utilisés par les algorithmes de codage, avec une analyse détaillée et comparative des standards de compression M-JPEG, DV, MPEG-1, MPEG-2, MPEG-4, JPEG-2000 et HEVC. Il passe ensuite en revue les principales applications et les nouveaux modes opératoires amenés par la compression numérique : DVD et Blu-ray, travail en réseau sur des fichiers vidéo, production vidéo en IP, dématérialisation et virtualisation des outils et process vidéo, diffusion numérique, etc.

6.1 La compression numérique : pourquoi ?

Si la compression numérique fait beaucoup parler d'elle de nos jours, il ne faut pas oublier que l'idée de réduire la quantité d'informations du signal vidéo n'est guère nouvelle. Depuis les débuts de l'histoire de la télévision, on a toujours cherché à exploiter les caractéristiques psychovisuelles de l'œil humain pour restreindre l'encombrement du signal vidéo : réduction du nombre d'images transmises par seconde tout d'abord, par rapport à la scène réelle continue captée par la caméra ; réduction de la définition verticale de chaque image aussi, inhérente à sa structure en lignes ; limitation de la définition horizontale également, le nombre de points par ligne étant directement lié à la bande passante du signal ; limitation de la définition de l'image encore, due cette fois à la structure en triplets de luminophores de l'écran du récepteur ; réduction de la quantité d'informations de chrominance transmises enfin, compte tenu de l'incapacité de l'œil à discerner des différences de couleurs dans les détails fins.

Il existe une forte disproportion entre les débits de plus en plus élevés de la vidéo numérique et les capacités de stockage et de transmission que permettent les technologies courantes. Certes, les volumes de stockage et la puissance des processeurs sont en constante augmentation, mais on travaille sur des images de définition de plus en plus haute, et les bandes passantes des canaux de diffusion, qui ne sont pas extensibles, constituent de toute façon en bout de chaîne de véritables goulots d'étranglement. Par ailleurs, la vidéo ne se consomme plus uniquement via le téléviseur du salon, mais également via Internet, avec des équipements mobiles aux capacités diverses. C'est pourquoi il est – et il sera toujours – indispensable de chercher le meilleur moyen de représenter la vidéo sous une forme la plus compacte possible, tout en conservant le maximum de sa qualité. Pour donner un ordre d'idées, une heure de vidéo numérique 4:2:2 à plein débit sur 8 bits nécessite un espace de 76 Go en définition standard, et cinq fois plus en haute définition, soit 373 Go (voir ci-après les calculs détaillés). L'Ultra HD multiplie quant à elle par 4 les volumes de stockage et débits de la HD dans sa version 4K, et par 16 dans sa version 8K… La vidéo non compressée est très difficile à manier et n'est utilisée telle quelle que pour des traitements pointus de l'image, comme les effets spéciaux ou l'étalonnage colorimétrique. Pour le reste, toutes les applications courantes d'enregistrement, de postproduction et de diffusion/ distribution numérique font appel à la réduction de débit du signal vidéo.

La compression numérique englobe tout le processus de recodification des données sources sous une forme plus compacte (codage) au travers d'une série d'étapes aux fonctionnalités différentes. Un traitement inverse de décompression permet de reconstituer la vidéo originale (décodage), avec ou sans pertes selon le cas. Un procédé qui regroupe ces deux mécanismes, de codage d'une part et de décodage d'autre part, est communément appelé « codec » (pour codeur/décodeur). Il existe aujourd'hui de nombreux codecs vidéo, chacun adapté et optimisé selon le cas pour l'enregistrement broadcast, l'enregistrement domestique, la diffusion numérique, le montage non linéaire, Internet, les applications multimédia, etc.

En marge des économies en matière de volume d'informations, la compression des images ouvre la voie à des fonctionnalités inédites dans de nombreux domaines, que nous décrirons également par la suite.

Les débits de la vidéo non compressée

Définition standard (Rec. 601)

Dans les systèmes 625/50, une image vidéo 4:2:2 de définition 720 × 576 est constituée de 829 440 échantillons :

720 (Y) + 360 (Cr) + 360 (Cb) = 1 440 échantillons/ligne,
soit 829 440 échantillons pour 576 lignes.

Si chaque échantillon est codé sur 8 bits, une image vidéo pèse :
829 440 × 8 = 6 625 520 bits, soit 829 440 octets (6 625 520/8).

Si chaque échantillon est codé sur 10 bits, une image vidéo pèse :
829 440 × 10 = 8 294 400 bits, soit 1 036 800 octets (8 294 400/8).

On retiendra les valeurs de 830 ko par image en 8 bits, et 1,03 Mo en 10 bits.

En termes de débit, cela donne :

– sur 8 bits : 830 × 25 = 20,75 Mo/s, soit 166 Mbits/s ;
– sur 10 bits : 1,03 × 25 = 25,9 Mo/s, soit 207 Mbits/s.

Si l'on considère le cas d'un échantillonnage sur 8 bits :

– une seconde (25 images) occupe 21 Mo ;
– une minute occupe 1,26 Go ;
– une heure occupe 76 Go.

Dans le cas d'un échantillonnage sur 10 bits, ces valeurs sont augmentées de 25 % (par exemple, 95 Go pour une heure).

Haute définition 1 080 lignes (Rec. 709)

Considérons le cas de la HD de définition 1 920 × 1 080, à 25 images par seconde et avec un échantillonnage de type 4:2:2.

Un calcul analogue au précédent donne :
1 920 (Y) + 960 (Cr) + 960 (Cb) = 3 840 échantillons/ligne,
soit 1 080 × 3 840 = 4 147 200 échantillons sur toute l'image.

Avec 8 bits par échantillon, on a 8 × 4 147 200 = 33 177 600 bits au total par image, soit 4,14 Mo, ce qui donne un débit de 103 Mo/s ou 824 Mbits/s.

Avec 10 bits par échantillon, on a 10 × 1 147 200 = 41 472 000 bits au total, soit 5,18 Mo par image (41 472 000/8), ce qui donne un débit de 130 Mo/s (5,18 × 25) ou 1,04 Gbit/s.

On retiendra que (sur 10 bits) :

– une seconde en 1080/50i occupe 130 Mo ;

– une minute occupe 7,8 Go ;

– une heure occupe 468 Go.

Haute définition 720 lignes (SMPTE 296M)

On considère ici la HD de définition 1 280 × 720, à 50 images progressives par seconde, et avec un échantillonnage de type 4:2:2.

Un calcul analogue au précédent donne :
1 280 (Y) + 640 (Cr) + 640 (Cb) = 2 560 échantillons/ligne,
soit 720 × 2 560 = 1 843 200 échantillons sur toute l'image.

Avec 8 bits par échantillon, on a 8 × 1 843 200 = 14 745 600 bits au total par image, soit 1,84 Mo. Avec 50 images par seconde, on a un débit de 50 × 1,84 = 92 Mo/s ou 736 Mbits/s.

Avec 10 bits par échantillon, on a 10 × 1 843 200 = 18 432 000 bits au total par image, soit 2,3 Mo par image (41 472 000/8). Avec 50 images par seconde, le débit est de 115 Mo/s (2,3 × 25) ou 920 Mbit/s.

Ultra HD 4K ou Ultra HD-1 (Rec. 2020)

On considère ici l'Ultra HD 4K de définition 3 840 × 2 160, avec un échantillonnage de type 4:2:2 et un codage sur 10 bits.

Le nombre total de pixels sur l'image est 4 fois supérieur à celui de la HD 1 920 × 1 080, soit 16 588 80 pixels.

Avec 10 bits par échantillon, on a 10 × 16 588 800 = 165 888 000 bits au total par image, soit 20,7 Mo par image.

À 25 images par seconde, le débit est de 4,15 Gbits/s, soit 1,86 To par heure.

À 50 images par seconde, le débit est de 8,3 Gbits/s soit 3,72 To par heure.

Ultra HD 8K ou Ultra HD-2 (Rec. 2020)

On considère ici l'Ultra HD 8K de définition 7 680 × 4 320, avec un échantillonnage de type 4:2:2 et un codage sur 10 bits.

La définition étant 4 fois supérieure à celle de l'UHD 4K, les calculs sont simples :
à 50 images par seconde, le débit est de 33,2 Gbits/s soit 14,9 To par heure.

Tableau 6.1

Volumes et débits vidéo avant compression des principaux formats d'images (vidéo seule, en échantillonnage 4:2:2). On retiendra que pour une heure de programme, il faut compter environ 100 Go.

	Définition image	Fréquence image	Profondeur de codage	Volume d'une image (Mo)	Débit vidéo (Mbits/s)	Volume pour une heure (Go)
SD (Rec. 601)	720 × 576	50i	8 bits	0,83	166	75
		50i	10 bits	1,03	207	93
HD 720 (SMPTE 296M)	1 280 × 720	25p	8 bits	1,84	368	166
		25p	10 bits	2,3	460	207
		50p	8 bits	1,84	736	332
		50p	10 bits	2,3	920	414
HD 1 080 (Rec. 709)	1 920 × 1 080	50i	8 bits	4,14	824	371
		50i	10 bits	5,18	1 037	467
		25p	8 bits	4,14	824	371
		25p	10 bits	5,18	1 037	467
		50p	8 bits	4,14	1 658	746
		50p	10 bits	5,18	2 074	934
Ultra HD 4K (Rec. 2020)	3 840 × 2 160	25p	10 bits	20,7	4 148	1 866
		50p		20,7	8 296	3 733
Ultra HD 8K (Rec. 2020)	7 680 × 4 320	25p	10 bits	41,4	16 592	7 466
		50p		82,8	33 184	14 932

6.2 La compression numérique : comment ?

L'art de la compression numérique consiste à supprimer certaines informations de l'image et à en simplifier d'autres, tout en faisant en sorte que les modifications apportées échappent le plus possible à la perception humaine. Un objectif d'autant plus difficile à atteindre que le débit final que l'on cherche à obtenir doit être faible. Dans le cas d'une image fixe, les techniques de compression s'appuient sur une analyse du contenu de l'image et tirent profit de son organisation interne afin d'en éliminer les données redondantes (une donnée redondante pouvant être obtenue à partir d'autres données). Par exemple, une image comporte forcément des plages uniformes plus ou moins grandes, composées de pixels identiques, que l'on peut coder de manière compacte. Dans le cas d'une séquence animée, la compression peut en plus exploiter les grandes similitudes existant très souvent entre plusieurs images successives. La plupart du temps, la vitesse des mouvements est relativement faible par rapport à la fréquence de rafraîchissement des images. Là aussi, une économie de données peut être réalisée. Par ailleurs, il faut savoir que le système visuel humain n'exploite pas la totalité des informations affichées sur une image. Il est moins sensible aux fins détails (qu'ils soient fixes ou en mouvement) qu'aux plages uniformes. De plus, il possède un pouvoir de perception bien plus faible dans les détails de couleurs que dans les détails de luminosité. Par conséquent, il existe sur l'image vidéo une grande quantité d'informations auxquelles notre œil n'accorde que peu d'importance et pour lesquelles il peut se contenter d'une représentation approximative, donc moins gourmande en données.

6.2.1 *Compression avec et sans pertes*

La compression vidéo fait appel à une variété d'algorithmes de codage qui exploitent les différents types de redondances de l'image. Le choix et l'association de ces algorithmes se fait en fonction des applications visées et des débits souhaités. On distingue deux catégories d'algorithmes de compression : les « sans pertes » et les « avec pertes ».

Les algorithmes dits « sans pertes » (*lossless* en anglais) ou « non destructifs » effectuent un traitement totalement transparent, permettant de retrouver intégralement les données d'origine à l'issue de la décompression. Ils consistent exclusivement à coder les informations de manière compacte et à éviter toute répétition de données identiques. Aucune information utile n'est supprimée ni même arrondie. Ces algorithmes sont par exemple mis en œuvre dans les outils de compression de documents bureautiques (Winrar, Stuffit, Winzip, etc.) que nous utilisons quotidiennement. Dans le domaine de l'image, très peu de codecs sont basés uniquement sur des algorithmes sans pertes parce que ces derniers conduisent à des taux de compression trop faibles. Ils sont exploités essentiellement dans les applications de composition graphique où ils sont d'autant plus efficaces que les images à coder contiennent des aplats. Les principaux sont QuickTime Animation (si paramétré à 100 %), ainsi que Targa, PNG et TIFF pour l'image fixe (des exports en séquence de fichiers à ces formats permettent de compresser des animations vidéo).

Les algorithmes dits « avec pertes » (*lossy* en anglais) permettent des taux de compression nettement supérieurs, mais imposent de négliger arbitrairement certaines informations de l'image, en tenant compte de sa nature et de notre perception visuelle. Si elle se fait dans des proportions limitées, l'élimination de ces informations peut passer inaperçue pour un observateur moyen ; on parle alors de compression virtuellement transparente, qui est la plus utilisée en production vidéo broadcast. Si, en revanche, la réduction de débit doit être réalisée dans des facteurs très élevés, le prix à payer est l'apparition d'artéfacts et de distorsions plus ou moins visibles. C'est notamment le cas en diffusion TV et en streaming.

La compression numérique déploie des stratégies mathématiques pour réduire le poids numérique des images, en jouant avec les limites de la perception de notre système visuel. Elle élimine les données redondantes, simplifie ou supprime certaines informations jugées peu importantes pour notre œil, et utilise des systèmes de codage plus efficaces.

6.2.2 *Les redondances de l'image vidéo*

La redondance spatiale (intra-image)

Une image vidéo est souvent composée de plages uniformes plus ou moins étendues, renfermant des pixels identiques. Il est donc inutile de coder séparément un à un chacun de ces pixels puisqu'un seul peut les caractériser tous. Il suffit de coder deux données, l'une représentant la valeur du pixel, l'autre étant le facteur de répétition. Aucune information de l'image originale n'est ici modifiée. Par exemple, au lieu de décrire la couleur d'une image en notant pixel par pixel « bleu », « bleu », « bleu », « bleu », « bleu », « bleu », « rouge », « rouge », « rouge », « rouge », « rouge », il suffit d'indiquer « 6 bleus, 5 rouges ». On gagne ainsi du temps et de l'espace (sur ces lignes, 70 %), sans pour autant perdre la moindre information.

La compression spatiale, également appelée « intra-image » (ou plus simplement « Intra »), exploitant les redondances à l'intérieur d'une image, est le fondement du standard JPEG.

La redondance temporelle (inter-images)

Dans une séquence vidéo, il existe une très forte corrélation entre les images successives. Si l'on visionne une vidéo au ralenti, on constate généralement que très peu d'éléments changent d'une image à l'autre. Les techniques d'estimation de mouvement permettent de coder une image par rapport à sa voisine, en prévoyant les changements qui vont intervenir en fonction de ceux qui se sont produits, et en ne codant que les informations relatives à ces changements. L'élimination des redondances temporelles peut conduire à des taux de compression très élevés sur certains types d'images. En revanche, le codage s'applique dans ce cas non plus à des images isolées, mais à des groupes d'images rendues indissociables, parce que décrites les unes en fonction des autres. Il est donc bien adapté à la diffusion d'un flux continu d'informations, mais se prête difficilement au montage à l'image près, surtout si les groupes d'images liées entre elles par le codage sont longs.

La compression temporelle, également appelée « inter-images » (ou plus simplement « Inter »), exploitant les redondances entre plusieurs images successives, est le fondement des standards MPEG.

La redondance subjective

L'exploitation de la redondance subjective fait appel à la notion de codage perceptuel, tirant parti des faiblesses de la vision humaine. Elle consiste à coder avec un nombre de bits limité les éléments de l'image jugés les moins significatifs pour notre œil. Cette pondération psychovisuelle est obtenue lors de la phase de quantification non linéaire, qui introduit des dégradations irrémédiables. Un juste compromis est alors à trouver entre le désir de préserver un certain niveau de qualité d'image et la nécessité d'alléger suffisamment le débit au regard de la bande passante ou de l'espace de stockage disponible.

La redondance statistique

La redondance statistique est une notion purement mathématique, qui consiste à retranscrire avec des codes les plus courts possibles les données apparaissant le plus fréquemment. Cette opération, appelée « codage entropique », n'entraîne aucune perte. Il existe plusieurs méthodes de codage entropique ; les plus récentes, utilisées dans les derniers standards de compression, sont extrêmement efficaces.

La compression vidéo met en œuvre une variété d'outils de codage s'appuyant sur les principes suivants :

- il est inutile de répéter un à un les pixels qui sont identiques sur une image ;
- si une image est très semblable à sa voisine, il suffit de ne transmettre qu'une seule des deux images et des données décrivant leurs différences ;
- certaines informations peu ou pas pertinentes pour notre système visuel peuvent être codées plus grossièrement, voire éliminées.

Pour exploiter les différents types de redondances observées en vidéo, les méthodes employées sont :

- redondance spatiale : transformée en cosinus discrète (DCT) ;
- redondance temporelle : estimation de mouvement ;
- redondance subjective : quantification ;
- redondance statistique : codage entropique.

6.3   Quelques ordres de grandeur

6.3.1 *Le traitement avant compression*

Pour un grand nombre d'applications, le débit initial du signal vidéo est déjà sensiblement allégé avant même qu'intervienne le processus de compression.

Pour commencer, seules sont prises en compte les données concernant la partie visible de l'image. En numérique, les instants de suppression horizontale et verticale peuvent en effet être remplacés par un simple motif. En définition standard, le débit du signal passe ainsi de 270 à 207 Mbits/s. Ensuite, il est souvent toléré de travailler avec une quantification sur 8 bits au lieu de 10, ce qui abaisse à 166 Mbits/s (-25 %) le débit du signal utile avant compression.

Par ailleurs, le signal vidéo n'est pas toujours traité dans sa pleine définition 4:2:2. En définition standard, si l'on s'interdit formellement de toucher à la luminance, la définition de la chrominance est souvent réduite de moitié, soit en horizontal, soit en vertical, par un sous-échantillonnage d'ordre deux. En haute définition, cette décimation va encore plus loin car, pour réduire davantage le débit final, elle s'applique également souvent aux échantillons de luminance, affectant de ce fait le piqué de l'image. Comprenons bien que nous parlons ici d'une suppression systématique et aveugle de données, qui ne tient aucunement compte du contenu de l'image, contrairement aux algorithmes de compression dont toute la force est d'être adaptatifs. La qualité résultante est logiquement inférieure à celle d'une image native 4:2:2, mais elle s'avère somme toute satisfaisante pour un bon nombre d'applications, comme la diffusion, la distribution grand public ou le reportage d'actualité. En revanche, les travaux en studio de production et, a fortiori, de postproduction exigent que soit maintenue la structure 4:2:2 de l'image, ce qu'assurent tous les formats haut de gamme. Lorsque ce sous-échantillonnage appliqué à la chrominance est effectué en horizontal, le nombre d'échantillons de couleurs est divisé par deux, ce qui se traduit par un signal de structure 4:1:1. C'est par exemple le cas des formats d'enregistrement DV/DVCAM en 525/60 et DVCPRO25. Quand le filtrage est réalisé dans le sens vertical, une ligne sur deux se retrouve totalement exempte d'échantillons de chrominance ; en fait, un seul des deux signaux de différence de couleurs est codé en alternance sur chaque ligne, comme en SECAM. Le signal est alors de structure 4:2:0. Ce schéma devenu très classique est mis en œuvre dans les systèmes de diffusion numérique, le DVD, le Blu-ray, ainsi que dans les formats d'enregistrement DV/DVCAM, HDV, XDCAM HD420, AVC-Intra 50 et AVCHD. Dans tous ces cas, le débit utile du signal vidéo avant compression est abaissé de 25 % par cette seule opération. Celle-ci venant souvent s'ajouter au codage sur 8 au lieu de 10 bits (-25 % également), il arrive donc que le débit en entrée d'un codec de compression soit déjà abaissé de 40 % par rapport au signal d'origine.

Notons qu'il est fortement déconseillé de combiner entre eux des équipements utilisant des structures d'échantillonnage différentes, car si un signal 4:1:1 ou 4:2:0 conservera sa qualité lors d'un traitement en 4:2:2, la mise en cascade d'équipements 4:1:1 et 4:2:0 donnera moins qu'un signal « 4:1:0 »…

Pour obtenir des débits finaux les plus faibles possibles, de nombreuses applications soumettent le signal vidéo à un sous échantillonnage avant même de le faire transiter par les différentes étapes de la compression numérique. On passe ainsi par exemple d'un signal de type 4:2:2 à un signal 4:2:0 ou 4:1:1. La définition de la couleur est alors réduite de manière très sensible et devient insuffisante pour les travaux de postproduction.

6.3.2 *Les débits types après compression*

Sur une image fixe, il est typiquement possible de supprimer 75 % des informations sans toucher à sa qualité ; on dit alors qu'un taux de compression de 4:1 est « virtuellement transparent ». Si l'on tolère quelques pertes, quasiment indécelables pour un œil non averti, le taux de compression peut atteindre 10:1.

En vidéo, on peut obtenir des facteurs de compression bien supérieurs en tenant compte de la forte parenté entre images contiguës. Tout dépend ensuite de la qualité recherchée et du type d'applications visées. Par exemple, en diffusion/distribution, il est courant de recourir à des taux de compression compris entre 15:1 et 40:1, tandis qu'en enregistrement broadcast, les taux de compression vont de 2:1 à 30:1. Quant aux applications multimédias et mobiles, elles se contentent souvent d'une qualité d'image très faible, obtenue par des taux de compression atteignant 100:1 et aboutissant à des débits de quelques centaines de kbits/s.

Pour donner un ordre d'idées, les débits obtenus après compression sont :

- en définition standard : de 1,5 à 6 Mbits/s pour la diffusion MPEG-2, 1 à 3 Mbits/s pour la diffusion MPEG-4, 4,5 Mbits/s en moyenne pour le DVD-Vidéo (avec un maximum de 9,8 Mbits/s), 25 Mbits/s en enregistrement DV, et 50 ou 100 Mbits/s en production/postproduction broadcast haut de gamme ;

- en haute définition : de 12 à 24 Mbits/s pour la diffusion MPEG-2, de 6 à 11 Mbits/s pour la diffusion MPEG-4 AVC/H.264 et de 12 à 40 Mbits/s pour le Blu-ray Disc. Dans le domaine de l'enregistrement HD, les débits varient fortement selon les applications et les formats : ils s'échelonnent entre 24 et 100 Mbits/s pour les applications courantes et atteignent 880 Mbits/s pour les applications très haut de gamme ;

- en ultra haute définition : de 15 à 25 Mbits/s pour la diffusion ou le streaming en HEVC/H.265 et jusqu'à 100 Mbits/s pour le Blu-ray Ultra HD 4K.

Il faut également savoir que la relation qualité/débit n'est pas linéaire et que, par exemple, une séquence MPEG-2 diffusée à 8 Mbits/s n'est pas d'une qualité deux fois supérieure à celle d'une séquence à 4 Mbits/s.

Pour interpréter de manière juste un débit compressé ou un taux de compression, il faut bien connaître les paramètres du signal source. Un signal SD à 25 Mbits/s peut être obtenu avec un taux de compression de 8:1 si le signal source est le 4:2:2 sur 10 bits. Mais il peut aussi résulter d'une compression de facteur seulement 5:1, si le signal de départ est le 4:1:1 ou le 4:2:0 sur 8 bits (c'est le cas du DV).

Les taux de compression sont généralement donnés à partir du débit entrant dans le codec, car ils permettent d'évaluer les performances du seul algorithme.

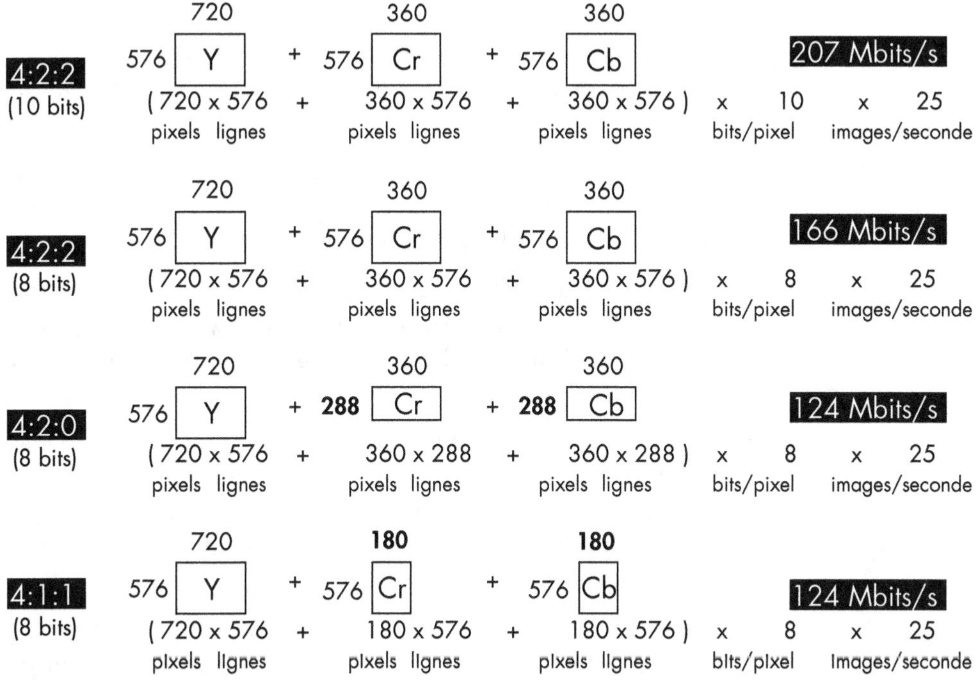

Figure 6.1
Les débits avant compression en définition standard, prenant en compte uniquement la partie utile de l'image (720 × 576 pixels dans les pays à 50 Hz).

6.3.3 *Les défauts visuels types de la compression*

Les dégradations visuelles engendrées par une compression excessive sont les suivantes :

• effet de blocs : une structure en mosaïque apparaît momentanément à certains endroits de l'image. Ce sont les contours des blocs de pixels (voir plus loin) qui deviennent visibles. Quand le taux de compression devient trop important, les pixels situés à la périphérie des blocs sont reconstitués avec moins de précision que les pixels intérieurs. Cet effet de bloc est l'un des artéfacts les plus visibles des compressions actuelles lorsqu'elles sont exploitées à des taux élevés (à l'exception de JPEG-2000 qui en est totalement exempt) ;

- effet de halo : une sorte de frange apparaît sur les contours des objets, particulièrement visible sur les textes incrustés, du fait d'un débit trop faible ;

- effet de *bluring* : les détails sont moins nets, les contours moins marqués, avec parfois un effet de traînée. Là encore, une compression trop élevée est en cause ;

- bruit de quantification : un effet de neige ou de vitre sale vient polluer l'image, mais pas uniformément. Ce défaut est généralement lié à un problème local de conversion analogique/numérique ;

- effet « de moustique » *(mosquito noise)* : du bruit apparaît sur les transitions d'éléments en mouvement, sous la forme de petits points noirs ou blancs qui miroitent autour des objets, rappelant des moustiques. Ce défaut est dû à des erreurs de quantification entre pixels voisins.

Précisons à nouveau que le défaut de postérisation ou de *banding,* apparaissant parfois sous la forme de bandes sur des larges dégradés de teinte ou de luminance, n'est pas un défaut de compression. Il est uniquement lié à une profondeur de codage insuffisante, mettant à disposition un nombre de pas de luminance trop faible au regard de la plage dynamique du signal.

6.4 Les standards de compression vidéo

En un peu plus de 25 ans, six standards de compression des images numériques ont été définis par des groupes de travail spécialisés, formés sous les auspices de l'ISO *(International Standard Organization)* : JPEG *(Joint Photographics Experts Group)*, MPEG-1 *(Motion Pictures Experts Group)*, MPEG-2,

MPEG-4, JPEG-2000 et HEVC. Chaque standard spécifie uniquement la syntaxe du flux compressé et les méthodes à appliquer pour le décompresser. En aucun cas il ne standardise le codeur, dont la conception est laissée libre à la compétition des industriels. Il établit uniquement les spécifications essentielles exigées de lui pour que le fichier compressé puisse être décodé.

JPEG est initialement un standard de compression des images fixes apparu en 1989. Il a rapidement été étendu à la vidéo en codant une par une les 25 images ou 50 trames du flux vidéo, tout cela au rythme de 25 ou 50 par seconde. Cette technique baptisée « M-JPEG » a donné naissance à plusieurs systèmes propriétaires, dont certains sont toujours très utilisés aujourd'hui.

En 1993 sort MPEG-1, le premier standard international de compression vidéo, mais ciblant uniquement le multimédia. La qualité produite est en effet tout juste comparable au VHS, et la gamme d'applications visées est le stockage de la vidéo sur CD-Rom (CD-Vidéo, CD-Interactif, etc.). MPEG-1 connaît une période d'adoption assez brève, essentiellement en Asie, sur le marché du CD-Vidéo.

Les limitations techniques de MPEG-1 sont éliminées deux ans plus tard avec la standardisation de MPEG-2, qui reprend les principes de base de MPEG-1 mais avec des extensions lui permettant de délivrer une qualité d'image allant théoriquement jusqu'à la haute définition, grâce à son organisation en profils et niveaux (qui sera reprise par tous les autres standards qui ont suivi). MPEG-2 marque véritablement le début de l'ère digitale et est rapidement adopté dans une grande variété d'applications. Il permet tout d'abord à la télévision numérique de se déployer à travers le monde, il donne aussi naissance au DVD, et est utilisé avec des outils de codage plus évolués, dans des équipements d'enregistrement broadcast. Mais quand arrive la haute définition, les diffuseurs et l'industrie de la télévision en général reconnaissent la nécessité d'un standard de compression plus efficace. MPEG-3 est alors développé en tant qu'extension de MPEG-2, mais est finalement implémenté en tant que profil directement dans MPEG-2. Si certaines applications broadcast y trouvent leur compte, son efficacité demeure insuffisante pour la diffusion/distribution grand public.

Vient alors le tour de MPEG-4 en 2000, dont deux versions sont successivement standardisées. La première donne naissance à la première mouture du DivX et à certaines applications broadcast, mais son gain en efficacité n'est pas réellement significatif par rapport à MPEG-2. La deuxième version de MPEG-4, baptisée « AVC/H.264 » (2003), marque quant à elle une vraie rupture en permettant de diviser par deux les débits de MPEG-2 à qualité égale. L'introduction de AVC/H.264 ouvre la voie à une grande variété de nouveaux services lancés massivement au travers de différents équipements, en SD comme en HD, dans les domaines grand public et broadcast. MPEG-4 AVC/H.264 permet non seulement aux diffuseurs TV de migrer vers la haute définition, mais est également à l'origine de la percée du streaming vidéo sur Internet. Il permet en effet de compresser la vidéo à un débit suffisamment bas pour rendre viable sa distribution via des connexions Internet relativement faibles. MPEG-4 AVC/H.264 est par ailleurs le format le plus utilisé par le Blu-ray, et a fait l'objet d'alternatives libres de droit comme le x264.

Parallèlement à cela, en 2003 sort un standard de compression des images fixes novateur, appelé « JPEG-2000 », offrant un gain en efficacité allant jusqu'à 40 % par rapport à JPEG et donnant naissance à une version vidéo baptisée « M-JPEG-2000 » (même principe que M-JPEG). C'est depuis 2004 le standard international de distribution de films pour le cinéma numérique.

Enfin, en 2013 est dévoilé le HEVC/H.265, un nouveau standard reprenant les principes de base des standards MPEG, mais bénéficiant d'outils de codage optimisés qui permettent de réduire d'un facteur 2 les débits de MPEG-4 AVC/H.264, dont il est le successeur. Et au même titre que MPEG-4 AVC/H.264 a permis à l'industrie de la télévision d'entrer dans l'ère de la HD et du Web, HEVC/H.265 permet l'introduction de l'Ultra HD 4K dans tous les vecteurs de distribution (broadcast, Blu-ray Ultra HD et streaming), y compris dans le domaine de la vidéo mobile, via les réseaux 3G/4G. Une version pour images fixes de HEVC/H.265 a par ailleurs été publiée en 2015, sous l'appellation « HEIF ».

Et ce n'est pas fini. Le comité MPEG travaille actuellement sur un futur standard de codage, attendu pour 2020, annoncé évidemment comme étant 50 % plus efficace que HEVC/H.265… Voici d'ores et déjà un petit *teasing* pour la prochaine édition de cet ouvrage…

Tableau 6.2
Les principales familles de compression d'images.

JPEG	Initialement, codage d'images fixes. A été décliné pour la vidéo, considéré comme une succession d'images fixes, en plusieurs versions dites « M-JPEG ». À la base de plusieurs formats d'enregistrement SD, HD et Ultra HD.
MPEG-1	Codage vidéo en qualité VHS pour le CD-Rom. Aujourd'hui remplacé dans la plupart de ses applications par MPEG-4. Le populaire format MP3 n'est autre que la partie audio de MPEG-1.
MPEG-2	Codage vidéo en qualité broadcast standard et à haute définition. Utilisé en diffusion SD, ainsi que dans certains formats d'enregistrement broadcast. Inclus également dans le DVD et le Blu-ray.
MPEG-4	MPEG-4 Partie 2 ou ASP : codage vidéo 20 % plus efficace que MPEG-2. À l'origine du DivX (Profil ASP) et du format HDCAM SR de Sony (Profil SStP). MPEG-4 Partie 10 ou AVC/H.264 : codage vidéo broadcast deux fois plus efficace que MPEG-2. À la base des récents formats d'enregistrement HD, mais aussi de la diffusion TV et du streaming sur Internet SD et HD en Europe. Utilisé également par le Blu-ray, les consoles de jeux, les smartphones, les tablettes, ainsi que par les dernières générations d'équipements d'acquisition grand public et de réception mobile.
JPEG-2000	Initialement codage d'images fixes, plus efficace que JPEG. A été décliné pour la vidéo en M-JPEG 2000, devenu le standard mondial de compression du cinéma numérique.
HEVC/H.265	Standard adopté en 2013, typiquement deux fois plus efficace que MPEG-4 AVC/H.264, et adapté à tout type d'applications. Indispensable au déploiement de l'Ultra HD sur tous les supports de distribution, c'est par ailleurs l'unique standard de codage vidéo du Blu-ray Ultra HD. Décliné en une version pour images fixes appelée « HEIV ».

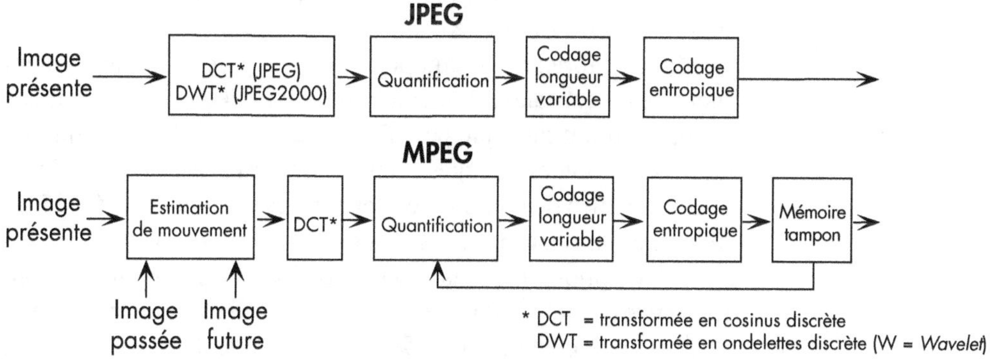

Figure 6.2
Principes des compressions JPEG et MPEG.

La compression minimise la quantité de données vidéo à transmettre ou à enregistrer, en traquant les redondances existant dans les images et entre les images. Elle n'en retient qu'un condensé d'informations, c'est-à-dire uniquement celles indispensables à la reconstitution fidèle du contenu visuel, qui sont codées selon une grammaire particulière. Cette grammaire doit ensuite être comprise par un décodeur qui interprète les abréviations utilisées afin de restituer les images. L'analyse des images en temps réel est une opération très complexe qui doit s'effectuer en une fraction de seconde. Les différents standards de compression précisent tous les détails de cette grammaire des données échangées entre un codeur et un décodeur, qui peuvent évidemment être issus de différents fabricants. Les standards de compression prévoient aussi des niveaux de langues appelés « profils », adaptant le codage aux différents types d'applications visées : diffusion ou production, définition standard ou haute définition.

JPEG et JPEG-2000 traitent indépendamment chaque image en éliminant ses redondances spatiales.

MPEG-1, MPEG-2, MPEG-4 et HEVC commencent par effectuer une compression de type JPEG au sein de chaque image, puis poursuivent leur travail, dans de nombreux cas, en comparant plusieurs images successives et en ne codant que leurs différences.

6.5 JPEG : la compression des images fixes (Intra)

Apparu en 1989, JPEG est un standard de compression des images fixes, conçu à l'origine pour le monde de l'impression et de la photocomposition. JPEG s'accommode de n'importe quelle définition d'image et exploite les uniformités présentes à l'intérieur de chacune d'elles ; le codage est dit « intra-image ». Or, comme les circuits intégrés de codage JPEG étaient disponibles bien avant tout circuit de compression spécifiquement dédié à la vidéo, les fabricants d'équipements vidéo se sont rapidement intéressés à ce standard, même s'il ne leur était initialement pas destiné. Partant du principe qu'une séquence vidéo n'est qu'une succession rapide d'images fixes, ils ont développé des systèmes JPEG capables de compresser/décompresser en temps réel 25 ou 30 images entrelacées par seconde. Ces solutions, baptisées « M-JPEG » (Motion-JPEG), se sont vite répandues à partir du début des années 1990, notamment dans les stations de montage non linéaire et dans le domaine de l'enregistrement haut de gamme. C'est ainsi que sont nés les formats Digital Betacam, DV, HDCAM, ProRes, DNxHD... Cependant, les modifications ayant permis de passer du JPEG au M-JPEG n'ont jamais fait l'objet d'une normalisation, de même que la synchronisation du son. Les fabricants ont donc développé sans concertation leurs propres solutions propriétaires, si bien que les fichiers générés par des équipements de marques différentes sont très souvent incompatibles. Seul le codec DV, dont les spécifications ont été établies conjointement par les principaux fabricants de magnétoscopes, est supporté par la quasi-totalité d'entre eux.

6.5.1 *Du domaine temporel au domaine fréquentiel : la transformée en cosinus discrète (DCT)*

Le système visuel humain est relativement peu sensible aux très fins détails présents sur une image. La compression JPEG tire profit de ce phénomène en réduisant la précision de codage de ces tout petits détails, correspondant à des brusques variations de luminosité des pixels. Cependant, cette opération ne s'effectue pas sur l'image sous sa forme d'origine, les informations à modifier n'y étant pas mises en évidence de façon suffisamment claire. Un procédé de transformation fait préalablement passer l'information de l'image du domaine spatial en une représentation identique dans le domaine fréquentiel. Voyons tout cela en détails.

Un signal périodique peut être représenté de deux manières :

- dans le domaine temporel : toutes les valeurs prises au cours du temps par la grandeur physique sont décrites les unes à la suite des autres. C'est l'état initial du signal ;

- dans le domaine fréquentiel : le signal est décrit par son spectre, c'est-à-dire par l'ensemble des valeurs d'énergie de chacune de ses composantes fréquentielles. Dans le cas d'une image, ces composantes sont des fréquences spatiales représentant des motifs géométriques périodiques caractérisés par leur taille et leur amplitude. Les basses fréquences représentent les aplats et les hautes fréquences les détails de l'image.

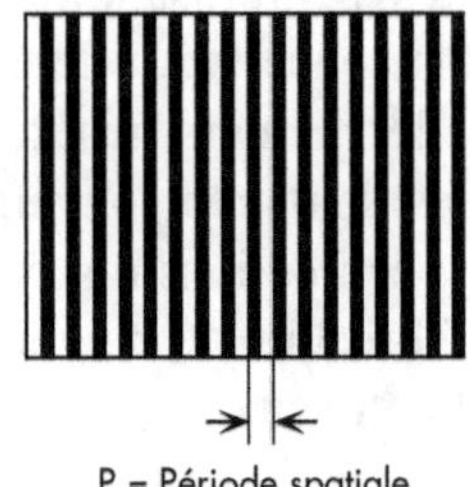

Image constituée de N lignes blanches et de N lignes noires régulièrement espacées, soit N paires de lignes.
Une paire de lignes occupe une période spatiale P.
Plus les lignes sont fines, plus la période spatiale P est faible, donc plus la fréquence spatiale F = 1/P est élevée.
À l'inverse, une image affichant une plage uniforme est caractérisée par une composante fréquentielle nulle qui est en fait la composante continue d'image, c'est-à-dire la valeur moyenne d'éclairement.

$$\text{Fréquence spatiale} = \frac{1}{\text{Période spatiale}}$$

P = Période spatiale

Figure 6.3

Notion de fréquence spatiale.

Le passage du domaine temporel au domaine fréquentiel s'effectue par l'intermédiaire d'une transformée mathématique linéaire et bidimensionnelle appelée « transformée en cosinus discrète » (DCT). Le terme « discrète » fait référence à la nature discontinue de l'information traitée. La DCT a pour rôle de convertir les valeurs de luminance et de chrominance des pixels en coefficients représentant les amplitudes aux différentes fréquences. Or, une image classique présente très souvent une grande continuité dans les valeurs de ses pixels. Les changements rapides d'intensité d'un pixel à l'autre y sont en général assez rares. Autrement dit, dans le domaine fréquentiel, une grande partie des informations de l'image se situe dans des fréquences plutôt basses. La DCT parvient donc à représenter l'intégralité de l'information de l'image sur très peu de coefficients fréquentiels, localisés dans le bas du spectre.

Ainsi, on peut dire que la DCT permet de regrouper les informations importantes pour l'œil (la composante continue et les basses fréquences), et de les séparer des données moins significatives (les hautes fréquences) qui peuvent être, soit traitées avec moins de précision, soit carrément éliminées. Il faut cependant bien préciser que la transformée DCT conduit à des coefficients correspondant rigoureusement au contenu spectral de l'image, et qu'elle n'introduit en elle-même aucune perte. Elle ne fait que préparer les données en les classant par ordre d'importance pour l'œil, en vue d'un codage psychovisuel à l'aide d'une matrice de quantification appropriée.

La transformée en cosinus discrète, ou DCT, est une procédure mathématique qui possède une excellente propriété de regroupement de l'énergie. Elle convertit en effet le mode de représentation d'une image par blocs de pixels en coefficients fréquentiels. Il en résulte une représentation de l'image sous la forme de tables d'énergie à différentes fréquences spatiales. C'est dans cet espace des fréquences que sera choisie la précision de codage des informations en fonction des besoins de la vision humaine : précision maximale pour les composantes fréquentielles basses (aplats) auxquelles l'œil est très sensible, et précision réduite pour les composantes élevées (détails fins) auxquelles l'œil est peu sensible.

6.5.2 *Les six fonctions clés de la compression JPEG*

Le standard de compression JPEG n'impose aucune contrainte quant à la définition de l'image source, contrairement aux standards MPEG. Nous allons considérer dans ce qui suit le cas d'une image vidéo 4:2:2 à définition standard, codée sur 8 bits, et formée de 576 lignes utiles renfermant chacune 720 pixels. Par souci de simplification, nous ne décrirons ici que le traitement de la luminance Y. Chacune des composantes de couleurs est traitée parallèlement de manière identique, avec toutefois des fichiers moins volumineux du fait de leur sous-échantillonnage.

La décomposition en blocs

La transformation DCT n'est pas effectuée d'un trait sur l'ensemble de l'image, car cela aurait impliqué de manipuler des quantités énormes de données et nécessité des temps de calcul prohibitifs. La première étape de la compression JPEG consiste donc à découper l'image en petits blocs carrés dont la structure est généralement de 8×8 pixels. Chaque bloc est alors représenté par un tableau de 64 nombres entiers compris entre 0 et 255. Une normalisation décale toutes les valeurs dans la plage -127/+127.

La transformée en cosinus discrète (DCT)

Les 64 nombres représentant les valeurs de luminance des pixels de chaque bloc sont convertis par la DCT en autant de coefficients d'amplitude appliqués à des composantes fréquentielles. Les 64 composantes fréquentielles permettent de caractériser tous les motifs basiques qu'il est possible d'obtenir avec les 64 pixels du bloc. Les coefficients d'amplitude indiquent dans quelle proportion chaque fréquence spatiale est présente dans le bloc considéré. La DCT fournit ainsi une mesure directe de la quantité de détails présents dans ce bloc. On comprend bien que le nombre de motifs possibles sur un bloc de 8 × 8 est relativement faible comparé à ce qu'il aurait été si la transformée avait été réalisée en une passe sur toute l'image.

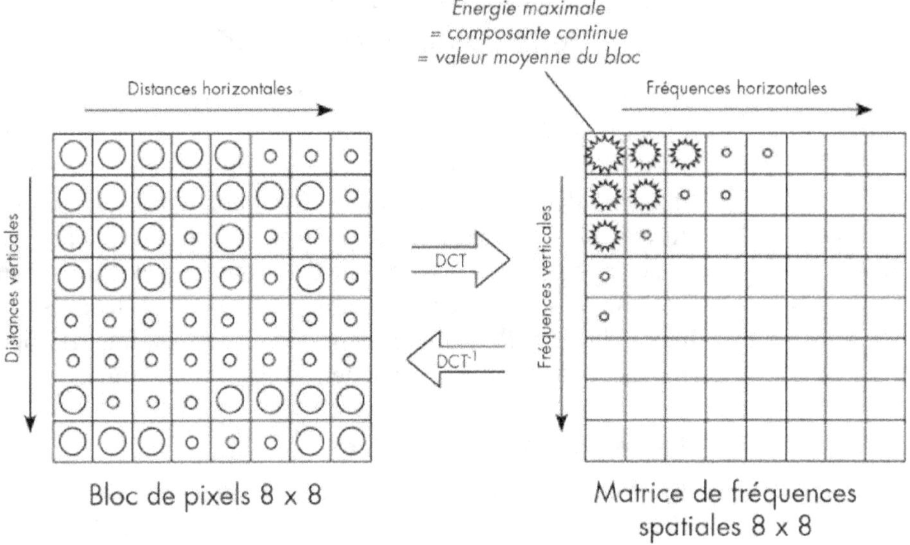

Figure 6.4

Conversion d'un bloc de pixels en coefficients DCT. L'énergie est concentrée sur quelques coefficients seulement.

La première case, en haut à gauche (fig. 6.4), est la plus importante car elle contient le coefficient de la composante continue, c'est-à-dire la valeur moyenne du bloc (fréquence nulle). Plus l'on s'éloigne de cette case en se dirigeant vers celle située en bas à droite, plus les motifs rencontrés sont fins. Or, il s'avère que, dans la plupart des cas, les coefficients situés dans la partie inférieure droite sont très faibles, voire nuls. Les valeurs significatives sont donc concentrées sur une zone restreinte de la matrice DCT et sont moins nombreuses que dans la matrice d'origine. Par exemple, si la zone d'image analysée est uniforme, seule la première case du bloc est remplie (il n'y a aucune autre fréquence que la fréquence nulle). Dans ce cas particulier, mais tout à fait réaliste, la DCT permet de décrire les 64 pixels d'un bloc avec une seule valeur, sans pour autant introduire de perte.

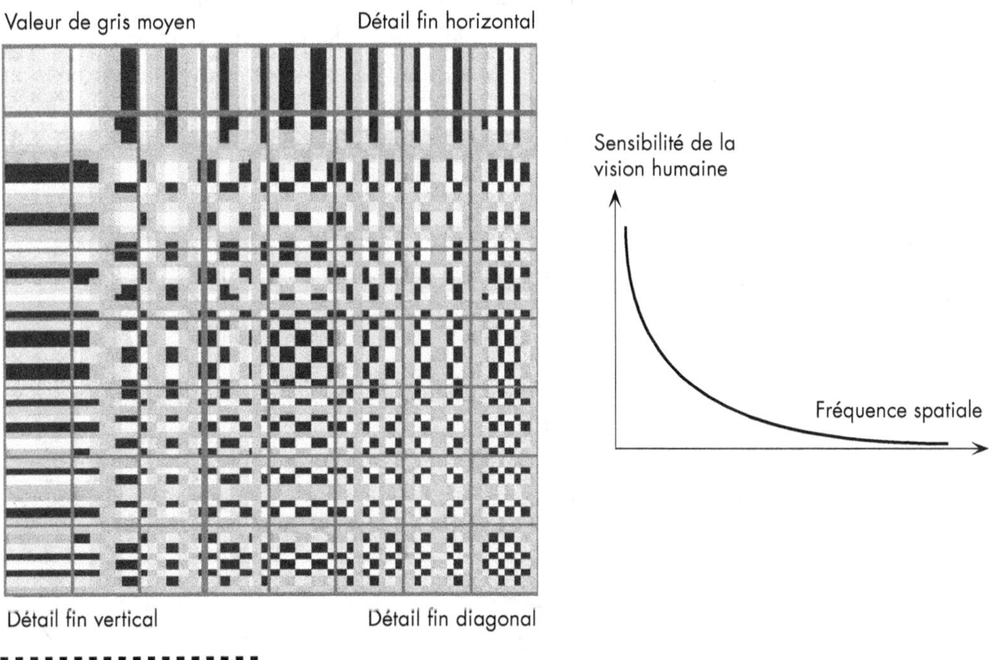

Figure 6.5

Catalogue des motifs d'un bloc DCT 8 × 8.

La figure 6.5 donne l'exemple d'une bibliothèque de motifs que l'on peut obtenir avec un bloc DCT de 8 × 8 pixels. Les fréquences spatiales horizontales augmentent de la gauche vers la droite (les détails horizontaux deviennent de plus en plus fins) et les fréquences spatiales verticales croissent de haut en bas (les détails verticaux deviennent de plus en plus fins).

En transposant l'image du domaine spatial au domaine fréquentiel, la DCT permet d'une part de classer les informations par ordre d'importance au regard de la vision humaine, et d'autre part de concentrer l'énergie sur un nombre réduit de coefficients. La DCT est totalement transparente et réversible.

La quantification des coefficients DCT

Comme le système visuel humain est moins sensible aux détails fins de l'image qu'aux plages uniformes, les hautes fréquences spatiales vont pouvoir être codées avec moins de précision que les basses fréquences. On va en effet tolérer une précision décroissante du codage des coefficients DCT, au fur et à mesure que leur ordre augmente. Les valeurs situées dans les hautes fréquences seront sous-quantifiées, c'est-à-dire arrondies, et codées sur peu de bits. Certains coefficients inférieurs à un certain seuil seront jugés insignifiants et éliminés, ce qui permet, au passage, de réduire le bruit de l'image.

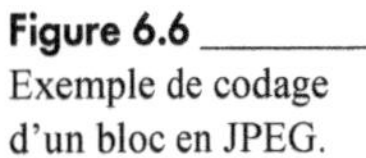

Figure 6.6

Exemple de codage d'un bloc en JPEG.

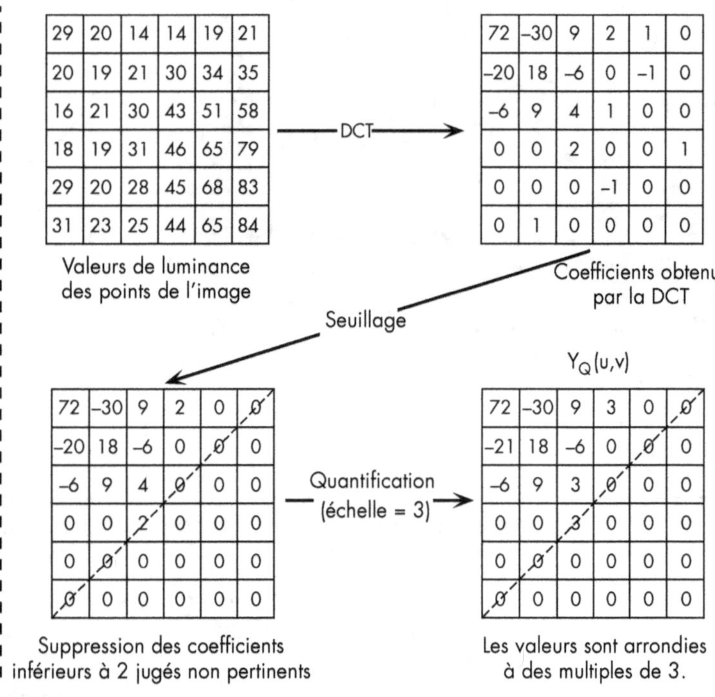

La figure 6.6 montre un exemple de cette opération de seuillage sur un bloc DCT, suivie du processus de quantification réalisé avec une échelle de 3. On y remarque que toutes les valeurs ont été arrondies à des multiples de 3 et que tous les coefficients égaux à +1/-1 ont été remplacés par la valeur 0. Au final, tous les coefficients situés en dessous de la diagonale en pointillés deviennent nuls.

C'est dans cette phase de quantification que sont introduites toutes les dégradations du codage JPEG. Sur une zone d'image contenant des dégradés nuancés de couleurs, une quantification trop rude éliminera certaines valeurs intermédiaires et provoquera un effet de pixellisation. Si une quantification inverse est réalisée à ce stade du traitement, l'amplitude initiale des composantes fréquentielles ne sera pas exactement restituée. Différentes tables de quantification sont employées pour la luminance et la chrominance ; le choix de ces tables et du niveau du seuil détermine le taux de compression et la qualité de l'image obtenue.

Figure 6.7 _______________

Exemple de niveaux de quantification pouvant être attribués aux différents coefficients d'un bloc 8 × 8.

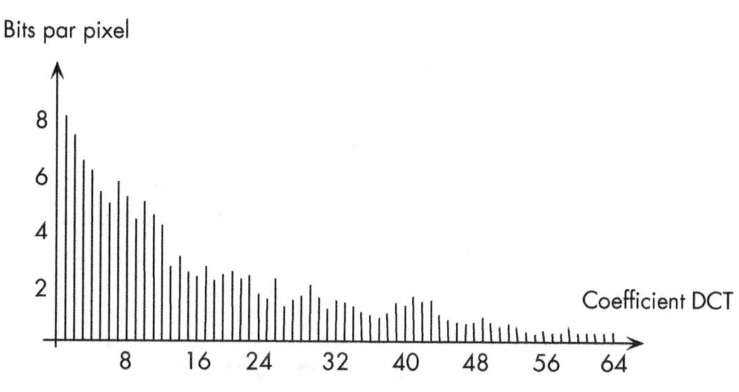

Au cours de l'étape de quantification non linéaire, les coefficients DCT associés aux composantes fréquentielles élevées (détails fins) sont arrondis et codés avec un nombre de bits réduit au minimum exigé par l'œil. La quantification est la seule phase de la compression JPEG à générer des pertes.

Le balayage en zigzag de la matrice

La matrice obtenue après quantification est balayée en zigzag de sorte que ses coefficients soient réarrangés sous la forme d'un vecteur, plus commode à transporter. Cette sérialisation des 64 éléments de la matrice est effectuée en commençant par les composantes à basses fréquences (en haut à gauche) et en finissant par celles à hautes fréquences (en bas à droite).

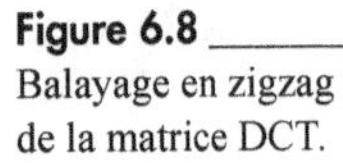

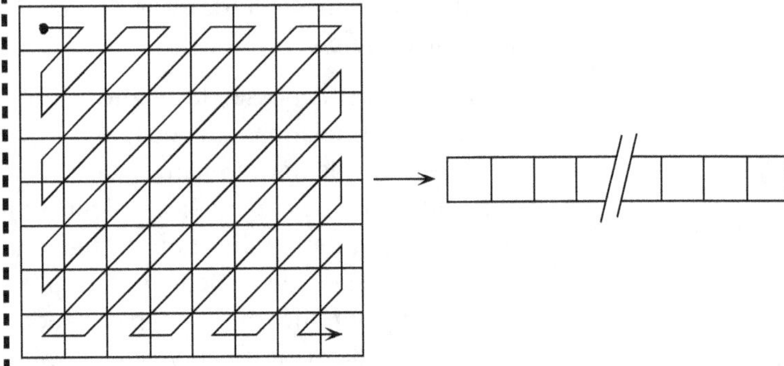

Le codage par longueur de séquence *Run Length Encoding*

Le vecteur ainsi formé contient des suites plus ou moins longues de coefficients de valeurs identiques, et souvent nulles. Plutôt que de coder systématiquement chaque coefficient à chaque fois qu'il apparaît, le codage par longueur de séquence (*Run Length Encoding* en anglais, ou RLE) formate le vecteur sous la forme de paires de données. La première donnée indique la valeur du coefficient, tandis que la seconde signale le nombre de fois qu'il se répète. Cette technique est très efficace, surtout lorsque les coefficients valent zéro.

Le codage entropique

Une analyse statistique de l'occurrence des coefficients est alors réalisée afin de procéder à un codage entropique. Du point de vue historique, le codage entropique est l'une des plus anciennes techniques de compression numérique. Son principe consiste à attribuer les codes les plus courts aux coefficients statistiquement les plus fréquents, et à réserver les codes longs aux coefficients dont la probabilité d'occurrence est faible. Le langage morse est une forme de codage entropique utilisant des séquences très courtes pour les lettres les plus courantes, par exemple un point pour la lettre « e », très fréquente, et quatre traits pour la lettre « q », plus rare. Entre autres exemples, on peut citer les utilitaires de compression de documents bureautiques Stuffit ou WinZip/WinRar. Parmi les différents types de

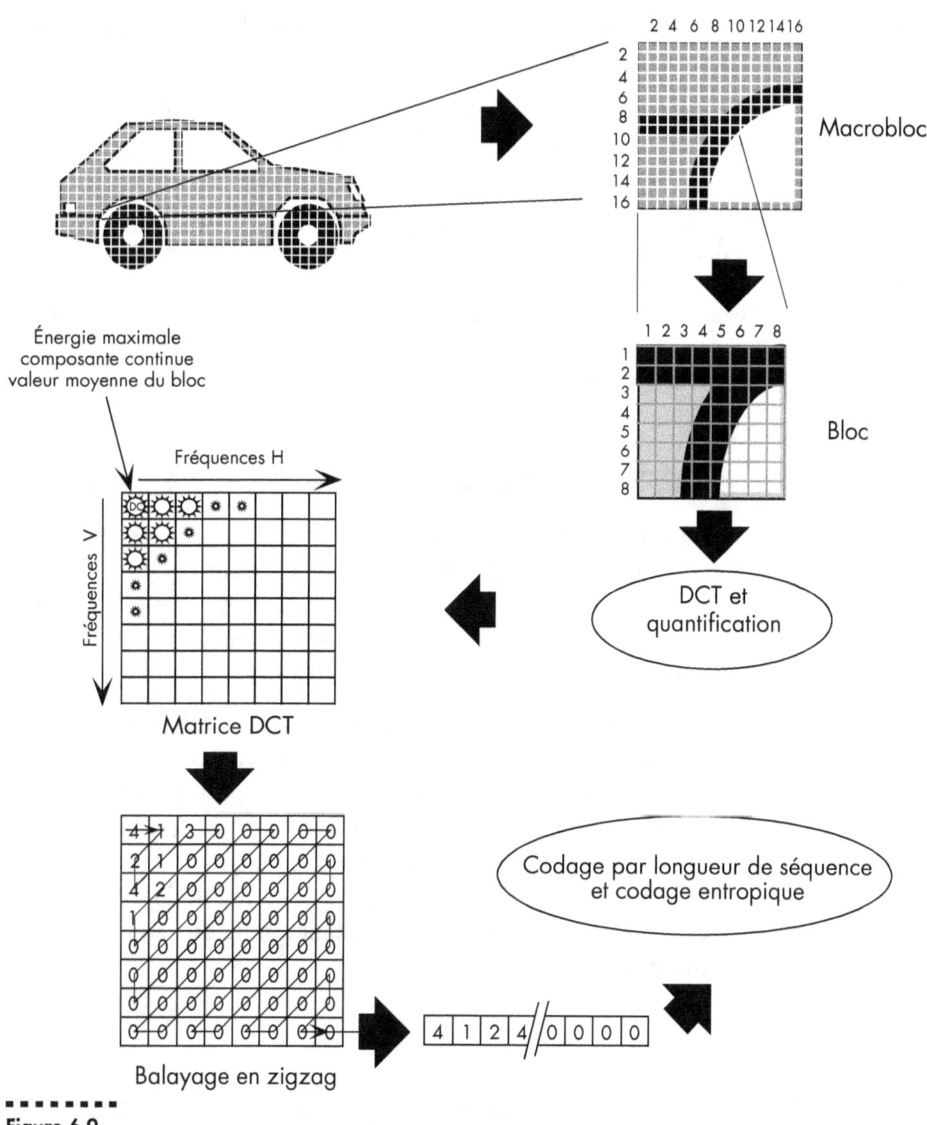

Figure 6.9
Les principales phases de la compression JPEG.

codages entropiques existants, JPEG utilise le codage à longueur variable VLC.

Le codage entropique et le codage RLE sont tous deux des méthodes de codage *lossless* (sans pertes).

Les valeurs DCT, initialement organisées dans un tableau, sont réarrangées les unes à la suite des autres sous la forme d'un vecteur de 64 éléments, comprenant notamment de longues séquences de zéros faciles à coder.

Le vecteur est codé sous une forme compacte à l'aide de paires de données – valeur, nombre d'occurrences.

Enfin, les codes les plus courts sont attribués aux données les plus fréquentes.

6.5.3 *Synoptique de la compression JPEG*

La figure 6.9 résume les six étapes de la compression JPEG. La décompression s'effectue de manière réciproque en parcourant ce dessin à l'envers. Il faut cependant savoir que la compression et la décompression ne sont pas symétriques, la plus grande complexité résidant au niveau du codage.

Signalons par ailleurs que la taille du fichier JPEG diffère d'une image à l'autre, en fonction de son contenu. Cela n'est pas gênant dans le cas d'images fixes, mais pose problème lorsqu'il s'agit de séquences vidéo, surtout lorsque celles-ci doivent être enregistrées à vitesse constante par des magnétoscopes. Nous verrons par la suite comment est alors régulé le débit du signal compressé pour qu'il reste constant quelle que soit la nature des images.

6.6 MPEG : la compression des images animées (Inter)

La famille MPEG reprend les outils de compression spatiale Intra de type JPEG, auxquelles elle ajoute une compression temporelle qui s'applique à plusieurs images d'une séquence vidéo. MPEG tire en effet pleinement parti des similitudes, souvent fortes, entre plusieurs images successives, afin d'effectuer une compression inter-images. Le principe de MPEG est ainsi de coder intégralement une image à intervalle réguliers, et de décrire, le reste du temps, ce qui a changé ou bougé d'une image à l'autre. La compression MPEG délivre deux catégories d'images : d'une part celles codées complètement, d'autre part celles qui ne contiennent que les éléments modifiés en référence à une ou plusieurs autres images. Ces différentes images sont structurées dans le flux vidéo en groupes appelés « GOP » *(Group Of Pictures)*.

6.6.1 *Les GOP (Group Of Pictures)*

Les GOP constituent l'entité redondante de la structure MPEG. Ils se composent d'une combinaison de trois types d'images :

- l'image I (Intra) : elle est codée en mode intra-image avec les techniques de compression JPEG. Elle est entièrement décrite par elle-même, sans aucune référence à d'autres images, et contient tous les éléments nécessaires à sa reconstruction. Elle constitue de ce fait le point d'accès pour le décodage. La fréquence d'occurrence des images I dans une séquence MPEG conditionne la précision de l'accès aléatoire. Les images I sont cependant dotées d'un faible taux de compression et sont les plus volumineuses des trois types d'images d'un GOP, car elles doivent contenir suffisamment de données pour être entièrement autonomes. Elles sont aussi les plus rapides à décoder ;

- l'image P (Prédite) : elle est prédite à partir d'une image passée I ou P. Elle est codée uniquement à l'aide de vecteurs mouvement indiquant les déplacements de ses éléments par rapport à l'image de référence. Une image P est typiquement trois fois moins volumineuse qu'une image I, mais peut transmettre des erreurs car elle sert également de référence pour le codage d'autres images. Il faut attendre l'arrivée d'une image I pour que tout soit remis à plat et qu'un nouveau processus de prédiction soit relancé ;

- l'image B (Bidirectionnelle) : elle est construite à l'aide de vecteurs mouvement, par interpolation bidirectionnelle entre

405

les images passées ou futures I ou P voisines. Elle offre le taux de compression le plus élevé, mais ne propage pas d'erreur car elle n'est jamais utilisée en référence. Une image B est typiquement six fois moins volumineuse qu'une image I. C'est grâce aux images B que l'on peut faire chuter de manière drastique le débit d'un flux MPEG.

Figure 6.10

Construction des images prédite (P) et bidirectionnelle (B).

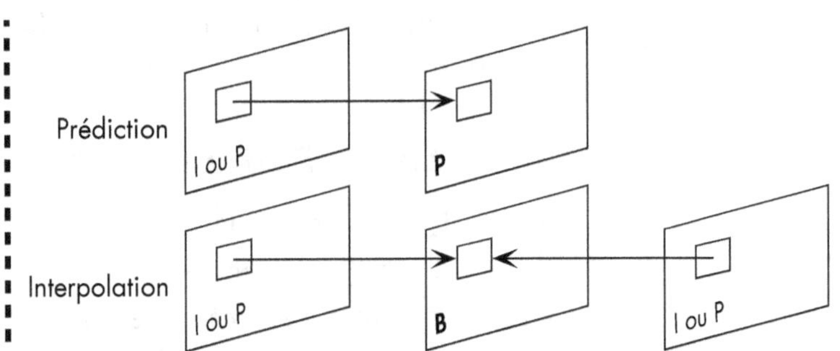

Un GOP commence toujours par une image I et se termine à la dernière image précédant la prochaine image I. Il peut se résumer à une seule image I (codage Intra), ou alors être composé d'une combinaison d'images I et P, I et B, ou encore I, B et P.

La figure 6.11 donne l'exemple d'un GOP contenant les trois types d'images I, P, B. On y relève deux paramètres clés : l'intervalle M séparant deux images Prédites et l'intervalle N entre deux images Intra. C'est cet intervalle N qui détermine la longueur du GOP. Les valeurs de M et N normalisées pour la diffusion sont : M = 3 et N = 12. Dans cette configuration, seule une image sur douze est transmise intégralement, soit deux par seconde ; toutes les autres se réfèrent à leurs voisines. Le nombre d'images Prédites séparant deux images Intra est ici assez élevé, ce qui implique de soigner le processus d'estimation de mouvement. La séquence type avec M = 3 et N = 12 est la suivante :

```
I  B  B  P  B  B  P  B  B  P  B  B  I  B  B  P  B  B...
0  1  2  3  4  5  6  7  8  9  10 11 12 13 14 15 16 17...
```

Notons que, pour qu'une image B puisse être calculée, il faut que les images I et P dont elle dépend aient préalablement été reçues par le décodeur et conservées temporairement en mémoire. D'où la nécessité de modifier l'ordre de transmission des images par rapport à leur ordre naturel d'analyse. De ce fait, un retard de l'ordre de la durée du GOP est toujours introduit lors de la décompression. Cela donne, en reprenant notre exemple :

```
I  P  B  B  P  B  B  P  B  B  I   B   B   P   B   B   P   B...
0  3  1  2  6  4  5  9  7  8  12  10  11  15  13  14  17  16...
```

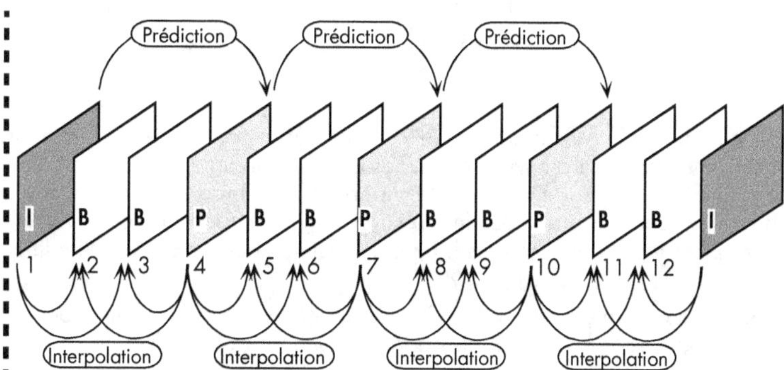

Figure 6.11
Organisation type d'un GOP de 12 images pour la diffusion. M = 3, N = 12.

Un GOP long permet un taux de compression plus élevé qu'un GOP court pour une même qualité d'image. Autrement dit, à débit égal, un GOP long donne une meilleure qualité d'image qu'un GOP court. Si les GOP longs conviennent très bien en diffusion/distribution, ils posent un problème notoire en production/postproduction. Ils ne permettent pas en effet d'accéder facilement et directement à chaque image, seul l'accès aux images I est possible de manière naturelle. Pour accéder à une image P ou B, il faut préalablement décoder toutes les images du GOP dont elle dépend. Cette opération est certes aujourd'hui possible, mais elle nécessite une puissance de calcul informatique conséquente. Les GOP longs sont utilisés par certains formats à haute définition destinés aux applications de flux courantes, mais pas sur les formats haut de gamme qui se cantonnent à une compression uniquement intra-image.

Le GOP est de 12 images en diffusion numérique et de 15 images dans les applications de distribution sur DVD/Blu-ray. Il est également de 15 images dans les formats d'enregistrement grand public/semi-professionnel à haute définition HDV et

AVCHD. En enregistrement broadcast SD, il se réduit à une seule image pour tous les formats SD (on parle alors d'une compression « Intra » car elle n'utilise que les outils JPEG), à l'exception du format Betacam SX de Sony (2 images). En enregistrement broadcast HD, le GOP est de 15 images pour les familles XDCAM HD de Sony, également de 15 images pour le HDV 1 080 lignes, 6 images pour le HDV 720 lignes, mais d'une seule image pour les codecs dits « Intra », à savoir la famille AVC-Intra de Panasonic et le XAVC de Sony.

La compression MPEG s'effectue sur des séquences répétitives d'images appelées « GOP », mettant en œuvre trois types d'images I, P, B. Une image I est décrite indépendamment (comme en JPEG), une image P est prédite à partir d'une image I ou P précédente, tandis qu'une image B est interpolée à partir des images I et P qui l'encadrent. Un GOP est une séquence d'images comprises entre deux images I. Il peut aussi se résumer à une seule image I.

Pour un débit donné, plus le GOP est long, plus la qualité de l'image est élevée, mais moins l'accès aléatoire est précis. Les GOP longs conviennent à la diffusion/distribution, tandis que les GOP courts sont mieux adaptés à la production/postproduction.

Une compression MPEG opérant sur plusieurs images est dite « Inter », alors qu'une compression de type JPEG travaillant uniquement à l'intérieur de chaque image est dite « Intra » (GOP = 1 image).

6.6.2 *L'estimation de mouvement*

L'estimation de mouvement exploite le fait qu'une grande partie de ce qui compose une image vidéo était déjà présent dans l'image précédente, mais à un emplacement potentiellement différent. Elle consiste alors à identifier les éléments qui se déplacent d'une image à l'autre, et à ne transmettre que ces données de mouvement. Cette opération n'est pas réalisée individuellement au niveau de chaque pixel de l'image, ni même sur les blocs de pixels utilisés par la DCT, mais sur des blocs de plus grande taille appelés « macroblocs », afin de réduire au maximum la quantité d'informations à transmettre. Si deux macroblocs semblables sont repérés entre deux images successives, mais à des emplacements légèrement différents, il suffit de ne transmettre qu'une seule fois ce macrobloc, et d'indiquer comment il s'est déplacé sur la nouvelle image. Cette information de déplacement – amplitude et direction – est donnée par un vecteur mouvement.

La taille et la forme des macroblocs diffèrent selon les standards MPEG, ce qui a une très grande influence sur l'efficacité de compression. Les premiers standards MPEG utilisent des blocs de forme carrée et de taille fixe, tandis que les plus récents bénéficient d'une puissance de calcul supérieure, autorisant la gestion de bloc de taille et de forme variables, s'adaptant en temps réel au contenu de l'image.

La technique la plus répandue pour former le vecteur mouvement est celle du *block matching*, que l'on traduit par « correspondance des blocs ». L'estimateur de mouvement compare l'image d'entrée, que nous considérerons comme la nouvelle image i, avec l'image précédente (i-1), conservée en mémoire. Cette comparaison consiste à examiner un à un les macroblocs de l'image i, afin de voir s'ils existent sur l'image (i-1). La figure 6.12 illustre ce principe avec un macrobloc sur l'image i, que l'on cherche à localiser sur l'image (i-1). Une exploration est alors réalisée à l'intérieur d'une fenêtre de recherche, afin d'identifier le macrobloc qui lui ressemble le plus. Lorsqu'il est repéré, la différence de position spatiale du macrobloc entre les deux images permet de déterminer les coordonnées du vecteur mouvement. Son amplitude représente la vitesse du déplacement ; sa direction indique celle de la translation. Les macroblocs occupant la même place sur les deux images sont ignorés, ce qui diminue la quantité d'informations à coder. Toutes les correspondances étroites de macroblocs sont combinées pour générer une image prédite, exactement comme le ferait le décodeur. Sauf qu'ici, on profite de la présence de la « vraie » image i (ce qui ne sera pas le cas dans le décodeur) pour la comparer avec l'image prédite, par une simple soustraction. Le but de cette opération est de déceler les erreurs ou imprécisions de l'estimateur, et de produire des données de différence. Ces dernières forment ce que l'on appelle « une image résiduelle », très peu volumineuse. Ce sont ces images résiduelles qui sont transformées par la DCT, quantifiées, puis soumises au codage entropique. Elles sont alors transmises avec les vecteurs mouvement en corrélation avec l'image (i-1). Le décodeur récupère toutes ces informations à partir desquelles il construit l'image i par un processus de compensation de mouvement, en déplaçant les macroblocs adéquats de l'image (i-1).

L'estimation de mouvement repose sur un concept d'apparence simple ; c'est pourtant la phase la plus complexe du codage MPEG, qui fait appel à de nombreuses et différentes méthodes possibles pour déterminer les vecteurs mouvement les plus exacts. Son traitement et sa précision ont fait l'objet d'améliorations significatives au fur et à mesure de l'évolution des standards de compression.

Figure 6.12

L'estimation de mouvement en MPEG.
La différence de position entre deux macroblocs identiques d'une image à la suivante est donnée par un vecteur mouvement.
Ce vecteur caractérise le mouvement prépondérant dans le macrobloc. Il est appliqué à l'ensemble de ses pixels, même si cela ne traduit pas exactement la réalité.

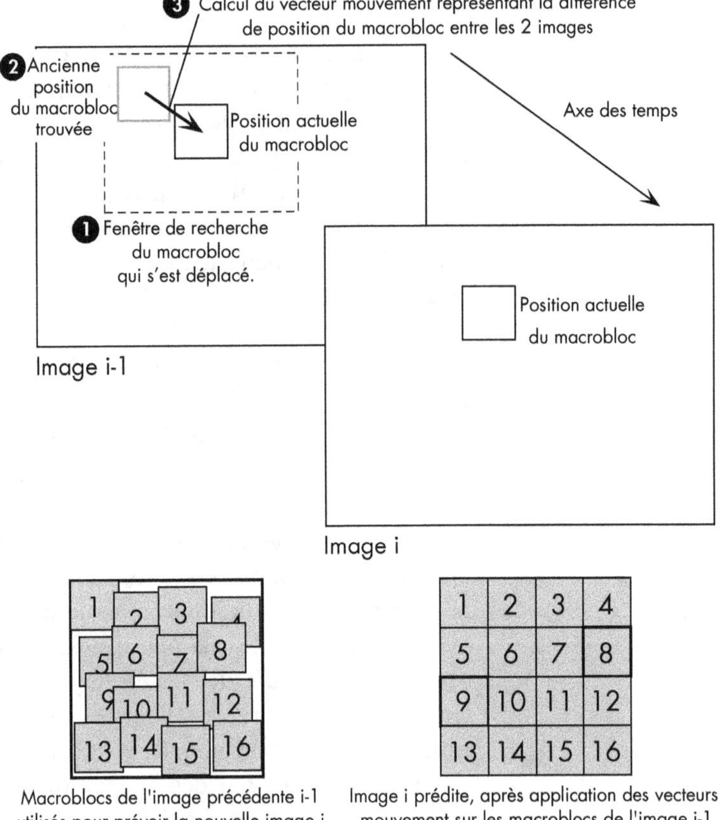

Macroblocs de l'image précédente i-1 utilisés pour prévoir la nouvelle image i

Image i prédite, après application des vecteurs mouvement sur les macroblocs de l'image i-1

L'estimation de mouvement a pour objectif de coder uniquement les éléments qui se déplacent entre plusieurs images successives. Elle se décompose en cinq étapes.

– Recherche des macroblocs semblables entre une image et une image de référence.

– Calcul des vecteurs mouvement caractérisant les déplacements des macroblocs.

– Construction d'une image prédite en utilisant ces vecteurs mouvement.

– Soustraction de l'image prédite à la vraie nouvelle image pour générer des données de différence, sous la forme d'une image résiduelle.

– Codage et transmission des vecteurs mouvement et de l'image résiduelle associée.

6.6.3 *La régulation du débit*

Le volume des données utiles issues du processus de compression d'un programme vidéo varie fortement en fonction du mouvement, aussi bien spatialement que temporellement. Les enregistreurs sur support informatique (disques ou mémoire flash), ainsi que les multiplex de diffusion numérique s'accommodent sans problème d'un débit variable. Celui-ci permet ainsi aux scènes complexes (par exemple les plans larges panoramiques sur un match de foot) de bénéficier d'un débit supérieur aux scènes plus simples (par exemple un plan de coupe fixe de l'entraîneur sur le banc de touche). Certaines utilisations nécessitent cependant un débit de données constant quelle que soit la complexité du contenu vidéo. C'est par exemple le cas des magnétoscopes dont les éléments mécaniques (tambour de têtes, moteurs, etc.) doivent obligatoirement tourner à vitesse régulière. Pour maintenir à une valeur fixe le débit du signal compressé, le codeur intègre une boucle de régulation utilisant une mémoire tampon qui agit sur les tables de quantification, comme le montre la figure 6.13. Lorsque la mémoire tampon est proche de la saturation, un signal d'alerte est envoyé au quantificateur pour qu'il réduise temporairement la précision des coefficients dans le but d'abaisser le débit binaire instantané. À l'inverse, si la mémoire tampon est proche du niveau minimal de fonctionnement, le quantificateur peut augmenter la précision des coefficients.

Figure 6.13
Principe de la boucle de
régulation agissant sur les
tables de quantification pour
maintenir un débit constant.

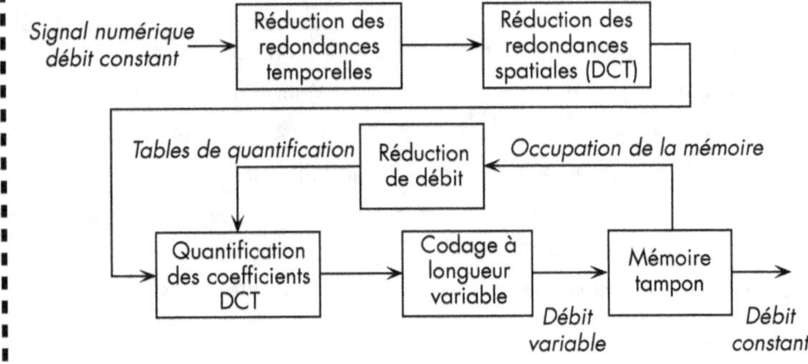

6.6.4 *Le codeur et le décodeur MPEG*

Les codeurs MPEG n'ayant pas fait l'objet d'une normalisation, ils affichent des performances différentes selon le type d'algorithme déployé pour la compensation de mouvement, le choix des valeurs de la matrice de quantification, le système de contrôle du débit, etc. En revanche, les paramètres de codage comme la taille des blocs, le codage entropique, le nombre d'images utilisées pour les prédictions, etc., sont systématiquement spécifiés par chaque standard et ne peuvent être changés.

L'ordre des images est préalablement modifié par l'intermédiaire de mémoires de trame. Pour corriger les erreurs amenées par le calcul des vecteurs mouvement, une boucle assez complexe est introduite : les opérations de DCT et de quantification sont appliquées sur les images Intra – avec la boucle de régulation de débit si nécessaire –, puis les fonctions inverses sont réalisées (déquantification, DCT inverse, introduction des vecteurs mouvement) pour que l'image prédite par l'estimateur soit comparée avec la vraie nouvelle image, macrobloc par macrobloc. L'image de différence (résiduelle) est alors produite, qui permettra au décodeur de rectifier ses éventuelles erreurs de prédiction.

Si l'encodage nécessite une grande puissance de traitement, surtout lorsque de forts taux de compression sont requis, le processus de décodage est pour sa part plus léger. Cela lui permet d'être implémenté dans un simple circuit intégré embarqué dans des équipements compacts, peu gourmands en ressources et bon marché (notamment pour les applications grand public). Après démultiplexage, les images Intra sont décodées – décodage à longueur variable, déquantification avec des modes programmés, DCT inverse. Les vecteurs mouvement et les données de différence sont utilisés pour fabriquer les images Prédites à partir des images de référence via un processus de compensation de mouvement. Les images Bidirectionnelles sont alors calculées, puis les images sont replacées dans leur ordre naturel.

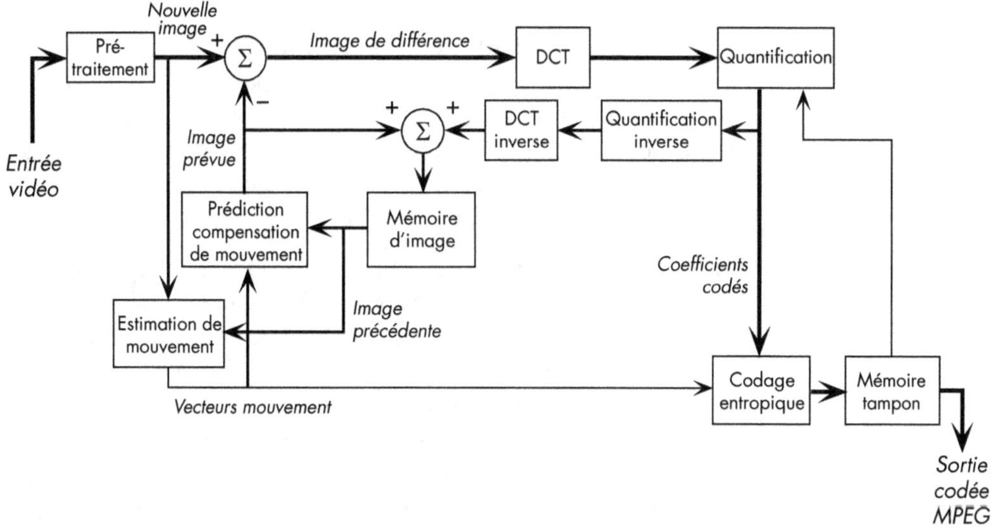

Figure 6.14
Synoptique du codeur MPEG.

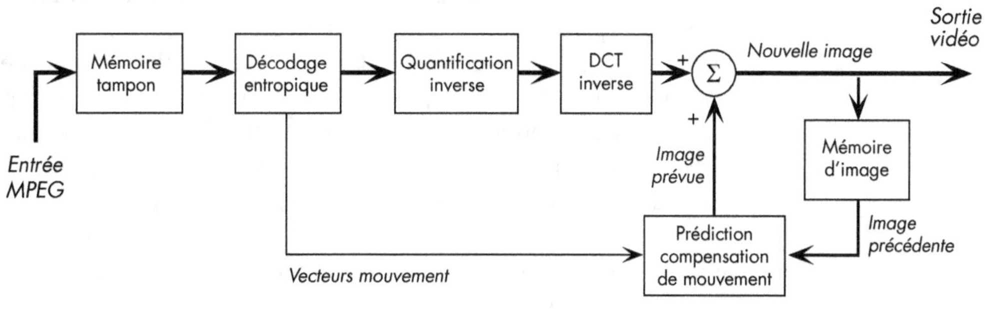

Figure 6.15
Synoptique du décodeur MPEG.

6.7 MPEG-1

MPEG-1 est le premier standard de compression vidéo à avoir vu le jour en 1993. Fruit de quatre années de travaux au sein du comité MPEG, il a été conçu pour coder un programme audio/vidéo dans une qualité tout juste comparable à du VHS, pour les applications multimédias. Son débit maximal a en effet volontairement été bridé à 1,5 Mbit/s (dont 1,15 Mbit/s pour la vidéo), afin d'être compatible avec le stockage sur un Compact Disc (CD-Rom, CD-Vidéo), dont la capacité de 700 Mo peut ainsi contenir 74 min de programme. Pour parvenir à un taux de compression aussi élevé, MPEG-1 reprend les techniques de JPEG pour ce qui est de l'élimination des redondances internes à chaque image, et effectue une compression temporelle sur des longs GOP (typiquement 12 ou 15).

Mais la principale raison de la piètre qualité de MPEG-1 est liée au format de l'image source accepté. Baptisé « SIF » *(Source Intermediate Format)*, il est caractérisé par une définition horizontale et verticale réduite de moitié par rapport à une image SD, et par le traitement de seulement une trame sur deux (l'autre étant supprimée). L'image source de MPEG est donc déjà sévèrement dégradée, puisque dotée d'une définition 360×288 (1/4 de SD), avec un balayage progressif à 25 i/s, l'unique trame conservée étant dupliquée au décodage.

Tout cela conduit à abaisser le débit du signal vidéo avant compression à 31,5 Mbits/s, avec une structure d'échantillonnage de type 2:1:0. Ce débit source est alors réduit dans un facteur 27:1 par les techniques de compression Intra et Inter. Le sacrifice est certes drastique, mais indispensable vu l'objectif visé. L'une des applications phares du MPEG-1 est le CD-Vidéo, qui n'a pas véritablement percé en Europe mais qui a rencontré un grand succès dans d'autres pays comme la Chine, où plusieurs millions de lecteurs ont été vendus. MPEG-1 est aujourd'hui remplacé par le plus performant MPEG-4 dans quasiment toutes ses applications.

En plus de l'analyse interne des images mise en œuvre dans JPEG, MPEG-1 travaille sur une image réduite à 25 % de sa taille d'origine, ne conserve qu'une trame sur deux, ne supporte que l'encodage de type 4:2:0, et élimine les redondances temporelles entre plusieurs images successives.

6.8 MPEG-2

Normalisé en 1995, MPEG-2 reprend la philosophie et l'ensemble des techniques de base de MPEG-1, mais avec des outils optimisés et adaptés aux exigences broadcast, notamment en termes de définition et de résolution temporelle. À l'origine, MPEG-2 a été conçue pour couvrir les applications de distribution d'images et de sons par satellite, câble et voie terrestre, ainsi que sur disque optique. Par la suite, le standard a été étendu pour prendre en compte les particularités des applications de production et postproduction, donnant ainsi naissance à des formats d'enregistrement broadcast SD et HD.

Par rapport à MPEG-1, les apports de MPEG-2 sont les suivants :

- support de définitions supérieures, de la SD (720 × 576) à la HD (1 920 × 1 080) ;

- traitement du balayage entrelacé (50 trames/seconde) et du balayage progressif (50 images complètes/seconde). Le support de l'entrelacé n'est pas sans apporter de complications, notamment en ce qui concerne le calcul des vecteurs mouvement. Ces derniers peuvent être déterminés sur une trame ou sur une image, une décision étant prise indépendamment pour chaque macrobloc en fonction de l'importance des mouvements ;

- codage hiérarchique permettant de transmettre différents niveaux de qualité pour une même image, avec compatibilité descendante entre les niveaux ;

- codage possible d'une source en 4:2:2 et non plus uniquement en 4:2:0 ;

- codage entropique à longueur variable (VLC) amélioré pour offrir de meilleures performances à des débits et définitions supérieurs ;

- compatibilité avec MPEG-1 – un décodeur MPEG-2 peut décoder un flux MPEG-1.

MPEG-2 délivre un débit vidéo s'échelonnant typiquement de 1,5 à 50 Mbits/s en SD (toutes applications confondues), et peut atteindre 300 Mbits/s en HD. Du coup, MPEG-3, qui devait se consacrer à part entière à la haute définition, a été totalement absorbé par MPEG-2, qui possède tous les outils nécessaires. MPEG-2 a longtemps été le pilier de la télévision numérique diffusée par satellite (DVB-S), câble (DVB-C) et TNT (DVB-T) dans le monde entier. Son concept de train de transport *(transport stream)* permet de véhiculer simultanément plusieurs programmes différents, chacun doté de ses propres informations de synchronisation. MPEG-2 a également été décliné en une version « studio », répondant aux exigences plus sévères de la production/postproduction broadcast. Cette version permet en outre de travailler en mode intra-image comme en M-JPEG. MPEG-2 est aussi utilisé en haute définition, mais avec un codage sur des longs groupes d'images, seul moyen d'obtenir en HD des débits comparables à ceux de la SD (au prix d'une gestion complexe au niveau des points de montage…). Enfin, MPEG-2 a été adopté pour coder la vidéo SD sur DVD et est l'un des trois standards de codage de la vidéo HD sur disque Blu-ray. Si ce standard a fait l'objet d'améliorations constantes depuis son avènement il y a une vingtaine d'années, il a atteint aujourd'hui sa maturité technique ; ses performances n'évolueront plus, sinon à la marge. Depuis 2016, MPEG-2 est remplacé en France par MPEG-4 AVC/H.264 pour la diffusion numérique SD sur la TNT (la HD était dès le départ en MPEG-4).

6.8.1 *Les profils et niveaux de MPEG-2*

La multitude des applications visées par MPEG-2 impliquait de concevoir dès le départ non pas un standard unique sachant tout faire, mais une famille de standards flexibles capables de s'adapter à différentes situations en termes de techniques de codage, de définitions et de débits. C'est pourquoi MPEG-2 a été conçu comme une boîte à outils, organisée en profils et niveaux. Un profil (*profile* en anglais) correspond à une approche quantitative. Il définit le jeu d'outils de codage le mieux approprié à une utilisation donnée. Un niveau correspond à une approche qualitative. Il décrit un niveau de performances pour un profil donné, fixant ainsi la définition de l'image source. Cette notion de profils et niveaux a également été reprise par les normes MPEG qui ont suivi.

Les profils de MPEG-2

À l'origine, les profils étaient au nombre de cinq et ciblaient les applications de diffusion et de distribution. Un sixième profil (profil 422) a dans un second temps été ajouté pour répondre aux exigences des applications de production et postproduction broadcast.

- Le profil simple : c'est le premier des profils, celui qui possède le moins d'outils. Il traite l'image en 4:2:0 et ne comporte pas de codage bidirectionnel. Il ne génère que des images I et P.

- Le profil principal (Main Profile ou MP) : c'est le profil de base utilisé pour l'ensemble des applications de distribution grand public en définition standard ou en haute définition. Il reprend tous les outils du profil simple, avec son traitement 4:2:0, auxquels il ajoute l'interpolation bidirectionnelle, c'est-à-dire le calcul des images B. À débit égal, le profil principal donne une meilleure qualité d'image que le profil simple. Le profil principal est notamment utilisé par certains formats d'enregistrement SD et HD de milieu de gamme, ainsi que par le DVD et le Blu-ray.

- Le profil d'échelonnabilité SNR (SNR Scalable, SNR pour *Signal/Noise Ratio*) : il possède tous les outils du profil principal plus un, qui le rend capable de séparer les données en deux parties. La première partie forme le signal de couche de base et contient les données relatives à une qualité d'image donnée. La seconde partie forme un signal de couche supérieure qui, ajouté au signal de la couche de base, améliore le rapport signal sur bruit de l'image. Les deux parties assemblées donnent quasiment la même qualité d'image que le profil principal à débit égal. Mais aucune application commerciale n'a exploité cette capacité offerte par MPEG-2, car elle engendre au final une complexité de décodage trop élevée et entraîne une diminution significative de l'efficacité de codage.

• Le profil d'échelonnabilité spatiale (Spatial Scalable) : il possède tous les outils du profil précédent plus un, constituant une autre méthode de division des données en fonction cette fois de la définition de l'image. Il consiste toujours en un signal de couche de base et un signal de couche supérieure, mais ce dernier améliore ici la définition. Dans son principe, ce profil permet par exemple de coder un signal en haute définition sous la forme d'une couche de base correspondant à une qualité TV standard, et d'une couche supérieure véhiculant les informations apportant la qualité HD. Un tel signal peut alors être traité aussi bien par un décodeur traditionnel que par un décodeur HD. Mais, pour les mêmes raisons que précédemment, ce profil échelonnable de MPEG-2 n'a pas connu d'application commerciale.

• Le profil haut (High Profile) : il dispose de tous les outils du profil précédent plus un outil supplémentaire permettant de coder l'image en 4:2:2 (rappel : les quatre profils précédents ne supportent que le 4:2:0).

• Le profil 422 : destiné à la production/postproduction broadcast, ce profil étend juste les possibilités du profil principal à la structure d'échantillonnage 4:2:2 (sans pour autant exiger la complexité supplémentaire du profil haut). Il permet des débits beaucoup plus élevés et un GOP court pouvant être réduit à deux images. Mieux, il peut effectuer un codage totalement intra-image, laissant chaque image indépendante. Il est utilisé de cette manière par deux formats d'enregistrement de Sony : le MPEG-IMX en définition standard, et le XDCAM HD422 en haute définition.

Les niveaux de MPEG-2

Les profils sont complétés par quatre niveaux déterminant la définition maximale de l'image d'entrée. Les décodeurs d'un niveau donné sont capables de décoder tous les niveaux inférieurs, mais pas les niveaux supérieurs – sauf en présence d'un train binaire à échelonnabilité spatiale de définition inférieure.

- Le bas niveau (Low Level) : il n'accepte que les images à basse définition, soit 360 × 288 et 180 × 144.

- Le niveau principal (Main Level) : c'est le niveau de base de la télévision standard, avec une définition 720 × 576.

- Le niveau haut 1440 (High Level 1440) : c'est le niveau correspondant à une image à haute définition, mais dont la définition horizontale est abaissée de 1 920 à 1 440 pixels par ligne (les pixels deviennent donc rectangulaires). Cette définition constitue un compromis utilisé par les formats d'enregistrement à haute définition de milieu de gamme pour réduire le volume des données à stocker, indépendamment de la compression effectuée.

- Le niveau haut (High Level) : c'est le niveau correspondant à la véritable haute définition, avec une pleine définition de 1 920 × 1 080 et des pixels carrés.

Les combinaisons profils/niveaux sont regroupées dans le tableau 6.3.

En définition standard, le Main Profile @ Main Level (MP@ML) est à la base du DVD-Vidéo et de tous les bouquets de programmes numériques SD. Le 422 Profile @ Main Level (422P@ML) est utilisé en production et postproduction avec notamment le format MPEG-IMX.

En haute définition, le Main Profile @ High Level (MP@HL) est utilisé pour la diffusion. Le Main Profile @ High 1440 (MP@H-14) est à la base des formats HDV, XDCAM HD420, et constitue l'un des standards du Blu-ray. Enfin, le 422 Profile @ High Level est exploité par le format XDCAM HD422.

Tableau 6.3

Les combinaisons de profils et niveaux de MPEG-2, avec leurs principales applications.

Profile @ Level	Définition	Fréquence image maximale	Structure d'échantillonnage	Débit maximal	Applications
SP@LL Simple Profile @ Low Level	180 × 144	15	4:2:0	96 kbits/s	Téléphonie mobile
SP@ML Simple Profile @ Main Level	360 × 288 320 × 240	15 24	4:2:0	384 kbits/s	PDA
MP@LL Main Profile @ Low Level	360 × 288	30	4:2:0	4 Mbits/s	Box
MP@ML Main Profile @ Main Level	720 × 576	30	4:2:0	15 Mbits/s (9 Mbits/s pour les DVD ; 1 à 6 Mbits/s pour la TVSD)	Diffusion TVSD DVD
MP@HL-14 Main Profile @ High Level 1440	1 440 × 1 080 1 280 × 720	30 60	4:2:0	60 Mbits/s	HDV XDCAM HD420 Blu-ray
MP@HL Main Profile @ High Level	1 920 × 1 080 1 280 × 720	30 60	4:2:0	80 Mbits/s (19 Mbits/s pour la diffusion TV)	Diffusion TVHD
422P@ML 422 Profile @ Main Level	720 × 576	30	4:2:2	50 Mbits/s	Betacam SX MPEG-IMX
422P@HL-14 422 Profile @ High Level 1440	1 440 × 1 080 1 280 × 720	30 60	4:2:2	80 Mbits/s	
422P@HL 4:2:2 Profile @ High Level	1 920 × 1 080 1 280 × 720	30 60	4:2:2	300 Mbits/s	XDCAM HD422

Figure 6.16

Compromis qualité/débit/ complexité de montage en MPEG-2.

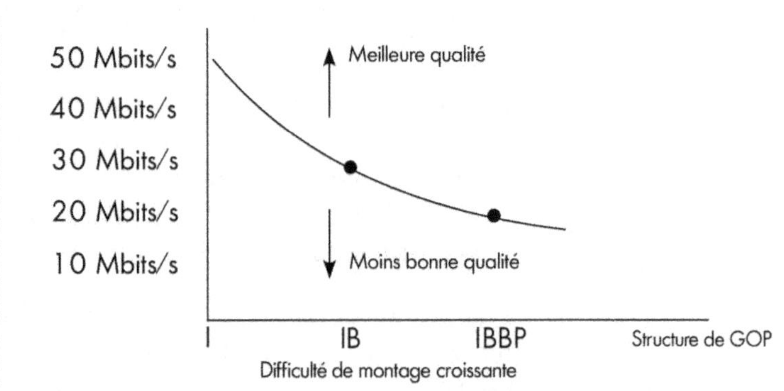

MPEG-2 est structuré en profils et niveaux, organisation reprise par les standards qui ont suivi.

Un profil est un sous-ensemble d'outils de codage qui détermine la structure d'échantillonnage de l'image : 4:2:0 pour le profil principal, 4:2:2 pour le profil 422.

Un niveau spécifie la définition de l'image source, avec notamment le niveau principal pour la définition standard et le niveau « high » pour la haute définition.

Chaque application MPEG-2 est caractérisée par une combinaison d'un profil et d'un niveau.

6.8.2 *Les flux de transport*

Les données audio et vidéo compressées en MPEG-2 sont regroupées au sein d'un « flux » standardisé. Le traitement distinct des flux audio et vidéo permet aux applications de lecture de basculer facilement d'un flux à un autre. Les standards MPEG prennent en charge tout ou partie des types de flux de base suivants.

- Le flux élémentaire (*Elementary Stream* ou ES) est le flux brut issu d'un codeur. Chaque flux élémentaire ne contient qu'un seul type d'information (par exemple, une séquence vidéo, un canal audio ou des données numériques). Ce flux continu peut ensuite être découpé en paquets (*Packetized Elementary Stream* ou PES). Les fichiers de flux élémentaires vidéo MPEG-2 possèdent les extensions .m2v et sont déclinés en .m1v pour MPEG-1 et .m4v pour MPEG-4.

- Le flux de programme (*Program Stream* ou PS) est le flux résultant du multiplexage de plusieurs flux élémentaires (par exemple, un flux vidéo et deux flux audio). Il est notamment utilisé par le DVD et le Blu-ray.

- Le flux de transport (*Transport Stream* ou TS) est le flux composé d'un ou plusieurs flux de programmes destinés à être diffusés. Comme il est susceptible d'être perturbé par des erreurs induites durant le transport, il inclut des systèmes de correction ainsi que des circuits de synchronisation et de correction de gigue *(jitter)*. Le flux de transport est utilisé par les systèmes de diffusion de la télévision numérique.

En plus de décrire un système de réduction de débit normalisé, MPEG-2 standardise une méthode de transmission d'un ou plusieurs programmes audio/vidéo compressés, avec leurs données auxiliaires, dans un unique flux numérique.

6.9 MPEG-4

Les premières orientations de MPEG-4, normalisé en 2000, étaient très complexes et ambitieuses, car basées sur un codage orienté objet. Son fondement initial était de considérer la vidéo non plus comme une surface rectangulaire de taille fixe renfermant une matrice de pixels, mais comme une composition d'objets de taille et de forme arbitraires. Le but de cette représentation est de coder chacun de ces objets avec les paramètres de compression les plus appropriés à ses caractéristiques, et de les transmettre individuellement. À la réception, un compositeur réorganise tous les objets reçus en kit et reconstruit l'image d'origine. Cette notion de codage orienté objet est cependant restée dans les cartons et n'a guère dépassé le stade de démonstrations dans les salons spécialisés. Aucune réalisation commerciale n'a suivi.

L'autre terrain d'action de MPEG-4, qui a réellement été développé avec le succès que l'on connaît aujourd'hui, est la réduction de débit. Alors que ses prédécesseurs MPEG-1 et MPEG-2 offrent chacun un champ d'application limité à un seul domaine, MPEG-4 opère une véritable fusion des mondes de l'informatique, des télécommunications et de la télévision en élargissant les concepts précédemment développés à l'ensemble des applications audiovisuelles et multimédias. La clé d'une telle ambition est une approche modulaire complexe qui se concrétise par une vingtaine de « parties », chacune spécifiant un codage particulier. Deux de ces parties ciblent exclusivement la réduction de débit vidéo, la Partie 2 et la Partie 10. Cette dernière, plus connue sous l'appellation « AVC/H.264 », est devenue la facette principale de MPEG-4 et a aujourd'hui quasiment éclipsé la Partie 2. Il est important de ne pas confondre ces deux standards. Les pages qui suivent sont là pour nous y aider.

6.9.1 *MPEG-4 Partie 2*

MPEG-4 Partie 2 est le moins connu des deux standards MPEG-4. Sorti en 2000, il se compose d'une vingtaine de profils, dont trois ont été implémentés dans des applications vidéo : le Simple Profile (SP), l'Advanced Simple Profile (ASP) et le Simple Studio Prolile (SStP).

• Le Simple Profile cible typiquement les applications de MPEG-1, c'est-à-dire à faible débit et basse définition, comme la téléphonie mobile, la vidéoconférence, la surveillance industrielle, etc. Il ne gère que le balayage progressif à 15 images par seconde et ne travaille qu'avec des images I et P. Le fait qu'il ne code pas les complexes images Bidirectionnelles B lui permet d'être implémenté sur des ordinateurs peu puissants. Il est décliné sur 5 niveaux, avec une taille d'image maximale de 352×288 et un débit ne dépassant pas 384 kbits/s.

• L'Advanced Simple Profile (ASP) vise les applications grand public en définition standard. Il pallie les faiblesses du Simple Profil en supportant le balayage entrelacé et le codage d'images Bidirectionnelles, de manière similaire à MPEG-2. Il bénéficie en outre d'outils nouveaux, comme une estimation de mouvement dotée d'une précision d'un quart de pixel, soit deux fois supérieure à celle de MPEG-2. Cette caractéristique a d'ailleurs été reprise par la suite sous une forme un peu différente par MPEG-4 AVC/H.264. Par ailleurs, l'ASP intègre un mode Global Motion Compensation (GMC) qui détecte les grandes parties de l'image qui ont le même déplacement, et leur affecte un unique vecteur mouvement. Cette méthode permet d'économiser du débit sur les mouvements réguliers, comme les panoramiques ou les zooms. Le profil ASP peut travailler sur 7 niveaux, dont le plus élevé autorise une taille d'image maximale de 720×576 et un débit de 8 Mbits/s. Sa principale application aura été le fameux codec DivX jusqu'à la version 6 (la version 7 intègre l'AVC/H.264 et la 10 HEVC/H.265) et ses déclinaisons (3ivx, Xvid).

• Le Simple Studio Profile (SStP) vise les applications de mastering haut de gamme et le cinéma numérique. Il peut opérer sur

4 niveaux de définition : SD à 50 Mbits/s, HD à 300 ou 600 Mbits/s, Ultra HD 4K à 1,2 Gbits/s. Il reprend tous les outils de l'ASP, auxquels il ajoute une profondeur de codage élevée à 12 bits et une structure d'échantillonnage de type 4:4:4. Il ne code les images qu'en mode Intra et dispose d'un mode de compression sans pertes. Ce profil est utilisé par le format HDCAM SR de Sony.

MPEG-4 Partie 2 n'a pas connu de développements majeurs autres que ceux que nous venons de citer. Son gain d'efficacité, qui ne dépasse pas 20 % par rapport à MPEG-2, n'a pas été suffisant pour déstabiliser le monde MPEG-2, d'autant que l'avènement de MPEG-4 AVC/H.264 l'a vite rendu obsolète.

6.9.2 *MPEG-4 AVC/H.264*

Développé conjointement en 2003 par le comité MPEG et l'ITU *(International Telecommunication Union)*, l'algorithme de codage AVC *(Advanced Video Coding)* a été intégré en tant que « Partie 10 » au standard MPEG-4 et repris sous l'appellation « H264 » à l'ITU. Les deux dénominations sont souvent utilisées conjointement pour désigner ce standard. La grande force de MPEG-4 AVC/H.264 est d'intégrer un ensemble d'outils de codage qui fournissent une efficacité de compression plus de 50 % supérieure à celle de MPEG-2. En d'autres termes, MPEG-4 AVC/H.264 permet d'obtenir des débits typiquement deux fois plus faibles que MPEG-2 à qualité égale, avec toutefois une complexité de calcul au décodage accrue dans un facteur 2 à 4 (ce qui a désormais été absorbé par la loi de Moore). Ce standard a étendu son emprise sous diverses implémentations aux équipements d'acquisition HD broadcast et grand public de dernière génération. Pour les applications web, Google en propose une version ouverte libre de droits (s'affranchissant des brevets logiciels de AVC/H.264) sous l'appellation « VP-8 ».

Si le mécanisme global du codage de l'image vidéo et les phases principales de la réduction de débit sont les mêmes que ceux de MPEG-2, les techniques de traitement ont été affinées à tous les niveaux. En distribution, MPEG-4 AVC/H.264 délivre en définition standard une qualité s'approchant du DVD avec un débit de seulement 1,5 à 3 Mbits/s, tandis qu'en haute définition, le débit varie entre 6 et 13 Mbits/s.

MPEG-4 AVC/H.264 couvre aujourd'hui une gamme très large d'applications, avec des débits allant de quelques dizaines de kbits/s à 1,2 Gbits/s. Il est utilisé en diffusion numérique, dans le Blu-ray, les consoles de jeux (Playstation, Xbox-360), les smartphones et les tablettes. Il est également au cœur des codecs AVC-Ultra de Panasonic (ligne de produits P2 HD), XAVC de Sony, ainsi que AVCHD. Plus généralement, MPEG-4 AVC/H.264 a ouvert la voie à la diffusion vidéo sur tous les types de réseaux et un vaste choix de plates-formes dans les domaines du multimédia mobile et de la télévision numérique. Précisons toutefois que ce système AVC/H.264 ne produisant pas de flux binaire conforme à MPEG-2, son adoption a nécessité la conception de nouveaux codeurs et décodeurs. Depuis 2016, l'intégralité de la TNT en France est en MPEG-4 AVC/H.264, alors que jusque-là seule la HD était codée à ce standard (la SD était en MPEG-2).

Les nouvelles techniques de compression de AVC/H.264

• La prédiction intra-image

Alors que MPEG-2 n'offre qu'une direction de prédiction appliquée au signal transformé, MPEG-4 AVC/H.264 en permet jusqu'à 9 différentes, sur des blocs 4×4, 8×8 ou 16×16 pixels. L'image résiduelle (soustraction de l'image prédite à l'image originale) est soumise à une transformée dite « entière » (proche de la DCT mais produisant moins d'erreurs d'arrondis). Celle-ci opère sur des blocs de 4×4 pixels (8×8 pixels en MPEG-2), ce qui permet de s'adapter beaucoup plus rapidement aux évolutions locales du contenu de l'image.

• L'estimation de mouvement

Les blocs utilisés par le processus d'estimation de mouvement des standards MPEG précédents sont de forme et de taille fixes : 16×16 pixels. Ici, ils peuvent prendre 7 tailles différentes, jusqu'à un minimum de 4 × 4, et avoir une forme carrée ou rectangulaire. Cela conduit à décrire de manière mieux adaptée et avec davantage de finesse les petites zones en mouvement. Le gain d'efficacité engendré va jusqu'à 15 %. Mais, du fait qu'ils sont jusqu'à quatre fois plus petits, les blocs sont jusqu'à quatre fois plus nombreux, ce qui implique une puissance informatique conséquente pour soutenir l'encodage en temps réel… Par ailleurs, l'estimation de mouvement peut utiliser jusqu'à 32 images de référence passées ou futures, alors que dans les standards précédents, elle se limitait à une ou deux images. Cette fonctionnalité engendre des améliorations significatives dans le traitement de certains types de scènes contenant des flashs rapides ou des changements de plans répétitifs. Enfin, la précision de l'estimation de mouvement est d'un quart de pixel comme en MPEG-4 Partie 2 et en VC-1 (alors qu'elle est d'un demi-pixel en MPEG-2).

• La division de l'image en tranches ou slices

MPEG-4 AVC/H.264 utilise par ailleurs une méthode particulière de division de chaque image en tranches, appelées *slices*, qui sont en fait des groupes de macroblocs. Une *slice* constitue l'entité spatiale élémentaire de l'image qui peut être codée indépendamment de ses voisines. Par conséquent, les erreurs ou données manquantes dans une *slice* ne peuvent jamais se propager sur d'autres *slices* à l'intérieur d'une image. Alors que dans les précédents MPEG on parlait de types d'images I, P, B, dans MPEG-4 AVC/H.264 on parle de type de *slices*. On retrouve les traditionnels *slices* de type I (Intra), P (Prédictif), B (Bidirectionnel), mais également deux supplémentaires appelés « Switching I » (SI) et « Switching P » (SP). Leur but est de faciliter l'accès aléatoire ou la lecture rapide, ainsi que la commutation entre des flux codés à des débits différents.

• Le codage entropique CABAC

MPEG-4 AVC/H.264 fait appel à un outil aussi performant que complexe appelé « CABAC » *(Context Adaptive Binary Arithmetic Coding)*, en lieu et place du codage à longueur variable (VLC) de MPEG 1/2. CABAC ajuste en temps réel les paramètres du codage en fonction du contenu de l'image grâce à une mise à jour permanente des statistiques du signal. Il prend par ailleurs en compte le voisinage spatial des éléments à coder, ce qui assure une décorrélation supplémentaire. Cet outil constitue une partie importante du gain de compression de MPEG-4 AVC/H.264 par rapport à MPEG-2 ; il a en outre été repris par le récent standard HEVC/H.265. CABAC est cependant une technique tellement sophistiquée qu'elle n'est disponible que dans les Profils Main et High. Pour les autres (Baseline et Extended), elle est remplacée par un codage moins complexe appelé « CAVLC » *(Context Adaptive Huffman Variable Length Coding)*. Ce dernier emploie de multiples tables de codage à longueur variable pour coder les coefficients, ce qui accroît sensiblement ses performances par rapport à celles obtenues avec une seule table VLC.

• Le filtrage anti-blocs

Un défaut typique du codage basé sur un découpage de l'image en blocs est justement la visibilité de cette structure en mosaïque de carrés sous la forme d'une pixellisation. Les opérations successives appliquées sur les blocs de pixels font que les contours de ces blocs sont reconstitués avec moins de précision que les pixels intérieurs et deviennent visibles. MPEG-4 AVC/ H.264 bénéficie d'un filtrage réducteur des effets de blocs placé en sortie de codage. Il s'adapte automatiquement au mode de prédiction choisi et à la quantification qui a été appliquée. En lissant les bords des blocs, il rend ces artéfacts moins visibles sans pour autant affecter le piqué de l'image, ce qui améliore sensiblement la qualité subjective résultante.

Les profils de AVC/H.264

Comme ses prédécesseurs de la famille MPEG, MPEG-4 AVC/ H.264 a été segmenté en profils hiérarchiques, chaque profil constituant un jeu d'outils répondant à une certaine catégorie d'applications.

- Le Constrained Baseline Profile cible les applications mobiles et de vidéoconférence à très bas débit. Il est constitué d'un jeu très limité de caractéristiques communes aux profils Baseline, Main et High décrits ci-après.

- Le Baseline Profile (BP) met l'accent sur une simplicité maximale, une bonne robustesse dans les environnements de propagation difficiles et une utilisation minimale de ressources. Ciblant les applications mobiles ou de visioconférence à bas coût, il ne gère que les images I et P, en balayage progressif uniquement. Il reprend toutes les caractéristiques du Constrained Baseline plus d'autres, renforçant sa protection aux erreurs et son comportement face aux retards de propagation.

- Le Extended Profile (XP) ajoute quelques outils au Baseline Profile afin de l'optimiser pour le streaming. Il bénéficie d'une très grande robustesse face aux erreurs de transmission et d'un système de récupération des données perdues propre au protocole IP.

- Le Main Profile (MP) est destiné à la diffusion en définition standard. Il traite les images I, P, B avec une structure 4:2:0 sur 8 bits, et gère le balayage entrelacé.

- Le High Profile (HiP) est une extension du Main Profile, destiné aux applications de haute définition. Il ajoute notamment la possibilité de travailler sur des macroblocs de taille 8×8 (et non plus seulement 4×4 ou 16×16), et permet d'utiliser des pas de quantification optimisés lors du décodage. Il nécessite une capacité mémoire supérieure au Main Profile mais n'implique pas une complexité informatique beaucoup plus importante. Ce High Profile est inclus dans les spécifications du Blu-ray de l'AVCHD et des décodeurs TVHD en Europe.

- Le High 10 (Hi10P) ajoute au High Profile le support du codage avec une profondeur de 10 bits au lieu de 8. Le High 10 Profile est utilisé en mode Intra par le codec AVC-Intra 50 de Panasonic sur carte P2 HD (il est alors appelé « High 10 Intra Profile »).

- Le High 4:2:2 (Hi422P) ajoute au High 10 Profile le support de la structure d'échantillonnage 4:2:2 au lieu de 4:2:0 (plus exactement 22:11:11 et 22:11:0). C'est donc le profil qui s'impose dans les applications broadcast haut de gamme. Il est utilisé en mode Intra par les codecs XAVC de Sony et AVC-Intra 100/200 de Panasonic.

- Le High 4:4:4 Predictive (Hi444PP) étend le High 4:2:2 Profile au traitement des images 4:4:4 (22:22:22) et codées sur 14 bits au lieu de 10. Il est implémenté dans la déclinaison haut de gamme du codec XAVC de Sony, qui supporte notamment l'Ultra HD et le 4K du cinéma numérique.

- Le High Stereo Profile, conçu pour les applications de TV3D, assure le traitement simultané de deux points de vue d'une même scène en utilisant les redondances entre les deux images d'un couple stéréoscopique.

Tableau 6.4
Applications types des profils de MPEG-4 AVC/H.264.

Profil	Plage de débits	Échantillonnage	Quantification	Application type
Baseline	64-768 kbits/s	4:2:0	8 bits	Vidéoconférence, applications mobiles
Extended	768 kbits/s-4 Mbits/s	4:2:0	8 bits	Streaming, applications mobiles
Main	2-4 Mbits/s	4:2:0	8 bits	Vidéo entrelacée broadcast, diffusion TV SD
High	5-25 Mbits/s	4:2:0	8 bits	AVCHD, Blu-ray, diffusion TVHD
High 10	12-60 Mbits/s	4:2:0	10 bits	Broadcast HD
High 10 Intra	12-60 Mbits/s	4:2:0	10 bits	Broadcast HD (AVC-Intra 50 Panasonic)
High 4:2:2	40-200 Mbits/s	4:2:2	8-10 bits	Broadcast HD
High 4:2:2 Intra	40-200 Mbits/s	4:2:2	8-10 bits	Broadcast HD (AVC-Intra 100/200 de Panasonic, XAVC de Sony)
High 4:4:4 Predictive	200-960 Mbits/s	4:2:2	8-14 bits	4K × 2K, cinéma numérique
Studio Profile	50-1 200 Mbits/s	4:2:2/4:4:4	10-12 bits	4K × 2K, cinéma numérique, transcodage sans pertes de et vers MPEG-2 422 Profile

MPEG-4 AVC/H.264 est un standard de compression reprenant toutes les fonctionnalités de MPEG-2, mais en optimisant ses outils. Au final, MPEG-4 AVC/H.264 est caractérisé par une efficacité de compression plus de deux fois supérieure à celle de MPEG-2. À qualité d'image égale, il délivre un débit deux fois plus faible. Il fournit une boîte à outils complète pour coder la vidéo depuis les plus petits formats (visioconférence, téléphone) jusqu'à la haute définition. Il supporte l'échantillonnage en 4:2:0; 4:2:2, 4:4:4 et accepte une profondeur de codage de 8 à 14 bits.

AVC-I

On appelle « AVC-I » toute implémentation de MPEG-4 AVC/H.264 qui se restreint à un jeu d'outils de compression opérant uniquement en mode intra-image. Parmi elles, la famille de codecs à haute définition AVC-Intra de Panasonic, le XAVC de Sony, ainsi que les applications de contribution broadcast (transmission d'un lieu de tournage vers un site de production ou de diffusion). Des tests d'évaluation montrent qu'un codec AVC-I offre une efficacité de codage équivalente à celle de JPEG-2000, bien que les artéfacts soient différents. De manière générale, les performances sont optimales aux alentours de 100 Mbits/s pour un contenu en 1080/50i et 720/50. À partir de 150 Mbits/s, une compression AVC-I est considérée comme sans pertes.

MPEG-4 SVC

MPEG-4 SVC est une extension du standard H264/AVC, spécialement mise au point pour les applications de streaming et de diffusion mobile. SVC est l'acronyme de *Scalable Video Coding*, qui signifie « codage vidéo échelonnable ». Son principe consiste à coder une vidéo avec plusieurs couches de qualité dans le même fichier, afin de transmettre l'ensemble dans un flux unique. À la réception, un décodage graduel est réalisé en fonction des capacités de la connexion Internet ou des performances de l'équipement de restitution (ordinateur, téléphone, PDA...). Les équipements les plus simples décodent uniquement les éléments en adéquation avec leur niveau de performances, tandis que les équipements plus haut de gamme exploitent davantage de données reçues (voire leur intégralité).

L'échelonnabilité peut être implémentée au niveau de trois paramètres du codage de la vidéo : la définition, la résolution temporelle et la qualité :

- échelonnabilité spatiale : la vidéo est codée à différentes définitions, donc à différentes tailles d'images ;

- échelonnabilité temporelle : la vidéo est codée à différentes cadences images, les mouvements étant donc plus ou moins fluides ;

- échelonnabilité qualitative : différentes valeurs de rapport signal/bruit permettent divers niveaux de qualité de l'image restituée, en jouant notamment sur les tables de quantification. Il en ressort différentes valeurs de débits.

Pour chaque type d'échelonnabilité, la première couche est appelée « couche de base » et les couches supérieures (jusqu'à 16) « couches d'amélioration ». La couche de base offre le niveau le plus faible disponible, par exemple un QCIF à seulement 176×144 et à 7,5 images par seconde. Les couches d'amélioration transportent les données nécessaires à accroître le rapport signal sur bruit et/ou la définition et/ou la cadence image. La compatibilité descendante avec les décodeurs MPEG-4 AVC/ H.264 est assurée par la couche de base qui est traitée de manière classique par ces derniers.

Les flux AVC et SVC peuvent par ailleurs être transcodés de l'un vers l'autre sans perte de qualité, à partir du moment où l'opération respecte certaines règles. Par exemple, une conversion de SVC vers AVC peut être réalisée par un processus de réécriture des données, moins complexe qu'un recodage complet du flux SVC.

MPEG-4 SVC est une extension du standard MPEG-4 AVC/H.264, dont la force est d'être capable de coder la vidéo en plusieurs couches de qualité, le tout dans un unique flux. Ce flux véhicule une couche de base, adjointe de plusieurs couches améliorant graduellement le débit, la définition et la fréquence image. Au décodage, seules sont extraites et traitées les couches qui sont en adéquation avec les performances de l'équipement de réception.

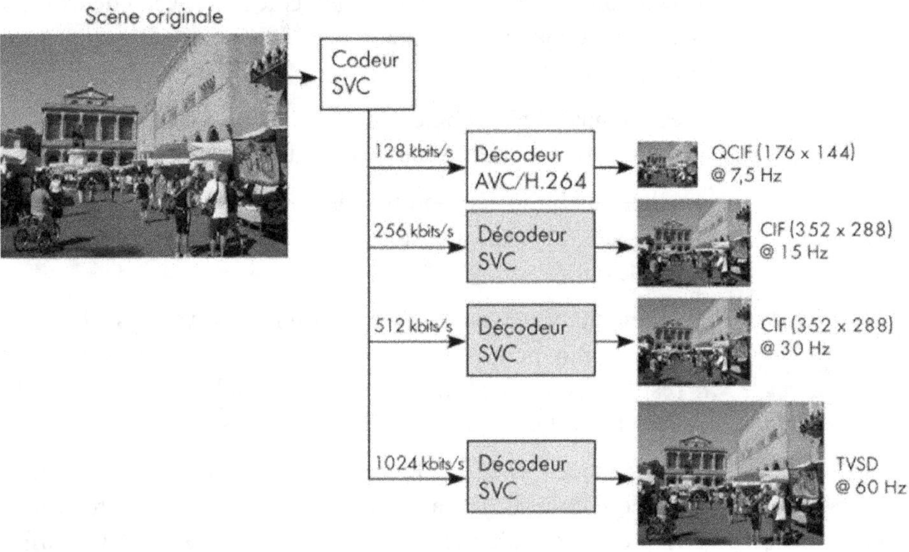

Figure 6.17
Principe du décodage échelonnable de MPEG-4 SVC.

MPEG-4 MVC

MPEG-4 MVC *(Multiview Video Coding)* est une extension de MPEG-4 H264/AVC permettant de coder simultanément différentes vues d'une même scène. Conçu pour répondre aux besoins de la TV3D, MVC compresse les vues gauche et droite d'un même plan en exploitant leurs similitudes et en éliminant leurs redondances. Grâce à cette prédiction inter-vues, MVC permet de réduire d'environ 25 % le débit d'une vidéo 3D, par rapport au codage séparé des deux vues. La compatibilité avec les décodeurs 2D est par ailleurs assurée sans compromis, puisque la méthode de traitement consiste à fournir un flux correspondant à une vue 2D, plus des données additionnelles de profondeur permettant de reconstituer la seconde vue à partir de la première. MPEG-4 MVC se compose de deux Profils. Le Muliview High permet de coder plus de deux vues mais ne traite que les images à balayage progressif, tandis que le Stereo High est limité à deux vues mais supporte l'entrelacé. MPEG-4 MVC est utilisé par les disques Blu-ray 3D.

6.10 JPEG-2000

JPEG-2000 est un standard sorti en 2000, qui utilise des techniques plus performantes que celles basées sur la transformée en cosinus discrète (DCT) employée par l'ensemble de la famille JPEG/MPEG. L'algorithme de compression employé produit des artéfacts moins agressifs et présente la particularité d'être échelonnable. Il permet en effet d'extraire, à partir d'un seul fichier compressé, des images de différentes définitions en fonction des applications visées. JPEG-2000 supporte le codage vidéo sur 8, 10 ou 12 bits, et offre une efficacité de compression supérieure de l'ordre de 40 % à celle de JPEG. En contrepartie, ses méthodes de codage sont beaucoup plus complexes, engendrant une puissance de traitement de l'ordre de 5 fois plus élevée.

Le processus d'encodage de JPEG-2000 suit un schéma classique de modification des propriétés statistiques des données sources. Il fait appel à une transformée effectuant un changement d'espace, puis à une quantification des coefficients issus de cette transformée avant un codage entropique. La transformée est basée sur la technologie des ondelettes (en lieu et place de la DCT), autorisant une analyse multidéfinition de l'image par filtrages successifs. Ces filtrages consistent à réduire à chaque fois la définition de l'image dans un facteur 2 et à conserver en mémoire les informations de détails retirés. Cette opération de décimation par 2 est réitérée jusqu'à ce que l'image arrive à en perdre sa substance. L'image étant compressée définition par définition, son décodage peut se faire directement sur celle qui est la plus adaptée à l'application cible. De plus, l'information est ordonnée dans le flux binaire de manière croissante en définition, permettant ainsi de faire apparaître l'information avec une qualité augmentant au fur et à mesure que les bits reçus sont décodés. Autre atout de JPEG-2000, les artéfacts de compression pouvant survenir à cause d'erreurs binaires à des taux plus élevés se traduisent non pas par les fameux effets de blocs ou de mosaïques symptomatiques de JPEG et MPEG, mais par une perte de piqué sur l'ensemble de l'image, visuellement bien moins perturbante.

Cette possibilité de choisir, à la restitution, la définition de l'image en fonction des performances du système d'affichage est une vraie originalité. Les standards précédents en sont incapables, parce que la taille, le débit binaire et la qualité de l'image sont spécifiés de manière définitive au moment du codage.

6.10.1 *La transformée en ondelettes discrète DWT*

La compression par ondelettes n'est pas en soi une nouveauté, mais ses qualités ont longtemps été occultées par le succès et l'hégémonie de la DCT. Le terme « ondelette » se réfère à la fonction utilisée pour décomposer le signal. L'ondelette est une représentation mathématique de la fréquence d'un signal dans le temps, visant à séparer les basses fréquences (aplats) et les hautes fréquences (détails, contours) de l'image. Sa finalité est donc similaire à celle des coefficients de la DCT, mais la procédure permettant de l'atteindre est radicalement différente. Alors que la DCT repose sur une analyse fréquentielle de l'image, la transformée par ondelettes discrète (DWT = *Discrete Wavelette Transform*) est basée sur un concept d'échelle. L'image n'est pas découpée en blocs de pixels, comme avec la DCT, mais elle est décomposée en sous-bandes, c'est-à-dire en séries d'images de définitions inférieures : 1/2 image, 1/4 image, etc. Le point de départ est l'image d'origine dans sa définition la plus fine. Le premier niveau de transformée effectue un sous-échantillonnage d'ordre 2. Le résultat est la création de quatre sous-espaces : une sous-image principale dotée d'une définition réduite de moitié (c'est une approximation de l'image d'origine, d'apparence floue car contenant 4 fois moins d'informations) et trois sous-espaces renfermant respectivement les différences en hautes fréquences entre l'image originale et la sous-image principale, dans les trois directions. Un autre sous-échantillonnage d'ordre 2 est alors appliqué sur la sous-image principale précédemment obtenue, et ainsi de suite autant de fois que nécessaire. Ces opérations de sous-échantillonnages successifs sont effectuées au moyen de paires de filtres passe-bas et passe-haut parfaitement complémentaires, de manière qu'aucune information ne soit perdue (les fréquences bloquées par l'un sont conservées par l'autre). À chaque paire de filtres sont associées une ondelette et une fonction d'échelle. Les détails perdus par une image quand sa définition est divisée par deux sont stockés sous la forme de coefficients d'ondelettes (ou coefficients DWT). Si l'on effectue toutes ces transformations successives dans le sens inverse, l'image d'origine est intégralement reconstituée.

Figure 6.18
Les ondelettes
sur une image.

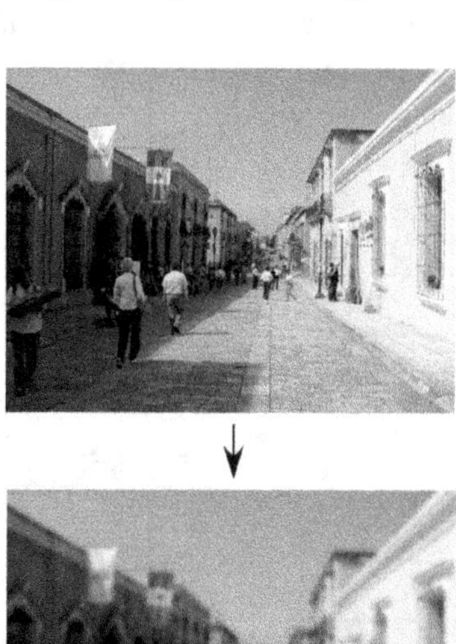

Image de résolution d'origine

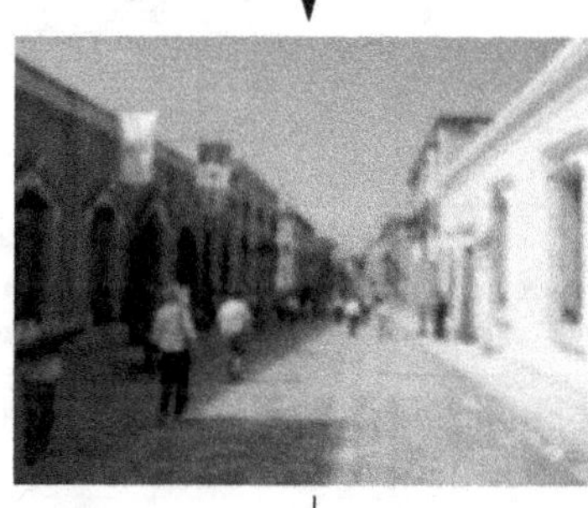

Lissage par sous-échantillonnage : résolution divisée par 2

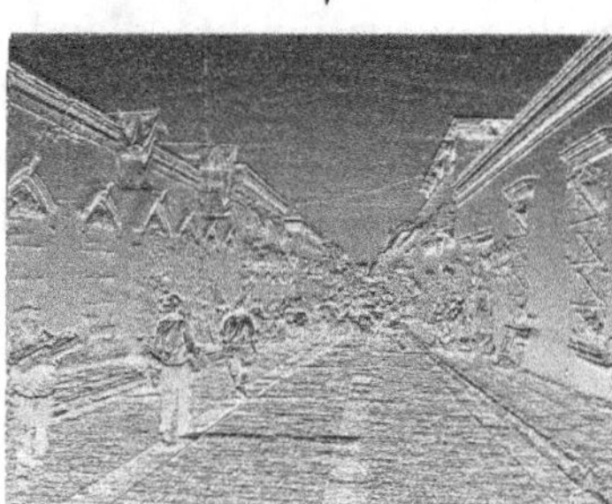

Les coefficients d'ondelettes, traduisant la différence entre les deux images précédentes : détails présents dans la première image et absents de la seconde

À ce stade, il n'y a donc pas de pertes. Mais ce n'est plus le cas si l'on supprime les sous-images contenant les détails. Plus on élimine de couches, plus la définition de l'image finale sera réduite et plus le poids du fichier sera faible. Toutes les informations (sous-images, détails) sont codées de manière indépendante, mais elles sont réunies au final dans un seul et même flux binaire. Ce dernier peut alors être décompressé de manière échelonnable, seul le niveau de détails requis ou supporté par l'application cible étant décodé. Il est important de souligner ici que la transformée en ondelettes n'a pas besoin de diviser l'image en blocs et que, de ce fait, des images dotées d'une définition allant jusqu'à 4K (4 096 × 2 160) peuvent être traitées en une seule passe.

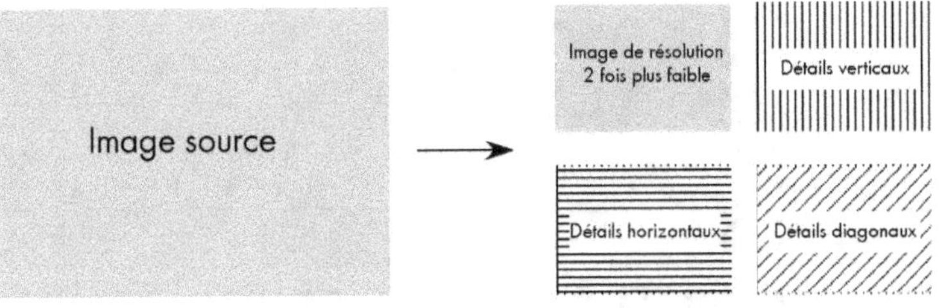

Figure 6.19
Principe de la transformée en ondelettes : l'image est décomposée en une image de définition 2 fois plus faible, associée aux détails retirés dans le sens horizontal, vertical et diagonal. Cette opération est répétée autant de fois que nécessaire.

La figure 6.20 montre le principe de la décomposition de l'image en sous-bandes de fréquences. L'image source est envoyée à un ensemble de filtres d'ondelettes qui transforment l'information sur les pixels en coefficients d'ondelettes. L'information la moins détaillée à coefficients basses fréquences est contenue dans le premier niveau de la transformée ; c'est l'information la plus importante permettant d'afficher l'image de façon grossière (parce que floue). L'information la plus détaillée à coefficients hautes fréquences est contenue dans les niveaux plus élevés.

Les lignes et colonnes sont successivement décomposées, ce qui donne autant de sous-bandes BB (basses fréquences horizontales et verticales), BH (basses fréquences horizontales, hautes fréquences verticales), HB (hautes fréquences horizontales,

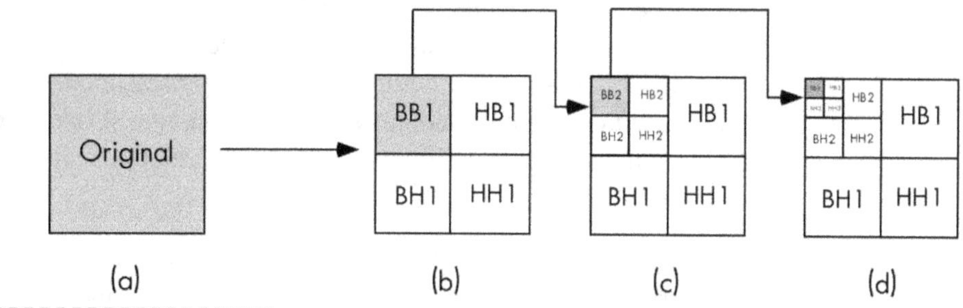

Figure 6.20

Décomposition d'une image (a) en sous-bandes de fréquences après 1 (b), 2 (c) et 3 (d) niveaux de décomposition.

basses fréquences verticales) et HH (hautes fréquences horizontales et verticales) qu'il y a de niveaux de décomposition. Le premier niveau de transformée part de l'image source et donne les sous-bandes BH1, HH1, HB1 et BB1. Seule la sous-bande BB1, qui n'est autre que l'image source en demi-définition, est soumise à une décomposition (ou filtrage) supplémentaire. Il en résulte le niveau de transformée suivant, avec la génération des sous-bandes BH2, HH2, HB2 et la transformée BB2. Des flux de données binaires sous la forme de blocs de signaux de taille égale sont générés à l'intérieur de chaque sous-bande. Ces flux servent à la modélisation des coefficients d'ondelettes et au codage des blocs de signaux. La compression est donc effectuée en requantifiant les flux binaires contenus dans chaque bloc, permettant ainsi d'accéder de manière indépendante aux blocs de signaux. Ce procédé est utilisé pour fournir de l'information sur l'importance de chaque coefficient. Les blocs de signaux peuvent ainsi être groupés en fonction de leur importance sur l'image. Au niveau du décodage, il est alors possible d'afficher les données principales en premier. En pratique, si l'on se réfère à une image vidéo HD de définition $1\,920 \times 1\,080$, la transformée en ondelettes générera une version de définition moitié moindre 960×540, puis 480×270, etc. Toutes ces images de taille de plus en plus petite feront partie intégrante du flux de données compressées et seront accessibles à tout moment au décodage pour consultation ou pour montage sur un ordinateur portable aux performances limitées.

La quantification s'effectue selon le même principe qu'en JPEG. Pour un codage avec pertes, un seuil est défini pour chaque niveau de détail, seuil en dessous duquel les coefficients (de faible amplitude) sont abandonnés. Cette étape fixe le taux de compression minimal de l'image. Seules les valeurs restantes sont codées.

Au niveau du décodeur, une transformée inverse reconstruit l'image originale de manière progressive, soit en augmentant la définition de l'image au fur et à mesure que le fichier compressé est reçu, soit en augmentant sa taille. Le conteneur du JPEG-2000 est JP2. Celui-ci encapsule le flux de code du standard JPEG-2000, ainsi que d'autres informations additionnelles (propriétés de l'image, droits de propriété intellectuelle, informations sur le fournisseur, etc.).

Quelles sont alors les dégradations introduites par des forts taux de compression en JPEG-2000 avec la DWT ? Contrairement aux systèmes basés sur la DCT, il n'y a pas ici d'apparition de blocs sur l'image puisque celle-ci n'est jamais découpée en mosaïque mais traitée dans son intégralité. C'est la définition de l'image qui décroît progressivement quand le taux de compression augmente. Autrement dit, plus on réduit le débit avec une compression JPEG-2000, plus l'image perd en définition sur ses fins contours et devient de moins en moins nette. La perception subjective de ce défaut est moins perturbante que les effets de blocs caractéristiques de la DCT en MPEG/JPEG, notamment lorsque le taux de compression dépasse 20:1.

6.10.2 *MJPEG-2000*

JPEG-2000 est décliné en une version MJPEG-2000 (M pour *Motion*) qui code indépendamment chaque image d'un flux vidéo en JPEG-2000 (le principe est exactement le même qu'avec MJPEG et JPEG). Une vidéo MJPEG-2000 est donc une simple compilation d'images au format JPEG-2000, moyennant quelques modifications mineures sur les en-têtes. Le conteneur du MJPEG-2000 est le MJ2, basé sur le MP4 de MPEG-4. Dans

dans le langage courant, MJPEG-2000 est souvent appelé simplement « JPEG-2000 »

MJPEG-2000 est le codec mondialement utilisé pour encoder les longs métrages numériques, selon les spécifications du consortium DCI (*Digital Cinema Initiative,* formé par les sept Majors américaines). Le concept d'analyse multidéfinition de MJPEG-2000 permet, par exemple, d'afficher une image 2K instantanément à partir d'un fichier 4K, sans aucun calcul de sous-échantillonnage. Dans le même principe, la réutilisation d'un contenu pour une exploitation domestique ou pour des applications mobiles est facile à réaliser. MJPEG-2000 permet de travailler avec une quantification de 12 bits par pixel sur un espace colorimétrique XYZ indépendant du dispositif de diffusion. Il est donc ouvert à toute amélioration future de la technologie mise en œuvre dans le projecteur de cinéma numérique.

Si la distribution des films en cinéma numérique constitue la principale utilisation du MJPEG-2000, ce codec trouve aussi des applications dans le domaine broadcast haut de gamme. Il est notamment utilisé par le standard SMPTE 2022 définissant le protocole de transport de flux vidéo broadcast sur réseaux IP pour la production *live*. Il permet typiquement de réduire le débit d'un flux HD dans un ratio de 10:1 (soit à 150 Mbits/s), de manière visuellement transparente pour un œil averti après 5 générations d'encodage/décodage. En 2014, une recommandation technique a défini une base opérationnelle commune autour du MJPEG-2000, qui, si elle est respectée par les différents constructeurs, permet un certain niveau d'interopérabilité entre leurs systèmes propriétaires.

JPEG-2000 est un standard de compression des images fixes et animées, capable de produire différents débits à partir d'un flux unique. La compression s'effectue en plusieurs phases répétitives, chacune produisant différentes couches d'images, de définition de plus en plus élevée. Au décodage, le système de restitution n'accède qu'à la couche de définition la plus en adéquation avec ses capacités. Les artéfacts générés par une compression trop poussée ne se traduisent pas par des effets de blocs comme en JPEG/MPEG, mais par une baisse de définition sur toute l'image, sensiblement moins perturbante.

6.11 HEVC/H.265

HEVC *(High-Efficiency Video Coding)* est le dernier standard de compression en date, publié dans sa première version en 2013 par les membres du comité MPEG, conjointement avec l'ITU *(International Telecommunication Union)*. Il s'agit plus précisément de la partie 2 consacrée à la vidéo d'un standard plus général appelé « MPEG-H », qui porte également l'appellation « H.265 ». Son objectif est, à qualité égale, de diviser par deux les débits par rapport à MPEG-4 AVC/H.264, et par quatre par rapport à MPEG-2. En plus de réduire de moitié la bande passante couramment utilisée aujourd'hui par les services HD, HEVC/H.265 s'avère le standard de prédilection pavant la voie au déploiement de l'Ultra HD 4K en diffusion broadcast et en streaming sur Internet.

Le prix à payer pour un tel niveau de performances est une puissance de traitement informatique beaucoup plus élevée que son prédécesseur, et une sollicitation intensive des processeurs. La complexité de codage est en effet augmentée dans un facteur de 5 à 10 par rapport à AVC/H.264, et jusqu'à 2,5 fois pour le décodage. HEVC/H/265 supporte l'entrelacé bien que n'intégrant pas d'outil spécifique à ce mode de balayage. Plusieurs méthodes sont pour cela déployées, comme le désentrelacement préalable ou le codage en mode trame (chaque trame d'une image est encodée comme une demi-image progressive).

HEVC/H.265 n'est pas un standard radicalement nouveau puisqu'il reprend une structure de compression très proche de celle bien éprouvée des standards qui l'ont précédé. Nombre d'outils sont notamment empruntés à AVC/H.264, mais tous ont été améliorés, voire poussés à leur extrême. HEVC/H.265 conserve la philosophie qui a fait le succès et permis l'évolutivité des autres membres de la famille MPEG, en définissant uniquement la syntaxe du flux de données et les caractéristiques du décodeur. Il ne standardise pas l'encodage lui-même, ce qui laisse aux fabricants la liberté de proposer la solution la mieux adaptée aux applications visées et de garantir l'évolution des codecs dans le temps. HEVC/H.265 reprend par ailleurs l'approche « boîte à outils » chère à MPEG, se déclinant en profils (sélection d'outils de codages) et niveaux (définition maximale pour un profil donné). HEVC/H.265 exploite également les deux modes de compression intra-image (compression spatiale) et inter-images (estimation de mouvement), ainsi que la transformée en cosinus discrète (DCT) pour mettre en évidence dans le domaine spatial les données redondantes à supprimer. HEVC/H.265 reprend aussi le principe des tranches d'images *slices* de AVC/H.264 pouvant être décodées indépendamment. Le codage entropique utilisé pour affecter les codes les plus courts aux coefficients DCT les plus fréquents est le très performant CABAC, également hérité de AVC/H.264. Malgré tous ces points communs, HEVC/H.265 a été dessiné sur une page blanche, sans aucun souci de compatibilité avec les standards précédents. Un renouvellement complet des équipements est donc nécessaire pour pouvoir le traiter, tant en codage qu'en décodage.

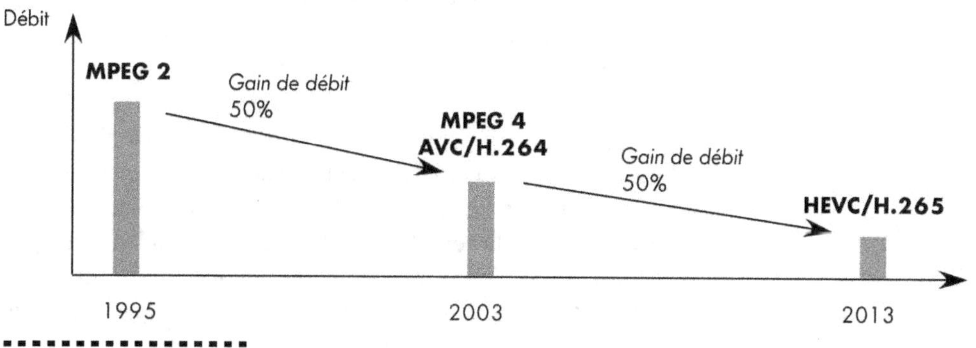

Figure 6.21
Évolution du gain en efficacité de compression vidéo.

Les atouts de HEVC/H.265

HEVC/H.265 tire pleinement parti des performances croissantes en matière de calcul informatique pour optimiser les techniques de réduction de débit en les adaptant de manière plus précise que jamais au contenu des images. Il bénéficie de multiples possibilités de décisions de traitement en fonction de la complexité des images, qui font aller encore plus loin les algorithmes de compression Intra et Inter.

HEVC/H.265 est par ailleurs le premier standard de compression incluant un profil supportant le codage sur 10 bits destiné à l'ensemble des applications de diffusion/distribution grand public. Cela couvre la diffusion Ultra HD par câble, voie terrestre et satellite, mais aussi l'OTT et la distribution sur disques Blu-ray Ultra HD.

• Codage par blocs flexibles de taille variable

HEVC/H.265 inaugure une nouvelle technique de subdivision de l'image. Son objectif : appliquer un traitement différent aux zones formées d'aplats et à celles contenant des détails fins. Pour y parvenir, HEVC/H.265 utilise une méthode de partition hiérarchique selon une structure arborescente. Exit les macroblocs rigides de taille fixe (16×16 en AVC/H.264), ici, on parle d'unités logiques de codage flexibles, pouvant prendre trois tailles sur trois niveaux en fonction du niveau de détails de l'image : très grands blocs de 64×64 pour les plages uniformes, et blocs de plus en plus petits pour les parties riches en détails fins. L'image est donc d'abord découpée en grands blocs de 64×64. Pour chaque bloc, le codeur doit prendre une décision : si le bloc contient des détails, il poursuit le découpage en blocs plus petits ; si le bloc est un aplat, il s'arrête là et considère ce bloc comme son unité de codage. Ce principe est réitéré pour subdiviser les blocs avec des tailles de plus en plus petites, jusqu'à définir le plus petit bloc de codage, la limite inférieure étant le 4×4. Un tel découpage conduit au final à un nombre d'unités de codage bien inférieur aux structures des précédents MPEG et donne une efficacité de compression d'autant plus élevée que les blocs sont grands, car ces derniers sont moins gourmands en bande passante. Par exemple, sur les larges plages uniformes, une seule unité de 64×64 peut être utilisée là où il en fallait obligatoirement (mais inutilement) 16 fois plus avec des blocs de taille 16×16.

• L'estimation de mouvement

C'est au niveau de cette organisation en unités de codage que s'opèrent les décisions de prédiction en mode intra- ou inter-images. Dans le cas d'un mode Intra, le codeur peut sélectionner une parmi 35 directions possibles pour former une unité de prédiction (là où AVC n'en exploite que 9). Cette caractéristique améliore la finesse de granularité de la prédiction, au prix évident d'une grande complexité de codage pour explorer les directions additionnelles. Les images Inter sont décrites à l'aide des unités de prédiction (calculées depuis l'image Intra), auxquelles viennent s'appliquer des vecteurs mouvement. Chaque unité de prédiction contient un ou deux vecteurs mouvement selon que le codage est prédictif ou bidirectionnel. À noter la présence d'un mode *merge*, conçu pour coder de manière plus efficace une zone de blocs animés d'un même mouvement. Au lieu de transmettre plusieurs fois les mêmes décisions de mouvement pour chaque bloc d'une zone ainsi identifiée, il ne les code qu'une seule fois et établit alors une liste de blocs pour lesquels ces décisions doivent s'appliquer.

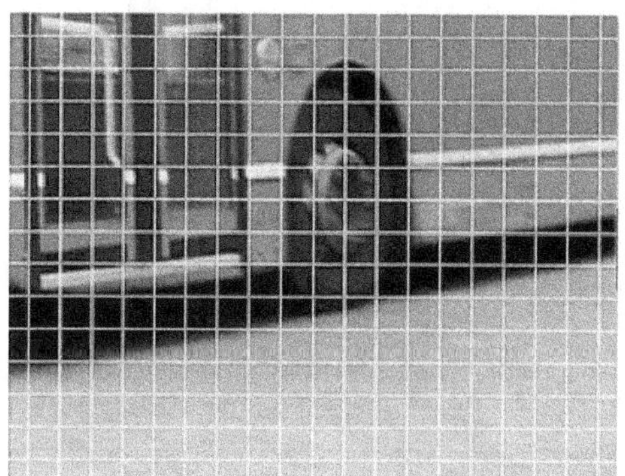

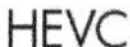

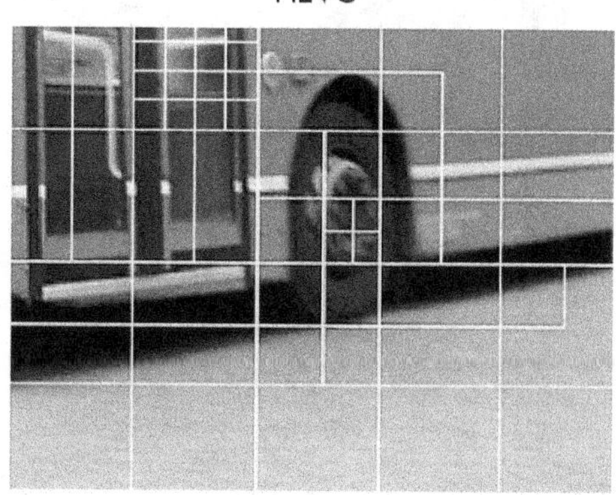

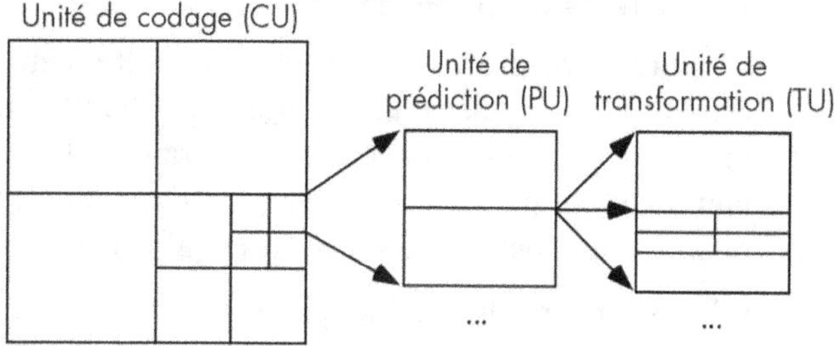

Figure 6.22
HEVC/H.265 découpe l'image en unités de taille et de forme variables, adaptées en temps réel au contenu de l'image, en lieu et place des macroblocs de taille fixe des standards précédents.

La précision de l'estimation de mouvement s'effectue comme en AVC/H.264 au 1/4 de pixel. Dans la boucle de prédiction inter-images, prennent place un filtrage anti-bloc destiné à lisser les effets de bloc de la DCT, ainsi que deux filtrages adaptifs capables d'opérer au niveau des pixels à l'intérieur des blocs.

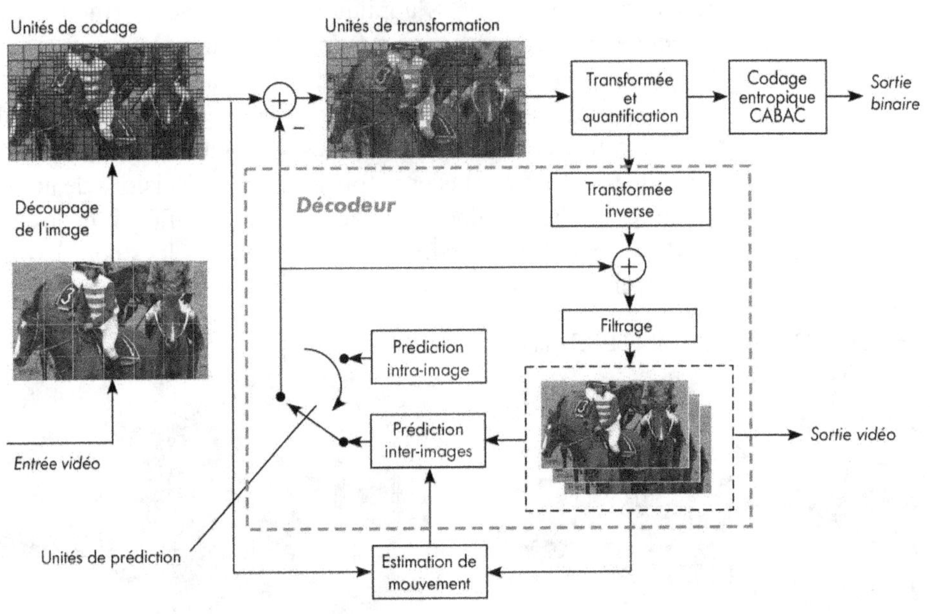

Figure 6.23
Synoptique de la compression HEVC/H.265.

Les profils de HEVC/H.265

Les premiers profils sortis en 2013 adressent uniquement la diffusion et la distribution grand public. Ils ont notamment permis les premières diffusions Ultra HD 4K, mais aussi une hausse de la qualité visuelle des services OTT et une meilleure qualité d'acquisition vidéo sur les équipements mobiles.

• Le Main Profile est capable à lui seul de couvrir l'ensemble des applications de diffusion/distribution vidéo grand public depuis la vidéo mobile jusqu'à l'Ultra HD 8K, sur tout type de réseau. Il ne traite que le 4:2:0 et supporte une profondeur de codage sur seulement 8 bits. Il travaille sur 13 niveaux différents, permettant des définitions allant du 172×144 au $7\,680 \times 4\,320$ de l'Ultra HD 8K à 120 images par seconde.

- Le Main 10 reprend toutes les caractéristiques du Main Profile, toujours en 4:2:0, avec une profondeur de codage étendue de 8 à 10 bits. Ce profil tant attendu permet enfin d'étendre la dynamique lumineuse transportable jusqu'au consommateur sans introduire d'artéfacts visibles, et de la mettre en adéquation avec les performances de plus en plus élevées des écrans plats.

- Le Main Still Picture est un profil destiné au codage des images fixes, avec exactement les mêmes outils que le mode Intra du Main. Le gain en efficacité de compression est estimé à 15 % par rapport à AVC/H.264, 20 % par rapport à JPEG-2000 et 40 % par rapport à JPEG.

En 2014, un riche jeu de profils additionnels a été ajouté pour former trois extensions du standard, ciblant cette fois les applications professionnelles. S'inspirant de ce qui avait été fait pour MPEG-4 AVC/H.264, ces extensions sont le Range Extensions (RExt) pour la production et la contribution broadcast ainsi que le cinéma numérique, le Multiview (MV-HEVC) pour la 3D, et le Scalable (SHVC) pour l'échelonnabilité.

Parmi les dix-neuf profils Range Extensions, certains incluent le support des structures d'échantillonnage 4:2:2 et 4:4:4 (les profils initiaux ne vont pas au-delà du 4:2:0), ainsi qu'une profondeur de codage pouvant atteindre 16 bits en codage Intra. Mentionnons notamment le Main 12 en 4:2:0, le Main 4:2:2 en versions 10 et 12, ainsi que le Main 4:4:4 en versions 8, 10 et 12. On trouve également neuf profils Intra (incluant le Main 4:4:4 16 tout intra destiné aux caméras de cinéma numérique travaillant sur 16 bits), ainsi que deux profils d'images fixes (Main 4:4:4 8 & 16 Still Picture et Monochrome 12 & 16).

Le profil MV-HEVC vise la production en 3D stéréoscopique et bénéficie d'outils spécifiques de compression inter-vues, avec notamment la prise en compte de la profondeur. Le principe du codage multivue mis en œuvre est similaire à celui du MVC de AVC/H.264.

Le profil Scalable SHVC reprend quant à lui la philosophie des autres profils échelonnables développés pour les précédents standards MPEG, mais avec une implémentation moins complexe que celle de son équivalent SVC pour AVC/H.264. Le principe est toujours de coder une couche de base, correspondant ici au profil Main ou Main 10, et des couches d'amélioration pouvant être spatiale, temporelle, ou qualitative. SHVC permet par exemple d'effectuer une transition entre la HD 1080p et l'Ultra HD 2160p en garantissant une compatibilité avec les récepteurs HD. Il permet également de transporter les données additionnelles relatives à la HDR *(High Dynamic Range)* dans une couche d'amélioration qui ne sera traitée à la réception que par les équipements compatibles et ignorée par les autres. Il permet aussi de diffuser un programme en HFR *(High Frame Rate)* à une cadence de 100/120 images par seconde tout en conservant la compatibilité avec une réception en 50/60 images par seconde. HEVC-H265 donne alors toute la mesure de sa puissance quand il s'agit de traiter autant d'images aussi rapidement, tout en préservant leurs fins détails dans les mouvements.

HEVC/H.265 étant un standard propriétaire impliquant le paiement d'une licence à la société MPEG LA pour pouvoir l'exploiter, Google en propose depuis 2013 une version alternative libre de droits appelée « VP-9 », dont on a parlé plus haut. Sensiblement moins efficace, le VP-9 est notamment utilisé dans les navigateurs web et YouTube, pour lesquels il offre des performances globalement satisfaisantes, mais également par Netflix en usage mobile. Un nouveau standard libre de droits est par ailleurs proposé par l'Open Media Alliance, un consortium formé en 2015 et regroupant, entre autres, Amazon, Google, Intel, Microsoft, Mozilla et Netflix. Il s'agit du AV-1 (AOMedia Video 1), ciblant également uniquement le streaming vidéo, avec une efficacité typiquement supérieure de 20 % à celle de VP-9, qu'il est appelé à remplacer. L'AV-1 supporte tous les paramètres liés à l'Ultra HD et soutient, dès sa version de base, une profondeur de codage sur 10 et 12 bits.

HEVC/H.265 est un nouveau standard de compression vidéo qui, à qualité égale, permet de réduire de 50 % la taille des fichiers par rapport à MPEG-4 AVC/H.264, et de 75 % par rapport à MPEG-2. Il utilise des techniques et algorithmes plus complexes, impliquant davantage de décisions à prendre donc une puissance de calcul accrue dans le décodeur. Il inclut un profil Main 10 qui permet pour la première fois de coder sur 10 bits la vidéo diffusée et distribuée au grand public sur tous types d'équipements. HEVC/H.265 est le seul standard de compression rendant viable la diffusion et la distribution de l'Ultra HD. Il permet de compresser à 25 Mbits/s une retransmission sportive *live* en UHD 50/60p, et à environ 15 Mbits/s un film, qui peut être traité de manière plus efficace en *off line* et au travers de plusieurs passes.

HEIF : la version pour images fixes

HEIF *(High Efficiency Image File)*, qu'il faut prononcer « iif » et non « H.E.I.F », est une déclinaison de HEVC/H.265 publiée par le comité MPEG en 2015 pour les images fixes et les séquences d'images. Il reprend le principe de compression par blocs de pixels initié par JPEG et vieux d'un quart de siècle. Mais l'encodage est réalisé sur la base d'un algorithme HEVC/H.265 intra-image, dont l'efficacité de compression est deux fois plus élevée que celle de JPEG. La taille des blocs de pixels, qui est au maximum de 8×8 en JPEG, peut ici atteindre 64×64 en fonction du contenu de l'image, et leur répartition peut être asymétrique pour une meilleure adaptabilité à ses textures. À qualité égale, une image HEIF est typiquement 50 % moins volumineuse qu'une image JPEG. Mais surtout, à poids égal, une image HEIF est beaucoup plus qualitative qu'une image JPEG, avec notamment une très nette atténuation des traditionnels effets de blocs et de halo (sur les contours contrastés).

Outre sa légèreté, l'autre principale force de HEIF est de pouvoir associer à chaque image un ensemble d'éléments annexes. Un fichier HEIF peut contenir :

- des métadatas relatives aux informations de prise de vues ;

- des vignettes correspondant à l'image master ;

- des rafales d'images ;

- des variations précalculées autour de l'image master (taille, rotation, recadrage) et ne nécessitant pas de ré-encodage ;

- une couche alpha (cache de transparence).

HEIF accepte une structure d'échantillonnage en 4:4:4 avec une profondeur de codage pouvant atteindre 16 bits pour une dynamique lumineuse étendue. HEIF étant basé sur HEVC/H.265, tout équipement ou logiciel capable de gérer du HEVC est théoriquement capable de gérer du HEIF. Ce format, qui sera appelé à cohabiter avec JPEG (mais probablement pas à le remplacer), est particulièrement adapté aux équipements mobiles (il est utilisé par Apple depuis 2017) et devrait contribuer à fluidifier la navigation sur Internet.

6.12 Les applications de la compression numérique

Tableau 6.5

Les principales applications de la compression numérique.

Application	Compression
Images fixes	JPEG, HEIF
Montage virtuel	M-JPEG, DV, MPEG-2, MPEG-4
Enregistrement broadcast	M-JPEG, DV, MPEG-2 , MPEG-4, MJPEG-2000
Enregistrement grand public	DV, MPEG-2, MPEG-4
Diffusion TV	MPEG-2 (SD), MPEG-4 (SD, HD)
DVD	MPEG-2
Blu-ray	MPEG-2, MPEG-4, VC1
Blu-ray Ultra HD	HEVC/H.265
Streaming sur Internet, OTT	MPEG-2, MPEG-4, HEVC/H.265
Cinéma numérique	MJPEG-2000

6.12.1 *Les formats d'enregistrement*

On distingue quatre familles d'algorithmes de réduction de débit utilisées pour l'enregistrement vidéo : M-JPEG, DV, MPEG-2 et MPEG-4. Elles ont donné naissance, ces dernières années, à près d'une quinzaine de formats sur bande ou support informatique, aussi bien en définition standard qu'en haute définition, sur les marchés broadcast et grand public.

M-JPEG

M-JPEG (ou Motion-JPEG) n'est pas un standard, mais plutôt l'ossature d'une famille de codecs propriétaires et spécifiques, que chaque fabricant a développé de son côté au début des années 1990, à l'époque où il n'existait aucun standard de réduction de débit dédié à la vidéo broadcast. M-JPEG a donné naissance aux formats d'enregistrement sur cassette Digital Betacam, HDCAM et D5-HD. Il est également à la base des codecs de postproduction ProRes d'Apple et DNxHD d'Avid implémentés dans les systèmes de montage non linéaires, mais également sur certaines caméras compactes à grand capteur et sur des enregistreurs de terrain.

DV

Le DV est un standard de compression de type M-JPEG, mais issu d'un consortium de plusieurs fabricants, si bien qu'il est devenu un véritable moteur de compression universel et normalisé. Il est utilisé par tous les constructeurs d'enregistreurs et de caméscopes grand public et broadcast, ainsi que par les fabricants de systèmes de montage virtuel. En définition standard, la compression DV de base à 25 Mbits/s (on parle communément de codec « DV25 ») est employée aussi bien dans les produits DV grand public que dans les équipements broadcast aux formats DVCAM et DVCPRO25. La version plus haut de gamme « DV50 » à 50 Mbits/s est utilisée par les formats DVCPRO50 et D9. En haute définition, c'est une version à 100 Mbits/s qui est mise en œuvre dans le format DVCPRO HD.

MPEG-2

MPEG-2 est utilisé par plusieurs formats d'enregistrement SD et HD à différentes combinaisons de profils et niveaux. MPEG-2 422P@ML est exploité par le MPEG-IMX de Sony, en mode intra-image avec un débit de 30, 40, ou 50 Mbits/s. MPEG-2 422P@ML est également au cœur du format Betacam SX de Sony, mais dans sa version inter-images (GOP de 2 images) et avec un débit de 18 Mbits/s. En haute définition, MPEG-2 MP@ HL-14 à GOP long (12 images) est employé par le format HDV, ainsi que par le format XDCAM HD420 de Sony à 18, 25 ou 35 Mbits/s. MPEG-2 422P@HL, également à GOP long (12 images), est pour sa part utilisé dans la version haut de gamme de ce format baptisée « XDCAM HD422 », avec un débit unique de 50 Mbits/s.

MPEG-4

MPEG-4 Partie 2 qui a précédé AVC/H.264, a donné naissance au DivX (profil ASP), ainsi qu'au format broadcast HDCAM SR de Sony (profil SStP), utilisant pour support la bande ou la carte mémoire SR Memory.

MPEG-4 AVC/H.264 (Partie 10) est pour sa part à l'origine du format d'enregistrement grand public en haute définition AVCHD développé par Sony et Panasonic. Il constitue également l'épine dorsale de la famille de codecs AVC-Ultra de Panasonic travaillant en HD et en Ultra HD 4K, et utilisant comme support d'enregistrement la carte mémoire flash P2. Il est aussi utilisé par Sony pour sa famille XAVC, toujours en HD et Ultra HD 4K, mais basé sur les cartes SxS Pro+ et XQD. Ces deux familles AVC-Ultra et XAVC se déclinent chacune de leur côté en plusieurs versions de codecs fonctionnant en compression Intra et Inter. Ils couvrent ainsi les besoins à la fois de la production/postproduction haut de gamme, des applications de flux plus courantes et du *offline*/web streaming. AVC/H264 a également été implémenté dans la version 7 du DivX.

6.12.2 *L'informatisation de la chaîne de production TV*

La convergence AV/IT

Au cours des quatre dernières décennies, l'industrie de la télévision a connu deux transitions technologiques majeures. La première est le passage de l'analogique au numérique, qui a démarré dans les années 1980 et qui est depuis longtemps terminée. La seconde est la migration de la SD à la HD, qui s'est amorcée dans les années 2000 et qui est quasiment aboutie, tous les équipements et services broadcast supportant désormais la haute définition.

Le monde de la télévision, et plus généralement l'industrie des contenus audiovisuels, doit maintenant faire face à deux nouveaux défis : la transition de la HD vers l'Ultra HD, dont tous les éléments sont donnés dans le chapitre 8, et la migration vers les technologies de l'information (IT). Les sociétés de production et les diffuseurs TV s'orientent en effet massivement vers des infrastructures techniques fondées sur l'informatique. Ils migrent graduellement d'un mode de production linéaire, basé sur la cassette et les liaisons vidéo point à point vers un mode non linéaire dans une architecture en réseau, entraînant une dématérialisation des supports. De nouveaux processus créatifs sont introduits où tout est ramené à l'outil informatique.

• La technologie Ethernet/IP et la vidéo

Les signaux vidéo broadcast, qu'ils aient été analogiques ou qu'ils soient numériques, transitent depuis toujours entre les équipements sur des câbles coaxiaux dédiés. Aujourd'hui, ils peuvent être véhiculés sur un réseau informatique, comme n'importe quel type de données, via un câble de cuivre en paires torsadées (pour les faibles distances) ou la fibre optique (pour les longues distances). Le protocole IP *(Internet Protocol)* règne déjà en maître dans le trafic mondial des données audiovisuelles, mais le monde de la vidéo broadcast lui avait jusqu'à récemment résisté, car sous l'emprise sans partage de l'interface SDI. Cette dernière a certes des avantages indéniables, parmi lesquels une totale absence de latence et un usage *plug and play*, mais aujourd'hui, son principe même de liaison unidirectionnelle en point à point apparaît antinomique avec un univers de plus en plus connecté. Par ailleurs, les capacités en bande passante de l'interface SDI ne suivent pas le rythme des besoins générés par des définitions d'images de plus en plus élevées. Sur ce point, la technologie IP évolue beaucoup plus rapidement, la bande passante des réseaux Ethernet étant en constante croissance, avec des coûts en baisse.

L'Ethernet à des taux de transfert de 10 Gbits/s (10GE) est aujourd'hui très courant, et les versions à 40 et 100 Gbits/s vont progressivement prendre le relais. Dans la prochaine décennie, l'Ethernet devrait atteindre 1 Tbits/s, ce qui est bien au-delà de ce que le SDI ne pourra jamais approcher. Aujourd'hui, il faut 4 liaisons 3G SDI (4 × 2,97 Gbits/s) pour transporter un signal Ultra HD 4K en pleine bande. Le 12G SDI (12 Gbits/s sur un câble coaxial) a récemment été normalisé, mais il n'est pas près d'être opérationnel à des coûts raisonnables. Alors qu'une liaison Ethernet 10GE peut véhiculer en pleine bande 33 signaux SDI à 270 Mbits/s ou 6 signaux HD 1080/50i à 1,485 Gbits/s. Elle peut également transporter un signal Ultra HD 4K à 12 Gbits/s, au prix toutefois d'une très légère compression intra-image dite « mezzanine » pour réduire son débit à 10 Gbits/s. Basée sur les ondelettes, une telle compression – sans perte et sans latence – est par ailleurs utilisée par plusieurs constructeurs pour optimiser l'efficacité des liaisons, avec un ratio ne dépassant généralement pas 4:1.

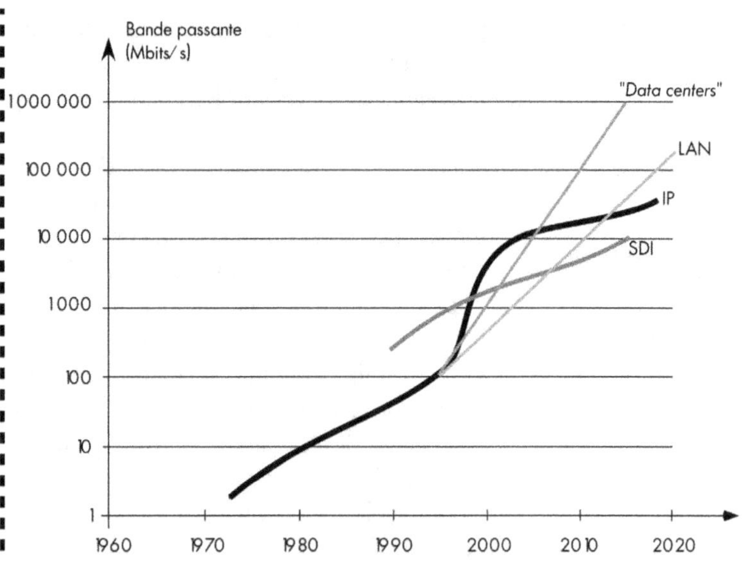

Figure 6.24
Évolution de la bande passante prévisible de l'IP, du SDI, des réseaux locaux LAN *(Local Area Network)* et des centres de traitement de données *(data centers)*.

Tableau 6.6

Capacité des différentes versions d'interfaces Ethernet.

Version d'Ethernet	Nombre de flux HD compressés en MJPEG-2000 à 150 Mbits/s	Nombre de flux HD non compressés à 1,5 Gbits/s
1GE	6	0
10GE	66	6
40GE	266	26
100GE	666	66

Le protocole IP permet un service d'adressage unique pour l'ensemble des équipements connectés au réseau. Le flux de données numériques (vidéo, audio, métadatas) de chaque source d'images est encapsulé sous forme de petits paquets (ou datagrammes). Ces paquets, contenant généralement moins de 1 500 octets, incluent des en-têtes aiguillant leur transport, comme les adresses IP source et destinatrice. Une des forces de ce protocole est de permettre un accès universel et instantané aux médias par tout équipement du réseau, pour de nombreuses productions différentes, quel que soit l'endroit où l'on se trouve. Les contenus peuvent ainsi être partagés entre différentes régies et les ressources graphiques peuvent être mutualisées, ce qui est un atout considérable pour les productions en direct de grande envergure. Dans une telle infrastructure, une couche d'intelligence logicielle est ajoutée afin d'orchestrer les tâches et de piloter l'usage fonctionnel des outils.

L'IP *live* : la production vidéo en direct sur IP

La conversion de l'industrie broadcast vers le tout IP s'étend désormais à tous les secteurs. Après s'être banalisée pour le transport des images vidéo dans les liaisons de contribution et en distribution, les technologies IP s'attaquent maintenant au noyau central de la production en temps réel. L'îlot des plateaux et des régies vidéo a en effet jusque-là résisté aux assauts de l'IP, et a conservé l'interface SDI et ses dérivées. Aujourd'hui, avec la montée en puissance des processeurs et la démocratisation des liaisons à haut débit, tous les verrous sont levés. Un réseau IP configurable peut être déployé en studio pour supporter le transfert

453

en temps réel des flux vidéo/audio HD et Ultra HD, la commutation synchrone dans un routeur ou un mélangeur, le contrôle et le monitoring, mais aussi l'intégration d'outils de production traditionnels au sein d'équipements natifs IT. Chaque industriel propose désormais sa solution d'infrastructure de production tout IP, avec, à la clé, une grande flexibilité de configuration ainsi qu'un gain substantiel de productivité et d'espace.

Les avantages de la production en IP *live* sont nombreux.

- La réduction de l'infrastructure physique est l'un des bénéfices les plus appréciables dans les cars de production, où le nombre de câbles vidéo et audio se réduit fortement, tout comme les boîtiers dédiés. Définir une architecture de routage en SDI a toujours impliqué d'établir physiquement, via une matrice centralisée, des liaisons entre tous les équipements devant communiquer entre eux. Dans une architecture IP, il suffit de connecter un équipement au réseau pour qu'il puisse communiquer avec tous les autres en mode *plug and play*. La flexibilité offerte est bien plus grande, permettant par exemple un redimensionnement dynamique des configurations d'exploitation.

- Le réseau IP est agnostique et peut donc être configuré pour transporter des flux à n'importe quel standard (définition, codec, fréquence image, codage couleur, etc.), à partir du moment où la bande passante disponible le permet, alors que le SDI est conçu pour véhiculer uniquement un signal en bande de base.

- La taille du marché de l'IP est incomparablement plus grande que celle de la vidéo broadcast. Les équipements traditionnels spécifiques au broadcast avec des interfaces SDI dédiées sont des outils spécialisés fabriqués à très faible échelle sur un marché de quelques millions d'euros. Alors que le monde de l'IP est basé sur des produits dits « COTS » (*Commercial Off The Shelf,* signifiant « disponibles sur l'étagère du fournisseur »), utilisés par ailleurs dans tous les secteurs de l'activité industrielle et pas seulement dans les médias. Ce sont des produits de grande distribution à coûts réduits et prêts à l'emploi, à l'image des commutateurs Ethernet et des serveurs de grande capacité, qui évoluent dans un marché de plusieurs dizaines de milliards d'euros. Cela signifie une nouvelle économie d'échelle pour le monde du broadcast, tout comme cela augmente la disponibilité matérielle et les vitesses de déploiement en garantissant des améliorations de performances alignées sur l'industrie IT dans sa globalité. Les processeurs informatiques sont en effet arrivés à une puissance de calcul qui leur permet aujourd'hui de réaliser des opérations extrêmement complexes de manière assez triviale.

- Le système de monitoring des régies gagne considérablement en flexibilité, avec les systèmes d'affichage en mosaïque. Ils permettent de visualiser plusieurs sources transportées en IP sur un même écran en mode multi-screen, dont les configurations peuvent changer au gré des besoins. Une fois convertis en IP, les signaux de monitoring sont en effet disponibles sous la forme de *pool* et peuvent par exemple transiter sur une unique fibre à 100GE, à raison d'environ 66 signaux HD-SDI non compressés ou de 33 signaux 3G-HDI. Point important, les signaux peuvent être groupés, chose impossible dans un environnement SDI coaxial. Les distances permises par la fibre optique sont par ailleurs largement supérieures, et les coûts sont, là aussi, réduits.

- L'intégration des systèmes de réseaux dans la quasi-totalité du workflow vidéo permet, lors d'un tournage multicaméra, d'enregistrer directement sur disques durs le programme et les sources divergées au format souhaité par le client. Ces fichiers sont alors immédiatement exploitables sur une station de montage, évitant ainsi les longues phases d'ingestion des rushs (une sécurisation du programme sur bande peut cependant être très rassurante…).

- À noter également une forte centralisation des postes de travail dans les régies fixes et mobiles, ainsi qu'une grande modularité des installations du fait que ces postes deviennent tous multitâches. Un système de contrôleur centralisé permet d'attribuer à chaque station informatique une fonction spécifique répondant aux besoins des productions. Une simple tablette tactile permet par exemple de réaffecter quasiment n'importe quel poste du dispositif. La configuration des sources et des équipements s'effectue rapidement au moyen d'une interface graphique centralisée dédiée, ce qui amène une souplesse d'exploitation jusque-là inédite. Il devient ainsi possible de reconfigurer en quelques clics l'intégralité d'une régie (patch caméras, mélangeur, monitoring, grilles, etc.) pour passer d'une production à une autre, sans aucune autre intervention physique sur le câblage.

Tableau 6.7
Caractéristiques comparées des technologies SDI et IP.

SDI	IP
Bande passante assurée	Priorisation des données selon la loi du *best effort*
Commutation statique	Routage dynamique
1 câble coaxial = 1 signal	1 câble gigabit Ethernet = plusieurs signaux
Transfert synchrone	Transfert asynchrone
Temps réel	Latence devenant inférieure à une trame
Liaison point à point	Liaison multipoint
Pas de correction d'erreurs	Correction d'erreurs spécifique

• Les standards de la vidéo sur IP

L'enjeu que représente l'investissement dans une régie de production TV est de taille, et pour que l'adoption à grande échelle des réseaux IP soit un succès, plusieurs facteurs techniques et opérationnels doivent être considérés. Cette migration vers une topologie IP ne doit pas échapper au respect de certaines règles qui ont toujours balisé les évolutions technologiques passées. Ces règles doivent être fixées par de nouveaux standards, ayant pour mission de garantir sur le plan opérationnel le même degré d'interopérabilité que celui que nous connaissons aujourd'hui. Cela implique de spécifier l'organisation de métadatas, mais aussi d'assurer le contrôle des échanges et la synchronisation des sources. Les choses ne sont pas si simples, parce que l'IP est par nature très flexible, peut-être même trop flexible. Les réseaux à commutation de paquets sont par définition asynchrones, et donc loin des spécificités de la vidéo *live*.

Dans un environnement de studio broadcast traditionnel, les sources vidéo sont synchronisées sur un signal de référence temporelle précis appelé *genlock*, de manière à permettre la réalisation de programmes mélangeant de nombreux flux d'origines diverses. Cette notion de commutation des sources numériques a été documentée dans la norme SMPTE RP168, qui impose qu'elle soit faite dans l'intervalle de suppression trame afin de ne pas corrompre la partie active des signaux. Or ce serait un total non-sens de transporter le signal de *genlock* directement en IP sur des réseaux à commutation de paquets asynchrones. C'est là qu'entre en jeu le standard SMPTE 2059, dérivé du PTP *(Precision Time Protocol)*, qui permet compenser le problème de latence variable inhérent à l'IP, et de générer une horloge de référence centrale sur laquelle seront alignées toutes les sources distantes avec une absolue fiabilité, quels que soient leurs formats. Il constitue ainsi en quelque sorte l'équivalent du *genlock* du SDI.

Par ailleurs, les équipements composant un workflow IP doivent reposer sur des standards ouverts, afin que plusieurs systèmes de constructeurs différents puissent être connectés entre eux, exactement comme ils le sont aujourd'hui dans une infrastructure SDI, et opérer ensemble sur une interface commune. Par exemple, un constructeur spécialisé dans les caméras et les mélangeurs peut s'appuyer sur l'expertise en matière de routeurs d'un autre constructeur, plutôt que d'essayer de rivaliser en fabriquant les siens.

Les bases de la translation de l'industrie broadcast du SDI à l'IP *live* sont établies par le standard SMPTE 2022. Il s'agit en fait d'une famille de standards, composée de 7 parties développées depuis le milieu des années 2000, toutes concentrées, via des stratégies diverses, sur l'efficience des échanges vidéo en temps réel sur IP. Chaque partie prise individuellement définit un aspect spécifique de ces échanges de flux vidéo à tous les formats SDI, avec l'audio et les données auxiliaires associées (on parle de « SDI over IP »). Par exemple, la partie 3 décrit comment encapsuler en paquets IP un flux HD-SDI à 1,5 Gbits/s, afin de le véhiculer sous la forme d'un train de transport MPEG-2 TS. La partie 5 spécifie quant à elle une correction d'erreurs adaptée aux réseaux IP, basée sur l'organisation des paquets dans des lignes et colonnes logiques.

Autre standard essentiel, le SMPTE 2110 complète l'ensemble en permettant de dissocier les composantes vidéo, audio et les données d'un flux afin de les travailler séparément avant de les resynchroniser dans le workflow. Une telle opération est impossible avec le standard SMPTE 2022, qui englobe systématiquement et en permanence ces composantes en un seul bloc indissociable. Le SMPTE 2110 s'avère essentiel pour gérer indépendamment des caméras, des micros, des arrivées extérieures, des fichiers, etc., et les combiner pour former un programme complet. Il est une des clés de l'adoption de projets hybrides SDI-IP.

• Les systèmes KVM

Le micro-ordinateur prenant de plus en plus d'importance dans les régies en remplacement des équipements dédiés, il est indispensable de dissocier physiquement les unités centrales des outils de contrôle, de la même manière que l'on a toujours regroupé les caissons électroniques des équipements dédiés dans un local technique, à distance des pupitres de commande. Or les outils de contrôle d'un micro-ordinateur, à savoir le clavier, l'écran et la souris, sont traditionnellement reliés à leur unité centrale via des câbles séparés dont la longueur ne peut excéder quelques mètres. C'est pourquoi ont été conçus les systèmes KVM (acronyme de *Keyboard Video Mouse*), dont le rôle est de transporter dans un sens les images, et dans l'autre les données, le tout sur des câbles réseau à paires torsadées. La distance écran/ unité centrale peut couramment atteindre 100 mètres en HD si l'on y ajoute un amplificateur de signal. Les transmissions entre émetteurs et récepteurs s'effectuent de base par des modulations propriétaires en mode point à point (donc intra marque), mais la tendance du marché est d'aller vers des transports en mode IP. Autre avantage de ces systèmes, ils permettent de superviser plusieurs équipements depuis un seul poste de travail, grâce à un sélecteur KVM. Pour les infrastructures plus conséquentes, il existe des matrices KVM (dotées de jusqu'à plusieurs centaines de ports) reprenant le principe des traditionnelles grilles de commutation, mais qui est appliqué ici aux signaux KVM. Les matrices KVM sont d'une efficacité redoutable dans les studios et cars régie, où elles permettent l'accès à n'importe quelle machine depuis n'importe quel poste de travail. En postproduction, elles permettent d'attribuer des ressources à la demande des clients, sans nécessiter de changement de salle ni d'installation physique de matériel.

• Vers une stratégie hybride SDI-IP

Si, du côté des standards, tout est donc prêt pour encadrer l'ensemble des paramètres et besoins inhérents au transport de la vidéo sur IP, il est clair que, sur le plan pratique, la bascule ne se fera pas d'un coup. D'ailleurs, par le passé, aucune bascule de technologie de cette envergure ne s'est effectuée instantanément. Les transitions de l'analogique vers le numérique, du SDI vers le HD-SDI, puis du HD-SDI vers le 3G-SDI ont toutes été opérées de manière incrémentielle. De la même manière, la transition vers l'IP ne signifie pas tirer subitement un trait sur tous les investissements effectués autour de systèmes SDI. Plus rationnellement, il s'agit plutôt de créer des briques IP, en commençant par là où elles présentent un avantage immédiat et simple par rapport SDI, et de tirer parti de la force conjuguée des deux technologies. Une longue période de transition hybride associera ainsi des équipements dédiés SDI à des structures IP, le tout piloté sous une interface unifiée. Ce n'est qu'à plus long terme que les infrastructures SDI basculeront définitivement vers des réseaux indifférenciés de type IP.

La technologie IP appliquée à la production broadcast *live* consiste à déployer les protocoles standards Ethernet et IP dans un environnement traditionnellement basé sur l'interface SDI. Les flux A/V sont encapsulés en paquets et transmis via des routeurs IP comme n'importe quelles données informatiques. Des normes ont été définies pour garantir l'interopérabilité des équipements et le timing des signaux vidéo/audio circulant sur les réseaux IP, par nature asynchrones. La vidéo est alors traitée en temps réel en qualité broadcast avec un minimum de latence et un parfait respect de la synchronisation.

Cloud et virtualisation

La migration de l'industrie télévisuelle vers un univers totalement dématérialisé est liée aux notions de virtualisation et de cloud. Ces deux concepts sont différents à la base, mais ils sont complémentaires et reposent sur des fondamentaux communs. Et c'est leur association qui donne toute la force de leurs potentialités.

Le cloud (littéralement *cloud computing*, signifiant « informatique dans les nuages »), n'est pas à proprement parler une technologie. Il s'agit plutôt d'un service en ligne et à la demande, mettant à disposition de l'utilisateur un ensemble de ressources informatiques éclatées dans une multitude de serveurs répartis à travers le monde. Ces ressources peuvent être des médias, des applications et des espaces de stockage, qui remplissent côté client les mêmes services que des solutions locales dédiées. L'intérêt est de pouvoir y accéder uniquement en cas de besoin (donc de n'être facturé qu'au temps d'utilisation), sans aucune installation matérielle ou logicielle, ni même interaction avec un fournisseur. Le cloud s'appuie sur des centres de données informatiques, les *data centers,* regroupant une multitude d'équipements de calcul et de stockage. Ces derniers sont soit la propriété du client (le *data center* apportant juste les prestations d'infrastructure), soit fournis par le *data cente*r. Aujourd'hui, les services de *cloud computing* comportent quasi nécessairement de la virtualisation.

La virtualisation est une technologie dont l'objectif est de créer un environnement opérationnel fonctionnant indépendamment du matériel. Elle consiste à simuler plusieurs machines – on parle alors de machines virtuelles –, pouvant faire tourner plusieurs applications de manière autonome, le tout sur un même serveur physique. Un seul équipement matériel est ainsi requis pour effectuer les travaux habituellement opérés par un grand nombre de machines. Depuis des années en effet, la règle a toujours été d'utiliser une machine par application et de l'optimiser en fonction de ses spécificités. Et pour les logiciels se révélant gourmands en ressources, on ajoute d'autres serveurs pour accroître la puissance de calcul. Au final de très nombreux serveurs sont souvent mis à contribution, mais la plupart du temps, les processeurs et la mémoire ne sont exploités qu'à un faible pourcentage de leur capacité. Et il n'est pas question de se passer de cette puissance en réserve, car elle est indispensable pour absorber les montées en charge occasionnelles. Avec la virtualisation, les différentes applications installées sur autant de machines virtuelles sont gérées par un logiciel superviseur. Ce dernier en administre le fonctionnement global en allouant à chaque application la puissance dont elle a besoin, de façon dynamique et automatisée.

Une telle mutualisation des machines offre de nombreux avantages. Tout d'abord, elle entraîne une forte réduction des coûts en matériels informatiques et licences. Elle permet en effet d'éliminer la nécessité de lourdes installations en dur avec des équipements dédiés dans les salles techniques. Tout est ici ramené à la notion de location de temps machine. Les entreprises peuvent s'abonner à des ressources en ligne leur permettant d'effectuer à distance, via des interfaces connectées, exactement les mêmes tâches que celles permises par les outils traditionnels. De plus, des opérations spéciales limitées dans le temps peuvent être mises en place rapidement avec une parfaite maîtrise des coûts puisque ceux-ci sont toujours pondérés sur la durée d'exploitation. Par ailleurs, en créant plusieurs images disque correspondant chacune à un environnement opérationnel, il devient possible de configurer rapidement et de manière très fiable les machines au cas par cas, en fonction des demandes des clients. Ces opérations se font sans changement ni modification physique de matériel, et sans même se préoccuper des systèmes d'exploitation, plusieurs OS pouvant en effet tourner simultanément sur un même serveur.

Cette dématérialisation massive des flux de travail au sein de la filière broadcast, qui s'inscrit dans une logique d'externalisation des moyens de production, a un impact majeur sur l'ensemble des acteurs du secteur. Tous proposent aujourd'hui des palettes de solutions logicielles de plus en plus complètes, pouvant être hébergées sur des serveurs délocalisés. On trouve ainsi des logiciels de montage, dont les interfaces et les fonctionnalités sont

461

très proches de celles systèmes traditionnels. On trouve également des services de transcodage à tous les formats, des serveurs de production et de diffusion (linéaire, second écran,…), des serveurs d'ingest (remplaçant ainsi les nombreuses machines dédiées uniquement à cette tâche dans les centres), ainsi que des moteurs de workflows complets pour chaînes d'infos.

La *remote production*

La *remote production,* ou production déportée, est un concept qui consiste à délocaliser une régie de production IP afin de réaliser la captation d'un événement depuis un lieu distant. La régie peut ainsi prendre le contrôle en réseau d'un plateau de tournage, d'une scène, d'un stade sportif, etc., situés à plusieurs centaines, voire plusieurs milliers de kilomètres. La prise de commande des outils et le monitoring des équipements s'opèrent sans aucun compromis technique. On peut ainsi, par exemple, effectuer la captation d'un concert ou d'un match de football depuis la régie du siège d'une chaîne TV ou d'un centre de production, sans nécessiter de déplacer sur site les cars régie et les équipes techniques qui vont avec. Seuls les moyens de captation sont envoyés sur place, et les flux en sortie des caméras sont rapatriés vers la régie externalisée.

La *remote production* nécessite des liaisons à fibre optique à très haut débit sécurisé et en redondance totale sur une double route. Les fibres noires, qui tendent à se généraliser, sont alors privilégiées. Il s'agit de fibres louées à l'état brut au client, qui bénéficie ainsi d'une grande indépendance technologique et utilise ses propres équipements actifs aux extrémités pour l'activer, au lieu de ceux de l'opérateur (la fibre noire n'est pas préconfigurée et limitée au transport de flux IP ; elle est donc plus évolutive, pleinement contrôlable et plus riche en termes de niveaux de performances potentiels). L'encodage des signaux est généralement réalisé en MJPEG-2000, avec un débit entre 100 et 150 Mbits/s et une très faible latence (pas plus de 100 ms).

L'intérêt de la *remote production* est avant tout économique, car les surcoûts des transmissions de tous les signaux nobles sur des bandes passantes importantes sont compensés par la forte réduction des frais liés au déplacement sur site des équipes, du matériel et de toute la logistique qui va avec. Mais si le réalisateur communique avec ses cadreurs exactement de la même manière que s'il était physiquement avec eux, il perd en revanche le contact réel et l'échange avec les différents acteurs de la production in situ. De grandes réflexions restent encore à mener sur cette partie humaine qui ne doit pas être négligée, car elle contribue pour beaucoup à la saveur de ce métier…

La *virtualisation* est une technologie de dématérialisation permettant de simuler plusieurs instances virtuelles sur un même serveur physique.

Le *cloud* permet alors d'orchestrer la gestion de ces instances virtuelles, afin de fournir des services en ligne (ressources informatiques, logiciels et données).

La *remote production* consiste en un contrôle complet à distance, via les réseaux IP, d'un lieu de tournage depuis une régie distante, typiquement dans le siège d'une chaîne TV.

L'enregistrement vidéo en mode fichiers

Les premiers équipements d'enregistrements non linéaires à avoir vu le jour sont les serveurs vidéo, outils de stockage multicanal sur disques durs apparus au milieu des années 1990. Grâce à l'augmentation spectaculaire de la capacité individuelle des disques durs d'une part, et à l'évolution des techniques de compression numérique d'autre part, un serveur vidéo peut aujourd'hui contenir plusieurs centaines d'heures de programmes à différentes définitions et à différents codecs. Les serveurs vidéo sont au cœur des architectures de stockage centralisé dans tous les secteurs de l'univers broadcast : chaînes d'actualité télévisée ou sportive, studios de production, unités de postproduction non linéaire, diffusion, etc. Le marché broadcast voit par ailleurs proliférer des caméscopes et des enregistreurs de studio non linéaires, communément appelés « decks », utilisant pour support, selon les cas, le disque dur, le disque optique ou, de plus en plus, la mémoire à état solide. Ces enregistreurs dédiés ainsi que les serveurs de plus grande capacité remplacent les machines à bande dans l'ensemble de leurs applications en régie de production et de postproduction. Ils enregistrent la vidéo sous forme de fichiers et s'insèrent dans un environnement informatique en réseau, garantissant un accès instantané aux programmes pour la consultation, le transfert, le partage et l'archivage. Les autres atouts de ces enregistreurs sur support informatique par rapport aux magnétoscopes sont le transfert des éléments en réseau, la gestion de plusieurs canaux indépendamment en enregistrement/lecture, le montage et la lecture pendant l'acquisition, l'élaboration sur la machine d'une *playlist* modifiable instantanément à tout moment et, dans le cas des serveurs, l'exploitation des contenus simultanément par plusieurs utilisateurs en réseau.

Le principe de l'enregistrement non linéaire appliqué dès l'acquisition permet de s'immerger dans un environnement informatique dès la prise de vues, avec tous les avantages que cela implique. Les clips, stockés individuellement sous forme de fichiers, se voient attribuer des métadatas descriptives introduites depuis l'unité de tournage ou à partir de n'importe quel ordinateur. Par ailleurs, les dernières générations de caméscopes sont souvent équipés de deux codecs de compression distincts, l'un fournissant le signal utile en haute qualité, l'autre produisant automatiquement pour chaque clip un double très fortement compressé (généralement en AVC.H.264), appelé « proxy ». Un proxy est une copie parfaite du contenu du fichier noble auquel il se rapporte, mais avec une définition et une qualité bien moindre. Les fichiers proxy, enregistrés sur une carte mémoire dédiée, sont suffisamment légers pour être transférés facilement vers la chaîne via une liaison Internet standard, pour une visualisation ou un montage *off-line* à distance. Ce transfert peut s'effectuer directement depuis une interface réseau présente sur le caméscope.

Dans une architecture de production en réseau sans bande, les contenus sont stockés dans une librairie numérique qui centralise, en un lieu physique unique, l'ensemble des ressources de provenances et de nature diverses. Ces contenus sont accessibles de manière indépendante et simultanée par tous les systèmes connectés, sous la forme de fichiers de définition adaptée aux différents types de tâches à effectuer. Il n'est pas nécessaire de copier ou déplacer des fichiers devant être exploités par plusieurs utilisateurs. Les versions broadcast et proxy d'un média sont reliées par un identifiant unique et stockées sur la même unité, avec une base de données distincte. Les stations clientes simples travaillent avec les fichiers proxy, tandis que celles destinées à des travaux plus élaborés exploitent directement les médias en pleine qualité.

La bande magnétique et les méthodes linéaires de production disparaissent progressivement au profit de flux de production non linéaires entièrement informatisés. Dès l'acquisition, les images enregistrées sur disque dur, disque optique ou mémoire flash sont disponibles sous forme de fichiers et s'intègrent directement dans une chaîne informatique englobant la production, la post-production, la diffusion et l'archivage.

Les conteneurs vidéo

Avec l'immersion de la vidéo dans le monde informatique, il a fallu trouver un moyen de structurer et d'encapsuler les éléments d'une séquence A/V dans un fichier qui soit interprétable par différentes plates-formes. Ces éléments sont d'abord les données directement perceptibles (médias vidéo et audio) qui constituent « l'essence » du fichier et qui peuvent être compressées à différents codecs (DV, MPEG-2, MPEG-4, etc.) ou non. Ce sont aussi des informations dont le système de décodage aura besoin pour interpréter correctement et décoder les images et les sons. Ces informations sont notamment le codec utilisé pour la compression, la fréquence image, le débit, le nombre de pistes, mais aussi l'organisation entre l'image, le son, les textes et les autres données associées. L'essence et les métadatas d'un programme sont ainsi multiplexées au sein d'un unique fichier autoréférencé et standardisé, qui sera stocké, transporté et traité par l'application chargée de le décoder. Celle-ci peut ainsi faire l'inventaire de son contenu et, éventuellement, distribuer des informations à d'autres applications.

Dans le langage courant, on désigne un format de fichier par le terme « conteneur » (*container* ou *wrapper* en anglais). Cependant, comprenons bien que le conteneur, dont le type est identifiable par l'extension qu'il ajoute au nom du fichier, ne permet pas à l'utilisateur de savoir avec quel codec la vidéo a été compressée. Il n'y a pas de lien entre un conteneur et le format des pistes qu'il contient. Et la vidéo présente dans un conteneur peut ne pas être lisible si le codec ayant permis de la compresser n'est pas pris en charge par le système de lecture. Mais si un format de fichier n'est pas exploitable par un système donné, tout n'est pas perdu car il est possible de remultiplexer les fichiers vidéo/audio dans un autre conteneur, sans toucher à leur qualité.

Les conteneurs sont utilisés quotidiennement par chacun d'entre nous depuis de nombreuses années, puisque toutes les séquences vidéo présentes sur Internet sont organisées sous forme de conteneurs. Les principaux sont les suivants :

• **AVI** *(Audio Video Interleave)* : conteneur présenté par Microsoft en 1992 en tant qu'élément vidéo pour la technologie Windows Media. Bien qu'un peu vieillissant par son manque de flexibilité, c'est le conteneur le plus communément utilisé sur PC, supportant un grand nombre de codecs : DV, M-JPEG, MPEG-4, etc. pour la vidéo, et MP3, WAV et MP2 pour l'audio ;

• **MOV** : conteneur QuickTime développé en 1989 par Apple, capable d'encapsuler plusieurs pistes de données audio/vidéo compressées à de nombreux codecs (MPEG-4, DV, Avid DNxHD, Apple ProRes…), ainsi que du texte. Il sert de base au conteneur MP4, si bien que les fichiers MP4 et MOV sont totalement interchangeables dans un environnement QuickTime. À l'origine développé pour plate-forme Mac, il a par la suite été réécrit pour Windows. Il est lisible sur la majorité des plates-formes à partir du moment où un lecteur QuickTime est présent ;

• **DV RAW** (extension .dv) : conteneur du DV, reconnu par les applications QuickTime et conservant toutes les métadatas du format DV. Les fichiers DV peuvent ainsi être encapsulés dans un conteneur AVI mais sans les métadatas ;

• **MPEG-2 PS** *(Program Stream)* : conteneur pour fichiers MPEG, conçu spécialement pour le stockage et notamment utilisé par le DVD sous la forme de fichiers VOB *(Video Object)*. Un fichier VOB peut aussi avoir pour extension MPG ou MPEG. MPEG-2 PS se distingue de MPEG-2 TS *(Transport Stream)* dédié à la transmission et à l'enregistrement, doté d'un puissant système de protection face aux erreurs ;

- **M2T** *(MPEG-2 Transport Stream)* : conteneur encapsulant le HDV natif ;

- **M2TS** : équivalent du M2T pour les unités de stockage à lecture aléatoire, utilisant le disque dur, la mémoire flash ou le disque optique (le M2T a été conçu uniquement pour les machines à bande). Ce conteneur est utilisé par le Blu-ray et le format AVCHD, ainsi que par le standard SMPTE 2022 définissant le transport de flux vidéo sur réseaux IP ;

- **MP4** : conteneur officiel spécifié dans la partie 14 du standard MPEG-4. Il est basé sur le conteneur MOV de QuickTime, avec comme principal apport l'intégration de descripteurs d'objets. Il peut contenir des fichiers vidéo et audio compressés en MPEG (1/2/4) ainsi que des sous-titres, et peut être utilisé pour le streaming. Il est supporté par la plupart des plates-formes, y compris les téléphones portables ;

- **ASF/WMV** : conteneur propriétaire à Microsoft, spécialement conçu pour les applications de streaming. Il travaille généralement avec des fichiers VC1, bien qu'il puisse techniquement inclure n'importe quel codec. Techniquement assez proche des conteneurs MOV et AVI, c'est le format le plus utilisé sur le secteur du streaming commercial ;

- **FLV** *(Flash Video)* : conteneur conçu par Adobe, utilisé uniquement pour le streaming sur Internet. Arrivé assez tardivement sur le marché, il est utilisé par la plupart des sites de partage vidéo tels que Dailymotion, Google Vidéos ou YouTube. Ce conteneur est lisible par Macromedia Flash Player, ainsi que par d'autres lecteurs spécifiques comme VLC. Il supporte notamment la vidéo encodée en AVC/H.264 et peut mélanger vidéo et interfaces graphiques interactives ;

- **MJ2** : conteneur des flux MJPEG-2000, basé sur le MP4 ;

- **MKV** (« Matroska », qui fait référence aux poupées russes) : conteneur capable d'encapsuler plusieurs pistes (audio, vidéo) et supportant notamment les codecs DivX, Xvid, x264 et x265. Sa conception est similaire aux populaires AVI ou MP4, à la différence près que c'est un système totalement libre (open source) ;

- **OGG :** conteneur ouvert et libre créé par la fondation Xiph.org, capable de gérer un flux vidéo ainsi qu'une ou plusieurs pistes audio, des sous-titres et un chapitrage. L'OGG peut être utilisé comme alternative à l'AVI ;

- **3GP :** version simplifiée du MP4 (MPEG-4 Part 14), conçu pour les très bas débits à destination des téléphones portables sur réseaux 3G. Il contient de la vidéo ultracompressée en MPEG-4 Part 2 ou AVC/H.264.

Il ne faut pas confondre :
- le codec qui désigne l'algorithme utilisé pour compresser une vidéo (DV, MPEG-2, AVC/H264, etc.) ;
- le conteneur qui structure cette vidéo compressée (sous la forme d'un ou plusieurs flux) avec l'audio et les données associées.

Un conteneur n'est qu'une enveloppe pour les flux vidéo et audio, compressés ou non, qui se présente sous différents formats de fichiers (AVI, MOV, etc.). Il ne spécifie pas les codecs de compression des flux vidéo et audio, mais uniquement l'architecture de ces flux.

Dans l'univers broadcast, on fait appel à des formats de fichiers plus complexes, qui ajoutent aux séquences audio et vidéo un ensemble de métadatas beaucoup plus riches. On distingue alors deux domaines d'applications ayant chacun leurs propres spécificités, la postproduction et l'échange de programmes, ce qui a conduit à la normalisation de l'AAF et du MXF. L'AAF *(Advanced Authoring Format)* est destiné à l'échange de projets durant les différentes étapes de la postproduction (création et fabrication de programmes) et de l'authoring (mise en forme de contenus pour le DVD, la télévision interactive, etc.). Il est décliné en une version simplifiée baptisée « MXF », qui cible la distribution et l'archivage de programmes finis ou de séquences à assembler bout à bout. À cela vient s'ajouter le tout récent IMF, qui est un format de master international destiné à faciliter les échanges de contenus audiovisuels et cinéma sous forme de fichiers.

MXF : le format d'échange de programmes. Le MXF est un conteneur permettant l'échange des contenus audio/vidéo broadcast finalisés entre des systèmes (serveurs, stations de travail, etc.) de nature et de marque différentes, via les interfaces et réseaux informatiques standards. Il est compatible avec différents protocoles réseau et systèmes d'exploitation (Windows, Mac, Linux, Unix, etc.) et pourrait remplacer à terme les formats propriétaires AVI ou MOV. Il est aujourd'hui utilisé avec la quasi-totalité des formats vidéo numériques broadcast.

Le MXF encapsule les données audio/vidéo avec des métadatas pouvant être de nature descriptive (titres ou mots-clés, sous-titres, notes diverses, séquences miroir en basse définition pour montage *off-line…*) ou structurelle (code temporel, paramètres de la caméra, etc.). Contrairement à l'AAF, le MXF donne la priorité à la simplicité et vise essentiellement le transfert et le stockage de programmes finis. C'est le conteneur retenu pour la livraison de programmes PAD (Prêt à diffuser) aux chaînes de télévision, généralement avec un codec vidéo XDCAM HD 420 (débit de 50 Mbits/s, soit 22 Go par heure). Le MXF peut cependant gérer une suite de séquences complètes montées en coupes simples, accompagnées d'une *playlist* définissant leur ordre de lecture (avec fondu audio aux points de raccord). Mais cette liste de montage ne peut pas se référer à des éléments extérieurs (stockés à un autre emplacement), ni comporter des transitions et effets. Toutes ces caractéristiques autorisant un montage en aval sont réservées à l'AAF.

AAF : le format d'édition avancé. Grand frère du MXF, l'AAF est un format d'édition plus sophistiqué dédié à la postproduction broadcast et à l'authoring. Il permet aux créateurs d'échanger facilement des projets en cours (médias et métadatas associées) à travers différentes plates-formes d'édition et entre différentes applications. Les métadatas contenues dans un fichier AAF sont bien plus riches que celles d'un fichier MXF. Elles ne se contentent pas d'identifier les contenus audio/vidéo, mais apportent également des informations sur les opérations et les manipulations qui doivent leur être appliquées pour les assembler et composer le programme final. Typiquement, les métadatas contiennent toutes les informations traditionnellement associées à une liste de montage complexe (EDL) : effets, transitions, filtres, timelines, compositing multicouche, etc. Elles peuvent aussi, et c'est une différence fondamentale par rapport au MXF, se référer à des éléments audio/vidéo externes. Un fichier AAF peut même se résumer à un fichier de métadatas pointant vers les données stockées séparément (alors qu'un fichier MXF renferme obligatoirement toutes ses données audio/vidéo). L'AAF permet de commencer un projet sur une station, puis de l'exporter afin de le poursuivre sur une autre plate-forme de marque différente, en se référant à des médias stockés sur un support indépendant. Un fichier AAF peut se composer d'une couche de base incluant une piste vidéo et deux pistes audio, plus une couche de compositing faite également d'une piste vidéo et de deux pistes audio, auxquelles s'ajoutent des métadatas indiquant comment se combinent ces éléments pour produire le résultat final.

L'AAF partage le même modèle de données orienté objet que le MXF, si bien que ces deux formats sont complémentaires (en fait, le MXF est un sous-ensemble ou profil de l'AAF ; il utilise les parties concernant les séquences finies, mais pas celles concernant les compositions et les effets). L'AAF est exploité en postproduction durant toute la phase de fabrication d'un programme, tandis que le MXF est utilisé en bout de chaîne pour le stockage du produit terminé sur bande ou disque dur. Si le schéma de compression reste inchangé, le processus de conversion de fichier assurant le passage de l'AAF au MXF est transparent pour l'audio et la vidéo. Le MXF peut aussi être utilisé comme format source pour l'édition AAF (l'AAF peut importer et exporter directement des fichiers MXF).

IMF : le format de fichiers « livrables ». Il y a quelques années, la diffusion de programmes TV se résumait à fournir un signal unique à destination de l'ensemble des téléviseurs. Aujourd'hui, les moyens de réception se sont considérablement élargis aux sites Internet, smartphones, tablettes graphiques et autres consoles de jeux, si bien que le modèle économique de la diffusion est totalement bouleversé. Face à une telle multiplication des supports, les contenus destinés à ces nouvelles plates-formes doivent être livrés sous la forme de fichiers aux déclinaisons multiples. Ces diverses plates-formes, issues de l'informatique et des télécoms, ont chacune leurs exigences et font l'affaire des prestataires qui fabriquent différents livrables d'un même programme, en fonction des besoins de leurs clients. L'ensemble de l'industrie migrant progressivement vers un monde dématérialisé, il devient de plus en plus nécessaire de produire de manière la plus efficace possible ces versions sous forme de fichiers. D'où le besoin d'une norme internationale permettant la distribution et l'exploitation fluide et rapide d'un fichier master entre les sociétés de production/postproduction et les équipements de diffusion hétérogènes. C'est l'objectif du format IMF *(Interoperable Master Format)*, dont la démarche a été initiée par les sept Majors hollywoodiennes, poussées par la généralisation de l'exploitation des films sous forme numérique.

En standardisant une structure de fichier master destinée à servir de source pour la création de différents livrables, l'IMF remplit en fait une double mission. D'une part il permet, grâce à un système intégré de *playlist* de composition, de générer en un temps record différentes versions de montage d'un même programme. D'autre part, il permet de délivrer plusieurs formats de distribution de ce programme par le biais de traitements adaptés aux différents réseaux. L'IMF est divisé en applications se distinguant par le codec employé : plein débit, MJPEG-2000 ou HDCAM-SR. Il aspire par ailleurs à devenir le format d'archivage international de référence pour la conservation des films, avec une définition allant jusqu'au 4K, une profondeur de codage sur 16 bits, et une compression totalement réversible.

Le MXF ne gère qu'un programme fini (ou une suite de séquences terminées) en mode transfert de fichier ou en flux continu (streaming), tandis que l'AAF prend en charge un projet de montage complet, avec ses rushs, sa timeline, ses effets, ses transitions, etc.

L'IMF est pour sa part un format de master international permettant une distribution multi-plate-forme des contenus audiovisuels et cinéma à travers le monde.

6.12.3 *Le montage virtuel*

Les éditeurs de montage linéaire pilotant directement des magnétoscopes en lecture et en enregistrement sont aujourd'hui remplacés par des systèmes de montage virtuel (ou montage non linéaire) sur ordinateur. Ce concept, né depuis l'arrivée à maturité de la compression numérique et la disponibilité de disques durs de grande capacité, consiste à effectuer l'intégralité du montage au moyen d'un logiciel d'édition.

Montage *on-line*, montage *off-line*

On distingue deux types de montage virtuel.

* Le montage *on-line* : le travail s'effectue sur une station informatique haut de gamme, dans laquelle les rushs (terme désignant le matériau brut issu du tournage) sont édités directement en qualité broadcast. Ils sont traités soit dans leur format d'origine, soit via un codec intermédiaire à taux de compression très modéré (généralement pas plus de 5:1 en intra-image). Le programme fini élaboré sur la plate-forme de montage virtuel *on-line* est un master pouvant être diffusé tel quel. Le montage *on-line* requiert une station de travail puissante et un grand espace de stockage, surtout en haute définition et a fortiori en Ultra HD.

* Le montage *off-line* : les rushs sont exploités dans un format intermédiaire caractérisé par un très fort taux de compression (sur un ordinateur moins puissant), car ils ne servent qu'à fabriquer une maquette du montage. Le travail à effectuer est similaire au cas du montage *on-line*, à la différence près que le produit résultant n'est pas un programme exploitable, mais une liste des points de montage (ou EDL, *Edit Decision List*) qui sera utilisée ultérieurement pour une conformation à partir des éléments originaux. Un montage *off-line* ne nécessite pas beaucoup de puissance informatique, ni de volume de stockage gigantesque, et peut se faire sur un ordinateur assez basique.

Principes du montage virtuel

Tous les rushs d'un projet de montage sont représentés dans l'interface graphique à l'intérieur d'une fenêtre appelée

« chutier » (par analogie au film). Le monteur peut alors visionner et déposer les plans qu'il a choisi d'assembler dans une ligne de continuité appelée « timeline ». Celle-ci, qui s'étend sur toute la largeur de l'écran d'édition, donne une représentation graphique linéaire de l'enchaînement des plans (avec leur mode de transition), ainsi que du chevauchement des couches vidéo et des pistes audio. Une fois l'ordre des plans établi, le monteur peut caler les début et fin de chacun d'entre eux (points IN et OUT) image par image. Il peut également ajouter des effets sophistiqués, choisir ses transitions, incruster des textes, effectuer un traitement de correction colorimétrique, etc. Le visionnage de la continuité de la séquence travaillée s'effectue dans la plupart des cas en plein écran sur un moniteur vidéo.

Tout ce qui est vu et fait durant l'élaboration du programme n'est que simulation (d'où le terme « virtuel » utilisé pour désigner ce type de montage), aucune recopie physique des plans n'étant réalisée pour leur assemblage. Le montage consiste en effet à créer une base de données contenant, pour chaque plan, les pointeurs vers l'image de début et l'image de fin des clips contenus sur le support de stockage. Dans le cas d'ajout d'effets, de graphismes ou de transitions particulières, des nouvelles images correspondant à ces créations sont générées et ajoutées au stockage. La base de données va alors produire un clip comprenant le fichier original et ces nouvelles images. La lecture ou l'exportation du produit fini s'effectue en utilisant ces informations.

L'avantage fondamental du montage virtuel est qu'il épargne au monteur la contrainte du linéaire inhérente à la cassette (rembobinage d'une certaine quantité de bande à chaque recalage). Par analogie, on pourrait comparer ses bienfaits à ceux qu'a apportés le traitement de texte par rapport à la machine à écrire mécanique. La modification, l'insertion et la suppression d'éléments sont possibles à tout moment et à n'importe quel endroit sur un travail déjà effectué, selon le principe du « couper-coller ». Chaque plan se retrouve sur l'écran à portée d'un clic de souris, on fait, on défait, on refait, on multiplie les couches… Aucun ordonnancement n'étant définitif, le monteur peut avoir une approche naturelle et instinctive devant un ensemble de rushs.

Plusieurs versions de montage peuvent être simulées, visualisées immédiatement et conservées ; un montage peut être interrompu temporairement pour être repris, mis à jour, voire reconstruit ultérieurement, par exemple au fur et à mesure de l'arrivée d'images nouvelles.

Montage en mode natif ou via un codec intermédiaire

Un montage sur station informatique peut s'effectuer en codec natif, c'est-à-dire en conservant le schéma de compression utilisé en acquisition, ou au moyen d'un codec intermédiaire.

En mode natif, les rushs conservent, durant tout le processus de montage, le format dans lequel ils ont été enregistrés. Les images et les sons sont dans ce cas stockés sous la forme de fichiers informatiques, généralement encapsulés en MXF ou QuickTime. Le transfert des rushs consiste simplement à copier ces fichiers vers le disque dur de la station de montage, au travers d'une interface informatique ou par réseau (on peut même, dans certains cas, travailler directement sur le support d'origine). Dans les deux cas, les rushs sont édités directement, sans transcodage.

Une autre alternative consiste à utiliser, dans la station de montage, un codec intermédiaire spécifique, indépendant de celui utilisé au tournage. Il est dans ce cas préalablement nécessaire d'importer les rushs, opération réalisée en temps réel via une interface SDI ou HD-SDI. La valeur du taux de compression est choisie en fonction du niveau de qualité souhaité, de l'espace de stockage disponible, mais aussi du débit soutenu. Les formats intermédiaires de montage les plus courants sont le DNxHD d'Avid et le ProRes d'Apple, traités dans le chapitre 7.

Le montage virtuel s'effectue sur une station informatique à partir d'éléments se présentant sous la forme de fichiers. Le monteur peut modifier à loisir le choix, la durée et l'ordre de ses plans, puisque toutes ces opérations ne consistent qu'à manipuler des adresses de fichiers.

Une station travaillant en mode *on-line* délivre directement un produit fini de qualité broadcast, alors qu'une station de type *off-line* ne fournit qu'une liste de points montage destinés à une conformation ultérieure.

6.12.4 *La vidéo sur disque optique*

Le disque optique de 12 cm de diamètre est inventé en 1980 par Sony et Philips, avec pour objectif initial de proposer un support audio alternatif aux disques vinyles et aux cassettes. Il s'étend par la suite au stockage de données informatiques avec le CD-Rom, rendu très populaire par sa haute capacité de stockage (pour l'époque…) et sa facilité de transport. La technologie évolue alors et la capacité du disque, dont les dimensions resteront toujours les mêmes, s'accroît de manière phénoménale, ouvrant la voie au stockage de la vidéo. Les pistes gravées sont de plus en plus fines, l'enregistrement se fait sur plusieurs couches et le type de laser change pour augmenter en conséquence la précision de lecture. Il existe aujourd'hui trois technologies de disques optiques, CD, DVD, Blu-ray, qui bien que d'aspect physique similaire sont très différents dans leur structure.

En vidéo on distingue trois familles de disques optiques qui se classifient en fonction de la définition de l'image qu'ils peuvent stocker : SD pour le DVD, HD pour le Blu-ray et Ultra HD 4K pour le Blu-ray Ultra HD.

Le DVD

Né en 1995, le disque DVD *(Digital Versatile Disc)* a été développé par Philps, Sony, Panasonic et Toshiba. Il se présente physiquement sous le même aspect qu'un CD-Rom dont il est une version à haute densité, avec une capacité de stockage, selon le modèle, de 6 à 25 fois supérieure. Celle-ci varie en effet de 4,7 Go à 17 Go, alors que celle d'un CD-Rom ne dépasse pas 700 Mo. Cet accroissement de capacité a été notamment rendu possible grâce à l'utilisation d'un laser rouge-orangé, de longueur d'onde 650 nm au lieu de 780 nm. Celui-ci est capable de lire des pistes plus étroites, plus resserrées et gravées moins en profondeur. L'épaisseur utile du disque a ainsi pu être réduite de moitié, ce qui a permis de fabriquer des DVD composés de deux faces de 0,6 mm (au lieu d'une seule de 1,2 mm). Chaque face peut par ailleurs accueillir deux couches d'informations, la première translucide semi-réfléchissante, la seconde opaque réfléchissante (avec une densité d'information moindre). La technique employée pour lire ces deux couches de manière totalement indépendante consiste à changer l'intensité du laser en modifiant sa fréquence et sa focale. Avec une intensité faible, le faisceau est réfléchi par la couche supérieure, tandis qu'avec une intensité plus élevée, il traverse cette couche translucide et est réfléchi par la couche inférieure. La couche supérieure est gravée sur une spirale partant du centre du disque, alors que la couche inférieure stocke l'information dans l'autre sens, afin de rendre imperceptible le passage d'une couche à l'autre.

La classification des disques DVD est la suivante :

• DVD 5 : simple face/simple couche, capacité 4,7 Go ;

• DVD 9 : simple face/double couche, capacité 8,5 Go ;

• DVD 10 : double face/simple couche, capacité 9,4 Go ;

• DVD 18 : double face/double couche, capacité 17 Go.

Les DVD-5 et DVD-9 sont très largement utilisés, tandis que les versions à double face DVD-10 et DVD-18 sont plus rares. Les DVD enregistrables à double couche sont labellisés « DVD DL », pour *Dual Layer*.

Dans son utilisation « vidéo », le DVD emploie une compression MPEG-2 MP@ML, la même qu'en diffusion numérique à définition standard, avec un codage 4:2:0 mais un GOP de 15 images au lieu de 12. Cette compression est ici utilisée en débit variable, ce qui permet d'adapter les ressources binaires à la complexité des images. Le débit moyen pour un film est de 4,5 Mbits/s, de 6 à 7 Mbits/s pour un programme vidéo à 50 trames entrelacées par seconde, avec des pointes pouvant monter jusqu'à 9,8 Mbits/s. Le modèle de DVD le plus simple, à savoir le DVD-5, peut ainsi contenir un programme SD de 133 minutes.

Les données d'un DVD Vidéo sont organisées au sein de répertoires structurés de manière hiérarchique. Le répertoire principal, appelé « VIDEO_TS » (pour *Video Title Sets*), contient généralement trois types de fichiers possédant les extensions suivantes :

- IFO (pour *Information*) : informations de navigation pour l'affichage du menu ;

- VOB *(Video Object Block)* : flux vidéo, canaux audio et sous-titres ;

- BUP (pour *Backup*) : sauvegarde des fichiers IFO.

Les spécifications du DVD incluent par ailleurs un Mini DVD, de diamètre 8 cm, offrant une capacité de 1,4 Go. Il a été conçu essentiellement pour les caméscopes grand public compacts.

Tableau 6.8

Caractéristiques comparées du CD-Rom et du DVD.

Format	CD-Rom	DVD
Diamètre du disque	12 cm	12 cm
Épaisseur	1,2 mm	1,2 mm
Structure	1 disque	2 disques de 0,6 mm collés
Longueur d'onde du laser	780 nm	650 nm
Ouverture numérique	0,45	0,6
Écart interpiste	1,6 microns	0,74 micron
Taille min. des microcuvettes	0,83 micron	0,4 micron
Vitesse nominale (vitesse linéaire constante)	1,2-1,4 m/s	3,5-3,85 m/s
Nombre de couches	1	1 ou 2
Nombre de faces	1	1 ou 2
Capacité	700 Mo	4,7 à 17 Go
Débit max. des données	1,4 Mbit/s	9,8 Mbits/s (DVD-Vidéo)
Densité théorique	70 Mbits/cm^2	180 Mbits/cm^2

Le Blu-ray

À peine le format DVD était-il lancé pour la vidéo à définition standard que les constructeurs songeaient déjà aux différentes technologies qui seraient susceptibles de le remplacer lorsque la haute définition arriverait sur le marché grand public. Deux lignes technologiques différentes se sont alors dégagées, répondant aux noms de « HD-DVD » et « Blu-ray ». Chacune d'elles était soutenue par de grands groupes industriels (informatique et électronique) ainsi que par le cinéma hollywoodien. Alors que les deux technologies s'affinaient, des discussions ont été entreprises entre Toshiba (à l'origine du HD-DVD) et Sony (principal instigateur du Blu-ray) pour tenter de définir un standard commun qui reprendrait le meilleur des deux. Mais les deux géants de l'informatique grand public ne sont pas parvenus à trouver un terrain d'entente, aucun d'entre eux n'ayant voulu faire de concessions. Dans la lutte acharnée à laquelle le HD-DVD et le Blu-ray se sont livrés durant trois années, le HD-DVD semblait bien parti pour l'emporter, notamment parce qu'il avait été adoubé par le DVD Forum, le consortium de constructeurs ayant présidé à la naissance du DVD. La répartition des studios de cinéma et le support des constructeurs étaient quant à eux à peu près équilibrés. Mais en janvier 2008, Warner Home Video, seule Major soutenant jusqu'alors à la fois le HD-DVD et le Blu-ray, annonce qu'elle ne produira plus de films au format HD-DVD. Toshiba arrête alors immédiatement sa production de lecteurs HD-DVD, laissant sans concurrence le Blu-ray qui, de ce fait, sort vainqueur.

L'appellation Blu-ray trouve son origine dans la couleur bleu-violet du laser utilisé pour lire et graver les disques. Sa longueur d'onde de 405 nm est plus courte que celles du CD et du DVD (respectivement 780 et 650 mm), lui permettant ainsi de stocker beaucoup plus de données sur un disque de même taille. Le Blu-ray existe en versions 25 Go (simple couche) et 50 Go (double couche) pour la distribution vidéo. Des versions appelées « BDXL » destinées à la gravure de données ont une capacité de 100 Go (triple couche) et 128 Go (quadruple couche). Le Blu-ray supporte trois standards de compression pour coder la vidéo en haute définition : MPEG-2, MPEG-4 AVC/H.264 et VC-1 (codec développé par Microsoft, en concurrence directe avec AVC/H.264). Les lecteurs doivent donc être capables de traiter ces trois formats, tous étant encapsulés dans un conteneur M2TS. Les disques Blu-ray utilisés pour la distribution de films soutiennent un débit total de 54 Mbits/s, avec un maximum de

40 Mbits/s pour la vidéo (le débit vidéo moyen oscillant entre 18 et 30 Mbits/s). Un disque Blu-ray simple couche de 25 Go peut typiquement contenir 2 heures de vidéo HD en MPEG-2 à 25 Mbits/s, ou 3 heures de vidéo MPEG-4 AVC/H.264 à 18 Mbits/s. Outre sa vocation de successeur du DVD grand public, le disque Blu-ray est également utilisé dans le domaine broadcast puisqu'il est le support d'enregistrement du format XDCAM de Sony (les disques sont alors conditionnés en cartouches). À l'instar du DVD et du CD, il existe un Mini Blu-ray de 8 cm, simple couche et simple face, offrant une capacité de stockage de 7,5 Go.

Pour mémoire, le HD-DVD, concurrent du Blu-ray jusqu'au début 2008, offrait une capacité de stockage de 15 Go pour le simple couche, 30 Go pour le double couche et 20 Go pour les disques réinscriptibles. Le débit maximal alloué à la partie vidéo était de 30 Mbits/s. Il possédait une densité de données plus faible que le Blu-ray, mais était moins cher à produire car il bénéficiait des chaînes de montage du DVD standard dont il était étroitement dérivé.

Figure 6.25
Comparaison CD - DVD - Blu-ray.

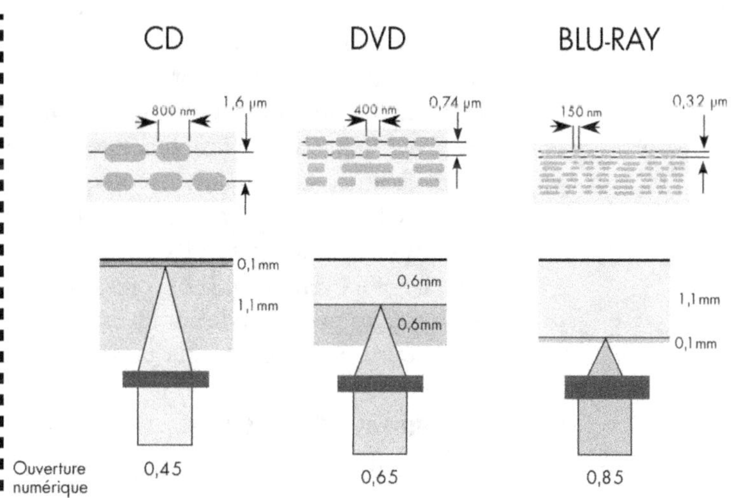

Tableau 6.9
Spécifications du DVD et du Blu-ray.

	DVD	Blu-ray
Date de sortie	1995	2006
Capacité par couche	4,7 Go	25 Go
Longueur d'onde laser	650 nm	405 nm
Densité de stockage	2,77 Go/pouce^2	14,73 Go/pouce^2
Largeur de piste	740 nm	320 nm
Définition image max.	720 × 576	1 920 × 1 080
Débit vidéo max.	9,8 Mbits/s	40 Mbits/s
Compression vidéo	MPEG-2	MPEG-4 AVC/H.264 VC-1 (Microsoft) MPEG-2
Profondeur de codage	8 bits	
Structure d'échantillonnage	4:2:0	

La *Blu-ray Disc Association* (BDA) a publié fin 2009 les spécifications du Blu-ray 3D, établies en collaboration avec les principaux studios hollywoodiens et les fabricants d'ordinateurs et d'électronique grand public. Ces spécifications s'appuient sur les disques Blu-ray conventionnels et sont indépendantes du procédé utilisé pour la production de la 3D. Il est donc, en théorie, possible de profiter d'un Blu-ray 3D avec les lunettes passives polarisées, les lunettes actives à obturateur, ainsi qu'avec un écran autostéréoscopique. Le Blu-ray 3D exploite le codec MPEG-4 MVC *(Multiview Video Encoding)* permettant de compresser de manière efficace les deux vues destinées à l'œil gauche et à l'œil droit. Il encode ainsi un double flux HD 1080p à 24 images par seconde sur un espace disque de seulement 50 % supérieur à celui occupé par un simple flux HD.

Le Blu-ray Ultra HD

Né en mai 2015, le Blu-ray Ultra HD est la dernière évolution en date de ce format de disque optique. Il en conserve les caractéristiques physiques, mais avec une optimisation de l'efficacité de modulation, ce qui porte sa capacité de stockage à 33 Go par couche au lieu de 25 pour les Blu-ray classiques. Il existe deux modèles de disques : double couche avec une capacité totale de 66 Go et un débit maximal de 108 Mbits/s, et triple couche pour une capacité de 100 Go et un débit total de 128 Mbits/s (100 Mbits/s pour la vidéo). Ces débits sont largement au-dessus de ceux de tous les services OTT et de diffusion broadcast qui oscillent entre 15 et 25 Mbits/s, et ils font de ce support le média le plus qualitatif de distribution de l'Ultra HD. La vidéo de définition 3 840 × 2 160 est encodée exclusivement en HEVC/H.265. La profondeur de codage passe enfin à 10 bits, ce qui autorise le traitement d'une plus grande dynamique lumineuse avec 1 024 pas de luminance au lieu de 256, mais la structure d'échantillonnage reste limitée au 4:2:0. La cadence image maximale est portée à 60 i/s, mais la compatibilité cinéma HFR à 48 i/s n'est étonnamment pas incluse dans les spécifications. À noter également que la définition 4 096 × 2 160 du 4K Cinéma n'est pas prévue, pas plus que le support de la 3D. Les contenus 3D sont donc restreints à une définition 1080p et codés en AVC/H.264 MVC. Le Blu-ray Ultra HD supporte en entrée le très large espace colorimétrique Rec. 2020 autorisant des couleurs plus riches et plus saturées. Il gère par défaut le HDR *(High Dynamic Range)* codé en HDR10, et, optionnellement, en Dolby Vision, Technicolor HDR et HDR10+. Les lecteurs Blu-ray Ultra HD sont rétrocompatibles en lecture avec les disques Blu-ray classiques, mais il est impossible de lire un disque Ultra HD sur un lecteur standard. Par ailleurs, le Blu-ray Ultra HD n'est pas compatible avec la 3D.

Tableau 6.10
Spécifications du Blu-ray Ultra HD.

	HEVC/H.265		AVC/H.264
Définition	3 840 × 2 160	1 920 × 1 080	1 920 × 1 080
Profondeur de codage	10 bits		8 bits
Espace couleur	Rec. 2020 Rec. 709 (seulement SDR)		Rec. 709 (seulement SDR)
Structure d'échantillonnage	4:2:0		4:2:0
Fréquence image	24p, 25p, 50p, 60p		24p
Débit vidéo maximal	100 Mbits/s		40 Mbits/s

Le DivX

Le DivX est à l'origine une marque déposée désignant une version piratée d'un codec MPEG-4 que Microsoft a initialement développé pour encapsuler les flux vidéo dans un format de streaming, au sein de son architecture Windows Media. Ce codec a été transformé en 1999 par un développeur français pour permettre le stockage de la vidéo compressée au sein de fichiers AVI avec du son au format MP3, sur support CD-Rom, le tout avec une pseudo qualité DVD. Après la version 3.11, le codec a été totalement réécrit pour devenir propriétaire et indépendant de celui de Microsoft. Cela entraîna la création de la société DivX-Networks et la sortie de la version 4 de DivX, qui s'appuie sur le standard MPEG-4 Partie 2 dans son profil ASP *(Advanced Simple Profile)*. Depuis, ce format a évolué, avec notamment l'ajout, sur la version 6, de la gestion multilingue, du sous-titrage (y compris provenant de fichiers séparés), du chapitrage et des menus interactifs, exactement comme sur un DVD. La version 7 sortie en 2009 supporte le codage vidéo MPEG-4 AVC/H.264, tandis que la version 10 sortie en 2013 intègre le codec HEVC/H.265 et supporte l'Ultra HD 4K.

Le DivX a été décliné en plusieurs implémentations open source :

- le XviD (conteneur .avi), qui est l'anagramme inversé de DivX, pour le codage en MPEG-4 ASP ;

- le x264 (conteneurs .mp4, .mkv), pour le codage en AVC/H.264, le plus courant aujourd'hui ;

- le x265 (conteneurs .mp4, .mkv), pour le codage en HEVC/H.265.

6.12.5 *La diffusion numérique*

Qu'elle s'effectue par satellite, par câble ou par voie hertzienne, la diffusion de bouquets de programmes numériques compressés est un succès partout dans le monde. L'apport de la compression numérique en diffusion est avant tout économique. Alors qu'en analogique une fréquence est typiquement allouée à un seul programme, le numérique permet à plusieurs programmes et services de se partager une même fréquence. Outre un plus grand nombre de chaînes, la compression numérique en diffusion enrichit l'offre télévisuelle de services de navigation et d'information, et engendre potentiellement une amélioration notoire de la qualité des signaux reçus.

Dans le cas d'une diffusion par satellite par exemple, un transpondeur disposant d'une largeur de bande de 51 Mbits/s peut véhiculer six programmes en définition standard compressés en MPEG-2 à 8 Mbits/s (codage 4:2:0, GOP = 12) avec une qualité d'image très satisfaisante. Malheureusement, les diffuseurs ne se sont que très rarement contentés de six canaux SD par transpondeur. Ils n'ont pas hésité à réduire exagérément les débits alloués à chaque programme afin d'en loger un maximum dans la largeur de bande disponible. Avec un débit individuel abaissé à 4 Mbits/s, ils ont ainsi pu diffuser une douzaine de programmes SD au détriment de la qualité de l'image.

Pour ce qui est de la haute définition, MPEG-2 permet d'obtenir un débit allant de 12 à 24 Mbits/s selon le programme, tandis que MPEG-4 AVC/H.264, aujourd'hui généralisé, permet de diviser ces débits par 2 à qualité équivalente. En France, les débits moyens relevés pour la HD codée en MPEG-4 oscillent entre 7 et 10 Mbits/s.

Il est cependant clair que le débit requis pour une qualité d'image donnée diffère selon la nature du programme. Par exemple, une retransmission sportive en *live* nécessite un débit presque deux fois plus élevé que la diffusion d'un film (fluidité des mouvements, richesse des détails fins, intégralité de la zone image utilisée, etc.). On peut donc adapter l'allocation des débits en fonction du type de programme diffusé. Mieux, des techniques d'encodage permettent de faire varier instantanément le débit vidéo au sein d'un même programme en fonction de la complexité des images à coder, afin de maintenir un niveau de qualité constant.

Il est important de préciser que les dégradations que l'on peut observer sur une image transmise en numérique sont essentiellement dues aux paramètres de compression choisis au moment du codage. Le signal numérique ne souffre pas des traditionnels brouillages, bruits et réflexions qui parasitent une transmission analogique. La qualité de l'image définie au début de la liaison numérique est conservée jusqu'au téléspectateur, tant que les perturbations de la voie de transmission restent sous un certain seuil. Car, au-delà, on assiste tout simplement à une rupture brutale du service. En numérique, c'est tout ou rien… Il est donc nécessaire de choisir des modulations en totale adéquation avec les caractéristiques propres à chacun des trois canaux de diffusion possibles et de mettre en place un arsenal de techniques de correction d'erreurs pour protéger le signal. C'est ce qui a été fait avec le DVB.

Le DVB *(Digital Video Broadcasting)*

Le DVB est la norme de télévision numérique conçue par le consortium européen éponyme regroupant 200 membres dans 25 pays. Il est utilisé partout dans le monde sauf aux États-Unis (ATSC), au Canada (ATSC), au Japon (ISBD), en Chine (DMB-T/H) et en Corée du sud (T-DMB). La norme visait dès le départ les différents supports de diffusion (terrestre, câble, satellite), et les choix techniques ont été faits de manière à maximiser les parties communes entre ces supports. Seules les techniques de modulation sont spécifiquement adaptées aux caractéristiques des canaux et font que les terminaux d'un support donné ne sont pas compatibles avec les autres voies de diffusion. Au final, il existe donc trois normes DVB : une pour le satellite, une pour le hertzien terrestre et une autre pour le câble, qui en sont toutes à leur deuxième génération.

• **DVB-S**

Le DVB-S (1995) est la version DVB conçue pour la transmission par voie satellite (diffusion ou liaisons de contribution). Un satellite utilise entre 24 et 32 transpondeurs, avec une bande passante individuelle allant de 26 à 36 MHz. La transmission satellite est très bruitée et, comme les tubes des transpondeurs travaillent en saturation, il n'était pas envisageable de travailler avec une information modulée en amplitude. Le choix s'est donc porté sur la modulation QPSK (*Quarternary Phase Shift Keying* ou modulation à déplacement de phase en 4 états). Il s'agit d'une combinaison de deux modulations d'amplitude à porteuse supprimée, les deux porteuses étant déphasées de 90°. Le DVB-S permet un débit de 23,7 à 41,5 Mbits/s par transpondeur, ce qui correspond par exemple à 10 chaînes SD en MPEG-2, ou 20 chaînes SD en MPEG-4 AVC/H.264, ou encore 4-5 chaînes HD également en MPEG-4.

La deuxième génération DVB-S2, ratifiée en 2005, apporte deux améliorations majeures visant à optimiser les performances en fonction des types d'utilisation. Elle permet de changer les paramètres de codage en temps réel et supporte d'autres schémas de modulations en plus du QPSK (8PSK, 16APSK…). Il s'ensuit un gain en efficacité spectrale de l'ordre de 20 %, élevant le débit binaire à 36-51 Mbits/s. Le DVB-S2 est utilisé par tous les nouveaux multiplex numériques en Europe, essentiellement en haute définition.

Une version étendue baptisée « DVB-S2x » (x pour « extension ») a été définie en 2014, avec à la clé une efficacité spectrale supérieure de 20 à 30 % à celle du DVB S2. En plus de la diffusion directe de programmes TV par satellite (comme ses prédécesseurs), le standard DVB-S2x cible également la transmission par satellite vers des récepteurs mobiles (aéronautique, maritime, ferroviaire…).

Tableau 6.11
Capacité de transport du DVB S2.

	MPEG-4 AVC/H.264		HEVC H.265	
	Débit	Nombre de chaînes par transpondeur de 36 MHz (51 Mbits/s)	Débit	Nombre max. de chaînes par transpondeur de 36 MHz (51 Mbits/s)
HD 1080 / 50i	7-8 Mbits/s	8	4 Mbits/s	15
HD 1080 / 50p	10 Mbits/s	6	5 Mbits/s	12
Ultra HD 4K 2160 / 25p	15-20 Mbits/s	4	7-10 Mbits/s	8
Ultra HD 4K 2160 / 50p	25-40 Mbits/s	2	15-25 Mbits/s	4

• DVB-T

Le DVB-T (1997) concerne la transmission terrestre hertzienne TNT (Télévision numérique terrestre). Celle-ci offre une bande passante de 8 MHz en Europe, et 6 MHz aux États-Unis et au Japon. La voie hertzienne a comme faiblesse majeure d'être un milieu très propice aux phénomènes d'échos, ce qui explique que cette technologie ait mis plus de temps que les deux autres à émerger. L'objectif était de pouvoir retrouver à la réception les données transmises indépendamment des chemins multiples empruntés par le signal : réflexions, échos, antenne recevant deux émetteurs différents, effet doppler en réception mobile, etc. Le défi a été relevé grâce à la modulation COFDM, qui présente comme particularité de rendre le signal insensible aux échos. Elle permet à un canal de 8 MHz de supporter un débit type de 24,8 Mbits/s, offrant donc une capacité spectrale moindre que le satellite ou le câble. En revanche, elle est compatible avec les installations analogiques existantes et permet de diffuser sur tout le territoire un programme sur une même fréquence.

La deuxième génération DVB-T2 permet un gain en efficacité de plus de 40 % par rapport à la version initiale tout en offrant une plus grande flexibilité dans les configurations du signal transmis. Le débit type dans un canal de 8 MHz est porté de 24,8 à 33,2 ou 34,9 Mbits/s, soit un gain pouvant aller jusqu'à 40 %.

C'est en mars 2005 que la France entre dans l'ère de la TNT, s'appuyant alors sur la norme de compression MPEG-2 pour diffuser l'ensemble des chaînes gratuites en SD. Quelques années plus tard, des chaînes payantes sont lancées (toujours en SD), en bénéficiant du plus efficace MPEG-4 AVC/H.264. Lorsque les quatre chaînes nationales décident de diffuser leurs programmes en HD (parallèlement à la diffusion SD), elles font également et logiquement le choix du MPEG-4. Une topologie de diffusion hybride SD/HD-MPEG-2/MPEG-4 s'est donc constituée au fil des années jusqu'en avril 2016, date à laquelle tous les canaux MPEG-2 se sont éteints pour renaître aussitôt en MPEG-4 et en HD (toujours en DVB-T). La bande de fréquence des 700 MHz a ainsi été libérée au profit des opérateurs de téléphonie mobile, qui ont acquis chacun aux enchères différents blocs de 5 MHz. Cette bande des 700 MHz est également appelée « fréquences en or », car elle autorise une meilleure portée et permet une plus grande pénétration à l'intérieur des bâtiments que celle des 800 MHz (exploitée en 4G).

En métropole, nous disposons d'une plate-forme TNT composée depuis avril 2016 de 6 multiplex TNT diffusant une trentaine de chaînes nationales :

- 8 chaînes publiques gratuites : France 2, France 3 (programmes nationaux et régionaux), France 4, France 5, France Ô, La Chaîne parlementaire (LCP-Assemblée nationale et Public Sénat) et Arte ;

- 18 chaînes privées gratuites : TF1, M6, W9, NT1, C8, BFM TV, CNEWS, NRJ 12, TMC, C17, LCI, Gulli, HD1, L'Équipe 21, 6Ter, Numéro 23, RMC Découverte et Chérie 25 ;

- 5 chaînes privées payantes : Canal+, Canal+ Cinéma, Canal+ Sport, Planète+, Paris Première.

La migration vers le DVB-T2 est quant à elle programmée pour 2021-2022. Les multiplex de la TNT devraient alors véhiculer 9 chaînes Ultra HD 4K et 24 chaînes HD, avec un codage qui passera progressivement de AVC/H.264 à HEVC/H.265.

Tableau 6.12

Répartition des chaînes de la TNT française par multiplex. Les chaînes payantes sont en gras.

Multiplex 1	Multiplex 2	Multiplex 3	Multiplex 4	Multiplex 6	Multiplex 7
France 2	BFM TV	**Canal+**	6Ter	LCP/Public Sénat	Chérie 25
France 3	C8	**Canal+ Cinéma**	Arte	NT1	HD1
France 4	C17	**Canal+ Sport**	France 5	NRJ 12	L'Équipe 21
France Ô	Gulli	LCI	M6	TMC	Numéro 23
Télévision locale	Cnews	**Paris Première**	W9	TF1	RMC Découverte
France Info		Planète +			

• DVB-C

Le DVB-C tient compte des caractéristiques d'une transmission sur câble, qui constitue un milieu très protégé et qui offre une bande passante limitée à 8 MHz. Une modulation à efficacité maximale est donc requise, c'est-à-dire transportant le maximum de bits par symbole. C'est la modulation QAM-64 qui a été choisie. En effet, elle offre une très grande efficacité de transport et le fait qu'elle soit assez sensible aux perturbations n'est pas un problème ici. Elle permet à un canal de 8 MHz de supporter un débit de 38 Mbits/s.

La deuxième génération DVB-C2 est pour sa part basée sur une modulation COFDM, comme le DVB-T, et est caractérisée par un gain en efficacité spectrale de l'ordre de 30 % par rapport au DVB-C.

• La chaîne de transmission DVB

Le schéma de la figure 6.26 donne un synoptique de principe d'une chaîne de transmission DVB. Les données audio, vidéo et auxiliaires correspondant à chaque programme compressé en MPEG sont découpées en paquets (PES = *Packet Elementary Stream*). Ces paquets, appelés « flux élémentaires », sont estampillés d'un numéro d'identification unique et portent chacun une des composantes audio, vidéo et données auxiliaires. Ils entrent dans un multiplexeur qui les combine pour constituer un train de transport unique MPTS *(Multiple Program Transport Stream)*, également appelé « multiplex ». Les données de ce multiplex sont alors formatées selon les étapes suivantes. Elles sont d'abord brassées pour répartir l'énergie sur l'ensemble du canal de transmission et éviter que les longues suites de 1 et de 0 ne créent une raie à forte énergie. Un codage Reed Solomon ajoute ensuite des bits de redondance pour permettre la correction d'erreurs. Les données sont alors entrelacées pour briser les longues suites de bits erronés (très difficiles à corriger) en répartissant les octets d'un paquet dans d'autres paquets. Enfin, un codage convolutif lie les bits entre eux de manière à pouvoir corriger leur valeur s'ils sont détectés comme étant erronés. À l'issue de cette phase de formatage, un éventuel embrouillage est effectué (avec insertion des messages de contrôle d'accès), pour rendre les programmes inintelligibles à toute personne n'ayant pas le droit de les recevoir (par exemple pour restreindre la réception aux abonnés d'un programme payant ou introduire la notion de code parental). Signalons à ce sujet que le DVB standardise uniquement l'embrouillage, mais pas le système d'accès conditionnel proprement dit, à savoir la transmission chiffrée aux abonnés des droits et des mots de contrôle. Puis vient la dernière étape, la modulation QPSK, QAM ou COFDM chargée de mettre en forme le signal pour sa transmission sur la voie adéquate.

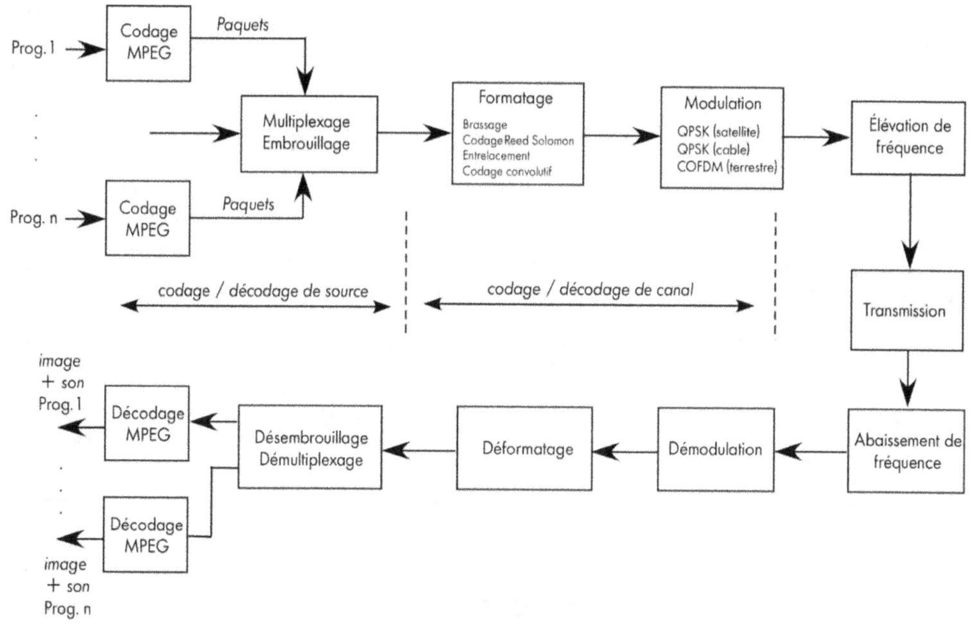

Figure 6.26
La chaîne d'émission/transmission/réception DVB.

Les modulations numériques

QPSK

La modulation QPSK *(Quaternary Phase Shift Keying)* consiste à transmettre l'information binaire uniquement par la phase de deux signaux. Deux porteuses, initialement déphasées à 90° l'une par rapport à l'autre, sont modulées en phase pour représenter des symboles de 2 bits à transmettre. Les deux porteuses peuvent prendre chacune deux états (0° et 180°), ce qui permet les 4 combinaisons possibles de paires de bits (00, 01, 10, 11). La modulation QPSK est moins efficace que la QAM, mais assez peu sensible aux distorsions de phase et d'amplitude.

QAM

La modulation QAM *(Quadrature Amplitude Modulation)* étend le principe du QPSK puisque chacune des deux porteuses de référence, en plus d'être modulée en phase, est aussi modulée en amplitude par l'information à transmettre. La combinaison des modulations d'amplitude et de phase élève à 16 le nombre total d'états possibles que peuvent produire les deux porteuses (on note cette modulation « 16 QAM »). Les nombres d'états sont en puissances et en multiples de 2 (2, 4, 8, 16, 32, 64, 128, 256, etc.). Avec 32 QAM, par exemple, on peut transmettre 5 bits par symbole, avec 64 QAM, 6 bits par symbole, et ainsi de suite. La modulation QAM est également utilisée dans les systèmes composites PAL et NTSC où les signaux en phase et à 90° transportent la chrominance du signal vidéo.

COFDM

Par définition, les caractéristiques d'un canal de transmission ne sont pas constantes dans le temps. Mais, durant un court instant, les caractéristiques d'un canal hertzien sont stables. D'où l'idée de découper le canal en cellules selon les axes du temps et des fréquences. Le système OFMD (*Orthogonal Frequency Division Multiplex*, signifiant « multiplexage orthogonal en répartition de fréquence ») est une modulation de signaux numériques par répartition en fréquences orthogonales (le maximum d'énergie d'une porteuse correspond aux zéros des deux porteuses adjacentes). Elle consiste à distribuer le train de données binaires à transmettre sur plusieurs milliers de porteuses orthogonales, typiquement 1 705 en mode 2K et 6 817 en mode 8K. Ces porteuses sont régulièrement espacées et modulées chacune à bas débit en QPSK ou QAM. Les spectres des porteuses modulées se chevauchent sans qu'il y ait d'interférence, grâce à l'orthogonalité (le remplissage du spectre est ainsi optimal). Malgré les effets de la propagation par trajets multiples, l'orthogonalité à l'entrée du décodeur est conservée grâce à l'insertion d'intervalles de garde, sortes de temps morts pendant lesquels il n'y a aucune transmission. Ces intervalles ont une durée choisie supérieure à l'étalement de la plupart des échos et sont placés entre chaque symbole sur chaque porteuse. Reste alors à éliminer l'interférence intra-symbole, c'est-à-dire entre un symbole donné et ses propres échos. C'est là qu'entre en jeu le « C » du COFDM, se référant au codage convolutif effectué sur les données et à leur entrelacement temporel et fréquentiel. L'entrelacement brise toute longue salve d'erreurs pouvant être provoquées par un affaiblissement simultané de plusieurs porteuses consécutives, tandis que le codage convolutif lie entre elles les données distantes afin de créer une redondance. Le COFDM permet ainsi de se rapprocher des performances d'un canal sans écho.

6.12.6 *Le cinéma numérique*

Après avoir investi dans un premier temps le domaine de la post-production cinématographique, le numérique s'est désormais généralisé à la captation et à la projection, entraînant un bouleversement des méthodes de travail largement éprouvées par les professionnels du cinéma et la mise en place de nouveaux processus de création. Les longs métrages sont aujourd'hui quasiment tous tournés en numérique, avec des caméras spécialement conçues pour le cinéma et équipées d'un capteur ayant la taille de l'image sur pellicule Super 35 mm. Les fichiers sont générés dans un format brut dit « RAW », contenant l'intégralité des informations et de la dynamique saisie par les capteurs, ce qui offre une pleine latitude de traitement en postproduction. Quelques rares réalisateurs tournent encore leurs films sur pellicule (dont certains hits du box office), mais un transfert en copie numérique est forcément réalisé en bout de chaîne, l'industrie cinématographique ayant largement incité les exploitants à s'équiper de projecteurs numériques.

Les spécifications techniques pour l'exploitation des films en numérique ont été publiées en 2005 par un consortium baptisé « DCI » *(Digital Cinema Initiative)*, regroupant les sept principaux studios hollywoodiens (Disney, Fox, MGM, Paramount, Sony Pictures Entertainment, Universal et Warner Bros. Studios). Ces spécifications ont permis la mise en place de la distribution et la projection digitale des films n'importe où dans le monde. Depuis 2013 en effet, les films sont livrés non plus sous forme de bobines de pellicule, mais sous forme de fichiers, pour un coût par copie de l'ordre de dix fois inférieur. Une mutation forcée certes, mais qui fait bénéficier les circuits de distribution d'une souplesse opérationnelle jusque-là inédite. Les films sont stockés sur des serveurs ou livrés en salle de projection par réseau de manière totalement dématérialisée. En outre, le support numérique permet une conservation parfaite du film, contrairement aux dégradations dont souffre la pellicule avec le temps. Au niveau de la projection, plusieurs technologies se partagent le marché, les principales étant le DLP (Texas Instrument), le D-ILA (JVC) et le SXRD (Sony).

Le DCI spécifie deux définitions d'images compatibles entre elles : le 2K ($2\,048 \times 1\,080$) et le 4K ($4\,096 \times 2\,160$). Depuis 2010, tous les projecteurs commercialisés sont de définition 2K ou 4K – notons que l'appellation 4K désigne dans le monde du cinéma un format d'image légèrement différent de l'Ultra HD 4K utilisée en télévision ($3\,840 \times 2\,160$).

Le standard de compression retenu par le DCI est le Motion JPEG-2000 intra-image avec un débit maximal de 250 Mbits/s, correspondant à une compression de ratio 8:1 en 2K, et une profondeur de codage sur 12 bits. Précisons que le taux maximal de compression en dessous duquel cette dernière ne provoque aucun artéfact visible est de 16:1. Les données numériques sont encapsulées dans un conteneur MXF.

Tableau 6.13

Capacités de stockage pour un long métrage de 3 heures en cinéma numérique (12 bits, 24 i/s).

Débit moyen (Mbits/s)	3 heures image (Go)	3 heures audio (Go)	20 min séance début (Go)	Texte synchrone (Go)	Données auxiliaires (Go)	Total (Go)
250	337 500	2 074	37 500	0,001	0,300	377 374
200	270 000	2 074	30 000	0,001	0,300	302 374
125	168 750	2 074	18 750	0,001	0,400	189 974
100	135 500	2 074	15 000	0,001	0,600	152 674
80	108 800	2 074	12 000	0,001	0,800	122 874

6.12.7 *Télévision sur Internet : l'IPTV et OTT*

Les progrès constants de la compression vidéo, conjugués à la montée en puissance et à la démocratisation de l'Internet à haut débit, ont permis une symbiose révolutionnaire entre ces deux univers. La diffusion des contenus n'est plus l'apanage du hertzien, du câble ou du satellite et s'effectue avec une part de plus en plus importante via Internet et sur des équipements mobiles. La télévision ne se consomme plus uniquement sur le téléviseur de salon – dont la suprématie tend à s'éroder –, mais s'élargit à une grande diversité de terminaux sur différents réseaux. Le monde de la télévision bascule vers un univers multi-écran, mêlant télévision, ordinateurs, smartphones et tablettes tactiles, et où la consultation des contenus s'effectue de manière individuelle en mode fichiers. Le délaissement progressif des services linéaires traditionnels est inéluctable, tant les bénéfices de ceux du streaming en ligne sont plus conformes aux attentes, au budget et à la liberté du consommateur. Si plus de la moitié des Français n'ont pas modifié leurs habitudes et continuent de regarder la télévision en direct, ils sont un tiers à la regarder de moins en moins au profit de la télévision de rattrapage, et un dixième au profit des services OTT.

IPTV

On désigne par l'acronyme IPTV un mode de transmission sur protocole Internet des chaînes de télévision (IP de l'anglais

Internet Protocol). Également appelée « TVoIP » (pour *over IP*), ou « TV sur IP », l'IPTV est plus simplement l'offre propriétaire de services de télévision ou de vidéo des fournisseurs d'accès Internet (FAI). Regroupant la télévision en direct, la vidéo à la demande et la télévision de rattrapage, l'IPTV est compatible avec la norme de diffusion numérique DVB et se visualise sur un téléviseur traditionnel auquel est connectée directement la box du fournisseur d'accès. Ces services d'IPTV sont gérés sur une partie privative du réseau des FAI, ce qui permet de garantir à l'abonné une qualité de service minimale et un débit stable. Les FAI contrôlent également les contenus et ne donnent accès qu'aux programmes correspondant à des bouquets propriétaires (on parle de services « managés ») au travers d'un portail, le tout dans une infrastructure dédiée. L'idée est ici clairement d'offrir au téléspectateur une expérience comparable à la télévision transmise par les voies traditionnelles.

OTT

Au concept d'IPTV s'oppose celui d'OTT *(Over The Top)* qui désigne aussi un mode de distribution de contenus vidéo via Internet, mais cette fois totalement indépendamment du fournisseur d'accès. Le contenu vient donc ici par-dessus celui des opérateurs et est diffusé en streaming sur le réseau Internet public. Il peut être réceptionné par n'importe quel appareil connecté tel un ordinateur, une tablette, un smartphone, une console de jeux ou un décodeur indépendant (AppleTV, Chromecast…). Le développement des services OTT s'est par ailleurs accéléré avec l'émergence des télévisions connectées *smart TV* et leurs services interactifs qui permettent d'accéder directement aux contenus. L'OTT utilise quasiment les mêmes protocoles que l'IPTV, excepté pour ce qui relève du contrôle du transport. Cette différence est de taille, car la qualité de service ici n'est pas garantie, mais répond au modèle dit « du *best effort* », au mieux de l'encombrement du réseau. De nombreux éditeurs de chaînes ou de plates-formes cherchent de plus en plus à s'autodistribuer via l'OTT. On citera les services de télévision de rattrapage *(catch-up TV)* tels que myTF1, 6Play et myCanal, mais aussi ceux de vidéo à la demande haut de gamme, comme YouTube, Amazon et Netflix.

L'IPTV et l'OTT sont tous deux des services de télévision sur Internet, le premier accessible via les offres « packagées » des fournisseurs d'accès, le second accessible directement sur Internet.

L'IPTV est géré par un fournisseur d'accès (FAI) qui en contrôle le contenu et la qualité sur son réseau « managé », et est accessible sur un téléviseur au moyen d'une box dédiée.

L'OTT est indépendant de tout FAI et est accessible librement sur l'Internet public, depuis n'importe quel appareil connecté au moyen d'une application adéquate, mais sans garantie de qualité.

TV en direct et TV de rattrapage

La télévision sur Internet se consomme en direct (comme la télévision traditionnelle) ou à la demande.

La télévision en direct est diffusée en mode « IP multicast », dans lequel le même programme est envoyé à tous les abonnés, comme une transmission broadcast traditionnelle. La vidéo à la demande et la télévision de rattrapage sont, pour leur part, caractérisées par un mode de diffusion dit « IP unicast », dans lequel chaque requête d'un utilisateur déclenche l'émission du flux correspondant à destination du seul demandeur. La bande passante est donc utilisée pour chaque utilisateur, contrairement au mode multicast, ce qui fait que cette technologie est très gourmande en ressources réseau.

Le principe des services de vidéo à la demande (souvent abrégé en VoD pour *Video on Demand*) consiste à mettre à disposition du public des catalogues de films ou séries (généralement payants) ou des documentaires stockés sur des serveurs. La télévision de rattrapage reprend la même idée, en permettant cette fois de revoir gratuitement en mode *Catch up* une émission TV déjà diffusée sur une chaîne (quelques heures après, et pendant une à deux semaines). Une sorte de magnétoscope numérique virtuel qui affranchit ainsi l'utilisateur des contraintes liées aux jours et horaires de diffusion. La quasi-totalité des chaînes proposent aujourd'hui leurs programmes à la carte.

7 Les formats d'enregistrement

Comment ne pas se perdre face à la multitude de formats d'enregistrement qui foisonnent dans les domaines broadcast, professionnels et grand public... Ce chapitre commence par décrire les différentes méthodes d'enregistrement vidéo, des plus anciennes au plus récentes, qu'elles soient analogiques ou numériques, avec ou sans réduction de débit, en définition standard, en haute définition ou en ultra haute définition, sur bande magnétique ou sur support informatique. Il recense ensuite l'ensemble des formats d'enregistrement vidéo, en détaillant leurs spécifications et en indiquant toutes les passerelles existant entre certains d'entre eux. Le tout avec de multiples tableaux comparatifs et un focus particulier sur les modes opératoires propres aux formats non linéaires « sans cassette ».

7.1 L'enregistrement sur bande magnétique

7.1.1 *Un peu d'histoire*

Les prémices de l'enregistrement d'un signal électronique sur un support magnétique sont présentés en 1880 par l'ingénieur américain Oberlin Smith. Mais cette idée ne connaît aucune suite, jusqu'à ce que le Danois Valdemar Poulsen mette au point son système d'enregistrement sur un simple fil d'acier (!), au seuil du XXe siècle. Ce n'est qu'en 1930 que l'on commence, en Allemagne, à enregistrer le son sur bande magnétique. L'enregistrement de la vidéo vient bien plus tard, avec la première machine développée par la BBC en 1955, qui exploite une bande de largeur 1/2". Elle est rapidement remplacée par le magnétoscope à bobines 2" développé par la société californienne Ampex. Puis apparaissent les magnétoscopes à bobines 1", suivis, à partir des années 1970, d'une floraison de magnétoscopes, analogiques puis numériques, utilisant à la place de la bobine libre la cassette 3/4", 1/2" ou 1/4". La bande magnétique restera, jusqu'à la fin des années 1990, le seul moyen de mémoriser le signal vidéo, d'abord sous forme analogique puis, à partir de 1986, sous forme numérique. Aujourd'hui, elle tend à disparaître au profit des supports issus de l'informatique comme le disque dur, le disque optique et la mémoire flash.

7.1.2 *Principe de l'enregistrement/lecture*

L'enregistrement magnétique consiste à stocker l'information (audio, vidéo, données…) sur un ruban magnétique sous forme de zones d'aimantation distinctes. L'information est écrite en modifiant la polarisation de minuscules particules magnétiques déposées sur le support, et lue en mesurant cette polarisation. Le signal à enregistrer peut être analogique, prenant une infinité de valeurs, ou numérique, avec seulement deux états.

En analogique, le signal électrique à enregistrer doit être parfaitement proportionnel au signal source, pour pouvoir traduire ses variations dans ses moindres détails. Malheureusement, cette relation de proportionnalité n'est pas toujours rigoureusement respectée, et un léger écart de niveau d'aimantation peut entraîner d'importantes distorsions de l'information.

En numérique, le signal à enregistrer est décrit à l'aide de seulement deux états sous la forme d'un code binaire. Il n'y a donc plus de notion de proportionnalité établie avec le signal source. Il faut juste que le signal enregistré permette de distinguer deux niveaux d'aimantation de matériau magnétique, l'un correspondant à la valeur 1, l'autre à la valeur 0. Le risque de dégradation est beaucoup moins important et l'enregistrement bien plus fidèle.

Les matériaux utilisés pour l'enregistrement magnétique sont des corps ferromagnétiques. Ces derniers ont la particularité de s'orienter lorsqu'ils sont soumis à un champ magnétique extérieur dont l'intensité et la direction sont porteurs d'une information. Surtout, ils sont capables de conserver cette orientation (donc l'information) après que le champ extérieur a disparu. Ils mémorisent donc l'information qu'ils ont saisie jusqu'à ce que celle-ci soit volontairement effacée et remplacée par une nouvelle. On caractérise les matériaux utilisés pour l'enregistrement magnétique par leur courbe d'aimantation ou cycle d'hystérésis (on y revient un peu plus loin), donnant l'évolution de l'aimantation rémanente (ou, plus précisément, de l'induction rémanente) en fonction du champ extérieur appliqué.

L'enregistrement s'effectue au moyen d'une tête magnétique, qui est en fait un électroaimant. Elle est constituée d'un anneau métallique non fermé, le minuscule espace laissé vide étant appelé « entrefer ». Un fil conducteur est enroulé autour de cet anneau, un peu comme dans une bobine. Le signal à enregistrer circule sous la forme d'un courant d'excitation dans cette bobine. Les variations de courant sont transformées en variations de champ magnétique proportionnelles, canalisées par l'anneau métallique. Les lignes de champ ne s'échappent de ce dispositif qu'au niveau de l'entrefer, dont la largeur n'est que de quelques microns. Les variations de champ magnétique sont alors mémorisées par l'aimantation que prennent les fines particules ferromagnétiques de la bande, qui défile à vitesse constante devant l'entrefer. Les variations temporelles de l'intensité du signal (sa fréquence) sont ainsi transcrites en variations spatiales de l'intensité du signal magnétique sur la bande. Les informations magnétiques sont conservées sous forme de pistes, pouvant être longitudinales – dans l'axe de la bande –, ou inclinées.

Figure 7.1
Principe d'une tête
magnétique enregistrement/
lecture.

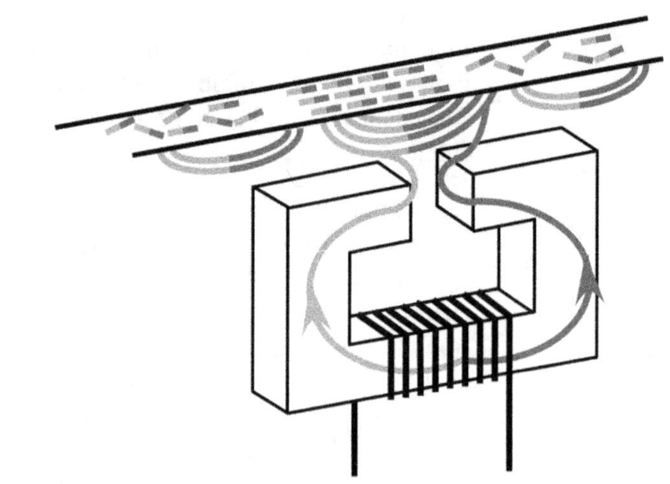

À la lecture, un processus symétrique se produit : la tête de lecture est exactement de même nature que la tête d'enregistrement. Elle capte, via son entrefer, les variations d'aimantation portées par la bande qui défile. Ces variations de champ magnétique sont transmises dans tout l'anneau de métal et induisent dans la bobine une force électromotrice se traduisant par des variations de courant proportionnelles. Celles-ci sont ensuite amplifiées et traitées électroniquement pour reconstituer le signal de départ.

7.1.3 *Le cycle d'hystérésis*

Intéressons-nous à présent à la courbe de transfert champ magnétique/induction magnétique.

Un fil rectiligne parcouru par un courant électrique d'intensité I produit à une distance D un champ magnétique H de valeur :

$$H = \frac{I}{2 \cdot \pi \cdot D}$$

H s'exprime en ampères par mètre (A/m) et est proportionnel (à une distance D donnée) à l'intensité du courant qui lui donne naissance. Cette proportionnalité est fondamentale ; elle est à la base de l'enregistrement magnétique. En outre, un corps ferromagnétique placé dans un champ extérieur H est soumis à une induction magnétique B, qui oriente ce corps en fonction de l'intensité de H. Lorsque le corps sort du champ extérieur H, il conserve une certaine valeur d'induction dite « induction rémanente », notée « Br ».

Nous allons considérer, dans un premier temps, que le corps ferromagnétique n'est pas encore aimanté (bande magnétique vierge). Le tracé des variations de B dans le corps en fonction du champ H externe est appelé « courbe de première aimantation ».

Figure 7.2 ___________
Le cycle d'hystérésis
et la courbe Br = f(H).

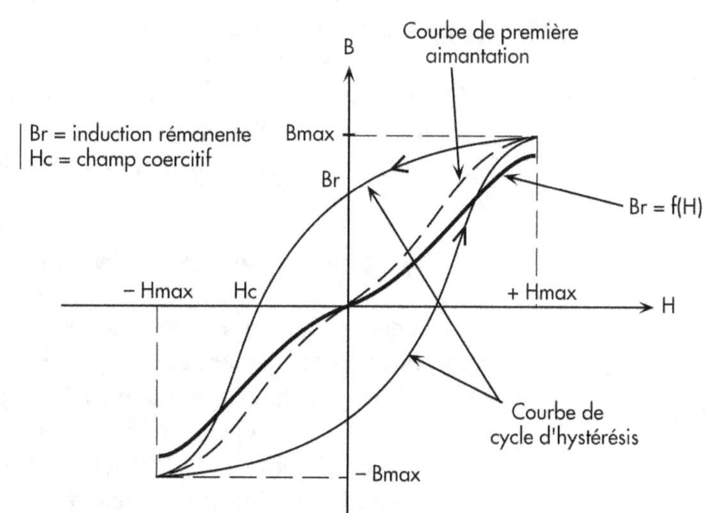

Au départ, H et B sont tous deux nuls. Quand H commence à croître, la courbe démarre lentement. Puis, sur une grande plage, les variations de B suivent de façon linéaire celles de H, avant d'atteindre la saturation. Si H diminue, le chemin suivi par la courbe « au retour » n'est pas le même que celui tracé « à l'aller » quand H augmentait. Ainsi, quand le champ extérieur H redevient nul, B n'est pas nul ; il reste une induction rémanente Br. Pour effacer cette dernière, il faut appliquer un champ extérieur, dit « champ coercitif Hc ». Si H varie de manière sinusoïdale, on obtient, pour une période de variation de H, la courbe de cycle d'hystérésis donnée sur la figure 7.2. De manière générale, l'hystérésis est la propriété d'un système qui sait demeurer dans un certain état quand il n'est plus soumis à la cause extérieure qui a produit cet état.

La courbe de transfert Br = f(H), également tracée sur la figure 7.2, est proche de la courbe de première aimantation. Elle n'est linéaire que sur une certaine zone. En audio, un signal de polarisation est superposé au signal à enregistrer pour restreindre la zone de travail uniquement à la partie linéaire de cette courbe. Sa fréquence doit être au moins cinq fois supérieure à la plus haute fréquence du signal audio, afin d'éviter des battements entre cette fréquence et des harmoniques des courants enregistrés. Dans le cas de la vidéo SD, en considérant une bande passante de 5,5 MHz en SD, une fréquence de polarisation de l'ordre de 28 MHz serait requise, ce qui est bien au-delà des limites en termes de bande passante des têtes magnétiques. C'est pourquoi il a été fait appel à la modulation de fréquence pour enregistrer le signal vidéo ; nous y revenons plus loin.

7.1.4 *Composition de la bande magnétique*

La bande magnétique est constituée d'un support de base en polyester préalablement étiré (épaisseur de 10 à 20 μm), recouvert d'une couche magnétique (0,2 à 5 μm), dont la nature est caractéristique du type de la bande. Une couche dorsale (1 μm) a pour rôle d'éliminer l'électricité statique. Deux paramètres fondamentaux définissent la qualité d'une bande : la rémanence et la coercitivité. La rémanence qualifie sa mémoire magnétique : elle caractérise l'aimantation que peuvent conserver les particules après avoir été soumises au champ magnétique d'enregistrement – elle s'exprime en gauss (G) ou en teslas (T) : 1 T = 10 000 G. La coercitivité définit l'énergie nécessaire à l'effacement de cette mémoire magnétique – elle s'exprime en kiloampères par mètre (kA/m) ou en œrsteds (1 kA/m = 12,6 œrsteds).

On distingue trois familles de bandes magnétiques : oxyde, particules métalliques, métal évaporé.

Les bandes dites « à l'oxyde » renferment des particules d'oxyde métallique – dioxyde de chrome, oxyde de fer dopé au cobalt, etc. – maintenues en suspension dans un liant. Ce liant, qui occupe une place prépondérante dans la couche magnétique, permet d'éviter que des particules ne viennent se déposer sur la tête. Les bandes à l'oxyde sont uniquement utilisées par les formats VHS, D1 et Betacam standard.

Les bandes à particules métalliques, communément appelées « bandes métal », sont employées par la quasi-totalité des formats numériques broadcast. Elles possèdent une couche magnétique composée d'une poudre de fer pratiquement pur. Les particules de métal pur sont plus petites que les particules d'oxyde, ce qui permet d'augmenter la quantité d'informations stockées sur une même surface de bande et d'accroître le rapport S/B. La rémanence et la coercitivité d'une bande métal sont égales au double de celles d'une bande oxyde, soit typiquement 2 500 G et 1 500 œrsteds. Une bande métal est donc deux fois plus difficile à effacer qu'une bande oxyde, ce qui implique que le courant d'enregistrement soit deux fois plus élevé. Les têtes classiques en ferrite ne peuvent cependant pas être utilisées pour cause de saturation ; elles sont remplacées par des têtes en sendust ou en fer amorphe.

Les bandes dites « à Métal Évaporé » (ME) font appel à une technique de fabrication, complexe et coûteuse, mise au point pour le format Hi8 et reprise par le DV et le DVCAM. La couche d'enregistrement est un film d'alliage de cobalt appliqué sur le support polyester directement sans liant. Cet alliage est sublimé sous vide par un faisceau d'électrons à forte densité. La vapeur se dépose et se condense sur le support enroulé sur un tambour de refroidissement. En raison de l'absence de liant, la couche magnétique ainsi formée est réduite à 0,2 µm sur une bande ME, contre 2 à 3 µm sur une bande MP. Par comparaison avec une bande à particules métalliques couchées (MP), la rémanence passe de 2 500 à 3 700 gauss sur une bande ME, et la coercitivité est élevée de 1 050 à 1 500 œrsteds.

De manière générale, la durée de vie d'une bande magnétique est au minimum de 30 ans, à condition que soient respectés les critères de conservation recommandés par la SMPTE, qui sont les suivants :

- entreposage à court terme (moins de 10 ans) : température de 15 °C à 23 °C ±2 °C, humidité relative (HR) de 40 à 55 % ±5 % ;

- entreposage à long terme : température de 17 °C ±2 °C, humidité relative (HR) de 30 % ±5 % ;

- rangement des bandes vidéo debout et rembobinées dans leur boîtier protecteur. Nécessité de les débobiner et de les rembobiner tous les 3 à 5 ans.

7.1.5 *La bande passante vidéo à enregistrer*

La grande difficulté posée par l'enregistrement du signal vidéo est liée à l'immense quantité d'informations qu'il véhicule. Avant l'avènement du numérique, l'image vidéo n'existait qu'en définition standard et était représentée sous la forme d'un signal analogique doté d'une largeur de bande de 5,5 MHz. À titre de comparaison, la bande passante du signal audio ne dépasse pas 20 kHz (soit 275 fois inférieure).

Enregistrer un courant de fréquence f revient à inscrire sur la bande un signal de longueur d'onde λ qui, si v est la vitesse d'écriture, vérifie la relation :

$$\lambda = v/f$$

Or, la plus petite longueur d'onde enregistrable λ_{min} est limitée par la largeur de l'entrefer e :

$$\lambda_{min} = 1,4.e$$

L'entrefer doit être suffisamment étroit pour toujours voir moins d'une longueur d'onde, mais pas trop tout de même pour garantir un certain niveau au signal de sortie. Un bon compromis consiste à utiliser des entrefers dont la largeur est de l'ordre de 1 à 6 µm. Ainsi, un entrefer de 5 µm permet d'enregistrer les 20 kHz de bande passante du signal audio sur une bande défilant à une vitesse qui se chiffre en cm/s (4,75 – 9,5 – 19 – 38). En vidéo cependant, avec une bande passante de 5,5 MHz et un entrefer de 1,5 µm, la vitesse relative entre la tête et la bande doit être d'au moins 12 m/s, ce qui est totalement prohibitif. L'enregistrement traditionnel réalisé par des têtes fixes traçant des pistes longitudinales n'a jamais pu être envisageable pour le signal vidéo.

7.1.6 *L'enregistrement hélicoïdal*

Le procédé utilisé pour enregistrer sur bande magnétique le signal vidéo, qu'il soit analogique ou numérique, à définition standard ou à haute définition, est appelé « enregistrement hélicoïdal ». Celui-ci découle directement de la structure découpée en lignes et en trames du signal vidéo. Les intervalles de suppression, durant lesquels aucune information utile de l'image n'est présente, offrent en effet l'opportunité de fractionner l'enregistrement en plusieurs pistes. Celles-ci ne sont pas tracées dans l'axe de la bande (comme c'est le cas en audio avec les magnétophones), mais sont inclinées de quelques degrés. Pour les enregistrer, on utilise un cylindre métallique rotatif appelé « tambour » (ou « scanner »), sur lequel sont disposées des têtes, dont le nombre varie, selon les formats, de deux à une vingtaine. La bande s'enroule en biais (sur un angle supérieur à 180°), autour du tambour de têtes incliné, et défile à une vitesse raisonnable (de 2 à 30 cm/s). L'essentiel de la vitesse relative tête/bande (de 3 à 35 m/s) est en effet fourni par la mise en rotation rapide du tambour, qui effectue, selon les cas, de 25 à 150 tours/s. Cette méthode d'enregistrement hélicoïdale est employée par tous les formats d'enregistrement à bande analogiques et numériques.

La rotation du tambour de têtes peut s'effectuer dans la même direction ou dans la direction opposée à celle du défilement de la bande, ce qui est le cas pour la plupart des formats broadcast. Si Vt est la vitesse de rotation du tambour, Vb la vitesse de défilement de la bande, D le diamètre du tambour, la vitesse relative tête/bande, ou vitesse d'écriture, Vr est :

$$Vr = (\pi \,.\, D \,.\, Vt) \pm Vb$$

On conçoit aisément qu'un petit tambour avec un grand angle d'enroulement donne le même résultat qu'un tambour plus grand avec un angle d'enroulement plus faible. L'avantage d'un tambour de grand diamètre est qu'il peut accueillir un nombre plus élevé de têtes, et par conséquent tourner moins vite. Cependant, des tambours de taille réduite sont requis pour la fabrication de caméscopes ultracompacts.

En analogique, une trame est enregistrée par une seule tête sur une piste unique. L'audio est pour sa part enregistré soit par des têtes fixes sur des pistes longitudinales, soit par des têtes rotatives sur des pistes inclinées (ce qui est le plus souvent le cas).

7.1.7 *La segmentation en numérique*

En numérique, le volume de données représentant une trame est beaucoup trop élevé pour tenir sur une seule piste. Lorsque les premiers formats numériques ont vu le jour, il n'existait pas encore de techniques de réduction de débit et l'image était traitée dans sa forme native. Par exemple, un signal vidéo SD sur 8 bits en pleine bande auquel on ajoute 4 pistes audio et des données supplémentaires présente un débit de l'ordre de 200 Mbits/s. Une trame contient donc un total de 200/40 = 5 Mbits. Or, pour enregistrer ces 5 Mbits comme en analogique, sur une seule piste oblique, il faudrait, avec une densité de 2 bits par micron (valeur type à l'époque), une piste longue de plus de 2,5 mètres ! Quant au tambour, son diamètre devrait être de $2,5/\pi = 80$ cm. Ces petits calculs montrent l'impérative nécessité de segmenter une trame en plusieurs pistes et d'enregistrer ces pistes par des têtes différentes. Une trame numérique est donc découpée en plusieurs segments, chacun étant composé d'un nombre entier de lignes et enregistré par une tête. En fonction des formats, il faut compter 6 à 12 pistes obliques pour inscrire l'intégralité des données d'une trame. Les données sont brassées entre elles afin que soit répartie toute éventuelle salve d'erreurs sur plusieurs pistes, et des codes de correction d'erreurs leur sont ajoutés. Les canaux audio sont également enregistrés par les têtes rotatives sur des pistes transversales, soit au centre de la bande, entre les pistes vidéo, soit aux extrémités de celles-ci.

Le principe de l'enregistrement segmenté est employé par tous les formats d'enregistrement vidéo numérique sur bande magnétique, qu'ils soient compressés ou non.

Figure 7.3

Principe de l'enregistrement vidéo : inscription de pistes obliques par un tambour de têtes rotatif incliné.

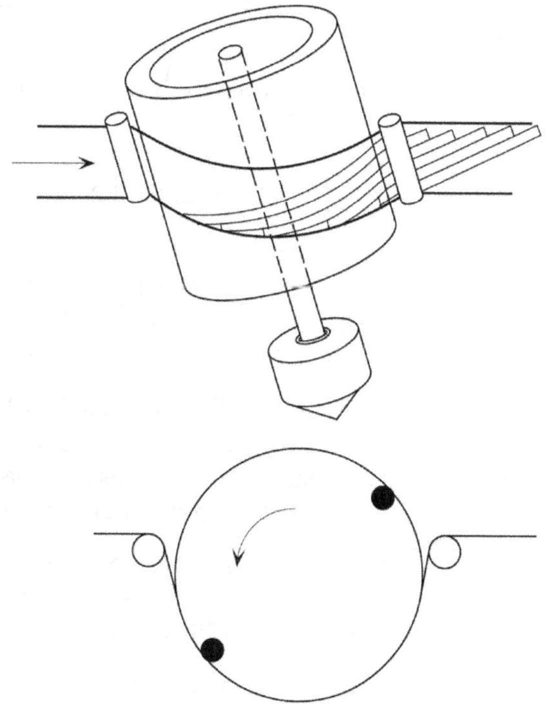

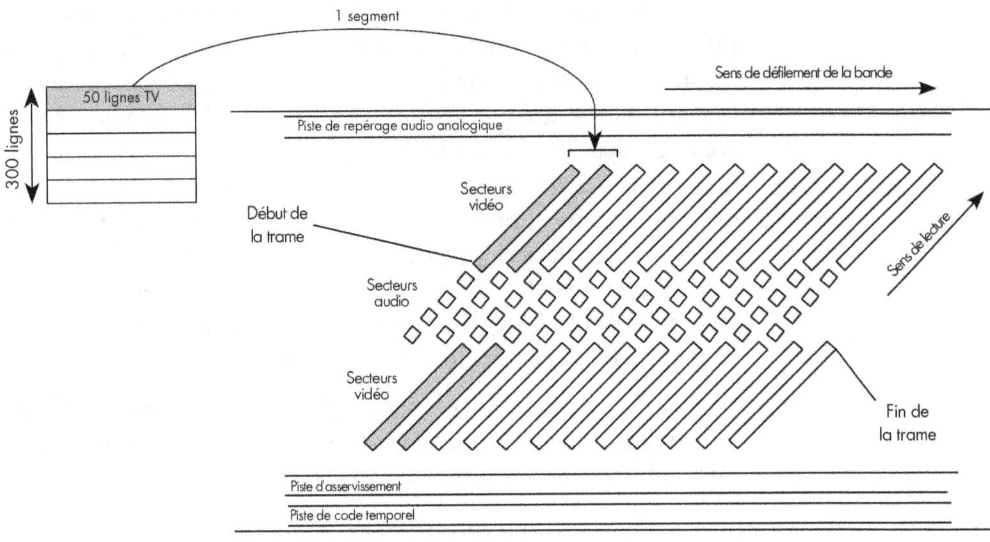

Figure 7.4

Principe de la segmentation d'une trame en numérique et empreinte de la bande.

7.1.8 *Les pistes longitudinales*

En plus des pistes hélicoïdales, la plupart des magnétoscopes analogiques et numériques enregistrent également des pistes longitudinales au moyen de têtes fixes. Situées sur les bords de la bande, elles sont typiquement au nombre de trois :

- une piste d'asservissement dite « CTL » *(Control Track)*, contenant des impulsions de synchronisation, cadencées à 50 Hz, permettant d'asservir la phase de rotation du tambour avec celle du transport de la bande ;

- une piste de time code longitudinal LTC dont les données correspondant au numéro de l'image, de la seconde, de la minute et de l'heure sont codées en Biphase Mark ;

- une piste audio analogique, portant généralement un son témoin de qualité moyenne, mais qui présente l'avantage d'être lisible aux vitesses extrêmes, quand le son « noble » enregistré sur les pistes obliques ne peut plus être décodé, par exemple en rembobinage rapide. Cette piste est très utile en montage pour repérer une séquence sonore.

Il existe cependant quelques formats qui se passent de tout ou partie de ces pistes longitudinales, les signaux correspondants étant alors enregistrés par les têtes rotatives.

7.1.9 *L'azimut*

Pour qu'un enregistrement sur bande magnétique soit reproduit dans des conditions optimales, il est primordial que l'angle que forme la tête de lecture avec l'axe qu'avait la piste, dit « angle d'azimut », soit exactement le même que celui de la tête d'enregistrement. Si cette condition n'est pas respectée, il se produit un affaiblissement des hautes fréquences d'autant plus important que la différence d'angle d'azimut est élevée.

Sur un magnétophone, les pistes audio sont tracées dans l'axe de la bande. L'angle d'azimut des têtes doit donc toujours être strictement perpendiculaire à l'axe de la piste. Un fin réglage mécanique dit « d'azimutage » permet d'y parvenir. Dans le cas d'un enregistrement multipiste, il faut ménager des espaces de garde suffisants entre les pistes, afin d'éviter qu'une tête ne lise les informations d'une piste voisine. Ces espaces de garde occupent un espace non négligeable sur la bande.

Sur un magnétoscope, cette notion d'azimut est exploitée efficacement pour enregistrer les pistes obliques sans intervalle de garde. Il suffit, pour éviter tout risque de diaphonie, de tracer les pistes inclinées contiguës avec des azimuts opposés. Autrement dit, les pistes sont écrites avec des têtes dont l'entrefer présente un certain angle d'azimut par rapport à la perpendiculaire de l'axe de la piste. Par exemple, si une piste est tracée avec un angle d'azimut de +15°, les pistes qui l'entourent le sont avec un azimut de -15°. Ainsi, lorsqu'une tête de lecture empiète légèrement sur une piste voisine, elle ne récupère que des signaux très atténués, donc non perturbants. Plus aucun espace n'est nécessaire pour séparer les pistes ; l'utilisation de la surface de la bande est ainsi optimale et la densité d'enregistrement accrue. Le choix de la valeur de l'angle d'azimut résulte d'un compromis :

l'angle doit être suffisamment grand pour assurer une bonne protection contre l'intermodulation de piste à piste, mais doit rester dans des limites raisonnables, car la vitesse d'écriture – vitesse relative tête/bande – est multipliée par le cosinus de l'angle d'azimut. Cette technique d'enregistrement avec angle d'azimut incliné et alterné est exploitée par la quasi-totalité des magnétoscopes analogiques et numériques.

7.1.10 *Les pertes et défauts de l'enregistrement sur bande magnétique*

L'effet d'éloignement

Si, pour une raison quelconque, un espace d est introduit entre l'entrefer et la bande, il se produit une atténuation du niveau de sortie, qui dépend à la fois de l'éloignement d et de la longueur d'onde λ du signal. Cette atténuation croît très rapidement pour les fréquences élevées. D'où l'importance de vérifier régulièrement que les têtes ne sont pas encrassées et d'éviter tout risque d'introduction de poussière dans la machine. L'affaiblissement en dB est donné par la formule :

$$A(dB) = \frac{55 \cdot d}{\lambda}$$

L'effet d'azimut

Une erreur d'azimut se produit lorsque l'entrefer de la tête de lecture n'a pas exactement la même inclinaison que celui de la tête ayant réalisé l'enregistrement, comme expliqué précédemment. Soit α l'angle de différence d'inclinaison, λ la longueur d'onde du signal et h la hauteur de la piste. L'atténuation en dB du niveau de lecture est donnée par la formule :

$$A(dB) = 14{,}3 \cdot \left(\frac{h \cdot \alpha}{\lambda}\right)^2$$

Cet effet d'azimut, comme celui d'éloignement, affecte davantage les fréquences élevées que les basses fréquences.

Les *drop-out*

Malgré tout le soin pouvant être apporté à sa fabrication, une bande magnétique n'est pas à l'abri de disparités locales dans la distribution des particules ferromagnétiques, se traduisant par des chutes de niveau plus ou moins importantes sur le signal lu. Ce défaut est communément appelé *drop-out*.

Sur un magnétoscope analogique, ces pertes de niveau sont détectées et les informations manquantes sont parfois remplacées par d'autres récupérées sur les lignes précédentes. Mais dès que ces pertes atteignent un certain niveau, elles ne peuvent être corrigées et se manifestent sur l'image sous la forme de lignes parasites (ce phénomène est très visible sur des anciennes archives de programmes TV).

Sur un magnétoscope numérique, la lutte contre les absences fugitives de signal est beaucoup plus efficace, grâce à des puissantes méthodes de correction d'erreurs basées sur la redondance et le brassage des données D'une part, les informations qui correspondent à des zones voisines de l'image sont toujours enregistrées à des endroits différents pour fractionner et répartir dans l'image un éventuel défaut. D'autre part, des codes de correction d'erreurs sont adjoints aux données utiles lors de l'enregistrement (ce qui au passage augmente le débit binaire brut), afin de permettre, à la lecture, de reconstituer des données perdues ou erronées. Au final les *drop-out* n'ont quasiment aucune répercussion sur l'image.

7.1.11 *Le time code*

Le time code (code temporel) est un système de repérage absolu des images normalisé à l'échelle mondiale au début des années 1970 et toujours pleinement exploité aujourd'hui sur tous les systèmes d'enregistrement vidéo. Il consiste à attribuer à chaque image vidéo une référence temporelle en heures, minutes, secondes et numéro d'image (25 en 50 Hz, 30 en 60 Hz). Il se présente sous la forme d'un signal numérique asservi au signal vidéo et généré lors de l'enregistrement ou la prise de vues. Il est enregistré parallèlement à l'image, et est utilisé pour toutes les opérations de postproduction. On distingue deux types de time code, complémentaires l'un de l'autre : le LTC *(Longitudinal Time Code)* et le VITC *(Vertical Interval Time Code)*.

Le LTC est enregistré comme un signal audio par une tête fixe sur une piste longitudinale. Il est lisible à très grande vitesse comme en lecture ralentie, mais devient difficilement détectable lorsque la bande défile très lentement et est totalement illisible en arrêt sur image (la bande étant fixe devant une tête fixe).

Le VITC est quant à lui enregistré par des têtes rotatives avec le signal vidéo, sur deux lignes non visibles situées dans l'intervalle de suppression trame. Sa lecture est donc possible à des vitesses très lentes, même en mode arrêt sur image. En revanche, il est illisible en rembobinage très rapide.

Il existe deux modes d'enregistrement du time code, le *rec run* et le *free run*. En *rec run*, la valeur horaire ne défile que lorsque l'enregistrement se déroule et s'arrête à chaque fois que la machine est stoppée. Ce mode fournit une numérotation continue des plans. En *free run*, le time code tourne en permanence comme une horloge, sans prendre en compte le déclenchement ou l'arrêt de l'enregistrement. Chaque image est donc repérée par son heure d'enregistrement. Ce mode permet de synchroniser aisément plusieurs plans tournés simultanément par différents caméscopes.

7.1.12 *Les têtes de suivi dynamique des pistes (dynamic tracking DT)*

Les têtes de lecture fixées sur le tambour sont capables de suivre le tracé des pistes sur la bande uniquement si celle-ci défile à la vitesse de lecture nominale. Lors d'une lecture accélérée ou ralentie, l'angle d'inclinaison relatif des pistes change par rapport à l'angle de suivi des têtes qui, lui, reste constant. Les têtes ne lisent que des morceaux de pistes et laissent apparaître sur l'image des barres de bruit.

La solution à ce problème est apportée par l'utilisation de têtes flottantes DT *dynamic tracking*, placées sur des dispositifs piézoélectriques. Selon la tension qui leur est appliquée – tension proportionnelle à la vitesse de lecture variable –, ces derniers déplacent les têtes pour assurer un suivi correct de l'angle d'inclinaison relatif pris par les pistes. Ce déplacement s'effectue à angle droit par rapport à la piste hélicoïdale à suivre. Les têtes DT, qui prennent donc le relais des têtes de lecture traditionnelles en vitesse variable, permettent de lire des bandes en mode accéléré ou ralenti. Par ailleurs, un système de contrôle gère automatiquement les sauts de pistes en fonction de la vitesse de lecture (en vitesse 2×, par exemple, seule une piste sur deux est lue).

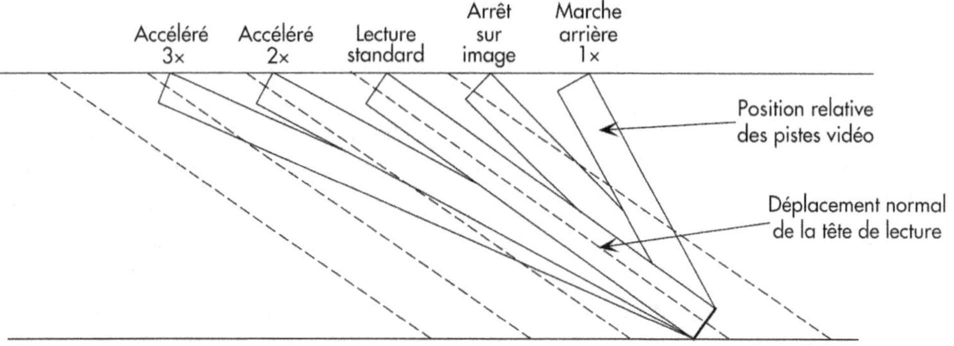

Position relative des pistes vidéo en vitesse de lecture variable

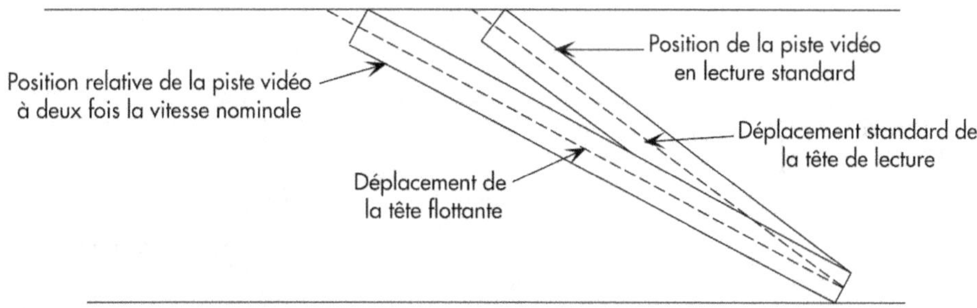

Compensation de l'angle de lecture en lecture accélérée 2×

Figure 7.5
Principe du suivi dynamique des pistes par les têtes flottantes en lecture à vitesse variable.

7.1.13 *Les fonctions* pre-read *et* confidence

Certains formats numériques broadcast possèdent deux fonctions très utiles, rendues possibles par l'adjonction de têtes spécifiques sur le tambour rotatif, ou grâce aux têtes *dynamic tracking,* selon le cas.

La première est la lecture avancée en mode enregistrement dite *pre-read,* dont le principe est le suivant : les têtes supplémentaires permettent de lire le signal vidéo et audio quelques trames avant qu'il ne soit effacé et remplacé par les têtes d'enregistrement. La fonction *pre-read* consiste à utiliser le signal enregistré sur la bande comme source lors d'un montage en insert. Elle permet ainsi d'apporter une modification sur un programme enregistré sans nécessiter plus d'un magnétoscope. Durant l'enregistrement, l'ancien signal (celui présent sur la bande) lu par ces têtes de lecture avancée peut en effet être traité par un équipement externe – mélangeur, correcteur colorimétrique, générateur d'effets, etc. –, puis réenregistré à sa place d'origine. Il est par exemple possible d'ajouter un titre sur une séquence avec un seul magnétoscope (opération nécessitant traditionnellement un lecteur et un enregistreur). Il suffit de lire la cassette, d'incruster le titre via un mélangeur sur le signal lu, et de réenregistrer dans la foulée le signal modifié. Une grande rigueur est

Figure 7.6 _______________
Fonction *pre-read* : pendant le temps pris pour modifier l'image A en image A+, la bande s'est déplacée de la tête *pre-read* à la tête d'enregistrement. L'image A+ écrase donc l'image A.

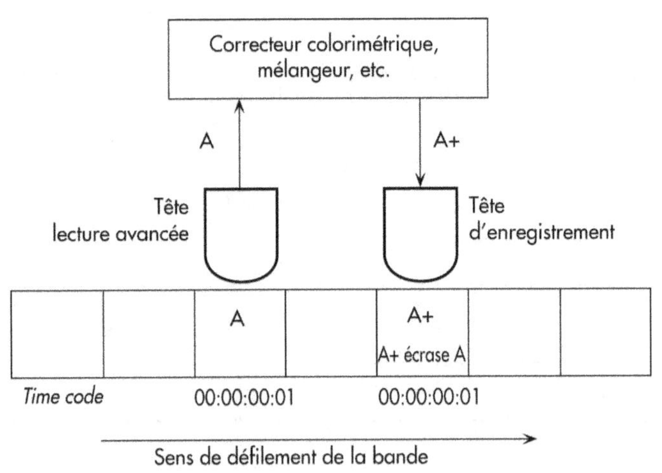

cependant requise, car cette opération est irréversible : le nouveau signal écrase l'ancien.

Autre fonction intéressante, le mode *confidence* qui permet quant à lui de lire le signal qui vient d'être inscrit sur la bande. Il offre ainsi la possibilité de vérifier en temps réel le signal tel qu'il est enregistré (avec un très léger décalage), et non uniquement le signal entrant.

7.2 L'enregistrement non linéaire

Même s'il est indéniable que la cassette est un média exceptionnellement fiable, celle-ci est de plus en plus remplacée par des supports issus du monde informatique, à savoir le disque dur, le disque optique et les cartes mémoire flash. Ces supports, dits « non linéaires », ont donné naissance à une nouvelle génération d'équipements d'enregistrement, entraînant une modification radicale des méthodes de production vidéo. Contrairement à la bande magnétique où l'information est stockée de manière linéaire, les supports informatiques autorisent un accès aléatoire aux données et suppriment la notion de calage et de rembobinage des magnétoscopes.

Les caméscopes dits *tapeless* (sans bande) ont désormais succédé aux traditionnels caméscopes à cassettes dans les catalogues de tous les constructeurs. De plus en plus robustes et légers, ils renferment de moins en moins, voire plus du tout, de mécanique. Les magnétoscopes sont remplacés par des enregistreurs informatiques appelés « deck », qui reprennent leur ergonomie, mais aussi et surtout par des serveurs vidéo à très haute capacité, pilotables par une interface graphique ou par une télécommande dédiée. Ces équipements permettent une production basée sur des fichiers et s'insèrent dans des architectures de flux de production (workflow) non linéaire sur réseaux informatiques. Les enregistreurs prennent aussi la forme d'unités compactes destinées à être connectées aux têtes de caméras, et qui permettent de tourner sous forme de fichiers parfois directement compatibles avec les stations de montage.

7.2.1 *Le support décorrélé du codec vidéo*

Avec les traditionnels formats à bande analogiques ou numériques, chaque type de cassette est implicitement attaché à un format d'enregistrement vidéo et porte son nom. Ainsi par exemple, une cassette Betacam SP contient forcément un programme en composantes analogiques codé en Betacam SP et une cassette Digital Betacam ne peut rien contenir d'autre qu'un programme numérique codé en Digital Betacam. Avec les supports non linéaires, il en va tout autrement. Le support d'enregistrement est totalement décorrélé du schéma de compression vidéo, que l'on appelle communément « codec » pour codeur/décodeur. Il peut contenir des médias codés à différents formats, en définition standard, en haute définition ou en ultra haute définition. Autrement dit, un codec produit un fichier à un certain format, contenu dans l'un des nombreux conteneurs normalisés (AVI, MOV, MXF…), et pouvant être stocké sur différents types de supports non linéaires. On retrouve là en somme les modes opératoires classiques de l'informatique.

Les supports non linéaires sont exploités soit par des codecs vidéo qui existent déjà sur bande (DV, DVCAM, DVCPRO, MPEG-IMX, HDCAM SR), soit par des formats plus récents conçus uniquement pour eux (MPEG-2 HD, AVC-Ultra, AVCHD, XAVC). Dans le domaine broadcast, Sony propose sa ligne XDCAM en versions standard et haute définition, pouvant contenir du DVCAM, du MPEG-IMX et du MPEG-2 HD. Le XDCAM utilise trois supports propriétaires en fonction des équipements, d'une part un disque optique conditionné en cartouche et baptisé « Professional Disc », d'autre part les cartes mémoire flash SxS et XQD. Le constructeur a par ailleurs décliné sur carte mémoire propriétaire SR Memory son format haut de gamme HDCAM SR, initialement conçu sur bande. Sony a enfin lancé en 2013 le XAVC, un format supportant les standards HD traditionnels ainsi que l'Ultra HD 4K, et fonctionnant sur carte SxS.

De son côté, Panasonic propose la ligne de produits P2, également ment déclinée en versions standard et haute définition (P2 HD), et utilisant comme support unique une carte mémoire flash propriétaire (c'est en fait elle qui est appelée « P2 »). Une carte P2 peut contenir du DV, du DVCPRO25/50, du DVCPRO HD, ainsi que tous les codecs de la famille AVC-Ultra, y compris en Ultra HD 4K. Dans le domaine grand public, Sony et Panasonic se sont unis autour du format AVCHD, qui a donné naissance à des caméscopes ultracompacts s'appuyant sur le disque dur ou plus couramment sur la mémoire flash.

Pour se donner un ordre de grandeur de l'espace de stockage nécessaire en fonction du format, et donc de son débit vidéo, on peut garder en mémoire que pour une heure de programme, il faut compter un volume d'environ 10 Go d'espace pour un débit de 20 Mbits/s.

Un format vidéo non linéaire est caractérisé un codec vidéo délivrant des images dans une définition donnée en SD, HD ou Ultra HD, qui sont encapsulées dans un conteneur et enregistrées sur un support informatique. Les images ne sont donc plus traitées sous la forme d'un flux vidéo continu mais sous la forme de fichiers informatiques lisibles par un ordinateur PC ou Mac équipé d'un outil logiciel compatible.

7.2.2 *Les nouvelles fonctionnalités*

L'enregistrement sur un support non linéaire est par définition instantané. Il s'effectue automatiquement sur une partie vierge du disque ou de la carte mémoire, ce qui élimine la nécessité de se « recaler » à la fin du dernier enregistrement d'une cassette, et supprime tout risque d'écrasement accidentel. Les plans enregistrés sont immédiatement identifiés sous forme de clips et une fonction de dérushage permet de sélectionner sur le caméscope les plans réellement utiles en effectuant un basique montage *cut*. Il est ainsi possible de visionner et transférer uniquement cette sélection de plans, ce qui permet un gain appréciable en efficacité.

Les fichiers proxy

Avec l'enregistrement non linéaire est arrivée une fonctionnalité extrêmement utile et supportée par la quasi-totalité des codecs d'acquisition : la création automatique de fichiers proxy. Les fichiers proxy sont des versions à basse définition des fichiers nobles (vidéo et audio), qui sont générées et associées systématiquement à chaque clip enregistré. Ils peuvent être stockés soit directement sur le support contenant les fichiers haute définition, soit indépendamment sur une carte mémoire dédiée. Ce sont des fichiers peu volumineux, généralement codés en MPEG-4 avec des tailles d'images souvent réduites, et dont le débit peut se limiter à quelques centaines de kbits/s. Les fichiers proxy peuvent être utilisés pour de nombreuses applications comme le visionnage instantané sur le terrain, le montage d'un sujet en mode dégradé *off-line*, le visionnage pour validation par le client, etc. Ils peuvent être visualisés immédiatement sur un smartphone ou une tablette, mais également transmis via une liaison Internet standard pour une exploitation à distance. On peut ainsi commencer à dérusher et à monter en *off-line* un sujet au fur et à mesure que les images arrivent.

Les métadatas

Autre nouveauté apparue avec l'enregistrement non linéaire, la gestion des métadatas, « les données sur les données », qui ont pour but de décrire avec un maximum de pertinence les contenus vidéo. Les métadatas constituent un élément clé dans l'organisation et la viabilité à long terme de toute séquence vidéo que l'on souhaite archiver.

Les données types que l'on regroupe sous l'appellation « métadatas » sont d'une part de type fonctionnelles : le type de caméra, une identification individuelle de chaque clip, les réglages caméra, les données GPS, etc. Elles sont également d'ordre informatif, sous la forme d'un mémo texte apportant un descriptif le plus complet possible du contenu et des circonstances du tournage.

Les métadatas peuvent être introduites successivement à différents endroits de la chaîne de production vidéo. À commencer par une phase de saisie préalable au tournage, pouvant être effectuée sur un PC via une application dédiée puis chargée dans la caméra. Ensuite, sur le terrain, le JRI peut ajouter toutes sortes de mémos textuels comme l'orthographe exacte des noms de ses intervenants, la prononciation de certains noms et lieux, mais également donner des indications au monteur ou pointer les moments les plus pertinents de ses rushs. Une fois le sujet monté et prêt à être archivé, on peut alors enrichir les métadatas d'un maximum de mots-clés pour faciliter toute recherche ultérieure. Chaque utilisateur a ainsi l'opportunité de corriger et compléter les métadatas d'un clip donné à chaque fois qu'il y accède. Il est important d'avoir une solide méthodologie en amont et de renseigner le maximum de champs possibles afin de faciliter une recherche multicritère qui pourra être effectuée des mois ou des années plus tard.

L'enregistrement en boucle

Une fonctionnalité originale rendue possible en acquisition non linéaire est l'enregistrement en boucle sur mémoire cache. Quand le caméscope est en mode veille, une mémoire tampon enregistre en effet en permanence une dizaine de secondes d'images glissantes. Lorsque le bouton d'enregistrement est physiquement enclenché, les 10 secondes d'images alors présentes dans cette mémoire cache sont enregistrées sur le support et sont suivies sans discontinuité des plans tournés après que la touche de démarrage est manuellement enclenchée. Le cadreur est ainsi sûr de ne rien manquer des 10 secondes précédant l'enregistrement manuel, ce qui lui permet de ne jamais se faire surprendre et de ne jamais manquer le début d'un événement imprévu...

7.2.3 *Quel codec et quel support choisir ?*

Le choix d'un codec plutôt qu'un autre pour un tournage doit être bien réfléchi, car il impacte l'ensemble de la chaîne de production. De manière générale, il est conseillé de choisir un codec unique de l'acquisition à la postproduction, et d'éviter de décompresser/recompresser le signal en passant d'un codec à un autre. Il est parfois préférable de se poser les questions en commençant par la fin : quel sera le format de diffusion, quels sont les codecs supportés par le workflow de l'environnement de postproduction, quelles seront les utilisations additionnelles et ultérieures du produit fini… Connaître exactement quelles sont les étapes que devra franchir un projet facilite les décisions à prendre sur le choix du format d'acquisition.

En montage, deux options sont possibles. Si le codec utilisé en tournage est supporté de manière native par la station de travail, les images seront traitées sans être décompressées jusqu'à la sortie. Il suffit alors de transférer ses rushs sur le disque dur de la station (on peut même parfois travailler directement depuis le support d'origine). C'est généralement le cas pour les formats les plus courants comme les DV25/50, MPEG-IMX, HDV, DVCPRO HD, AVC-Intra, XAVC, etc. Si le codec d'acquisition n'est pas supporté en natif, il faut alors convertir les rushs dans l'un des formats intégré au logiciel de montage, au cours d'une phase dite « d'importation des rushs » (qui peut être longue). Ce format peut être l'un des formats traditionnels cités ci-dessus, ou un format spécifique conçu exclusivement pour la postproduction. C'est le cas du ProRes d'Apple et des DNxHD et DNxHR d'Avid, tous trois proposés à différentes définitions et différents débits. Ils sont présentés en détail à la fin de ce chapitre.

7.2.4 *Le disque dur*

Contrairement à la cassette vidéo, le disque dur n'est pas uniquement un support d'enregistrement. C'est un ensemble comprenant l'unité de stockage certes, mais aussi les têtes d'enregistrement/lecture, l'électronique de contrôle, ainsi que les moteurs de rotation des disques et de déplacement des têtes. Cette mécanique de précision, rassemblant pas moins de deux cents composants, est disposée dans un boîtier parfaitement hermétique, assurant qu'aucune impureté ne puisse pénétrer dans son enceinte. On comprend aisément que le disque dur soit un support sensible aux chocs et peu adapté à la mobilité.

Figure 7.7
Constitution d'un disque dur.

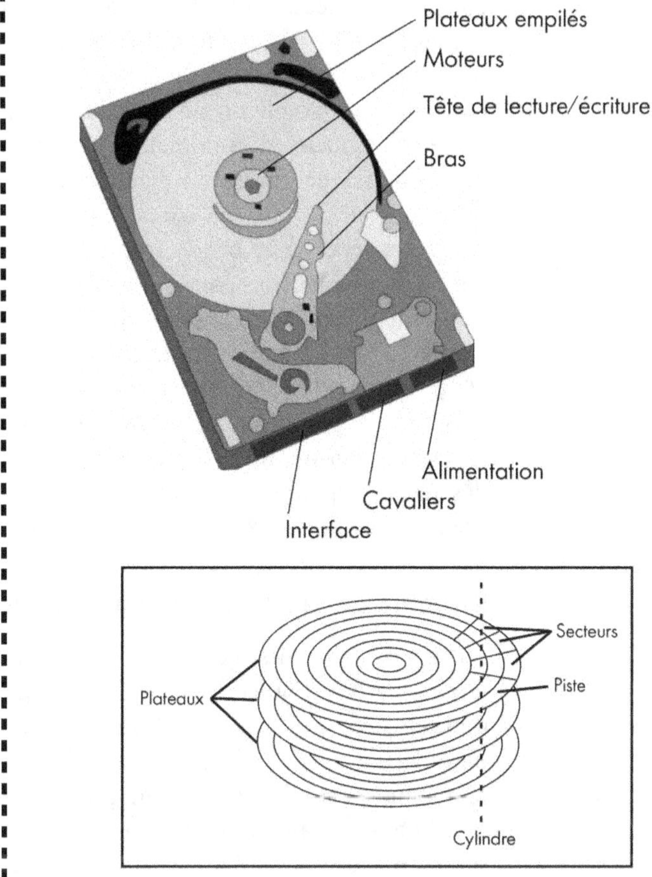

La mémorisation de l'information sur un disque dur repose sur le principe de l'enregistrement magnétique, similaire à celui effectué sur bande. L'unité de stockage en elle-même est constituée d'un empilage de jusqu'à 12 plateaux rigides en aluminium ou en verre (typiquement 5 ou 7), recouverts sur leurs deux faces d'une couche magnétique sur laquelle sont stockées les données. À chaque couche magnétique sont associées deux microscopiques têtes d'enregistrement/lecture, situées de part et d'autre des plateaux. Toutes les têtes, qui sont en fait des électroaimants, sont placées sur une série de bras portés par un même ensemble mobile ayant l'apparence d'un peigne et venant s'imbriquer

519

entre les plateaux. Les bras étant solidaires d'un même axe, toutes les têtes se déplacent en même temps. La rotation des plateaux à plusieurs milliers de tours par minute (à vitesse constante) provoque un fin coussin d'air qui soulève légèrement les têtes de quelques nanomètres. Ces dernières ne sont donc pas en contact avec la couche magnétique, ce qui évite tout risque d'érosion de la tête ou du support, contrairement au cas du magnétoscope où la bande frotte en permanence les têtes. Ces têtes se déplacent par ailleurs latéralement pour balayer l'ensemble de la surface du disque. À l'arrêt, elles sont parquées en dehors des plateaux ou sur une zone spéciale proche du centre et exempte de données (zone dite « d'atterrissage »). Un ensemble électronique connecté directement à cette mécanique assure le contrôle de la rotation des moteurs et du déplacement des têtes. Appelé « contrôleur de disque », il gère aussi l'interprétation des signaux électriques en enregistrement et en lecture.

Principe de l'enregistrement/lecture

Sur les disques durs récents, l'enregistrement est réalisé par une tête inductive et la lecture par une tête magnétorésistive. La tête d'enregistrement est constituée d'une bobine magnétique enroulée sur un entrefer. Lorsque ce bobinage est sous tension, la tête génère un fort champ magnétique modulé par le signal d'entrée. Ce champ a pour effet d'orienter les particules magnétiques placées sous l'entrefer, donc de polariser localement la surface du plateau sur des microzones en positif ou en négatif. À la lecture, les particules aimantées du support créent un champ magnétique qui fait varier la résistance électrique de la tête de lecture. Un signal numérique binaire est issu de ce processus.

Les données sont inscrites sur des pistes circulaires concentriques, en commençant par la périphérie du plateau puis en allant progressivement vers le centre (contrairement aux CD et DVD où le processus est inversé). Les performances du stockage sur disque dur sont meilleures à la périphérie qu'au centre, car les pistes sont découpées en secteurs qui contiennent tous un nombre fixe d'octets. Or, les secteurs ont une surface de plus en plus faible quand on s'éloigne de la périphérie, ce qui se traduit par une densité d'enregistrement qui croît au fur et à mesure que l'on s'approche du centre.

Les pistes circulaires sont séparées entre elles par une zone de garde appelée « espace interpistes ». Elles sont numérotées, la piste numéro zéro étant celle située le plus à la périphérie du plateau. Les pistes de tous les plateaux qui portent le même numéro, c'est-à-dire situées à une même distance de l'axe de rotation, forment un cylindre virtuel. Un cylindre est ainsi constitué de toutes les pistes situées sous les têtes à un moment donné. Cette notion de cylindre est importante, car si un fichier ne peut être inscrit sur une même piste, il gagnera à se trouver sur un même cylindre : il y sera accessible très rapidement, sans déplacement des têtes.

On appelle « temps d'accès » le temps moyen mis par la tête pour aller d'une piste à l'autre. Le temps de latence représente quant à lui la durée entre le moment où la tête a trouvé la piste et celui où elle trouve les données. Enfin, le taux de transfert est la quantité de données qui peuvent être lues ou écrites sur le disque en un temps donné (en mégaoctets par seconde, Mo/s). En vidéo cependant, les paramètres les plus importants sont non pas les performances maximales du disque dur, mais ses capacités minimales. Il faut en effet que le taux de transfert minimal que peut soutenir le disque soit plus élevé que le débit de la vidéo à stocker. Sinon il se produit des sautes dans la lecture, des pertes de son ou des gels d'images. Le nombre de tours par minute est un bon indicateur des performances d'un disque dur pour la vidéo.

Enfin, pour avoir un ordre de grandeur en matière de capacité, on retiendra qu'à 100 Mbits/s, 1 minute = 1 Go. Un disque de 1 To peut ainsi contenir 66 heures de DV/HDV (25 Mbits/s), 14 heures de ProRes 422 (122 Mbits/s) ou de DNxHD 120 (121 Mbits/s).

Les architectures RAID

Pour offrir un volume de stockage de plusieurs centaines d'heures de programmes allié à des temps d'accès réduits, les disques durs sont agencés en architecture RAID *(Redondant*

Array of Independant Disk), que l'on traduit par « batterie redondante de disques indépendants ». Le principe de cette technologie consiste à partager le débit à enregistrer entre plusieurs disques (deux au minimum), empilés en matrices et gérés comme un seul volume. Des informations de parité sont ajoutées aux données utiles pour permettre la correction d'erreurs et assurer ainsi un certain degré de sécurisation en cas de défaillance de l'un des disques. Cela peut aller jusqu'au remplacement à chaud d'un disque en panne, avec rechargement des données manquantes à partir des informations de parité, sans perturber la diffusion. Il existe en tout six architectures de RAID, mais trois seulement sont réellement utilisées.

- **RAID 0 :** les données sont réparties entre plusieurs disques, mais sans aucune redondance, donc sans protection. Également appelée *stripping* (pour entrelacement), cette architecture est, de toutes, celle qui offre la plus grande capacité de stockage (tout le disque est utilisé par les données utiles), le meilleur taux de transfert, mais tout cela sans aucune sécurité. Si un disque tombe en panne, c'est l'ensemble du système qui est paralysé.

- **RAID 1 :** les données sont intégralement dupliquées sur un second groupe de disques, fonctionnant en mode miroir. Les deux disques contenant exactement les mêmes données, la redondance est totale et la sécurité maximale. Mais le volume de stockage doit être doublé (50 % sont dédiés à la protection), le coût est également doublé, et le taux de transfert total est inférieur à celui d'un seul disque.

- **RAID 5 :** c'est une combinaison des RAID 0 et 1, associant performance et sécurité. Les données utiles sont réparties sur l'ensemble des disques, et des données de parité pour la correction d'erreurs leur sont adjointes. Celles-ci sont également dispersées sur tous les disques, sauf sur celui où sont stockées les données utiles auxquelles ils se réfèrent (ce qui permet de les reconstituer en cas de panne). En cas de défaillance d'un disque, les blocs de parité présents sur les autres disques permettent de reconstituer les données utiles manquantes. La capacité totale d'un système RAID 5 est égale à la capacité additionnée des disques qu'il renferme, moins celle d'un disque. Les constructeurs et intégrateurs proposent de nombreuses variantes autour du RAID 5, qui est le système le plus utilisé dans les serveurs et stations de montage vidéo.

La capacité des disques durs croît de manière constante, tandis que leur coût chute de manière phénoménale. Au cours de la décennie 2000-2010, la capacité maximale des disques durs a été multipliée par 17, passant de 180 Go à 3 To, et leur coût (pour une capacité donnée) a été divisé par 1 000 ! La capacité maximale d'un disque dur, qui était de 6 To en 2015, augmente de 40 % chaque année (elle double tous les deux ans).

Le disque dur constitue le cœur de stockage des enregistreurs de studio et des serveurs à grande capacité exploités dans de plus en plus de régies. Il est en revanche très peu utilisé sur les équipements portables qui lui préfèrent la mémoire flash. À signaler enfin que le disque dur est de tous les supports informatiques celui qui offre la densité d'enregistrement la plus élevée.

7.2.5 *Le disque optique*

Avec sa ligne d'équipements XDCAM lancée en 2004, Sony a introduit un support de stockage architecturé autour d'un disque optique, et dont l'appellation commerciale est « Professional Disc » Conçu en collaboration avec la société japonaise Nichia Corporation, celui-ci s'appuie sur les spécifications du disque Blu-ray grand public définies en 2002. Il exploite un laser bleu de longueur d'onde 405 nm, permettant une densité d'enregistrement beaucoup plus élevée que celle des lasers rouge (780 nm) et rouge-orangé (650 nm) utilisés respectivement par le CD-Rom et le DVD.

D'un diamètre de 12 cm, le Professional Disc existe en versions simple, double et triple couches. Dans sa version simple couche, il offre une capacité de stockage de 23 Go. Le débit supporté est de 72 Mbits/s avec une seule tête optique (c'est le cas sur les systèmes d'acquisition) et atteint 144 Mbits/s avec deux têtes (sur les enregistreurs de studio), pour accroître la vitesse de transfert sur une station de montage. Les versions double et triple couches, utilisées uniquement sur les équipements HD, offrent une capacité de stockage respectivement de 50 et 100 Go. Le procédé utilisé pour enregistrer les données numériques sur le disque est basé sur le principe du changement de phase. Celui-ci exploite les propriétés physico-chimiques d'alliages qui sont capables de changer d'état sous l'action d'une chaleur intense. Dans le cas du disque optique, la technique consiste à commuter localement une couche amorphe en un état cristallin pour faire varier ses propriétés de réflexion de la lumière. Le faisceau laser concentré sous la forme d'un spot lumineux modulé par le signal chauffe une microscopique zone de l'alliage entre 400 et 600 °C. Chaque zone ainsi frappée par le laser change d'état et conserve cette modification après refroidissement. La lecture des données s'effectue à l'aide du même laser réglé sur une puissance d'émission plus faible.

Le Professional Disc est logé dans une cartouche protectrice en polypropylène, dotée d'un obturateur rotatif à deux volets qui laisse pénétrer les faisceaux provenant des têtes optiques d'enregistrement/lecture. Ce média est annoncé réinscriptible 1 000 fois et lisible un million de fois, pour une durée de vie de 30 ans. Il est en outre un support très bon marché (c'est le moins coûteux des supports de stockage non linéaires) et conserve du coup l'esprit « consommable » de la cassette. Comme elle, il peut servir de support d'archivage avec un coût globalement équivalent, ce qui est loin d'être le cas des cartes mémoire. En contrepartie, le disque optique comporte des éléments mécaniques de précision et exploite la technologie laser, ce qui en fait un support moins robuste que la mémoire à état solide, mais moins sensible que le disque dur.

7.2.6 *La mémoire flash*

La mémoire flash a quasiment remplacé la cassette dans les équipements d'acquisition et d'enregistrement vidéo mobiles. Les avantages apportés par ce média sont nombreux : absence de toute mécanique et moteur (tout n'est qu'électronique), maintenance limitée, forte immunité à la poussière, excellente résistance aux chocs et aux vibrations, fonctionnement silencieux, poids réduit et faible consommation. Au chapitre des inconvénients, il faut mentionner le coût particulièrement élevé des cartes mémoire haut de gamme qui influence grandement les procédures. Même si leur prix décroît de manière très sensible au fil des années, le rapport coût/capacité demeurera toujours très supérieur à celui de la cassette et du disque optique Professional Disc. De ce fait, les cartes mémoire utilisées en broadcast (P2, SxS, XQD…) ne constituent pas un média consommable et ne peuvent être utilisées pour archiver, même temporairement, les sujets. Après un tournage ou un montage, chaque carte doit être vidée de son contenu afin de pouvoir être réutilisée. La carte fait en quelque sorte office de mémoire tampon et reste quasiment en permanence dans le caméscope (comme la carte mémoire d'un appareil photo numérique grand public). Pour l'archivage, on aura le choix entre le DVD-R, le disque optique, ou encore les systèmes d'archivage sur bande DLT *(Digital Linear Tape)* utilisés depuis le début des années 1980 dans le domaine informatique.

On appelle communément « mémoire » tout composant électronique capable de stocker des données informatiques. On distingue trois types de mémoires :

- la mémoire vive, appelée « RAM » (*Random Access Memory*, pour mémoire à accès direct), est la mémoire principale dont sont dotés tous nos ordinateurs. C'est une mémoire volatile, qui permet de conserver de manière temporaire des données lors de l'exécution d'un logiciel. Mais elle ne fonctionne que lorsqu'elle est sous tension. Dès qu'elle est mise hors tension, elle devient totalement amnésique et perd irrémédiablement toutes ses données ;

- la mémoire morte, appelée « ROM » (*Read Only Memory*, pour mémoire en lecture seule), permet de conserver des informations inscrites une fois pour toutes, même quand elle n'est plus alimentée électriquement ;

- la mémoire EEPROM *(Electronicaly Erasable Programmable Read Only Memory)* est une ROM réinscriptible et non volatile. Elle peut donc être effacée et réinscrite à volonté et conserve ses données lorsqu'elle n'est plus sous tension.

La mémoire flash est une variété de mémoire EEPROM à semi-conducteur qui se développe très rapidement. L'appellation « flash » lui a été donnée par ses inventeurs en référence à la rapidité avec laquelle elle peut être inscrite et effacée.

Une mémoire flash se compose de deux ensembles fonctionnels :

- la zone de stockage proprement dite, composée de microcellules de stockage issues de la technologie du transistor et assemblées sous la forme d'un ensemble de circuits intégrés ;

- un microcontrôleur d'une grande complexité qui, à l'aide de son micrologiciel associé, joue le rôle essentiel d'interface entre les puces mémoire et l'équipement. Il assure la gestion des données en lecture et en écriture, notamment leur répartition dans les microcellules, et pilote leur accès aléatoire, comme sur les disques durs mais de manière incomparablement plus rapide.

Les microcellules de stockage sont gravées en une matrice dense formant un composant ultracompact. Chaque cellule de base est constituée d'un transistor MOS doté de deux grilles. La première est la traditionnelle grille de contrôle tandis que la seconde, appelée « grille flottante », est en suspension dans un oxyde. Le tout est placé sur un substrat contenant deux électrodes (drain et source). C'est justement cette grille flottante qui piège en quelque sorte les électrons emmagasinés, et les conserve en mémoire même lorsque l'alimentation est coupée.

Pour inscrire une donnée dans une cellule, un courant électrique passe entre les deux électrodes et une tension élevée positive est appliquée à la grille de contrôle. Une partie des électrons passant entre les électrodes se déplace alors à travers l'oxyde vers la grille flottante. Lorsque celle-ci est saturée d'électrons, elle devient isolante et est considérée comme un 0 binaire.

Pour effacer une cellule, le même principe est mis en œuvre, la tension appliquée à la grille de contrôle étant cette fois négative. Les électrons se déplacent alors dans l'autre sens, de la grille flottante vers le substrat. Une fois la grille flottante totalement vidée, elle est considérée comme un 1 binaire.

Pour lire les données d'une cellule, on mesure la résistance de la grille flottante en appliquant une tension faible entre la grille de contrôle et l'une de ses électrodes. Si des électrons libres circulent entre la grille et l'électrode, le courant passe, donc la grille n'est pas isolante : on lit un 1 binaire. Si aucun électron ne circule, le courant ne passe pas, la grille est donc isolante : on lit un 0 binaire. La phase de lecture est ainsi très rapide.

Figure 7.8 ___________

Composition d'une cellule de mémoire flash.

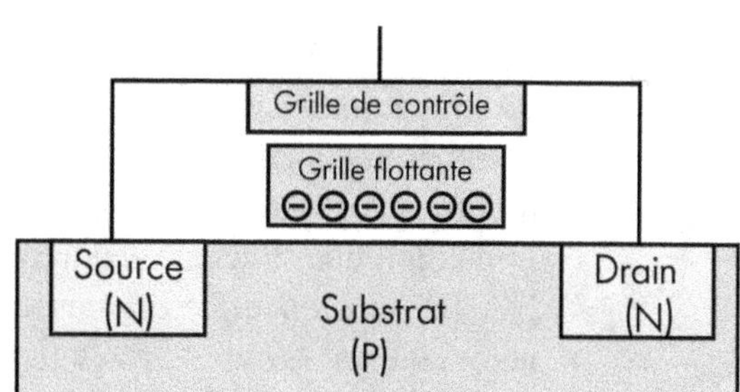

Trois opérations sont donc requises pour faire fonctionner une mémoire flash – effacement, enregistrement, lecture –, car contrairement au cas des supports magnétiques (disque ou bande), les nouvelles données n'écrasent pas automatiquement les anciennes. Une phase d'effacement est ici indispensable avant le stockage, qui constitue l'un des facteurs de complexité de la mémoire flash.

Mémoires NOR et NAND

On distingue deux catégories de mémoires flash : les « NOR » et les « NAND », dont les appellations sont liées au type de portes logiques utilisées dans les cellules.

La mémoire flash NOR, commercialisée par Intel en 1988, est caractérisée par un temps d'écriture et d'effacement relativement long, mais par un temps d'accès aléatoire très rapide. Dans sa structure interne, les cellules sont en effet connectées en mode parallèle et sont donc accessibles individuellement. La mémoire NOR est ainsi particulièrement adaptée au stockage de données informatiques devant être exécutées directement depuis cette mémoire. La NOR est à l'origine des premières Compact Flash et Smart Media utilisées notamment dans les appareils photo grand public, quand les exigences en matière de stockage étaient faibles. Mais son coût élevé et sa densité limitée restreignent aujourd'hui son utilisation en tant que mémoire système (utilisée uniquement en lecture et avec des faibles densités d'informations) des équipements grand public comme les téléphones mobiles, les décodeurs numériques, les lecteurs MP3, les cartes mères, etc.

La mémoire flash NAND, commercialisée en 1989 par Toshiba, est plus rapide à l'effacement et à l'enregistrement que la NOR. Elle permet aussi une plus grande densité de stockage, mais n'autorise qu'un accès séquentiel aux données, bien moins immédiat que l'accès aléatoire. Les cellules d'une mémoire NAND sont en effet organisées en série, ce qui implique un adressage par groupes et non pas individuellement. Plus précisément, l'organisation d'une mémoire NAND se fait sur deux niveaux, la page et le bloc. Si l'on considère une mémoire de 32 Go, la page a une taille de 8 Ko et le bloc est composé de 128 pages, soit 1 Mo de données. L'unité élémentaire est la page pour la lecture et l'écriture, mais le bloc pour l'effacement. Pour accéder à une information, il faut préalablement charger les données de toutes les cellules d'une page dans une petite mémoire RAM, avant de venir y piocher ce que l'on veut. La lecture d'un fichier de la taille d'une page ou de quelques octets seulement prend donc le même temps. Cette particularité explique que la mémoire NAND peut manquer d'efficacité avec des très petits fichiers. Il faut cependant bien comprendre que c'est l'accès au premier octet de chaque page qui nécessite beaucoup de temps ; l'accès aux autres est ensuite beaucoup plus rapide et surpasse même celui de la mémoire NOR. L'écriture s'effectue également page par page, mais seulement si les blocs sont vides. Car dès qu'il s'agit d'effacer des données, il faut forcément effacer la totalité d'un bloc, c'est-à-dire mettre tous ses bits à 1, avant d'inscrire de nouvelles valeurs. Le problème est donc le même qu'à la lecture : il faut autant de temps pour écrire un octet ou un million d'octets ! Et si certaines données d'un bloc doivent être supprimées mais d'autres conservées, les données à garder doivent être déplacées dans un autre bloc vide. On imagine l'intense et incessante activité dont fait l'objet une mémoire flash, et le rôle vital du microcontrôleur chargé de piloter toutes ces opérations.

Alors que la mémoire NOR est caractérisée par un excellent accès aléatoire mais un coût élevé et une capacité réduite, la mémoire NAND est mieux adaptée à l'enregistrement de fichiers volumineux pour lesquels elle assure un très haut débit (du fait de son accès séquentiel) et de grandes capacités de stockage, pour un coût réduit. La fiabilité du NAND étant cependant inférieure à celle du NOR, les fabricants font usage d'un système de correction d'erreurs, comme c'est le cas pour les disques durs ou l'enregistrement numérique sur bande magnétique.

Il faut par ailleurs savoir que la durée de rétention d'une mémoire flash, c'est-à-dire le temps pendant lequel la grille flottante reste isolante et conserve sa charge, n'est pas infini. Elle diminue avec le temps, notamment avec cette usure progressive de la barrière d'oxyde séparant les grilles, mais aussi à cause de l'endommagement de la grille par les tensions élevées qui lui sont appliquées. C'est pourquoi les fabricants ont mis au point différentes solutions pour lutter contre l'usure des cellules de mémoire flash. Parmi elles, citons la présence d'une réserve de cellules « de secours », qui sont inaccessibles par l'utilisateur et non prises en compte dans la capacité totale annoncée. Elles sont utilisées par le microcontrôleur pour pallier la présence de cellules défectueuses. Cette technique n'empêche pas le vieillissement du support à proprement parler, mais elle ralentit son impact réel. Un système de vérification et de correction d'erreurs basé sur la redondance permet par ailleurs d'identifier les bits erronés et de rectifier leur valeur. Parmi les mesures visant à prévenir une usure prématurée et préserver la durée de vie des cellules, il est conseillé d'éviter les défragmentations, de ne faire que des formatages rapides, et de laisser au moins 20 % d'espace libre.

• **NAND « SLC » et « MLC »**

Notons enfin qu'on distingue deux technologies de NAND : la SLC *(Single Layer Cell)* qui stocke un seul bit dans la grille flottante de chaque cellule, et la MLC *(Multi Layer Cell)* qui en stocke deux. La MLC divise en effet la grille flottante en deux parties, avec une différence de tension entre les deux. La capacité d'une MLC est donc doublée par rapport à une SLC pour une même taille physique de circuit (la matrice est la même, mais avec deux fois plus de pages). Mais cela à un prix. Alors qu'il faut deux niveaux de tension pour écrire un bit (0 ou 1) sur une SLC, il en faut quatre pour écrire les deux bits d'une MLC. Les écarts entre les niveaux de tension sont donc réduits, ce qui augmente les risques d'erreurs. Une NAND MLC est donc plus complexe qu'une SLC car elle doit inclure un système de contrôle additionnel capable de corriger ces éventuelles erreurs. La gestion de plusieurs niveaux de tension impacte la rapidité d'écriture. Par ailleurs, la durée de vie d'une MLC est près de 10 fois plus faible.

NOR = Lecture rapide car accès individuel aux cellules, effacement et écriture lents, faible densité, coût élevé => pour le stockage et l'exécution directe de codes dans des mémoires système.

NAND = Rapidité de lecture moyenne car accès séquentiel aux cellules, effacement et écriture rapides, débit élevé, densité élevée car cellules petites, coût réduit => pour le stockage de masse de fichiers volumineux.

Cartes mémoire et SSD

Dans les applications audiovisuelles, on distingue deux types de supports basés sur la mémoire flash NAND : les cartes mémoire et les « disques » à état solide SSD (*Solide State Drive*, que l'on traduit par « lecteur à état solide »).

Les cartes mémoire se présentent sous la forme d'un mini boîtier ultracompact, normalisé ou propriétaire. On trouve ainsi les cartes des familles SD (SDHC et SDXC) et Memory Stick pour les codecs grand public et d'entrée de gamme, les cartes des familles P2 (MicroP2, ExpressP2), SxS, SR Memory, CFlash2 et XQD adaptées aux codecs broadcast haut de gamme, et les cartes AXS réservées au mode RAW en cinéma numérique.

Les disques à état solide SSD se présentent sous la forme d'un boîtier de mêmes dimensions que les disques durs magnétiques standards (3,5", 2,5", mais également 1,8"), avec la même connectique. Initialement conçus pour les applications purement informatiques, ils sont aujourd'hui également utilisés en tant que support d'enregistrement vidéo à haute capacité et haut débit. Ils se présentent soit sous la forme d'unité indépendante déportée, soit sous la forme d'un dos fixé à l'arrière des caméras.

7.3 L'enregistrement vidéo analogique

Il fut un temps, pas si éloigné que cela, où la vidéo n'existait qu'en définition standard et n'était représentée que sous la forme d'un signal analogique de largeur de bande 5,5 MHz. Différentes méthodes ont alors été mises au point pour enregistrer ce signal sur bande magnétique conditionnée en bobines ou sous forme de cassettes, qui ont donné naissance à plusieurs formats vidéo analogiques. Certains d'entre eux traitent le signal sous sa forme composite en l'enregistrant directement en modulation de fréquence ; d'autres transposent la chrominance dans le bas du spectre pour s'adapter à une largeur de bande réduite ; d'autres encore effectuent un traitement séparé sur les signaux de luminance (Y) et de chrominance (C) codés en composite avant de les combiner à l'enregistrement ; d'autres enfin enregistrent sur des pistes différentes les composantes Y et Dr/Db, directement dérivées des composantes primaires R, V, B.

7.3.1 *Le composite*

Les premiers magnétoscopes à bande broadcast (2", 1"B, 1"C) enregistraient directement le signal composite en utilisant la modulation de fréquence. Pour chaque format, un standard de modulation était défini par une fréquence f1 correspondant au fond de synchro du signal vidéo (0 V) et une fréquence f2 pour le blanc (1 V). L'excursion en fréquence f2-f1 était d'environ 2 MHz. Une telle méthode d'enregistrement n'a été rendue possible qu'au prix d'une vitesse relative tête/bande très élevée – de l'ordre de 20 m/s. Ces machines très encombrantes ont aujourd'hui disparu (à part dans les laboratoires de duplication) au profit de magnétoscopes à cassettes bien plus compacts et plus pratiques. Le principe de la modulation de fréquence a cependant été conservé par tous les formats analogiques qui ont suivi.

7.3.2 *Le procédé* under color

Ce procédé a été inventé à l'origine pour l'U-Matic 3/4", le format à cassettes le plus répandu dans les années 1970 sur les marchés semi-professionnel et broadcast. Il a ensuite été repris par les formats grand public VHS et 8 mm. La technique *under color* est en fait nécessaire quand la vitesse relative tête/bande n'est pas assez élevée pour enregistrer l'intégralité de la bande passante du signal vidéo sans dégrader ses hautes fréquences, en l'occurrence la zone où se trouve notamment la chrominance. Elle consiste à transposer le signal de chrominance – 4,43 MHz en PAL – dans le domaine des basses fréquences, en dessous de 1 MHz. Cette opération n'est évidemment pas transparente : elle engendre une réduction des bandes passantes de la luminance (qui ne dépasse pas 3 MHz au lieu des 5,5 MHz d'origine) et de la chrominance (0,6 MHz), avec un rapport S/B de seulement 41 dB. À l'enregistrement, la luminance modulée en fréquence est additionnée à la chrominance transposée. À la lecture, un filtrage sépare les deux signaux et la chrominance retrouve sa place à 4,43 MHz. Après démodulation, la luminance est ajoutée à la chrominance pour former le signal vidéo composite.

7.3.3 *Le composite séparé Y/C*

Le signal vidéo Y/C se situe à mi-chemin entre le signal composite et le signal en composantes pures (dérivées de R, V, B). Il est caractérisé par un traitement séparé des signaux de luminance et de chrominance, qui sont cependant codés chacun comme en composite (en PAL ou NTSC, mais pas en SECAM). La coupure classique du signal composite « passe-bas » pour Y et « cloche » pour C est ainsi évitée. La bande passante de la luminance est de 5 MHz, avec un rapport S/B de 45 dB. Il faut cependant préciser

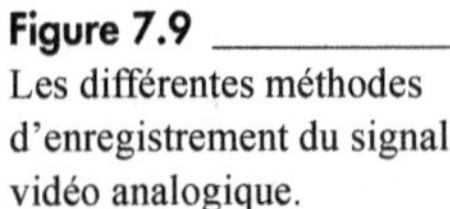

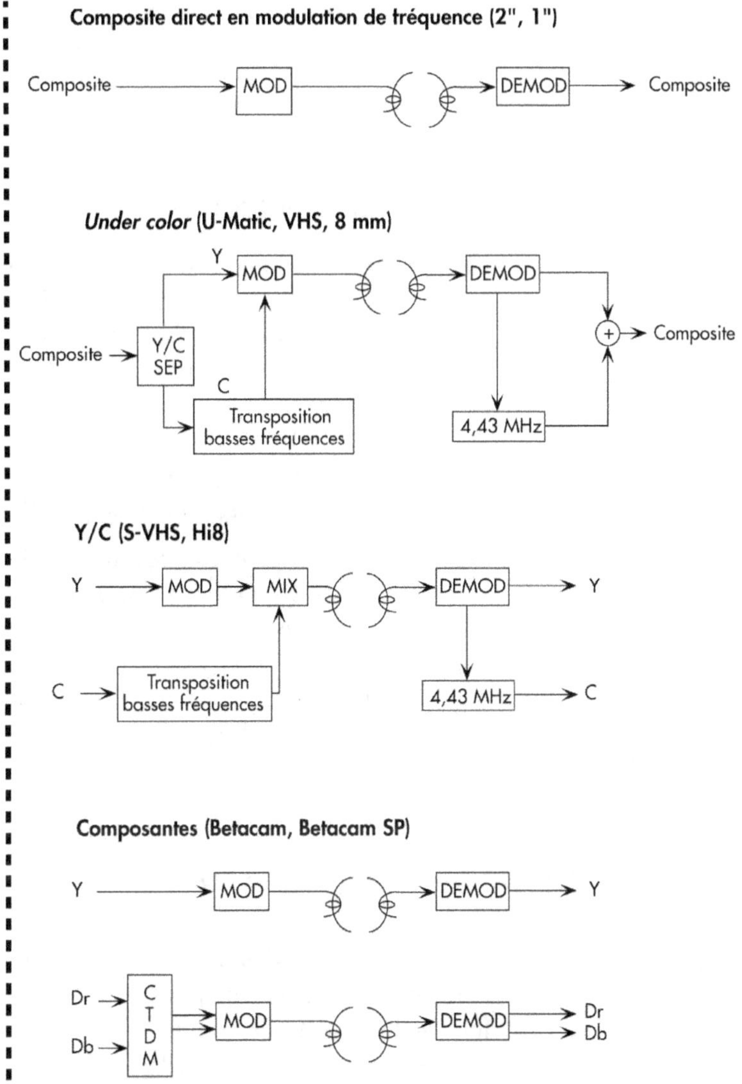

Figure 7.9
Les différentes méthodes
d'enregistrement du signal
vidéo analogique.

que les signaux Y et C sont au final recombinés pour être enregistrés par la même tête ; ils n'occupent donc pas des pistes distinctes comme dans les systèmes en composantes. Sur les équipements fonctionnant en mode Y/C, les signaux de luminance et de chrominance sont malgré tout disponibles séparément en entrée/sortie sur un connecteur appelé « S-Video » (pour

Sony Video). Ce type de connecteur est disponible sur les caméscopes et magnétoscopes S-VHS et Hi8, ainsi que sur les premières cartes graphiques informatiques ayant intégré une sortie TV.

7.3.4 *Les composantes séparées*

Nec plus ultra de l'enregistrement vidéo analogique, les formats en composantes Betacam et Betacam SP traitent séparément les signaux Y et Dr/Db. Des têtes différentes sont en effet allouées au signal de luminance et aux signaux de différence de couleurs. La bande passante de la luminance est enregistrée dans son intégralité (5,5 MHz) et celle de la chrominance est plus de deux fois supérieure à celle des systèmes Y/C (1,5 MHz). Le rapport S/B atteint 51 dB (toutes ces valeurs sont celles du Betacam SP).

Précisons que les composantes du signal vidéo n'ont jamais été enregistrées sous leur forme originelle R, V, B, parce que ce procédé aurait nécessité une bande passante 1,5 fois supérieure, pour une qualité subjective similaire. Le principe de l'enregistrement des signaux Y, Dr, Db a également été retenu par la suite par tous les formats numériques et est plus que jamais d'actualité.

7.4 L'enregistrement vidéo numérique

On distingue plusieurs catégories de formats numériques : à plein débit ou avec réduction de débit, compression intra- ou inter-images, taux de compression modéré ou plus élevé, codec DV, MPEG-2, MPEG-4, M-JPEG... Le support d'enregistrement est également un facteur de distinction essentiel. La bande magnétique, qui a longtemps régné en maître dans le domaine de l'enregistrement vidéo, cède de plus en plus la place aux supports venus de l'informatique. Les formats les plus récents sont soit hybrides bande/support informatique, soit directement conçus pour fonctionner uniquement sur disque dur/optique ou mémoire flash.

7.4.1 *Les formats SD*

Les formats en composantes numériques non compressées

Deux formats en composantes numériques à plein débit en définition standard ont été commercialisés : le D1 de Sony en 1986, et le D5 de Panasonic en 1994. Ces formats enregistrent sans compression le signal vidéo 4:2:2, avec une profondeur de codage de 8 bits en D1 et 10 bits en D5. Ils sont compatibles 525/625 lignes, offrent l'un des meilleurs rapports S/B qui soit en enregistrement vidéo (> 60 dB en D5), et sont caractérisés par une totale transparence en multigénération. Mais ces formats n'ont vu le jour que sous la forme de magnétoscopes de studio, particulièrement encombrants et onéreux. Ils ont longtemps été réservés aux applications graphiques haut de gamme et au mastering, et ne sont quasiment plus utilisés aujourd'hui.

Les formats composites numériques

Deux formats composites numériques ont vu le jour dans les années 1990 : le D2 de Sony et le D3 de Panasonic, résultant davantage d'une démarche commerciale que d'une véritable évolution technologique. Ils s'appuyaient sur une numérisation du signal composite PAL ou NTSC, réalisée à quatre fois la fréquence de la sous-porteuse couleur (notée « 4fsc »). Ils ont été créés pour remplacer les magnétoscopes « un pouce » PAL ou NTSC sans bouleverser les infrastructures analogiques existantes, en attendant le tout numérique. D'un point de vue technique, ils n'apportaient pas un réel plus, mis à part le son numérique et quelques générations supplémentaires, car l'image conservait tous les défauts inhérents au codage composite (moirages, *cross color*, etc.). C'est essentiellement sur le marché américain que ces formats ont connu leur heure de gloire à la fin des années 1980, l'Europe ayant très clairement préféré s'orienter vers les systèmes en composantes pour permettre la coexistence des deux standards analogiques PAL et SECAM. Plus personne ne les utilise aujourd'hui.

535

Les formats numériques compressés

Rien qu'en définition standard, on ne compte pas moins d'une douzaine de formats numériques sortis en deux décennies, avec la multiplication des algorithmes de compression vidéo et la montée en puissance des supports d'enregistrement informatiques.

Dans le domaine de la production et de la postproduction haut de gamme, le Digital Betacam (Sony), le DVCPRO50 (Panasonic), le Digital-S (JVC) et MPEG-IMX ou D10 (Sony) mettent en œuvre, chacun à leur manière, une compression intra-image à faible taux (de 2:1 à 3,3:1) appliquée à un signal 4:2:2. Le débit reste ainsi suffisamment élevé pour maintenir un excellent niveau de qualité d'image et garantir une transparence quasi totale à la multigénération ainsi qu'aux traitements complexes. Le Digital Betacam et le Digital-S sont uniquement des formats à cassettes, tandis que le DVCPRO50 et le MPEG-IMX existent également en version non linéaire, utilisant respectivement la mémoire flash et le disque optique.

Pour les applications de type reportage news/sport et les productions légères, les fabricants proposent des formats utilisant une compression plus élevée (de 5:1 à 10:1). On distingue alors deux familles de formats. D'une part le DVCAM (Sony) et le DVCPRO25 ou D7 (Panasonic) qui sont basés sur le codec de compression DV et qui existent à la fois sous forme de machines à bande et sous forme de systèmes non linéaires (disque optique pour le DVCAM et mémoire flash pour le DVCPRO25). D'autre part, le Betacam SX de Sony qui met en œuvre une compression MPEG-2 inter-images et qui n'est qu'un format à cassettes. Pour l'anecdote, sachez qu'il n'existe pas et qu'il n'existera jamais de format D4 ; le chiffre 4 est un mot tabou dans la culture asiatique, car il se prononce comme le mot « mort ». Il n'y a pas non plus de format D8, cette fois pour éviter tout risque de confusion avec certains systèmes audio (DA-88…).

Dans les secteurs grand public et semi-professionnel en définition standard, tous les constructeurs de caméscopes et magnétoscopes se sont unis autour d'un seul et unique format, le DV (pour *Digital Video*). De son côté, Sony a lancé en 2001 un format extrêmement compact baptisé « MICROMV » et basé sur MPEG-2 inter-images. Il n'a pas rencontré un grand succès… Tous ces formats sont détaillés un à un dans la seconde partie de ce chapitre.

7.4.2 *Les formats HD*

Tous les formats à haute définition actuels utilisent la réduction de débit. Seule exception, le D6, le tout premier d'entre eux à avoir vu le jour il y a une vingtaine d'années, à l'époque où cette technique n'était pas encore d'actualité, mais qui n'est plus utilisé.

Il peut être a priori assez facile de se perdre face à la multitude de formats d'enregistrement HD qui se disputent le marché. Pourtant, les choses peuvent se clarifier si on les répertorie en fonction de trois paramètres clés : le codec de compression, le support de stockage et l'éventuel sous-échantillonnage appliqué au signal avant la compression.

Le codec de compression

Une image HD de définition $1\,920 \times 1\,080$ codée en 4:2:2 sur 8 bits est caractérisée par un débit vidéo de 824 Mbits/s. Les taux de compression appliqués par les différents formats sont très variables, puisqu'ils s'échelonnent entre 2:1 (HDCAM SR en 4:4:4) et 25:1 (HDV en 4:2:0), ce qui se traduit par des débits allant de 880 à 25 Mbits/s. Les codecs de compression employés sont également très différents, certains travaillent en mode intra-image, d'autres en mode inter-images sur des longs GOP (12 ou 15 images). Le mode intra-image se prête naturellement et sans difficulté au montage puisqu'il code chaque image de manière totalement indépendante. En contrepartie, il offre une efficacité de compression relativement limitée. Le mode inter-images permet quant à lui d'obtenir des débits plus faibles à qualité équivalente (ou une qualité supérieure à débit égal), du fait qu'il exploite les redondances entre les images. S'il n'a été que très peu utilisé en SD – le codage Intra suffisait à obtenir des débits raisonnables –, le mode inter-images est très prisé en haute définition. Le volume de données à gérer étant en effet beaucoup plus important, les économies qu'il permet de faire en termes de débit deviennent précieuses. En revanche, la compression inter-images est loin d'être la mieux adaptée au montage car elle requiert des ressources informatiques plus puissantes (même si de plus en plus de stations de montage s'en accommodent). Il est parfois préférable de passer par un format de postproduction intermédiaire intra-image, plus simple à décoder et à travailler, comme le DNxHD (Avid) ou le ProRes (Apple). En acquisition HD, les codecs de compression sont, pour les formats les plus anciens, le M-JPEG (D5-HD, HDCAM) et le DV (DVCPRO HD), tous deux exploités en mode Intra. En ce qui concerne les formats récents, MPEG-4 Partie 2 est utilisé par le HDCAM SR (codage Intra), tandis que la version AVC/H.264 (Partie 10) est au cœur des familles AVC-Ultra (codage Intra pour les codecs AVC-Intra, et Inter pour les codecs AVC-LongG et AVC-Proxy), XAVC (codage Intra et Inter) et AVCHD (codage Inter). Enfin, MPEG-2 n'est pas en reste puisqu'il est toujours exploité par les formats XDCAM HD, XDCAM EX et HDV (tous en codage Inter), très répandus aujourd'hui.

Le support de stockage

C'est un autre paramètre crucial permettant de ranger par catégories les formats HD. Si les plus anciens sont basés sur la classique bande magnétique, tous les formats récents s'appuient sur des supports non linéaires issus du monde informatique. Dans le très haut de gamme, le D6 (Philips), le D5-HD (Panasonic) et le HDCAM SR (Sony) sont des formats à bande réservés à la postproduction de prestige et au mastering film. Le HDCAM SR est le seul des trois à être également un format d'acquisition, alors que le D6 et le D5-HD n'auront existé que sous la forme de magnétoscopes de studio. Dans le domaine de la production HD broadcast, on trouve chez Panasonic le DVCPRO HD (cassette ou mémoire flash) et l'AVC-Ultra (versions 50, 100, 200 et 440 Mbits/s, mémoire flash). De son côté, Sony propose le HDCAM (cassette) et le HDCAM SR (cassette et mémoire flash), le XDCAM HD (versions 420 et 422, sur disque optique et mémoire flash), et l'XAVC (mémoire flash). Pour les applications grand public, semi-professionnelles ainsi que pour les news broadcast, le HDV (cassette et mémoire flash) est considéré comme l'équivalent en haute définition du DV (bien que n'utilisant pas le même type de compression). Enfin, l'AVCHD a été développé conjointement par Panasonic et Sony pour le marché des caméscopes grand public compacts. Il a initialement été conçu pour le MiniDVD, mais est aujourd'hui architecturé autour de la mémoire flash. Il est décliné en deux gammes de produits broadcast (essentiellement pour les news) baptisées « NXCAM » (Sony) et « AVCCAM » (Panasonic).

Le sous-échantillonnage avant compression

Plusieurs techniques additionnelles sont employées en amont du processus de compression pour alléger davantage le débit du signal HD enregistré. Un sous-échantillonnage horizontal réduit ainsi parfois le nombre de pixels par ligne de 1 920 à 1 440, éliminant 25 % des informations à compresser. Un sous-échantillonnage de la chrominance dans le sens vertical peut par ailleurs supprimer les informations de couleurs une ligne sur deux, diminuant de 20 % le débit de la vidéo source dont la structure devient de type 4:2:0. Enfin, si le codage à l'enregistrement est effectué sur 8 bits au lieu de 10, on économise 20 % des données du signal (toujours avant compression), au prix d'une réduction de la dynamique lumineuse (256 niveaux de luminance au lieu de 1 024). Au total, si tous ces traitements sont accumulés, le potentiel d'élimination d'informations s'élève à 55 % avant même que le signal ne pénètre dans le moindre circuit de réduction de débit…

Intéressons-nous un peu plus en détail à ce processus de sous-échantillonnage numérique abaissant la définition horizontale de l'image avant la compression. Les pixels, à l'origine carrés sur l'image HD native, deviennent moins nombreux et sont donc étirés en largeur (dans un rapport qui diffère selon les formats) pour remplir intégralement chaque ligne de l'image. Il faut en effet savoir qu'un signal HD de définition 1 920 × 1 080 est caractérisé par des fréquences d'échantillonnage plus de cinq fois supérieures à celles du signal 4:2:2, soit 74,25 MHz pour la luminance et la moitié, soit 37,125 MHz, pour la chrominance,

539

avec un débit binaire brut de 1,485 Gbit/s. En langage numérique, si l'on considère comme valeur unitaire la fréquence de 3,375 MHz, la structure d'un tel signal HD s'écrit « 22:11:11 » (le « 22 » représentant 22 fois 3,375, comme le « 4 » du 4:2:2 représente 4 fois 3,375 MHz).

Dans la famille des formats d'enregistrement HD, tous supports confondus, ceux qui conservent cette structure 22:11:11 sont, pour les plus anciens, le D6, le D5-HD, et pour les plus récents, le XDCAM HD422, l'AVC-Intra 100/200/4:4:4 (P2 HD), le XAVC, ainsi que le HDCAM SR (les trois derniers peuvent même gérer le 22:22:22, soit du 4:4:4 pleine bande). Le DVCPRO HD effectue pour sa part un sous-échantillonnage d'ordre 1,3 sur la luminance et sur la chrominance, faisant passer le nombre d'échantillons de luminance par ligne de 1 920 à 1 440. Cela se traduit par une structure 17:8,5:8,5, dans laquelle la définition horizontale de la chrominance reste inférieure de moitié à celle de la luminance. En revanche, le HDCAM privilégie la luminance (sous-échantillonnage d'ordre 1,3) au détriment de la chrominance (sous-échantillonnage d'ordre 1,8). Celle-ci se voit attribuer une définition horizontale réduite au tiers de celle de la luminance, ce qui donne un signal 17:6:6 (équivalant à du 3:1:1). Enfin, le HDV, le XDCAM HD420, l'AVC-Intra 50 et l'AVCHD reprennent les fréquences d'échantillonnage du DVCPRO HD. La chrominance est cependant codée une ligne sur deux comme en DV, ce qui donne au final un signal 17:8,5:0 équivalant à du 4:2:0.

Tableau 7.1

Débits et volumes de stockage de l'image HD native en pleine bande.

	Fréquence image	Profondeur de codage	Échantillonnage (équivalence)	Débit	Go par heure
1 920 x 1 080	25	8 bits	4:2:2	824 Mbits/s	373 Go
1 920 x 1 080	25	10 bits	4:2:2	1 037 Mbits/s	467 Go
1 920 x 1 080	50	8 bits	4:2:2	1 658 Mbits/s	746 Go
1 920 x 1 080	50	10 bits	4:2:2	2 074 Mbits/s	934 Go
1 280 x 720	50	8 bits	4:2:2	737 Mbits/s	332 Go
1 280 x 720	50	10 bits	4:2:2	920 Mbits/s	415 Go

Formule de calcul
En 1 920 x 1 080 4:2:2 à 25 images par seconde sur 8 bits :
Débit = (1 920 (luminance) + 960 (Cr) + 960 (Cb)) × 1 080 (lignes) × 8 (bits) × 25 (images).
Go/Heure = Débit/8 × 3 600.

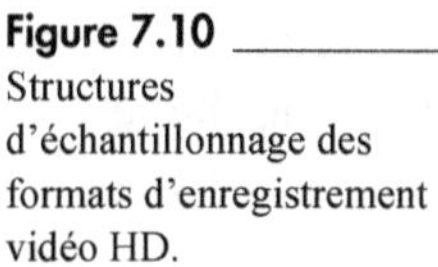

Figure 7.10 _______________
Structures
d'échantillonnage des
formats d'enregistrement
vidéo HD.

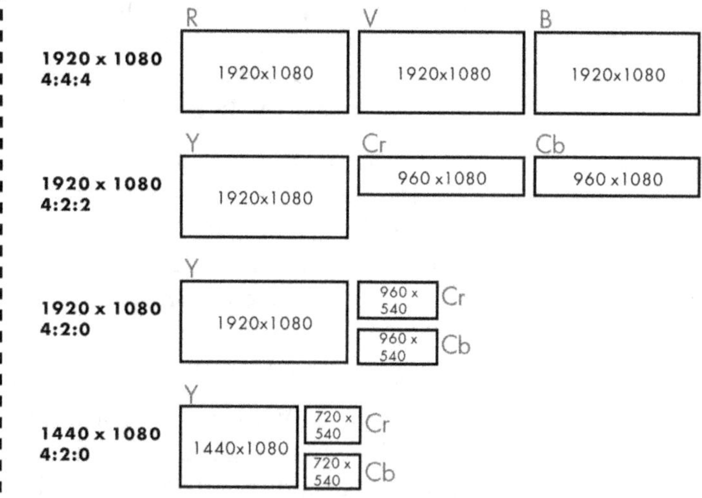

7.5 **La famille VHS**

Le format VHS *(Video Home System)* est lancé par JVC en 1977 dans sa version NTSC, et l'année suivante en PAL et en SECAM. Dans les années 1980, le VHS s'est imposé dans le monde entier comme *le* standard de vidéo familiale face à ses concurrents le Betamax (Sony) et le V2000 (Philips). S'il était avant tout destiné à l'enregistrement de programmes TV et à la distribution d'œuvres sur cassettes, il a également été à l'origine de caméscopes grand public, avant que la famille 8 mm ne prenne l'ascendant sur lui. L'incroyable longévité de ce format s'explique par ses nombreux atouts d'ordre pratique : il est universel, fiable, robuste et peu coûteux. En revanche, la qualité laisse sérieusement à désirer. La luminance est limitée à une bande passante de 3 MHz afin que soit permis d'y loger à sa suite la chrominance. Cette dernière doit se contenter d'une largeur de bande de seulement 0,4 MHz, ce qui explique la piètre reproduction des couleurs qui sont souvent baveuses. La définition horizontale atteint péniblement les 250 lignes, ce qui était déjà faible même à l'époque où celle de la diffusion hertzienne était de

541

l'ordre de 330 lignes. La chrominance est enregistrée en modulation d'amplitude après une transposition dans le domaine des basses fréquences selon le procédé *under color*. La durée maximale des cassettes VHS est de 240 minutes.

Des impératifs de miniaturisation imposés par le désir de fabriquer des caméscopes petits et légers ont conduit à la conception du VHS-C. L'atout majeur de cette variante compacte du VHS est qu'il utilise des cassettes environ deux fois plus petites, avec en toute logique une capacité plus faible puisque de seulement 40 minutes.

La variante VHS-HiFi améliore de manière significative la qualité audio du VHS en contournant les limitations de l'enregistrement longitudinal par une technique pour le moins originale. En VHS standard, l'unique piste audio est enregistrée par une tête fixe à la vitesse de seulement 2,3 cm/s (la moitié de celle d'une cassette audio), ce qui donne une qualité sonore très médiocre. Le VHS-HiFi traite deux pistes audio enregistrées en modulation de fréquence au moyen de têtes rotatives, ce qui leur permet de bénéficier, à l'instar de la vidéo, d'une vitesse tête/bande élevée. Une paire de têtes supplémentaire diamétralement opposées est donc montée sur le tambour tournant. Ces têtes font appel à une technique d'enregistrement dite « en profondeur », qui consiste à enregistrer les pistes audio stéréo dans la totalité de l'épaisseur de la couche magnétique, alors que le signal vidéo est enregistré par-dessus, uniquement en surface.

Le VHS connaîtra une amélioration significative avec la version S-VHS, caractérisée par un rehaussement très sensible de la définition de l'image ainsi que par un traitement optimisé du signal. Il s'appuie sur une gestion séparée des composantes de luminance Y et de chrominance C, conformément au codage Y/C du signal vidéo. La bande passante de la luminance n'a plus à être limitée à 3 MHz pour laisser de la place à la chrominance, et peut s'étendre jusqu'à 5 MHz. La définition horizontale passe ainsi de 250 (VHS) à 400 lignes, mais la chrominance n'évolue pas et doit encore se contenter d'une largeur de bande extrêmement faible de 0,4 MHz. L'audio est quant à lui traité comme en VHS-HiFi.

7.6 La famille 8 mm

Lancé en 1985 par Sony, le format 8 mm a été étudié essentiellement pour le marché des caméscopes grand public, dominé à
l'époque par le VHS-C de JVC. Le 8 mm (ou Video8) a bénéficié dès le départ d'un certain avancement technologique,
notamment au niveau de la formulation de la bande magnétique.
En effet, celle-ci n'utilise pas de particules d'oxyde mais des
particules métalliques, beaucoup plus fines, permettant l'enregistrement d'une plus grande densité d'informations sur un
espace réduit : 8 mm de largeur de bande (1/3") contre 12,7 mm
(1/2") pour le VHS. La bande passante de 3 MHz donne, comme
en VHS, une définition horizontale de 250 lignes. Côté audio, le
standard 8 mm offre d'emblée de meilleures performances que le
VHS puisqu'il traite deux pistes enregistrées par les têtes rotatives en modulation de fréquence avec une large bande passante.
Il peut également traiter deux pistes supplémentaires codées en
numérique PCM *(Pulse Coded Modulation)* et inscrites dans le
prolongement des pistes vidéo.

Le 8 mm connaîtra la même évolution que le S-VHS avec
l'apparition de la version Hi8. Il s'agit d'un format composite
séparé Y/C, attribuant un traitement privilégié au signal de luminance pour délivrer une définition horizontale de 400 lignes (au
lieu de 250 lignes en 8 mm). Le 8 mm et le Hi8 n'auront jamais
existé en Secam.

7.7 La famille Betacam analogique

Le format Betacam de Sony, apparu en 1983 dans le milieu
broadcast, traite et enregistre séparément sur la bande les
signaux de luminance et de différence de couleurs. Si ce principe
des composantes séparées a apporté une amélioration appréciable de la qualité de l'image, il n'a cependant pas permis au
format Betacam de détrôner les magnétoscopes 1" sur le secteur
de la production en studio : la bande passante de la luminance est

limitée à 4 MHz, et les deux seules pistes audio longitudinales, enregistrées à 10 cm/s, n'offrent pas une qualité satisfaisante pour les utilisateurs les plus exigeants.

Toutes ces faiblesses, qui ont fait que le Betacam sera resté un format de reportage, sont supprimées en 1987 lorsque Sony introduit le format Betacam SP. Le Betacam SP offre des performances nettement supérieures, tout en restant compatible avec la génération précédente. La plupart des chaînes de télévision et studios de production remplacent alors leurs imposants magnétoscopes composites à bobines 1" par des magnétoscopes à cassettes Betacam SP. Aujourd'hui, les formats numériques compressés ont eu raison du Betacam SP qui n'est quasiment plus utilisé. Le Betacam standard a pour sa part totalement disparu.

Les formats Betacam et Betacam SP utilisent une bande magnétique de largeur 1/2" sur laquelle sont enregistrées, avec des têtes séparées et sur des pistes séparées, les composantes de luminance et de chrominance du signal vidéo. Les informations relatives à une ligne de l'image sont ainsi enregistrées sur deux pistes : la première porte le signal de luminance et la seconde les signaux de différence de couleurs, dont la durée est comprimée dans un facteur 2. En effet, les signaux de chrominance Dr et Db occupant une bande passante réduite par rapport à la luminance, ils peuvent être compressés dans le temps de manière à être enregistrés l'un à la suite de l'autre sur une seule piste. Le multiplexage fréquentiel des signaux est ici remplacé par un multiplexage temporel.

Le Betacam SP

La bande utilisée par le format Betacam SP est de largeur 12,7 mm (1/2"), d'épaisseur 14,5 µm, et sa couche magnétique est faite de particules de métal – le Betacam standard utilise une bande à l'oxyde. L'azimut de deux pistes vidéo consécutives est de ±15°, ce qui permet d'éviter tout risque de parasitage inter-pistes. Deux canaux audio, ainsi que les signaux de time code et d'asservissement, sont enregistrés sur des pistes longitudinales.

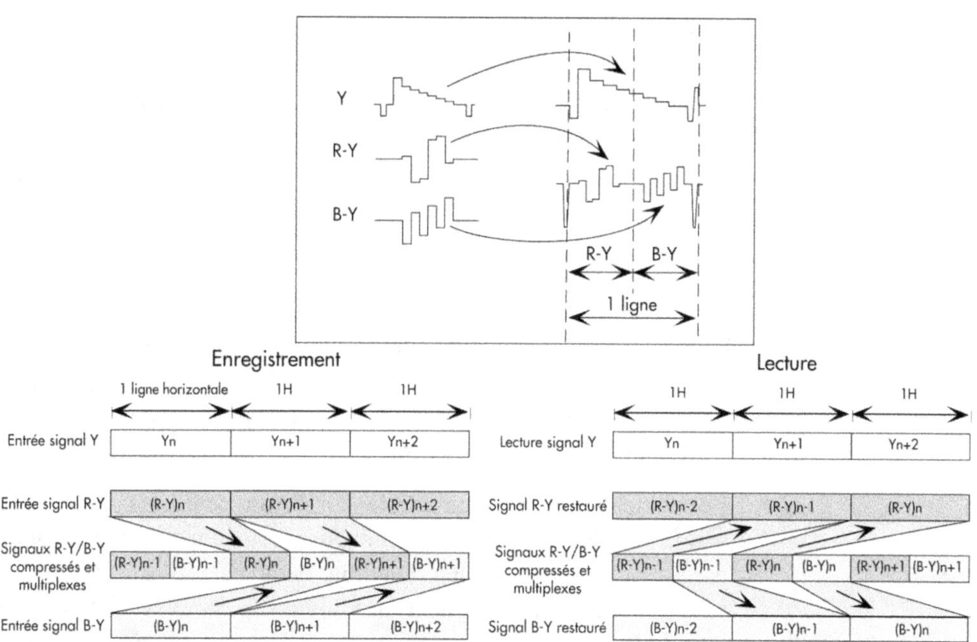

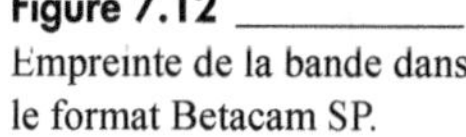

Figure 7.11

Principe de la compression temporelle à l'enregistrement et de la décompression à la lecture des signaux de différence de couleurs dans le format Betacam/Betacam SP.

Figure 7.12

Empreinte de la bande dans le format Betacam SP.

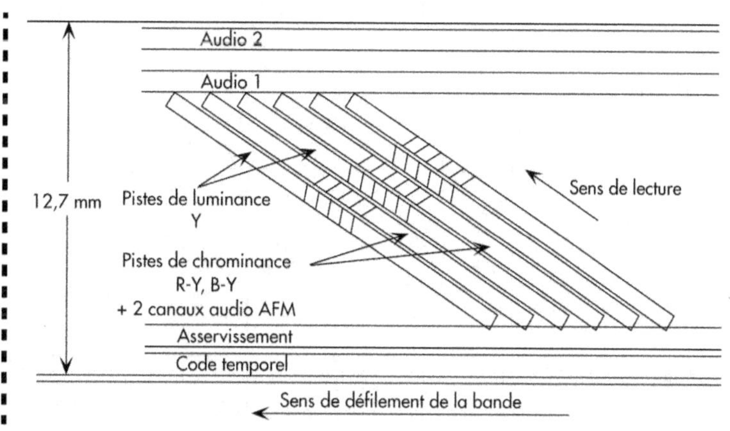

Deux tailles de cassettes sont acceptées : les petites, dont l'autonomie maximale est de 36 minutes, et les grandes, permettant d'enregistrer un programme de 110 minutes. Le mécanisme de

545

transport détecte automatiquement la taille de la cassette chargée et positionne en conséquence les supports des bobines.

La bande passante de la luminance passe de 4 MHz (Betacam) à 5,5 MHz (Betacam SP), celle de la chrominance restant inchangée à 1,5 MHz, et le rapport S/B est de 51 dB. En plus des deux pistes audio longitudinales, le format Betacam SP enregistre deux canaux audio supplémentaires en modulation de fréquence, bénéficiant d'une bande passante de 20 kHz. Ces canaux audio FM sont multiplexés avec les signaux de chrominance et enregistrés par les têtes rotatives vidéo. De ce fait, ils sont indissociables de la vidéo, ce qui entraîne une certaine limitation en montage puisqu'il est impossible de travailler indépendamment sur le son FM et sur l'image.

Le Betacam SP est compatible en lecture avec les cassettes à bande oxyde enregistrées sur un magnétoscope Betacam standard ; il ne délivre bien entendu dans ce cas qu'une bande passante de 4 MHz et ne reproduit que les deux pistes audio longitudinales. C'est la détection d'un petit orifice présent uniquement sur les boîtiers de bandes « Métal » qui permet une configuration automatique de la machine en mode SP ou standard. Par ailleurs, un magnétoscope Betacam SP peut également enregistrer au format Betacam standard sur une bande oxyde.

Tableau 7.2

Caractéristiques principales des formats analogiques.

	VHS	VHS-C	S-VHS	8 mm	Hi8	Betacam	Betacam SP
Bande	1/2" (12,7 mm)	1/2" (12,7 mm)	1/2" (12,7 mm)	1/3" (8 mm)	1/3" (8 mm)	1/2" (12,7 mm)	1/2" (12,7 mm)
Signal vidéo	Composite	Composite	Y/C	Composite	Y/C	Composantes Y, Dr, Db	Composantes Y, Dr, Db
Bande passante vidéo	Y = 3 MHz C = 0,6 MHz	Y = 3 MHz C = 0,6 MHz	Y = 5 MHz C = 0,6 MHz	Y = 3 MHz C = 0,6 MHz	Y = 5 MHz C = 0,6 MHz	Y = 4 MHz C = 1,5 MHz	Y = 5,5 MHz C = 1,5 MHz
S/B en luminance	41 dB	41 dB	45 dB	41 dB	45 dB	48 dB	51 dB
Vitesse défilement	2,34 cm/s	2,34 cm/s	2,34 cm/s	2 cm/s	2 cm/s	10,15 cm/s	10,15 cm/s
Vitesse relative tête/bande	4,84 m/s	4,84 m/s	4,84 m/s	3,13 m/s	3,13 m/s	5,75 m/s	5,75 m/s
Diamètre tambour	6,2 cm	4,13 cm	6,2 cm	4 cm	4 cm	7,45 cm	7,45 cm
Audio	1 linéaire	1 linéaire	1 linéaire 2 AFM	1 ou 2 AFM 2 PCM	1 ou 2 AFM 2 PCM	2 linéaires	2 linéaires 2 AFM
Type de bande	Oxyde	Oxyde	Oxyde	Métal (MP)	Métal (MP) Métal Évaporé (ME)	Oxyde	Métal (MP)

Conçu par Sony et Bosh BTS, le D1 est le premier format d'enregistrement vidéo numérique à avoir vu le jour. Il est sorti en 1986, soit quatre années après la définition de la norme 4:2:2 (Rec. 601). Unique pour les standards 525 et 625 lignes, le D1 traite le signal vidéo en composantes 4:2:2 codées sur 8 bits, ainsi que quatre pistes audio PCM échantillonnées à 48 kHz et codées sur 20 bits. Le support magnétique est une bande oxyde de largeur 19 mm (3/4"), conditionnée dans trois tailles de cassettes (6, 34 et 94 minutes). Le coût relativement élevé du D1 a été un sérieux obstacle à son utilisation, d'autant que ce format en composantes est apparu à une époque où toutes les installations étaient encore en composite. Le D1 est resté un format de niche pour les sociétés de postproduction les plus exigeantes, et n'existe que sous la forme de magnétoscopes de studio, aujourd'hui quasiment plus utilisés. Mais ce format fut un véritable précurseur offrant un très haut niveau de qualité ; un grand nombre de ses aspects technologiques ont été repris par les formats numériques qui lui ont succédé. Notons, par ailleurs, que le terme « D1 » est parfois employé pour désigner un signal vidéo en composantes numériques non compressé (on dit, par exemple, « qualité D1 »).

Le D1 enregistre un débit total de 227 Mbits/s (incluant les codes de correction d'erreurs ajoutées aux données utiles). Il segmente une trame sur 12 pistes obliques inscrites sans azimut, donc séparées par un intervalle de garde visant à éviter tout risque d'intermodulation. Les données audio occupent une place privilégiée au centre de la bande (entre les secteurs vidéo), là où le contact tête/bande est optimal. Une redondance de 100 % est par ailleurs appliquée au signal audio, dont les échantillons sont enregistrés deux fois à des endroits différents. Le tambour comporte 16 têtes : 4 pour l'effacement/enregistrement, 4 pour la lecture avancée audio et 2 blocs de 4 têtes de lecture *dynamic tracking*. Les têtes de lecture avancée audio permettent, en mode enregistrement, de lire le son présent sur la bande afin de le traiter ou de le mélanger avec une autre source, et de réenregistrer immédiatement le résultat de cette opération sur la piste d'origine (cette fonction ne s'applique pas ici à la vidéo). Les têtes DT permettent, quant à elles, une lecture audio/vidéo sur une plage de -1 à 2 fois la vitesse nominale.

7.9　Le D2

Lancé en 1988 par Sony et Ampex, le format D2 était présenté comme une alternative économique au D1. Sa particularité est d'enregistrer le signal vidéo numérique non plus sous sa forme en composantes séparées mais en composite, toujours sur une bande 3/4". Le D2 est bien évidemment inférieur au D1 sur le plan technique (il conserve en effet tous les défauts inhérents au composite), mais il a permis d'apporter certains avantages du numérique aux infrastructures analogiques qui ne pouvaient pas s'équiper entièrement en composantes. Ce format a en effet pu s'intégrer directement dans les studios de l'époque, sans nécessiter de modifier leur architecture. Le D2 existe sous deux versions incompatibles entre elles, l'une traitant le signal PAL et l'autre traitant le signal NTSC. Ces deux versions ont des empreintes de bande différentes, des débits binaires différents, mais possèdent un grand nombre de points communs et utilisent, pour une large part, la même circuiterie électronique. Tout comme le D1, le D2 n'a vu le jour que sous la forme de magnétoscopes de studio et n'a jamais été décliné en caméscope.

La fréquence d'échantillonnage du signal vidéo a été choisie égale à 4 fois la fréquence de la sous-porteuse couleur (notée « 4 fsc »), elle-même multiple de la fréquence ligne. Or, la fréquence ligne est différente dans chacun des deux standards, ce qui donne une fréquence d'échantillonnage de 17,73 MHz ($4 \times 4{,}43$) en PAL et de 14,32 MHz en NTSC ($4 \times 3{,}5$). Le débit total des informations à enregistrer est de 152 Mbits/s.

Le D2 utilise une cassette de mêmes dimensions que le D1, mais avec une bande à particules métalliques (et non à l'oxyde). L'enregistrement est ici réalisé avec azimut : les pistes adjacentes sont tracées avec un entrefer dont l'angle d'inclinaison alterne de -15° et +15°. Elles peuvent donc se chevaucher sans que cela n'engendre de parasitage inter-pistes, ce qui permet d'optimiser la densité d'information. La vitesse de défilement linéaire est un peu plus de deux fois inférieure à celle du D1, le débit des données 30 % plus faible et la densité d'enregistrement 50 % plus élevée. Les autonomies maximales offertes par les trois tailles de cassettes (S, M, L) sont par conséquent nettement supérieures, soit respectivement 32, 94 et 208 min. Une trame est divisée en quatre segments constitués de 76 lignes chacun. Un segment se subdivise en deux secteurs, dont chacun reçoit un échantillon sur deux. Les quatre pistes audio numériques sont enregistrées sur des secteurs situés de part et d'autre de la piste vidéo, sur les bords de la bande. Tout comme en D1, une redondance totale est appliquée aux données audio.

Le tambour de têtes porte deux paires de têtes pour l'enregistrement et deux paires de têtes pour la lecture. Ces dernières sont à suivi dynamique de pistes et permettent une lecture sans parasite sur une plage de -1 à +3 fois la vitesse nominale. En enregistrement, les têtes de lecture peuvent jouer le rôle de têtes *confidence*. Elles fournissent alors un contrôle en temps réel des signaux audio et vidéo qui viennent d'être enregistrés sur la bande. En mode insert, ces mêmes têtes font office de têtes de prélecture, permettant alors d'utiliser les signaux audio et vidéo présents sur la bande comme source de montage. C'est la fonction dite *pre-read*.

7.10 Le D3

Lancé en 1991, le D3 est un format composite numérique conçu par la NHK et développé par Panasonic. Le D3 effectue globalement le même traitement à l'enregistrement que le D2, mais sur une bande 1/2" (au lieu de 3/4"), ce qui a notamment permis au premier caméscope numérique de voir le jour. Le D3 enregistre un signal vidéo PAL ou NTSC numérisé avec une fréquence d'échantillonnage égale à 4 fois la fréquence de la sous-porteuse couleur (4 fsc) et quantifié sur 8 bits. Il traite également quatre pistes audio échantillonnées à 48 kHz et codées sur 20 bits. Le format D3 accepte trois tailles de cassettes, dont les durées maximales sont de 64, 125, 245 minutes. Le D3 a bénéficié de l'expérience des formats digitaux qui l'ont précédé et utilise des stratégies de correction d'erreurs plus performantes. Il n'est aujourd'hui probablement plus employé.

Une trame est décomposée en quatre segments, un segment étant enregistré sur deux pistes. Un total de huit pistes est donc nécessaire pour l'inscription d'une trame en PAL. Le D3 utilise un angle d'azimut de ±20° entre deux pistes adjacentes. La densité d'enregistrement du D3 est doublée par rapport à celle du D2 et triplée par rapport à celle du D1.

Le tambour de diamètre 76 mm porte deux paires de têtes d'enregistrement diamétralement opposées, deux têtes d'effacement ainsi que deux paires de têtes de lecture à suivi dynamique de piste, ici appelées *automatic tracking* (AT). Ces dernières permettent une lecture de -1 fois à +3 fois la vitesse nominale. Les têtes *automatic tracking* jouent un rôle différent selon que la machine fonctionne en mode lecture normale ou en mode *confidence*. En lecture normale, elles assurent une prélecture avec une phase avancée par rapport aux têtes d'enregistrement (fonction *pre-read*). En mode *confidence*, elles permettent une lecture avec une phase retardée par rapport aux têtes d'écriture, afin de contrôler en temps réel un enregistrement en cours.

Alors que dans les formats D1 et D2, les données sont entrelacées uniquement au sein de blocs de trames, dans le format D3, elles sont brassées sur une trame entière. Un tel procédé réduit davantage les effets de rafale d'erreurs en répartissant celles-ci sur l'ensemble de la trame.

7.11 Le D5

Lancé en 1994 par Panasonic, le D5 est un format 1/2" en composantes numériques dont la technologie et les paramètres mécaniques sont en grande partie hérités du D3. L'utilisation, par ces deux formats, de la même cassette et de la même empreinte sur la bande permet aux magnétoscopes D5 de relire des programmes numériques composites enregistrés sur une machine D3. Le D5 sera resté l'unique format capable d'enregistrer le signal vidéo 4:2:2 SD sans compression avec une profondeur de codage de 10 bits (le D1 enregistre également un signal 4:2:2 non compressé mais avec un codage sur 8 bits). Il est en outre l'unique format capable d'enregistrer un signal 16/9 échantillonné à 18 MHz au lieu de 13,5 MHz, seul moyen d'optimiser la définition horizontale de l'image 16/9. En termes de débit, la capacité totale du format D5 est de 288 Mbits/s (soit 218 Mbits/s pour la vidéo en 4/3-13,5 MHz, et 234 Mbits/s en mode 16/9-18 MHz). Le D5 est uniquement un format de studio et n'a pas été décliné en caméscope.

Le tambour de têtes tourne à la même vitesse D3, mais la vitesse de défilement de la bande a été doublée. Les durées maximales offertes par les trois tailles de cassettes sont par conséquent réduites de moitié par rapport au D3, soit 124, 63 et 23 minutes (avec une bande d'épaisseur 11 µm).

Le débit supérieur requis par l'enregistrement en composantes numériques a par ailleurs imposé de doubler le nombre de canaux d'enregistrement, qui passe ainsi de deux à quatre. Le tambour comporte 18 têtes, réparties comme suit : deux groupes de quatre têtes d'enregistrement diamétralement opposés, deux ensembles de quatre têtes à suivi dynamique de piste « AT » autorisant une lecture à vitesse variable de -1 à +2 fois la vitesse nominale, et deux têtes d'effacement rotatives fonctionnant comme en D3. Le magnétoscope D5 est également doté de la fonction *pre-read* qui consiste, en mode enregistrement, à lire le signal vidéo présent sur la bande quelques trames avant qu'il ne soit effacé et remplacé par les têtes d'enregistrement.

Le 16/9 à définition horizontale améliorée

Le signal numérique SD 4:2:2, tel qu'il a été défini par la Rec. 601, a initialement été conçu pour le format 4/3. Mais il est communément utilisé avec exactement le même nombre de pixels par ligne pour former des images 16/9, pourtant plus larges. La technique employée consiste de manière très basique à étirer les pixels vidéo dans un rapport 1,33 (rapport de conversion du 4/3 au 16/9), pour qu'ils puissent remplir l'intégralité de la largeur de l'image 16/9. Cette solution universellement employée offre l'avantage de permettre d'utiliser sans modification des équipements 4/3 existants. Elle présente en contrepartie l'inconvénient de réduire la définition horizontale de l'image qui est, en 16/9 comme en 4/3, de 720 points par ligne.

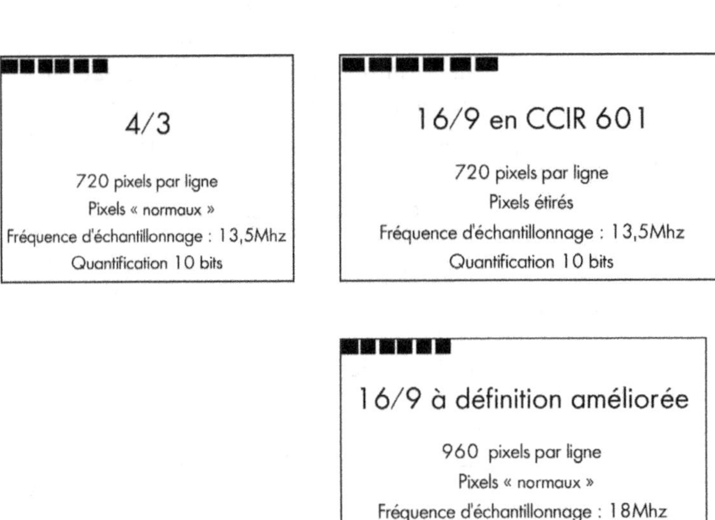

Pour faire du « vrai » 16/9 en conservant la définition horizontale de l'image, il faut non pas étirer en largeur les pixels dans un rapport de 1,33, mais plutôt accroître leur nombre dans ce même rapport, soit de 720 à 960, afin de conserver leur aspect (PAR = *Pixel Aspect Ratio*) d'origine. Cette opération revient à augmenter la fréquence d'échantillonnage de la luminance dans un rapport de 1,33, soit de 13,5 MHz à 18 MHz, afin de porter la réponse en fréquence de 5,75 MHz (limite du CCIR 601) à 7,67 MHz. Le D5 est le seul format capable d'enregistrer un signal 16/9 échantillonné à 18 MHz, avec toutefois une profondeur de codage réduite de 10 à 8 bits.

7.12 Le Digital Betacam

Lancé en 1993, le Digital Betacam de Sony est une synthèse des technologies développées pour les formats D1, D2 et Betacam SP. Il traite le signal vidéo 4:2:2 SD sur 10 bits, auquel il fait subir pour la première fois une réduction de débit. Celle-ci est réalisée dans un ratio très modéré de 2:1 par un codec de type M-JPEG propriétaire. Les quatre pistes audio numériques sont enregistrées sans compression avec un échantillonnage à 48 kHz et un codage sur 20 bits. La gamme de machines Digital Betacam comprend des modèles compatibles en lecture avec les cassettes Betacam analogiques (oxyde et métal). Le Digital Betacam utilise une bande 1/2" à particules métalliques, optimisée pour l'enregistrement numérique. Deux tailles de cassettes sont disponibles, offrant des durées maximales d'enregistrement de 40 et 124 minutes. Le Digital Betacam a donné naissance à des magnétoscopes et caméscopes très haut de gamme qui font toujours référence dans le domaine du broadcast en définition standard (4/3 et 16/9). Le codec de compression vidéo utilisé par le Digital Betacam n'est cependant supporté en natif par aucun système d'enregistrement sur disque dur ni station de montage non linéaire. Une phase préalable de transcodage des rushs est par conséquent systématiquement nécessaire pour postproduire un programme tourné à ce format.

7.12.1 *La structure d'enregistrement*

Le signal vidéo est réparti sur quatre canaux, une trame étant découpée en six segments et enregistrée sur six pistes hélicoïdales. La bande défile légèrement plus lentement qu'en analogique, alors que le tambour tourne trois fois plus vite. Les pistes

553

obliques sont tracées avec un angle d'azimut alterné de ±15°, sans bande de garde entre elles. Une piste se compose d'un premier secteur vidéo, de quatre secteurs audio (au centre de la bande) et d'un second secteur vidéo. On retrouve les trois pistes longitudinales traditionnelles pour l'asservissement (CTL), le time code et le repérage audio. La figure 7.14 montre que la piste audio longitudinale n° 1 du format Betacam SP, dite « LNG », disparaît en numérique pour laisser davantage de place aux pistes hélicoïdales. Une machine Digital Betacam compatible peut néanmoins lire cette piste sur une cassette analogique. Tous les paramètres propres à la lecture analogique – vitesse de bande, rotation du tambour, etc. – sont sélectionnés automatiquement dès l'insertion de la cassette. La compatibilité de lecture est assurée grâce à un circuit correcteur de base de temps, qui effectue une légère expansion temporelle des signaux lus.

Le suivi de piste est réalisé par l'association de deux systèmes assurant à la machine un temps de verrouillage particulièrement court. Le premier système exploite de manière conventionnelle la piste CTL longitudinale, tandis que le second utilise deux signaux pilote, l'un de basse fréquence (400 kHz), l'autre de haute fréquence (4 MHz), enregistrés entre les secteurs audio et vidéo.

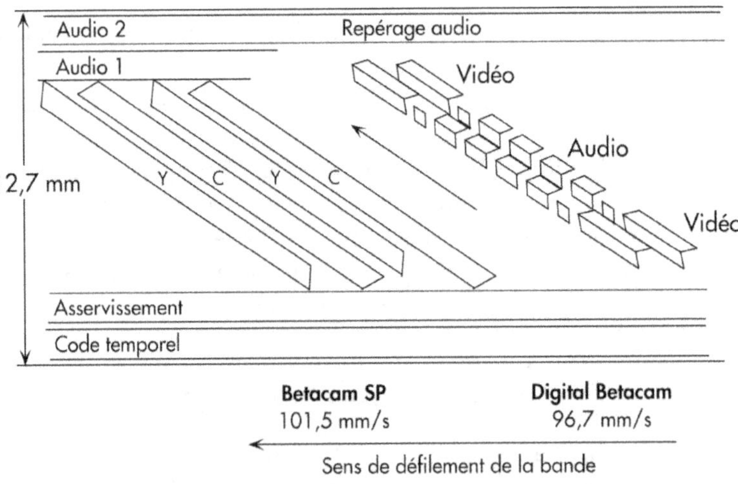

Figure 7.14

Empreinte de la bande en Digital Betacam (à droite), à comparer avec celle du Betacam SP (à gauche).

7.12.2 *Le tambour de têtes*

Le tambour d'une machine Digital Betacam compatible ne compte pas moins de 18 têtes, réparties comme suit : 4 pour l'enregistrement, 4 pour la lecture (à alignement dynamique *dynamic tracking,* ou DT), 4 pour la lecture en mode *confidence,* 2 pour l'effacement et 4 pour la lecture des cassettes analogiques (également à *dynamic tracking*). Le tambour d'une machine non compatible ne possède que 14 têtes (il est exempt des têtes analogiques YA/CA et YB/CB). Les têtes de lecture peuvent être utilisées en mode *pre-read* ; elles parcourent alors les pistes quelques trames avant les têtes d'enregistrement. Les têtes *confidence* (lecture simultanée à l'enregistrement) ont, pour leur part, un retard d'une piste par rapport aux têtes d'enregistrement. Les têtes à alignement dynamique DT autorisent une lecture sans parasite sur une plage de -1 à +3 fois la vitesse nominale. Pour renforcer la protection face à l'encrassement, un système automatique de nettoyage des têtes rotatives et fixes a été développé.

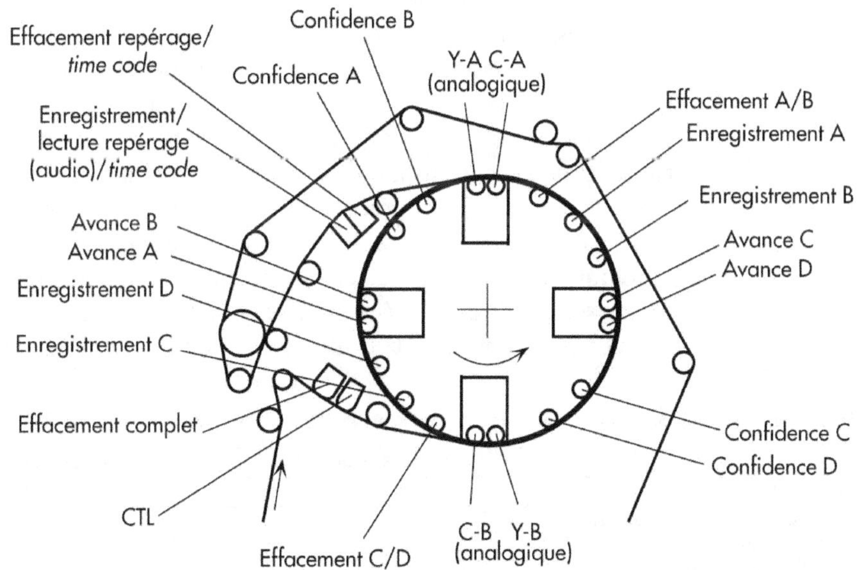

Figure 7.15

Configuration des têtes rotatives et stationnaires dans un magnétoscope Digital Betacam compatible en lecture analogique.

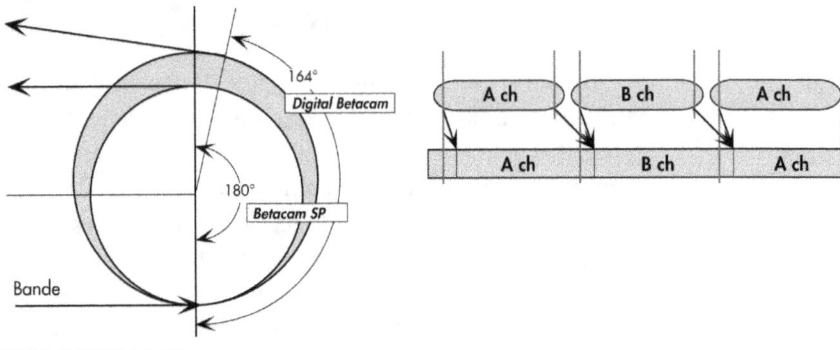

Figure 7.16

La différence de diamètre de tambour entre le Betacam SP et le Digital Betacam impose une légère expansion temporelle des signaux analogiques, quand ils sont lus sur une machine numérique.

7.12.3 *Le traitement du signal*

Le Digital Betacam aura donc été le premier d'une longue série de formats vidéo à utiliser la compression numérique. Celle-ci est réalisée par un unique circuit intégré, qui effectue toutes les opérations visant à réduire de moitié le débit du signal vidéo, lequel passe ainsi à 99 Mbits/s grâce à un codage intra-image de type M-JPEG. Les codes de correction d'erreurs sont associés aux données vidéo et audio. Puis sont ajoutées les données d'identification et de synchronisation. À la lecture, la plupart des données erronées sont corrigées grâce aux codes interne et externe, tandis que les données irrécupérables sont interpolées par les circuits de dissimulation. Les données en composantes sont converties sous forme série et multiplexées avec les données audio, l'ensemble étant délivré au format de l'interface série SDI à 270 Mbits/s.

Tableau 7.3

Comparaison des caractéristiques principales entre le Betacam analogique et le Digital Betacam.

	Betacam SP	Digital Betacam
Enregistrement	Composantes analogiques	Composantes numériques
Nombre de têtes d'enregistrement **Rotation du tambour**	4 25 Hz	4 75 Hz
Nombre de pistes par trame	2	6
Vitesse de la bande	101,51 mm/s	96,7 mm/s
Vitesse relative tête/bande	5,75 m/s	19,08 m/s
Diamètre du tambour	74,49 mm	81,4 mm

Le Digital Betacam reste, avec le D5 de Panasonic, le format d'enregistrement de référence en définition standard pour la production haut de gamme.

Tableau 7.4

Caractéristiques des formats numériques de première génération à cassettes.

	D1	D2	D3	D5	Digital Betacam
Constructeurs	Sony, BTS	Sony, Ampex	Panasonic	Panasonic	Sony
Date de commercialisation	1986	1988	1991	1994	1993
Largeur de bande	3/4"	3/4"	1/2"	1/2"	1/2"
Signal	Composantes CCIR 601	Composite numérique	Composite numérique	Composantes CCIR 601	Composantes CCIR 601
Structure d'échantillonnage	4:2:2	4 fsc	4 fsc	4:2:2	4:2:2
Profondeur de codage	8 bits	8 bits	8 bits	10 bits (4/3) 8 bits (16/9)	10 bits
Compression	non	non	non	non	M-JPEG 2:1
Débit vidéo	172 Mbits/s	115 Mbits/s	115 Mbits/s	218 Mbits/s	99 Mbits/s
Débit total	227 Mbits/s	152 Mbits/s	152 Mbits/s	288 Mbits/s	125 Mbits/s
Diamètre tambour	75 mm	96 mm	76 mm	76 mm	81,4 mm
Rotation tambour	150 tr/s	100 tr/s	100 tr/s	100 tr/s	75 tr/s
Type de bande	Oxyde	Métal	Métal	Métal	Métal
Vitesse écriture	35,6 m/s	30,4 m/s	23,9 m/s	23,9 m/s	19,1 m/s
Vitesse bande	286,9 mm/s	131,7 mm/s	83,2 mm/s	167,2 mm/s	96,7 mm/s
Largeur de piste vidéo	35 µm	45 µm	18 µm	18 µm	26 µm
Pistes audio	4 (48 kHz, 20 bits)	4 (48 kHz, 20 bits)	4 (48 kHz, 20 bits)	4 (48 kHz, 20 bits)	4 (48 kHz, 20 bits)
Pre-read	audio seulement	oui	oui	oui	oui
Durée maximale des cassettes	S : 6 min M : 34 min L : 94 min	S : 32 min M : 94 min L : 208 min	S : 64 min M : 125 min L : 245 min	S : 23 min M : 63 min L : 124 min	S : 40 min L : 124 min
Compatibilité (sur certaines machines)			Lisible par D5.	Lit D3.	• Lit Betacam et Betacam SP. • Lisible par MPEG-IMX, HDCAM.
Caméscope	non	non	oui	non	oui
Particularités	• Le premier format numérique à avoir vu le jour. • Machines coûteuses et encombrantes réservées aux applications graphiques et au _mastering_.	• Enregistre un signal composite PAL ou NTSC numérisé à 4 fois la fréquence de la sous-porteuse couleur. • Mécanique semblable à celle des cassettes D1. • Conserve les inconvénients du codage composite.	• Enregistre le même signal composite numérique que le D2 (sans aucune compatibilité mécanique). A donné naissance au premier caméscope numérique.	• Le seul format qui enregistre sans compression le signal 4:2:2 sur 10 bits. • Peut travailler au choix à 13,5 MHz sur 10 bits (720 pts/l en 4/3) ou à 18 MHz sur 8 bits (960 pts/l en 16/9).	• Le format de référence en production et postproduction TV.

7.13 Le DV *(Digital Video)*

En 1993, Matsushita, Philips, Sony et Thomson annoncent qu'ils adopteront un cahier des charges commun pour développer le premier format d'enregistrement vidéo numérique SD destiné au grand public. Plus d'une cinquantaine d'autres sociétés actives dans ce secteur viendront rapidement rejoindre ce consortium historique dans le monde de l'audiovisuel. Initialement appelé « DVC » *(Digital Video Cassette)* pour finalement devenir « DV » *(Digital Video)*, ce format universel s'appuie sur deux paramètres clés : un codec de compression normalisé de type M-JPEG de ratio 5:1 et une nouvelle famille de cassettes compactes utilisant une bande 1/4" (6,35 mm). Du fait de sa normalisation, le codec DV et ses variantes sont supportés en natif par de nombreux équipements d'acquisition et systèmes de montage non linéaire. Le DV offre une qualité d'image assez satisfaisante, comparable à celle du Betacam SP (avec un rapport S/B de 54 dB, contre 51 dB en Betacam SP). C'est donc un grand bond en avant que ce format fait faire aux utilisateurs amateurs, qui étaient habitués, au mieux, au S-VHS et au Hi8. Le DV enregistre séparément les composantes de luminance et de différence de couleurs, ce qui, d'une part, garantit une bande passante plus élevée aux signaux et, d'autre part, supprime tout risque d'interférence entre eux. Qui plus est, le DV étant un format totalement numérique, il supporte les copies directes sans aucune dégradation, ce qui est une première dans le domaine grand public. Les problèmes de *drop-out*, particulièrement irritants en analogique, sont définitivement éliminés grâce à la correction d'erreurs. Quant à la compression de taux 5:1, on peut dire qu'elle est suffisamment modérée pour ne pas provoquer d'artéfact visible sur l'image en acquisition (on ne parle pas ici des pertes introduites par les cycles de compression/ décompression successifs). L'audio n'est pas en reste puisque le format DV autorise au choix l'enregistrement de deux canaux pleine bande à 48 kHz/16 bits, ou de quatre canaux à 32 kHz/12 bits, avec une quantification non linéaire.

Ce format grand public offrait des performances d'un niveau si élevé qu'il était très tentant d'en faire bénéficier les utilisateurs professionnels et broadcast. Panasonic, JVC et Sony ont rapidement pris conscience des atouts du DV pour les applications de reportage (compacité, qualité et coût d'exploitation), mais aussi, via des améliorations significatives, pour la production en studio. Ces constructeurs en ont fait diverses déclinaisons en définition standard (DVCAM, DVCPRO25, DVCPRO50, Digital-S) et en haute définition (DVCPRO HD), toutes basées sur le même moteur de compression, mais bénéficiant de quelques évolutions, notamment sur le plan de la robustesse et des possibilités de montage.

7.13.1 *Le signal vidéo du DV*

Dans les systèmes 625/50, le DV traite une image de définition standard en 720 × 576 et échantillonne le signal vidéo en 4:1:1. Dans les systèmes 525/60, la définition de l'image est de 720 × 480 et la structure d'échantillonnage en 4:2:0. Ce choix s'explique par le fait que les systèmes à 525 lignes ayant une définition verticale déjà assez faible auraient mal supporté d'être en plus amputés de la moitié des points de chrominance en vertical. Dans les deux cas, l'image peut être de ratio 4/3 ou 16/9 (par étirement des pixels). Rappelons que, par rapport au 4:2:2, la définition de la chrominance est réduite de moitié dans le sens horizontal en 4:1:1 et dans le sens vertical en 4:2:0. Ces modes d'échantillonnage 4:1:1 et 4:2:0 conviennent parfaitement pour les applications grand public, semi-professionnelles et de reportage news/sport. En revanche, elles offrent des performances assez limitées en postproduction broadcast, du fait de leur bande passante réduite en chrominance, ainsi que de l'accumulation progressive des artéfacts de compression en multigénération. Dans les deux cas, le sous-échantillonnage des signaux de chrominance permet de réduire de 25 % le débit du signal vidéo, avant même le processus de compression. Il passe ainsi de 216 Mbits/s (4:2:2) à 162 Mbits/s (4:2:0 et 4:1:1), avec une profondeur de codage de 8 bits. Par ailleurs, si l'on ne tient compte que des parties utiles du signal, hors suppression horizontale et verticale, le débit avant compression est de 124 Mbits/s.

Il est réduit dans un facteur 5:1 par un codec normalisé, reprenant, dans ses principes, les techniques du M-JPEG.

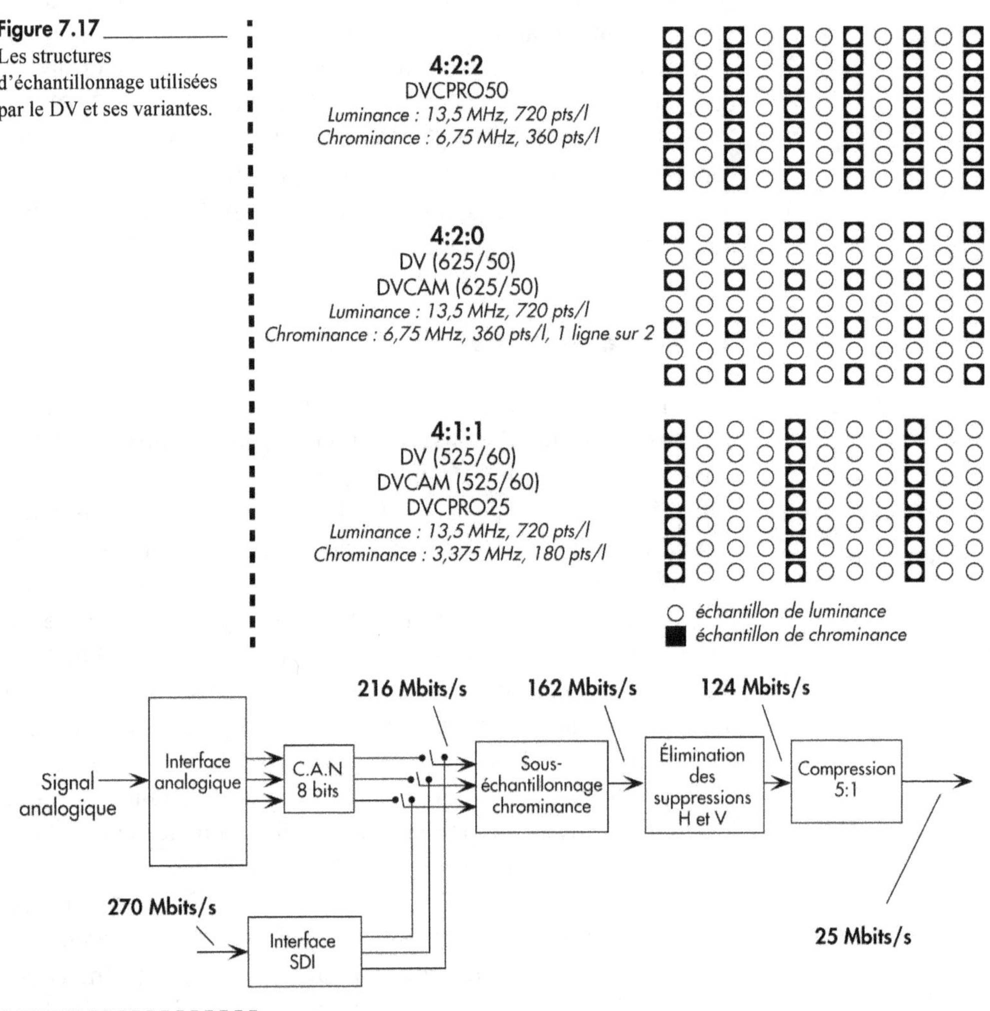

Figure 7.17
Les structures d'échantillonnage utilisées par le DV et ses variantes.

Figure 7.18
Allègement du débit vidéo avant la compression DV.

Pour optimiser le schéma de réduction de débit par rapport au contenu de la scène, une détection de mouvement est effectuée entre les deux trames d'une image. S'il y a peu de mouvement d'une trame à l'autre, la compression est réalisée sur l'ensemble de l'image, sur des blocs de 8 × 8, en exploitant la redondance inter-trame, ce qui permet une meilleure efficacité de compression. Si, en revanche, le mouvement d'une trame à l'autre est assez prononcé, la compression est effectuée séparément sur chaque trame, sur des blocs de 8 × 4. Mais en aucun cas il n'est procédé à une estimation de mouvement entre images successives. Le codage DV est donc un codage intra-image, qui laisse chaque image indépendante des autres et se prête sans aucune difficulté au montage.

Tout le traitement de compression et de décompression DV est implémenté sur un unique circuit intégré, qui réduit le débit du signal 4:1:1 ou 4:2:0 à 25 Mbits/s. Cependant, l'association de deux circuits codecs DV, fonctionnant en parallèle, permet de travailler sur un signal 4:2:2 et d'obtenir un débit de 50 Mbits/s pour la production plus haut de gamme. Mieux, quatre codecs DV peuvent se partager la compression d'un signal à haute définition et produire, dans des conditions équivalentes, un flux à 100 Mbits/s. Le DV est aujourd'hui l'épine dorsale des formats DVCAM, DVCPRO25, DVCPRO50 en définition standard, ainsi que du DVCPRO HD en haute définition.

7.13.2 *La structure d'enregistrement*

L'empreinte de la bande en DV est donnée sur le premier schéma de la figure 7.19. On y remarque l'absence de toute piste longitudinale d'asservissement, de time code et de repérage audio. Toutes ces informations sont en effet enregistrées sur les pistes obliques par les têtes tournantes. L'asservissement est réalisé à l'aide de deux fréquences pilotes. Les informations de time code, inscrites sur les pistes hélicoïdales, sont lisibles à toutes les vitesses.

Comme tous les formats vidéo numériques, le DV fait appel au processus de segmentation, qui consiste à découper une image en plusieurs segments et à enregistrer chaque segment sur une piste. Une image est découpée en 10 segments dans les systèmes à 525 lignes (elle s'étale donc sur 10 pistes) et en 12 segments dans les systèmes à 625 lignes (répartition sur 12 pistes). Dans

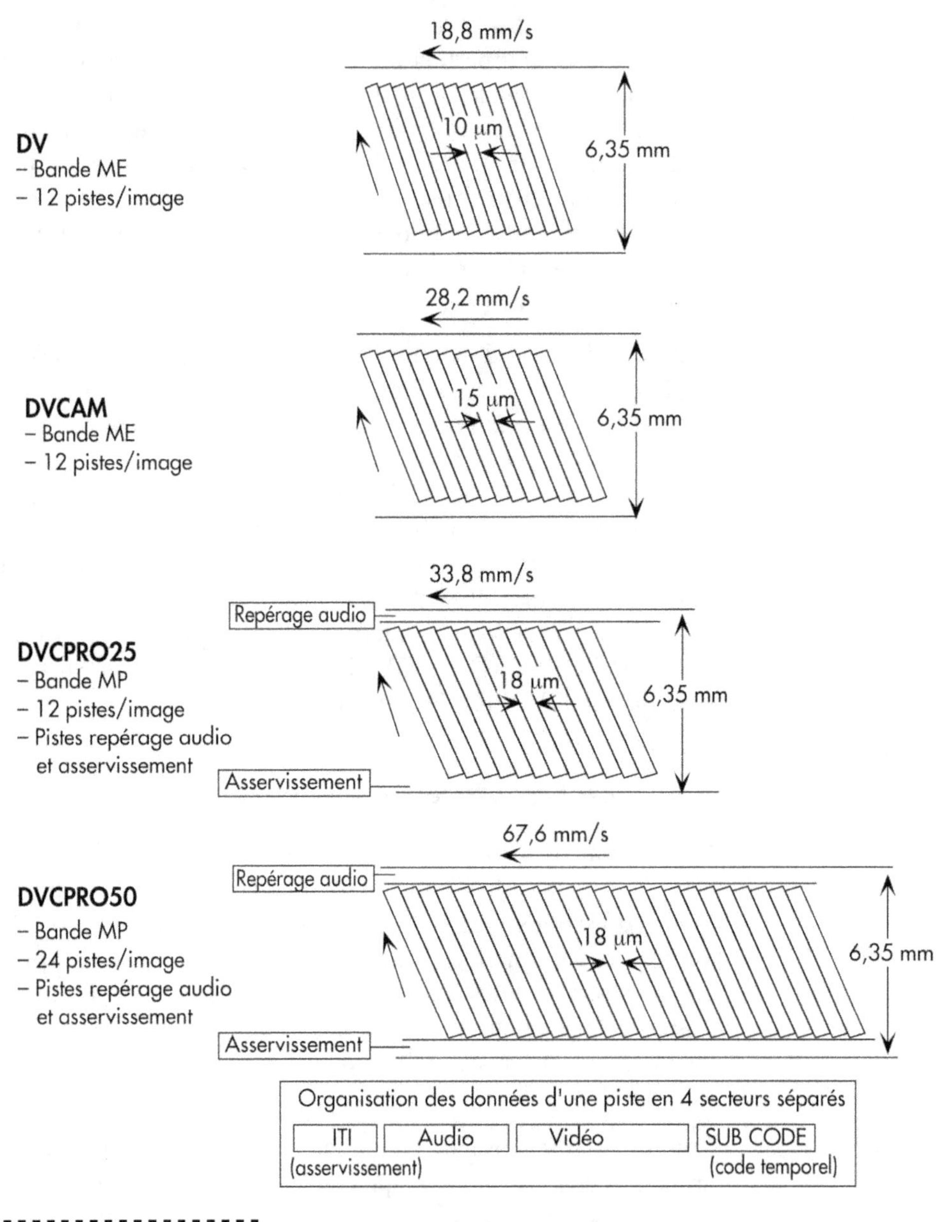

Figure 7.19

Empreinte de la bande en DV, DVCAM, DVCPRO (625/50).

les deux cas, 300 pistes sont inscrites en une seconde (10 pistes × 30 i/s en 525 lignes, et 12 pistes × 25 i/s en 625 lignes). Les pistes, dont l'angle d'azimut alterne de ±20°, sont longues d'environ 33 mm et inclinées de 9° par rapport à l'axe de la bande. Chaque piste hélicoïdale est divisée en 4 secteurs contenant, dans l'ordre, les données pilotes de suivi de piste ITI *(Insert and Tracking Information)*, l'audio, la vidéo et le time code. Un intervalle de garde sépare tous les secteurs afin de faciliter l'insert audio/vidéo et de s'accommoder des erreurs de timing durant les opérations de montage.

La bande défile très lentement, à moins de 2 cm/s, et s'enroule à 180° autour d'un tambour de 2,1 cm de diamètre. Le tambour porte deux têtes diamétralement opposées, qui assurent à elles seules l'enregistrement de tous les signaux, et effectue 150 rotations par seconde.

7.13.3 *Les cassettes DV et MiniDV*

La phénoménale compacité du format DV s'explique en grande partie par sa densité d'enregistrement, qui est de 0,45 Mbit/mm^2, soit 30 fois plus qu'en Betacam SP, 15 fois plus qu'en Digital Betacam et 2 fois plus qu'en Hi8. Il s'agit là de la densité d'enregistrement la plus élevée jamais obtenue sur une bande magnétique. La bande est composée d'une double couche de Métal Évaporé (cobalt pur) recouverte d'un revêtement protecteur. Deux tailles de cassettes sont disponibles, offrant des durées maximales de 60 minutes (taille S : 66 × 48 mm) pour les caméscopes et 270 minutes (taille L : 125 × 78 mm) pour les magnétoscopes. Un mode Long play est souvent disponible sur les appareils DV, portant les durées d'enregistrement respectivement à 45 et 90 minutes. Signalons, enfin, que les cassettes de taille S sont communément appelées « MiniDV ». Certaines cassettes DV sont équipées, sur leur boîtier, d'une puce mémoire qui peut contenir une sorte de table des matières du tournage, avec notamment la date et l'heure d'enregistrement, les index, mais également les valeurs des réglages caméra comme l'ouverture du diaphragme ou la vitesse d'obturation.

7.14   Le DVCAM

Le format DVCAM est une déclinaison du DV, lancée par Sony en 1996 à destination des marchés semi-professionnel et broadcast (essentiellement pour les news). Initialement conçu pour la bande magnétique, le DVCAM a évolué vers le mode non linéaire puisque c'est aussi l'un des codecs géré par la famille XDCAM, utilisant comme support sur le disque optique Professional Disc ou la carte mémoire SxS.

Le DVCAM utilise les mêmes cassettes, la même bande, la même compression et la même structure d'enregistrement que le DV. Le seul point qui différencie le DVCAM du DV est l'accroissement de 50 % de la vitesse de défilement linéaire de la bande. La largeur des pistes passe ainsi de 10 à 15 µm, ce qui se traduit par une diminution de la densité d'informations sur la bande, minimisant ainsi les risques de *drop-out*. Le DVCAM est plus robuste que le DV et mieux adapté aux travaux de montage. Pour le reste, tout est identique, si bien que la compatibilité DV/DVCAM est totale dans les deux sens, sur la plupart des produits, en enregistrement comme en lecture. Si un enregistrement DVCAM peut être réalisé sur une cassette DV, Sony propose néanmoins une famille de cassettes estampillées « DVCAM ». Elles se distinguent notamment par la capacité supérieure de leur puce mémoire. En DVCAM, les durées d'enregistrement sont inférieures d'1/3 car la bande défile plus rapidement, ce qui donne un maximum de 40 minutes sur les petites cassettes et de 184 minutes sur les grandes. Par ailleurs, ce format bénéficie de la fonction *pre-read*, très appréciée en montage news, permettant d'utiliser le signal enregistré sur la bande comme source lors d'un montage en insert. Autre point important à souligner : tous les appareils DVCAM, y compris les caméscopes, acceptent les deux tailles de cassettes DVCAM, sans adaptateur.

7.15 Le DVCPRO25 (D7)

Le DVCPRO25 (normalisé sous la dénomination « D7 ») est, tout comme le DVCAM de Sony, une déclinaison vers le haut du DV, proposée cette fois par Panasonic en 1995. S'il s'appuie lui aussi sur les spécifications de base du DV, le DVCPRO25 présente davantage de différences par rapport à la version grand public que le DVCAM, ce qui le positionne un cran au-dessus. Rien n'a été changé en ce qui concerne le format de la bande et le codec de compression, mais des modifications ont été apportées sur la structure d'échantillonnage, la densité d'enregistrement et la formulation de l'enduction magnétique de la bande. Tout cela a été réalisé en maintenant une compatibilité en lecture avec les cassettes DV et DVCAM. S'ils ont initialement été créés pour des formats à cassettes, le codec DVCPRO et toutes ses déclinaisons sont également exploités par les formats non linéaires basés sur la carte mémoire flash P2 dont il est question plus loin.

Contrairement au DVCAM, qui suit les spécifications du DV en matière de procédure d'échantillonnage (4:2:0 en 625/50 et 4:1:1 en 525/60), le DVCPRO25 travaille uniquement en 4:1:1, quel que soit le standard de balayage. Panasonic justifie son choix en argumentant que le 4:1:1 supporte mieux la multigénération que le 4:2:0, l'estimation de mouvement qui s'effectue sur les deux trames étant plus efficace.

Alors que le DV/DVCAM est exempt de piste longitudinale, le DVCPRO25 en traite deux, une pour l'asservissement, l'autre pour le repérage audio. Cette dernière est également exploitable en tant que troisième voie audio, mais il faut savoir que sa bande passante est limitée à 6 kHz par la faible vitesse de défilement linéaire. Quant au système de suivi de piste, le principe des fréquences pilotes enregistrées sur les pistes obliques (DV/DVCAM) n'a pas été retenu pour le DVCPRO25. Panasonic lui a préféré un procédé plus classique reposant sur la traditionnelle piste longitudinale d'asservissement pour garantir des temps de *preroll* faibles en montage. Les signaux de time code sont pour leur part enregistrés par les têtes rotatives dans les secteurs dédiés, comme en DV/DVCAM.

La vitesse de défilement de la bande a été augmentée de 80 % par rapport au DV, la largeur des pistes passant de 10 µm à 18 µm (elle prend ainsi la même valeur qu'en D3 et D5). La diminution de la densité d'enregistrement qui en découle confère au format une meilleure résistance aux *drop-out* et, plus généralement, une plus grande fiabilité d'exploitation. C'est l'un des atouts essentiels du DVCPRO25 par rapport au DV et au DVCAM. À signaler par ailleurs la possibilité d'une lecture à 4× la vitesse pour accélérer le temps de transfert des rushs vers une station de montage non linéaire.

Concernant les cassettes, rappelons que le DV et le DVCAM utilisent tous deux les mêmes tailles, une grande, L, et une petite, S. Le DVCPRO25 ne conserve pour sa part que la grande et en utilise une moyenne, M, qui lui est propre. Malgré l'augmentation de la vitesse de défilement linéaire, la durée maximale de la grande cassette est, comme en DVCAM, de 184 minutes (grâce à l'utilisation d'une bande plus fine), tandis que celle de la moyenne est de 63 minutes. Les magnétoscopes DVCPRO25 peuvent cependant relire les petites cassettes DV/DVCAM grâce à un adaptateur mécanique (mais ils ne peuvent pas enregistrer sur ces petites cassettes).

Enfin, en matière de formulation de la bande magnétique, Panasonic a préféré les particules métalliques au Métal Évaporé du DV/DVCAM, toujours pour des questions de robustesse. Ces particules forment une couche magnétique de seulement 0,2 µm, soit la plus fine qui ait jamais existé sur une bande de type MP. L'épaisseur totale de la bande DVCPRO est supérieure de 25 % à celle du DV, soit 8,8 µm au lieu de 7 µm.

7.16 Le DVCPRO50

Le DVCPRO50 est une évolution du DVCPRO25, lancée en 1997 par Panasonic sur le marché de la production et la postproduction broadcast plus haut de gamme sur cassette. Il constitue aujourd'hui également l'un des codec de la gamme P2 à carte mémoire de Panasonic et est intégré en natif par de nombreuses stations de montage non linéaire.

Le traitement vidéo du DVCPRO50 est optimisé, avec notamment un échantillonnage du signal en 4:2:2 au lieu de 4:1:1. La définition en chrominance devient donc compatible avec les opérations complexes de postproduction faisant notamment intervenir du chromakey et de la multigénération. Par ailleurs, le taux de compression a été réduit de 5:1 à 3,3:1, la vitesse de défilement de la bande a été doublée par rapport au DVCPRO25, passant de 33,8 à 67,6 mm/s, et le débit vidéo a été porté de 25 à 50 Mbits/s. La largeur des pistes vidéo reste la même qu'en DVCPRO25, soit 18 µm, mais la densité d'enregistrement est réduite de moitié car chaque image est segmentée sur 24 pistes au lieu de 12. Ainsi, le DVCPRO50 est sensiblement plus robuste que le DVCPRO25 et offre des performances supérieures en lecture à vitesse variable. La qualité d'image délivrée par le DVCPRO50 est en outre identique à celle du Digital Betacam en première génération, similaire à la 4e génération et légèrement inférieure à la 7e génération.

Pour compresser un signal 4:2:2 dans un facteur 3,3:1, le DVCPRO50 utilise deux circuits intégrés DV travaillant en parallèle, chacun sur un signal 2:1:1. Les équipements DVCPRO50 sont tous bistandards : ils peuvent fonctionner indifféremment à 25 ou 50 Mbits/s, en enregistrement comme en lecture, par simple commutation. À 50 Mbits/s, les durées maximales d'enregistrement permises par les deux tailles de cassettes sont de 31 et 93 minutes.

Tableau 7.5

Les différences fondamentales entre les quatre formats de la famille DV en définition standard.

	DV			DVCAM			DVCPRO25			DVCPRO50		
	Signal	Pistes	Bande	Signal	Pistes	Bande	Signal	Pistes	Bande	Signal	Pistes	Bande
625/50	4:2:0	10 µm	ME	4:2:0	15 µm	ME	4:1:1	18 µm	MP	4:2:2	18 µm	MP
525/50	4:1:1	10 µm	ME	4:1:1	15 µm	ME	4:1:1	18 µm	MP	4:2:2	18 µm	MP

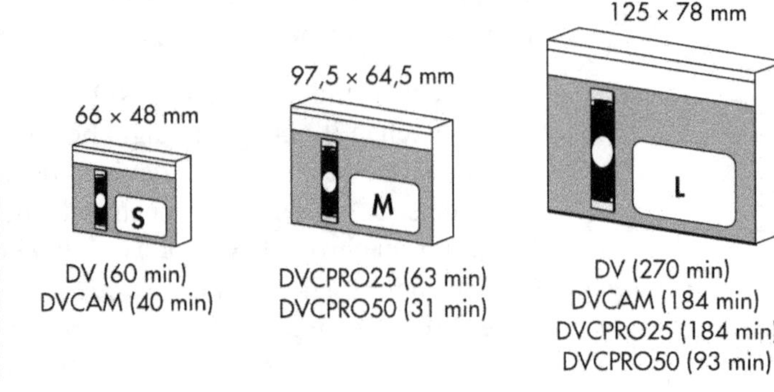

Figure 7.20
La famille de cassettes 1/4"
et leurs durées maximales.

7.17 Le Digital-S (D9)

Le Digital-S 9 est un format lancé en 1995 par JVC, en concurrence directe avec le Digital Betacam. Également appelé « D9 » en 1999 par la SMPTE, ce format numérique à cassettes 1/2" reprend la mécanique du S-VHS avec lequel il est compatible en lecture. Il enregistre un signal 4:2:2 SD quantifié sur 8 bits, soumis à une compression numérique de rapport 3,3:1 seulement, réduisant son débit à 50 Mbits/s. Le codec de compression de type M-JPEG est le même que celui du DVCPRO50 et fait appel à deux circuits DV travaillant chacun en parallèle sur un signal 2:1:1. Les quatre canaux audio échantillonnés à 48 kHz et codés sur 16 bits sont enregistrés à plein débit sur les pistes obliques.

La cassette D9 possède les mêmes dimensions qu'une cassette VHS ; une protection empêche toutefois son chargement dans une machine analogique. Bien que les spécifications des deux formats soient radicalement différentes, la mécanique de transport est globalement identique. La vitesse de défilement de la bande est un peu plus de deux fois plus élevée, et la vitesse de rotation du tambour de diamètre 62 mm (comme en S-VHS) est triplée : elle passe de 1 500 à 4 500 tr/min. Deux paires de têtes diamétralement opposées sur le tambour inscrivent 12 pistes obliques par image en 625/50 (10 en 525/60). Leur largeur est de 20 µm seulement, contre 49 µm en S-VHS, et leur enregistrement est effectué avec un angle d'azimut alterné de ±15°.

Chaque piste est divisée en cinq secteurs qui portent séparément les informations vidéo, audio et les données auxiliaires. Le montage à l'image près est ainsi possible en mode d'insertion indépendamment sur la vidéo et sur les quatre voies audio numériques. Des têtes d'effacement rotatives montées sur le tambour effacent tout signal présent avant d'en enregistrer un nouveau. Trois pistes longitudinales sont utilisées pour enregistrer un signal d'asservissement CTL portant une impulsion par image, ainsi que deux canaux audio optionnels pour le repérage. Le tambour du D9 comporte des têtes de lecture avancées assurant la fonction *pre-read*. Le signal enregistré sur la bande peut ainsi être utilisé comme source lors d'un montage en insert.

JVC a décliné ce format en une version à haute définition baptisée « D9-HD ». Le nombre de têtes est alors doublé pour enregistrer un débit de 100 Mbits/s, avec huit pistes audio.

Le D9 et le D9-HD ne sont aujourd'hui quasiment plus utilisés, à l'exception peut-être de quelques rares chaînes de news aux États-Unis et en Asie.

7.18 Le Betacam SX

Introduit en 1996 par Sony, le Betacam SX est une version numérique du Betacam SP, moins onéreuse que le Digital Betacam. Il repose sur un transport de bande 1/2" et utilise les mêmes cassettes que le Betacam analogique avec lequel il est compatible en lecture. Bien que la production de machines Betacam SX ait été arrêtée, quelques chaînes de news continuent d'exploiter ce format à travers le monde.

7.18.1 *La compression inter-images MPEG-2 422*

Le Betacam SX utilise une compression MPEG-2 422 inter-images, c'est-à-dire avec pour particularité d'exploiter les redondances temporelles entre les images vidéo. Le codage s'effectue

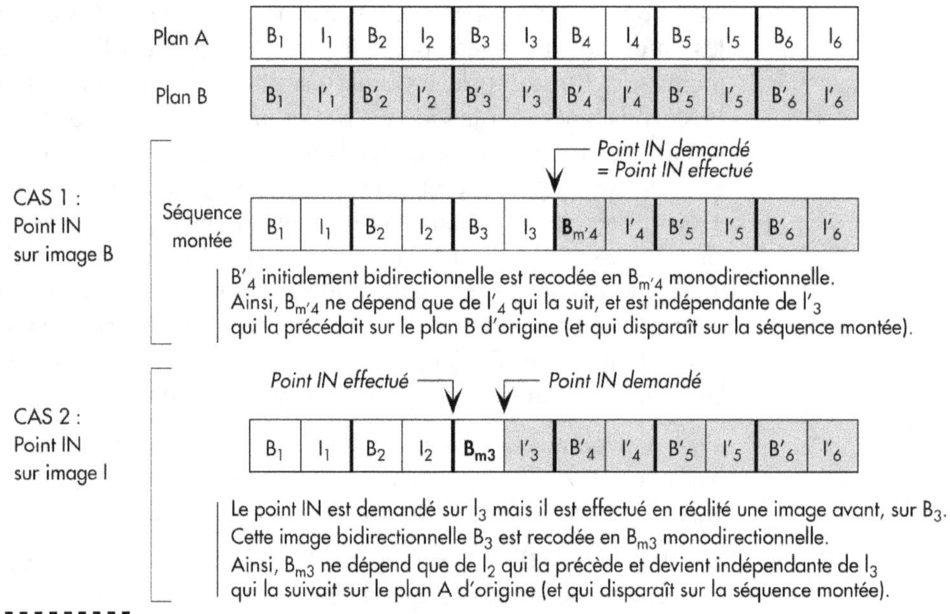

Figure 7.21

Le montage à l'image près en MPEG-2 avec une séquence IB (Betacam SX).

en effet sur des groupes de deux images, l'une étant Intra (entièrement décrite par elle-même) et l'autre Bidirectionnelle (interpolée à partir des deux images I qui l'encadrent). L'utilisation d'une telle séquence I, B permet d'obtenir un débit égal à 70 % de celui qui découlerait d'un codage intra-image (de type DV ou M-JPEG), avec une qualité d'image équivalente. C'est cet argument qui a incité Sony à opter pour cette solution, en dépit d'une certaine complexité engendrée pour assurer une précision de montage à l'image. Il est en effet impératif de rendre possible l'accès individuel à chaque image, malgré le fait que certaines sont codées en fonction d'autres. La technique imaginée pour résoudre ce problème consiste à toujours lire et enregistrer un groupe entier d'images I, B et de transformer, quand cela est nécessaire, une image bidirectionnelle en une image monodirectionnelle (fig. 7.21). Plus précisément, si un point de montage doit être effectué au milieu d'un GOP, l'image B concernée est préalablement recodée en incluant les données de l'image I dont elle doit être désolidarisée. Cette opération implique que le codeur soit en possession des deux images I encadrant l'image B considérée, ce qui est rendu possible grâce aux têtes de lecture avancée présentes sur le tambour. L'alternance des images I et B est alors maintenue tout au long du programme.

L'efficacité d'un codage MPEG-2 inter-images permet d'atteindre un taux de compression de 10:1. Le signal vidéo est réduit à un débit de seulement 18 Mbits/s, tout en conservant une structure 4:2:2. Si l'on ajoute à cela les quatre pistes audio (16 bits, 48 kHz) et les données supplémentaires de correction d'erreurs, le débit total enregistré en Betacam SX s'élève à 40 Mbits/s. L'ensemble des fonctions de codage, estimation de mouvement et décodage, ont été implémentées sur un jeu de trois circuits intégrés.

7.18.2 *La bande et les têtes*

Chaque image est segmentée en douze pistes dans les systèmes à 625 lignes et en dix pistes dans les systèmes à 525 lignes. La grande efficacité du codec de compression MPEG-2 422 a permis de réduire quasiment de moitié la vitesse de défilement de la bande par rapport au Digital Betacam.

Figure 7.22 _______
L'empreinte de la bande en Betacam SX.

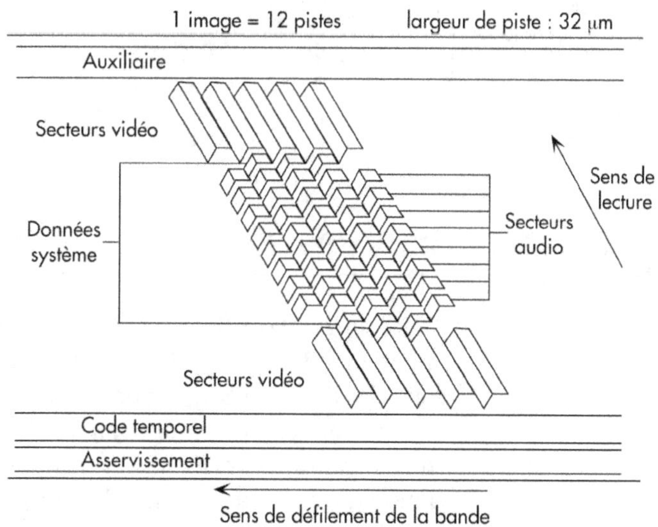

Le Betacam SX est un format particulièrement robuste, capable de s'accommoder d'une formulation de bande assez simple et, qui plus est, d'utiliser pour l'enregistrement les cassettes Betacam SP classiques à particules métalliques. Sony a cependant proposé une gamme de cassettes optimisées pour le format SX, se distinguant par leur boîtier jaune vif. Le coût horaire d'enregistrement est typiquement réduit de moitié par rapport à l'analogique, la durée d'enregistrement étant doublée en SX. Ainsi la capacité maximale est portée à 62 minutes avec une petite cassette et à 184 minutes avec une grande cassette.

Le Betacam SX est un format exempt de tout système de suivi de piste précis en lecture. Il utilise en effet la technique *Multiple Head Tracking*, employant deux têtes décalées qui produisent un « faisceau » de lecture beaucoup plus large que la piste parcourue. Toutes les informations de la piste sont donc récupérées, même dans le cas où celle-ci est déformée. De plus, ce système permet une lecture variable sur une plage ±1, éliminant ainsi la nécessité de recourir à des têtes DT *(dynamic tracking)*, ce qui réduit là encore le coût de fabrication du tambour.

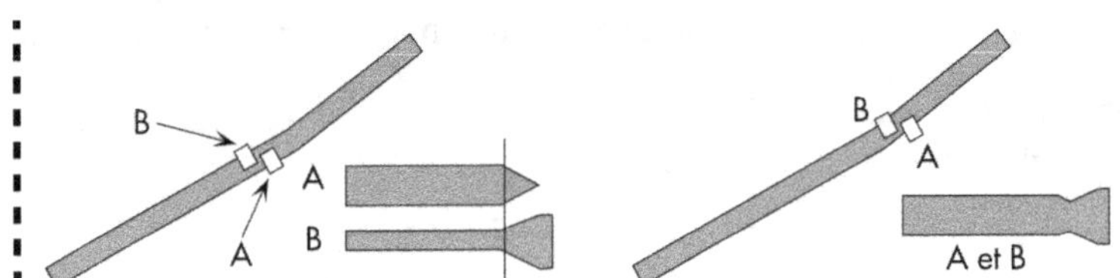

Figure 7.23
En Betacam SX, deux têtes décalées assurent la récupération de toutes les données des pistes vidéo, malgré leurs déviations éventuelles.

7.19 Le MPEG-IMX (D10)

Lancé en 2000 par Sony, le MPEG-IMX, normalisé sous la dénomination « D10 » par la SMPTE, se positionne à mi-chemin entre le Betacam SX (reportage news) et le Digital Betacam (production et postproduction haut de gamme). Il offre une compatibilité en lecture avec la totalité des formats Betacam analogiques et numériques de Sony (sur certaines machines). Initialement conçu autour de la cassette 1/2", ce format est devenu dans un second temps l'un des deux codecs (avec le DVCAM) constituant la famille non linéaire XDCAM, basée sur le disque optique et la carte mémoire. Il est supporté en mode natif par les stations de montage les plus courantes.

7.19.1 *Un codec MPEG-2 422 intra-image*

Le codec MPEG-IMX *(Interoperable Mpeg eXchange)* traite le signal 4:2:2 sur 8 bits, qu'il soumet à une réduction de débit MPEG-2 422 opérant en mode intra-image. Le MPEG-IMX existe en 3 variantes qui se distinguent par le taux de compression appliqué au signal vidéo :

• IMX 50, taux de compression 3,3:1, débit 50 Mbits/s ;

• IMX 40, taux de compression 4,2:1, débit 40 Mbits/s ;

• IMX 30, taux de compression 5,6:1, débit 30 Mbits/s.

De ces trois versions, seule celle à 50 Mbits/s est gérée par les magnétoscopes et caméscopes à bande. Les supports non linéaires offrent quant à eux le choix entre les trois taux de compression. Dans tous les cas, le processus de réduction de débit du MPEG-IMX se restreint à l'élimination des redondances spatiales présentes à l'intérieur de chaque image et ne tient pas compte des similitudes entre images successives. Chaque image est donc traitée individuellement par un codec de type M-JPEG. La qualité de l'image du MPEG-IMX est visuellement quasiment identique à celle du Digital Betacam jusqu'à sept cycles de décodage/encodage, ce qui est suffisant pour la plupart des productions courantes. Rappelons toutefois que le Digital Betacam affiche des caractéristiques techniques sensiblement supérieures à celles du IMX, d'une part parce qu'il travaille sur 10 bits et non 8 (ce qui est très significatif en postproduction), d'autre part parce que sa compression, également intra-image, s'effectue dans un rapport de 2:1 au lieu de 3,3:1.

7.19.2 *La compatibilité avec la famille Betacam*

Pour mettre au point un magnétoscope capable de relire tous les formats Betacam analogiques et numériques, Sony a dû revoir son transport de bande 1/2". La gamme MPEG-IMX intègre donc une plate-forme mécanique entièrement reconçue, dont l'un des principaux atouts est un gain substantiel en volume. Les magnétoscopes de studio à ce format se présentent dans un coffret plus compact (moins haut). Si le format MPEG-IMX a techniquement été conçu pour relire tous les formats Betacam, les niveaux de compatibilité offerts varient cependant en fonction des modèles de machines. Dans tous les cas, les formats analogiques et numériques relus sont codés en MPEG-2 422. La commutation des circuits de lecture s'effectue automatiquement lors du chargement de la cassette.

7.19.3 *Les caractéristiques techniques*

Les magnétoscopes MPEG-IMX utilisent un tambour de têtes de même diamètre que le Digital Betacam et que le Betacam SX. La vitesse de défilement de la bande est de seulement 5,4 cm/s, soit la plus faible de toute la famille Betacam, la vitesse de rotation du tambour est réduite de 75 à 50 tours/s, et la largeur des pistes vidéo n'est que de 21,7 µm (une image est segmentée sur huit pistes hélicoïdales). Le MPEG-IMX enregistre soit quatre pistes audio en 48 kHz/24 bits, soit huit pistes audio en 48 kHz/16 bits. Il est ainsi le premier format capable de gérer le format multi-canal en 5 + 1, avec en plus la possibilité d'enregistrer un mixage stéréo classique sur les deux pistes restantes. Le MPEG-IMX bénéficie de la fonction *pre-read* et permet une lecture à vitesse variable sur une plage -1 à +3 fois (comme le Digital Betacam). À l'instar de tous les formats Betacam, il existe deux tailles de cassettes MPEG-IMX identifiables par la couleur verte de leur boîtier (le Betacam SP est gris, le Digital Betacam est bleu et le Betacam SX est jaune). Du fait de la faible vitesse linéaire, les durées maximales offertes sont particulièrement élevées : 72 minutes sur une petite cassette (S) et 220 minutes sur une grande cassette (L).

7.19.4 *Le transfert des enregistrements en réseau*

Avec le format MPEG-IMX, Sony a introduit le concept d'« e-VTR », en intégrant à ses magnétoscopes une carte réseau et en leur attribuant une adresse IP. Le contenu de n'importe quelle cassette Betacam, Betacam SP, MPEG-IMX ou Digital Betacam peut ainsi être directement converti en fichiers MXF *(Material eXchange Format)* et transféré via un simple connecteur RJ-45 sur un réseau informatique standard. Les fichiers s'échangent alors entre les machines par un simple glisser-déposer depuis une interface graphique dédiée. L'un des atouts de cette technologie, qui associe les opérations linéaires (bande) et asynchrones (fichier), est d'autoriser des transferts simultanés depuis plusieurs machines vers un même serveur. Les cassettes traitées par ce procédé doivent cependant préalablement être indexées sur une station informatique dédiée. Les données identifiant le nom de chaque séquence, ainsi que ses codes d'entrée et de sortie, sont organisées sous la forme d'un label appelé « Tele-File ». Celui-ci est stocké sous forme de données auxiliaires (métadatas) sur une puce contenue dans l'épaisseur d'une étiquette collée sur le boîtier de la cassette.

Pour les échanges natifs, les systèmes MPEG-IMX utilisent la liaison SDTI, déclinaison en mode « données compressées » de la liaison SDI, comme c'est le cas d'ailleurs des formats DVCAM, DVCPRO et Betacam SX (à l'intérieur d'un même format). Selon les cas, le flux compressé transite à deux ou quatre fois la vitesse normale, profitant du débit de 270 Mbits/s de la liaison SDI. L'identification du type de signal est transmise par des informations supplémentaires, en en-tête des paquets de données utiles.

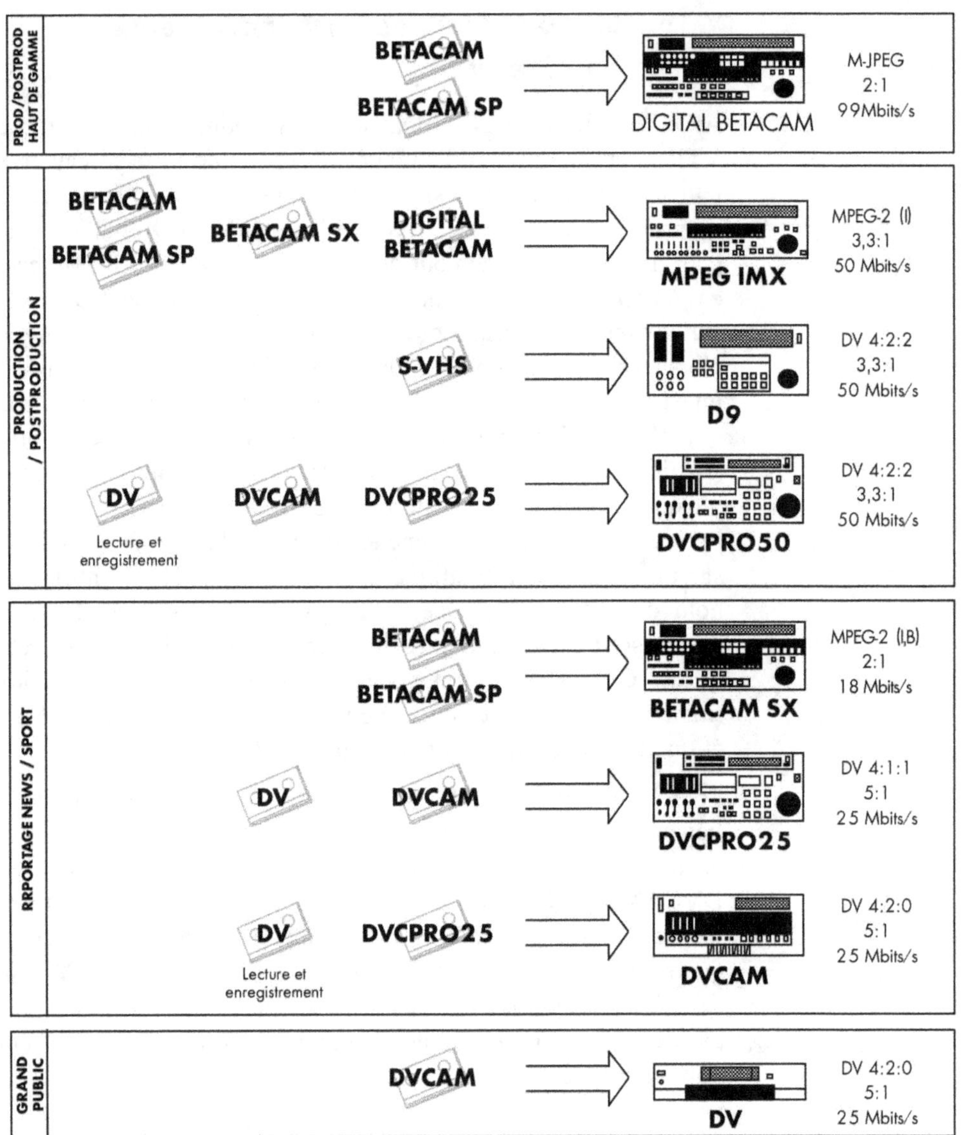

Figure 7.24

Compatibilité en lecture des formats numériques compressés en définition standard (valable sur certains modèles de machines seulement). À droite, sont indiqués respectivement, pour chaque format, le codec de compression, le taux de compression et le débit vidéo enregistré.

Tableau 7.6

Caractéristiques principales des formats numériques compressés en définition standard.

	DV	DVCAM	DVCPRO25	DVCPRO50	D9 (Digital-S)	Betacam SX	MPEG-IMX	Digital Betacam
Constructeurs	Tous	Sony, Ikegami	Panasonic, Thomson, Hitachi, Ikegami	Panasonic, Thomson, Hitachi, Ikegami	JVC	Sony	Sony	Sony
Support	Cassette 1/4" Disque dur Disque optique	Cassette 1/4" Disque dur Disque optique	Cassette 1/4" Disque dur Carte mémoire P2	Cassette 1/4" Disque dur Carte mémoire P2	Cassette 1/2"	Cassette 1/2"	Cassette 1/2" Disque dur Disque optique	Cassette 1/2"
Structure du signal	4:2:0	4:2:0	4:1:1	4:2:2	4:2:2	4:2:2	4:2:2	4:2:2
Profondeur de codage	8 bits	8 bits	8 bits	8 bits	8 bits	8 bits	8 bits	10 bits
Compression	DV 5:1	DV 5:1	DV 5:1	DV 3,3:1	DV 3,3:1	MPEG-2 Inter-image 10:1	MPEG-2 Intra-image 3,3:1	M-JPEG 2:1
Débit vidéo	25 Mbits/s	25 Mbits/s	25 Mbits/s	50 Mbits/s	50 Mbits/s	18 Mbits/s	50 Mbits/s	99 Mbits/s
Diamètre tambour	21,7 mm	21,7 mm	21,7 mm	21,7 mm	62 mm	81,4 mm	81,4 mm	81,4 mm
Rotation tambour	150 tr/s	150 tr/s	150 tr/s	150 tr/s	75 t/s	75 tr/s	50 tr/s	75 tr/s
Type de bande	Métal Évaporé	Métal Évaporé	Métal	Métal	Métal	Métal	Métal	Métal
Vitesse écriture	10,16 m/s	10,13 m/s	10,1 m/s	11,3 m/s	14,5 m/s	18,9 m/s	12,7 m/s	19,1 m/s
Vitesse bande	18,8 mm/s	28,2 mm/s	33,8 mm/s	67,6 mm/s	57,8 mm/s	59,6 mm/s	53,9 mm/s	96,7 mm/s
Largeur piste	10 µm	15 µm	18 µm	18 µm	20 µm	32 µm	21,7 µm	26 µm
Pistes audio	2 (48 kHz, 16 bits) ou 4 (32 kHz, 12 bits)	2 (48 kHz, 16 bits) ou 4 (32 kHz, 12 bits)	2 (48 kHz, 16 bits)	4 (48 kHz, 16 bits)	4 (48 kHz, 16 bits)	4 (48 kHz, 16 bits)	4 (48 kHz, 24 bits) ou 8 (48 kHz, 16 bits)	4 (48 kHz, 20 bits)
Pre-read (sur certaines machines)	non	oui	non	non	oui	oui	oui	oui
Durée maximale des cassettes	S : 60 min L : 270 min	S : 40 min L : 184 min	M : 63 min L : 184 min	M : 31 min L : 93 min	124 min	S : 62 min L : 194 min	S : 72 min L : 220 min	S : 40 min L : 124 min
Compatibilité (sur certaines machines à cassettes)	• Lit DVCAM • Lisible par DVCAM, DVCPRO25, DVCPRO50, DVCPRO-HD	• Lit DV, DVCPRO25 • Lisible par DV, DVCPRO25, DVCPRO50, DVCPRO-HD	• Lit DV, DVCAM • Lisible par DVCPRO50, DVCAM, DVCPRO-HD	• Enregistre et lit DVCPRO25 • Lit DV, DVCAM • Lisible par DVCPRO-HD	Lit S-VHS	• Lit Betacam, Betacam SP • Lisible par MPEG-IMX, HDCAM	• Lit Betacam, Betacam SP, Betacam SX, Digital Betacam • Lisible par HDCAM	• Lit Betacam, Betacam SP • Lisible par MPEG-IMX, HDCAM, HDCAM-SR
Formats concurrents (même positionnement)		DVCPRO25 Betacam SX	DVCAM Betacam SX	MPEG-IMX D9	DVCPRO50	DVCAM DVCPRO25	DVCPRO50	
Particularités	• Aucune piste longitudinale (toutes les données enregistrées sur pistes obliques). • Cassettes équipées d'une puce mémoire de 4 kbits stockant un catalogue des images enregistrées.	• Transfert 4×. • Aucune piste longitudinale (toutes les données enregistrées sur pistes obliques), comme en DV. • Cassettes équipées d'une puce mémoire.	• Transfert 4×.	• Transfert 4×.	• Transfert 2×. • Même mécanique de transport que le S-VHS.	• Transfert 4×. • Compression MPEG-2 422P inter-image avec GOP = 2. • Format *non tracking*, exempt de circuit de suivi piste. • Durées d'enregistrement 2× plus élevées qu'en Betacam analogique.	• Transfert 2×. • Compression MPEG 2 422 intra-image.	• Fait figure de référence en production/ postproduction. • Compression M-JPEG propriétaire, incompatible avec les systèmes DV et MPEG-2.

7.20 Le Digital8

Lancé en 1999 par Sony, le Digital8 est un format à cassettes grand public ayant établi une passerelle entre le DV et le 8 mm/Hi8. Le Digital8 reprend les spécifications du DV en termes de traitement vidéo et audio numérique, mais utilise comme support d'enregistrement une cassette Hi8 classique. Les deux atouts de ce format ont été, d'une part, son coût réduit comparé à celui du DV et, d'autre part, sa compatibilité en lecture avec le parc de cassettes analogiques 8 mm et Hi8 accumulées depuis 1985.

Le Digital8 enregistre le même signal vidéo 4:2:0 que le DV, c'est-à-dire avec une fréquence d'échantillonnage de 13,5 MHz pour la luminance et de 6,75 MHz pour la chrominance une ligne sur deux. Une compression intra-image DV de facteur 5:1 réduit le débit vidéo à 25 Mbits/s. Les signaux audio sont enregistrés à plein débit en PCM (modulation par codage d'impulsion), en 16 bits/48 kHz ou en 12 bits/32 kHz. Côté mécanique, le tambour, de diamètre 40 mm (comme en 8 mm), porte deux têtes diamétralement opposées pour la lecture analogique et quatre têtes à 90° pour l'enregistrement/lecture numérique. Deux régimes de rotation sont prévus pour le tambour, la sélection de l'un ou de l'autre se faisant automatiquement par une identification automatique de la cassette dès son chargement. En mode analogique, le tambour effectue 25 tr/s alors qu'en mode numérique, il tourne trois fois plus vite, à 75 tr/s.

Le Digital8 code les données identiquement au DV, avec une segmentation de l'image sur 12 pistes, mais il utilise une structure d'écriture différente. Il profite en effet de la largeur supérieure de la bande Hi8 (8 mm contre 6,35 en DV) pour inscrire les pistes numériques deux par deux, dans le prolongement l'une de l'autre. Ainsi, le système Digital8 superpose six pistes sur la partie haute de la bande et six pistes sur la partie basse. Les pistes sont plus larges qu'en DV (16,34 µm au lieu de 10 µm), mais plus fines qu'en 8 mm (34,4 µm).

Par ailleurs, la vitesse de défilement de la bande est accrue d'environ 30 % par rapport au 8 mm/Hi8. La durée maximale des cassettes est donc réduite dans les mêmes proportions.

Sony recommande exclusivement l'utilisation de bandes Hi8 pour les travaux numériques, car une bande 8 mm enregistrée en Digital8 peut poser des problèmes de lecture sur certaines machines Digital8. La compatibilité analogique/numérique est totalement transparente pour l'utilisateur. Les signaux audio/vidéo analogiques enregistrés sur une bande 8 mm/Hi8 sont convertis en numérique par un circuit interne et sont disponibles sur la sortie DV (IEEE1394) de l'appareil.

Signalons que trois fonctions offertes par les machines DV ne sont pas assurées par les équipements Digital8 : le doublage son sur la deuxième voie audio 12 bits/32 kHz, le mode longue durée (LP), ainsi que la mémoire sur le boîtier de la cassette DV, facilitant la gestion des séquences vidéo et des photos.

7.21 Le D-VHS

Lancé par JVC en 1998, le D-VHS (Data-VHS) est un format numérique grand public à cassettes basé sur la plate-forme mécanique VHS. Sa particularité est de pouvoir enregistrer directement un flux de transport MPEG-2, comme celui provenant d'une réception TV numérique (il n'est cependant pas compatible MPEG-4). Ce flux peut contenir des programmes en définition standard ou en haute définition, cryptés ou non. À la lecture, le signal peut être traité exactement comme s'il provenait d'une réception en direct, avec les fonctionnalités de choix de langue, de sous-titrage, d'enregistrement de programmes multiplexés, etc. Le D-VHS supporte l'interface IEEE1394 et assure une compatibilité descendante en lecture et en enregistrement avec les formats analogiques VHS et le S-VHS.

Le taux de transfert des données s'étend de 2 à 28,2 Mbits/s, soit un débit maximal trois fois supérieur à celui du DVD. On distingue trois modes d'enregistrement : LS (*Low Speed* : 2 à

7 Mbits/s), STD (*Standard* : 14,1 Mbits/s) et HS (*High Speed* : 28,8 Mbits/s). Ils correspondent à différentes durées d'enregistrement et, bien entendu, à plusieurs niveaux de qualité d'image.

Une cassette D-VHS se présente sous la même apparence qu'une cassette VHS conventionnelle et utilise la même bande magnétique à l'oxyde. Elle peut stocker 3,5 h d'images en haute définition, 7 h d'images en définition standard, ou encore 49 h d'images en définition réduite. La mécanique du magnétoscope D-VHS est également très semblable à celle d'un magnétoscope VHS. Plusieurs studios d'Hollywood ont commercialisé jusqu'en 2004 un catalogue de films en haute définition, sous le label « D-Theater ».

7.22 Le MICROMV

Lancé par Sony en 2001, le MICROMV aura été le plus compact des formats d'enregistrement numériques sur cassettes. Destiné au marché grand public, ce format SD est basé sur une compression MPEG-2 MP@ML de ratio 10:1, appliquée à un signal 4:2:0, avec un GOP de 12 images (comme en diffusion TV). Le débit vidéo qui en résulte est de 12 Mbits/s, soit inférieur de moitié à celui du DV. Cependant, le traitement de compression inter-images sur un GOP aussi long a un prix. Les 12 images de chaque GOP sont en effet codées les unes par rapport aux autres et sont rendues indissociables, ce qui réduit la précision du montage à la durée du GOP, soit 0,5 seconde. Aucun traitement spécifique n'a été ici implémenté aux abords des points de montage pour permettre l'accès individuel aux images, comme c'est le cas pour les formats broadcast fonctionnant également en mode inter-images. Contrairement à l'ensemble des autres formats numériques qui traitent l'audio à plein débit, le son est compressé en MPEG-1 (niveau 2), à un taux de 6:1 à 8:1, donnant un débit entre 256 et 192 kbits/s.

Ce format s'illustre par son extrême miniaturisation puisqu'il utilise une cassette de dimensions 30 % inférieures à celles d'une petite cassette DV (46 × 30 mm, contre 66 × 48 mm). Elle renferme une bande magnétique de type ME, dont la largeur est presque deux fois inférieure à celle du DV, soit 3,8 mm. Les données vidéo et audio numériques sont mélangées et enregistrées sur une même piste hélicoïdale, large de seulement 5 μm (contre 10 μm en DV). La cassette MICROMV, qui existe en un seul modèle, offre une durée d'enregistrement de 60 minutes. Elle est équipée d'une puce mémoire permettant de stocker différents paramètres comme la date de l'enregistrement, la durée de toutes les séquences, ainsi que la durée de la bande occupée et celle restante. L'une des particularités du MICROMV est d'enregistrer chaque séquence vidéo *(rec/start-rec/stop)* dans un fichier séparé. Conséquence de quoi, il faut, en lecture, 0,8 seconde à la tête pour se positionner sur le fichier suivant, ce qui présente un inconvénient de taille : à chaque changement de plan, on observe une image figée pendant 0,8 seconde. En contrepartie, cette méthode d'enregistrement par fichiers indépendants permet de créer automatiquement des imagettes d'index identifiant chaque plan (affichées sur l'écran du caméscope) et d'accéder rapidement aux séquences. En effet, l'espace de recherche est scanné à 15 fois la vitesse de lecture de façon à afficher les images indexées de chaque début de séquence. Le MICROMV utilise l'interface IEEE1394, ce qui le rend physiquement compatible avec les cartes d'acquisition informatiques DV existantes. La génération de caméscopes née avec ce format était 30 % plus compacte et plus légère que le plus petit des caméscopes DV (elle utilise des capteurs CCD de 1/6"). Mais le MICROMV n'a pas connu un grand succès et n'est plus commercialisé depuis 2006.

7.23 Le D6

Le D6 (également appelé « VooDoo ») est l'unique format à haute définition ayant vu le jour qui n'effectue pas de réduction de débit. Développé conjointement par Toshiba et Philips en 1997, ce format à cassettes est incarné par un unique et imposant magnétoscope (de la taille d'une machine à laver !), qui a longtemps été utilisé pour les travaux avant retour sur pellicule. Basé sur une bande 3/4" et dérivé du D1, le D6 enregistre la HD en 1 920 × 1 080 à diverses cadences images, en progressif et en entrelacé, et maintient intacte la définition horizontale de 1 920 pixels carrés par ligne. Il échantillonne en effet les composantes vidéo en 22:11:11 (équivalent 4:2:2), avec une profondeur de codage de 8 bits. Pour enregistrer à plein débit un tel signal à 1,2 Gbit/s (dont 920 Mbits/s alloués à la vidéo seule), le D6 répartit les données sur huit canaux parallèles, chaque canal gérant ainsi un débit de 150 Mbits/s. Il traite 12 pistes audio et offre une durée maximale de 64 minutes. Le D6 appartient désormais à l'histoire.

7.24 Le D5-HD

Le D5-HD est une extension vers la haute définition du format D5 de Panasonic. Destiné exclusivement aux applications de postproduction (il n'est pas décliné en caméscope), ce format de mastering sur cassettes a essentiellement été conçu pour l'archivage ou le transfert film. Le D5-HD traite le signal en 22:11:11 (définition de 1 920 × 1 080, pixels carrés) et fait appel à une compression propriétaire de type M-JPEG, réduisant le débit du signal vidéo de 920 à 235 Mbits/s. Le taux de compression est de 5:1 si le signal source est codé sur 10 bits, et de 4:1 si le codage est effectué sur 8 bits (les machines sont commutables à ces deux modes). Le D5-HD enregistre et lit tous les formats d'images HD et traite huit pistes audio. La durée maximale par cassette est la même qu'en D5 soit, 124 minutes. Le D5-HD est resté très confidentiel en France, mais il est encore un peu utilisé ailleurs dans le monde pour des applications de mastering.

7.25 Le DVCPRO HD

Le DVCPRO HD (également appelé « DVCPRO100 ») de Panasonic est l'extension en haute définition de la famille DVCPRO.

Comme toutes les variantes de ce format, il a d'abord été développé autour de la cassette DV avant d'évoluer vers le non-linéaire, puisqu'il constitue l'un des codecs de la famille P2, et qu'il est supporté en natif par la plupart des systèmes de montage. Le DVCPRO HD effectue un préfiltrage du signal source avant compression, réduisant dans un ratio de 1,3 la définition de la luminance et de la chrominance, qui passent respectivement à 1 220 et 610 pixels/ligne en 1080i/p, et 816 et 408 pixels/ligne en 720p. Autrement dit, la définition réelle pour un affichage en 1 920 × 1 080 est de seulement 1 440 × 1 080 pixels étirés, ce qui correspond à une structure 17,5:8,5:8,5. Quatre codecs DV sont employés pour effectuer le travail de compression dans un facteur 6,7:1, réduisant le débit enregistré à 100 Mbits/s. L'un des atouts du DVCPRO HD est d'être compatible en lecture avec tous les formats à cassettes de la famille DV à 25 ou 50 Mbits/s, y compris le DVCAM et le DV grand public. Huit pistes audio sont supportées, et la durée maximale d'enregistrement sur cassette est de 40 minutes. Le DVCPRO HD est par ailleurs décliné en une version DVCPRO HD EX *(EXtended record)*, dont la particularité est d'offrir une capacité d'enregistrement élevée à 126 minutes grâce à l'utilisation d'une cassette de taille XL. De plus, la densité d'enregistrement est doublée par rapport au DVCPRO HD « standard », grâce à l'inscription des données sur des pistes larges de seulement 9 microns (soit plus fines qu'en DV grand public) avec la présence d'intervalles de garde. La version DVCPRO HD EX n'a été commercialisée que sous la forme de magnétoscopes de studio.

7.26 Le HDCAM

Le HDCAM est un format à haute définition proposé par Sony et basé sur la plate-forme à cassettes Betacam 1/2". Compatible en lecture avec la totalité des formats Betacam (SP, SX, Digital, MPEG-IMX), il accepte les standards d'images 1080i et 1080/24p, avec une profondeur de codage de 8 bits. Il effectue avant la compression un sous-échantillonnage du signal source en réduisant à 1 440 pixels par ligne la définition de la luminance, et à 480 points par ligne celle de la chrominance. Le signal enregistré est donc de type 17:6:6, (équivalent 3:1:1). La compression est effectuée par un codec propriétaire de type M-JPEG dans un ratio de 4,4:1, qui réduit à 140 Mbits/s le débit vidéo, à quoi s'ajoutent huit pistes audio. La durée maximale d'enregistrement est de 124 minutes sur les grandes cassettes et de 40 minutes sur les petites cassettes, qui sont les seules à être acceptées par les caméscopes (ces durées sont 25 % plus élevées en mode 24p). Le HDCAM est actuellement le standard de livraison des programmes aux chaînes diffusant en HD. Mais le codec de compression HDCAM n'est supporté en natif par aucun système non linéaire, ce qui implique, à l'instar du Digital Betacam, une indispensable phase de transcodage des rushs pour postproduire un programme tourné à ce format.

7.27 Le HDCAM SR

Le HDCAM SR est une version évoluée du HDCAM de Sony, avec des améliorations majeures le destinant à la postproduction HD haut de gamme et au cinéma numérique. Initialement développé autour de la cassette, il est également devenu un format non linéaire utilisant une carte mémoire spécifique ultra haut de gamme appelée « SR Memory ». Le codec HDCAM SR est supporté en natif par les stations de montage d'Avid et d'Apple, qui gèrent donc sans transcodage les fichiers HDCAM SR encapsulés en MXF.

Le HDCAM SR traite le signal vidéo en structure 22:11:11 (4:2:2 en composantes) ou en 22:22:22 (4:4:4 en RVB) sur 10 bits, sans aucun préfiltrage en chrominance ou en luminance (les pixels restent carrés et sont tous conservés). Il utilise une compression MPEG-4 Partie 2, apparue avant le plus populaire MPEG-4 ACV/H264 Partie 10 (attention à ne pas les confondre...). Le HDCAM SR utilise la combinaison 422P@ML de MPEG-4 Partie 2 appelée « Simple Studio

Profile » ou « SStP », qui opère uniquement en intra-image. Trois modes d'enregistrement sont prévus (sur certains équipements), en fonction des capacités de stockage disponibles et de la qualité recherchée :

- le mode Lite est caractérisé par un débit de 220 Mbits/s, obtenu par taux de compression de 5,5:1 en 22:11:11 (équivalent 4:2:2) et 11:1 en 22:22:22 (équivalent 4:4:4) ;

- le mode SQ est caractérisé par un débit de 440 Mbits/s obtenu par un taux de compression de ratio 2,7:1 en 22:11:11 et 4,2:1 en 22:22:22. C'est le mode standard du format HDCAM SR ;

- le mode HQ est caractérisé par un débit de 880 Mbits/s obtenu en doublant la vitesse de défilement de la bande. Il permet soit d'enregistrer un signal 22:22:22 compressé à un taux de seulement 2:1, soit de traiter indépendamment deux flux 22:11:11 à 440 Mbits/s chacun, avec une correction d'erreurs complète appliquée aux deux signaux.

Dans sa version cassette, le HDCAM SR utilise une bande magnétique à très haute densité qui permet d'enregistrer un débit presque trois fois supérieur à celui du D5-HD. Le HDCAM SR supporte les standards d'images 1080i, 1080p et 720p, gère douze pistes audio 24 bits/48 kHz et est compatible en lecture avec les cassettes HDCAM « standard », ainsi qu'avec les cassettes Digital Betacam. Le HDCAM SR découpe chaque image en 24 pistes hélicoïdales, dans lesquelles les données sont mélangées de façon à protéger l'enregistrement contre les erreurs. Grâce à une largeur de pistes plus faible et une longueur d'onde minimale enregistrable de 0,29 micron, la densité d'enregistrement du format HDCAM SR est 3,5 fois supérieure à celle du HDCAM. Sony a mis au point pour ce format des particules métalliques ultrafines qui présentent la coercitivité la plus élevée de l'industrie. La couche magnétique, plus mince qu'en HDCAM, génère une sortie élevée de +6 dB. La durée d'enregistrement maximale en HDCAM SR est de 124 minutes sur les grandes cassettes et de 40 minutes sur les petites cassettes. Une cassette de 124 minutes contient l'équivalent de 400 Go de données.

Le HDCAM SR peut être préféré au HDCAM (bien moins coûteux) comme format de diffusion de certains programmes HD prestigieux, notamment pour sa gestion de douze pistes son, permettant de traiter deux versions audio en 5.1 (typiquement VF et VO).

La carte SR Memory

La carte SR Memory est un support de stockage non linéaire conçu spécialement pour le HDCAM SR. Disponible en plusieurs

Tableau 7.7

Les formats à haute définition de première génération à cassettes.

	DVCPRO HD	HDCAM	HDCAM SR	D5-HD	D6 (VooDoo)
Fabricants	Panasonic	Sony	Sony	Panasonic	Thomson, Toshiba
Bande	1/4"	1/2"	1/2"	1/2"	3/4"
Débit vidéo	100 Mbits/s	140 Mbits/s	440 Mbits/s	235 Mbits/s	920 Mbits/s
Compression	DV 6,7:1 + préfiltrage Y	M-JPEG 4,4:1 + préfiltrage Y&C	MPEG-4 ASP 2,7:1 (4:2:2) 4,2:1 (4:4:4)	M-JPEG 4:1 @ 8 bits 5:1 @ 10 bits	–
Standards d'image supportés	720p 1080i 24p/25p	1080i 24p/25p	1080i 24p/25p	720p 1080i 24p	1080i 24p
Résolution H	• *En 720p* : Y = 816 pixels C = 408 pixels • *En 1080i* : Y = 1440 pixels C = 720 pixels	Y = 1440 pixels C = 480 pixels	• *En 4:2:2* : Y = 1920 pixels C = 960 pixels • *En 4:4:4* : Y = 1920 pixels C = 1920 pixels	• *En 720p* : Y = 1280 pixels C = 640 pixels • *En 1080i* : Y = 1920 pixels C = 960 pixels	Y = 1920 pixels C = 960 pixels
Fréquences d'échantillonnage	Y = 47 MHz C = 23 MHz	Y = 57 MHz C = 20 MHz	• *En 4:2:2* : Y = 74 MHz C = 37 MHz • *En 4:4:4* : Y = 74 MHz C = 74 MHz	Y = 74 MHz C = 37 MHz	Y = 74 MHz C = 37 MHz
Structure vidéo*	14:7:7	17:6:6	22:11:11 ou 22:22:22	22:11:11	22:11:11
Profondeur de codage	8 bits	8 bits	10 bits	8-10 bits	8 bits
Pistes audio	8 (16 en DVCPRO HD EX)	8	12	8	12
Durée maximale	46 min (126 min en DVCPRO HD EX)	40 min 124 min	40 min 124 min	124 min	64 min
Compatibilité en lecture	DV DVCAM DVCPRO25 DVCPRO50	Betacam SP Betacam SX Digital Betacam MPEG-IMX	HDCAM Digital Betacam	D5	

* Par analogie avec le 4:2:2, en considérant comme fréquence unitaire 3,375 MHz.

capacités (256 Go, 512 Go et 1 To), elle assure un taux de transfert maximal de 5,5 Gbits/s. La carte SR Memory est composée de multiples modules mémoire rapide architecturés en RAID 5, ce qui garantit que les données soient préservées en cas de défaillance d'un module. Le codec MPEG-4 Partie 2 SStP reste le même que dans la version à cassettes, avec ses trois niveaux de codage SR-Lite (220 Mbits/s), SR-SQ (440 Mbits/s), SR-HQ (880 Mbits/s).

7.28 Le HDV

Contraction de HD et de DV, le HDV est la version haute définition du format grand public DV, dont il reprend la cassette, la mécanique de transport, le débit et l'interface IEEE1394, mais pas le schéma de compression qui est ici basé sur le MPEG-2 inter-images. À l'instar du DV, le codec HDV est également déployé dans des équipements non linéaires sur disque dur ou mémoire flash, et est supporté en natif par certaines stations de montage.

On distingue deux variantes du codec HDV :

- le HDV1 enregistre sur une cassette DV conventionnelle une image 720p (1 280 × 720), en 50i ou 50p ;

- le HDV2 travaille en 1080i/p avec une définition de 1 440 × 1 080, en 50i ou 50p.

Dans les deux cas, le codec de compression est le MPEG-2 Main Profile @ High Level 1440, opérant en mode inter-images, avec une profondeur de codage de 8 bits. Le débit vidéo du signal HD est ainsi réduit à 25 Mbits/s en 1080i/p (avec un GOP de 15 images) et à 19 Mbits/s en 720p (avec un GOP de 6 images).

Le signal enregistré en HDV dans sa version 1080i/p est de type 17:8,5:0 (équivalent 4:2:0), la luminance étant sous-échantillonnée horizontalement et la chrominance codée seulement une ligne sur deux. L'image affiche donc 1 440 pixels rectangulaires de ratio 1,33:1, comme en HDCAM, XDCAM HD, AVCHD et DVCPRO HD. Côté audio, le HDV traite deux pistes 16 bits/ 48 kHz soumises à une réduction de débit (ce n'est pas le cas du DV). La compression MPEG-1 Layer 2 opère dans un ratio de 4:1 fournissant un débit de 384 kbits/s.

S'il existe des bandes optimisées pour le HDV (meilleure fiabilité face aux *drop-out* et rémanence magnétique plus importante), les cassettes DV traditionnelles offrent des résultats tout à fait convenables. Les durées d'enregistrement en HDV sont exactement les mêmes qu'en DV, car les débits sont identiques. Les équipements HDV les plus récents intègrent un lecteur de cartes Compact Flash, permettant un enregistrement en parallèle ou indépendamment de la cassette.

Tableau 7.8
Caractéristiques du format HDV, dans ses variantes 720p, 1080i et 1080p.

	720p	1080i	1080p
Support	Cassette DV ou MiniDV, carte Compact Flash (sur certains modèles)		
Standard vidéo	720/25p, 720/50p 720/30p, 720/60p	1080/25i 1080/60i	1080/25p, 1080/24p 1080/30p
Définition	1 280 × 720	1 440 × 1 080	
Fréq. échantillonnage luminance	74,25 MHz	55,7 MHz	
***Aspect ratio* des pixels (PAR)**	Carré (1:1)	Rectangulaire (1,33:1)	
Ratio d'image	16/9		
Compression vidéo	MPEG-2 Main Profile @ High Level 1440		
Longueur du GOP	6 images	15 images	
Structure d'échantillonnage	Équivalent 4:2:0 (17:8,5:0 en 1080i/p)		
Profondeur de codage	8 bits		
Débit vidéo	19 Mbits/s	25 Mbits/s	
Compression audio	MPEG-1 Audio Layer 2, 48 kHz,16 bits		
Débit audio	384 kbits/s (192 kbits/s par canal)		
Interface	IEEE1394		
Format de transport	Train de transport MPEG-2 (MPEG-2 TS)		
Format de fichier (conteneur)	MPEG-2 (extension de fichier .m2t)		

Le montage en long GOP

Faire passer un signal HD dans la même bande passante qu'un signal DV n'était pas une mince affaire. Pourtant, le résultat est tout à fait honorable pour des applications de type reportage d'actualité ou film d'entreprise. Mais une telle performance n'a pu être obtenue qu'au prix d'une grande complexité de codage, amenée par le recours à la réduction des redondances temporelles entre les images. Si le codage MPEG-2 par longs GOP s'avère beaucoup plus efficace que celui intra-image du DV, il alourdit en contrepartie considérablement les opérations de montage. La compression MPEG-2 en séquences IBP est telle qu'une image entière I (« Intra ») n'est enregistrée que toutes les 6 ou 15 images selon le standard d'image (720p ou 1080i/p). Les autres images B ou P sont déduites par calcul et interpolation à partir de ces images I et ne sont donc pas entièrement décrites par elles-mêmes. Pour effectuer un point de montage à un endroit précis d'une séquence, et donc accéder à une image pouvant être de type B ou P, il est nécessaire de décompresser le signal MPEG-2 afin de reconstituer ces images intermédiaires B ou P. Cette opération, qui doit s'effectuer en temps réel, est assez exigeante en termes de ressources matérielles dans la station de montage informatique. La plupart des logiciels de montage supportant le HDV en mode natif effectuent ce travail de décompression et recompression uniquement sur les groupes d'images situés aux points d'édition, de manière à limiter les dégradations engendrées (assez rapidement visibles) à ces seuls endroits. L'autre alternative pour monter un programme HDV consiste à convertir les rushs en un format de postproduction intermédiaire intra-image, comme le ProRes d'Apple ou le DNxHD d'Avid. Le montage devient alors aisé, mais les fichiers ainsi codés sont beaucoup plus volumineux. On passe ainsi de 12 Go par heure (HDV natif) à entre 40 et 60 Go par heure…

7.29 La famille XDCAM

Le XDCAM désigne une ligne d'équipements d'acquisition et d'enregistrement lancée par Sony en 2004, utilisant pour support de stockage le disque optique ou la carte mémoire flash.

Le disque optique, dont l'appellation commerciale est « Professional Disc » (voir également la section 7.2.5) reprend les spécifications du Blu-ray, avec son laser bleu de longueur d'onde 405 nm. Le Professional Disc existe en versions simple couche (23 Go), double couche (50 Go) et triple couche (100 Go). Le débit supporté par les systèmes dotés d'une seule tête (acquisition) est de 72 Mbits/s, tandis que les enregistreurs de studios équipés de deux têtes autorisent un débit de 144 Mbits/s, pour réduire les temps de transfert.

Le XDCAM accepte par ailleurs deux types de cartes mémoire flash basées sur l'interface PCI Express, la SxS et la XQD. Toutes deux ont permis la conception de caméscopes de poing 1/2" et d'enregistreurs *(decks)* ultracompacts. Développée par SanDisk, la SxS (prononcez « S *by* S ») est dotée d'une capacité de 8 à 128 Go selon sa version. Elle s'insère directement dans un port Express Card (déclinaison et successeur du PCMCIA) que l'on trouve aujourd'hui sur la plupart des ordinateurs portables. Sa taille est de 34 × 75 mm, soit une demi-largeur de PCMCIA. La XQD *(eXtremely Quick Data)* est, pour sa part, un format de carte récent défini par la CompactFlash Association ; elle est appelée à remplacer la Compact Flash. La XQD est déclinée plusieurs versions, avec une capacité allant de 32 à 128 Go. Sa taille est de 30 × 38 mm.

À noter que Sony propose des adaptateurs mécaniques permettant d'utiliser une carte SD dans un port SxS, sans garantir toutefois des performances et une fiabilité maximales.

Il faut savoir qu'à l'origine, le XDCAM n'enregistrait que sur disque optique. Ce n'est que dans un second temps que Sony a introduit la carte mémoire SxS et avec elle une ligne de produits baptisée « XDCAM EX ». Techniquement, le XDCAM EX était en fait la version sur carte mémoire du XDCAM HD420.

Aujourd'hui, toutes les versions de codecs XDCAM HD sont supportées aussi bien par le disque optique que par la mémoire flash.

Tableau 7.9

Les cartes mémoire Sony SxS et XQD.

	SxS PRO	SxS-1	SxS PRO+	XQD N	XQD S	XQD G
Taux de transfert écriture	50 Mo/s	50 Mo/s	162 Mo/s	80 Mo/s	180 Mo/s	350 Mo/s
Taux de transfert lecture	150 Mo/s	437 Mo/s	437 Mo /s	125 Mo/s	180 Mo/s	400 Mo/s
Capacité	8 / 16 / 32 / 64 Go	32 / 64 / 128 Go	64 / 128 Go	32 / 64 Go	32 / 64 Go	32 / 64 / 128 Go

7.29.1 *Le XDCAM SD*

Première version de cette famille à avoir été commercialisée, le XDCAM SD (ou plus simplement XDCAM) enregistre le signal vidéo SD codé en DVCAM à 25 Mbits/s (4:1:1/4:2:0) ou en MPEG-IMX (4:2:2) à 30, 40 et 50 Mbits/s, exactement comme la version cassette (format MPEG-2 422 en codage Intra). La durée d'enregistrement sur un disque optique de 23 Go est de 85 minutes en DVCAM, 68 minutes en IMX30, 55 minutes en IMX40 et 45 minutes en IMX50.

7.29.2 *Le XDCAM HD420*

Deux ans à peine après sa sortie, le XDCAM a été décliné en 2005 en deux versions à haute définition. Les supports de stockage restent les mêmes, mais le codec de compression change radicalement. Et contrairement au XDCAM SD qui utilise des codecs qui existaient déjà sur bande (DVCAM, MPEG IMX), le XDCAM HD met en œuvre un codec de compression MPEG-2 qui lui est propre, et qui est proposé en deux versions : HD420 et HD422.

Le XDCAM HD420 utilise un codec vidéo MPEG-2 très proche du HDV, baptisé « MPEG-2 HD420 » et paramétrable à trois valeurs de débit : 18, 25 et 35 Mbits/s. Il s'agit en fait du codec de compression MPEG-2 Main Profile combiné au High Level 1440 (MP@H-14). Comme en HDV, la définition horizontale de l'image est en réduite dans un facteur 1,33:1 à 1 440 × 1 080. Le signal enregistré est de type 17:8,5:0 (équivalant à du 4:2:0, d'où le nom de ce format) avec un codage de la chrominance une ligne sur deux. La profondeur de codage est de 8 bits et le GOP est de 12 images. La capacité de stockage à 35 Mbits/s est de 68 minutes sur un disque simple couche (23 Go), 150 minutes sur un disque double couche (50 Go), et 180 minutes sur une carte SxS de 64 Go.

À la valeur commune de 25 Mbits/s, le XDCAM HD420 est en tout point similaire au HDV, une passerelle entre les deux formats étant établie par l'interface IEEE1394. Seule différence notoire à souligner, le XDCAM HD420 supporte 4 canaux audio à plein débit alors qu'en HDV, l'audio est compressé en MPEG-1 layer II.

7.29.3 *Le XDCAM HD422*

Le XDCAM HD422 est la version haut de gamme de la famille XDCAM. Le codec de compression employé est ici le MPEG-2 422P@HL, rebaptisé « MPEG-2 HD422 », avec une longueur de GOP toujours égale à 12 images, mais dont les deux atouts sont de travailler sur une image HD native en pleine définition 1 920 × 1 080 (pixels carrés) et de conserver la structure d'échantillonnage 22:11:11 du signal vidéo (équivalente à du 4:2:2, d'où le nom de ce format). La profondeur de codage reste cependant restreinte à 8 bits. Le XDCAM HD422 délivre un débit vidéo unique de 50 Mbits/s, valeur obtenue après une compression de ratio 20:1, et qui s'avère un bon compromis pour les productions et les chaînes TV travaillant en réseau. Il autorise une capacité de stockage de 95 minutes sur un disque de 50 Go, 43 minutes sur un disque de 23 Go, et 120 minutes sur une carte SxS de 64 Go. Tout comme c'est le cas en XDCAM HD420, certaines machines XDCAM HD422 supportent en enregistrement lecture le format à définition standard DVCAM.

Tableau 7.10

Comparatif des différentes variantes de la famille XDCAM.

	XDCAM SD		XDCAM HD420	XDCAM HD422
Codec vidéo	DVCAM	MPEG IMX	MPEG-2 HD420 MP@H-14	MPEG-2 HD422 422P@HL
Définition de l'image	720 × 576	720 × 576	1 440 × 1 080	1 920 × 1 080
Structure d'échantillonnage vidéo	4:2:0	4:2:2	4:2:0	4:2:2
Débit vidéo	25 Mbits/s	30 Mbits/s	18 Mbits/s	50 Mbits/s
		40 Mbits/s	25 Mbits/s	
		50 Mbits/s	35 Mbits/s	
Taux de compression	5:1	5,6:1 (30 Mbits/s)	16:1 (18 Mbits/s)	2:1
		4,2:1 (40 Mbits/s)	22:1 (25 Mbits/s)	
		3,3:1 (50 Mbits/s)	31:1 (35 Mbits/s)	
Format de fichier	MXF, DV-AVI	MXF	MXF	MXF

Tableau 7.11

Durées d'enregistement du XDCAM en fonction des codecs et des supports.

	Codec	Débit enregistré	Professional Disc 23 Go	Professional Disc 50 Go	Carte SxS 32 Go	Carte SxS 64 Go
SD	DVCAM	25 Mbits/s	85 min	185 min	130 min	260 min
	MPEG-IMX	30 Mbits/s	68 min	150 min	100 min	200 min
		40 Mbits/s	55 min	120 min	75 min	150 min
		50 Mbits/s	45 min	100 min	60 min	120 min
HD	XDCAM HD420	35 Mbits/s	68 min	150 min	90 min	180 min
		25 Mbits/s	90 min	200 min	125 min	250 min
		18 Mbits/s	122 min	265 min	173 min	347 min
	XDCAM HD422	50 Mbits/s	43 min	95 min	60 min	120 min

7.30 Le XAVC

Le XAVC est un codec proposé par Sony en 2013, supportant toutes les définitions TV et cinéma numérique. Basé sur un schéma de compression MPEG-4 AVC/H.264, il utilise le profil High 4:2:2 au niveau 5.2, qui est le plus élevé de la norme. Très polyvalent, il supporte une profondeur de codage de 8, 10 et 12 bits et opère soit en mode intra-image à débit constant, soit en mode inter-images sur des GOP de 12 images (on parle alors de XAVC Long GOP), avec un débit variable. Le XAVC est le concurrent direct de l'AVC-Ultra de Panasonic.

Il cible avant tout le cinéma numérique 4K (4 096 × 2 160, ratio 17/9) et l'Ultra HD 4K (3 840 × 2 160, ratio 16/9), avec dans les deux cas un débit maximal de 600 Mbits/s en codage Intra et 100 Mbits/s en codage Long GOP. Il est également exploitable en HD avec un débit maximal de 220 Mbits/s en mode Intra, et 50 Mbits/s en Long GOP. Côté fréquences images, la HD et le 2K Cinéma peuvent être enregistrés jusqu'à 180 images par seconde, tandis que l'Ultra HD 4K et le 4K Cinéma sont supportés jusqu'à 60 images par seconde.

Le XAVC traite le signal en structure équivalente au 4:2:0, 4:2:2 et 4:4:4 sans aucun sous-échantillonnage de la luminance (les pixels restent carrés dans toutes les définitions). Ce codec encapsule ses fichiers en MXF, à l'exception des fichiers proxy qui sont en MP4. Ces fichiers proxy peuvent être paramétrés sur un choix de sept définitions, allant de 1 920 × 1 080 à 480 × 270, pour un débit de 7 Mbits/s à 384 kbits/s. Le support de stockage du XAVC est la carte SxS PRO ou la carte XQD. Une carte de 128 Go peut stocker jusqu'à 50 minutes au format 4K/24p ou une vingtaine de minutes au format 4K/60p.

Dans les applications HD, le XAVC se positionne à mi-chemin entre le HDCAM SR et le XDCAM HD. D'un côté il offre une qualité visuelle équivalente ou sensiblement supérieure au XDCAM HD (MPEG-2, long GOP, 8 bits) grâce à son codage sur 10 bits. D'un autre il est caractérisé par une efficacité de compression inférieure, puisqu'il opère uniquement en mode

Intra (ce qui en fait un codec supporté en natif par les stations de montage récentes). Dans les applications de cinéma numérique, il constitue, associé à une courbe de gamma logarithmique, une alternative économique et plus commode à l'enregistrement au format RAW, bien que moins performant car il ne conserve pas toutes les données brutes issues du capteur.

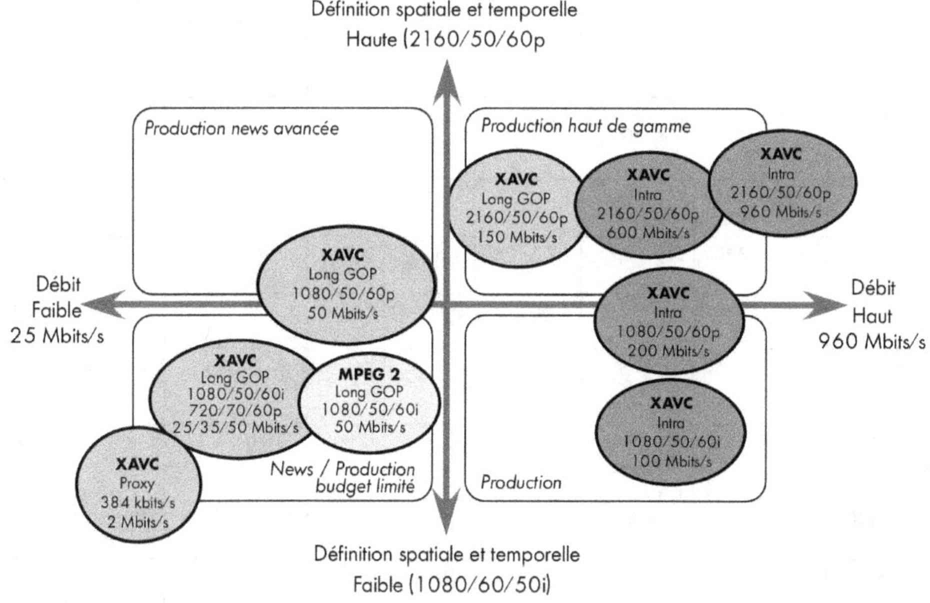

Figure 7.25
Positionnement des déclinaisons du codec XAVC.

Sony propose également le XAVC S, un sous-ensemble plus léger et plus économique, orienté workflow et produits grand public. Il opère uniquement en mode inter-images sur des GOP de 12 images, ne fonctionne qu'en 50p/60p et supporte en définition maximale celle de l'Ultra HD 4K 4:2:0 (il ne gère pas le 4K Cinéma). Il est caractérisé par un encapsulage en MP4 au lieu de MXF, ce qui permet un streaming direct sur Internet. Sa profondeur de codage est restreinte à 8 bits et le débit maximal supporté est de 100 Mbits/s. Certains produits XAVC S peuvent enregistrer directement sur carte SD (les plus rapides sont recommandées). À noter que les fichiers XAVC S ne sont pas supportés en natif par les stations de montage et nécessitent un transcodage vers un format intermédiaire intra-image.

Tableau 7.12

Les principaux paramètres du codec XAVC.

	Définition	Fréquence image	Échantil-lonnage	Profondeur de codage	GOP	Débit max.	Débit constant/ variable	Format de fichier
XAVC 4K Intra (cinéma)	4 096 × 2 160	24p, 25p, 30p, 50p, 60p	4:2:2	10 bits	Intra	600 Mbits/s	Constant	MXF
XAVC 4K Long G (cinéma)	4 096 × 2 160	24p, 25p, 30p, 50p, 60p	4:2:2	10 bits	Long G	100 Mbits/s	Variable	MXF
XAVC UHD Intra	3 840 × 2 160	25p, 30p, 50p, 60p	4:2:0	8 bits	Intra	600 Mbits/s	Constant	MXF
XAVC UHD Long G	3 840 × 2 160	50p, 60p	4:2:0	8 bits	Long G	100 Mbits/s	Variable	MXF
XAVC S UHD	3 840 × 2 160	50p, 60p	4:2:0	8 bits	Long G	100 Mbits/s	Variable	MP4
XAVC HD1080 Intra	1 920 × 1 080	24p, 25p, 30p, 50i/p, 60i/p	4:2:2	10 bits	Intra	220 Mbits/s	Constant	MXF
XAVC HD1080 Long G	1 920 × 1 080	24p, 25p, 30p, 50i/p, 60i/p	4:2:2	10 bits	Long G.	50 Mbits/s	Variable	MXF
XAVC HD720 Intra	1 280 × 720	50p, 60p	4 :2 :2	10 bits	Intra	50 Mbits/s	Constant	MXF
XAVC HD720 Long G	1 280 × 720	50p, 60p	4 :2 :2	10 bits	Long G	50 Mbits/s	Variable	MXF
XAVC S HD	1 920 × 1 080	50p, 60p	4:2:0	8 bits	Long G	50 Mbits/s	Variable	MP4
XAVC Proxy 1	1 920 × 1 080	50p, 60p	4:2:0	8 bits	Long G	7-15 Mbits/s	Variable	MP4
XAVC Proxy 3	1 280 × 720	50p, 60p	4:2:0	8 bits	Long G	6-10 Mbits/s	Variable	MP4
XAVC Proxy 6	480 × 270	24p, 25p, 30p	4:2:0	8 bits	Long G	0,384-1 Mbit/s	Variable	MP4

7.31 La famille P2

Le P2 désigne une technologie d'acquisition et d'enregistrement multiformat lancée en 2003 par Panasonic. Il utilise comme unique support de stockage une carte mémoire flash propriétaire, elle-même appelée carte « P2 », disponible en tailles standard et micro.

La technologie P2 se décline en plusieurs variantes à définition standard, à haute définition (on parle alors de P2 HD) et à ultra haute définition, se distinguant par le codec de compression vidéo employé. Le P2 supporte en effet le DV, le DVCPRO25 et le DVCPRO50 pour la définition standard, ainsi que le DVCPRO HD et la riche gamme AVC-Ultra (incluant l'AVC-Intra et l'AVC Long GOP) pour la haute définition, l'Ultra haute définition et le cinéma numérique. Ces codecs, qui fonctionnent tous en mode intra-image, à l'exception de l'AVC Long Gop, se différencient par la définition spatiale supportée, la structure d'échantillonnage du signal, la profondeur de codage et le taux de compression appliqué.

7.31.1 *La carte P2*

Sortie en 2004, la carte P2 (pour *Professional Plug-in card*) se présente physiquement sous la forme d'une carte PCMCIA. Initialement, elle était composée d'un assemblage de quatre cartes SD *(Secure Digital)* en architecture RAID. Aujourd'hui, elle intègre dans un composant unique sa propre unité de stockage et son électronique de contrôle chargée de l'organisation des fichiers. La carte P2 soutient un débit maximal de 1,2 Gbits/s et autorise un temps d'accès de moins de 1 ms.

La carte P2 est totalement indépendante du type d'informations qu'elle stocke, donc du format de compression vidéo employé. Des fichiers enregistrés avec différents codecs peuvent théoriquement cohabiter sur une même carte, en DV ou MPEG-4 et à différentes définitions, en entrelacé ou en progressif. Il existe aujourd'hui plusieurs capacités de cartes P2, de 4 à 64 Go. Une carte de 64 Go peut contenir 256 minutes de DVCPRO25, 128 minutes de DVCPRO50 et d'AVC-Intra 50, et 64 minutes en DVCPRO HD et d'AVC-Intra 100.

La carte MicroP2

Lancée en 2013, la carte MicroP2 est une évolution majeure de la carte P2. Beaucoup plus compacte, elle se présente sous une forme identique à celle de la carte SDHC/SDXC. La MicroP2 supporte tous les codecs de la gamme AVC-Ultra (en plus de ceux de la carte P2), et soutient un débit de 2 Gbits/s. Basée sur les standards informatiques SDSC/SDXC, elle est proposée avec en version 32 et 64 Go. Elle est caractérisée par une vitesse de transfert de 250 Mo/s (soit moins de 5 minutes pour transférer 64 Go), le tout pour un prix globalement réduit de moitié par rapport à la carte P2.

La carte MicroP2 est dotée d'un système d'écriture RAID 5 qui permet de reconstruire des données corrompues. Un adaptateur mécanique permet de l'utiliser sur un équipement P2 traditionnel et son interface PCMCIA, après une mise à jour logicielle. Cet adaptateur peut accueillir une carte SDHC/SDXC classique, mais le débit maximal est alors limité à 50 Mbits/s.

La carte ExpressP2

Lancée en 2014, la carte ExpressP2 a été développée pour s'accommoder des hautes fréquences d'images apparues avec l'Ultra HD, soit au-delà de 60 i/s. Elle autorise un taux de transfert atteignant 2,4 Gbits/s et intègre un système de correction d'erreurs fonctionnant comme un système RAID. Physiquement, la carte ExpressP2 possède les mêmes dimensions que la P2 traditionnelle, mais est 50 % plus épaisse.

7.31.2 *L'AVC-Ultra*

Lancé en 2012, l'AVC-Ultra de Panasonic désigne une famille de schémas de compression basés sur une implémentation du MPEG-4 AVC/H.264, couvrant tous les besoins broadcast, de la distribution en streaming à l'Ultra HD 4K. L'AVC-Ultra regroupe deux catégories de codecs, l'AVC-Intra fonctionnant uniquement en mode intra-image pour les applications haut de gamme, et l'AVC-LongG, travaillant en mode inter-images pour une compression plus efficace donnant des débits plus réduits.

L'AVC-Ultra constitue aujourd'hui l'épine dorsale de la gamme d'équipements sur carte P2 (gamme dite « P2-HD »). Il gère les signaux en 4:4:4 sur 12 bits, 4:2:2 sur 10 bits et 4:2:0 sur 8 bits, qu'il compresse de 5:1 à 10:1 en AVC-Intra et de 25:1 à 125:1 en AVC-LongG (soit des débits allant de 452 à 6 Mbits/s). Deux formats de fichiers sont exploités selon les secteurs d'applications : le MXF pour les codecs à haut débit, et le .mov pour les codecs les plus inférieurs (proxy et certains AVC-LongG) qui sont ainsi compatibles avec les applications supportant QuickTime. L'AVC-Ultra est le concurrent direct du XAVC de Panasonic.

Le cœur de compression AVC-Ultra est implémenté dans un unique composant électronique de 2 cm^2, capable de gérer la totalité des codecs AVC-Intra et LongG, mais aussi ceux de la famille DVCPRO (soit une quinzaine au total). Cette puce est également capable d'encoder deux flux simultanément, soit au même format pour disposer d'un enregistrement secours, soit dans deux formats différents.

L'**AVC-Intra 50** (également appelé « Class 50 ») effectue une compression intra-image sur un signal préalablement sous-échantillonné pour réduire la définition à 1 440 × 1 080 en 1080/50i et 960 × 720 en 720/50p. Le signal traité est de type 17:8,5:0 (équivalent 4:2:0) avec des pixels rectangulaires et une profondeur de codage de 10 bits. Le codec de compression est le MPEG-4 AVC/H.264 en Profil High 10, fournissant un débit de 50 Mbits/s après une réduction de taux 14:1. L'AVC-Intra 50 délivre un niveau de qualité comparable au DVCPRO HD (codec intra-image DV à 100 Mbits/s, définition 1 440 × 1 080, 8 bits), avec un débit deux fois moindre. Une carte P2 de 64 Go permet de stocker 128 minutes de programme codé en AVC-Intra 50 (à 50 Mbits/s, 1 Go permet de stocker 2 minutes de programme).

L'**AVC-Intra 100** (ou Class 100) utilise le Profil High 422 de MPEG-4 AVC/H.264 dont l'avantage est de conserver la définition native du signal HD, soit 1 920 × 1 080 ou 1 280 × 720 avec des pixels carrés. Le signal est donc de type 22:11:11 (équivalent 4:2:2) avec une profondeur de codage de 10 bits. Le débit après compression intra-image de ratio 12:1 est de 100 Mbits/s. Une carte P2 de 64 Go permet de stocker 64 minutes de programme codé en AVC-Intra 100 (à 100 Mbits/s, une minute occupe un espace mémoire d'1 Go).

L'**AVC-Intra 200** (ou Class 200) augmente le débit supporté à 226 Mbits et gère le 1080/50p. Ce codec visuellement sans perte est adapté aux productions haut de gamme. À la septième génération, la copie reste de qualité quasi identique à l'original.

L'**AVC-Intra 4:4:4** (ou Class 444) étend les définitions supportées à l'Ultra HD 4K (3 840 × 2 160), avec une profondeur de codage élevée à 12 bits qui fournit toute la richesse d'informations nécessaire à l'étalonnage ou aux effets spéciaux très poussés. Le débit varie de 179 (24p) à 452 Mbits/s (50p).

L'**AVC-Intra 4K** (ou Class 4K) supporte à la fois l'Ultra HD 4K (3 840 × 2 160) et le 4K Cinéma (4 096 × 2 160). Il travaille en structure 4:4:4 sur 12 bits et en 4:2:2 sur 10 bits.

L'**AVC-LongG** est pour sa part un codec totalement différent puisqu'il est le seul à exploiter les corrélations temporelles entre les images (en plus des redondances spatiales), pour délivrer des débits plus faibles. L'AVC-LongG50 permet à la HD de bénéficier des infrastructures SD travaillant à 50 Mbits/s, tandis que l'AVC-LongG25 délivre une qualité d'image comparable à l'AVC-Intra 100, mais à un débit quatre fois plus faible (soit le débit du DV/HDV). À ces débits, l'AVC-LongG gère une définition native de 1 920 × 1 080 sur 10 bits, avec une structure d'échantillonnage de type 4:2:2. L'AVC-LongG, qui lie entre elles des images au codage, est cependant plus compliqué à décoder que l'AVC-Intra et nécessite des ressources informatiques plus puissantes au montage. Dans sa conception, l'AVC-LongG est relativement proche de l'AVCHD, mais avec des paramètres de codage différents (l'AVCHD ne fait pas partie de la famille AVC-Ultra). Ses principaux atouts sont d'une part un échantillonnage sur 10 bits au lieu de 8, et d'autre part l'exploitation d'un GOP de longueur variable, alors que l'AVCHD travaille toujours sur un GOP fixe. En étant ainsi capable de s'adapter en temps réel à la quantité de mouvement présente dans l'image, il offre une meilleure efficacité de compression. Pour le transfert sur réseaux informatiques, l'AVC-LongG existe également en versions à 12 et 6 Mbits/s (AVC-LongG12 et AVC-LongG-6), avec ici une structure de type 4:2:0 sur 8 bits.

L'**AVC-Proxy** est, comme son nom l'indique, un codec à très faible définition capable d'encoder la vidéo 1080i/p et 720p à des débits variant entre 800 kbits/s et 3,5 Mbits/s, le tout sur 8 bits et avec de l'audio non compressé. L'AVC-Proxy est donc réservé aux applications de consultation, aux workflows basés sur le streaming en temps réel (réseaux Wifi, 3G, 4G) où la rapidité prime sur la qualité, ainsi qu'au montage *off-line*.

Figure 7.26

Positionnement des déclinaisons du codec AVC-Ultra.

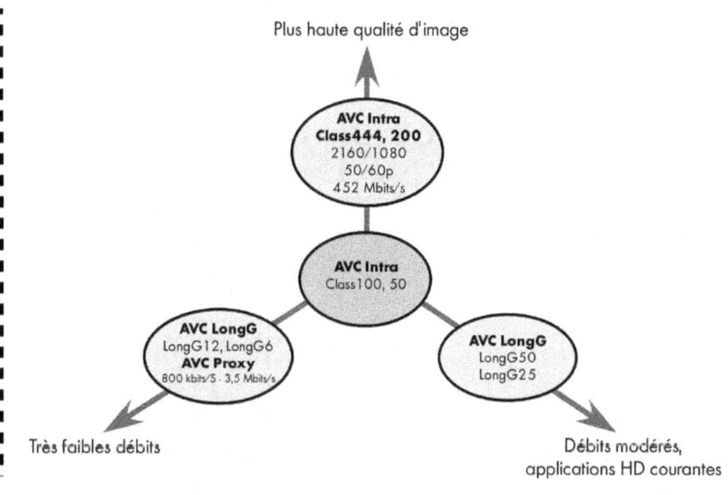

Figure 7.27

Débits des variantes de l'AVC-Ultra en HD 1080/50i ou 1080/25p.

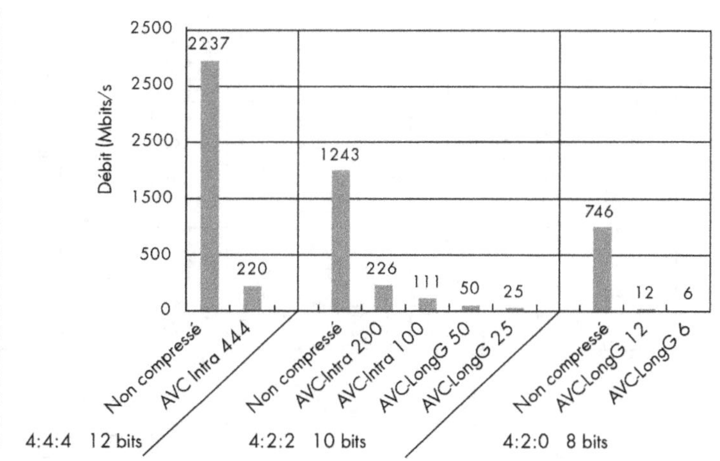

Tableau 7.13

La famille AVC-Ultra.

Codec	Paramètres de la compression							Débit vidéo (Mbits/s)						
								1 080				720		
	« Class »	Échantil-lonnage	Quanti-fication	Pleine défi-nition	Intra/long G	Débit Constant/Variable	Format de fichier	24p	25p	50i	50p	24p	25p	50p
AVC INTRA	444	4:4:4	12 bits	Oui	Intra	Constant	MXF	179	226	-	452	-	-	-
	200	4:2:2	10 bits	Oui	Intra	Constant	MXF	179	226	226	452	-	-	226
	100	4:2:2	10 bits	Oui	Intra	Constant	MXF	89	111	111	222	44	56	111
	50	4:2:0	10 bits	Non	Intra	Constant	MXF	-	-	54	-	-	-	54
AVC Long G	G50	4:2:2	10 bits	Oui	Long G	Variable	MXF	50	50	50	-	-	-	50
	G25	4:2:2	10 bits	Oui	Long G	Variable	MXF	25	25	25	50	-	-	25
	G12	4:2:0	8 bits	Oui	Long G	Variable	MXF / mov	-	-	12	24	-	-	12
	G6	4:2:0	8 bits	Oui	Long G	Variable	MXF / mov	-	-	6	12	-	-	6
AVC Proxy	SHQ	4:2:0	8 bits	Non	Long G	Variable	mov	3,5						
	HQ	4:2:0	8 bits	Non	Long G	Variable	mov	1,5						
	LOW	4:2:0	8 bits	Non	Long G	Variable	mov	0,8						

Tableau 7.14

La famille AVC-Ultra 4K/2K.

Codec	Paramètres de la compression							Débit vidéo (Mbits/s)						
								2K 2 048 x 1 080			4K Ciné (4 096 x 2 160) TV (3 840 x 2 160)		
	« Class »	Échantil-lonnage	Quanti-fication	Pleine défi-nition	Intra/long G	Débit Constant/Variable	Format de fichier	24p	25p	50p	24p	25p	50p
AVC INTRA	444	4:4:4	12 bits	Oui	Intra	Constant	MXF	-	-	-	640	800	-
	200	4:2:2	10 bits	Oui	Intra	Constant	MXF	-	-	-	320	400	800
	100	4:2:2	10 bits	Oui	Intra	Constant	MXF	180	220	440	-	-	-
	50	4:2:0	10 bits	Non	Intra	Constant	MXF	90	110	220	-	-	-

Tableau 7.15

Comparatif des codecs Panasonic.

	Codec	Compres-sion	Débit max (Mbits/s)	Définition	Échantil-lonage	Codage	Durée carte P2 64 Go
Ultra HD	AVC-Intra 444	AVC/H.264	452	4 096 × 2 160	4:4:4	12 bits	13 min
HD	AVC-Intra 200	AVC/H.264	226	1 920 × 1 080	4:2:2	10 bits	26 min
	AVC-Intra 100	AVC/H.264	100	1 920 × 1 080	4:2:2	10 bits	1 h
	AVC-Intra 50	AVC/H.264	50	1 440 × 1 080	4:2:0	10 bits	2 h
	AVC-LongG	AVC/H.264 (long GOP)	25-50	1 920 × 1 080	4:2:2	10 bits	4 – 2 h
	DVCPRO HD	DV	100	1 440 × 1 080	4:2:2	8 bits	1 h
SD	DVCPRO50	DV	50	720 × 576	4:2:2	8 bits	2 h
	DVCPRO25	DV	25	720 × 576	4:1:1	8 bits	4 h
	DV	DV	25	720 × 576	4:2:0	8 bits	4 h

Le mode 24PN

Le 24PN (Natif 24P) est un mode d'enregistrement propriétaire de Panasonic conçu spécifiquement pour augmenter l'efficacité d'enregistrement d'un programme à la cadence film de 24 images par seconde sur une carte P2. Il n'engendre absolument aucune perte en qualité, car il enregistre exactement la même information qu'en mode traditionnel, mais en occupant l'espace de stockage de manière beaucoup plus efficace.

Normalement, un programme HD en 24P est formaté en un flux à 50 (ou 60) images par seconde pour être compatible avec les équipements vidéo broadcast utilisant les fréquences standards. La technique utilisée ici reprend le principe du « 3/2 pull down » utilisé pour normaliser la cadence film de 24 i/s en un flux vidéo classique, en dupliquant des portions d'images. Cependant, sur une carte P2, il n'est pas nécessaire d'enregistrer l'intégralité du flux à 50 ou 60 images par seconde ; seules les 24 images utiles suffisent. C'est ce que l'on appelle « le mode 24PN » qui, en stockant 24 images au lieu de 50 ou 60, permet d'économiser dans un facteur 2 à 2,5 l'espace de stockage disponible sur la carte. Il faut cependant savoir que le 24PN n'étant pas un protocole normalisé, il n'est pas compatible avec les équipements standards. En lecture, le mode 24PN est automatiquement détecté et le flux à 24 i/s enregistré est automatiquement reformaté en un flux à 50 ou 60 i/s. Le DVCPRO HD supporte ce mode natif uniquement en 720p, tandis que l'AVC-Intra (50 et 100) le supporte aussi en 1080p.

À noter qu'il existe également des modes 25PN et 30PN qui fonctionnent exactement selon le même principe que le 24PN. Aucun de ces modes natifs ne peut être transporté par une interface IEEE1394 (le port IEEE1394 est désactivé en mode natif).

7.32 L'AVCHD

Développé conjointement en 2006 par Panasonic et Sony, l'AVCHD *(Advanced Video Codec High Definition)* est un format d'enregistrement très compressé conçu pour permettre la fabrication de caméscopes grand public ultracompacts à haute définition sur support informatique. À l'origine, il n'utilisait que le MiniDVD de 8 cm, mais il s'est par la suite étendu à la mémoire flash SD/SDHC/SDXC et Memory Stick Pro. L'AVCHD gère les formats 720p, 1080i et 1080p, et s'appuie sur un codec MPEG-4 AVC/H.264 avec un GOP de 12 images. Avec une telle longueur de GOP, l'AVCHD est un format difficile à gérer en montage natif.

L'AVCHD (MPEG-4) offre une efficacité de compression deux fois supérieure à celle du HDV (MPEG-2). Deux structures d'échantillonnage sont supportées, équivalant à du 4:2:0 : le 17:8,5:0, qui réduit la définition à 1 440 × 1 080 (comme le HDV), et le 22:11:0 qui maintient la pleine résolution HD en luminance (1 920 × 1 080 pixels carrés). La profondeur de codage est de 8 bits, et le débit est paramétrable sur plusieurs valeurs, de 5 à 28 Mbits/s (contrairement au HDV dont le débit est fixé à 25 Mbits/s). Une carte SDHC de 32 Go peut contenir environ 180 minutes de programme AVCHD en qualité maximale. La version 2.0 de l'AVCHD sortie en 2011 apporte deux évolutions majeures : le support du progressif à 50 et 60 images par seconde (50/60p) en 1 920 × 1 080, et la prise en charge de la 3D stéréoscopique avec deux flux à 14 Mbits/s chacun.

Le flux de données audio/vidéo compressées est encapsulé en fichiers M2TS. Il s'agit d'une adaptation pour les unités de stockage à accès aléatoire du format de fichier M2T, conçu pour les machines à bande et utilisé par le HDV. Le M2TS ainsi que l'essentiel de la structure du format AVCHD sont dérivés des spécifications du Blu-ray. Par conséquent, les enregistrements AVCHD peuvent être lus directement par un lecteur Blu-ray ou une Playstation 3.

À noter que l'AVCHD Lite est une déclinaison vers le bas de l'AVCHD, dont l'unique limitation est de ne traiter que le format 720/30p.

L'AVCCAM et le NXCAM

Après avoir rapidement conquis le marché grand public, l'AVCHD a été implémenté dans deux familles de produits d'entrée de gamme professionnels lancés séparément par Panasonic et Sony en 2010, portant respectivement les noms de « AVCCAM » et « NXCAM ».

Tableau 7.16
Les spécifications du format AVCHD 2.0.

	HD		SD	
Standard vidéo	1080p/50/60/24 1080i/50/60	720p/50/60/24	480/60i	576/50i
Définition enregistrée	1 920 × 1 080 1 440 × 1 080	1 280 × 720	720 × 480	720 × 576
Compression	MPEG-4 AVC/H.264			
Structure d'échantillonnage	Équivalent 4:2:0			
Profondeur de codage	8 bits			
Format de fichier (conteneur)	MPEG-2 Transport Stream (M2TS)			
Débit	Paramétrable de 5 à 28 Mbits/s (18 Mbits/s max. pour le DVD)			

Tableau 7.17
Les formats HD de dernière génération.

	HDV	XDCAM HD420	XDCAM HD422	AVCHD (AVCCAM/ Panasonic) (NXCAM/Sony)	AVC-Intra 50	AVC-Intra 100	XAVC
Fabricant	Sony, Panasonic, JVC, Canon	Sony	Sony	Sony, Panasonic, JVC, Canon	Panasonic	Panasonic	Sony
Codec de compression	MPEG-2 MP@HL-14	MPEG-2 MP@HL-14	MPEG-2 422P@HL	MPEG-4 AVC/H.264	MPEG-4 AVC/H.264 Profil High 10	MPEG-4 AVC/H.264 Profil High 422	MPEG-4 AVC/H.264 Profil High 422
Débit vidéo	19 Mbits/s (720p) 25 Mbits/s (1080i/p)	18, 25, 35 Mbits/s	50 Mbits/s	Paramétrable : de 6 à 24 Mbits/s	50 Mbits/s	100 Mbits/s	220 Mbits/s (HD, Intra) 600 Mbits/s (Ultra HD 4K, Intra)
Définition	1 440 × 1 080	1 440 × 1 080	1 920 × 1 080	1 440 × 1 080 1 920 × 1 080	1 440 × 1 080	1 920 × 1 080	1 920 × 1 080 4 096 × 2 160 3 840 × 2 160
Structure vidéo	17:8,5:0 (équivalent 4:2:0)	17:8,5:0 (équivalent 4:2:0)	22:11:11 (équivalent 4:2:2)	17:8,5:0 (équivalent 4:2:0)	17:8,5:0 (équivalent 4:2:0)	22:11:11 (équivalent 4:2:2)	Équivalent 4:4:4, 4:2:2, 4:2:0
GOP (en nombre d'images)	6 (720p) 15 (1080i)	12	12	12	1 (codage intra-image)	1 (codage intra-image)	1 et 12
Quantification	8 bits	8 bits	8 bits	8 bits	10 bits	10 bits	8, 10, 12 bits
Format de fichier	M2T	MXF	MXF	M2TS	MXF	MXF	MXF
Support	Cassette, mémoire flash, disque dur	Disque optique, mémoire flash	Disque optique, mémoire flash	Mémoire flash, Mini-DVD, Mini-Blu-ray Disc, disque dur	Mémoire flash	Mémoire flash	Mémoire flash
Applications	Grand public, semi-professionnel, news broadcast	Broadcast	Broadcast	Grand public, semi-professionnel, news broadcast	Broadcast haut de gamme	Broadcast haut de gamme, cinéma numérique	Broadcast haut de gamme, Ultra HD 4K, cinéma numérique

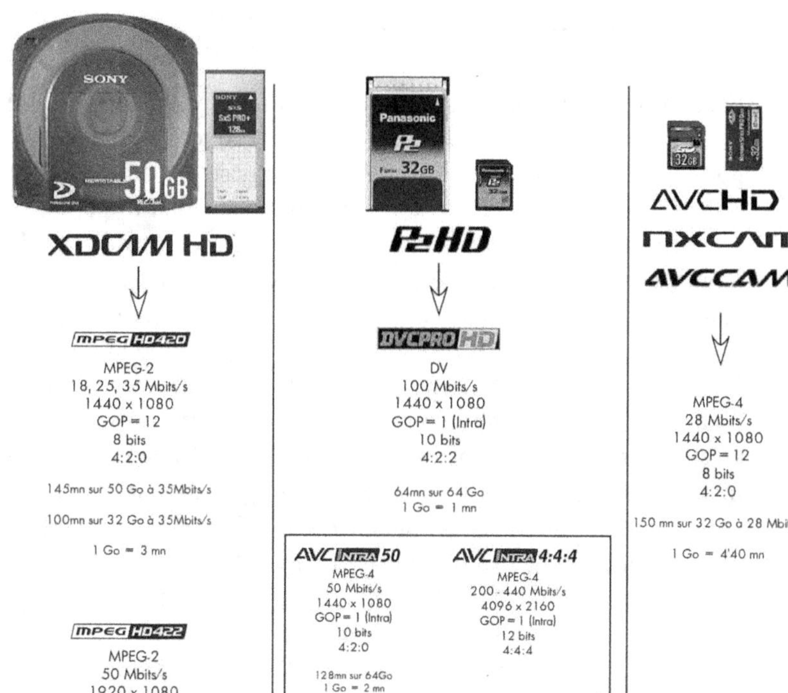
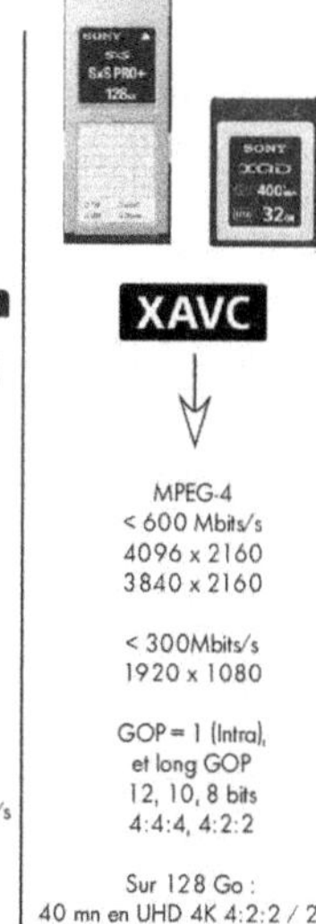

Figure 7.28

Les supports d'enregistrement vidéo non linéaires.

7.33 | Les codecs intermédiaires de postproduction

Face aux nombreux codecs d'acquisition présentés dans ce chapitre, il existe deux familles de codecs conçus spécialement pour la postproduction : le ProRes d'Apple et la famille DNx (DNxHD et DNxHR) d'Avid. Il s'agit de codecs intra-image dits « intermédiaires », particulièrement adaptés aux travaux de montage complexes et optimisés pour le compositing et la multi-génération. Ils sont utilisés à chaque fois que le codec d'acquisition est soit incompatible avec l'univers de postproduction, soit inadapté à des manipulations complexes de l'image. Les formats d'acquisition HD d'entrée ou de milieu de gamme effectuent en effet généralement un sous-échantillonnage de l'image en luminance (en ne gérant que 1 440 points par ligne au lieu de 1 920), ainsi qu'en chrominance (codage de type 4:2:0). S'ils permettent pour la plupart d'entre eux du montage natif, ils montrent très vite des signes de faiblesse dès qu'il s'agit de soumettre l'image à des travaux d'effets spéciaux ou à de la correction colorimétrique. De plus, de nombreux codecs utilisent des longs GOP qui nécessitent des temps de calcul assez longs lors des rendus, du fait de la nécessité de coder les images interpolées. Le DNx et le ProRes ont pour point commun de conférer aux images une structure de codage propice au montage et à tous les traitements possibles, et de la conserver jusqu'à la sortie finale. Les rushs sont décodés en pleine bande depuis leur format source puis à nouveau encodés dans l'un de ces deux formats. Très semblables dans leurs caractéristiques, le DNx et le ProRes se déclinent en plusieurs versions dont les débits différents permettent de s'adapter à diverses catégories d'applications. Ils peuvent être encapsulés en QuickTime (.mov) ou en MXF, et sont très largement adoptés par les éditeurs de logiciels (en import et export) ainsi que par les fabricants de solutions hardware. Le DNxHD a été conçu uniquement pour la HD, tandis que le récent DNxHR a été développé pour l'Ultra HD 4K et le cinéma numérique ; le ProRes couvre quant à lui toutes les définitions. Il existe une passerelle entre ces codecs puisque le DNx est supporté en import/export par Apple, de même que le ProRes l'est par Apple.

Le ProRes et le DNx sont par ailleurs supportés par plusieurs fabricants de caméras (Sony, Panasonic, Arri, RED,…) et d'enregistreurs de terrain sur mémoire flash ou disque dur. Cela permet une acquisition directe à ces formats, en produisant des fichiers *ready to edit,* qui sont nativement exploitables en montage et qui ne nécessitent aucune phase de transcodage (concept *camera to edit*).

7.33.1 *Le DNxHD et le DNxHR*

Proposé par Avid, le DNxHD *(Digital Non linear eXtensible High Definition)* effectue une compression intra-image de type 4:4:4 ou 4:2:2, sur 8 ou 10 bits, en 720 ou 1 080 lignes. Il se décline en plusieurs versions, dont les plus courantes sont :

- DNxHD 365x : c'est le plus performant, supportant le 1080/50p avec un échantillonnage 4:2:2, ou le 1080/25p en 4:4:4. La profondeur de codage est de 10 bits, et le débit est de 367 Mbits/s ;

- DNxHD 185 / 185x : il travaille en 4:2:2 avec un codage sur 8 bits pour la version 185 et 10 bits pour la version 185x. Le débit est de 184 Mbits/s en 1080/50i ;

- DNxHD 120 : toujours en 4:2:2 8 bits, il est destiné aux applications moins exigeantes. Le débit est de 121 Mbits/s en 1080/50i ;

- DNxHD 85 : une version plus légère que la précédente, avec un débit de 84 Mbits/s en 1080/50i ;

- DNxHD 36 : c'est un mode *off-line* de haute qualité, ne travaillant qu'en progressif 24/25p , avec un débit maximal de 36 Mbits/s.

Pour les travaux en Ultra HD 4K et 4K Cinéma, Avid propose un nouveau codec baptisé « DNxHR » (pour *High Resolution*), rétrocompatible avec le DNxHD, et qui se décline lui aussi en plusieurs versions :

- DNxHR 444 : c'est le plus performant, en codage 4:4:4 sur 12 bits, pour le compositing et le mastering cinéma ;

- DNxHR HQX : codage 4:2:2 sur 10 bits, pour l'UHD 4K ;

- DNxHR HQ : c'est l'équivalent du HQX mais sur 8 bits, avec les mêmes débits, toujours pour l'UHD 4K ;

- DNxHR SQ : c'est la qualité dite « standard », en 4:2:2 sur 8 bits, pour la livraison de programmes SD et HD ;

- DNxHR LB : c'est le mode *off-line*. Des résolutions LB 1/4 et LB 1/16 sont également disponibles pour les applications les plus limitées.

Tableau 7.18

Débits du DNxHR aux différentes définitions, en 24p.

	1 920 × 1 080	2 048 × 1 080	4 096 × 2 160
DNxHR 444	52,10 Mbits/s	44,39 Mbits/s	177,67 Mbits/s
DNxHR HQX	26 Mbits/s	22,2 Mbits/s	88,88 Mbits/s
DNxHR HQ	26 Mbits/s	22,2 Mbits/s	88,88 Mbits/s
DNxHR SQ	17,21 Mbits/s	14,7 Mbits/s	55,07 Mbits/s
DNxHR LB	5,39 Mbits/s	4,59 Mbits/s	17,14 Mbits/s

7.33.2 *Le ProRes*

Le ProRes proposé par Apple est un codec intra-image qui se décline en plusieurs variantes, supportant la HD 720/1080, l'Ultra HD 4K et le 4K Cinéma :

- ProRes 4444 XQ : c'est le plus haut niveau de codage possible. Il gère les signaux en pleine bande 4:4:4:4 sur 12 bits, avec un signal de découpe sur 16 bits. Le débit maximal supporté est de 413 Mbits/s en 1080/50i et 3,318 Gbits/s en 2160/50p ;

- ProRes 4444 : c'est une version un peu plus compressée du précédent, avec un débit de 275 Mbits/s en 1080/50i et 2,212 Gbits/s en 2160/50p ;

- ProRes 422 HQ : il traite l'image en équivalent 4:2:2 sur 10 bits, avec un débit de 184 Mbits/s en 1080/50i et 1,475 Gbits/s en 2160/50p ;

- ProRes 422 : il reprend les caractéristiques de la version HQ, avec un débit abaissé à 122 Mbits/s en 1080/50i et 983 Mbits/s en 2160/50p ;

- ProRes 422 LT : il traite également l'image en 4:2:2 sur 10 bits, mais avec un débit maximal de 85 Mbits/s en 1080/50i et 730 Mbits/s en 2150/50p ;

- ProRes Proxy : c'est la version basse définition pour les travaux *off-line*, avec un débit de 38 Mbits/s en 1080/50i et 303 Mbits/s en 2160/50p.

Tableau 7.19

Volume de stockage théorique sur support informatique en fonction de chaque format d'enregistrement (vidéo seule). En moyenne, il faut compter, pour une heure de programme, 10 Go par tranche de 20 Mbits/s.

Format	Débit vidéo		Go/heure
	Mbits/s	Mo/s	
HD 1080/25p 10 bits 4:2:2	1 036	129	466
HD 1080/25p 8 bits 4:2:2	824	103	370
HD 720/50p 10 bits 4:2:2	921	115	414
HD 720/50p 8 bits 4:2:2	737	92	331
DVCPRO HD (1080p)	100	12,5	45
HDCAM SR LITE	220	27,5	99
HDCAM SR SQ	440	55	198
HDCAM SR HQ	880	110	396
XAVC Ultra HD 4K Intra	600	75	270
XAVC HD1080 Intra	220	27,5	99
XAVC S HD	50	6,2	23
AVC-Intra 100	100	12,5	45
AVC-Intra 50	50	6,2	23
HDV 720p	19	2,4	8,5
HDV 1080i	25	3,1	11
XDCAM HD 420	35	4,4	16
XDCAM HD 422	50	6,2	23
ProRes 422 (1080/50i)	122	15,2	55
ProRes 422 HQ (1080/50i)	184	23	83
ProRes 422 LT (1080/50i)	85	10,6	38
DNxHD 185/185x	184	23	83
DNxHD 120	121	15	54
DNxHD 85	84	10,5	38

7.34 Le format RAW

Traité plus en détails dans le chapitre 4, le RAW est un format particulier conçu pour le cinéma numérique 2K et 4K. Sa spécificité, qui le distingue de tous les codecs présentés dans ce chapitre, est d'enregistrer directement de manière linéaire les données natives issues du capteur de la caméra. Il les stocke ainsi de manière brute, sans autre codage ni compression, ce qui permet de conserver la pleine profondeur de codage du signal capté, pouvant aller jusqu'à 16 bits. Ce format est cependant très gourmand en données puisqu'il atteint 2,4 Gbits/s en 4K et en 60p. Pour gérer un workflow en RAW, il existe différents enregistreurs compacts sur disque dur, de terrain, conçus pour être associés aux caméras. Sony propose par ailleurs une carte mémoire baptisée « AXS », de capacité 256 Go, 512 Go et 1 To, avec une vitesse d'écriture garantie maximale de 4,8 Gbits/s. Elle supporte les formats RAW 16 bits 4K et 2K, y compris les enregistrements en High Frame Rate (HFR) allant jusqu'à 240 i/s en résolution 2K. Une version allégée du format RAW baptisée « Cinema RAW light » est proposée depuis 2017 par Canon, dont la particularité est de permettre de stocker les données sur des cartes CFast 2.0.

8 Les standards d'images

Pourquoi le balayage entrelacé a-t-il été inventé ?

Quels sont les avantages et les inconvénients du balayage progressif ?

Quelles sont les différentes définitions de l'image vidéo ?

Quelle est la différence entre définition et résolution ?

Quelles sont les relations entre les formats d'images film et vidéo ?

Qu'est-ce que le 3/2 pull down ?

Haute définition 720p et 1080i : quel est le meilleur des deux ?

Qu'est-ce que le 24p ?

Qu'est-ce que le DCI ?

Quels sont les facteurs d'amélioration de l'Ultra HD ?

Quelle est la différence entre le 4K « Cinéma » et le 4K « TV » ?

Qu'est-ce exactement qu'une image HDR ?

Pourquoi la courbe de gamma de convient-elle pas en HDR ?

Que sont l'EOTF et l'OETF ?

PQ, HLG, Rec. 2020... Que désignent tous ces acronymes ?

Quels sont les points communs et différences entre le HDR10 et le Dolby Vision ?

Qu'est-ce que la haute fréquence d'image HFR ?

Quelles sont les règles à respecter lors d'un tournage en 3D ?

Comment fonctionne un écran 3D avec lunettes ? Et sans lunettes ?

Ce chapitre passe en revue tous les standards d'images vidéo, du balayage entrelacé au balayage progressif, du 4/3 au 16/9, de la SD à la HD, de l'Ultra HD au cinéma numérique, sans oublier la 3D stéréoscopique. Un focus particulier sera fait sur la période d'ajustement majeure que traverse l'industrie de la télévision, parce qu'avec l'arrivée de l'Ultra HD, ce sont tous les paramètres de l'image vidéo qui sont pour la première fois remis à plat, et pas uniquement son nombre de pixels. Car la fréquence image, la dynamique lumineuse, la profondeur de codage et l'espace colorimétrique des standards actuels ont été définis il y a plusieurs décennies, sur la base des caractéristiques du tube cathodique. Autant dire qu'elles sont aujourd'hui bridées par des subordinations techniques depuis bien longtemps obsolètes. Les standards actuels (SD/HD, 8 bits, gamma et gamut Rec. 709, SDR) vont progressivement être remplacés par les nouveaux (Ultra HD, 10 bits, OETF ST.2084, Gamut Rec. 2020, HDR). Nous les présenterons tous en détail, avec un focus particulier sur le HDR, qui constitue aujourd'hui la technique d'amélioration la plus perceptible des images sur un écran de télévision. Nous balayerons les différentes approches de son implémentation, en expliquant les très nombreux acronymes qui sont liés aux mécanismes d'encodage, de transmission et de rendu de l'image à haute dynamique lumineuse. On sait depuis longtemps faire « plus de pixels », il s'agit maintenant de créer des standards capables de faire « de meilleurs pixels ».

8.1   L'histoire des formats d'images

Le format d'une image (*aspect ratio,* en anglais) s'exprime par le rapport entre sa largeur et sa hauteur, donné sous la forme d'une paire de nombres ou par un nombre unique égal à leur quotient. Toutes les images de télévision ou de cinéma sont en orientation paysage, c'est-à-dire horizontales. La valeur de leur format est supérieure à 1 (1 étant le format d'une image carrée). Plus la valeur du format est élevée, plus l'image est large.

Une image 4/3 est ainsi nommée parce qu'elle compte 4 unités de largeur pour 3 unités de hauteur. Ce ratio d'image est aussi appelé « 1,33:1 » ou plus simplement « 1,33 ». Une image 16/9 compte 16 unités de largeur pour 9 de hauteur. Ce ratio est également dénommé « 1,77:1 » ou « 1,77 ». Par comparaison, les formats de film les plus courants aujourd'hui sont le 1,89:1 et le

2,35:1, qui affichent donc tous des images plus larges que les formats TV. On appelle parfois « DAR », pour *Display Aspect Ratio*, le ratio d'une image.

8.1.1 *Le 35 mm film*

Le 35 mm est un format de pellicule standardisé à l'échelle internationale en 1909, d'une largeur de 35 mm et à deux rangées de perforations (permettant son entraînement). Initialement créé pour le cinéma, il a par la suite été repris par la photographie argentique et s'est accommodé, tout au long de son histoire, d'une grande variété de formats d'images. Le premier d'entre eux est le **1,33**, format du cinéma muet apparu dans les années 1910 et baptisé « Academy ». On le doit à l'inventeur américain Thomas Edison qui utilise intégralement l'espace physique entre les deux rangées de perforations pour y loger le cadre image. Celui-ci est de dimensions 24,9 × 18,7 mm, soit une surface de 465 mm^2, et occupe 4 perforations en hauteur. Son ratio de 1,33, qui est proche de celui de notre champ de vision, deviendra par la suite celui de la télévision 4/3. Jusqu'en 1927, c'est le format standard de production cinématographique, avec une cadence de seulement 16 images par seconde. La principale explication de ce choix est qu'il permet de limiter la taille des bobines : en 35 mm, une seconde de film tient sur 30 centimètres de pellicule à 16 i/s (45 cm à 24 i/s).

Quand en 1927 le cinéma devient parlant, le son est porté par une piste optique qui prend place sur le bord gauche de la pellicule, entre les perforations et l'image, donnant naissance au format Movietone. L'insertion de cette piste optique a deux conséquences majeures. D'une part, elle réduit de 15 % la largeur disponible pour l'image, ce qui, au passage, décentre l'axe optique ; le cadre image prend ainsi des dimensions de 21 × 17,2 mm, avec un ratio rétréci à **1,22** et une surface utile de 361 mm^2. D'autre part, elle oblige à augmenter la cadence de défilement des images, parce qu'à 16 images par seconde, la bande passante audio enregistrée n'est pas suffisante pour laisser passer les hautes fréquences sonores. C'est ainsi que naît le

« 24 images par seconde », qui est aujourd'hui encore la norme universelle du cinéma et qui n'a jamais réellement été remis en cause pendant près d'un siècle.

En 1932, l'Academy of Motion Picture Arts and Sciences modifie les spécifications du 35 mm, jugé trop carré, en sacrifiant sa hauteur pour proposer un ratio d'image plus large. Celui-ci passe de 1,22 à **1,37**, avec un cadre image de dimensions $21 \times 15,3$ mm (321 mm^2). Au final, le passage du muet au parlant aura réduit de 30 % la surface de l'image sur la pellicule 35 mm, amputée en horizontal comme en vertical. Une image correspond cependant toujours à une hauteur de 4 perforations sur la pellicule. Le format Académique ainsi défini est le format universel du cinéma qui règne sans partage de 1930 à 1950-55.

Au début des années 1950, la télévision devient un moyen de divertissement très populaire qui prend place dans les foyers, et l'industrie du cinéma s'inquiète de cette concurrence nouvelle qui désemplit les salles. Il faut alors se démarquer de ce petit écran et trouver une vraie valeur ajoutée attractive au cinéma pour créer de l'appétence et faire revenir le public. La riposte consiste à proposer une offre plus spectaculaire, en projetant sur des écrans panoramiques des images aux formats beaucoup plus larges que le 1,33 de la télévision. Ce sont les studios Fox qui amorcent cette évolution en créant le format Cinémascope **2,55**. Le cadre image sur la pellicule est de nouveau agrandi, reprenant quasiment les dimensions qu'il avait à l'époque du muet, soit 24×19 mm, constituant une surface utile de 456 mm^2. La piste optique latérale portant le son est en effet remplacée par quatre pistes magnétiques nettement plus étroites. Mais pour loger une image de ratio 2,55 dans un cadre de ratio 1,26, il faut utiliser au tournage un objectif anamorphique appelé « hypergonar » (invention du professeur français Henri Chrétien). Grâce à ses lentilles spécifiques de forme ovale au lieu de ronde, son rôle est de comprimer la largeur de l'image optique inscrite dans la pellicule dans un rapport 2, dans le but de doubler la largeur du champ cadré. Lors de la projection en salle, un objectif désanamorphique rétablit les justes proportions de l'image en effectuant une expansion dans un rapport inverse. En 1952, la Fox acquiert le brevet de l'anamorphose pour une exploitation commerciale et fait fabriquer des objectifs anamorphiques monoblocs par Bausch & Lomb (les versions initiales se composaient en effet d'un accessoire anamorphique à associer à un objectif standard, mais cette solution causait des problèmes de vignetage et de perte de sensibilité). Les objectifs anamorphiques utilisent une grande surface de pellicule et permettent donc de saisir davantage de détails, ce qui contribue à minimiser le grain sur les scènes de jour. En revanche, ils sont caractérisés par une très faible profondeur de champ, ce qui est particulièrement handicapant pour les scènes de nuit, et sont globalement moins performants que les objectifs standards au-delà d'une ouverture de T/4. Le format Cinémascope, qui a suscité un enthousiasme général, aura été la plus grande évolution du cinéma depuis l'arrivée du son. Le réseau mondial des exploitants n'adhère cependant pas à la technique des pistes sonores magnétiques du 2,55, préférant revenir à la traditionnelle piste optique. Cette dernière reprend donc place sur la pellicule, ce qui rétrécit le cadre image à $21,3 \times 18,2$ mm, avec une surface utile de 388 mm^2. En 1957, le ratio de l'image projetée (toujours avec le procédé d'anamorphose) est réduit à 2,35. Ainsi naît le format Panavision 2,35 (du nom de son inventeur), également appelé « Cinémascope ». L'inter-images, jugé insuffisant, est par la suite légèrement agrandi, ce qui diminue un peu la hauteur du cadre image pour aboutir aux dimensions finales de $20,85 \times 17,52$ mm, donnant l'actuel Cinémascope de ratio **2,39**, normalisé en 1970 par la SMPTE.

Les Américains cherchent par ailleurs une alternative techniquement plus simple et moins coûteuse au procédé d'anamorphose inhérent au Cinémascope pour tourner et projeter des images larges. Ils aboutissent à un compromis consistant à réduire un peu la largeur de l'image projetée de manière à l'inscrire sur la pellicule dans son ratio initial. Ainsi naît le standard Panoramique **1,85**, format basé sur un cadre image de $21 \times 11,4$, soit une surface 239 mm^2. Il s'agit là de la plus petite surface image du 35 mm, qui se réduit à la moitié du standard muet. Le procédé est économique, mais il se traduit mathématiquement par une perte de définition puisque l'image occupe une surface plus faible sur la pellicule et doit être davantage agrandie à la projection. Cette perte de définition est cependant compensée par les progrès sur les couches sensibles et les optiques. Le panoramique 1,85 est utilisé d'abord en Amérique du Nord avant de convaincre l'Europe. Celle-ci avait en effet initialement préféré un ratio de 1,65 (jusqu'aux années 2000), l'Italie ayant pour sa part opté de manière éphémère pour un ratio de 1,75.

Le 1,85 et le 2,39 sont les deux formats normalisés en cinéma numérique dans les matrices DCI 2K et 4K. Le Cinémascope 2,39 est le plus utilisé pour les longs métrages, tandis que le 1,85 est privilégié pour les séries TV, du fait de sa très grande proximité avec le ratio 16/9.

Le Super 35 mm

Également basé sur la pellicule 35 mm, le Super 35 mm reprend quasiment les spécifications du cinéma muet en allouant de nouveau toute la largeur de la pellicule à l'image, le son étant géré séparément. Il peut accueillir tous les formats d'images, du 1,33 au 2,39, mais dans leur ratio d'origine, sans jamais recourir à l'anamorphose. En s'exploitant avec des objectifs standards, il offre ainsi aux chefs opérateurs un plus vaste choix d'optiques et constitue une alternative économique et plus flexible au 35 mm. Il est cependant moins qualitatif en 2,39 que le procédé anamorphique du fait de la taille très réduite qu'occupe l'image sur la pellicule (moins de détails, davantage de grain). Le cadre image total disponible présente une surface de $24,9 \times 18,7$ mm (463 mm^2), soit la largeur maximale entre les deux bandes de perforations, avec une hauteur de 4 perforations. Or, du fait qu'il n'utilise pas l'anamorphose, les parties hautes et basses de l'image sur la pellicule sont inutilement perdues en format large. D'où l'idée de réduire sa hauteur à 3 perforations. C'est ainsi que naît la version économique du Super 35 mm appelée « 3-perf ». Elle est définie par un cadre image de $24,9 \times 14$ mm (349 mm^2), dont on notera que le ratio natif 1,78 est exactement celui de la vidéo 16/9. Le Super 35 mm 3-perf permet de réduire de 25 % la consommation de pellicule négative (par rapport au 4-perf) sans introduire de pertes visuelles. En plus des tournages cinéma, il est très utilisé pour la production de clips musicaux et de concerts.

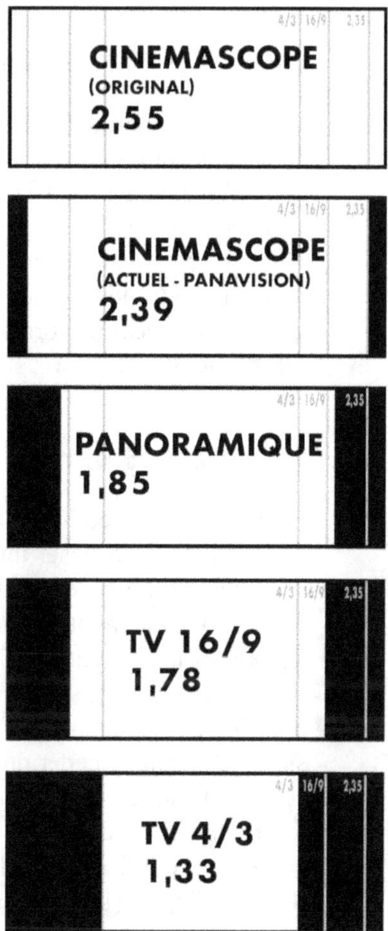

Contrairement au 35 mm qui est le format de film standard utilisé à l'échelle mondiale aussi bien en tournage qu'en projection, le Super 35 mm est uniquement un format de production. Pour suivre une exploitation commerciale normale, le Super 35 mm doit être optiquement comprimé pour être tiré au format 35 mm standard, afin de pouvoir être projeté en salles.

Le cadre image du Super 35 mm 3-perf a été retenu comme format de base par les fabricants de caméras de cinéma numérique pour leurs grands capteurs, avec cependant des variantes propres à chaque marque.

8.1.2 *Le 35 mm photo (24 × 36)*

La photo argentique dite « 24 × 36 » utilise aussi la pellicule 35 mm du film, mais avec une différence fondamentale. L'image n'est plus inscrite dans le sens vertical de la pellicule mais dans le sens horizontal. Du coup, sa taille est supérieure d'environ 40 %. Elle est exactement de 24 × 36 mm (ratio **1,5**), qui est la plus grande taille d'image existant aujourd'hui, toutes technologies confondues. Le format 24 × 36, également appelé « 35 mm full frame », a été repris sur les boîtiers reflex.

8.1.3 *Le 16 mm*

En 1923, Kodak commercialise une pellicule de largeur 16 mm, dans le but de proposer un format et des équipements beaucoup plus économiques et plus faciles à mettre en œuvre que le 35 mm. Initialement destiné aux amateurs fortunés, le 16 mm deviendra un format semi-professionnel et professionnel. Avec un ratio d'image **1,33**, le 16 mm est longtemps utilisé en Europe pour les documentaires et courts-métrages destinés à une diffusion TV, avant de céder du terrain aux caméras vidéo. Le 16 mm sera par la suite décliné en Super 16, avec la même pellicule que le 16 mm, mais avec une image plus large **(1,66)** du fait de la suppression de l'une des deux rangées de perforations ainsi que de la bande son (l'audio étant enregistré séparément).

8.1.4 *La télévision*

La télévision n'a pas suivi l'évolution vers les formats larges de la pellicule et a longtemps conservé le 4/3 **(1,33)** défini dans les années 1930. On ne change pas, en effet, le ratio de tous les récepteurs domestiques comme celui des écrans des salles de cinéma. Les films à image large sont alors diffusés soit avec des barres noires horizontales plus ou moins épaisses, soit agrandis et amputés de leurs parties latérales pour occuper une plus grande surface d'écran (en hauteur).

Dans les années 1980, un groupe de travail se réunit en vue d'établir les bases des futurs standards de vidéo. La nécessité de trouver un juste milieu entre les multiples ratios d'images existants apparaît évidente. Le choix se porte sur le 16/9 **(1,77),** parce qu'il constitue le meilleur compromis pour la restitution de l'ensemble des formats cinéma, du 1,33 au 2,39, et qu'il est très proche du Panoramique 1,85, le format le plus répandu à l'époque. Le 16/9 se développe d'abord en production vidéo avec l'avènement des caméras 16/9 au milieu des années 1990. Il remplace ensuite progressivement le 4/3 comme format de diffusion des chaînes TV en définition standard, avant de s'imposer de facto en haute définition et en ultra haute définition.

Sur un écran TV 16/9, un film au format 1,85 s'affiche quasiment en plein écran, tandis qu'un film en 2,39 s'inscrit entre deux barres noires horizontales qui occupent plus de 25 % de la hauteur de l'écran.

8.2 La définition standard (SD)

8.2.1 *Le balayage de l'image vidéo*

L'image vidéo est historiquement constituée d'une succession de lignes quasi horizontales et strictement parallèles, dont le téléspectateur ne doit pas pouvoir discerner la structure à une certaine distance de confort visuel. Lors de l'élaboration des premiers standards de télévision, plusieurs paramètres ont été étudiés pour définir le nombre de lignes devant composer l'image, en fonction notamment de son format, de la distance d'observation, de l'acuité visuelle ou pouvoir séparateur de l'œil, et bien entendu, de la technologie de l'époque. On admet que pour qu'un observateur puisse voir de manière confortable une image à définition standard dans son intégralité et sans mouvement de l'œil, il lui faut être placé à une distance de 4 fois la diagonale de l'écran. À cette distance, l'angle vertical sous lequel est vue l'image est de 8°40'. Or, le pouvoir séparateur de l'œil équivaut à un angle d'une minute d'arc (0°01' ou 1/60ᵉ de degré). En d'autres termes, deux points vus à l'intérieur d'un angle de 0°01' paraissent confondus. Par conséquent, pour que les lignes horizontales de l'image sur l'écran soient indiscernables à la distance considérée, il suffit en théorie que leur nombre soit égal à 8°40'/ 0°01' = 520. Plusieurs valeurs ont été expérimentées de par le monde au milieu des années 1930, avant que ne soient fixées les valeurs définitives. En Europe, en Asie et en Afrique (pays à 50 Hz), le nombre total de lignes de l'image de télévision en définition standard est de 625 (dont 576 visibles). Aux États-Unis et au Japon (pays à 60 Hz), il est de 525 (dont 480 visibles).

Il existe deux techniques pour « balayer » ces lignes vidéo et afficher l'image sur un écran : le balayage entrelacé (communément noté « i » pour *interlaced*) et le balayage progressif (noté « p »).

Le balayage entrelacé

Notre système visuel possède une caractéristique appelée « persistance rétinienne », défaut devenu un avantage grâce auquel le cinéma puis la télévision ont pu voir le jour. Notre œil garde en effet en mémoire une image pendant une fraction de seconde après son apparition. Si des images fixes se succèdent au rythme d'au moins 10 à 15 par seconde, il perçoit une sensation de continuité. Mais la réelle impression de fluidité de mouvement et de fusion des images est obtenue à partir d'une quarantaine d'images par seconde.

La fréquence d'affichage des images de télévision a été déterminée au milieu des années 1930, en liaison directe avec la fréquence du courant alternatif en vigueur dans les différentes zones géographiques du globe. À cette époque en effet, les circuits électroniques étaient loin d'être aussi performants qu'aujourd'hui et un asservissement sur la fréquence de l'alimentation secteur permettait d'assurer un parfait synchronisme entre l'émetteur et le récepteur. Aujourd'hui, ce type de synchronisme est facilement réalisable indépendamment de la fréquence secteur, mais ce n'était alors pas le cas. Les pays à 50 Hz ont ainsi naturellement choisi une cadence de 25 images par seconde, tandis que les pays à 60 Hz ont opté pour un rythme de 30 images par seconde.

Cependant, il s'avère qu'à 25 ou 30 images par seconde, il se produit sur l'image vidéo affichée par un tube cathodique un effet de papillotement, également appelé *flicker*. La raison en est très simple. Le faisceau d'électrons balayant l'écran illumine les luminophores les uns à la suite des autres, de gauche à droite et de haut en bas de l'image. Or, lorsque ce faisceau arrive en bas de l'image, les luminophores du haut (qu'il a balayés les premiers) commencent à s'éteindre. Puis ils s'allument de nouveau au passage suivant du faisceau. D'où cet effet de papillotement d'autant plus perceptible que l'image est lumineuse. De plus, 25 ou 30 images par seconde ne suffisent pas à échantillonner avec suffisamment de précision les mouvements rapides, qui se retrouvent saccadés. L'idéal aurait été de pouvoir doubler la fréquence de rafraîchissement des images pour qu'elles soient balayées deux fois plus vite. Mais cela aurait engendré un doublement de la quantité d'informations à transporter et donc de la bande passante nécessaire, ce qui était inenvisageable compte tenu de la largeur de canal de 8 MHz disponible pour la transmission.

C'est pourquoi un subterfuge particulièrement astucieux a été imaginé pour augmenter virtuellement la fréquence d'affichage des images, sans pour autant accroître le volume d'informations véhiculées. Il consiste à balayer non pas toutes les lignes d'une image 25 fois par seconde, mais la moitié seulement – plus précisément une ligne sur deux –, et ce, 50 fois par seconde. Chaque image de 625 lignes est pour cela divisée en deux demi-images de 312,5 lignes portant le nom de trames : l'une est composée des lignes paires, l'autre des lignes impaires (la présence des demi-lignes facilite l'imbrication des trames). Ces deux trames sont analysées l'une après l'autre au rythme de 50 par seconde. La vitesse de balayage est multipliée par deux et les luminophores ne s'éteignent alternativement qu'une ligne sur deux, si bien que le phénomène de papillotement est visuellement fortement réduit. On dit d'un tel mode de balayage qu'il est « entrelacé d'ordre 2 ». De ce fait, le nombre de trames est deux fois plus élevé que le nombre d'images (50 au lieu de 25) et notre système visuel se laisse tromper par ce procédé. Il voit en réalité 50 trames de 312,5 lignes en une seconde, chacune provenant d'un instant d'analyse différent, mais, grâce au phénomène de persistance rétinienne, il a l'impression de percevoir une image pleine et nouvelle tous les 1/50 s. La fréquence de balayage horizontal, également appelée « fréquence ligne », est alors de $625 \times 25 = 15\ 625$ Hz (on note que $1/15\ 625$ est égal à 64 µs qui est la durée d'une ligne vidéo en définition standard). Le choix d'un nombre impair de lignes permet un entrelacement simple : une trame commence son balayage en début de ligne (trame impaire), l'autre en milieu de ligne (trame paire).

Figure 8.2
Principe du balayage entrelacé.

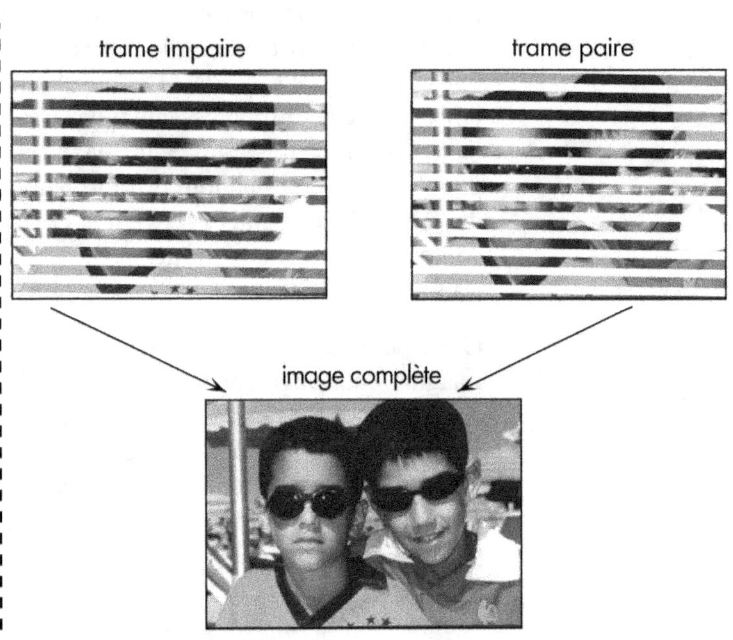

Précisons ici que si le balayage entrelacé est utilisé en définition standard et en haute définition, il a été totalement écarté de l'ultra haute définition qui n'existe qu'en balayage progressif.

Le balayage entrelacé présente deux avantages.

- L'analyse des mouvements est très bonne, puisqu'elle résulte de 50 captures par seconde au lieu de 25 (60 au lieu de 30 en 60 Hz). Une telle résolution temporelle est notamment très importante pour le sport.

- La bande passante requise pour un signal à définition standard analogique n'excède pas 5,5 MHz, ce qui est un atout immense.

En contrepartie, le balayage entrelacé présente des inconvénients notoires.

- La définition verticale est réduite, non pas de 50 % comme on pourrait l'imaginer a priori, mais de 30 %. Il faut en effet prendre en compte le facteur de Kell, qui détermine le rapport entre la définition réellement perçue en entrelacé par rapport à celle de la même image en progressif. Sa valeur est 0,7.

- Le fait que la moitié des informations soit sur une première trame et l'autre moitié sur une seconde trame complique les calculs lorsque la vidéo est soumise à des traitements de compression numérique ou à des effets spéciaux.

- Un phénomène de papillotement persiste parfois sur les grandes surfaces très lumineuses, pour lesquelles la fréquence de 50 Hz est encore insuffisante. Une fréquence de rafraîchissement de 100 Hz permet de résoudre ce problème, avec une technique de double affichage de chaque image, similaire à celle employée au cinéma.

- Un détail extrêmement fin présent sur une seule ligne n'est affiché qu'une trame sur deux, et se trouve donc affecté d'un scintillement interligne.

- Lors d'un arrêt ou un gel d'image, deux modes sont possibles, chacun ayant son inconvénient. En mode trame, une seule des deux trames est affichée et dupliquée. Il s'ensuit un effet de crénelage sur les contours obliques et arrondis du fait de la diminution de moitié de la définition verticale. En mode image, les deux trames sont affichées en même temps. On voit alors un effet de peigne sur les éléments en mouvement puisque les deux trames résultent de deux instants de captation différents. Elles ne sont pas vouées à être vues en même temps, mais l'une après l'autre.

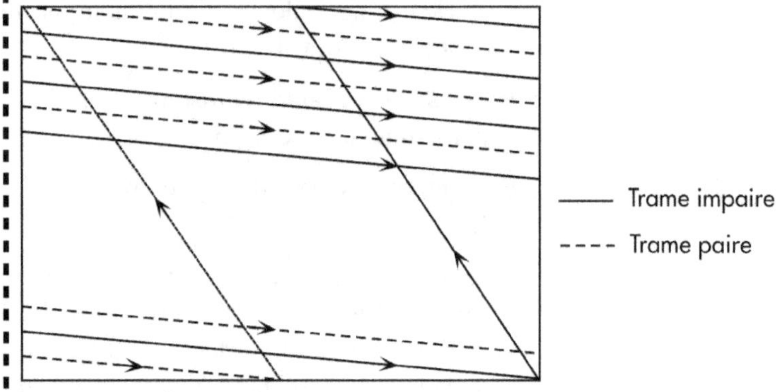

Figure 8.3
Une image vidéo entrelacée résulte de l'imbrication d'une trame paire et d'une trame impaire.

Le balayage progressif

Le balayage progressif, universellement utilisé en informatique, fait désormais partie intégrante du monde de la vidéo. L'image n'est plus décomposée en deux trames entrelacées, mais elle est analysée et affichée en une seule fois, dans son intégralité. À chaque instant, toutes les lignes de l'image sont donc présentes, ce qui élimine les défauts inhérents à l'entrelacé et facilite toutes les manipulations d'images. De manière générale, la vidéo progressive est mieux adaptée à l'univers du graphisme et ses logiciels de retouche, compositing et effets 2D/3D utilisés en postproduction. En revanche, à résolution temporelle équivalente, la bande passante nécessaire pour véhiculer un signal progressif est deux fois plus élevée que celle requise par un signal entrelacé. Or, l'exploitation du balayage progressif à moindre coût par les infrastructures techniques existantes imposait dans un premier temps de travailler sur un signal doté du même encombrement spectral que son équivalent entrelacé. Le compromis a donc été porté sur le choix des fréquences images, dont les valeurs sont de l'ordre de la moitié de la fréquence trame. C'est ainsi qu'ont été définis des standards de production basés sur une cadence de 24, 25 et 30 images progressives par seconde, reprenant ainsi une base de temps égale ou proche de celle du cinéma. Une telle résolution temporelle convient pour les films, séries et documentaires, mais elle est clairement insuffisante pour le sport, caractérisé par des mouvements rapides. Certains équipements de production haut de gamme récents sont aujourd'hui capables de gérer l'image progressive à des cadences plus élevées, typiquement 50 ou 60 i/s.

Au niveau des récepteurs TV, il faut savoir que tous les écrans plats, de technologie plasma, LCD ou OLED, fonctionnent par nature en mode progressif (il n'y a même pas de balayage si l'on veut être précis). Ils emploient en effet une matrice d'éléments qui s'allument à différentes intensités mais toujours simultanément, et qui doit nécessairement être adressée en une seule passe. Or, le signal vidéo qui leur est appliqué est encore entrelacé dans la majorité des cas. Pour obtenir une reproduction correcte d'une image entrelacée sur un écran fonctionnant en progressif, une opération de désentrelacement doit être effectuée. Son principe consiste à interpoler les lignes manquantes de chaque trame en fonction des lignes présentes sur les trames précédente et suivante. Ce traitement de désentrelacement est très complexe et n'est pas transparent. La qualité de l'image finale dépend des algorithmes employés et de la puissance du processeur qui opère. S'il n'est pas réalisé correctement, il engendre une perte de définition verticale sur les objets en déplacement rapide ou les mouvements de caméra, ainsi que des artéfacts sur les contours des objets (certains sont même inévitables).

Figure 8.4
L'effet de peigne trahit l'affichage d'une source non désentrelacée sur un écran fonctionnant en mode progressif.

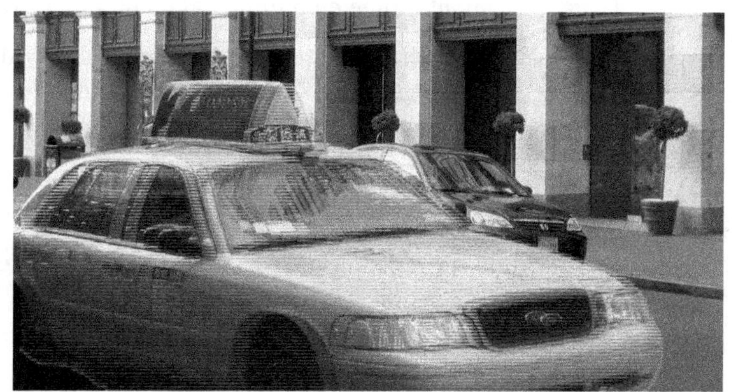

La priorité de trame

La priorité de trame est une notion importante à prendre en compte lors d'opérations sur des séquences vidéo entrelacées. Comme chaque image comporte deux trames, il y en a forcément une qui est affichée avant l'autre. Cela ne poserait aucun problème si les deux trames provenaient de la même image, mais comme en vidéo ce n'est pratiquement jamais le cas, il faut impérativement respecter l'ordre initial des trames tout au long du traitement d'un programme. Si l'ordre d'affichage d'origine des trames est inversé, les trames de chaque image sont lues en remontant dans le temps, même si chaque trame continue à avancer, ce qui se traduit par un phénomène de saccades très perceptible sur les mouvements et animations. Tout logiciel graphique ou de montage possède son réglage de priorité de trame en importation comme en exportation. On peut ainsi choisir laquelle de la trame impaire (dite « supérieure ») ou de la trame paire (dite « inférieure ») doit être traitée en premier. Le respect de la priorité de trame à l'importation garantit que les trames seront lues dans l'ordre adéquat, évitant ainsi tout risque d'assemblage de deux trames impaires ou de deux trames paires. Les logiciels de traitement d'images permettent tous de séparer (manuellement ou automatiquement) les trames au moment de l'importation d'un métrage entrelacé. Les deux trames d'une image sont transformées en deux images indépendantes, les lignes manquantes étant interpolées. En HD et en D1 (numérique SD non compressé), c'est la trame supérieure qui est généralement traitée en premier, alors qu'en DV c'est la trame inférieure.

Cette notion de priorité de trame est évidemment inexistante en mode progressif puisque chaque image est forcément lue de la première à la dernière ligne.

Le balayage entrelacé consiste à analyser d'une part les lignes impaires (formant la trame impaire) de l'image, et d'autre part ses lignes paires (formant la trame paire). Il permet de minimiser l'effet de papillotement, mais aussi d'accroître la résolution temporelle en augmentant le rythme d'échantillonnage des mouvements (donc en fluidifiant leur reproduction), sans pour autant accroître la bande passante du signal.

Le balayage progressif consiste à analyser toutes les lignes de l'image en une seule passe. Il offre une pleine définition verticale, mais impose une fréquence image typiquement deux fois plus élevée qu'en balayage entrelacé pour obtenir une résolution temporelle équivalente. Sinon des saccades assez gênantes sont observées sur les mouvements. La bande passante requise est alors doublée.

L'entrelacement divise par deux la bande passante requise par rapport à un balayage progressif sur une image de même résolution temporelle, au prix d'une baisse de 30 % de la définition verticale.

8.2.2 *Définition et résolution*

Définition et résolution sont deux termes souvent confondus pour quantifier une image numérique. C'est une erreur, induite par le fait que les Anglo-Saxons utilisent indifféremment les deux termes. Mais en français, ils n'expriment pas la même chose.

La définition d'une image est le nombre total de pixels qui la composent. Elle s'exprime soit en nombre de pixels horizontaux et verticaux, soit en nombre total de pixels, par exemple 720×576 en définition standard (Rec. 601 ou BT 601), ou 414 720 pixels. La définition est en quelque sorte la dimension informatique de l'image.

La résolution désigne le nombre de pixels affichés par unité de mesure, c'est-à-dire le rapport de densité de pixels de l'image. Une définition donnée conduit à différentes résolutions en fonction de la taille de l'écran : à définition constante, plus l'écran est grand, plus la résolution est faible, et inversement. Un téléviseur full HD et un smartphone peuvent afficher la même définition, c'est la résolution qui change. La résolution s'exprime par le nombre de pixels par pouce (1 pouce = 2,54 cm), en anglais *pixels per inch*, soit ppi. En imprimerie, on parle de dpi pour *dots per inch*, tandis qu'en optique, la résolution est donnée en paires de lignes par millimètre (pl/mm).

Définition = nombre total de pixels de l'image (valeur absolue).
Résolution = nombre de pixels affichés dans 2,54 cm (1 "). C'est le rapport de densité de pixels (valeur relative, rapport entre une définition et une dimension).
Quelle que soit la taille de l'écran, la définition est toujours la même pour un standard donné. C'est sa résolution qui augmente ou diminue.

8.2.3 *La structure de l'image*

Dans les pays à 50 Hz, une image vidéo à définition standard contient 625 lignes, à raison de 50 trames ou 25 images par seconde. Chaque image complète dure donc 40 millisecondes et chaque trame la moitié, soit 20 millisecondes. En 40 millisecondes, les 625 lignes d'une image sont analysées, ce qui conduit à une durée de ligne de :

0,040 ms / 625 lignes = 0,064 millisecondes = 64 microsecondes

Jusqu'ici, nous sommes dans le domaine analogique, nous n'avons pas encore parlé de pixels. Nous y arrivons.

Lorsque la norme vidéo numérique en définition standard Rec. 601 a été définie à l'échelle mondiale, il a été décidé de choisir une fréquence d'échantillonnage commune à tous les pays. C'est la valeur 13,5 MHz qui a été retenue, parce qu'elle est un multiple entier des fréquences lignes des systèmes à 625 et 525 lignes. L'information vidéo est donc échantillonnée 13,5 millions de fois en une seconde. Quel est alors le nombre d'échantillons prélevés sur une ligne complète de durée 64 microsecondes ?

13 500 000 Hz × 0,000064 s = 864 échantillons par ligne

La durée de chaque échantillon est de :

64 µs/864 = 74,074 nanosecondes

Ces 864 échantillons couvrent l'intégralité de la ligne analogique, y compris ses instants de suppression. Or, il est inutile de traiter ces informations non visibles ; seule la partie « active » de la ligne est à considérer, c'est-à-dire celle contenant les données vidéo à proprement parler. Ainsi, le nombre de pixels actifs définis dans la Rec. 601 (également dite « norme 4:2:2 ») est réduit à 720, ce qui correspond à une durée de ligne active numérique de 53,333 µs. Cette valeur est légèrement supérieure aux 52 µs durant lesquelles l'information de l'image vidéo est véritablement présente sur la ligne analogique. Par conséquent, le nombre réel de pixels visibles n'est pas de 720, mais de 52 µs/74,074 ns = 702.

On retiendra que sur un total de 720 échantillons utilisés pour numériser la partie active d'une ligne vidéo SD, seuls 702 portent une information visible (mais c'est toujours une matrice de 720×576 pixels qui est traitée). Les 18 autres, répartis en nombre égal de part et d'autre de chaque ligne, sont requis pour le traitement numérique et sont mis au noir. Une image numérique est donc plus large de 18 pixels qu'une image analogique (soit de 2,5 %) et comporte sur ses côtés deux fines bandes noires verticales.

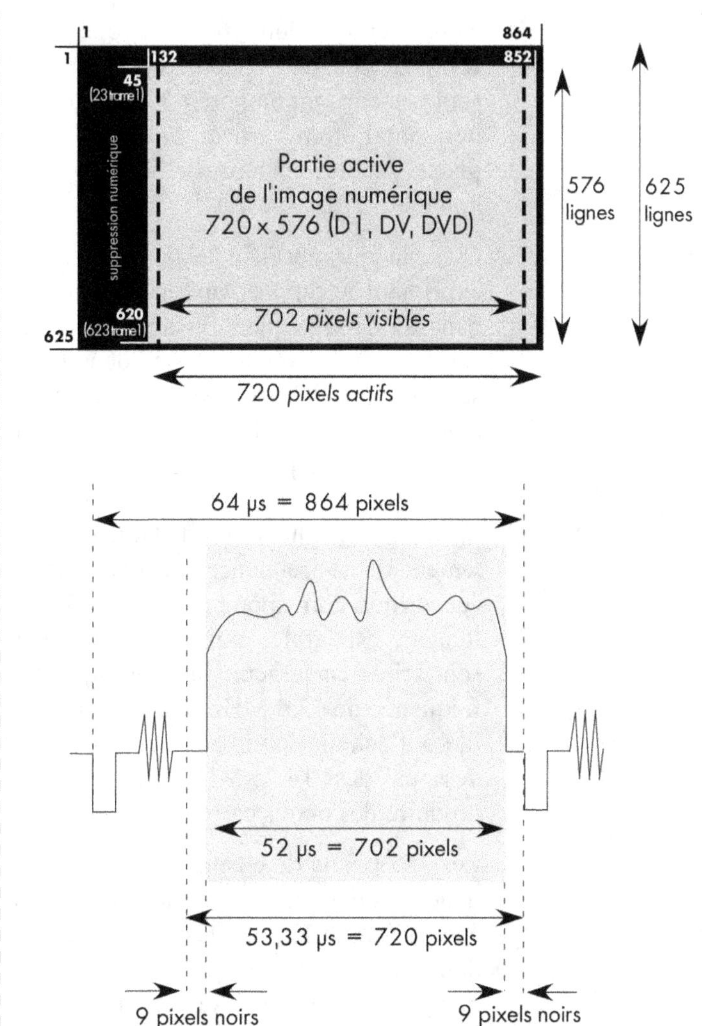

L'image vidéo en définition standard est formée, dans les pays à 50 Hz, de 576 lignes contenant chacune un total de 864 pixels. Sur ces 864 pixels, 720 constituent la partie « active » de la ligne numérique, mais seuls 702 sont des pixels visibles. Tous les traitements s'effectuent sur une matrice de 720 x 576 pixels. Dans les pays à 60 Hz, la matrice image en définition standard est de 720 x 480 pixels.

8.2.4 *Le PAR*, Pixel Aspect Ratio

Nous venons donc de voir que l'image vidéo SD 4/3 est composée de 702 × 576 pixels visibles. Or, ces deux nombres ne sont pas dans un rapport 4/3. Pour obtenir la même définition en horizontal et en vertical, la logique voudrait que le nombre de pixels visibles sur chaque ligne soit égal à 576 × 4/3 = 768, et non pas à 702. *So what?*

C'est là qu'intervient la notion de PAR *(Pixel Aspect Ratio)*, exprimant le rapport largeur/hauteur du pixel. Le calcul précédent n'a de sens que s'il s'applique à des pixels carrés. Un pixel carré occupe le même espace dans le sens horizontal et dans le sens vertical. C'est systématiquement le cas en informatique ainsi qu'en haute définition native et en ultra haute définition. Dans le monde plus ancien de la vidéo à définition standard en revanche, les pixels ne sont pas carrés mais rectangulaires, et plus larges que hauts. Or, la largeur du pixel vidéo découle directement de la fréquence d'échantillonnage utilisée (car chaque échantillon correspond à un pixel). Plus la fréquence d'échantillonnage est faible, moins les pixels sont nombreux et plus ils sont étirés en largeur (la réciproque est vraie). Le choix de la fréquence de 13,5 MHz a certes satisfait le critère de compatibilité à l'échelle mondiale, mais cette valeur est légèrement en dessous des 14,75 MHz qui auraient été nécessaires pour produire des pixels carrés.

Les 702 pixels de chaque ligne d'une image vidéo SD 4/3 sont donc rectangulaires, avec un rapport largeur/hauteur (ou PAR) égal à 768/702, soit très exactement 59/54 = 1,0925. Ils sont donc 9 % plus larges que hauts. Ainsi, on peut dire que la zone image de 702 × 576 pixels rectangulaires de PAR 59/54 équivaut à 768 × 576 pixels carrés.

En tenant compte maintenant de la géométrie des pixels, on vérifie que 576 lignes de 702 pixels visibles de PAR 59/54 donnent bien un ratio de :

$$702 \times (59/54)/576 = 1,33, \text{ soit } 4/3$$

Cette valeur de PAR est utilisée dans toutes les applications vidéo 4/3 à définition standard. Nous verrons plus loin qu'en 16/9 (toujours en SD), la même fréquence d'échantillonnage a été conservée pour des raisons de commodité, ce qui présente comme inconvénient majeur de donner des pixels encore plus étirés (donc une définition horizontale réduite), avec dans ce cas un PAR de 118/81.

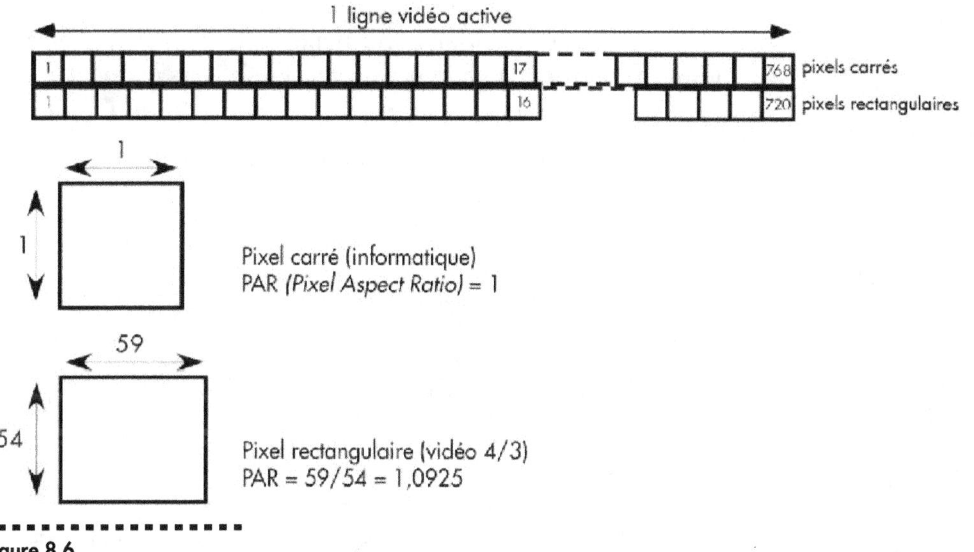

Figure 8.6
Pixels carrés rectangulaires.

En informatique, les pixels sont toujours carrés, avec donc un PAR de valeur 1. Une image 4/3 SD de 576 lignes est ainsi formée de 768 pixels. La différence de ratio des pixels en vidéo et en informatique explique la déformation subie par une image d'origine vidéo lorsqu'elle est affichée directement et sans traitement compensatoire sur un équipement informatique. Les pixels passent d'une forme rectangulaire horizontale à une forme carrée, si bien que l'image est sensiblement comprimée horizontalement, et toutes les formes apparaissent amincies. Le ratio de l'image affichée n'est plus de 4/3, mais de 5/4 (1,25). Pour rétablir les bonnes proportions de l'image, il faut effectuer une conversion de format visant à afficher les 702 pixels vidéo non pas sur 702 pixels carrés informatiques mais sur 768. Cette conversion, de rapport 59/54 (soit le rapport entre les nombres 768 et 702), permet de passer du format affiché 5/4 au format réel 4/3 de l'image, en dilatant horizontalement les pixels.

Nous avons vu dans le chapitre 7 que bien que les normes de haute définition spécifient en natif des pixels carrés, tous les formats d'enregistrement d'entrée et de milieu de gamme reviennent à des pixels rectangulaires, en réduisant leur nombre par ligne. Le but est d'économiser en débit, au prix donc d'une réduction de la définition horizontale de la luminance. Seuls les formats HD haut de gamme respectent les pixels carrés.

Tableau 8.1
Quelques chiffres clés de l'image numérique en définition standard, pour y voir un peu plus clair…

720	Nombre total de pixels rectangulaires contenus dans la partie utile d'une ligne vidéo numérique en 4/3 et en 16/9. Les 9 premiers et 9 derniers pixels de chaque ligne ne sont pas occupés par l'image et sont mis au noir.
702	Nombre de pixels rectangulaires visibles sur les 720 pixels de chaque ligne d'une image vidéo numérique.
864	Nombre total d'échantillons d'une ligne numérique, couvrant la totalité de la ligne analogique.
768	Nombre de pixels carrés visibles en informatique sur chaque ligne d'une image vidéo. 768 pixels carrés équivalant à 702 pixels rectangulaires de PAR 59/54.
59/54 (1,0925)	Rapport largeur/hauteur du pixel en 4/3, avec une fréquence d'échantillonnage de 13,5 MHz.
118/81 (1,456)	Rapport largeur/hauteur du pixel en 16/9, avec une fréquence d'échantillonnage de 13,5 MHz.
13,5	(MHz) Fréquence d'échantillonnage du signal vidéo en 4/3 et 16/9, donnant des pixels rectangulaires de PAR 59/54 en 4/3 et 118/81 en 16/9.
14,75	(MHz) Fréquence à laquelle le signal vidéo doit être échantillonné pour produire des pixels carrés en 4/3.
18,5	(MHz) Fréquence à laquelle il faudrait échantillonner le signal vidéo pour obtenir en 16/9 des pixels de même PAR qu'en 4/3 (59/54 au lieu de 118/81).
5/4	Rapport apparent d'une image vidéo 4/3 (pixels rectangulaires de PAR 59/54), lorsqu'elle est affichée sans conversion adéquate sur un moniteur informatique (pixels carrés).

En informatique, en vidéo haute définition native et en ultra haute définition, les pixels sont carrés. Une ligne verticale de 100 pixels est de même longueur qu'une ligne horizontale de 100 pixels.

En vidéo à définition standard, les pixels sont rectangulaires. Une ligne verticale de 100 pixels est plus courte qu'une ligne horizontale de 100 pixels. En 4/3, les pixels sont 1,0925 (59/54) fois plus larges que hauts. En 16/9, ils sont 1,456 (118/81) fois plus larges que hauts.

En définition standard, une image informatique comporte 768 × 576 pixels carrés en 4/3, et 1 024 × 576 pixels carrés en 16/9. Une image vidéo comporte 702 × 576 pixels visibles en 4/3 comme en 16/9 (inscrits dans une matrice de 720 × 576 pixels).

Une image vidéo SD au format 4/3 (pixels rectangulaires) affichée sur un écran informatique de même ratio (pixels carrés) apparaît non plus en 4/3 (16/12) mais en 5/4 (15/12). Elle est donc légèrement comprimée horizontalement.

Tableau 8.2

Les principales définitions d'images.

	Type	Définition de l'image	Méga-pixels	Ratio d'image		Ratio des pixels en natif	Balayage
	QCIF	176 × 144	0,025	4/3	1,33	pixels carrés	progressif
Informatique	CIF	352 × 288	1,01	4/3	1,33	pixels carrés	progressif
	VGA	640 × 480	0,31	4/3	1,33	pixels carrés	progressif
	SVGA	800 × 600	0,48	4/3	1,33	pixels carrés	progressif
	XGA	1 024 × 768	0,79	4/3	1,33	pixels carrés	progressif
	SXGA	1 280 × 1 024	1,31	4/3	1,33	pixels carrés	progressif
	UXGA	1 600 × 1 280	2,05	5/4	1,25	pixels carrés	progressif
	WUXGA	1 920 × 1 200	2,3	16/10	1,6	pixels carrés	progressif
	QXGA	2 048 × 1 536	3,15	4/3	1,33	pixels carrés	progressif
	QSXGA	2 560 × 2 048	5,24	4/3	1,33	pixels carrés	progressif
	WQSXGA	3 200 × 2 048	6,55	16/10	1,56	pixels carrés	progressif
Vidéo	SIF	360 × 288	0,103	4/3	1,33	pixels rect.	progressif
	SD (Rec. 601)	720 × 576	0,41	4/3	1,33	pixels rect.	entrelacé/ progressif
	SD (Rec. 601)	720 × 576	0,41	16/9	1,77	pixels rect.	entrelacé/ progressif
	HD 720 (SMPTE 296M)	1 280 × 720	0,92	16/9	1,77	pixels carrés	progressif
	HD 1 080 (Rec. 709)	1 920 × 1 080	2,07	16/9	1,77	pixels carrés	entrelacé/ progressif
	Ultra HD 4K (Rec. 2020)	3 840 × 2 160	8,3	16/9	1,77	pixels carrés	progressif
	Ultra HD 8K (Rec. 2020)	7 680 × 4 320	33,2	16/9	1,77	pixels carrés	progressif
Film	2K DCI	2 048 × 1 080	2,2	17/9	1,89	pixels carrés	progressif
	4K DCI	4 096 × 2 160	8,8	17/9	1,89	pixels carrés	progressif

8.2.5 *Du 4/3 au 16/9*

Quand la bascule de la diffusion TV du 4/3 vers le 16/9 s'est amorcée à la fin des années 2000, le parc de récepteurs 4/3 était loin d'être négligeable, notamment en « second poste » dans les foyers, ce qui imposait de continuer à le prendre en considération. Il a donc fallu trouver des solutions pour produire et diffuser des programmes qui puissent être regardés indifféremment sur des écrans 4/3 et 16/9. Parallèlement à cela, il a également été nécessaire d'imaginer des méthodes pour gérer l'affichage des images et sujets 4/3 (archives, reportages d'actualités, etc.) au sein d'un programme 16/9.

Figure 8.7
La problématique de la comptabilité 16/9-4/3.

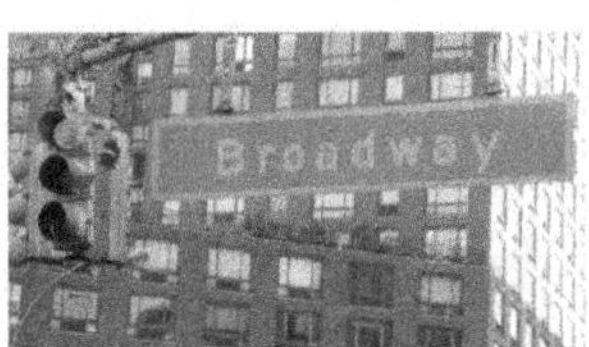

Image tournée en 16/9 sans prendre en compte la compatibilité 4/3.

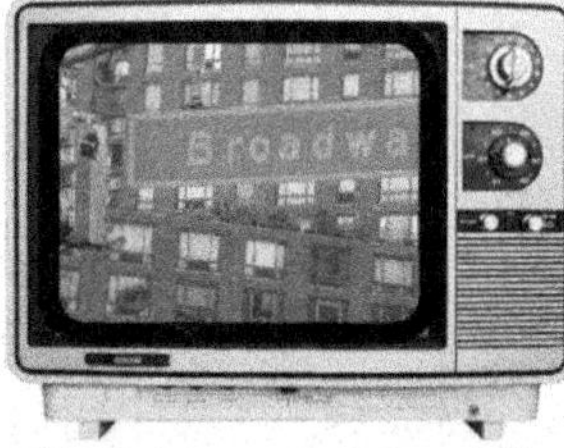

Résultat sur un récepteur 4/3...

Afficher une image 16/9 sur un écran 4/3

Il existe différents procédés permettant d'afficher une image 16/9 sur un écran 4/3.

• Le *letterbox* : cette technique préserve l'image originale au détriment du confort visuel. L'image 16/9 est en effet réduite de manière à être inscrite dans son intégralité sur l'écran 4/3. Elle est donc affichée dans toute sa largeur, mais dans un rectangle de hauteur inférieure à celle de l'écran 4/3. Elle est placée entre deux bandes noires horizontales situées en haut et en bas de l'image. L'épaisseur de chacune de ces bandes est de 72 lignes, ce qui ne laisse que 432 lignes disponibles (sur un total de 576) pour afficher l'image utile. Cette technique présente l'avantage d'être la seule qui offre au téléspectateur 4/3 exactement le même contenu visuel que celui dont bénéficie le téléspectateur 16/9. En contrepartie, la taille de l'image est sensiblement réduite et 25 % de la surface de l'écran ne sont pas utilisés. L'utilisation du *letterbox* est adaptée à la diffusion de films, fictions et documentaires, pour lesquels la présence de bandes noires est loin d'être une nouveauté. Pour les émissions de flux, le choix se porte plutôt sur l'un des deux procédés suivants.

Figure 8.8
Affichage d'une image 16/9 sur un écran 4/3.

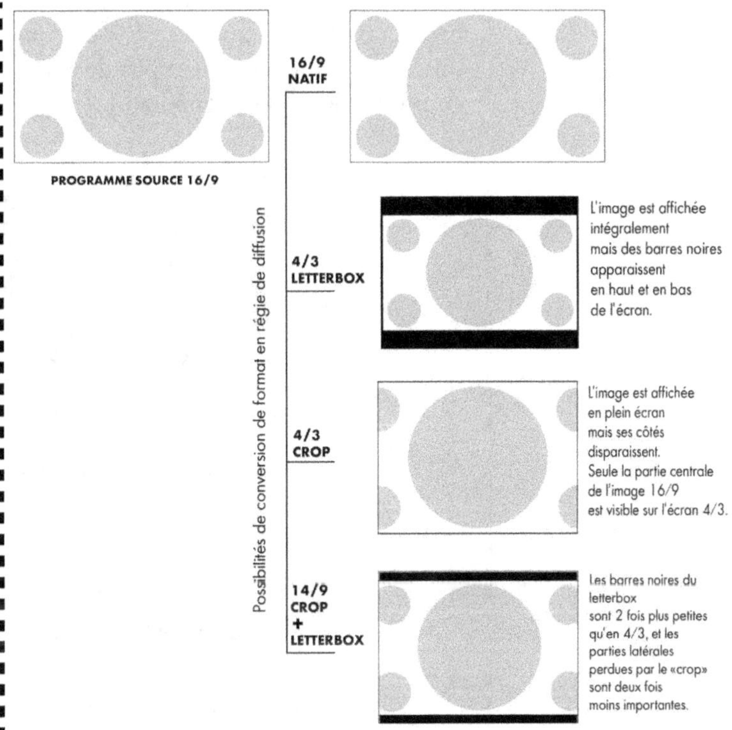

- Le *crop* ou *center cut* : l'image 16/9 est ici amputée de ses parties latérales pour occuper la totalité de la surface de l'écran 4/3, donc toute sa hauteur. Ce procédé d'affichage doit être pris en compte au niveau du tournage, car il impose que tout le contenu informatif de l'image 16/9 soit localisé dans sa partie centrale, la seule visible par les téléspectateurs 4/3. Nous y revenons un peu plus loin.

- Le 14/9 ou 1,55 : c'est un intermédiaire entre le *letterbox* et le *crop*. L'image produite en 16/9 est diffusée en *letterbox*, mais sa taille est réduite dans des proportions deux fois moindres qu'en 4/3 *letterbox*. Du coup, l'épaisseur des bandes horizontales est deux fois plus faible, mais l'image n'est pas affichée dans toute sa largeur. Elle est rognée latéralement, sur une largeur deux fois plus faible qu'en *crop* 4/3. Au niveau du tournage, les contraintes de cadrage et d'habillage du 14/9 sont de ce fait moins importantes qu'en *crop* 4/3. Il faut cependant bien comprendre que le 14/9 est uniquement un format de diffusion et qu'il n'existe pas de norme d'image dont le ratio de production est de rapport 14/9.

Figure 8.9 ____________
Le 14/9.

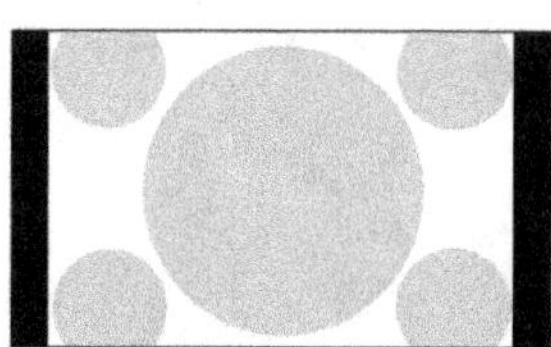

12,5 % du cadre 16/9 non occupés par l'image 4/3 sont comblés par des bandes noires verticales.
L'image 4/3 d'origine est rognée verticalement de 14,3 %.

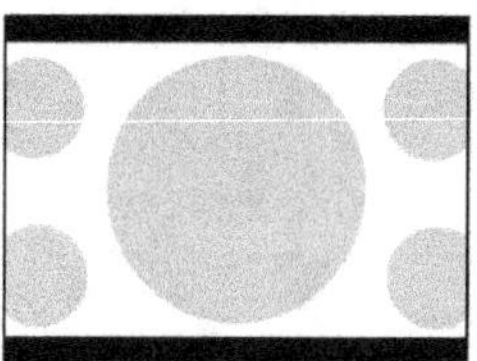

14,3 % du cadre 4/3 non occupés par l'image 16/9 sont comblés par des bandes noires horizontales.
L'image 16/9 d'origine est rognée horizontalement de 12,5 %.

Afficher une image 4/3 dans un écran 16/9

L'utilisation d'images 4/3 (sujets d'actualité, archives, etc.) dans un programme 16/9 est une opération aujourd'hui encore assez courante que doivent gérer les producteurs et diffuseurs. Il existe plusieurs solutions pour « remplir » l'écran 16/9 avec une image 4/3.

- Le *pillarbox* : cette technique consiste à placer l'image 4/3 dans son intégralité au centre du cadre 16/9. Les parties latérales non occupées sont alors comblées par du noir ou par un élément d'habillage. Cette solution a le mérite de préserver l'image 4/3 en l'affichant dans son intégralité, sans altérer sa qualité ni la déformer.

- Le zoom 16/9 : l'image 4/3 est grossie de manière que ces côtés atteignent les bords de l'écran 16/9. Certes, toute la surface de l'écran 16/9 est ainsi remplie par l'image, mais le prix à payer est plutôt élevé : d'une part, la définition de l'image se retrouve sensiblement dégradée du fait du zoom numérique ; d'autre part, les parties haute et basse de l'image disparaissent, ce qui – au-delà du côté peu esthétique du cadrage et du non-respect de la composition originale – entraîne une perte partielle des sous-titres et éléments d'habillage.

Figure 8.10 _______
Affichage d'une image 4/3 dans un écran 16/9.

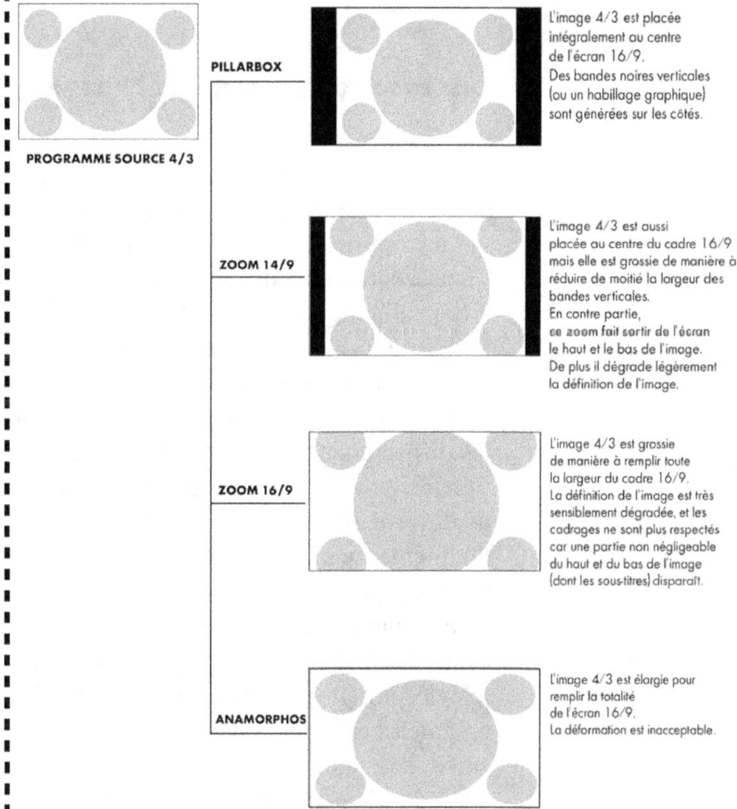

- Le zoom 14/9 : c'est un compromis entre le *pillarbox* et le zoom 16/9. L'image est grossie numériquement, mais deux fois moins que dans le cas du zoom 16/9, la perte de définition est donc moindre. Les parties de l'image qui disparaissent en haut et en bas du cadre sont également deux fois moins importantes, mais des bandes verticales apparaissent sur les côtés. Ces dernières sont toutefois deux fois moins épaisses que celles du *pillarbox* 4/3.

- L'anamorphose : cette solution est la pire de toutes, puisqu'elle consiste à étirer horizontalement l'image 4/3 pour qu'elle remplisse toute la surface 16/9. Le résultat est évidemment désastreux et irrespectueux au regard des sujets filmés, car tous les visages sont écrasés et les silhouettes ratatinées. Ce procédé est donc à bannir.

Les zones de sécurité de l'image

Sur la quasi-totalité des récepteurs de télévision, l'image vidéo telle que nous l'avons définie précédemment n'est pas affichée dans son intégralité. Un surbalayage *(overscan)* lui est en effet volontairement appliqué afin que ses contours sortent de l'écran. Ce procédé trouve d'abord son origine à l'époque où les écrans à tubes cathodiques n'étaient pas parfaitement rectangulaires mais légèrement ovales, ce qui imposait de zoomer légèrement dans l'image pour qu'elle remplisse la totalité de l'écran. Ensuite, il faut savoir que les marges de l'image sont souvent utilisées par les diffuseurs pour transporter les données de télétexte, les sous-titrages pour malentendants ou les signaux de signalisation, qui ne doivent en aucun cas être visibles. Une simple ligne blanche ou même quelques points peuvent être très perturbants. Ce surbalayage est aujourd'hui généralement conservé sur les écrans plats, avec des tolérances diverses en fonction des fabricants. Le facteur de zoom peut donc varier selon les modèles de téléviseurs (il est cependant désactivable par l'utilisateur). Ce paramètre est donc à prendre en considération lors de la composition des images, ces dernières devant respecter une certaine zone de sécurité. Cette zone se matérialise par un cadre virtuel définissant la surface de l'écran dont on est sûr qu'elle sera visible sur tous les écrans, quelles qu'en soient la technologie et la marque.

Pour chaque format d'image 4/3, 14/9 ou 16/9, il existe deux zones de sécurité. La première, appelée *safe action* (ou, parfois, *safe area*), concerne l'action principale de la scène captée par la caméra. La taille de cette zone a certes fait l'objet d'une normalisation européenne, mais chaque diffuseur a cru bon de proposer ses propres valeurs. Généralement, elle est de l'ordre de 90 % de la surface totale de l'image.

La seconde zone de sécurité, appelée *safe title*, est la plus importante car elle concerne les informations textuelles (titres, sous-titres, horloges, logos, etc.). Sa taille se limite dans la plupart des cas à 80 % de la surface totale de l'image (là encore, sa valeur exacte varie selon les diffuseurs). La tolérance pour les textes est en effet plus sévère que pour l'action, car l'occultation de quelques pixels seulement de l'image peut occulter partiellement un mot ou un texte de petite taille positionné à une extrémité de l'image.

Figure 8.11

Le *safe action* délimite la zone maximale de l'image à l'intérieur de laquelle doivent être cadrés toute l'action et les éléments significatifs de la scène. Le *safe title* définit la zone à l'intérieur de laquelle doivent être placés tous les éléments textuels d'une production.

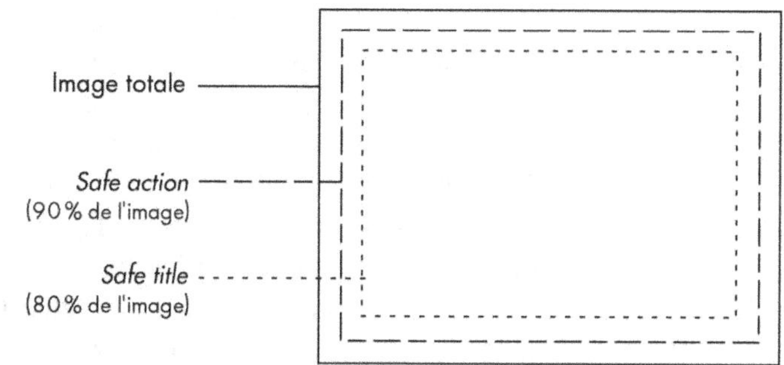

Lors d'une diffusion multiformat, c'est le format d'affichage le plus étroit qui dicte sa loi et, par conséquent, le format le plus large qui est le plus pénalisé. Tout programme 16/9 devant être diffusé parallèlement sur un réseau 4/3 *crop* ou 14/9 doit donc respecter une règle dite du *shoot and protect*, qui signifie « protection lors du tournage ». Elle consiste à anticiper sur la restitution, en composant l'image 16/9 de manière que les éléments principaux, réels et graphiques (titres, logos…), soient confinés à l'intérieur des zones *safe action* et *safe title* du format de restitution plus étroit.

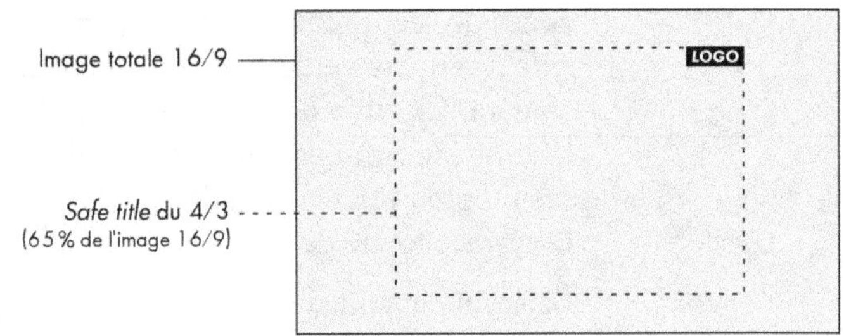

Figure 8.12
Voici l'un des problèmes de la double diffusion 4/3-16/9 : le logo, placé ici en respectant le safe title 4/3, apparaît trop centré sur l'image 16/9...

La technique du *shoot and protect* consiste à ramener l'action principale à l'intérieur de la partie centrale d'une image 16/9, de sorte que celle-ci demeure visible si l'image est affichée en 4/3 *crop* ou en 14/9, selon le mode de diffusion adopté.

Le 16/9 anamorphique

L'image 16/9 est caractérisée par un élargissement du champ cadré d'un facteur de 1,33 (très exactement 4/3) par rapport au format 4/3. En toute logique, sa définition devrait bénéficier d'un accroissement dans un même facteur, passant ainsi de 720 à $720 \times 4/3 = 960$ pixels (en conservant le PAR de 59/54). Or, pour obtenir une telle définition, il faudrait augmenter la fréquence d'échantillonnage du signal de luminance dans un même ratio, la faisant passer de 13,5 à 18 MHz. Cependant, pour des raisons de compatibilité avec les infrastructures existantes, tous les acteurs du monde de la vidéo broadcast ont communément admis de conserver en 16/9 la même fréquence d'échantillonnage qu'en 4/3. Cette solution présente l'avantage de permettre d'utiliser l'ensemble des équipements de traitement et d'enregistrement SD 4/3, avec le même débit vidéo à gérer et la même interface SDI à 270 Mbits/s en studio. En contrepartie, elle impose d'accepter une définition horizontale de l'image non optimisée pour le 16/9. Car, dans ce cas, l'image 16/9 comporte le même nombre de pixels que l'image 4/3, soit 720, mais ils sont plus larges. Le facteur d'élargissement du pixel entre le 4/3 et le 16/9 est de 4/3. Par conséquent, le PAR *(Pixel Aspect Ratio)* d'un pixel en 16/9 est de 59/54 × 4/3 = 118/81, soit 1,456, à comparer avec le ratio 1,0925 du pixel en 4/3.

L'enregistrement d'une image 16/9 au moyen d'équipements standards initialement conçus pour le 4/3 implique que l'ensemble du contenu de l'image vienne s'inscrire dans le gabarit du signal vidéo. Cela ne pose aucun problème dans le sens vertical puisque le nombre de lignes est identique en 16/9 et en 4/3. En revanche, dans le sens horizontal, l'image 16/9 doit s'accommoder de la durée de ligne de l'image 4/3. Toutes les informations d'une ligne 16/9 doivent par conséquent être portées par les 720 pixels disponibles, pas un de plus. Pour y parvenir, on fait appel à la technique d'anamorphose qui comprime horizontalement et linéairement l'image pour qu'elle puisse s'insérer dans un cadre plus étroit. En tassant l'information, ce procédé appelé « 16/9 anamorphique » permet de loger l'intégralité du contenu de l'image 16/9 dans le même espace que l'image 4/3. Du coup, si l'on regarde sur un moniteur 4/3 un programme enregistré en 16/9 anamorphique, toutes les formes apparaissent amincies. Il faut bien comprendre qu'il ne s'agit ici que d'un problème d'affichage. Cette même image reproduite sur un écran 16/9 retrouve naturellement ses justes proportions.

Ainsi, dans une régie en définition standard, toute image devant être traitée par un équipement vidéo doit être au format 16/9 anamorphique. Ce paramètre est important à prendre en compte notamment au niveau de la fabrication d'éléments sur station informatique. Si la composition se fait sur un gabarit de 1 024 × 576 (format 16/9 informatique, pixels carrés), l'enregistrement et l'export doivent inclure une phase de conversion pour produire un fichier de format 720 × 576 (pixels rectangulaires) contenant une image anamorphosée horizontalement.

L'image 16/9 SD ne contient pas plus de points par ligne qu'une image 4/3, bien qu'étant visuellement plus large. Son enregistrement sur un support de définition standard se fait avec la même définition horizontale qu'une image 4/3, c'est-à-dire 720 points par ligne. Lors de la restitution, les 720 pixels de chaque ligne sont étirés horizontalement pour former une image plus large. Le PAR d'un pixel en 16/9 est de 118/81 (il est de 59/54 en 4/3).

Figure 8.13 __________
Le 16/9 anamorphique.
L'image 16/9 SD est
anamorphosée
horizontalement pour être
enregistrée avec un
magnétoscope standard
(quel que soit le format
d'enregistrement).

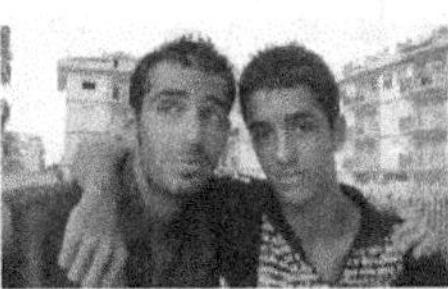

Image source,
captée en 16/9

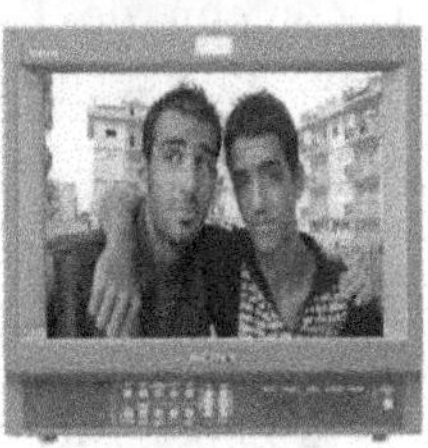

Enregistrement de l'image 16/9
sur une cassette standard.
Visualisation sur un écran 4/3 :
l'image 16/9 est anamorphosée
pour entrer dans le gabarit
standard du signal vidéo.

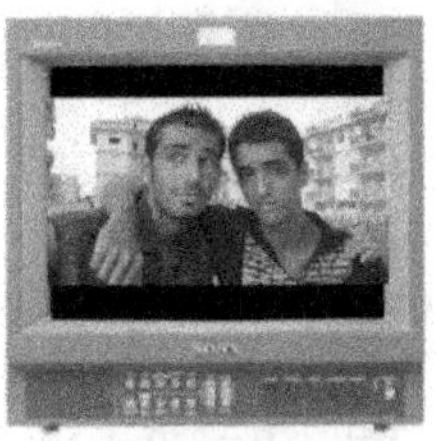

Commutation du moniteur en 16/9
pour redonner les bonnes proportions
à l'image et l'afficher dans son intégralité

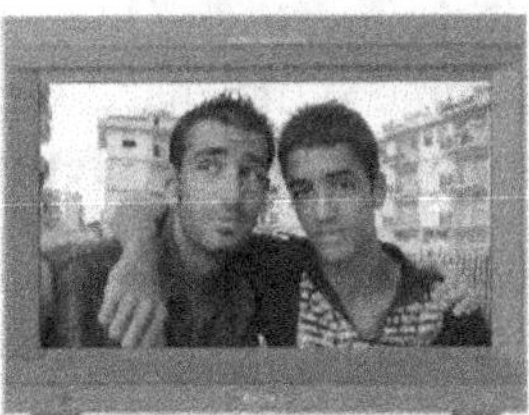

Visualisation sur un écran 16/9

Tableau 8.3
Caractéristiques comparées de l'image en vidéo SD et en informatique.

	Source	*Display Aspect Ratio*	*Pixel Aspect Ratio*	Définition de l'image
625/50	Vidéo	4/3	59/54	720 × 576
		16/9	118/81	720 × 576
	Informatique	4/3	1/1 (carré)	768 × 576
		16/9	1/1 (carré)	1 024 × 576
525/60	Vidéo	4/3	10/11	720 × 480
		16/9	40/33	720 × 480
	Informatique	4/3	1/1 (carré)	640 × 480
		16/9	1/1 (carré)	640 × 480

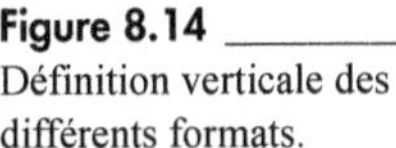

Figure 8.14
Définition verticale des
différents formats.

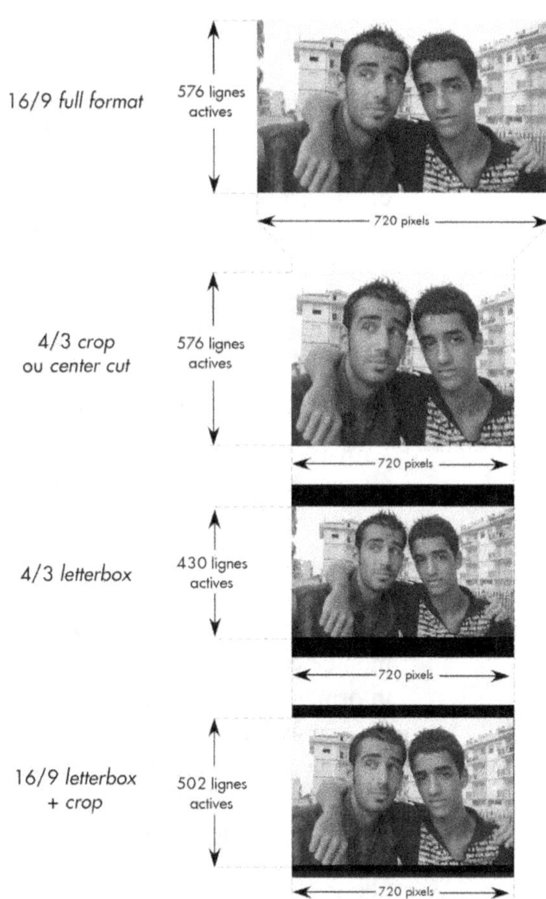

8.3 La haute définition (HD)

On a commencé à parler de haute définition au milieu des années 1980, quand les Japonais pensaient pouvoir imposer leur standard MUSE à 1 125 lignes à 60 Hz avec un ratio d'image 5/3, basé sur les mêmes caractéristiques que la télévision standard analogique. Mais il était beaucoup trop tôt et la technologie, encore au stade expérimental, n'était pas prête pour être déployée à grande échelle à tous les maillons de la chaîne de production et de diffusion. L'Europe s'unit alors pour tenter à son tour de faire passer en force son standard de diffusion analogique HD-MAC à 1 250 lignes, dont le principal atout fut d'être compatible avec le 625 lignes de la télévision standard (le 1 125 lignes nippon n'était pour cela pas acceptable). Mais c'était sans compter sur une autre aventure qui commençait parallèlement, plus discrète que la TVHD mais d'une importance majeure : l'avènement du numérique, suivi de la compression des données. La HD analogique n'était pas une solution viable à long terme et l'Europe, comme le Japon, a heureusement renoncé à se doter d'une TVHD analogique inutile, coûteuse, peu performante et non compatible.

La haute définition numérique s'est aujourd'hui imposée comme norme de production et de diffusion dans toutes les grandes chaînes et sociétés de production/postproduction. Mais, avec jusqu'à cinq fois plus d'informations à gérer qu'en télévision standard, son déploiement n'a pu se faire que grâce aux avancées technologiques en matière de compression numérique, ainsi qu'à la montée en puissance des processeurs et des capacités de stockage informatiques. Plusieurs formats d'enregistrement HD ont progressivement vu le jour, utilisant d'abord la traditionnelle cassette puis les supports informatiques. Du côté de la diffusion, le format MPEG-4 AVC/H264, choisi pour la diffusion en Europe, contribue à réduire les débits dans un facteur 2 (à quantité égale) par rapport au MPEG-2, permettant ainsi de transmettre un programme HD sur une largeur de bande de 7-10 Mbits/s.

La haute définition reprend le format 16/9 qui s'était déjà déployé en définition standard, et qui constitue un compromis raisonnable pour afficher convenablement les formats du cinéma. La HD se caractérise également par l'utilisation, sous sa forme native, de pixels carrés, comme en informatique. Elle affiche par ailleurs une définition d'image supérieure de 2,5 à 5 fois à celle de la télévision standard, passant ainsi de 400 000 à 1 ou 2 millions de pixels. Car il n'existe pas une unique norme de TVHD dans le monde, mais deux, et avec différentes variantes.

Définie en 1990 dans la Recommandation BT. 709 de l'ITU-R *(International Telecommunication Union – Radiodiffusion)*, la première norme HD offre une définition de $1\,920 \times 1\,080$ avec un balayage entrelacé ou progressif. Elle constitue la suite naturelle à la Rec. 601 qui a établi dix ans plus tôt les fondements de la vidéo numérique en définition standard. Cette norme est basée sur une fréquence d'échantillonnage 5,5 fois supérieure à celle de la SD et une profondeur de codage de 8 bits en diffusion, mais 10 en production. Plusieurs fréquences images sont prévues en fonction des applications. Les plus courantes sont 25/30 images entrelacées par seconde pour la diffusion, 50/60 images progressives pour la production TV haut de gamme, et 25/30 images progressives pour la fiction et le documentaire. La cadence de 24 images progressives par seconde est également supportée pour le cinéma numérique, avec pour intérêt majeur de pouvoir être exploitée communément dans les pays à 50 Hz et 60 Hz.

Tableau 8.4

Les caractéristiques de la norme HD 1080 (Rec. 709 ou BT. 709).

Appellation commerciale	Full HD
Fréquence d'échantillonnage de la luminance	74,25 MHz
Fréquence d'échantillonnage de la chrominance	37,125 MHz pour Cr 37,125 MHz pour Cb
Débit total	1,485 Gbit/s
Nombre d'échantillons par ligne complète	2 304 pour la luminance 1 152 pour chaque signal de chrominance
Nombre d'échantillons par ligne active numérique	1 920 pour la luminance 960 pour chaque signal de chrominance
Quantification	8 ou 10 bits linéaires, à partir des signaux précorrigés en gamma (0,45)
Nombre de lignes actives	1 080
Nombre de lignes total	1 250 (50 Hz), 1 125 (60 Hz)
Fréquences images	50i, 50p, 25p (50 Hz) 60i, 60p, 30p (60 Hz) 24p (50 et 60 Hz)

La seconde norme HD a été publiée par la SMPTE *(Society of Motion Picture and Television Engineers)* sous la référence SMPTE 296M. Elle est caractérisée par une définition de $1\,280 \times 720$ avec également des pixels carrés et n'existe qu'en mode progressif. La fréquence de balayage peut être de 50, 60 ou 24 images par seconde.

Aux États-Unis, la compétition entre le 720p et le 1080i a divisé les broadcasters en deux camps : les tenants de la télévision traditionnelle rejettent le balayage progressif, tandis que ceux qui participent à la convergence avec le monde informatique prônent son utilisation. On estime à 70 % la production/distribution mondiale en HD 1080 et 30 % en HD 720.

À noter que, dans le langage marketing, la HD 1080 est communément appelée « full HD », par opposition à la HD 720 simplement appelée « HD ». Ce qui n'est pas sans créer certaines confusions dans les esprits...

La nomenclature définie pour désigner un format à haute définition, et qui s'est rapidement généralisée à tous les formats d'images numériques, se compose de trois données : le nombre de lignes actives, le type de balayage (« i » pour entrelacé, « p » pour progressif) et le nombre d'images ou de trames par seconde. Officiellement, c'est le nombre d'images qui doit être utilisé, par exemple 25i pour du 25 images par seconde en balayage entrelacé. Mais en pratique, c'est quasiment toujours le nombre de trames qui est indiqué en entrelacé, et le nombre d'images en progressif, ce qui n'est pas d'une grande cohérence. Dans le langage courant, on ne parle donc pas de 25i mais de 50i. Nous avons retenu cette notation dans cet ouvrage parce que c'est celle qui est communément utilisée dans la profession. Sachez cependant que 25i et 50i, c'est exactement la même chose... Ainsi, un format à 1 080 lignes à balayage entrelacé avec 50 trames par seconde est noté « 1080/50i », tandis qu'en balayage progressif avec 25 images par seconde il est noté « 1080/25p ». Par ailleurs, on remarquera que les nombres 1 080 et 720 se rapportent au nombre de lignes actives de l'image, qui en compte au total respectivement 1 250 et 750 (valeurs dont on n'entend jamais parler !). De manière générale, les formats HD et Ultra HD sont identifiés par le nombre de lignes actives, alors que l'on a toujours désigné les formats SD par leur nombre total de lignes (625, 525).

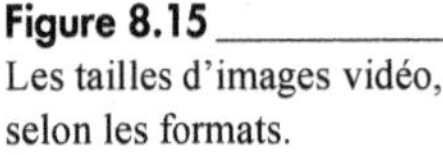

Figure 8.15
Les tailles d'images vidéo, selon les formats.

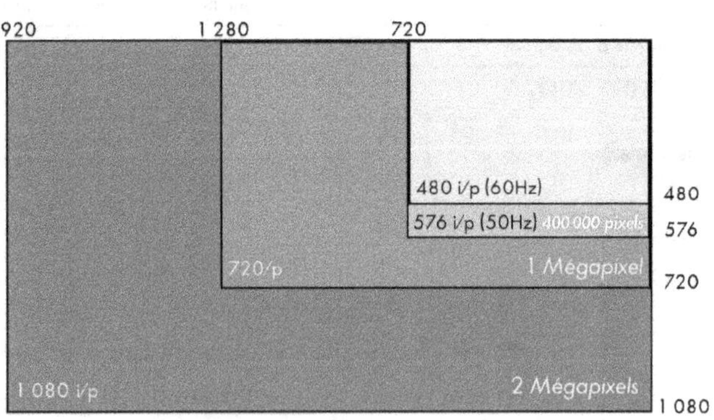

Tableau 8.5
Les caractéristiques de la norme HD 720 (SMPTE 296M).

Appellation commerciale	HD
Fréquence d'échantillonnage de la luminance	74,25 MHz
Fréquence d'échantillonnage de la chrominance	37,125 MHz pour Cr 37,125 MHz pour Cb
Débit total	1,485 Gbit/s
Nombre d'échantillons par ligne complète	1 650 pour la luminance 825 pour chaque signal de chrominance
Nombre d'échantillons par ligne active numérique	1 280 pour la luminance 640 pour chaque signal de chrominance
Quantification	8 ou 10 bits linéaires, à partir des signaux précorrigés en gamma (0,45)
Nombre de lignes actives	720
Nombre de lignes total	750
Fréquences images	24p, 25p, 50p, 60p

8.3.1 *Le 1080/50i*

Le 1080/50i, de définition 1 920 × 1 080, correspond au doublement de la définition standard (720 points par ligne en 4/3), ramenée au ratio 16/9, avec un balayage entrelacé et des pixels carrés :

$$1\ 920 = 720 \times 2 \times 3/4 \times 16/9$$
$$\text{et} \quad 1\ 080 = 1\ 920 \times 9/16$$

Le 1080/50i est caractérisé par une définition de 2 073 600 pixels, soit au total cinq fois supérieure à celle la télévision standard (414 720 pixels). Il reprend de cette dernière le principe du balayage entrelacé, avec une fréquence de 50 trames par seconde (60 dans les pays à 60 Hz). La fréquence d'échantillonnage de la luminance est de 74,25 MHz (pour mémoire, elle est de 13,5 MHz en SD). Ce format est notamment utilisé pour la diffusion en haute définition en Europe, avec une compression MPEG-4 AVC/H264.

Il faut cependant savoir que les formats d'enregistrement 1080i d'entrée et de milieu de gamme ne travaillent pas en définition native 1 920 × 1 080, mais en 1 440 × 1 080. Cette opération de décimation a pour objectif de réduire le volume des informations à enregistrer avant même le processus de réduction de débit. Les pixels à l'origine carrés deviennent donc moins nombreux et rectangulaires puisqu'étirés dans un rapport 1,33:1, ce qui se traduit par une définition horizontale réduite dans le même rapport. Seuls les formats d'enregistrement haut de gamme traitent l'image dans sa définition d'origine 1 920 × 1 080 avec ses pixels carrés. C'est important de le rappeler car on a souvent tendance à croire que la HD a toujours des pixels carrés. C'est vrai en théorie puisque la norme est ainsi faite, mais pas dans la réalité.

8.3.2 *Le 720p*

Le 720p offre une définition de 921 600 pixels, soit mathématiquement 2,25 fois inférieure au 1080i, avec un balayage progressif affichant 24, 25, 30, 50 ou 60 images complètes par seconde (il n'existe pas de version entrelacée de ce standard). La fréquence d'échantillonnage de la luminance est la même qu'en 1080i, soit 74,25 MHz. Si l'on s'en réfère uniquement aux chiffres, le 720p paraît a priori inférieur au 1080i. Ce n'est cependant pas le cas.

La définition horizontale d'une image 720p est de 1 280 pixels par ligne. Elle est certes plus faible que celle d'une image native 1080i (1 920 pixels par ligne), mais cet écart est bien moindre du fait que, dans les applications courantes, nous l'avons vu, seule une matrice de 1 440 × 1 080 pixels est enregistrée en 1080i. La définition verticale de l'image 720p est, quant à elle, subjectivement équivalente à celle pourtant plus élevée du 1080i. Rappelons en effet que la définition verticale d'une image en balayage entrelacé ne dépasse pas 70 % du nombre de lignes total de l'image (facteur de Kell). Par ailleurs, le 1080i doit subir une opération de désentrelacement au niveau de la réception sur un écran plat, dont les trois technologies (LCD, plasma, OLED) ne savent gérer qu'une image progressive. Cette opération complexe consiste à calculer, par interpolation, des images complètes à partir de trames successives. Mais elle n'est pas transparente et, si elle est mal faite, elle peut engendrer une perte de définition verticale sur les éléments en mouvement et produire, dans le pire des cas, une définition inférieure à du 720p.

Pour résumer, bien que le 720p/50 et le 1080/50i diffèrent sur le plan de leurs caractéristiques, l'image 720/50p offre visuellement une définition verticale équivalente à celle de l'image 1080/50i, et une définition horizontale sensiblement plus faible (cette différence est accentuée avec des équipements 1080i haut de gamme travaillant au format natif 1 920 × 1 080). Le 720p/50 reprend l'avantage au niveau de la résolution temporelle, puisqu'en affichant 50 images complètes par seconde, il restitue de manière plus nette et plus fluide les mouvements de l'image. En particulier sur les productions *live*, le 720p/50 est souvent visuellement mieux perçu que le 1080/50i. Notons que ces deux formats véhiculent la même quantité d'informations binaires, avec un débit de 1,485 Gbit/s en format natif, ce qui permet l'usage commun de nombreux équipements.

8.3.3 *Le 1080/24p*

Le 1080/24p, également appelé plus simplement « 24p » est uniquement un format de production. Il reprend la définition de 1 920 × 1 080 pixels (une version 1 280 × 720 existe aussi mais beaucoup moins répandue), mais utilise un balayage progressif de seulement 24 images par seconde. Le 24p allie donc la fréquence image universellement utilisée au cinéma à une définition très proche de celle du cinéma numérique 2K (2 048 × 1 080). On retrouve logiquement avec le 24p tous les défauts de perception liés à l'optique physiologique et au mécanisme des caméras film, notamment les saccades sur les mouvements *(judder)*. Le spectateur y est habitué lorsqu'il s'agit de longs métrages, ou de fictions. En revanche, il est clair que la grande imprécision dans le rendu des mouvements du 24 images par seconde est totalement prohibitive pour les captations sportives, qui nécessitent une analyse temporelle à un rythme beaucoup plus soutenu.

Le 24p est supporté par l'ensemble des formats d'enregistrement vidéo HD actuels et se retrouve au cœur de toute la chaîne de fabrication vidéo HD, de l'acquisition à la postproduction. Il est également utilisé par le Blu-ray Disc.

Le 3/2 pull down

L'un des atouts majeurs du 24p est de permettre de produire un master universel dans un environnement unique, à partir duquel peuvent être déclinés tous les autres formats vidéo ou film en fonction des besoins de la distribution finale. Les techniques employées pour mettre en adéquation les 24 images par seconde du 24p avec les 25 et 30 images par seconde de la télévision sont exactement celles utilisées pour transférer un film argentique en vidéo. Dans les pays en 50 Hz, la vitesse de lecture du master 24p est accélérée de 4 %, passant de 24 à 25 images par seconde. Cela a deux conséquences : d'une part la bande son est rehaussée d'un demi-ton, d'autre part la durée du programme est légèrement réduite (1 h 55 au lieu de 2 h, par exemple). Si cette solution est tolérable dans le cas du 50 Hz, elle ne l'est pas pour les pays en 60 Hz car ce n'est pas de 4 % mais de 25 % qu'il faudrait accélérer la lecture du master 24p, ce qui est évidemment inacceptable. Une autre technique a été inventée par les Américains, appelée « 3/2 pull down ». Les images d'une séquence 24p donnent alternativement naissance à trois, puis deux trames vidéo. Ainsi, deux images 24p sont transformées en cinq trames vidéo, donc 24 images 24p donnent 60 trames, comme l'illustre la figure 8.16.

Figure 8.16_______________
Le 3/2 pull down.

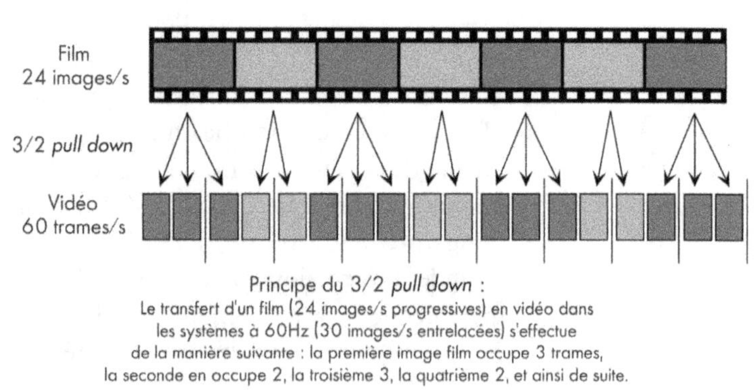

Le 24p est un format universel pour :
- le transfert sur film (24 Hz > 24 Hz) ;
- le monde 50 Hz (24 Hz > 25 Hz en augmentant la vitesse de 4 %) ;
- le monde 60 Hz (3/2 pull down).

Les procédures de conversion sont similaires à celles utilisées depuis longtemps pour le film.

Le procédé « psf »

Les constructeurs ont imaginé une astuce permettant de traiter à moindre coût un signal vidéo en balayage progressif 24p (ou 25p) au moyen d'équipements traditionnels fonctionnant en entrelacé (50 ou 60 Hz). Il s'agit d'une technique de segmentation baptisée « psf » *(progressive segmented frame)* qui consiste à diviser chaque image progressive de 1 080 lignes en deux moitiés d'image de 540 lignes lues successivement à 48 Hz (24p) ou 50 Hz (25p), l'une contenant les lignes de rang impair, l'autre celles de rang pair. Ces deux moitiés d'image progressive sont appelées « segments » pour ne pas les confondre avec les trames d'une image entrelacée. En effet, les deux segments de 540 lignes d'une image progressive proviennent du même instant d'acquisition, alors que les deux trames d'une image entrelacée proviennent de deux instants différents. Un tel signal prend ainsi une structure temporelle semblable à celle d'un signal entrelacé, tout en conservant l'intégralité des données issues de la capture en progressif. Du coup, il peut être traité et enregistré par des équipements conçus à l'origine pour gérer une structure entrelacée. La commutation entre le 50/60 Hz entrelacé et le 24/25psf n'est alors qu'une affaire de changement d'horloge. Cette opération est bien plus simple et moins onéreuse que la gestion complexe de mémoires de trames nécessaire pour traiter d'un bloc le signal HD en 24/25p. Les deux segments de 540 lignes peuvent être à tout moment recombinés pour former l'image d'origine 24/25p. Quant à l'affichage sur un moniteur, la fréquence de rafraîchissement initiale de 24 ou 25 Hz, beaucoup trop faible, est doublée avec la technique psf, ce qui permet la visualisation en 48 ou 50 Hz sur un moniteur standard, même si le résultat n'est pas parfait.

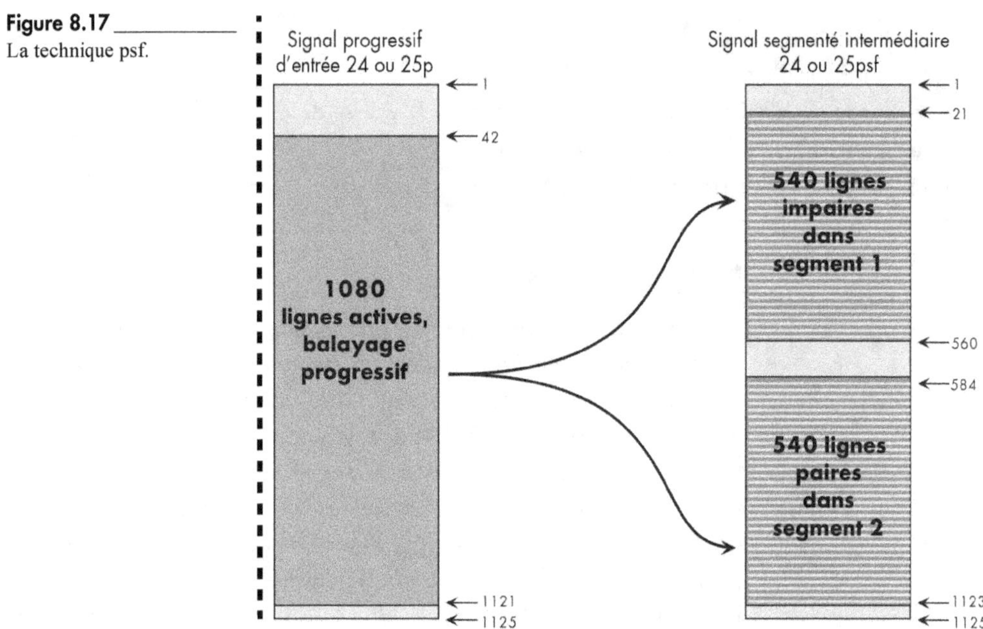

Figure 8.17
La technique psf.

Le 24p désigne une image à haute définition généralement en 1 920 × 1 080, dont le balayage s'effectue en mode progressif à la cadence de 24 images par seconde. Une version en 1 280 × 720 existe également, mais elle est moins répandue.

La technique du psf permet de traiter l'image progressive HD au moyen d'équipements traditionnels fonctionnant en entrelacé, en décomposant chaque image de 1 080 lignes en deux segments de 540 lignes chacun.

Le 25p reprend le principe du 24p, avec une cadence de 25 images par seconde, en totale adéquation avec les équipements 50 Hz.

8.3.4 *Le 1080/50p*

Le 1080/50p (ou /60p) est le nec plus ultra de la haute définition. Il combine en effet le meilleur du 1080/50i et du 720/50p, à savoir une définition spatiale de 1 920 × 1 080 associée à une résolution temporelle de 50 images complètes par seconde. Ce format offre de réels atouts pour tout ce qui concerne l'archivage de masters et la longévité des programmes, puisqu'il permet de conserver les contenus avec les paramètres les plus élevés de la haute définition.

Le 1080/50p est caractérisé par une fréquence d'échantillonnage de 148,5 MHz en luminance, 74,25 MHz en chrominance, et un débit double de celui du 1080/50i, soit 3 Gbits/s. Les équipements de production capables de gérer un tel débit sont généralement estampillés « 3G ». En diffusion cependant, le débit d'un signal 1080/50p n'est supérieur que de 20 % à celui du 1080/50i, la compression inter-images étant beaucoup plus efficace sur un signal progressif.

Tableau 8.6

Les formats SD et HD.

	SD		HD	
	Rec. 601		Rec. 709	SMPTE 296M
	NTSC	PAL/SECAM	1 080 lignes	720 lignes
Lignes affichées	480	576	1 080	720
Pixels par ligne	720	720	1 920	1 280
Définition (mégapixels)	0,34	0,42	2,07	0,92
Ratio d'image	4/3 – 16/9		16/9	
Mode de balayage	Entrelacé	Entrelacé	Entrelacé en diffusion Entrelacé et progressif en production	Progressif
Fréquence image	60 trames/s	50 trames/s	50, 60 trames/s en entrelacé 24, 25, 30, 50, 60 images/s en progressif	50/60 images/s

Tableau 8.7

Valeurs du ratio de pixel (PAR en fonction des formats d'images SD et HD).

Source	PAR (rapport L/H du pixel)	Paramètres de l'image
HD 1080 et HD 720 natives Pixels carrés	1,0	640 × 480 ou 648 × 486 1 920 × 1 080 (HD pleine définition) 1 280 × 720 (HD pleine définition)
D1/DV 525 lignes	0,9	720 × 486 ou 720 × 480, en 4/3, sur 525 lignes
D1/DV 525 lignes 16/9	1,2	720 × 486 ou 720 × 480, en 16/9, sur 525 lignes
D1/DV 625 lignes	1,066	720 × 576 en 4/3, sur 625 lignes
D1/DV 625 lignes 16/9	1,422	720 × 576 en 16/9, sur 625 lignes
Formats HD à définition réduite sur 1 080 ou 720 lignes	1,33	1 440 × 1 080 960 × 720

8.4 Les 2K et 4K Cinéma

Les sept principaux studios américains sont à l'origine d'une entité appelée « DCI » *(Digital Cinema Initiative)*, qui a établi en 2005 les spécifications techniques du processus de distribution et d'exploitation des films en numérique. Deux formats d'images ont été normalisés à l'échelle mondiale : le 2K (2 048 × 1 080) et le 4K (4 096 × 2 160). Ils sont très proches respectivement de la HD et de l'Ultra HD 4K, mais pas totalement identiques, comme nous le verrons plus loin. En projection, le 2K est suffisant pour des écrans de 9 mètres de base et moins. Ce n'est que pour les tailles supérieures que le 4K amène une valeur ajoutée réellement perceptible par les spectateurs.

Ces deux formats d'images 2K et 4K sont en fait des matrices de base, de ratio 1,89:1 (17/9) et aux pixels carrés, destinées à accueillir les principaux formats d'images du cinéma, le 1,85 et le 2,39. La règle étant que la structure d'image doit avoir au moins la définition horizontale ou la définition verticale de ces matrices. Par exemple, une image au ratio 2,39:1 est inscrite dans la matrice 4K DCI sur 4 096 × 1 714 pixels (la définition horizontale de la matrice d'origine est ici conservée). Trois formats d'images sont ainsi supportés, notées « Flat » (1,85), « Scope » (2,39) et « Full Container » (1,89). Au niveau de la projection, un masque noir vient encadrer avec précision l'image utile.

Tableau 8.8

Les formats d'images cinéma dans les matrices DCI 2K et 4K.

	Format	Ratio d'image	Définition
	Flat	1,85:1	1 998 × 1 080
2K	Scope	2,39:1	2 048 × 858
	Full Container	1,89:1	2 048 × 1080
	Flat	1,85:1	3 996 × 2 160
4K	Scope	2,39:1	4 096 × 1 716
	Full Container	1,89:1	4 096 × 2 160

L'espace de couleurs est défini par un gamut dit « DCI P3 », situé à mi-chemin entre celui de la TV SD/HD (Rec. 709) et celui de l'Ultra HD (Rec. 2020) (voir fig. 8.19 un peu plus loin dans ce chapitre). La profondeur de codage de chaque composante couleur est de 12 bits et le gamma normalisé est de 2,6, pour renforcer le contraste dans les parties sombres de l'image (compte tenu de l'environnement de projection des salles obscures). La fréquence image est de 24 images par seconde en 4K, et de 24 ou 48 images par seconde en 2K (à 48 i/s, la profondeur de codage est réduite à 10 bits). La compression des données vidéo est réalisée par un algorithme MJPEG-2000 basé sur les ondelettes. De son côté, le projecteur doit toujours afficher une définition native de 4 096 × 2 160 ou de 2 048 × 1 080. Si un projecteur de définition 4K doit délivrer une image 2K, il doit effectuer la conversion spatiale adéquate, toujours dans un ratio exact de 2:1 dans chaque axe. C'est-à-dire qu'un projecteur avec un nombre de pixels horizontaux légèrement plus élevé que le conteneur d'image ne doit pas convertir l'image projetée au-delà de la taille de l'image entrante pour remplir la matrice. De même, l'image entrante ne doit jamais être convertie à une définition de moins de 4 096 × 2 160 ou 2 048 × 1 080 selon le cas.

8.5 L'ultra haute définition (UHD)

L'augmentation de la définition a été jusqu'à présent le principal vecteur d'amélioration de la qualité des images porté par les industriels et les organismes de normalisation. On a accru le nombre de pixels composant une image en passant de la SD à la HD, on a agrandi la taille des écrans, mais on n'a pas cherché à améliorer d'autres paramètres, pourtant largement contributifs à la qualité visuelle perçue, comme la dynamique lumineuse, la profondeur de codage, la palette des couleurs reproductibles ou la fréquence image. Continuer d'accroître uniquement la définition finit par n'avoir que très peu d'impact pour le téléspectateur. Notre système visuel, même avec une acuité maximale, a ses limites biologiques, et les écrans ne peuvent avoir des tailles démesurées dans nos salons. Si l'Ultra HD se limitait à la hausse de définition, elle ne saurait suffire aux attentes du marché pour une nouvelle génération de format broadcast et ne serait tout simplement pas viable. C'est pourquoi d'autres paramètres de l'image ont récemment été réétudiés pour apporter des améliorations tangibles dans l'expérience visuelle du téléspectateur et justifier les investissements requis en équipements de production et services de diffusion/distribution.

Ratifiée à l'échelle mondiale en octobre 2012 par l'ITU-R sous l'appellation « ITU-R Recommandation BT. 2020 » (plus communément notée « Rec. 2020 » ou « BT. 2020 »), l'Ultra HD ou UHD est la nouvelle génération de norme vidéo à multiples dimensions, qui définit le futur de la télévision. Elle est intimement liée au standard HEVC/H.265 qui, grâce à son efficacité de compression, est le seul à rendre possible sa diffusion/distribution. L'Ultra HD a été définie sous la forme de deux profils, avec deux définitions d'images, ayant pour point commun la disparition totale de l'entrelacé au profit du seul balayage progressif. Mais la définition spatiale est loin d'être le seul point adressé par l'Ultra HD. Son objectif, bien plus vaste, est de tracer les technologies à appliquer dans les prochaines années en production et distribution, en remettant enfin à plat des normes datant, pour certaines, de plus de 60 ans… N'oublions pas en effet que les paramètres qualitatifs de la TV en couleurs ont été déterminés en fonction des caractéristiques physiques de l'antique tube cathodique. L'Ultra HD est le premier standard à briser toutes ces contraintes, depuis bien longtemps obsolètes, mais qui n'ont jamais véritablement été remises en question.

Outre la définition spatiale de l'image, l'Ultra HD spécifie donc aussi une forte hausse de la dynamique lumineuse (*High Dynamic Range* ou HDR), une extension du gamut de couleurs *(Wide Color Gamut)*, et une augmentation de la résolution temporelle (*High Frame Rate* ou HFR). On peut ainsi définir symboliquement l'Ultra HD par l'équation suivante :

UHD Quality = Définition + HDR + WCG + HFR

Autrement dit, l'Ultra HD, ce n'est pas uniquement « plus » de pixels, c'est aussi de « meilleurs » pixels. Certains paramètres prévus par la norme vont même au-delà de ce qu'il est techniquement possible de concrétiser de nos jours. C'est pourquoi le déploiement de l'Ultra HD se fait progressivement, en plusieurs étapes.

Commençons par distinguer les deux profils d'Ultra HD définis dans le standard Rec. 2020 : l'UHD-1 et l'UHD-2.

L'UHD-1 ou Ultra HD 4K est caractérisée par une image dite « 2160p », dont la définition spatiale est de 3 840 × 2 160 (8,3 Mpixs), soit quatre fois supérieure à celle du 1080p (2 fois 1 920 en horizontal et 2 fois 1 080 en vertical), avec une fréquence d'échantillonnage de la luminance portée à 287 MHz. La dynamique lumineuse est accrue par différentes techniques standardisées de HDR et l'espace colorimétrique est étendu par rapport au Rec. 709 de la HD, notamment dans la zone des verts. La profondeur de codage passe de 8 à 10 bits par composante en diffusion, ce qui permet de disposer de quatre fois plus d'incréments de luminance/couleur, mais de préférence 12 bits en production. Point important à signaler, pour permettre une transition progressive vers ces technologies, l'UHD-1 inclut l'ajout du HDR à la HD, et de nombreux récepteurs HD commercialisés depuis 2017 sont HDR. L'UHD-1 supporte par ailleurs les fréquences images supérieures (HFR) en 100/120p, même si ce développement est laissé au second plan devant l'engouement général suscité par tout ce qui tourne autour de l'amélioration de la dynamique lumineuse.

L'UHD-2 ou Ultra HD 8K est caractérisée par une image dite « 4320p », dont la définition est de 7 680 × 4 320 (33,2 Mpixs), soit 16 fois supérieure à celle du 1080p (4 fois en horizontal et 4 fois en vertical). La fréquence d'échantillonnage de la luminance atteint la gigantesque valeur de 1 180 MHz, et la profondeur de codage peut être de 10, 12, 14 voire 16 bits, Tous les autres paramètres en matière de haute dynamique lumineuse HDR, haute fréquence image HFR et gamut de couleurs étendu WCG sont basés sur ceux de l'UHD-1, mais poussés à leurs valeurs maximales. Ce format UHD-2 est également appelé

« Super Hi-Vision » (SHV) par le diffuseur japonais publique NHK. Mais la migration vers Ultra HD 8K a des répercutions énormes sur toute la chaîne de production et de distribution, ce qui laisse imaginer que peu de diffuseurs seront prêts à s'y engager dans les années à venir en dehors du territoire japonais. C'est pourquoi, il ne sera question dans la suite de ce chapitre que d'UHD-1, plus communément appelé Ultra HD 4K.

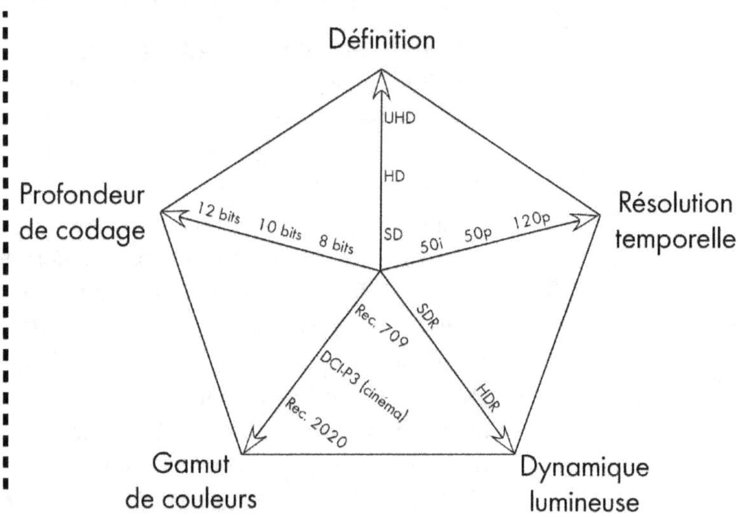

Figure 8.18
Les 5 paramètres clés contributifs de la qualité d'une image vidéo.

L'Ultra HD est la conjonction de quatre paramètres :

- augmentation de la définition (des pixels plus nombreux) ;

- augmentation du nombre d'images par seconde (des pixels plus rapides) ;

- augmentation de la quantité d'information portée par chaque pixel en termes de dynamique lumineuse et de richesse de couleurs (des pixels plus performants) ;

- augmentation de la profondeur de codage (inhérente à l'accroissement de la dynamique lumineuse) : la HD est produite sur 10 bits et diffusée sur 8 bits, tandis que l'Ultra HD est produite sur 10 ou 12 bits et diffusée sur 10 bits.

Tableau 8.9

Évolution des débits natifs bruts des normes SD, HD, Ultra HD 4K et Ultra HD 8K. Les valeurs correspondent à un codage vidéo en 4:2:2 sur 10 bits et incluent l'audio et les données auxiliaires.

Norme	Format image	Définition H × V	Fréquence image (i/s)	Débit brut
SD (Rec. 601)	576/50i	720 × 576	25	270 Mbits/s
HD 720 (SMPTE 296M)	720/25p	1 280 × 720	25	750 Mbits/s
	720/50p		50	1,5 Gbits/s
HD 1 080 (Rec. 709)	1 080/25p	1 920 × 1 080	25	1,5 Gbits/s
	1 080/50i		25	1,5 Gbits/s
	1 080/50p		50	3 Gbits/s
Ultra HD-1 (4K) (Rec. 2020)	2 160/25p	3 840 × 2 160	25	6 Gbits/s
	2 160/50p		50	12 Gbits/s
	2 160/100p		100	24 Gbits/s
Ultra HD-2 (8K) (Rec. 2020)	4 320/25p	7 680 × 4 320	25	24 Gbits/s
	4 320/50p		50	48 Gbits/s
	4 320/100p		100	96 Gbits/s

8.5.1 *La définition*

4K « TV » et 4K « Cinéma »

Tout d'abord, un éclaircissement s'impose concernant l'usage du terme « 4K ».

Historiquement, l'appellation 4K est née avec les spécifications du consortium DCI *(Digital Cinema Initiative)* pour le cinéma numérique (mastering et projection), comme nous l'avons vu un peu plus haut. Le 4K DCI représente exactement le double de la définition du 2K DCI. Lorsque l'industrie de la télévision a commencé à considérer des définitions supérieures à la HD, la SMPTE a publié un premier document dans lequel figuraient uniquement les appellations UHD-1 et UHD-2 mentionnées précédemment. Mais le marketing a la peau dure et n'en déplaise aux puristes, la dénomination 4K, plus symbolique et prestigieuse, s'est rapidement imposée pour identifier les équipements UHD-1. Au final, on parle usuellement d'« Ultra HD 4K » pour désigner l'UHD-1, et, par extension, d'« Ultra HD 8K » pour désigner l'UHD-2.

Mais afin d'éviter toute confusion, il est important de bien distinguer la sémantique créée pour servir un discours de nature commerciale et celle propre aux normes techniques. Car le 4K « TV » ne désigne pas la même définition d'image que le 4K « Cinéma ». La matrice d'image standardisée à l'origine par la DCI possède une définition horizontale de 4 096 pixels, la seule qui peut mathématiquement être appelée « 4K » (4K = 4 × 1K, 1K = 1 024 pixels). Elle est affichée dans un ratio de 17/9. L'Ultra HD 4K totalise de son côté 3 840 pixels par ligne, soit 256 de moins, et est affichée dans un ratio 16/9. Alors pourquoi un tel choix et pourquoi ne pas s'être aligné sur le standard du cinéma ? Tout simplement parce que le monde de la télévision doit maintenir une certaine cohérence dans ses standards et assurer une continuité dans leur évolution. Et cette filiation verticale a primé sur la compatibilité avec le cinéma. Ainsi l'Ultra HD 4K est caractérisée par une définition qui est exactement le double de la celle de la HD 1080 et le triple de celle de la HD 720. Cela simplifie l'*upconversion* depuis ces formats puisque 2 × 2 pixels d'une image Ultra HD forment 1 pixel en 1080p, et 3 × 3 pixels forment 1 pixel en 720p.

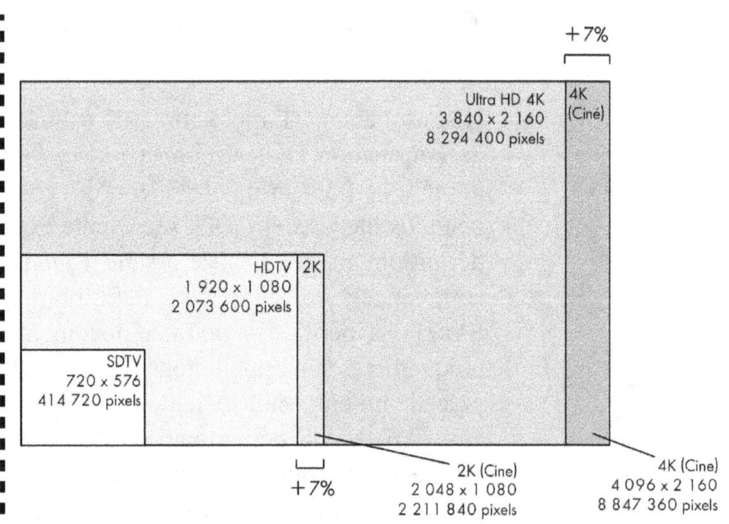

Figure 8.19
Différences entre le 4K Cinéma (DCI) et l'Ultra HD 4K.

À titre purement anecdotique, le vrai 4K étant celui du cinéma, alors on peut dire que l'UHD-1 est du 3,75K et l'UHD-2 du 7,5K, tandis que la HD 1080 est du 1,87K et la HD 720 du 1,25K...

La distance d'observation

À l'époque du tube cathodique, la distance de recul idéal était typiquement de 3 fois la diagonale de l'écran. Outre la taille même de ce dernier, il fallait aussi prendre en compte la faible résolution de l'image, ainsi que sa structure en lignes entrelacées qui laissait apparaître un scintillement devenant à la longue fatiguant à des distances d'observation inférieures.

Aujourd'hui, les technologies utilisées par les écrans plats autorisent des distances de recul plus courtes. Par ailleurs, la distance idéale d'observation d'un écran TV diminue quand la définition de l'écran augmente. Sans entrer dans le détail des équations mathématiques qui régissent l'acuité du système visuel humain, on peut prendre comme référence les recommandations de la SMPTE. Celles-ci préconisent, pour apprécier pleinement la finesse de l'image, de se placer à une distance égale à 3 fois la hauteur de l'écran en HD (soit 1,5 fois sa diagonale, ce qui, en pratique, n'est le cas que dans 10 % des foyers). Précisons toutefois que cette valeur, qui correspond à un angle de champ horizontal de 30°, n'est valable que pour une qualité d'image optimale, provenant typiquement d'une source Blu-ray. Elle est cependant surévaluée pour les programmes diffusés par les chaînes TV dont le débit est largement inférieur et pour lesquels il vaut mieux se placer un peu plus loin afin que nous échappent le plus possible les défauts de compression (sans parler des programmes encore produits en SD et convertis en HD pour la diffusion). Autre paramètre important à prendre en compte, la plupart des films sont aujourd'hui tournés en Cinémascope 2,39 correspondant à un ratio de 21/9. Sur un écran 16/9, leur image s'inscrit à l'intérieur d'épaisses bandes noires horizontales occupant plus de 25 % de la hauteur de l'écran. Ce point n'est pas à négliger dans l'évaluation de la distance d'observation d'un

663

écran TV ou le choix de sa taille, car on ne profite pas toujours de la totalité de la surface de l'écran.

En Ultra HD 4K, la distance recommandée, toujours pour une source de qualité optimale, est de seulement 1,5 fois la hauteur de l'écran. La diminution de la distance d'observation en corrélation avec l'augmentation de la taille de l'écran ayant pour conséquence d'étendre la portion du champ de vision occupée par l'image, le champ de vision horizontal passe ici à 60°. Mais attention toutefois, car plus le champ couvert est élevé, plus l'œil doit faire des mouvements continus et rapides pour explorer les différentes zones de l'image, ce qui est loin d'être apaisant (surtout en présence de sous titres)…

Gardons cependant deux points à l'esprit. Premièrement, la différence de perception (on ne parle ici que de définition) entre l'Ultra HD 4K et la HD n'est réelle que sur des très grands écrans et à de faibles distances d'observation. Or, dans la plupart des foyers aujourd'hui, les téléspectateurs sont généralement assis trop loin de leur écran pour pouvoir voir le moindre bénéfice de la définition Ultra HD 4K. Pour donner un ordre d'idée, si l'on considère une distance d'observation de 1,5 mètres (ce qui est déjà très faible et n'est vérifié que dans moins de 2 % des foyers), il faut au minimum un écran de 80" (hauteur 1 m) pour apprécier le gain en définition de l'Ultra HD 4K. Deuxièmement, la très forte hausse en définition apportée par l'Ultra HD 4K se traduit par une immédiate visibilité de la moindre imperfection de l'image, à l'instar de ce que l'on a pu déplorer lors du passage de la SD à la HD, notamment sur les plans serrés de visages. Et les programmes TV ne sont pas uniquement constitués de plans larges de Manhattan au crépuscule, ni des champs de fleurs aux couleurs outrageusement saturées et traitées de manière cinématographique dont on nous abreuve dans les démonstrations…

8.5.2 *La fréquence image HFR*

L'Ultra HD s'accompagne d'une augmentation du « nombre d'images par seconde », autrement dit de la fréquence image de la vidéo qui peut passer typiquement de 50-60 i/s à 100-120 i/s. Du fait qu'un écran Ultra HD occupe une large partie du champ de vision humain, les mouvements à l'intérieur de l'image s'effectuent sur un champ angulaire également très étendu. Dans de telles conditions, les artéfacts de mouvement (éléments se déplaçant dans l'image ou mouvements de caméra) deviennent vite perceptibles si la résolution temporelle est trop faible. Car contrairement à nos cellules rétiniennes qui permettent à l'œil de distinguer clairement plusieurs objets évoluant à des vitesses relatives très différentes, une caméra capte l'intégralité de la scène à une cadence temporelle unique. La fréquence image lors de la captation doit donc être adaptée à tous les cas de figure.

Lorsque l'image présente des mouvements rapides, un temps d'acquisition trop faible produit un effet de flou de mouvement ou *motion blur*. Le temps de capture est alors trop long pour saisir une image nette des éléments en mouvement, qui apparaissent flous (un flou directionnel dans le sens du déplacement). Pour améliorer la résolution temporelle, la première option peut consister à réduire la durée d'ouverture grâce un obturateur. Les éléments en mouvement apparaissent alors nets à l'image, mais un autre effet désagréable apparaît : le *motion judder*. Celui-ci se traduit par une saccade entre les images du fait du découpage à un rythme trop lent des mouvements. Les éléments sont certes nets, mais la fréquence de la saisie demeure la même. Donc chaque image capturée avec un court temps d'exposition reste fixe jusqu'à la saisie suivante, d'où cet effet de saccade ou de stroboscopie qui nuit à notre capacité de fusionner les images. La réduction du temps d'obturation (qui n'augmente pas le débit binaire) se heurte donc à un compromis entre les saccades et le flou de mouvement (qui au final s'avère plus naturel). On notera d'ailleurs que, dans les logiciels de création graphique qui génèrent par définition des images parfaitement nettes, il existe un effet numérique dit de « flou directionnel » qui permet justement de créer artificiellement ce flou sur les éléments qui bougent rapidement d'une image à l'autre, afin de rendre les animations plus réalistes (comme si elles provenaient d'une vraie caméra).

Fréquence d'acquisition insuffisante sur des mouvements rapides

Motion Blur (flou de mouvement)

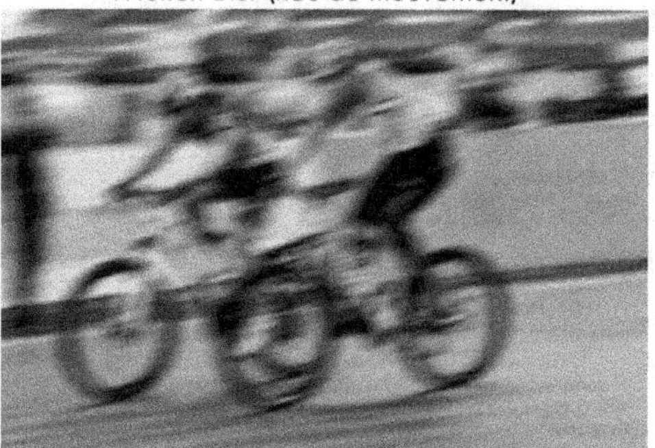

Avec une vitesse d'obturation standard de 50Hz,
le *Motion blur* se traduit par un flou de mouvement
sur les éléments en déplacement rapide,
mais laisse une certaine fluidité aux images.

Motion Judder (saccades)

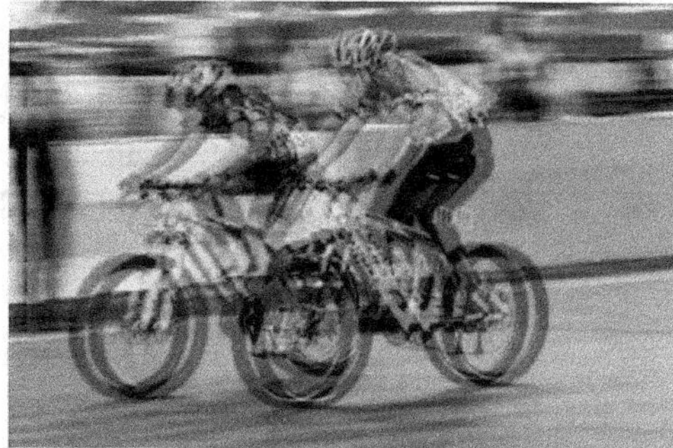

Avec une vitesse d'obturation plus élevée, le *Motion Judder* se caractérise
par une meilleure netteté sur les éléments en déplacement rapide,
mais par une saccade ou un effet stroboscopique
nuisant à la perception de fusion des images.

Figure 8.20

Quand la fréquence d'acquisition est insuffisante sur les mouvements rapides, le *motion blur* et le *judder* sont dus à un manque d'images intermédiaires entre deux positions.

La technique la plus efficace pour améliorer la résolution temporelle est le procédé HFR *(High Frequency Rate)*. Celui-ci consiste à toujours réduire le temps d'exposition certes, mais surtout à augmenter le nombre d'images capturées par seconde. De cette manière, on saisit davantage d'images intermédiaires pour fluidifier la décomposition du mouvement. Tous les artéfacts décrits plus haut sont éliminés, et les actions et mouvements panoramiques de caméra sont reproduits avec une belle précision, même sur des grands écrans. Des expérimentations montrent que cette hausse de la cadence image de 50 à 100 i/s sur une source vidéo *live* riche en mouvements rapides produit chez l'observateur une sensation d'amélioration plus significative que la simple augmentation de la définition de l'image. Ainsi, une séquence sport se révèle visuellement mieux perçue en 1080/100p qu'en 2160/50p. Autrement dit, la HD en HFR est perçue comme de meilleure qualité que l'Ultra HD non HFR...

Précisons toutefois que le HFR ne montre la mesure de sa valeur que sur certains types de programmes *live*, comme le sport ou les captations de concerts mouvementés, et qu'il n'a aucun intérêt pour les productions assez statiques de type talk show. Qui plus est, dans le cas de fictions (cinéma, séries, etc.), l'approche HFR est très controversée. Car l'utilisation de fréquences supérieures au traditionnel 24 i/s fait totalement perdre le *look film,* et confère à ces contenus un rendu « TV » *cheap* assez déstabilisant. Le traditionnel 24 i/s cinématique impose en effet depuis toujours à notre cerveau un gros effort pour interpoler les images manquantes. Et quand ce travail d'imagination ne lui est plus demandé, la magie du cinéma n'opère plus et nous avons l'impression d'être placés devant un événement réel. Peut-être notre éducation à l'image a-t-elle besoin d'une certaine dose d'artifice, d'une certaine distanciation pour entrer pleinement dans la narration d'une fiction. C'est pourquoi il y a fort à parier qu'à part quelques œuvres spécifiques, les films continueront pendant longtemps encore d'être tournés et diffusés à 24 i/s. Le 24 i/s est indéniablement un consensus universel ancré en nous, qui ramène à l'art, à la magie du transport vers un autre monde. Une chaîne TV diffusant généralement une mixture de sport, série, cinéma, talk shows, etc., n'aura donc qu'un besoin ponctuel de HFR et ne devra l'utiliser que lorsque ce sera pertinent.

Concernant la bande passante requise, il s'avère que passer de 50 à 100 i/s engendre un accroissement du débit de 20 % au maximum (10 % en moyenne), compte tenu de l'exploitation des redondances temporelles lors de la compression. L'Ultra HD doit donc supporter toutes les cadences possibles de 24 à 120 i/s, le 50-60p étant le standard minimal mis en place dans une première phase, et le 120 i/s étant l'objectif de référence ultime visé à l'échelle mondiale. Il faudra pour cela mettre en place un workflow complet en 120 i/s, dont le déploiement demandera un certain temps.

Le HFR consiste à augmenter le nombre d'images par seconde de la vidéo pour en accroître la résolution temporelle. Chaque image, captée avec un temps d'exposition plus court, bénéficie d'une plus grande netteté sur les éléments en déplacement ; les mouvements sont reproduits avec une meilleure précision, tout en conservant leur fluidité. Toute fréquence d'affichage supérieure à 60 Hz pour la télévision ou 24 Hz pour le cinéma est considérée comme HFR. Mais les valeurs auxquelles tout le monde se réfère sont 100-120 Hz (TV) et 48 Hz (cinéma).

8.5.3 *La dynamique lumineuse HDR*

Petit rappel : la dynamique lumineuse est l'écart entre le point le plus lumineux et le point le plus sombre pouvant être vus simultanément dans la vie réelle ou sur une image, quel qu'en soit le support (voir détails dans le chapitre 1).

Notre système visuel est capable de voir les scènes de la vie réelle en s'adaptant à une énorme plage de luminosité, qui peut aller du soleil éclatant à la lumière d'une étoile. Il est par ailleurs capable de saisir toute la subtilité des nuances et détails à la fois dans les parties très sombres de son champ de vision (comme les ombres denses) et dans les zones surilluminées (comme la texture d'un nuage). Les standards vidéo que nous avons toujours connus jusqu'à aujourd'hui sont pour leur part limités à une plage de luminosité très restreinte. Ils ne peuvent pas présenter sur la même image des informations dans ces deux zones extrêmes ; c'est soit l'une, soit l'autre qui est privilégiée. Par ailleurs, les niveaux maximaux de luminosité qu'ils sont capables de traiter sont très largement en dessous de ceux de la vie réelle. Ainsi, le blanc diffus, que l'on peut définir comme une large surface blanche non brillante, est typiquement situé à 2 diaphs au-dessus du gris moyen (18 %), et le noir 3 diaphs en dessous. Toutes les informations au-dessus et en deçà de ces limites sont supprimées. Nous avons été habitués par la force des choses au fait que le rendu des images affichées sur un écran vidéo était très éloigné de notre perception visuelle du monde réel. Et notre expérience de téléspectateur s'est inconsciemment faite dans l'acceptation des sévères limitations amenées par les radicales manipulations du signal vidéo. Ce sont toutes ces contraintes que les techniques de HDR ont pour vocation de repousser.

L'augmentation de la dynamique lumineuse de l'image vidéo constitue actuellement l'élément le plus contributif à la perception de l'amélioration de l'expérience visuelle chez le téléspectateur. Ses bénéfices ne peuvent pas être exprimés au moyen d'un simple slogan, et pourtant, elle constitue un progrès technologique énorme. Depuis les débuts de la télévision, les performances de la chaîne de traitement vidéo, de l'acquisition à l'affichage, ont en effet été limitées par plusieurs facteurs : sensibilité des caméras, plage de luminance des écrans cathodiques (de 0,1 à 100 cd/m^2), profondeur de codage (limitée à 8 bits par composante), espace colorimétrique restreint (pas plus de 35 % des couleurs visibles), ainsi que la fameuse courbe de transfert dite « de gamma » (inhérente aux caractéristiques des luminophores des écrans cathodiques).

Or les capteurs CCD et CMOS des caméras broadcast sont depuis plusieurs années capables de capter des dynamiques lumineuses étendues, dépassant de loin les limites des standards de codage actuels. On peut même dire que l'ensemble des caméras broadcast et de cinéma numérique sont aujourd'hui nativement HDR, puisque toutes gèrent une dynamique entre 11 diaphs (valeur minimale considérée comme HDR) et 14 diaphs. À l'autre bout de la chaîne, les écrans LCD sont capables d'afficher des taux de contraste de plus en plus élevés grâce à la technique de rétroéclairage en *local dimming* des écrans LCD, ainsi qu'à l'émergence des écrans OLED caractérisés par leur noir absolu. Il est bien loin le temps où les premiers écrans LCD offraient un niveau de noir tellement haut que, même avec un pic de luminance supérieur, la dynamique globale de l'image se retrouvait être plus faible que celle du tube. Aujourd'hui, les écrans grand public haut de gamme peuvent afficher des pics de luminance dépassant 1 000 cd/m^2, conjugués à des niveaux de noirs de plus en plus bas. Par ailleurs, l'arrivée des *quantum dots* permet d'élargir considérablement l'espace des couleurs reproductibles des écrans LCD, tandis que la technologie OLED autorise par nature des gamuts très étendus.

Le problème est que les standards vidéo traditionnels sont beaucoup trop contraignants pour gérer sans altération l'intégralité des informations lumineuses que les caméras actuelles peuvent capter et que les écrans récents sont capables d'afficher. Tout le challenge du HDR se situe donc essentiellement au niveau des systèmes de codage. Il consiste à redéfinir les paramètres de la chaîne de traitement vidéo en s'appuyant sur de nouveaux standards. Ces derniers doivent permettre de transporter jusqu'au téléspectateur les images à grande plage dynamique saisies par les caméras, en faisant fi de contraintes technologiques antiques et obsolètes.

Toutes les images vidéo produites jusqu'à présent sont dites « à dynamique standard », c'est-à-dire calibrées pour s'adapter à des normes de codage calées sur les capacités physiques du tube cathodique, avec un pic de luminance maximal de 100 cd/m^2 et une dynamique utile de l'ordre de 6 diaphs.

Le HDR a pour objectif de s'affranchir de ces limitations devenues totalement obsolètes au regard des performances d'une part des caméras, d'autre part des écrans LCD/OLED. Il définit, pour toute la chaîne de production et de diffusion TV, un pic de luminance maximal pouvant théoriquement atteindre 10 000 cd/m^2 et une plage dynamique minimale de 11 diaphs, avec une valeur type de 14 diaphs, équivalente à celle instantanée de notre système visuel.

L'acronyme HDR *(High Dynamic Range)* désigne un ensemble de techniques puissantes, étudiées pour coder une amplitude de luminance plus grande que celle caractérisant les standards et technologies traditionnels, sous-entendus SDR *(Standard Dynamic Range)*. L'objectif est de délivrer des images plus spectaculaires, dont l'illumination du contenu est plus conforme à la manière dont notre système visuel perçoit la lumière dans la vie réelle. Cela se traduit par une reproduction plus naturelle des contrastes extrêmes (dans les hautes comme dans les basses lumières) et par un accroissement de l'écart des luminances possibles. Le HDR, c'est des pointes de lumière plus éclatantes, des noirs plus riches et détaillés, avec l'affichage d'informations jusqu'alors absentes dans ces deux extrêmes. Par exemple, une pièce obscure avec une fenêtre sur un extérieur ensoleillé, un terrain de foot avec une partie à l'ombre et une partie au soleil, un visage en plein contre-jour, etc. En augmentant la dynamique lumineuse, le HDR permet aussi de restituer sur un écran la saturation des couleurs dans les hautes lumières, alors qu'elles sont traditionnellement vouées à virer au blanc. Si le contenu s'y prête, si l'étalonnage est bien fait et si les conditions d'observation sont optimales, on peut être amené à voir des images chatoyantes à l'œil, d'un réalisme percutant et jusque-là inédit sur un écran vidéo. Et l'apport de cette technologie est appréciable même par un œil non averti.

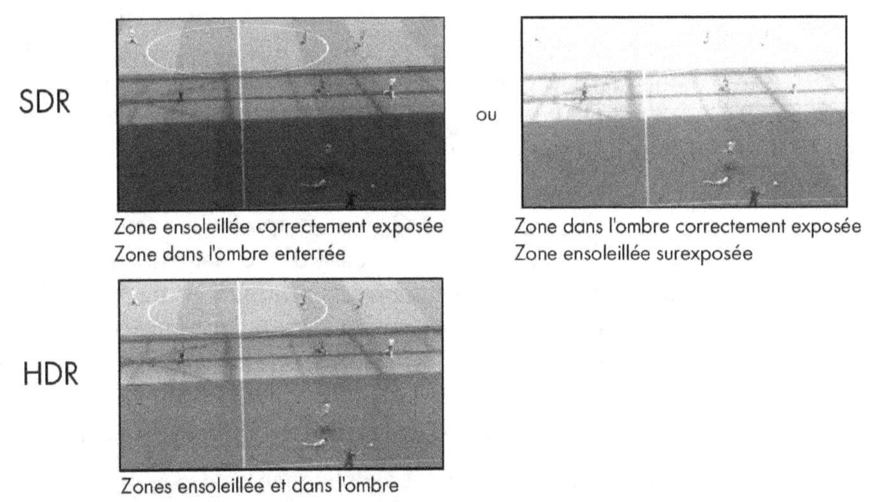

Figure 8.21
Exemple type de l'apport du HDR sur une captation *live* (simulation).

Plusieurs solutions techniques sont proposées par les industriels pour coder les images HDR, avec des méthodes et des performances diverses permettant de gérer une luminance d'au moins 1 000 et au plus 10 000 cd/m^2. Ces valeurs sont à mettre en perspective avec celles du SDR qui ne peut coder qu'une plage de luminance limitée à 100 cd/m^2. Pour donner un ordre d'idée, 10 000 cd/m^2 est la valeur de luminance type d'un tube de néon fluorescent. Ce ne sont de toute évidence pas les larges zones de blanc diffus qui doivent être affichées à une telle valeur, et il n'est pas question de porter des lunettes de soleil pour regarder la télévision.

Il est en effet important de bien comprendre que l'augmentation de la dynamique lumineuse du HDR n'est pas synonyme d'une augmentation de la luminance globale de l'image. Une image standard issue d'un codage Rec. 709 peut très bien être affichée sur un écran à 1 000 cd/m^2, ce n'est pas pour autant qu'elle sera HDR (le résultat sera en outre horrible). Le HDR consiste en réalité à étendre vers les hautes lumières la dynamique du SDR. Il est même d'usage, à l'étalonnage HDR, de conserver les tons moyens à un niveau pas très éloigné de celui qu'ils ont en SDR pour garantir le meilleur confort visuel. Les pointes de lumière sont alors restreintes aux seules zones ponctuelles et occasionnelles de l'image où elles sont pertinentes. Ce qui conduit à dire que seul un faible pourcentage de la surface de l'image est en réalité HDR. La plage moyenne de 6 diaphs du SDR doit en effet avoir sensiblement le même rendu sur une image HDR que sur son équivalent HDR. Un ton neutre qui se situe deux diaphs au-dessus du gris moyen (18 %) doit apparaître blanc dans les deux cas. Le HDR permet cependant d'aller largement au-delà de ce blanc diffus, et de restituer des informations dans des réflexions spéculaires, des zones ponctuelles de lumières extrêmes habituellement éliminées par écrêtage. Celles-ci peuvent ainsi éclater avec toute la richesse de leurs textures et de leurs couleurs, par rapport à un niveau global restant à sa valeur moyenne.

Il est ici important de bien distinguer les notions de niveau lumineux moyen et de pic de luminance d'une image. Par exemple, le niveau moyen est très élevé sur des images de pistes de ski ensoleillées, tandis que le pic de luminance peut se trouver sur une image de luminance moyenne très faible, comme une étoile sur un ciel nocturne. Or, sur une image SDR, les pics de luminance sont reproduits à un niveau très proche du blanc diffus et ne ressortent quasiment jamais à l'image. Tandis que, sur une image HDR, ils sont à un niveau beaucoup plus élevé et apparaissent de manière bien plus saisissante. En SDR en effet, 95 % du signal sont consommés pour afficher l'étendue lumineuse allant du noir au blanc diffus, et seuls les 5 % restants sont alloués aux pics de luminance. En HDR, c'est typiquement uniquement la moitié du signal qui est utilisée pour couvrir la plage noir-blanc diffus, ce qui laisse l'autre moitié aux pics de luminance. Cette portion supérieure autorise par ailleurs la reproduction de l'intégralité de l'espace couleur dans les hautes lumières (les couleurs très lumineuses conservent leur saturation), chose impossible en SDR.

Le HDR regroupe un ensemble de techniques visant à coder des images contenant des écarts de luminosité plus marqués entre les parties sombres et les parties claires que les images standards dites « SDR ». Une image HDR est caractérisée par une plus grande subtilité de reproduction des nuances dans les contrastes extrêmes, en évitant les noirs enterrés, l'éblouissement des hautes lumières et la troncature des couleurs. Mais le HDR n'augmente pas la luminosité globale de l'image. Il ajoute une plage de hautes lumières au-dessus de la traditionnelle plage SDR.

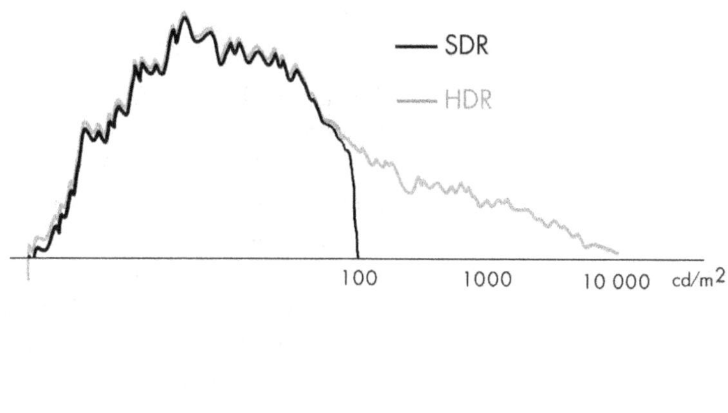

Figure 8.22 ___________
Histogramme simplifié montrant la différence entre une image SDR et son équivalent HDR. Toute la partie en dessous de 100 cd/m² est identique sur les deux versions. L'image HDR ajoute des éléments très lumineux au-delà des 100 cd/m², traditionnellement écrêtés en SDR. Ce sont eux qui font légèrement augmenter sa luminosité moyenne par rapport à l'image SDR.

Si l'on associe souvent le HDR à des pics de luminance élevés, il ne faut pas pour autant passer sous silence la restitution des zones sombres, dans lesquelles la visibilité et la richesse des détails sont considérablement accrues. Il est impératif, là encore, que l'étalonnage soit correctement effectué en plaçant en socle uniquement la zone la plus noire de l'image, afin de révéler toute la subtilité des nuances dans le reste des parties sombres. Il faudra alors perdre cette fâcheuse habitude de coller outrageusement les noirs à l'étalonnage pour tout faire disparaître (c'est tellement plus facile pour les raccords colorimétriques), comme c'est malheureusement le cas dans de nombreuses productions TV. Précisons cependant que, contrairement à ce que l'on peut parfois lire ou entendre, la profondeur du noir n'est aucunement liée aux standards de codage HDR, mais qu'elle dépend uniquement du niveau de luminance minimal que chaque écran est capable d'afficher (et qui est donc également valable en SDR).

On notera par ailleurs que, si la perception de la définition spatiale est directement liée à la taille de l'écran et à la distance d'observation, l'accroissement de la dynamique lumineuse en est totalement indépendant. Ses bénéfices sont visibles sur une grande variété de tailles d'écrans et sur une large plage de distances d'observation. Qui plus est, si l'Ultra HD et le HDR ont initialement été mentionnés ensemble, il faut savoir que la HD profite également de l'apport du HDR. Dans des conditions de visualisation comparables, une image HD HDR correctement étalonnée est quasiment toujours préférée à une image UHD SDR…

L'extension de la dynamique de l'image doit cependant être réalisée en prenant toutes les précautions nécessaires pour ne pas laisser apparaître d'artéfact visuel. Ce qui implique de reconsidérer plusieurs paramètres du codage numérique pour bien lisser les dégradés de teinte et de luminosité, comme nous le verrons par la suite. Les paramètres du HDR pour les applications broadcast ont été standardisés en juillet 2016 dans la Recommandation BT. 2100 de l'ITU. Celle-ci mentionne les définitions spatiales HD, UHD 4K et UHD 8K.

La captation

La notion de HDR est depuis plusieurs années familière aux amateurs de photographie ; elle est même aujourd'hui accessible sur la majorité des smartphones. Le HDR en photo est cependant très différent de ce qu'il désigne en vidéo. On peut dire, pour simplifier, que le HDR en photo est uniquement une affaire de capture, alors qu'en vidéo il concerne à la fois la capture et l'affichage.

• Le HDR en photo

En photographie, le HDR consiste dans la plupart des cas à construire en post-traitement une image dite « HDR » à partir d'un jeu de plusieurs images SDR d'une même scène. L'idée est de fusionner une série de captures séquentielles de la même scène, prises avec des valeurs d'exposition différentes. Ces captures SDR sont dotées d'une dynamique limitée, mais chacune sur une plage lumineuse différente. Ainsi, il n'est conservé que les informations dans les zones très claires saisies par les captures sous-exposées, et uniquement les informations dans les zones sombres recueillies par les captures surexposées. Le meilleur de chaque capture est extrait par un algorithme qui compose, avec plus ou moins de brio, une image artificielle dont tous les pixels se retrouvent idéalement exposés. Cela sous-entend évidemment que l'ensemble des captures de la série soient absolument identiques sur le plan du contenu et proviennent du même instant. Mais un tel procédé ne va pas jusqu'à accroître le taux de contraste global de l'image, car l'encodage final produit un fichier SDR dont le pic de luminance n'est pas augmenté. Seules des régions de contraste optimisé sont créées entre des niveaux crête de noir et de blanc inchangés, pour en accentuer localement la visibilité des détails. Il en résulte, certes, des images impressionnantes et assez spectaculaires, mais souvent hyperréalistes de par leur manque flagrant de naturel.

• Le HDR en vidéo

En vidéo, le HDR a réellement pour objectif d'augmenter la plage de contraste captée et, surtout, de la reproduire sur l'écran de manière la plus réaliste possible. Sur les caméras TV broadcast et de cinéma numérique, l'accroissement de la dynamique lumineuse à la captation est déjà une réalité depuis de nombreuses années. Elle a été rendue possible d'une part grâce aux progrès technologiques dont ont bénéficié les capteurs photosensibles, d'autre part grâce à l'accroissement de la profondeur de codage du signal vidéo dans la caméra. Cette dernière est passée de 8 bits à 12 ou 14 bits aujourd'hui sur les caméras TV, et atteint 16 bits sur les caméras de cinéma numérique. En SDR, la dynamique lumineuse utile captée (compte tenu du bruit qui la réduit par rapport à sa valeur théorique) est de l'ordre de 6 diaphs. En HDR, elle est typiquement de 13-14 diaphs (11 au grand minimum), égalant ainsi la dynamique de la pellicule ainsi que celle instantanée de l'œil humain (c'est-à-dire à ouverture de pupille fixe).

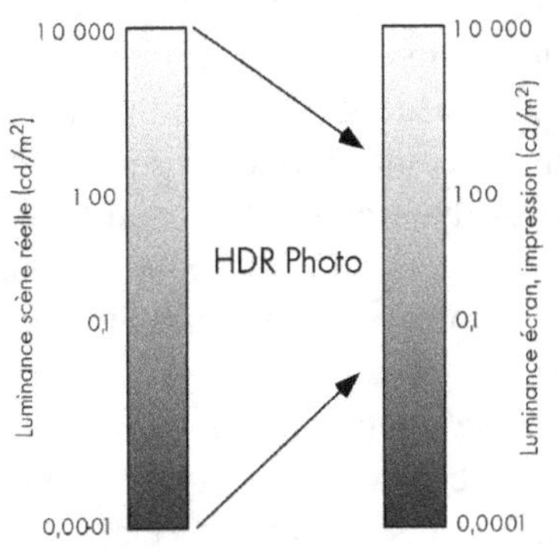

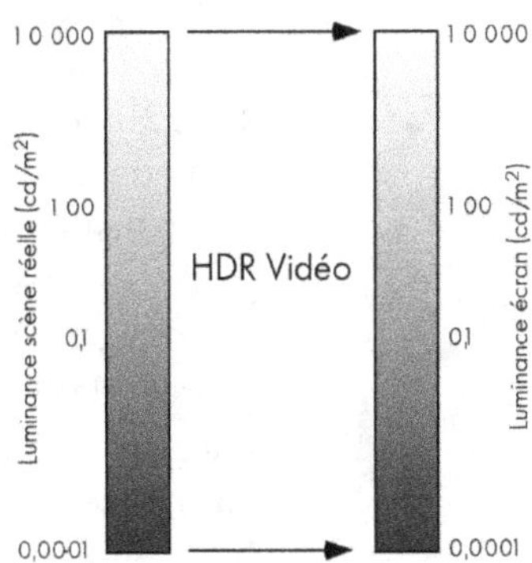

Figure 8.23

Comparaison HDR photo *vs* HDR vidéo.

Conséquence directe de plages dynamiques aussi élevées, la traditionnelle courbe de gamma Rec. 709 ne convient plus pour coder correctement les très nombreuses valeurs lumineuses en valeurs numériques. Elle doit être remplacée par un autre type de courbe de transfert, optimisée pour le traitement des hautes lumières. Les choses évoluent rapidement sur ce point, puisque le standard Rec. 2100 spécifiant tous les paramètres du HDR inclut une nouvelle génération de fonction de transfert optoélectrique, que toutes les caméras TV broadcast Ultra HD doivent intégrer. Cela constitue un changement majeur dans le monde de la vidéo, qui impacte toute la chaîne de production ; nous y revenons un peu plus loin.

Le codage

On l'a dit, il existe un fossé de plus en plus grand entre la dynamique lumineuse pouvant aujourd'hui être captée par les caméras de dernière génération et la dynamique maximale supportée par les standards de codage vidéo utilisés en diffusion/distribution. Ces derniers, établis à l'époque où le seul étalon était la luminance maximale des écrans à tube limitée à 100 cd/m^2, n'ont jamais évolué et imposent une altération visuelle du contenu avant sa distribution. Leur profondeur de codage, qui s'effectue sur 8 bits (y compris pour le DVD et le Blu-ray Disc), bride l'affichage de toute l'échelle de la luminance à moins de 235 pas de gradation. Il ne reste pas grand-chose de la formidable richesse d'informations captée par les caméras travaillant sur 12 à 16 bits, saisissant ainsi de 4 000 à 65 000 nuances de luminosité et de gradation de couleurs. Certes, des traitements d'expansion artificielle de la dynamique du signal sont mis en place en usine par les constructeurs de téléviseurs (chacun ayant sa propre technique), mais ils sont loin d'être parfaits, car ils sont sources de distorsions et ne conservent pas souvent le naturel des images. D'où la nécessité de mettre au point des systèmes normalisés capables de coder efficacement la haute dynamique lumineuse captée et de la porter jusqu'au téléspectateur.

Avant de poursuivre, il est important de bien comprendre que la dynamique lumineuse est implicitement liée à la profondeur de codage, même si ces deux paramètres peuvent a priori sembler indépendants. En effet, si l'on se contentait d'étendre la dynamique lumineuse sans toucher à la profondeur de codage, c'est-à-dire en conservant le même nombre de pas de quantification (ce qui est théoriquement tout à fait possible), on augmenterait l'écart entre deux valeurs de luminance consécutives. Autrement dit, les pas de gradation deviendraient plus importants et finiraient par devenir perceptibles sous la forme d'un effet de postérisation en bandes de luminance (défaut de *banding),* particulièrement visible sur les dégradés. Par analogie, on peut prendre l'exemple d'un escalier liant deux étages d'un immeuble. Le nombre de marches (leur hauteur donc) est défini de manière qu'une personne lambda puisse le gravir facilement. Si l'on augmente de plusieurs mètres la distance entre les deux étages, on ne peut pas se contenter d'accroître la hauteur des marches car l'escalier deviendrait impraticable ; c'est leur nombre qu'il faut augmenter.

Profondeur de codage élevée : les dégradés sont lisses et continus.

Profondeur de codage insuffisante : les dégradés sont altérés par un défaut de postérisation sous la forme de bandes de luminance. C'est l'effet de *banding*.

Figure 8.24

Le défaut de *banding* (également appelé « postérisation », ou « erreurs de quantification ») apparaît en cas de profondeur de codage insuffisante au regard d'une dynamique lumineuse donnée. Les pas de luminance deviennent visibles sur les faibles dégradés.

Ainsi, lorsque l'on parle d'accroître la dynamique lumineuse, on suppose toujours que cette opération se fait en conservant l'écart entre deux incréments de luminance contigus en dessous du seuil de visibilité. Ce qui implique de disposer d'un nombre de niveaux numériques suffisant, donc d'augmenter en conséquence la profondeur de codage. Et pour ne pas arriver à un nombre de bits par composante impossible à gérer, il faut trouver la manière la plus efficace de coder les niveaux de luminance en fonction des seuls besoins de notre système visuel. C'est le rôle des nouvelles courbes de transfert OETF/EOTF dont il est question plus loin.

En diffusion/distribution, la condition sine qua non qui rend viable la transmission d'images HDR est le passage d'une profondeur de codage 8 à 10 bits par composante (10 bits étant déjà depuis long-temps la norme en production TV broadcast). C'est là qu'inter-vient le standard de compression HEVC/H.265, en particulier son profil Main 10 qui permet pour la première fois de diffuser et distribuer au grand public des images codées sur 10 bits, avec donc quatre fois plus de pas de gradation qu'en 8 bits (le Blu-ray Ultra HD utilise ce standard). Et contrairement à ce que l'on pour-rait imaginer, un codage sur 10 bits ne requiert pas une bande passante beaucoup plus élevée qu'un codage sur 8 bits. En effet, sur 10 bits, une image contient bien moins d'artéfacts que sur 8. De ce fait, les images de référence Intra utilisées lors du processus de réduction de débit sont plus fidèles à la source, donc plus fiables. Et comme seules les différences entre images successives sont généralement codées, ces dernières sont souvent assez faibles. Au final, le HDR avec une extension adéquate de l'espace colorimétrique et un codage sur 10 bits ne nécessite pas plus de 20 % de bande passante supplémentaire en compression HEVC/ H.265 par rapport à un signal SDR 8 bits. À titre de comparaison, l'augmentation seule de la définition de l'Ultra HD se traduit par un accroissement d'environ 250 à 300 % de la bande passante par rapport à la HD. Il n'est ainsi pas étonnant de voir que de nombreux diffuseurs sont davantage intéressés par faire évoluer leurs canaux HD en HDR, pour faire rapidement profiter les téléS-pectateurs de cette technologie, plutôt que de lancer précipitam-ment des canaux Ultra HD. Cette idée, qui fait son chemin, a pour mérite de leur permettre d'améliorer de façon notoire et sans modifier leurs infrastructures la perception de leurs programmes HD face aux offres de streaming qui évoluent plus rapidement vers l'Ultra HD HDR.

Pour augmenter la dynamique lumineuse, il faut revoir à la hausse la profondeur de codage et définir une courbe de transfert adéquate, afin de coder de manière la plus efficace possible les informations visibles en données numériques. L'objectif est d'assurer des transitions douces entre les niveaux lumineux sur toute l'étendue de la plage dynamique, afin d'éviter tout artéfact de postérisation sur les dégradés de teinte et de luminosité.

Les courbes de transfert OETF et EOTF

L'écran à tube cathodique a été pendant plus de soixante ans (il remonte aux années 1920 !) l'unique dispositif d'affichage des images vidéo. Il renfermait une mosaïque de luminophores qui s'illuminaient en réaction aux faisceaux d'électrons pilotés par le signal vidéo. Cette illumination s'effectuait selon une loi dite « de gamma », inhérente à la technologie physique du tube, et qui constitue une fonction de transfert électrico-optique EOTF non linéaire fixe. Celle-ci n'est adaptée qu'à des images dont la plage dynamique est comprise entre 0,1 et 100 cd/m^2, ce qui correspond à 3 ordres de magnitude, soit environ 10 diaphs théoriques, mais de l'ordre de 6 en pratique. Au-delà de ces limites de noir et de blanc, le signal vidéo est clippé et toutes les informations disparaissent : les blancs et toutes les brillances sont écrêtées et les noirs écrasés. Ces limitations techniques du tube cathodique ont certes contraint les spécifications du signal vidéo analogique et de ses standards composites (NTSC, PAL, SECAM), mais aussi, bien plus tard, les normes numériques SD (Rec. 601) et même HD (Rec. 709). La courbe de gamma, qui n'est donc historiquement qu'un palliatif à un défaut du tube cathodique, a finalement été documentée dans la Rec. 1886 en 2011 (seulement !). Elle est utilisée mondialement dans tous les dispositifs de captation et de création d'images numériques par le biais d'une fonction de transfert optoélectrique OETF presque inverse. Cette dernière établit la façon dont les niveaux lumineux captés par la caméra doivent être convertis en données numériques pour compenser, en amont, la réponse non linéaire du tube cathodique. Elle suppose donc que les toutes les images seront vues sur un dispositif d'affichage répondant à la loi de gamma du tube. C'est le cas a fortiori de tous les anciens récepteurs à tube, mais également, pour des raisons évidentes de compatibilité, des écrans plats et vidéoprojecteurs qui leur ont succédé.

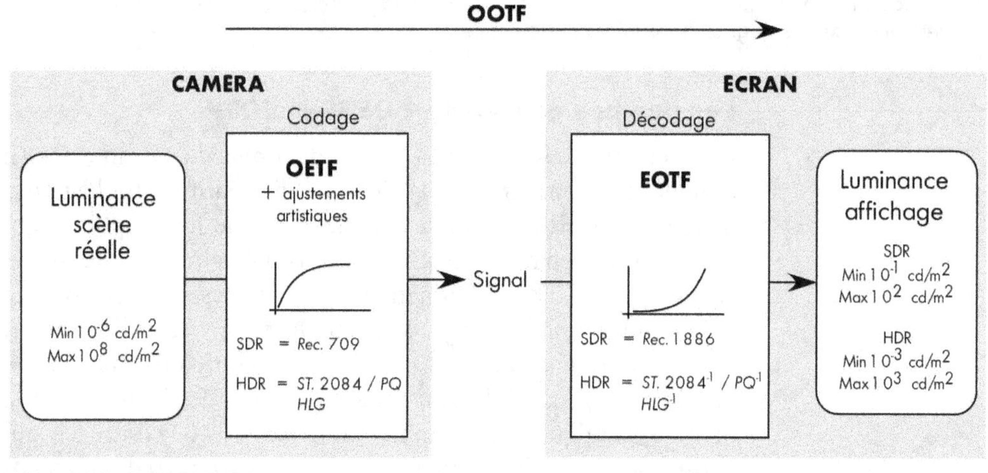

Figure 8.25
OETF, OOTF, EOTF.

OETF *(Opto-Electronic Transfer Function)* : fonction de transfert d'une caméra, décrivant comment convertir la luminosité d'une image optique en données numériques. Elle associe chaque valeur de luminance de l'image optique à une valeur numérique du signal.

EOTF *(Electro-Optical Transfer Function)* : fonction de transfert d'un écran vidéo, décrivant comment convertir les données vidéo numériques en lumière visible (devrait théoriquement être définie uniquement par la réponse du système visuel humain). Elle associe chaque valeur numérique du signal à un niveau lumineux sur l'écran.

OOTF *(Opto-Optical Transfer Function)* : fonction de transfert entre la luminance de la scène réelle captée par la caméra et la luminance de son image reproduite sur un écran. Elle devrait en théorie être une ligne droite. Ce n'est cependant quasiment jamais le cas en pratique, car elle inclut les ajustements traduisant les intentions de rendu artistique.

Or, aujourd'hui, les récepteurs grand public sont dotés de performances qui dépassent de loin les limites imposées par les standards de codage actuels. Ils affichent typiquement une luminance crête entre 300 et 500 cd/m² (valeur minimale pour apprécier le HDR), certains atteignent 2 000 cd/m² tandis que des modèles industriels montent à 5 000 cd/m², l'objectif ultime étant d'atteindre les 10 000 cd/m².

On pourrait penser à une solution consistant à conserver l'historique courbe de gamma Rec. 709, et à accroître en conséquence la profondeur de codage pour augmenter le nombre de pas de quantification. Mais pour pouvoir utiliser cette courbe sur une image affichant une dynamique plus de 1 000 fois supérieure, ce sont 15 bits par composantes de chaque pixel qu'il faudrait pour produire une image satisfaisante, avec des dégradés suffisamment lissés. Ce qui est totalement illusoire. Le codage en diffusion/distribution va prochainement passer de 8 à 10 bits grâce au standard HEVC/H.265, mais on n'ira pas au-delà.

La solution la plus rationnelle pour coder et transporter la haute dynamique lumineuse vers le téléspectateur passe par l'utilisation d'une nouvelle génération de fonction de transfert. Celle-ci doit être capable de compacter le contenu HDR initialement codé sur jusqu'à 14 voire 16 bits, afin de l'adapter à une profondeur de codage limitée à 10 bits. Deux types de courbes ont ainsi été normalisés dans la Rec. 2100 spécifiant les paramètres du HDR : *Perceptual Quantizer* (PQ ou ST. 2084) et *Hybrid Log Gamma* (HLG). Ces deux courbes sont indépendantes de la technologie d'affichage et opèrent de manière fondamentalement différente.

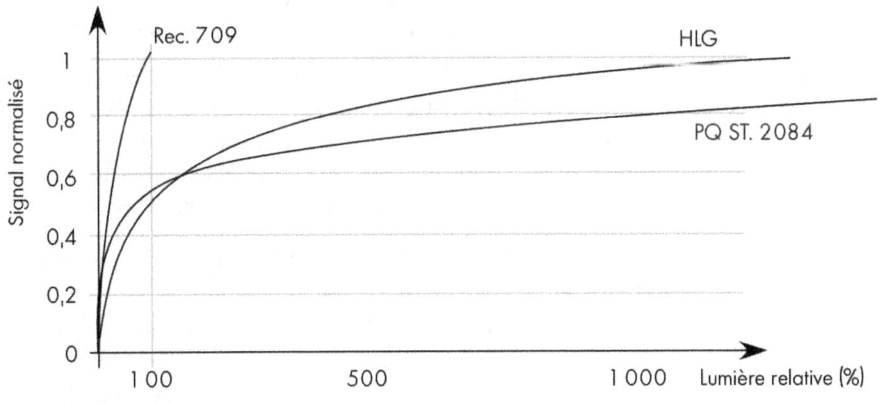

Figure 8.26
Comparaison des courbes OETF Rec. 709, HLG et PQ ST. 2084. Il ne faut jamais utiliser la courbe Rec. 709 en HDR.

• PQ (ST. 2084)

Peter G. J. Barten est un ingénieur de chez Philips qui a établi une fonction puissance très complexe, décrivant la sensibilité de notre système visuel aux écarts de contraste, en fonction du niveau lumineux. Cette fonction est représentée par une courbe révélant, sur toute l'échelle de la luminance, à partir de quel seuil nous décelons l'écart de contraste entre deux valeurs consécutives. Cette courbe, dite « courbe de Barten », constitue ainsi le seuil consensuel de visibilité des pas de contraste se manifestant à l'image sous la forme de bandes de luminance, autrement dit de l'effet de *banding*. Elle révèle en substance que, pour percevoir une gradation continue, nous tolérons des écarts de contraste assez élevés dans les basses lumières, mais qu'en revanche, il nous faut des écarts beaucoup plus fins et resserrés dans les hautes lumières. Par exemple, si notre œil ne peut pas détecter un écart de contraste de moins de 1 % à 1 cd/m^2, il est capable de percevoir un écart de seulement 0,4 % entre 100 et 10 000 cd/m^2.

Intéressons-nous alors au comportement des traditionnelles courbes de transfert optoélectrique de types gamma et logarithmique par rapport à cette courbe de Barten. La figure 8.27 montre clairement qu'aucune des deux n'est pleinement efficace sur toute la plage de luminance étendue visée par le HDR. La courbe de gamma est efficace dans les basses lumières mais capture trop d'informations dans les hautes lumières, ce qui se traduit par un surplus inutile de données. La courbe logarithmique est au contraire efficace dans les hautes lumières, mais gaspille beaucoup de données dans les basses lumières.

C'est pourquoi il a été décidé de partir sur une base radicalement nouvelle et de calculer une courbe de transfert qui serait calquée sur celle de Barten. C'est la société américaine Dolby Labs qui est à l'origine de ces travaux fondamentaux, avec comme idée de base de réguler la largeur des pas de contraste (donc la précision de quantification) en fonction de ce qui est juste nécessaire à notre perception visuelle, sur toute la plage dynamique du HDR. Il en résulte une nouvelle courbe de transfert optoélectrique répondant à une loi de quantification perceptuelle, appelée « PQ » *(Perceptual Quantizer)* par Dolby et devenue

« ST. 2084 » après sa normalisation par la SMPTE. Elle est positionnée légèrement au-dessus de la courbe de Barten avec un codage sur 10 bits, et totalement en dessous sur 12 bits. Au final, elle permet de coder, sans artéfact visible et sans gaspillage de données, une luminance allant jusqu'à 10 000 cd/m^2 avec une profondeur de codage de seulement 10 ou 12 bits, au lieu des 15 théoriquement nécessaires avec une courbe de type gamma. Si la courbe PQ est aujourd'hui la plus efficace pour coder des images à plages dynamiques étendues, elle n'est en revanche pas rétro-compatible SDR. Ce qui signifie que si un signal codé en PQ est envoyé sur un téléviseur non équipé pour le traiter, l'image affichée sera absolument inexploitable. Elle sera plate, sombre et terne, manquant cruellement de contraste et de saturation.

Figure 8.27 ___________
Comparaison des courbes de types gamma (fonction puissance) et logarithmique par rapport à la courbe de Barten. Ces courbes sont représentées par des droites parce que les axes du graphique sont logarithmiques.

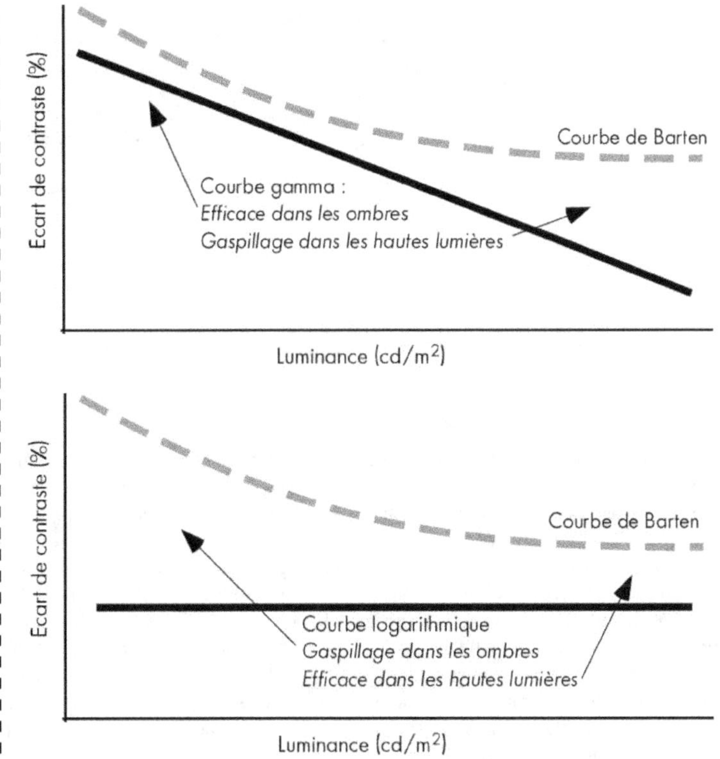

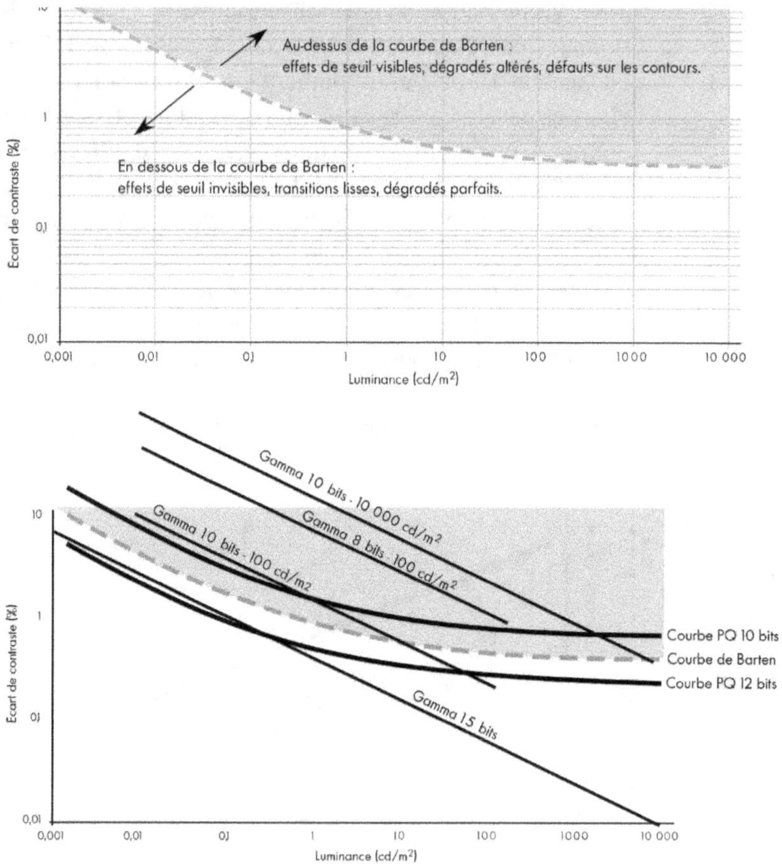

Figure 8.28

La courbe de Barten, représentée ci-dessus en pointillés, définit le seuil de perception humaine des écarts de contraste en fonction de la luminance. Au-dessus, les artéfacts sont visibles, en dessous, ils ne le sont pas. Son tracé révèle que nous tolérons visuellement des écarts de contraste plus élevés dans les basses lumières que dans les hautes lumières. La courbe de gamma SDR sur 8 bits est au-dessus du seuil, ce qui signifie que les pas de quantification sont potentiellement visibles sur toute la plage de luminance. La courbe gamma SDR sur 10 bits (à 100 cd/m²) est plus proche de ce seuil, et bien qu'elle reste au-dessus, les pas de luminance ne sont en pratique quasiment jamais perceptibles (seule une mire test permet de les révéler). Mais à 10 000 cd/m², cette même courbe de gamma sur 10 bits passe très au-dessus du seuil de visibilité et devient donc absolument inexploitable. Il faudrait une quantification sur pas moins de 15 bits pour qu'elle devienne « compatible HDR » à tous les niveaux de luminance jusqu'à 10 000 cd/m², ce qui est clairement prohibitif (sans parler du surplus de données dans les hautes lumières). La courbe PQ sur 12 bits est la seule à être totalement en dessous de la courbe de Barten et aurait donc été la solution idéale sur le plan théorique. La courbe PQ sur 10 bits suit de près celle de Barten, mais reste au-dessus. En pratique cependant, elle est considérée comme suffisante pour ne pas laisser apparaître de banding sur la plupart des images réelles. Les courbes de gamma sont ici aussi représentées par des droites, parce que les axes du graphique sont logarithmiques.

Sur la plage dynamique étendue du HDR, les courbes de types gamma et logarithmique ne fournissent pas un codage efficace des données à la fois dans les hautes et les basses lumières. La nouvelle courbe PQ ST. 2084 est calquée sur la courbe de Barten en ajustant précisément la largeur des pas de luminance en fonction des seuls besoins de notre système visuel.

• **Approche absolue** *vs.* **relative**

La traditionnelle courbe de gamma Rec. 709 utilisée en SDR repose sur une classique approche relative, basée sur la luminosité de la scène. Elle ne prend pas en compte la luminosité maximale de l'écran ou, plus exactement, suppose une valeur crête de l'ordre de 100 cd/m^2. Le signal qui en est issu représente la luminosité de la scène telle que codée en sortie de la caméra ; il est donc décrit par une OETF. Par conséquent, il est impossible de dire, à partir d'un tel signal, quelle est la luminance absolue de la scène. C'est pourquoi on dit qu'il est « relatif » : il représente un ratio entre la luminance du pixel et celui maximal en sortie du capteur photosensible. Et au niveau du récepteur, chaque utilisateur peut ajuster comme il le souhaite la luminosité globale de l'image, pour notamment l'adapter à différents environnements lumineux.

La courbe PQ ST. 2084 utilise pour sa part une approche dite « absolue », que l'on retrouve également en cinéma numérique, mais qui constitue une première dans l'univers de la vidéo. Elle génère un signal qui représente cette fois la luminance absolue de chaque pixel en cd/m^2, tel qu'il est affiché sur l'écran de référence utilisé lors de l'étalonnage. Le signal est donc ici décrit par une EOTF, la PQ ST. 2084, qui associe chaque code numérique du signal à une valeur de luminance fixe. La répartition binaire est judicieusement équilibrée, affectant la moitié des codes aux tons moyens et aux basses lumières. Sur une échelle totale allant jusqu'à 10 000 cd/m^2, la luminance de référence historique de 100 cd/m^2 qui correspond au blanc diffus se situe en effet au milieu des codes (valeur 519), ce qui signifie que 50 % des ressources numériques sont utilisées pour représenter la plage lumineuse du SDR (on peut ainsi dire que le HDR sur 10 bits double le nombre de codes de la plage SDR sur 8 bits). Les 25 % suivants sont utilisées pour les valeurs comprises entre 100 et

1 000 cd/m^2 et les dernières 25 % sont exploitées pour les valeurs comprises entre 1 000 et 10 000 cd/m^2. Seuls 7 % des codes numériques sont alloués aux niveaux lumineux situés entre 5 000 et 10 000 cd/m^2. Il faut cependant bien comprendre qu'une telle approche absolue a pour particularité de rendre impossible pour l'utilisateur la modification de la luminosité de l'image, puisque celle-ci est fixée par la courbe PQ. Elle impose en outre de se placer, pour une visualisation dans des conditions optimales, dans une lumière ambiante relativement faible, ne dépassant idéalement pas 5 cd/m^2, alors qu'avec la plus traditionnelle approche relative (notamment en SDR donc), cette contrainte n'existe pas puisque la valeur recommandée est de 10 % de la luminosité maximale de l'écran, que l'utilisateur peut naturellement paramétrer.

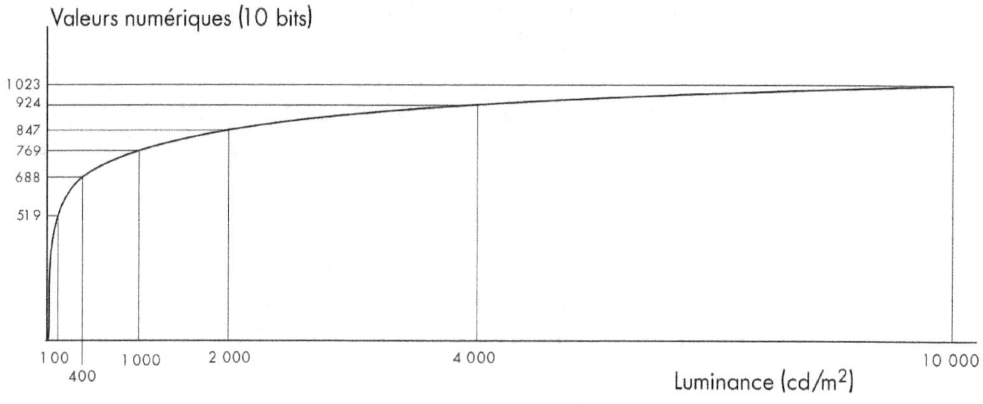

Figure 8.29

Correspondance codes numériques/valeurs lumineuses avec la courbe PQ ST. 2084, pour une luminance crête de 10 000 cd/m^2 et un codage sur 10 bits. Les codes numériques les plus élevés ne sont pas utilisés par les écrans de luminosité limitée.

La mastérisation d'un signal PQ consiste donc à le calibrer sur la plage dynamique de l'écran de référence. Ce sera à terme 10 000 cd/m^2, qui est la valeur théorique ultime visée, mais c'est plus pragmatiquement 4 000 ou 1 000 cd/m^2 dans un premier temps. Or, la courbe PQ n'est pas à proprement parler une courbe d'affichage et, côté réception, il existe une grande variété d'écrans HDR susceptibles d'afficher ce signal, dont les performances techniques, très diverses, ne correspondront que rarement à celles de l'écran utilisé à l'étalonnage. Chaque écran cible doit donc pouvoir interpréter le signal qu'il reçoit en fonction de ses capacités d'affichage. Ainsi, pour chaque écran, une première conversion doit être réalisée entre les valeurs PQ et les valeurs lumineuses linéaires, puis une seconde entre ces dernières et les valeurs lumineuses d'affichage. Cette opération de correspondance tonale *(tone mapping)* est parfois appelée « EETF », pour *Electronic to Electronic Transfer Fonction*. Elle consiste à calibrer au mieux la plage tonale de l'image et à effectuer une compression uniquement dans les hautes et basses lumières. Les tons moyens, donc les visages, restent inchangés d'un écran à l'autre, ce qui respecte au mieux les intentions artistiques de l'étalonnage.

Tout le challenge, surtout pour les écrans à plus faible luminosité, est de limiter au mieux les sacrifices dans les zones extrêmes de l'image. Pour optimiser ce travail de conversion entre les valeurs PQ et les valeurs lumineuses qui seront affichées à l'écran, il n'est pas inutile de communiquer au récepteur cible un certain nombre d'informations relatives à l'environnement d'étalonnage, mais aussi au contenu lui-même. Ces informations sur le contenu peuvent être des données globales relatives à la luminance et à la chromaticité de tout le programme, ou, mieux, des données plus précises concernant individuellement chaque plan. L'ensemble de ces informations est porté par des métadatas qui accompagnent le flux utile, de la création jusqu'à l'écran de l'utilisateur, quel qu'en soit le type. Précisons que, techniquement, la courbe PQ ST. 2084 peut fonctionner sans métadatas, fournissant un rendu déjà supérieur au SDR, mais largement en deçà de son potentiel réel. Le résultat sera d'autant plus acceptable sans métadatas que le pic de luminance du moniteur de référence est proche de celui du moniteur cible (cela peut éventuellement être le cas avec des contenus HDR10 mastérisés à 1 000 cd/m^2 et visualisés sur des écrans LCD de dernière génération).

On distingue deux types de métadatas destinées à aider l'écran à convertir de manière optimale les codes numériques PQ en valeurs lumineuses d'affichage : les métadatas statiques et les métadatas dynamiques.

• Métadatas statiques

Les métadatas statiques sont relatives à l'écran de référence sur lequel a été réalisé l'étalonnage. Elles sont, par définition, fixes sur toute la durée du programme. Elles portent notamment des informations sur le volume couleur du moniteur, ainsi que sur les valeurs de luminance moyenne et maximale du programme, respectivement appelées « MaxFALL » *(Maximum Frame Average Light Level)* et « MaxCLL » *(Maximum Content Light Level)*. Elles sont générées soit en temps réel par le logiciel d'étalonnage lui-même, soit a posteriori par un logiciel d'analyse qui les calcule en scannant les valeurs RVB du master. À la réception, chaque écran compare ces données avec celles qui lui sont propres.

Il faut cependant bien comprendre que du fait qu'un jeu unique d'instructions est ici associé à chaque fichier, les réglages impliqués ne sont forcément pas optimaux pour toutes les scènes. Ils sont en effet basés sur le plan comprenant le pic lumineux le plus intense de tout le programme. Tous les autres plans sont par conséquent gradués par rapport à cette valeur, ce qui peut conduire à des compressions de contraste excessives sur les images moins lumineuses, qui se retrouvent trop assombries.

Par exemple, si un programme a été étalonné sur un moniteur à 4 000 cd/m^2 mais reproduit sur un écran à 500 cd/m^2, les tons compris entre 1 000 et 4 000 cd/m^2 vont typiquement être réduits sur une plage de 300 à 500 cd/m^2 pour préserver les hautes lumières. Il ne reste, par conséquent, que 300 cd/m^2 pour reproduire les valeurs allant initialement jusque 1 000 cd/m^2... Côté équipement grand public, les métadatas statiques ne sont gérées qu'à partir de l'interface HDMI 2.0a.

• Métadatas dynamiques

Les métadatas dynamiques sont, quant à elles, relatives au contenu et évoluent continûment tout au long du fichier en fonction des variations de luminosité du programme (d'où le terme « dynamiques »). Elles sont générées en postproduction et décrivent plan par plan l'ensemble des décisions créatives (luminance et couleurs) concernant le rendu HDR de l'image. À la restitution, l'écran les exploite pour calibrer automatiquement chaque plan en fonction de ses capacités. Les métadatas dynamiques permettent dans l'absolu de mapper le volume couleur de n'importe quel environnement de production vers celui de n'importe quel équipement d'affichage, actuel ou futur.

Un tel procédé, plus précis mais plus complexe que celui permis par les seules métadatas statiques, produit ainsi de multiples jeux d'instruction relatifs au *tone mapping* à opérer à l'affichage. Chaque écran peut ainsi ajuster indépendamment et en temps réel le contraste des scènes sombres, celui des scènes lumineuses, ainsi que toutes les conditions lumineuses intermédiaires, en respectant au mieux les intentions artistiques. Les lumières extrêmes sont compressées pour se conformer au gabarit cible, mais les tons moyens sont protégés et ne sont pas tributaires des pics de luminance d'une scène particulière. Ce mécanisme de correspondance dynamique des tons permet par ailleurs d'optimiser la conversion HDR vers SDR, en préservant le rendu de la plage dynamique standard.

En reprenant l'exemple précédent (calibrage à 4 000 cd/m^2, affichage à 500 cd/m^2), les 500 cd/m^2 disponibles sur l'écran pourront aussi bien être utilisés pour afficher de manière optimale aussi bien un plan à 1 500 cd/m^2 qu'un plan à 4 000 cd/m^2. À noter que les métadatas dynamiques exigent la présence du côté du matériel grand public de l'interface HDMI 2.1, à l'exception de la version de Dolby Vision qui se contente de la version 1.4.

La SMPTE a normalisé les métadatas statiques sous la référence ST. 2086, et les métadatas dynamiques sous la référence ST. 2094. En revanche, l'opération de *tone mapping* n'a fait l'objet d'aucune standardisation. Chaque constructeur y va donc de son approche, en jouant différemment sur l'équilibre entre la luminance générale de l'image et la précision de restitution du contraste dans les zones extrêmes.

Métadatas HDR statiques : un jeu unique d'informations concernant la valeur lumineuse moyenne et celle maximale de tout un programme sont envoyées avec les données utiles à l'écran de réception pour qu'il calibre l'image en fonction de ses capacités. Ce calibrage n'est optimisé que pour le plan le plus lumineux du programme, les autres risquant d'être trop assombris.

Métadatas HDR dynamiques : les informations destinées au calibrage de l'image par le récepteur évoluent de manière dynamique tout au long du programme. La gestion de la plage dynamique du contenu est ainsi opérée en temps réel, en fonction des différences de luminosité de chaque plan, voire de chaque image. Ce calibrage est optimisé indépendamment pour chaque plan du programme.

• Hybrid Log Gamma (HLG)

La BBC et la chaîne publique japonaise NHK sont à l'origine d'une courbe OETF alternative appelée *Hybrid Log Gamma*, hybride parce qu'elle se compose de deux parties appliquant un traitement différent aux données SDR et HDR de l'image. Sur la plage lumineuse standard, et ce jusqu'à environ 50 % de la latitude maximale d'exposition, la courbe HLG suit la conventionnelle courbe de gamma Rec. 709. Puis, pour le traitement des hautes lumières, elle se poursuit par une section logarithmique qui étend la plage dynamique jusqu'à typiquement 1 000 cd/m^2. Chacune des deux courbes est ainsi mise à contribution sur la plage de luminance où elle est efficace au regard de la courbe de Barten, à savoir les basses et moyennes lumières pour la courbe gamma (partie SDR de l'image), et les hautes lumières pour la courbe logarithmique (partie HDR).

La courbe HLG est en quelque sorte une évolution plus sophistiquée de la courbe de *knee*, communément utilisée dans toutes les caméras broadcast pour compresser la haute dynamique d'exposition des capteurs afin de la conformer à un gabarit SDR. Si elle s'avère moins performante et moins précise que l'approche perceptuelle PQ ST. 2084 (avec un pic de luminance moins élevé et des couleurs moins saturées dans les hautes lumières), la solution HLG présente un atout qui fait toute son attractivité : elle est rétrocompatible SDR. Elle produit en effet un signal exempt de métadatas, pouvant être traité par les équipements 10 bits traditionnels et exploité, à l'autre bout de la chaîne, aussi bien par les récepteurs HDR que SDR. Les systèmes SDR ne prennent en compte que la partie gamma de la courbe HLG (basses lumières et tons moyens), tandis que les équipements HDR la traitent dans son intégralité (le pic de luminance de la courbe HLG a d'ailleurs été limité de manière à préserver le signal HDR). Il faut toutefois savoir que cette rétrocompatibilité n'est visuellement valable que pour les écrans SDR capables d'interpréter l'espace colorimétrique étendu Rec. 2020 (même s'ils ne peuvent de toute façon pas l'afficher dans son intégralité). C'est le cas de tous les modèles récents (à partir de 2016), mais cela exclut les tout premiers modèles limités à l'espace Rec. 709, qui restitueraient des couleurs désaturées, avec parfois des dérives de teinte.

Figure 8.30
La courbe HLG peut être vue comme est une version plus sophistiquée de la courbe de Knee utilisée dans toutes les caméras broadcast pour compresser la haute dynamique d'exposition des capteurs.

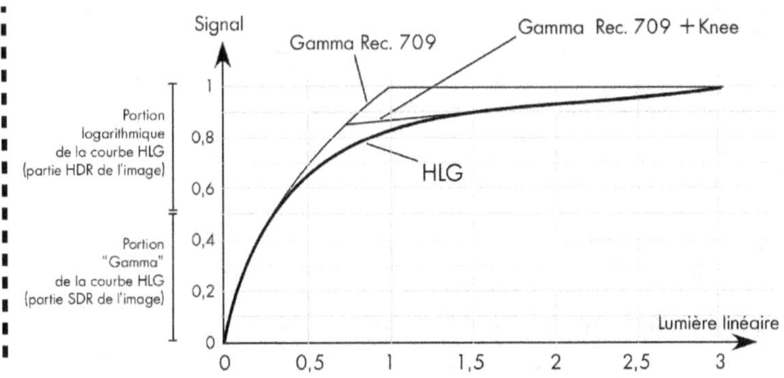

Contrairement à la courbe PQ ST. 2084, la courbe HLG revient au traditionnel principe de codage relatif à luminance de la scène, comme en SDR. Elle n'est donc pas associée à des valeurs lumineuses spécifiques mais à des valeurs relatives, basées sur une plage lumineuse et une valeur crête données, typiquement 1 000 cd/m^2 (là où en SDR on se basait sur 100 cd/m^2). Le principe du HLG est d'abord de mapper la totalité de la dynamique du signal sur la dynamique disponible de l'écran (ce que ne fait pas le codage PQ), puis d'appliquer la correction de la courbe. Le HLG définit le niveau du noir (0) et celui du blanc crête (1), puis répartit les valeurs lumineuses sur cette plage 0-1. Le HLG ne se référant pas à des valeurs lumineuses fixes, le blanc diffus est positionné à 75 % du niveau maximal du signal. Cela se traduit donc par des rendus différents en fonction de l'écran, y compris sur les tons moyens (exactement comme en SDR). Par exemple, un visage apparaîtra plus lumineux sur un écran à 1 000 cd/m^2 que sur un écran à 200 cd/m^2, alors qu'avec la courbe PQ, il est affiché au même niveau quel que soit l'écran.

Tableau 8.10

Caractéristiques comparées des courbes de transfert PQ et HLG normalisées pour les images HDR dans la Rec. 2100.

	PQ	HLG
Nature de la courbe	Courbe perceptuelle basée sur la sensibilité de notre système visuel aux écarts de contraste	Courbe mixte Rec. 709 (partie SDR de l'image, 0-50 %) / logarithmique (partie HDR de l'image, 50-100 %)
Dynamique max	0,0001 - 10 000 cd/m^2 26 diaphs	0,001 - 1 000 cd/m^2 20 diaphs
Profondeur de codage	10, 12 bits	10 bits
Approche absolue/ relative	Absolue Basée sur la quantité de lumière restituée, comme en cinéma	Relative Basée sur la luminance de la scène réelle, comme en SDR
Le signal représente...	la luminance absolue de chaque pixel en cd/m^2.	la luminance relative par rapport à une dynamique et une valeur crête donnée.
Liée à écran de référence	Oui	Non
Utilisation des codes numérique	Les codes les plus élevés ne sont pas utilisés par les écrans à luminosité limitée.	L'intégralité des codes numérique est toujours exploitée quel que soit l'écran.
Courbe EOTF/OETF	Par définition une courbe d'affichage (EOTF)	Par définition une courbe d'acquisition (OETF)
Métadatas	Oui, au moins statiques, au mieux dynamiques	Non
Blanc diffus	Fixe 100 cd/m^2	Variable 75 % du niveau max du signal
Tons moyens	Au même niveau sur tous les écrans	Plus lumineux sur les écrans les plus lumineux
Sur les écrans à faible luminosité...	Compression des seules hautes lumières ; tons moyens et luminosité globale fixes	Remappage de toute la dynamique du signal sur celle disponible sur l'écran. Tons moyens et luminosité globale variables
Plage dynamique des hautes lumières	Plus élevée sur les écrans les plus lumineux	Constante (définie par le niveau du blanc diffus)
Environnement lumineux de visualisation	Sombre Max 5 cd/m^2	Adapté à tous les environnements lumineux Typiquement 10 % de la luminance de l'écran
Luminosité globale de l'image sur l'écran.	Non ajustable	Ajustable, comme en SDR
Rétrocompatibilité SDR	Non	Oui, sur écrans compatibles Rec. 2020

On l'aura compris, la solution HLG constitue clairement un compromis qualitatif par rapport à celles basées sur la courbe PQ, mais dont la compatibilité SDR et la simplicité de codage/décodage en font un choix privilégié pour la diffusion broadcast *live*. Le HLG a été standardisé en 2015 par l'organisme de normalisation japonais ARIB (*Association of Radio Industries and Businesses,* équivalent du DVB européen) sous la référence STD B67. À noter qu'il n'est pas inclus dans les spécifications du Blu-ray Ultra HD.

Les différents procédés de HDR

Plusieurs techniques ont été proposées pour mastériser et délivrer chez le consommateur des images HDR. Parmi elles, cinq restent en course : HDR10, HDR10+, Dolby Vision, Technicolor HDR (Philips/Technicolor) et HLG10 (BBC/NHK). Outre les niveaux de luminance supportés, les principales différences entre ces solutions se situent dans le choix de la courbe de transfert OETF utilisée, la rétrocompatibilité SDR, l'usage ou non de métadatas statiques et/ou dynamiques, ainsi que la structure de diffusion (simple ou double couche).

Précisions cependant qu'il existe certaines porosités entre ces différentes solutions et qu'elles ne s'excluent pas mutuellement. Du fait qu'elles sont essentiellement logicielles, il n'y a aucune barrière interdisant aux constructeurs d'en supporter plusieurs en même temps et de proposer des plateformes multiformat (voire universelles). On n'assistera donc pas à une guerre de formats comme il en a existé jadis avec les systèmes physiques à cassettes vidéo ou à disques optiques. Il n'y aura ni vainqueur, ni perdant, et les consommateurs n'auront à faire le choix exclusif d'un standard particulier.

• HDR10

Présent de facto dans tous les équipements HDR, le HDR10 est un standard ouvert, relativement simple à implémenter, et dont on peut dire qu'il constitue un sous-ensemble du Dolby Vision. Comme lui, il est bâti autour de la fonction de transfert PQ ST. 2084 et opère sur une plage de luminance pouvant théoriquement atteindre 10 000 cd/m^2, mais la cible dans un premier temps est à 1 000 cd/m^2. Le HDR10 est limité à une profondeur de codage de 10 bits (d'où son nom) et permet une reproduction des couleurs allant jusqu'à l'espace Rec. 2020, avec un minimum de 90 % de l'espace DCI P3 du cinéma numérique. Le HDR10 est un système simple couche utilisant des métadatas statiques. Il constitue le seul de tous les procédés présentés ici à n'offrir nativement aucune rétrocompatibilité SDR. Il convient donc pour le support optique et les services OTT, mais n'est pas adapté à la diffusion TV car il impose une approche simulcast avec une double diffusion HDR et SDR (solution qui ne peut être que temporaire vu les coûts qu'elle implique à long terme). C'est pourquoi, la solution alternative du HLG est dans ce domaine de plus en plus fédératrice. Le HDR10 est implémenté par défaut dans le Blu-ray Ultra HD, dans la totalité des téléviseurs label-lisés HDR, dans des consoles de jeux, et a notamment été adopté par la 20th Century Fox, Amazon Prime et Netflix. Ce système étant basé sur une plateforme ouverte, chaque constructeur est libre de l'implémenter comme il le souhaite, contrairement au Dolby Vision. En revanche, le HDR10 produit une qualité de HDR inférieure à celle du Dolby Vision.

• Dolby Vision

Dolby Vision est une solution propriétaire « end to end » de HDR, développée par Dolby Labs, qui aura été la société pion-nière dans ce domaine. Dolby Vision utilise, comme le HDR10, la courbe PQ ST. 2084 avec ici des métadatas dynamiques s'ajou-tant aux statiques. Le pic de luminance peut atteindre théorique-ment 10 000 cd/m^2, la cible dans un premier temps étant 4 000 cd/m^2. La profondeur de codage est portée à 12 bits permettant 4 096 valeurs possibles pour chaque composante RVB (au lieu de 1 024 avec les 10 bits du HDR10), ce qui contribue à une meilleure granularité de la reproduction des couleurs dans les applications cinéma et le Blu-ray Ultra HD. Pour la diffusion broadcast cependant, la profondeur de codage recommandée est de 10 bits. L'espace colorimétrique peut aller jusqu'au Rec. 2020 et couvre au minimum l'intégralité du DCI P3.

Dolby Vision est le procédé de HDR le plus premium de tous ceux proposés actuellement, et offre la meilleure expérience visuelle. Il constitue par ailleurs un système très pérenne, positionné d'emblée comme une solution d'avenir, car il anticipe sur les évolutions technologiques futures. Il permet en effet de mastériser des contenus avec des paramètres qui vont au-delà de ce que les équipements actuels sont capables de supporter. Il propose un workflow complet très structuré, avec un contrôle rigoureux depuis l'étalonnage du master jusqu'au visionnage, garantissant ainsi que l'image sera calibrée à l'affichage exactement comme l'a voulu le réalisateur, quel que soit le pic de luminance maximal de l'écran de visualisation. Cet écosystème impose donc d'utiliser du matériel spécifique certifié Dolby Vision sur toute la chaîne de l'image, avec une licence payante (abonnement et matériel). C'est certes une contrainte, mais c'est aussi le seul moyen de garantir une parfaite maîtrise artistique des créateurs de contenu. Cette maîtrise artistique passe par un relevé précis de tous les paramètres d'étalonnage effectués lors du mastering, qui sont automatiquement sauvegardés plan par plan, voire image par image sous la forme de métadatas dynamiques (ST. 2094). Ces métadatas dynamiques sont alors ajoutées à aux métadatas statiques (ST. 2086) relatives à l'écran de référence, puis associées au fichier. Elles le suivront ainsi de cette étape de création jusqu'à l'affichage sur l'écran du téléspectateur. Tout équipement Dolby Vision inclut en effet un *Content Mapping Unit* (CMU) implémenté soit sur une puce spécifique, soit de manière logicielle (avec dans ce cas une base matérielle suffisamment puissante). Son rôle est d'analyser ces métadatas et de calibrer en temps réel le signal conformément aux performances diverses des écrans de visualisation.

Pour la diffusion broadcast, Dolby Vision est proposé en deux versions, double et simple couche.

La version double couche, rétrocompatible, se compose d'une couche de base SDR sur 10 bits, préalablement dérivée de l'image HDR, à laquelle s'ajoute une couche d'amélioration sur 2 bits portant toutes les informations relatives au HDR. Cette couche additionnelle, très complexe et requérant un double encodage/décodage synchronisé, augmente d'environ 20 % le débit du flux global. Les deux couches sont alors transmises en parallèle. Au niveau du récepteur, seule la couche de base est décodée directement par un récepteur classique SDR, tandis qu'un récepteur HDR traitera la couche d'amélioration et la combinera avec la couche de base pour reproduire le contenu en HDR.

La version simple couche sur 10 bits est, pour sa part, exclusivement HDR Rec. 2020 et adresse uniquement les applications qui n'ont pas besoin de la rétrocompatibilité SDR, typiquement les services OTT. Ce qui n'empêchera pas bien entendu une conversion HDR-SDR en bout de chaîne, dans les *set top boxes*.

Dans tous les cas, les métadatas sont générées et multiplexées au flux principal au niveau du point de transmission, juste avant l'encodage final, et non au signal en bande de base. Aussi surprenant que cela puisse paraître, les métadatas statiques et dynamiques de Dolby Vision sont traitées de telle sorte que la version 1.4 de l'interface HDMI suffit à les réceptionner (en 25/30p uniquement). Nul besoin ici des versions 2.0 ou 2.1 requises par les autres systèmes HDR.

Dolby Vision est supporté parallèlement au HDR10 par l'Ultra HD Blu-ray (en option), Netflix, Amazon prime, et a été adopté par Warner Brothers, Universal et Sony Pictures. Du côté des récepteurs TV, cette technologie est réservée dans un premier temps aux modèles les plus haut de gamme de la plupart des constructeurs, à l'exception de Samsung qui a décidé de ne pas le supporter.

Signalons enfin que le moteur VS10 développé pour décoder le Dolby Vision sait aussi décoder tout profil HDR basé sur la courbe PQ ST. 2084, du fait de l'utilisation de nombreux paramètres communs. Ce qui signifie que tout équipement Dolby Vision est potentiellement compatible avec le HDR10, ce qui est logique puisque ce dernier n'en est au final qu'une version allégée.

• HDR10+

Le HDR10+ est une solution alternative proposée initialement par Samsung en 2017, et soutenue notamment par Panasonic, Amazon, Philips et la 20th Century Fox. Le HDR10+ reprend toutes les caractéristiques du HDR10, auquel il ajoute une couche supplémentaire assurant la gestion des métadatas dynamiques. Le principal avantage du HDR10 par rapport au Dolby Vision est d'être totalement libre de droits. En revanche, il met en œuvre des procédés d'analyse moins puissants, qui le rendent visuellement moins efficace que le Dolby Vision, mais significativement meilleur que le HDR10. À noter que le HDR10+ fonctionne avec la version 2.0b du HDMI, et qu'il est inclus en option dans les spécifications du Blu-ray Ultra HD.

• Technicolor HDR (Technicolor/Philips)

Les sociétés Technicolor et Philips se sont unies début 2016 pour proposer une solution commune de HDR appelée « Technicolor HDR » ou « SL-HDR1 » (SL = Single Layer). Il s'agit d'une plate-forme de distribution simple couche, acceptant un contenu HDR pouvant être codé avec n'importe quelle courbe de transfert PQ, HLG, Log ou Rec 709. Le flux HDR est préalablement converti en SDR, et les paramètres de cette conversion (correspondance des tons et conversion d'espace colorimétrique) sont consignés sous la forme de métadatas dynamiques associées à chaque image SDR. Ces métadatas, qui ne représentent que quelques octets par image, sont ajoutées au flux SDR, ce dernier étant véhiculé par un réseau de diffusion traditionnel. À l'autre bout de la chaîne, les métadatas sont ignorées par un récepteur traditionnel qui affiche une image SDR, tandis qu'elles sont traitées par un récepteur HDR qui effectue la conversion inverse de celle du codage et reproduit l'image à haute dynamique. Le module chargé de reconstituer les images HDR peut être interne ou externe au téléviseur, par exemple dans une *set top box*, et transmis via le câble HDMI. Cette solution offre l'avantage de n'utiliser qu'un seul canal de diffusion traditionnel, au prix d'un traitement HDR visuellement moins spectaculaire que les solutions précédentes.

Technicolor et Philips proposent par ailleurs une technologie appelée *Intelligent Tone Management*, qui permet de convertir un flux SDR en HDR. Cette technique, qui produit des résultats globalement acceptables, a le mérite de permettre d'accroître à moindre coût le catalogue de programmes destinés à alimenter les canaux misant sur le HDR. L'association de cette technologie et du SL-HDR1 constitue une solution globale appelée *Advanced HDR*.

• HLG10 (BBC / NHK)

La BBC et la NHK ont initialement travaillé chacun de leur côté sur un procédé de HDR alternatif à celui de Dolby, qu'ils estimaient trop complexe à déployer en diffusion. Ils ont par la suite mis en commun les résultats de leurs études et établi des compromis pour aboutir à une proposition unique : le HLG10. Cette solution, techniquement moins ambitieuse mais plus conservatrice, présente comme atouts un certain degré de rétro-compatibilité SDR, ainsi qu'une grande simplicité de mise en œuvre pour la production/diffusion broadcast *live*. Elle s'accommode directement des infrastructures de production 10 bits SDI existantes (grilles, codecs, mélangeurs, effets…), sans augmentation de débit puisqu'il n'y a pas de données additionnelles. Pour la migration SDR > HDR, seuls sont requis des caméras HDR et des écrans HDR aux postes critiques dans les régies. En distribution, un unique signal 10 bits est transmis sous la forme d'un flux HEVC/H.265 à destination des récepteurs HDR et SDR qui le gèrent en fonction de leur capacité. Il n'est pas étonnant de voir que cette solution, la plus économique en bande passante, est propulsée par deux grands diffuseurs. À noter que certains téléviseurs récents (à partir de 2016) peuvent bénéficier du HLG10 via une mise à jour logicielle.

Il existe cinq manières d'implémenter le HDR :
- PQ sans métadatas (on parle communément de PQ10 si sur 10 bits) ;
- PQ avec métadatas statiques (standard SMPTE ST. 2086) ;
- PQ avec métadatas dynamiques (standard SMPTE ST. 2094) ;
- PQ avec seconde couche additionnelle (Dolby Vision) ;
- HLG (Rec. 2100).

Le HDR10 utilise la courbe PQ avec métadatas statiques, Dolby Vision peut travailler dans les quatre premiers modes (mais utilise typiquement les métadatas dynamiques en simple et double couche).

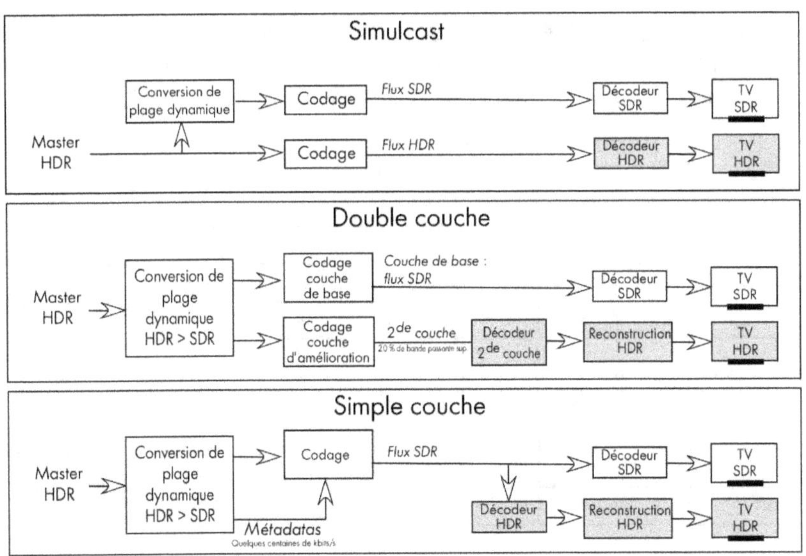

Figure 8-31

Les différentes implémentations d'une chaîne distribution HDR rétrocompatible SDR.

Tableau 8.11

Les principales solutions de HDR.

	HDR10	HDR10+	Dolby Vision	HLG10	Technicolor HDR
OETF	PQ	PQ	PQ	HLG	PQ/HLG ou autres
Espace colorimétrique	Rec. 2020				
Métadatas	Statiques	Statiques + Dynamiques	Statiques + Dynamiques	Sans	Statiques + Dynamiques
Profondeur de codage	10 bits	10 bits	10 ou 12 bits	10 bits	10 bits
Rétro-compatibilité SDR	Non	Non	Oui (version double couche)	Oui (sur des écrans Rec. 2020)	Oui
Couches	Simple	Simple	Simple (10 b)/double (12 b)	Simple	Simple
Interface minimum	HDMI 2.0a	HDMI 2.0b	HDMI 1.4	HDMI 2.0b	HDMI 2.1
Applications vidées	Streaming, OTT, Blu-ray UHD, consoles de jeux…	Streaming, OTT, consoles de jeux, Blu-ray UHD (option)…	Mastering haut de gamme, streaming, OTT, Blu-ray UHD (option), consoles de jeux…	Diffusion broadcast *live*	Diffusion broadcast *live*, Blu-ray UHD (option)

Tableau 8.12

Support des différents standards de HDR par les principaux acteurs du marché (nov. 2017). Chaque équipement détecte automatiquement le type de HDR utilisé par le contenu qu'il reçoit, et active en conséquence le décodeur idoine.

	HDR10	Dolby Vision	HLG10	HDR10+	Technicolor HDR
Sony	X	X	X		
Panasonic	X		X	X	
Samsung	X			X	
JVC	X		X		
Philips	X	X	X	X	
Toshiba	X	X	X		
LG	X	X	X		X
Loewe	X	X	X		
Bang Olufsen	X	X	X		
Apple	X	X	X		
Google Play	X				
Amazon	X		X	X	
Chromecast	X	X			
Netflix	X	X			
BBC	X		X		
NHK			X		

8.5.4 *Le gamut étendu WCG Rec. 2020*

La palette de couleurs existant dans la nature et que notre système visuel est capable de voir est bien plus riche que dans n'importe quel contenu vidéo actuel, quels qu'en soient le format et le support. L'espace colorimétrique que nous utilisons en télévision SD et HD est paru en 1993 dans la Recommandation BT. 709, avec les spécifications de la haute définition. Il a été établi sur la base des capacités de l'écran à tube cathodique, unique système d'affichage à l'époque. En SDR, on tourne, on enregistre, on code et on affiche les images vidéo dans le gamut Rec. 709.

Avec l'avènement de l'Ultra HD, un nouvel espace colorimétrique ou gamut dit « WCG » *(Wide Color Gamut),* deux fois plus étendu, a été défini. Normalisé sous la référence Rec. 2020 (ou BT. 2020) avec l'ensemble des paramètres de l'Ultra HD, il s'étend largement dans la région des verts et inclut davantage de rouges tout en conservant le blanc D_{65}. Ce gamut Rec. 2020 s'appuie sur trois nouvelles primaires R, V, B, respectivement à 630 nm, 532 nm et 467 nm, qui présentent comme particularité d'être toutes trois délibérément monochromatiques, c'est-à-dire pures, donc placées exactement sur le contour du diagramme de chromaticité (x,y) de la CIE. Elles permettent de reproduire des couleurs très saturées, jusqu'alors inaccessibles en vidéo : rouge vif (comme le rouge Coca Cola), bleu très profond, vert néon, etc. Le gamut Rec. 2020 tire profit de l'accroissement de la profondeur de codage dont bénéficie l'Ultra HD, qui travaille sur un minimum de 10 bits par couleur au lieu de 8, permettant d'enrichir les nuances de teinte et de luminosité de l'image sans créer d'artéfacts. À noter également que l'association HDR/ WCG contribue à augmenter la luminance des couleurs les plus saturées.

Le gamut Rec. 2020 couvre 75,8 % du spectre visible (contre seulement 35,9 % pour le Rec. 709), et englobe tous les gamuts précédemment définis. C'est à ce jour l'espace colorimétrique le plus large jamais standardisé pour une image vidéo. Il dépasse cependant les capacités des technologies actuelles, si bien qu'il est difficile de prédire quand l'industrie saura produire à des coûts raisonnables des téléviseurs grand public capables de l'afficher dans son intégralité. Sur les écrans LCD, les LED produisant le rétroéclairage sont caractérisées par un spectre continu déficient en rouge et vert, et ne peuvent pas produire de couleurs à la fois très saturées et très lumineuses. Ce qui n'est pas arrangé par la réponse non idéale des filtres RVB utilisés dans les téléviseurs grand public, qui laissent chacun fuiter des couleurs autres que celle qu'ils sont sensés laisser exclusivement passer (les moniteurs broadcast utilisent des filtres de meilleure qualité, mais plus onéreux et réduisant l'efficacité lumineuse). Pour afficher des couleurs plus profondes, il faut nécessairement disposer de meilleures sources de lumière sur l'écran. La récente technologie des nanocristaux ou *quantum dots* (points quantiques) tombe à point nommé. Elle utilise comme source de rétroéclairage des grains de cristaux photoluminescents dont l'efficacité est exceptionnelle, produisant une couleur pure liée à leur taille. Mais cette technologie, pour le moment assez coûteuse, est réservée aux modèles de téléviseurs très haut de gamme. En attendant que l'espace colorimétrique Rec. 2020 se démocratise, c'est celui du cinéma numérique (DCI P3) qui est dans un premier temps ciblé par les applications HDR. En revanche, quoi qu'il en soit des capacités des écrans, il est toujours préférable en acquisition de tourner avec le gamut le plus large disponible pour garantir la pérennité des contenus.

Figure 8.32 _______________
Gamut de couleurs de l'Ultra HD (Rec. 2020) comparé à ceux du film, du cinéma numérique (DCI P3) et de la TV SD/HD (Rec. 709). Les primaires Rec. 2020 sont placées sur le contour du diagramme de chromaticité et sont donc monochromatiques (couleurs pures).

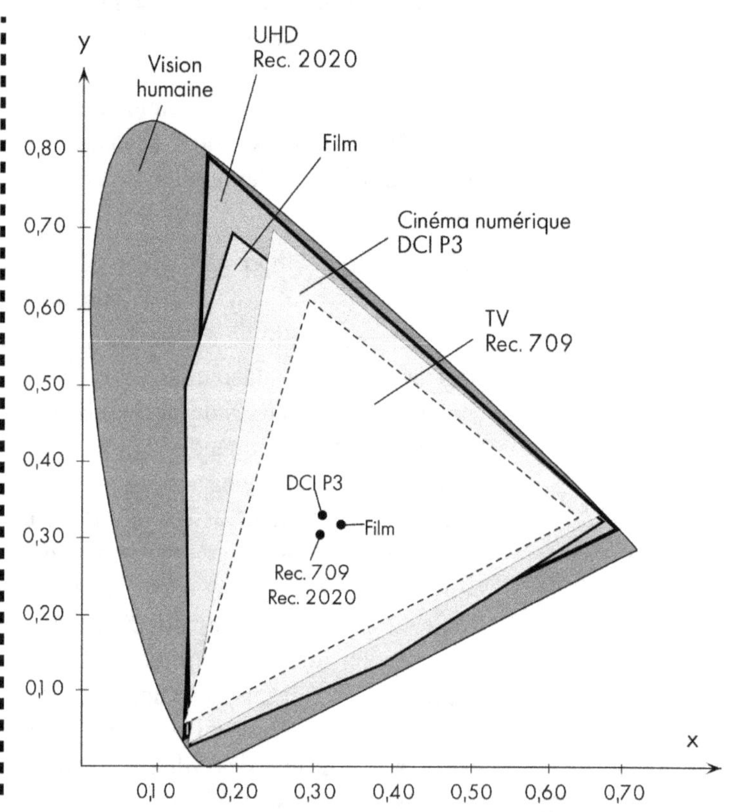

• Le volume couleur

Le volume couleur est une notion nouvelle introduite par Dolby, avec l'avènement conjoint du HDR et du WCG. Jusqu'à présent, avec les standards SDR, les gamuts de couleurs ont toujours été représentés graphiquement à plat, dans un plan incluant le diagramme de chromaticité (x,y) de la CIE. Ce dernier permet de visualiser les paramètres de teinte et de saturation, mais pas la luminance. Celle-ci, portée par un axe perpendiculaire à ce plan, n'était quasiment jamais évoquée, les différents gamuts de couleur étant toujours basés sur la même référence de luminance à 100 cd/m^2. Avec la combinaison HDR/WCG, les choses sont différentes, car l'élargissement du triangle des couleurs s'accompagne d'un accroissement de la dynamique lumineuse des pixels. Ce qui nous amène à considérer un espace à trois dimensions, dans lequel l'axe vertical de la luminance devient pertinent et vient s'ajouter aux deux précédents. C'est dans cet espace qu'est tracé le « volume couleur », qui décrit de manière très visuelle le gain apporté par la combinaison du gamut Rec. 2020 et d'un pic de luminance théoriquement porté à 10 000 cd/m^2, par rapport à l'actuel Rec. 709 et son pic de luminance à 100 cd/m^2. Des valeurs intermédiaires plus réalistes sont cependant aujourd'hui utilisées, comme le Rec. 2020/1 000 cd/m^2 ou le P3/4 000 cd/m^2. Sur une telle représentation, on voit clairement d'une part l'accroissement général de la luminance, d'autre part l'augmentation de la saturation, à un niveau variable selon les teintes, dans les zones très lumineuses et les ombres. En SDR, on se contentait par la force des choses d'élargir modérément ce volume couleur, tandis qu'en HDR on l'élargit fortement et on augmente sa hauteur. On peut ainsi dire que la représentation plane du diagramme de chromaticité (x,y) de la CIE est une tranche de ce volume (SDR), positionnée au milieu de son échelle tonale.

Le WCG Rec. 2020 est le plus grand gamut de couleurs jamais normalisé pour les images numériques. Il permet une palette de couleurs beaucoup plus riche que celles des précédents standards, mais, surtout, ces couleurs sont plus justes et plus réalistes.

Le volume couleur est une représentation graphique dans un espace à trois dimensions, incluant les paramètres de couleur et de luminance d'un standard.

Figure 8.33__________
Le volume couleur est défini par les trois primaires d'un gamut donné, plus la valeur du pic de luminance. L'espace colorimétrique est donc représenté sur 3 dimensions : les teintes sur les axes horizontaux (plan x,y), la luminosité sur l'axe vertical (Y). Une opération de « color volume mapping » est réalisée à chaque fois que le volume couleurs du signal diffère de celui de l'écran. Pour tourner en HDR, il faut toujours utiliser le gamut le plus élevé disponible dans la caméra, quel que soit le gamut cible, et jamais le Rec. 709.

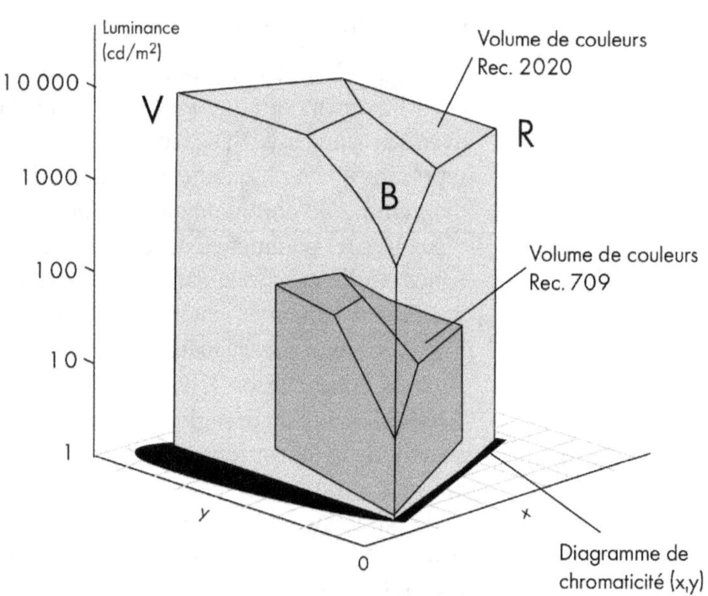

Tableau 8.13

Comparaison des Recommandations ITU-R BT. 709, BT. 2020, et BT. 2100.

	Rec. 709	Rec. 2020	Rec. 2100
Définition spatiale	HD	Ultra HD 4K Ultra HD 8K	HD Ultra HD 4K Ultra HD 8K
Fréquences images	24, 25, 30, 50, 60	24, 25, 30, 50, 60, 100, 120	24, 25, 30, 50, 60, 100, 120
Balayage	Entrelacé, progressif	Progressif	Progressif
Gamut couleurs	Rec. 709	Rec. 2020	Rec. 2020
Plage dynamique	SDR	SDR	HDR (PG et HLG)
Profondeur de codage	8, 10 bits	10, 12 bits	10, 12 bits

8.5.5 *Le label Ultra HD Premium*

L'Ultra HD Premium est une certification officielle mise en place par un consortium d'une cinquantaine d'industriels regroupés depuis début 2015 sous la bannière Ultra HD Alliance. Celle-ci rassemble des fabricants d'équipements grand public (LG, Panasonic, Samsung, Sharp, Sony…), des distributeurs de contenu et studios de divertissement (DirectTV, Netflix, Walt Disney, Warner Bros, The 20th Century Fox), ainsi que des spécialistes du traitement de l'image et de la postproduction (Technicolor, Dolby). Le label Ultra HD Premium distingue les équipements grand public capables de reproduire les contenus Ultra HD dans des conditions optimales et dans tous ses raffinements. Il s'applique aux téléviseurs bien sûr, mais également aux ordinateurs de bureaux, aux boîtiers décodeurs, aux lecteurs Blu-ray Ultra HD, ainsi qu'aux lecteurs de flux multimédias. Outre la définition de 3 840 × 2 160, ce label inclut plusieurs conditions à respecter pour améliorer la perception visuelle des images. Il impose une profondeur de codage minimale de 10 bits par composante et exige la reproduction de signaux HDR avec la courbe de transfert PQ SMPTE ST. 2084. Il impose aussi que l'équipement soit capable de décoder une source avec un gamut Rec. 2020, mais tolère un affichage restreint à seulement 90 % du gamut DCI P3 du cinéma numérique, se plaçant ainsi au niveau des capacités des écrans actuels. Durant cette phase intermédiaire, les équipements grand public intégreront une matrice de conversion chargée de remapper, sans les dénaturer, les textures et couleurs du volume du Rec. 2020 dans celui du DCI P3.

Sur le plan de la dynamique lumineuse, la certification Ultra HD Premium impose au choix une parmi deux conditions à remplir. L'existence de ces deux versions s'explique par le souhait d'accommoder la technologie OLED, qui n'est pas en mesure d'atteindre la puissance lumineuse de la technologie LED (mais qui possède bien d'autres avantages).

- Afficher des pics lumineux de 1 000 cd/m^2 et des noirs à 0,05 cd/m^2. C'est ici la technologie LCD qui est adressée, puisqu'elle est capable de reproduire des niveaux de luminance très élevés mais qu'elle peine à afficher des noirs profonds du fait du rétroéclairage permanent. Le taux de contraste imposé est de 20 000:1, ce qui correspond à 14 diaphs (ln(20 000)/ln(2)). Mais il faut bien comprendre que cette valeur n'est pas suffisante à elle seule puisque, par exemple, un écran affichant un blanc puissant à 3 000 cd/m^2 mais un noir à seulement 0,15 cd/m^2 ne sera pas éligible, ce malgré un taux de contraste de 20 000:1. Pour reproduire des noirs aussi bas, un écran LCD doit nécessairement disposer d'un rétroéclairage full LED avec *local dimming*, seule technologie permettant d'optimiser localement les zones de contraste de l'image.

- Afficher des pics lumineux de seulement 540 cd/m^2 mais un niveau de noir extrêmement bas puisque descendant à 0,0005 cd/m^2. C'est la technologie OLED qui est ciblée, car elle s'illustre par sa capacité à reproduire un noir absolu, au détriment d'une luminance crête relativement limitée. Le taux de contraste imposé est ici impressionnant, puisqu'atteignant 1 080 000:1 (on est bien loin du 1 000:1 des écrans à tubes…), ce qui correspond à 20 diaphs. En revanche, pour bien percevoir les nuances et détails dans les zones sombres de l'image dans de telles conditions, il faut que l'écran soit placé dans un environnement lumineux assez obscur, ne dépassant typiquement pas 5 cd/m^2.

Tableau 8.14

Les spécifications du label Ultra HD Premium.

	Affichage	Contenu	Distribution
Définition	3 840 × 2 160		
Profondeur de codage	10 bits	Minimum 10 bits	Minimum 10 bits
Gamut de couleurs	Entrée : Rec. 2020 Affichage : 90 % du DCI P3	Rec. 2020	Rec. 2020
Dynamique lumineuse	SMPTE ST 2084 > 1000 cd/m^2 et < 0,05 cd/m^2 (dalles LCD) OU > 540 cd/m^2 et < 0,0005 cd/m^2 (dalles OLED)		

8.5.6 *L'Ultra HD, pour qui ?*

Nous ne parlons ici que de l'Ultra HD 4K en définition 3 840 × 2 160, l'Ultra HD 8K étant relativement loin de voir le jour. L'Ultra HD 4K représente déjà un marché qui demandera un développement long, et de nombreux défis sont à relever pour qu'elle puisse techniquement devenir une réalité commerciale en diffusion broadcast.

- Trouver la bande passante requise pour traiter un tel signal. Les nombreuses améliorations inhérentes à l'Ultra HD 4K se traduisent par un accroissement considérable du volume de données codées. En production, un flux 2160/50p en pleine bande véhicule un débit brut de 12 Gbits/s, soit 8 fois supérieur à celui de la HD 1080/25p ou 1080/50p (1,485 Gbits/s), incompatible tel quel avec les réseaux Ethernet à 10 Gbits/s. Une compression intra-image modérée en MJPEG-2000 permet toutefois de le véhiculer par les réseaux Ethernet dans un workflow IP. Une extension à 12 Gbits/s de l'interface SDI est aussi prévue pour traiter le signal en pleine bande, mais une architecture traditionnelle à de tels débits n'est pas des plus simples à réaliser. En diffusion, l'Ultra HD 4K ne peut pas se satisfaire du standard de compression MPEG-4 AVC/H.264 communément utilisé en haute définition, à moins de l'utiliser en mode « tiling », c'est-à-dire en divisant le flux Ultra HD en plusieurs flux HD traités individuellement par des encodeurs H.264. C'est là qu'entre en jeu la nouvelle norme HEVC/H.265, dont la conception, basée sur des grands blocs, engendre une efficacité de compression deux fois supérieure à celle de MPEG-4 AVC/H.264 et quatre fois supérieure à celle de MPEG-2. Pour la diffusion, HEVC/H.265 permet raisonnablement de compresser un flux *live* type retransmission sportive à 25 Mbits/s et un film à environ 15 Mbits/s du fait d'une compression plus efficace *off line* en plusieurs passes. Il faut donc s'appuyer sur un réseau de diffusion supportant de tels débits de manière économiquement réaliste. L'adoption à grande échelle de ce standard n'est toutefois pas attendue avant 2021.

- Gérer la compatibilité HDR/SDR en captation : cette notion de rétrocompatibilité est en effet cruciale car le rendu HD SDR Rec. 709 restera pour longtemps encore le signal principal, et sa qualité ne doit pas être négligée. On peut dire que l'on doit protéger le SDR lorsque l'on tourne en HDR, de la même manière que l'on protégeait le 4/3 au cours des premières années du 16/9… Plusieurs questions se posent alors. Comment calibrer les moniteurs au poste étalonnage, quel écran principal l'ingénieur de la vision doit-il regarder en priorité et quel rendu doit-il privilégier ? La solution la plus rationnelle en production *live* est d'étalonner en HDR (sur des moniteurs d'au moins 800 cd/m^2) et d'utiliser un convertisseur automatique en sortie de régie pour générer la version SDR (qui peut être contrôlée simultanément sur un deuxième moniteur). Un convertisseur HDR-SDR réalise en temps réel l'opération de *tone mapping* afin de rendre cohérents les écarts de luminosité et le rendu colorimétrique de l'image HDR sur un écran SDR. Le résultat est globalement satisfaisant, avec quelques légères réserves sur les teintes chair, mais avec davantage de détails visibles dans les zones extrêmes de l'image SDR (ce qui peut nécessiter d'augmenter le débit du signal SDR). L'option consistant à étalonner en SDR est pour sa part, certes, plus économique, mais beaucoup moins efficace et qualitative quant au rendu HDR.

• Assurer la conversion SDR/HDR en production/distribution : durant une longue phase de transition, un workflow complet HDR doit nécessairement incorporer des convertisseurs SDR Rec. 709 vers HDR Rec. 2020 afin de permettre l'usage de contenus non natifs HDR dans des flux de programmes HDR. Les algorithmes utilisés doivent étendre automatiquement et en temps réel la dynamique de l'image, et effectuer le changement de volume de couleurs en respectant l'étalonnage d'origine. Ils doivent être suffisamment efficaces pour délivrer une image au rendu naturel et sans artéfacts, quel que soit le contraste de la source d'origine.

• Concevoir et vendre de nouveaux équipements de réception (TV, box, consoles de jeux, etc.), car aucun de ceux conçus pour la HD n'est capable de supporter plus que de la HD. Une nouvelle interface de connexion HDMI 2.0a a été développée pour relier entre eux des équipements Ultra HD 4K au-delà du 25/30p en 8 bits (qui est la limite du HDMI 1.4). En autorisant un débit jusqu'à 18 Gbits/s, le HDMI 2.0a est la version minimale requise par le 2160p 50/60.

Dans le domaine de la production broadcast, il existe aujourd'hui un vaste choix d'outils d'acquisition et de production Ultra HD, et des systèmes de postproduction en 4K sont depuis plusieurs années déjà exploités dans le domaine du cinéma numérique. L'Ultra HD constitue un format de master permettant de pérenniser les productions de documentaires et séries haut de gamme, à partir duquel peuvent être dérivés tous les autres formats TV (au même titre que le furent les masters HD avant que la HD ne soit diffusée à grande échelle).

L'Ultra HD 4K ouvre aussi un nouveau champ des possibles en postproduction. Elle peut, par exemple, être utilisée comme format de captation et servir ensuite à produire un programme HD en y découpant une ou plusieurs fenêtre(s) virtuelle(s) de 1 920 × 1 080 que l'on peut déplacer dans la surface utile de l'image 4K. Il est ainsi possible de créer des caméras virtuelles en HD temps réel à partir d'une unique source de captation Ultra HD. Par exemple, une caméra Ultra HD cadre en plan large fixe l'intégralité d'un terrain de foot, et les caméras virtuelles sont constituées par des régions HD extraites de l'image Ultra HD. Ces caméras virtuelles sont pilotées manuellement au moyen d'un logiciel dédié et d'un joystick grâce auquel on peut produire en temps réel des mouvements de pan et tilt. Autre cas de figure, une unique caméra Ultra HD peut être utilisée dans une production HD pour fournir deux valeurs de plan, un serré et un plus large, dans exactement le même axe, sans aucune perte de définition. Le plan large est capté sur la pleine surface 3 840 × 2 160 du capteur Ultra HD et *downconverti* en 1 920 × 1 080, tandis que le plan serré est une fenêtre virtuelle de 1 920 × 1 080 récupérant une section de la surface Ultra HD. Cette configuration est très efficace lorsqu'un prompteur est utilisé sur la caméra, car l'axe du regard est exactement le même sur les deux plans, chose impossible avec deux caméras. Cette technique est notamment utilisée depuis quelques années pour la réalisation des vœux annuels du président de la République.

En ce qui concerne la distribution grand public, le streaming bénéficie d'un avantage compétitif indéniable et constitue le premier vecteur porteur de l'Ultra HD, loin devant le Blu-ray Ultra HD, et encore plus de la diffusion broadcast. Ce moyen de distribution profite en effet de la grande flexibilité d'Internet, et s'appuie sur le développement de la 4G et de la fibre optique. Il peut aussi compter sur des décodeurs logiciels HEVC/H.265, que l'on peut se procurer par simple téléchargement. Des offres de contenus sont déjà disponibles, certes en nombre limité, chez des opérateurs comme Netflix ou Amazon, avec un débit allant de 15 à 25 Mbits/s et un encodage HDR10 et Dolby Vision (on est loin des pointes à plus de 100 Mbits/s permises par le bien plus qualitatif Blu-ray Ultra HD…). Le segment de l'OTT peut en effet exploiter des systèmes propriétaires à partir du moment où les Smart TV peuvent les supporter ; il peut donc avancer plus rapidement que les diffuseurs traditionnels. Il suffit de disposer d'une Smart TV compatible avec l'abonnement adéquat et d'une bonne connexion WiFi pour profiter immédiatement de tout un catalogue de contenus Ultra HD. Mais seuls les films et les séries sont concernés par ce mode de distribution. Or, l'apport de l'Ultra HD présente un intérêt immense pour la diffusion broadcast *live*, et tous les acteurs œuvrent pour la déployer le plus rapidement possible.

En attendant, il reste toujours possible de mettre à niveau en HDR des canaux simplement HD. Cette combinaison HD+HDR engendre en effet, à elle seule, une amélioration suffisamment significative de la perception visuelle des images, même pour un œil non averti. Elle a le mérite de faire bénéficier rapidement (sans modifier les infrastructures) de cette technologie les spectateurs ayant acquis un téléviseur HDR, en diffusion traditionnelle comme en OTT. Ces nouveaux modèles connaissent en effet un succès bien plus grand que les téléviseurs HD lors de leur introduction dix ans plus tôt. Cela s'explique notamment par le fait que les consommateurs ont tendance à acquérir des écrans toujours plus grands, dont la majorité sont aujourd'hui uniquement Ultra HD et proposés à des prix raisonnables.

Les acronymes autour de l'Ultra HD

UHD-1 : Ultra haute définition à 2 840 × 2 160 pixels.

UHD-2 : Ultra haute définition à 7 680 × 4 320 pixels.

SDR : dynamique lumineuse standard (Rec. 709 et Rec. 1886).

HDR : grande dynamique lumineuse (Rec. 2100)

WCG : gamut de couleurs étendu (Rec. 2020).

HFR : haute fréquence image.

PQ : courbe de transfert OETF basée sur notre perception visuelle, également appelée ST. 2084.

PQ10 : système HDR avec courbe PQ sur 10 bits et gamut Rec. 2020.

HLG : courbe de transfert OETF hybride gamma (tons moyens)/logarithmique (hautes lumières).

HLG10 : système HDR avec courbe HLG sur 10 bits et gamut Rec. 2020.

HDR10 : système HDR avec courbe PQ sur 10 bits, métadatas statiques et gamut Rec. 2020.

HDR10+ : version avec métadatas dynamiques du HDR10 proposée par Samsung, et libre de droits.

Dolby Vision (noté DoVi ou DV) : écosystème de HDR avec courbe PQ sur 12 bits, métadatas statiques + dynamiques et gamut Rec. 2020. Sous licence.

MaxCLL : métadata enregistrant la valeur en cd/m^2 du pixel le plus lumineux d'un contenu.

MaxFALL : métadata enregistrant la valeur de luminance moyenne en cd/m^2 de tous les pixels d'un contenu.

Ultra HD Premium : label de certification des équipements HDR répondant à un choix de deux critères (pour TV LCD et OLED).

Les principaux standards

Rec. 601 ou BT. 601 : production broadcast numérique SD.

Rec. 709 ou BT. 709 : production broadcast numérique HD, avec courbe de gamma SDR.

Rec. 1886 ou BT. 1886 : fonction de transfert EOTF SDR basée sur l'écran à tube.

Rec. 2020 ou BT. 2020 : production broadcast Ultra HD, avec définition 4K ou 8K, gamut élargi WCG, dynamique lumineuse étendue HDR et haute fréquence image HFR. Dans le langage courant, Rec. 2020 ou BT. 2020 fait communément uniquement référence au gamut de couleurs élargi.

Rec. 2100 ou BT. 2100 : paramètres de codage HDR pour la production broadcast et l'échange de programmes, pour toutes les définitions HD et UHD, toutes les fréquences images, avec le gamut Rec. 2020, les courbes PQ et HLG, sur 10 ou 12 bits.

DCI P3 : gamut de couleurs du cinéma numérique. Entre celui du Rec. 709 et celui du Rec. 2020.

Rec. 2084 ou BT. 2084 : courbe de transfert OETF perceptuelle PQ du HDR.

Rec. 2086 ou BT. 2086 : métadatas statiques du HDR, relatives à l'écran utilisé pour l'étalonnage.

Rec. 2094 ou BT. 2094 : métadatas dynamiques du HDR, relative à l'étalonnage plan par plan (voire image par image) du contenu.

ARIB STD-B67 : standardisation japonaise de la courbe HLG.

8.6   La TV3D

La TV3D a pour vocation d'explorer la notion de relief sur une image et de la traiter à tous les maillons de la chaîne de télévision, de la captation à la restitution. Apportant une véritable rupture technologique, la gestion de la 3D – plus exactement la stéréoscopie – implique une nouvelle manière de produire et de réaliser les contenus, avec un ensemble de considérations inédites à prendre en compte. Apparue avec euphorie en 2010, la TV3D s'est rapidement trouvée face à de multiples obstacles techniques et économiques qui l'ont fait baigner dans un océan d'incertitudes et ont freiné son développement. La TV3D, telle qu'elle a été imaginée à l'origine, est peut-être tout simplement arrivée un peu trop rapidement. Elle a été poussée par des considérations purement marketing qui ont tenté de foncer tête baissée à l'assaut de ce marché, outrepassant son évident manque de maturité. Si, aujourd'hui, elle est quasiment éteinte, elle n'est pas définitivement enterrée et pourrait refaire surface lorsqu'elle sera plus aboutie. Elle pourrait être poussée par la réalité virtuelle ou, dans un futur plus lointain, par l'Ultra HD 8K qui permet l'autostéréoscopie avec une définition effective de 4K. C'est pourquoi les pages qui suivent donnent toutes les clés pour comprendre les principes de cette technologie.

8.6.1   *La vision stéréoscopique*

Si nous voyons naturellement en 3D, c'est parce que nos deux yeux, dont les pupilles sont séparées d'une distance moyenne de 60/65 mm (chez l'adulte), perçoivent deux points de vue légèrement décalés du monde réel. C'est notre cerveau qui fusionne et interprète les informations captées simultanément par l'œil gauche et l'œil droit. En analysant les faibles écarts entre le couple d'images de la même scène projetées sur chaque rétine, il produit une image unique, avec une impression de relief pour les objets proches et plane pour les éléments lointains (la sensation de relief diminue donc lorsque la distance de l'objet à l'observateur augmente).

Plusieurs indicateurs monoculaires contribuent également à la sensation de profondeur, les plus significatifs étant l'occlusion et l'interposition. Par exemple, si un objet empêche d'en voir un autre, c'est forcément qu'il est placé devant lui. Parmi les autres indicateurs de profondeur, on peut citer le déplacement des objets les uns par rapport aux autres, la perspective géométrique, la parallaxe, la courbure des lignes, les ombres portées et les changements de taille (une voiture devient plus grande au fur et à mesure qu'elle s'approche de la caméra), etc.

Figure 8.34

Perception par chaque œil de deux points de vue différents. La distance interoculaire, de valeur moyenne 65 mm, s'étend en réalité de 45 à 80 mm chez l'adulte, mais ne dépasse pas 40 mm chez un enfant de moins de 5 ans.

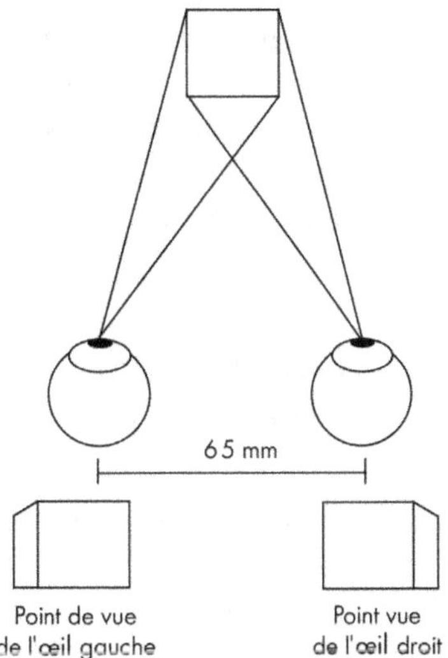

Le principe de la stéréoscopie consiste à reproduire la vision binoculaire humaine, c'est-à-dire la perception du relief à partir de deux images coplanaires captées et affichées séparément. À la captation, un dispositif de prise de vues stéréoscopique à deux optiques cadre simultanément les images destinées à l'œil gauche et à l'œil droit. Ces deux optiques sont séparées horizontalement d'une distance que nous allons ici considérer égale à la disparité binoculaire, même si nous verrons que, dans la pratique, ce n'est pas toujours le cas. Les images ainsi captées constituent deux points de vue légèrement décalés de la scène cadrée. Mais le décalage n'est pas le même pour tous les éléments de l'image ; il est d'autant plus grand, dans un sens ou dans l'autre, que les éléments sont éloignés du plan de l'image

713

physique (à l'avant ou à l'arrière). Plus l'image droite est décalée vers la gauche, plus l'élément est éloigné du plan de l'image, et inversement. Les paires d'images ainsi constituées sont alors stockées ou transmises avec, dans le cas de la TV3D actuelle, une technique permettant de leur faire occuper le même espace qu'une image 2D traditionnelle. À la restitution, le système d'affichage doit faire en sorte que chaque œil ne voie que le point de vue qui lui correspond : image droite pour l'œil droit et image gauche pour l'œil gauche. Il existe deux grands principes permettant de reconstituer la vision binoculaire, soit par l'intermédiaire de lunettes, soit en regardant directement un écran doté d'une technologie particulière. Mais aucune ne peut prétendre aujourd'hui constituer la solution parfaite, exempte de pertes de luminosité, de baisse de définition, de fatigue visuelle, etc.

Il faut cependant préciser qu'un pourcentage non négligeable d'êtres humains n'a pas une pleine perception 3D de la stéréoscopie. De 3 à 5 % ne voient aucune stéréoscopie 3D et jusqu'à 15 % ont une vision stéréoscopique imparfaite.

> Le principe de base de la stéréoscopie est de reproduire une perception du relief à partir de deux images planes représentant deux points de vue légèrement décalés d'une même scène, à destination de chaque œil.

8.6.2 *Les règles de base de la 3D*

S'il est a priori assez facile de faire de la 3D, il s'avère très difficile de faire de la 3D « regardable ». Avant de se lancer dans une production en relief, il est essentiel de connaître et de mettre rigoureusement en application les règles élémentaires de la stéréoscopie, et de respecter une certaine grammaire d'écriture visuelle. Le paramètre nouveau à maîtriser est la gestion des éléments cadrés dans l'axe Z, c'est-à-dire leur positionnement dans la profondeur de l'image. Il faut, d'une part, décider de l'endroit à partir duquel commence la profondeur et, d'autre part, déterminer l'ampleur de cette profondeur, et ce, plan par plan. Et c'est là que l'on peut faire le meilleur comme le pire, jusqu'à rendre la 3D absolument insupportable. La TV3D n'étant pas une vision naturelle, il importe de comprendre parfaitement les facteurs qui affectent la qualité et le confort de sa perception.

Pour contrôler et doser le relief, afin de produire une composition volumique qui reste fluide et cohérente entre chaque plan, il faut disposer d'une grande expertise dans l'ajustement de deux paramètres fondamentaux que sont la convergence et la distance interaxiale.

La convergence

Tendez votre bras à l'horizontale devant vous et dressez votre pouce à la verticale. Si vous regardez votre pouce, vous sentirez vos deux yeux se diriger vers lui. On dit que vos yeux « convergent sur le pouce » et que le pouce est le « point de convergence ». Lorsque nos yeux regardent un objet, ils convergent de manière que cet objet ait la même position sur les vues droite et gauche. Ils focalisent aussi sur ce point afin de le voir net. Plus l'objet est proche, plus les yeux convergent ; plus il est loin, moins ils convergent. C'est le principe de la perception de la profondeur en vision binoculaire. Précisons qu'en vision humaine, un objet regardé à plus de six mètres est considéré comme à l'infini : les axes des deux yeux sont alors parallèles et ne convergent pas.

À l'instar de nos yeux qui convergent plus ou moins lorsque l'on regarde un objet proche ou éloigné, les axes optiques des deux objectifs du dispositif de captation font de même pour, cette fois, positionner les éléments dans le volume du relief, c'est-à-dire les approcher ou les éloigner du spectateur. En stéréoscopie, on appelle donc « convergence » le réglage qui permet de disposer les éléments de la scène devant l'écran, au niveau de l'écran ou derrière l'écran. C'est l'un des choix artistiques clés d'un tournage en relief.

Placer un élément derrière l'écran revient à créer un effet de fenêtre, au travers de laquelle l'observateur voit une scène lointaine. L'image gauche de cet élément est décalée vers la gauche et son image droite vers la droite. Ce phénomène est facile à observer : tendez votre bras à l'horizontale, levez votre pouce et fixez-le. Fermez un œil puis l'autre : l'arrière-plan bouge à droite quand vous le regardez avec l'œil droit et à gauche, quand vous le regardez avec l'œil gauche. C'est la « parallaxe positive ». Tous les objets en parallaxe positive, ici le lointain, sont à l'arrière du plan où convergent les deux axes de vue.

À l'inverse, lorsqu'un objet est placé devant l'écran, il semble jaillir de celui-ci et entrer dans la pièce dans laquelle se trouve l'observateur. L'image gauche de l'objet est alors décalée vers la droite et l'image droite vers la gauche. On peut également constater ce phénomène en réitérant l'expérience précédente, bras tendu à l'horizontale et pouce levé. Cette fois, ne fixez pas votre doigt mais regardez le lointain. Fermez un œil puis l'autre : votre doigt se déplace à gauche quand vous le regardez avec l'œil droit et à droite, quand vous le regardez avec l'œil gauche. C'est la « parallaxe négative ». Tous les objets en parallaxe négative, ici votre doigt, sont à l'avant du point de convergence où les images droite et gauche se confondent.

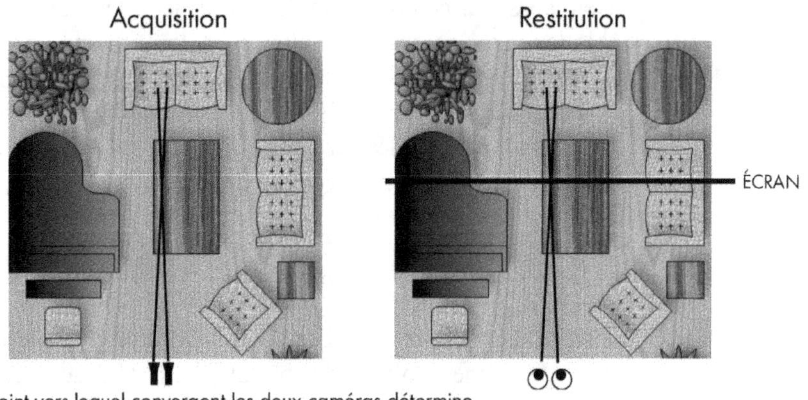

Le point vers lequel convergent les deux caméras détermine l'emplacement du plan de l'écran dans la profondeur de scène 3D restituée.

Figure 8.35
Convergence et plan de l'écran.

L'élément sur lequel convergent les deux axes optiques est, quant à lui, placé sur le plan de l'écran. La parallaxe est alors dite « zéro » ou « neutre », et les images gauche et droite sont parfaitement superposées. Un moyen commode de vérifier où se situe le point de convergence sur une image 3D consiste à regarder sans lunettes l'écran affichant les points de vue gauche et droit.

Les éléments qui n'apparaissent pas dédoublés à l'image sont placés dans le plan sur lequel convergent les deux optiques.

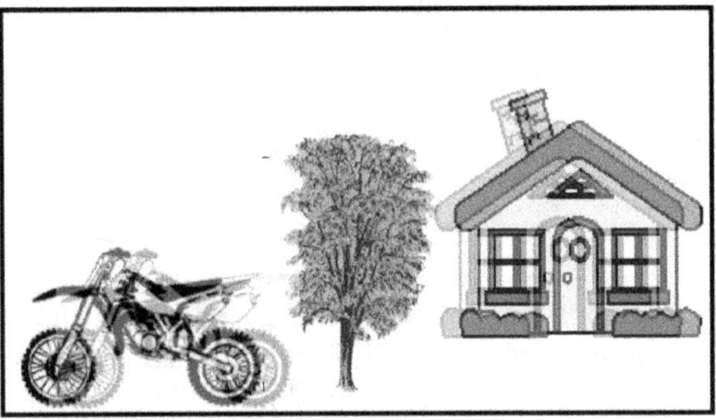

La moto est devant l'écran, l'arbre est sur le plan de l'écran, et la maison est derrière l'écran

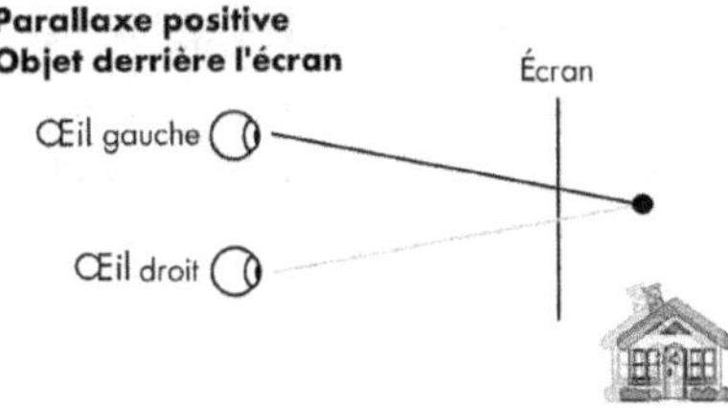

L'image gauche de l'objet est décalée à gauche et l'image droite est décalée à droite.

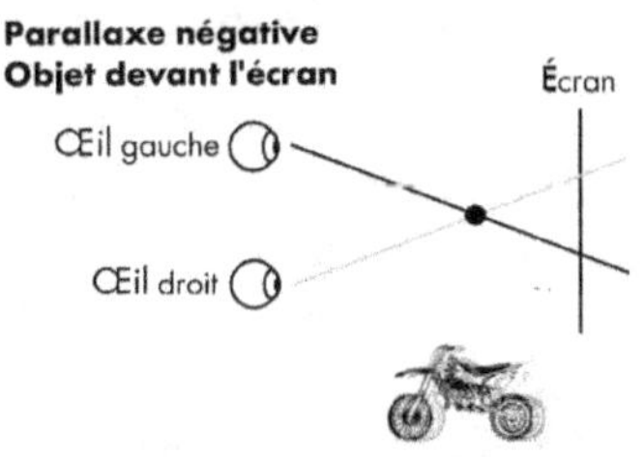

L'image gauche de l'objet est décalée à droite et l'image droite est décalée à gauche (les lignes de visées se croisent devant l'écran). Le décalage des images devant l'écran en parallaxe négative est d'amplitude plus élevée que celui des images derrière l'écran en parallaxe négative.

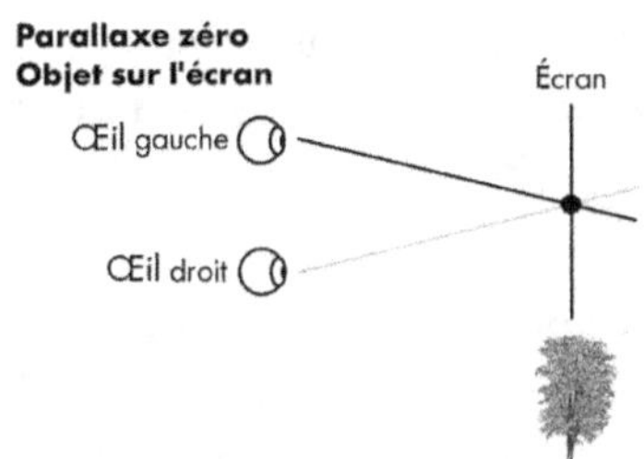

L'image gauche et l'image droite sont parfaitement superposées au niveau de l'écran.

Figure 8.36

Parallaxe positive, négative, zéro.

Le contrôle de la convergence est un paramètre absolument crucial qui, s'il est mal géré, peut rendre la 3D extrêmement fatigante, comme nous le verrons par la suite.

Le terme « parallaxe » a deux sens. Il désigne, d'une part, le déplacement de la position apparente d'un objet dû au changement de position de l'observateur et, d'autre part, l'écart entre les points homologues gauche et droit d'un même objet observé sur un écran, écart dû à l'espacement des points de vue de la scène regardée.

Venons-en à présent à une question fondamentale qui divise les stéréographes : faut-il faire ce réglage de convergence pendant le tournage ou, après, en postproduction ? Certains prônent en effet un tournage en ajustant plan par plan la convergence, afin de positionner dès l'acquisition les éléments dans le volume de l'image. Cette méthode élimine la nécessité de traiter ce paramètre en postproduction, mais elle implique des temps de tournage plus longs. Elle peut, par ailleurs, engendrer quelques distorsions sur les arrière-plans lorsque la convergence est trop forte, les lignes horizontales devenant légèrement obliques. Cette déformation en trapèze est d'autant plus accentuée que la distance séparant les deux caméras est élevée.

Une autre école consiste à tourner uniquement en mode parallèle, c'est-à-dire en orientant les deux axes optiques de manière strictement parallèle, sans jamais les faire converger sur un point particulier (le point de convergence est à l'infini). Dans ce cas, tous les éléments de l'image sont en parallaxe négative, donc placés devant le plan de l'écran. Le choix de converger sur un élément ou sur un autre est reporté à une phase ultérieure (dans ce cas aucune distorsion géométrique n'est à craindre).

Si tourner en mode parallèle peut s'avérer plus sécurisant, cette méthode, qui accélère les temps de tournage, implique en contrepartie de disposer, en postproduction, du temps nécessaire et des bons outils pour travailler la convergence plan par plan (le temps est souvent considéré comme la 4e dimension de la 3D…). Par ailleurs, il faut savoir que le mode parallèle peut poser des problèmes lorsque l'on désire placer en avant-plan des éléments partiellement hors champ (en postproduction, il est en effet impossible de les faire entrer dans le cadre). Ces éléments se retrouvent alors rognés par une fenêtre qui est placée derrière eux, ce qui crée une situation totalement contradictoire (voir plus loin la section « La fenêtre stéréoscopique »). De plus, le mode parallèle n'est pas adapté aux tournages à faibles distances.

Figure 8.37
Tournage 3D en mode convergé ou parallèle.

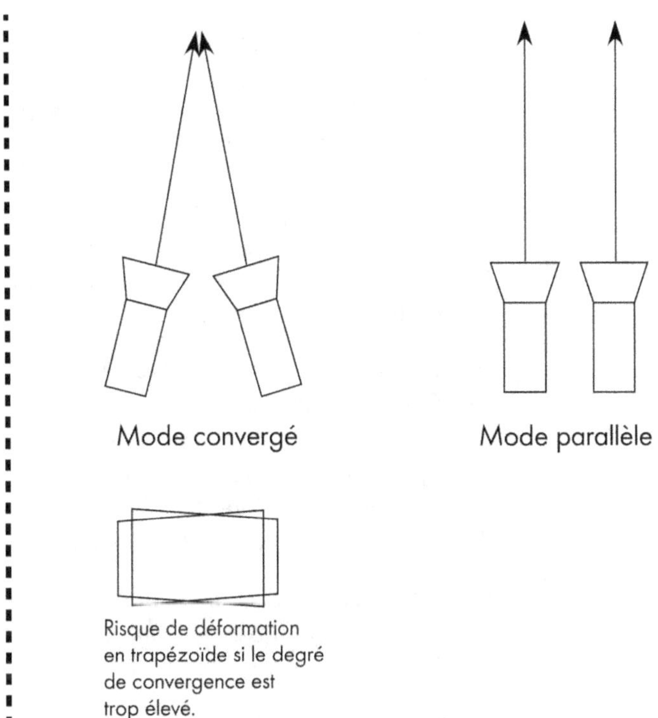

La distance interaxiale

Que l'on tourne en mode parallèle ou en mode convergé, il existe un autre paramètre permettant de modeler l'effet 3D. Il s'agit du réglage de la distance interaxiale, autrement dit de l'espace séparant les deux axes optiques (donc l'amplitude du décalage latéral entre les points de vue droit et gauche). Nous avons vu précédemment que l'écart interoculaire humain est considéré comme standard à 65 mm. Mais cela n'oblige pas nécessairement à utiliser cette valeur comme distance interaxiale en prise de vues stéréoscopique. Dans la pratique, ce sont en effet très souvent d'autres valeurs qui sont utilisées, afin de renforcer ou d'amoindrir la perspective 3D.

Augmenter la distance interaxiale (on parle d'« hyperstéréo », au-delà de 70 mm) a pour effet d'accroître la profondeur du relief, typiquement lors de tournage de sujets lointains, ou de donner un effet extrême à l'image. Il faut toutefois prendre garde à ne pas aller trop loin, au risque de percevoir une sensation de miniaturisation, c'est-à-dire l'impression que les éléments cadrés sont plus petits que dans la réalité et cadrés de plus près (imaginez une maison de poupées vue par les yeux d'un géant). Une distance interoculaire trop élevée peut également donner le sentiment d'un relief fait d'un empilement de plans plus ou moins espacés, plutôt que d'un relief volumique et réaliste. Elle peut, en outre, perturber le cerveau qui aura du mal à fusionner les deux perspectives et à les combiner en une vue unique et cohérente.

À l'inverse, diminuer la distance interaxiale (hypostéréo, en deçà de 50 mm) contribue à réduire la profondeur du relief et peut donner la sensation visuelle d'un observateur de petite taille, pour qui les distances semblent écrasées et les objets plus grands que dans la réalité. Pour des *close-up*, on peut descendre jusqu'à des distances interaxiales de moins de 5 mm.

Contrairement à la convergence qui peut être modifiée après tournage, la parallaxe ne peut être ajustée qu'au niveau des caméras et donc uniquement lors de la prise de vues.

L'ensemble des réglages 3D sont assurés par un stéréographe, également appelé *convergent puller*. Celui-ci, installé en régie, dispose d'un équipement dédié lui permettant de contrôler en temps réel le rendu du relief. Sur un tournage, il faut typiquement autant de stéréographes que de caméras 3D, tous étant supervisés par un chef stéréographe veillant à maintenir une bonne homogénéité du relief sur les différents plans. Une interface graphique très explicite affiche les deux vues de chaque couple de caméras en mode différentiel pour mieux apprécier les éventuels écarts de convergence et de parallaxe, et appliquer en conséquence les ajustements nécessaires. Le stéréographe effectue également sur cette interface les corrections des divers défauts d'alignement décelés entre les deux images (écarts de position axiale et de rotation entre les deux optiques, déformations en trapèze, écarts de focale…), sans qu'il soit pour cela nécessaire d'intervenir manuellement au niveau des caméras.

La convergence permet de « pousser » ou de « tirer » les éléments devant ou derrière l'écran. Le point où convergent les axes optiques des deux caméras est placé sur le plan de l'écran. Tout ce qui est devant le point de convergence est en parallaxe négative, et tout ce qui est derrière est en parallaxe positive.

La distance interaxiale permet de doser la profondeur du relief, c'est-à-dire la distance apparente entre le plan le plus proche et le plan le plus éloigné. Elle détermine l'amplitude du volume disponible pour l'image en relief.

Figure 8.38 _______
Modifier la distance interaxiale, initialement de 65 mm, permet de jouer sur la profondeur du relief et de faire plus ou moins se détacher du fond les éléments cadrés.

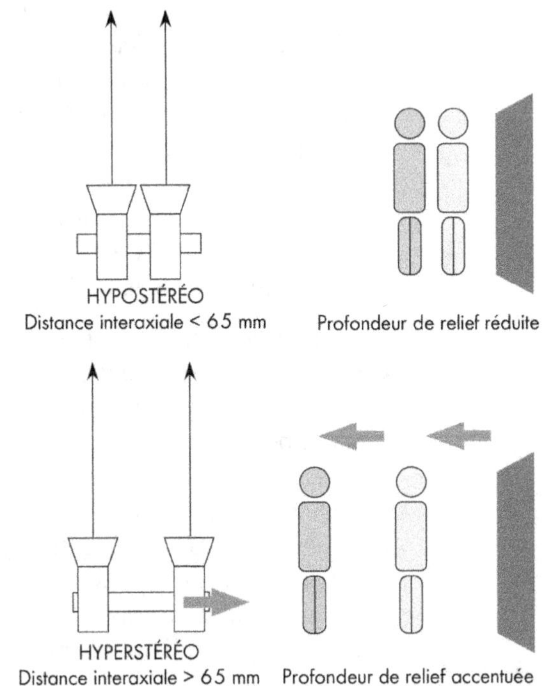

La fenêtre stéréoscopique

La fenêtre stéréoscopique est une autre notion essentielle à assimiler et à respecter lors d'un tournage 3D. On appelle « fenêtre stéréoscopique » la fenêtre mobile ouverte sur l'espace dans lequel évoluent les éléments de la scène cadrée. Nous avons vu qu'en fonction du point de convergence, certains éléments sont placés derrière cette fenêtre, d'autres à son niveau et d'autres devant. C'est précisément à ces derniers, dont on dit qu'ils sont « en jaillissement », qu'il faut prêter une attention particulière lors de la composition d'une image 3D. En effet, tout objet placé devant la fenêtre devra être cadré dans son intégralité par les deux objectifs du couple stéréoscopique. En aucun cas il ne devra se retrouver tranché par les bords de la fenêtre, puisque celle-ci apparaît visuellement derrière lui.

Intéressons-nous de plus près à ce qui se passe lorsqu'un objet sort partiellement à gauche ou à droite du cadre. Du fait du décalage angulaire entre les vues gauche et droite, l'occultation n'est pas la même sur les deux images du couple stéréoscopique. Les deux vues n'affichent donc pas la même portion de l'objet. Par exemple, un objet sortant à gauche de l'image est vu en plus grande partie par l'œil gauche que par l'œil droit, et inversement. Par conséquent, le cerveau reçoit trop d'informations de l'œil gauche. Il ne parvient pas à situer l'objet et le repousse au moins au niveau du plan de l'écran (parallaxe zéro). Ce phénomène est appelé « violation de la fenêtre stéréoscopique ».

Une solution pour l'éviter peut consister à changer le point de convergence, afin de repousser derrière la fenêtre l'objet en jaillissement partiellement coupé. Auquel cas son occultation par l'un des bords de la fenêtre devient naturelle et le décalage angulaire des images gauche et droite est beaucoup plus faible, donc moins dommageable pour l'effet stéréo. Cela revient à n'appliquer aucune parallaxe négative à un objet non cadré en entier. Mais cette solution, si elle est appliquée systématiquement, peut vite contraindre à travailler quasiment uniquement derrière l'écran, ce qui, sur le plan artistique, est extrêmement limitatif.

Une autre approche, plus astucieuse, consiste à avancer la fenêtre stéréoscopique qui est, dans la plupart des cas, placée dans le plan de l'écran. Une telle opération est réalisée en appliquant des masques sur les côtés de l'image, pour éliminer les parties de l'objet en trop qui ne sont vues que par un seul œil, afin de correspondre avec l'autre œil. Cette méthode appelée « fenêtre flottante » est fortement préconisée pour gérer de manière dynamique les objets qui sortent du cadre de l'image. Elle est totalement imperceptible lors de la visualisation de la scène en 3D.

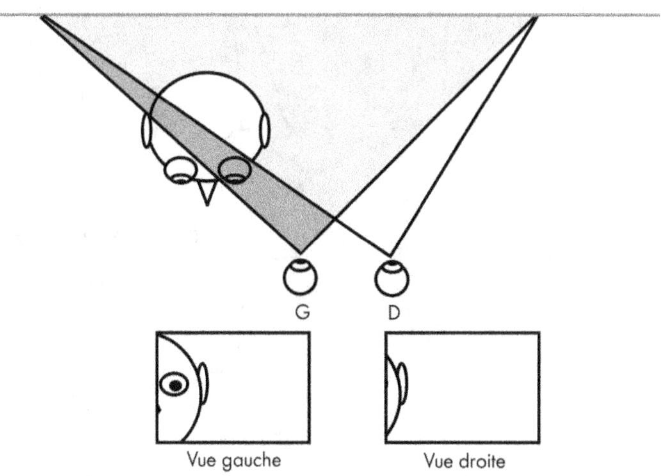

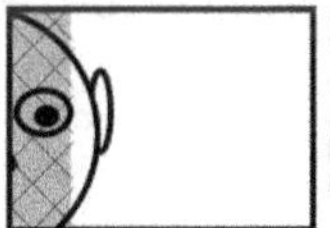

Notons que si l'objet en jaillissement est en mouvement et sort du cadre rapidement (moins d'une demi-seconde), il n'y a pas de violation de la fenêtre stéréoscopique. Notre cerveau n'a pas le temps d'enregistrer le défaut et n'est pas perturbé par le fait que l'objet sort du cadre plus vite sur une vue que sur l'autre. Précisons également que si l'objet sort du cadre par le haut ou par le bas, notre cerveau parvient à s'en accommoder et interprète correctement sa position dans la profondeur de l'image.

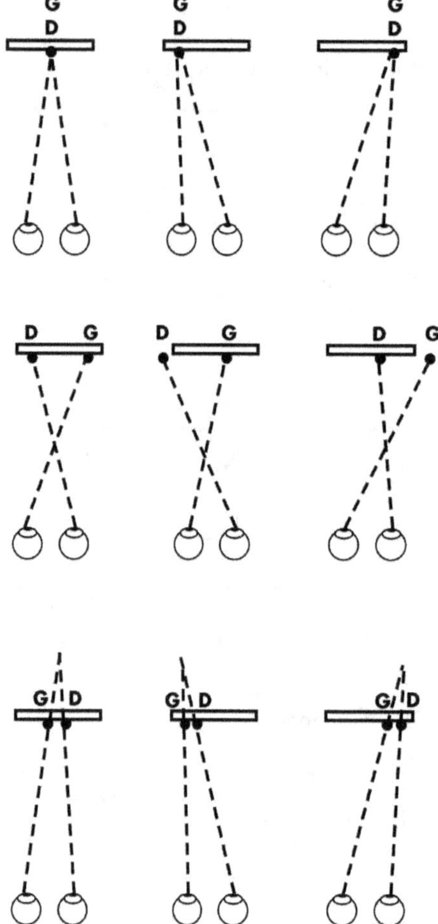

OBJET SUR LA FENÊTRE

Tous les points des vues gauche et droite qui sont parfaitement superposés, comme ici, sont sur la fenêtre et sont confortables à regarder.

OBJET DEVANT LA FENÊTRE

Les points des vues gauches sont décalés à droite et les points des vues droites sont décalés à gauche : l'objet est vu devant la fenêtre. Dans cette position, le décalage est important et il se peut que l'un des deux points sorte de l'image et manque à la vue stéréo, provoquant une violation de la fenêtre.

OBJET DERRIÈRE LA FENÊTRE

Les points des vues gauches sont décalés à gauche et les points des vues droites sont décalés à droite : l'objet est vu derrière la fenêtre. Dans cette position, le décalage est très faible et le manque de l'un d'entre eux n'altère pas l'effet stéréo.

Figure 8.40

Sur la fenêtre, derrière la fenêtre et violation de la fenêtre stéréoscopique.

Pour respecter la fenêtre stéréoscopique, il faut veiller à ce que chaque objet placé en jaillissement devant l'écran (parallaxe négative) ne soit pas coupé par l'un des bords de l'écran (placé derrière lui), ce qui constituerait une contradiction. Il doit être suffisamment éloigné des bords de l'image de manière à être cadré dans son intégralité sur les vues gauche et droite.

La fatigue visuelle : accommodation et convergence

L'un des reproches qui est fait à la vision stéréoscopique est de provoquer parfois des facteurs d'inconfort et de troubles visuels. Il existe plusieurs causes de fatigue visuelle lorsque l'on regarde de la stéréo 3D et la plupart peuvent être minimisées, voire éliminées, en appliquant certaines règles de base. De manière générale, il faut faire en sorte d'éviter tout ce qui aura pour conséquence de solliciter de manière excessive notre système visuel, au regard de son mode de fonctionnement naturel. Pour comprendre tout cela, intéressons-nous un instant au mécanisme de la vision binoculaire.

Quand on regarde une scène dans le monde réel, nos deux yeux effectuent deux types d'opérations. Premièrement, le cerveau fait converger les yeux de manière que tous deux se dirigent vers l'objet observé ; c'est la convergence. Deuxièmement, il doit également faire la mise au point sur cet objet pour faire focaliser son image sur la rétine ; c'est l'accommodation. Si la convergence n'est pas effectuée correctement, nous voyons une double image. Si c'est l'accommodation qui n'est pas correcte, on voit trouble.

L'accommodation est la déformation musculaire du cristallin (changement de courbure) qui se produit lorsque l'œil cherche à se focaliser sur un objet à une distance donnée pour le voir net. Plus l'objet est proche, plus cette déformation visant à « faire le point » est importante, et vice versa.

La convergence est réalisée par d'autres muscles qui font en sorte que les deux yeux s'orientent pour que leurs axes se croisent en un point donné. Ils forment ainsi une seule image avec, bien entendu, la différence de parallaxe due à leur écartement.

Dans la vie réelle, la convergence et l'accommodation se font naturellement à la même distance, parce que l'on regarde et l'on focalise sur le même objet. L'ajustement musculaire de l'accommodation et celui de la convergence agissent en synergie – mais ils n'ont pas exactement la même vitesse –, si bien que le point de focalisation et le point de convergence sont confondus. Ces deux actions sont donc systématiquement associées et notre cerveau les gère ensemble. Quand nous faisons converger nos yeux, ils focalisent automatiquement et quand nous focalisons, ils convergent en conséquence. Accommodation et convergence sont donc liées dans le monde réel parce que nos yeux travaillent à la même distance. On peut donc dire que ces deux opérations dialoguent et s'aident mutuellement. Un changement de l'une entraîne un changement complémentaire de l'autre ; on dit que la liaison accommodation/convergence est « normale ».

Mais, lorsque l'on regarde une image stéréoscopique sur un écran TV (donc de taille relativement réduite par rapport à un environnement réel), accommodation et convergence ne réagissent pas de cette manière. Le plan d'accommodation est toujours situé au niveau de l'écran (quand on regarde la télévision ou une toile de projection, on focalise naturellement sur l'écran). En revanche, le point de convergence varie avec la perception de la profondeur de l'image et de la position des éléments regardés (devant, sur ou derrière l'écran). Il est quasiment impossible à un réalisateur de savoir exactement où seront dirigés les yeux d'un observateur. Certes il peut faire en sorte d'attirer l'attention vers un point particulier, mais rien ne peut empêcher les yeux de l'observateur de s'en échapper et d'aller vers certains éléments ou personnages de second plan. C'est le principal problème des images 3D affichées sur un écran TV ou de cinéma. Elles forcent trop souvent notre cerveau à faire des ajustements qui ne sont pas naturels et faciles à opérer.

Cette dissociation entre l'accommodation et la convergence des axes oculaires est difficile à gérer chez une forte proportion de personnes et devient perturbante à partir d'un certain seuil, lorsqu'elle implique des mouvements oculaires rapides et de forte intensité. Les conséquences sont de taille, puisqu'elles peuvent entraîner des maux de têtes et aller jusqu'à donner des nausées. Nombreux sont les téléspectateurs ayant expérimenté la 3D à ne pas être prêts à y revenir de sitôt… Car si un plan 2D comporte des défauts (lumière, contraste, cadre, netteté, perspective, raccord, etc.), ces derniers peuvent à la limite nous choquer, mais rien de plus. En revanche, un plan 3D raté peut perturber physiquement le téléspectateur. C'est la première fois qu'une technologie a cette capacité à rendre son auditoire malade. Et comme il n'y a aucune solution scientifique à ce problème, l'art de la production en 3D consiste à tout mettre en œuvre pour éviter cette désolidarisation de la convergence et de l'accommodation.

Signalons cependant que ce problème est minimisé lorsque l'image est projetée sur un grand écran (cinéma) à partir du moment où le point de convergence n'est pas très éloigné du plan de l'écran (ce qui est souvent le cas).

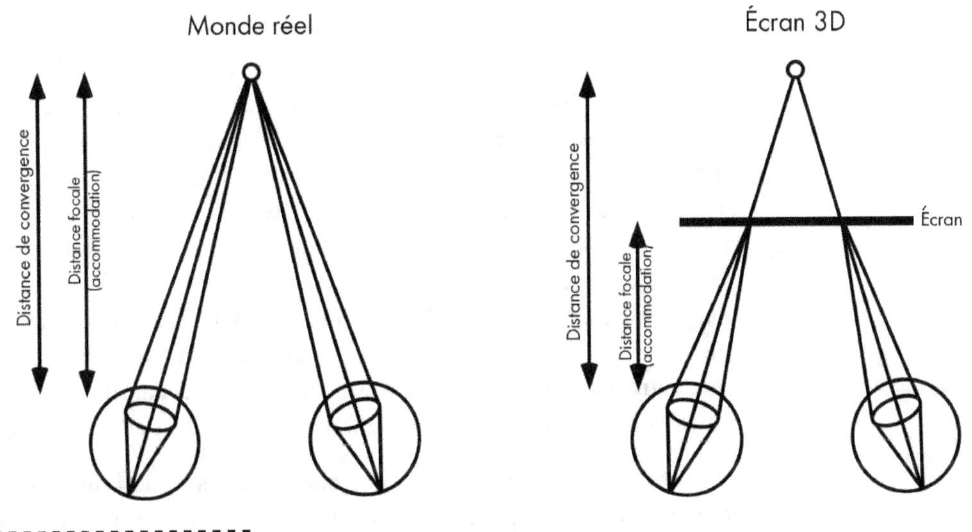

Figure 8.41

Exemple de conflit accommodation/convergence en vision stéréoscopique.

Il faut donc veiller, lors d'une production 3D, à éviter certains effets types comme le jaillissement trop rapide d'objets, car la fusion des vues gauche et droite n'a alors pas le temps d'opérer. À proscrire également, l'enchaînement véloce de plans courts avec des niveaux de convergence totalement différents – autre phénomène qui n'existe pas dans la vraie vie – qui force nos yeux à un exercice très pénible.

Le réglage de la convergence doit donc être effectué de manière à ne pas générer de brusques changements de position des objets dans le sens de la profondeur, afin de ne pas solliciter à outrance notre système visuel et provoquer un conflit accommodation/convergence. Tout doit être fait dans la douceur…

Dans la vie réelle, on focalise (accommodation) et on converge sur le même point lorsque l'on regarde autour de nous. En vision stéréoscopique 3D, on focalise naturellement sur le plan de l'écran, mais on converge en des points différents de manière dynamique, en fonction de la position dans l'axe Z des éléments regardés. Cette cassure du lien entre accommodation et convergence est l'une des sources de l'inconfort visuel ressenti lorsque l'on regarde un programme en 3D, si des précautions ne sont pas prises.

De manière générale, une parallaxe négative excessive est souvent source de fatigue visuelle. Il est très inconfortable de regarder un objet placé juste devant son nez. S'il est trop proche, on en voit même deux images car le cerveau n'arrive pas à les fusionner. Le fait de concentrer notre regard sur un objet proche a pour effet d'accroître la différence entre convergence et accommodation. Si l'on ajoute à cela le risque de violation de la fenêtre stéréoscopique, on est face à deux phénomènes très incommodants, surtout s'ils se produisent fréquemment et sur de longues périodes. Une parallaxe positive excessive, quant à elle, oblige nos yeux à diverger de manière trop forte pour regarder un objet situé loin derrière l'écran, au-delà de ce qu'ils font en vue réelle.

Il faut également bien prendre en compte le fait que toute différence autre que la parallaxe entre les vues gauche et droite peut être source de perturbation dans la vision stéréoscopique. Le moindre écart des réglages électroniques (colorimétrie, contraste, détail…) et optiques (focales, ouverture, mise au point, correction des aberrations et distorsions…) sur les caméras peut produire un fort degré d'inconfort, allant jusqu'à briser l'illusion de profondeur (le problème est particulièrement critique avec le zoom). Le cerveau doit en effet travailler plus dur pour assembler les deux vues, ce qui, sur une longue durée, peut entraîner une fatigue visuelle. Il est donc essentiel de prendre toutes les mesures nécessaires en production et en post-production pour que les images gauche et droite soient parfaitement raccord.

Tourner en 3D implique de respecter un certain nombre de règles basiques : éviter les plans très courts avec des changements de convergence importants, les éléments graphiques surchargés sur plusieurs niveaux, les mouvements de caméra rapides et les plans à l'épaule agités, etc. À l'inverse, il faut travailler une 3D volumique et confortable, avec un nombre de caméras moins important qu'en 2D, et des changements de plans/convergence faits en douceur pour produire un programme dans lequel le spectateur peut s'immerger sans être visuellement perturbé.

8.6.3 *La captation 3D*

On distingue deux catégories de systèmes de captation en 3D. D'une part, ceux utilisant deux caméras traditionnelles couplées mécaniquement sur un support appelé « rig », d'autre part, ceux basés sur une caméra monobloc de conception spéciale.

Les caméras sur rigs

Les dispositifs à deux caméras sont de loin les plus courants, d'abord parce qu'ils sont disponibles en une grande variété de versions, ensuite parce qu'ils offrent les meilleures possibilités de contrôle du rendu de la 3D.

Il existe deux catégories de rigs : le *side by side* et le *mirror*, se déclinant en une vaste gamme de produits. Les plus simples permettent d'obtenir une bonne stéréo, mais au prix de réglages longs ct d'unc utilisation précautionneuse. Les plus complexes offrent des ajustements électroniques et mécaniques plus élaborés, qui contribuent à des temps de paramétrages réduits et à une exploitation plus aisée.

Le rig *side by side*

Le rig *side by side* est le moyen le plus simple et le moins coûteux à mettre en œuvre. Les deux caméras sont placées côte à côte sur un support en alliage d'aluminium ou matériau composite et fibre de carbone. Un système de calibration plus ou moins sophistiqué permet d'ajuster les paramètres de convergence et de distance interaxiale. La caméra fournissant l'image gauche est fixe, tandis que celle correspondant à l'œil droit est montée sur un plateau motorisé se déplaçant latéralement grâce à des micro-moteurs. Le principal inconvénient de cette configuration est d'ordre mécanique : l'écartement entre les caméras, donc le réglage de la distance interaxiale, est limité par la largeur de leur boîtier. Avec une distance interaxiale qui peut rarement être inférieure à 65 mm, il est impossible de rapprocher suffisamment les objectifs pour cadrer des objets placés à moins de 5 ou 6 mètres. Le rig *side by side* est par conséquent essentiellement adapté aux tournages en longues focales de sujets éloignés. Si l'on cherche à travailler sur des distances plus faibles, il faut faire appel au second type de rigs, appelé *mirror* ou encore *beam splitter*.

Le rig *mirror*, ou *beam splitter*

Dans ce dispositif plus complexe, l'une des deux caméras est placée de manière traditionnelle à l'horizontale, tandis que la seconde est positionnée verticalement. Un miroir semi-réfléchissant orienté à 45° permet de réfléchir 50 % des rayons lumineux de la scène cadrée vers cette caméra verticale. Les autres 50 % ne sont pas réfléchis et traversent le miroir vers la caméra horizontale. Une caméra voit donc les rayons réfléchis tandis que l'autre voit au travers du miroir. Si les caméras sont parfaitement alignées, elles peuvent capter des images avec exactement le même point de vue. Ce système est le plus prisé parce qu'il autorise une plus grande liberté de modelage du relief que le *side by side*, et qu'il offre globalement des résultats plus satisfaisants. Il s'affranchit des limitations mécaniques du rig *side by side* puisque la distance interaxiale peut être ici aussi faible que souhaité, jusqu'à être nulle. Il permet donc de tourner des plans très rapprochés en courtes focales (donc en conservant un cadrage en plan large) et d'obtenir les effets 3D les plus saisissants, tout en restant par ailleurs parfaitement adapté au tournage de scènes lointaines. En revanche, plus on zoomera, plus il faudra espacer les caméras, et c'est là que le rig *mirror* pourra montrer ses limites sur l'amplitude de zoom à atteindre avec l'effet de profondeur souhaité (le rig *side by side* prend alors l'avantage). Au chapitre des inconvénients, il faut également mentionner sa complexité, son encombrement, ainsi que sa fragilité du fait de l'utilisation de miroirs. Ces derniers, sensibles à la poussière et aux mouvements rapides, doivent être suffisamment grands pour s'accommoder des focales les plus courtes, et positionnés avec une extrême précision. Par ailleurs, ils induisent une perte en luminosité d'un diaphragme puisque chaque caméra ne capte que la moitié de la quantité lumière incidente.

Les deux types de rigs : *side by side* et *mirror*.

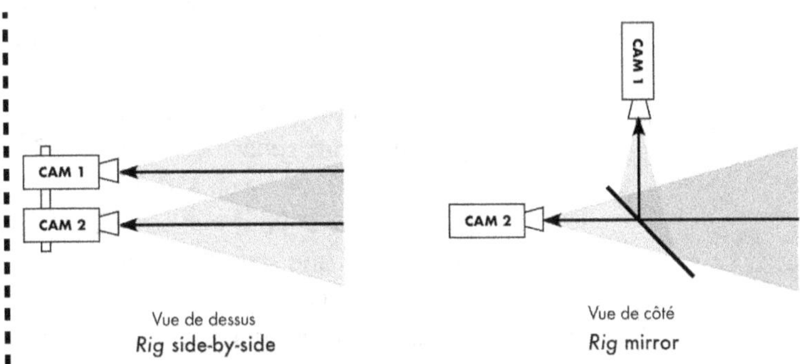

Les caméras 3D intégrées à double optique/ double capteur

Ces caméras et caméscopes de poing ou d'épaule (tous à cartes mémoire) intègrent une double optique associée à un double capteur CCD. Ces produits positionnés en milieu de gamme présentent l'intérêt de bénéficier de l'encombrement réduit et de la maniabilité d'un caméscope 2D classique. Ils ne nécessitent, en outre, aucune phase préalable d'ajustement mécanique. En matière de paramètres stéréoscopiques, seul le réglage de convergence est disponible. L'écartement entre les deux objectifs étant, quant à lui, fixé une fois pour toutes en usine de 45 à 65 mm selon le fabricant, il n'est pas possible de régler la distance interaxiale, ce qui pose donc quelques limites à son utilisation. Les deux flux vidéo produits peuvent être soit enregistrés sur deux cartes mémoire distinctes et reconnus ensuite par un logiciel de montage compatible, soit délivrés directement en HD-SDI pour être exploités en mode non compressé.

8.6.4 *La diffusion 3D*

Précisons tout d'abord que la 3D ne s'entend qu'en haute définition au minimum, et qu'il n'est définitivement pas imaginable de faire de la 3D en définition standard. Ainsi, dans ce qui suit, à chaque fois qu'il sera fait référence à une image 3D, cela sous-entendra implicitement « image 3D HD ».

La diffusion de contenus 3D passe par une première phase appelée *frame compatible*, dont l'objectif est d'utiliser les infrastructures existantes pour transporter les programmes chez les téléspectateurs équipés d'écrans 3D. Cela implique de transmettre un flux vidéo 3D ayant la même structure qu'un flux vidéo HD 2D classique, à savoir un gabarit d'image 1080i ou 720p compressé en MPEG-4 AVC/H264 ou en MPEG-2, et encapsulé dans un train de transport MPEG-2. Pour véhiculer les informations destinées aux deux yeux dans une structure vidéo actuelle, il faut faire en sorte que les vues gauche et droite d'une image occupent à elles deux l'espace d'une seule image 2D. Autrement dit, il faut que la taille de chaque vue soit réduite à la moitié de la taille d'une image 2D. Cela revient donc à soumettre les vues 3D à un sous-échantillonnage, afin de retirer à chacune la moitié de ses pixels. Les deux flux droit et gauche de l'image 3D sont ainsi tassés dans un seul flux qui est assimilable à un flux 2D classique. Celui-ci est alors transmis par le biais des techniques de compression classiques et réceptionné chez l'usager par les box existantes. Il existe quatre principales techniques de traitement en mode *frame compatible* : le *side by side*, le *top and bottom*, le *line alternating* et le *checkerboard*. Toutes sont caractérisées par une inévitable perte en définition en horizontal ou en vertical (ou les deux), du fait de la décimation spatiale effectuée. Ces solutions misent toutes sur le fait que l'œil est, au final, peu voire pas sensible aux pertes subjectives de définition engendrées sur une image vue en 3D, ce que la pratique confirme.

Seul le Blu-ray 3D traite en pleine définition les images gauche et droite, en utilisant un mode dit *frame by frame*. Les vues droite et gauche sont alors traitées en parfait synchronisme dans des flux séparés et ne subissent aucune décimation. On y revient plus loin.

Le *side by side*

Dans le mode *side by side* (également appelé « SbS »), les vues gauche et droite sont anamorphosées horizontalement, dans un facteur 2, pour être placées côte à côte dans une même image. À la réception, elles sont désanamorphosées pour retrouver leur ratio d'origine. Les deux signaux étant véhiculés au sein d'un flux de transport unique, il n'y a donc aucun risque de perte de synchronisation entre eux. Cette technique induit une réduction théorique de 50 % de la définition horizontale de l'image restituée par rapport à une image 2D. Il est clair que son impact est différent selon le format de l'image source. Sur une source 1080i, la définition horizontale passe de 1 920 à 960 points par ligne. Et curiosité de la 3D, le piqué de l'ensemble, en vision stéréoscopique, est perçu comme satisfaisant. Sur une source 720p, une définition horizontale réduite de 50 % conduit à l'affichage de seulement 640 points par ligne au lieu des 1 280, ce qui est bien insuffisant.

Le *top and bottom*

Les deux images gauche et droite sont ici anamorphosées dans le sens vertical pour être placées non plus côte à côte, mais l'une au-dessus de l'autre. Une mémorisation de trame est aussi nécessaire pour réorganiser les images en diffusion. C'est la définition verticale qui est ici réduite de moitié, et les conséquences sur des sources 1080i et 720p sont inversées par rapport au mode *side by side*. Du fait de son affichage progressif, l'image 720p souffre moins de cette décimation verticale, alors que l'image 1080i la supporte difficilement à cause du décalage entre les trames. Une solution pour remédier à ce problème peut consister à désentrelacer préalablement le flux 1080i et à effectuer le sous-échantillonnage sur des trames progressives, avant de tout réentrelacer. S'il offre de très bons résultats, un tel traitement est malheureusement difficile à implémenter.

Le *line alternating*

Ce mode consiste à entrelacer ligne par ligne les images gauche et droite. Les lignes impaires portent le signal correspondant à l'œil gauche et les lignes paires celui de l'œil droit. Comme dans le cas du *top and bottom*, c'est également la définition verticale de l'image qui est réduite de moitié. Il en résulte une image entrelacée même si la source est progressive.

Le *checkerboard*

Le mode *checkerboard* combine les modes *side by side* et *top and bottom* pour répartir de manière plus équitable, donc moins sensible, les inconvénients. Au lieu de diviser par deux la définition horizontale ou verticale de l'image, il la réduit dans un facteur $\sqrt{2}$ dans les deux directions. L'image de chaque œil est organisée sous la forme d'un damier, où les cases noires correspondent à un œil et les cases blanches à l'autre. On peut dire que c'est dans le sens diagonal que chaque image est ici échantillonnée, ce qui entraîne une perte de définition de 30 %, symétrique dans les sens horizontal et vertical (soit la définition du 720p par rapport au 1080p). Les deux demi-images ainsi créées sont alors combinées en *side by side*. Cette technique offre de meilleurs résultats visuels que les procédés anamorphiques, notamment au niveau des détails qui sont mieux conservés (dans les hauts débits). En revanche, elle est beaucoup plus difficile à implémenter, car incompatible avec les standards de compression utilisés actuellement, si bien qu'elle n'est pas employée en diffusion. Elle a notamment été conçue pour alimenter en format natif les vidéoprojecteurs à technologie DLP, dans lesquels le motif en damier est obtenu suite à un filtrage orthogonal du signal d'entrée.

Il faut préciser ici que le débit nécessaire pour transmettre un flux 3D traité dans l'un des modes *frame compatible* présentés ci-dessus est supérieur de 15 à 30 % par rapport à celui d'un flux 2D. En effet, les images traitées en *side by side* ou en *top and bottom* sont bien plus denses que des images naturelles, et contiennent beaucoup plus de détails fins, si bien que les techniques de compression habituelles se révèlent moins efficaces. Pour donner un ordre d'idées, la transmission d'un flux 3D *frame compatible* requiert environ 20 Mbits/s en MPEG-2 (au lieu des 15 Mbits/s pour un flux 2D) et 10 Mbits/s en MPEG-4 AVC/H264. Les débits sont un peu supérieurs avec le mode *checkerboard*, car ce dernier brise la corrélation habituelle entre pixels adjacents, très exploitée par les techniques de compression. Les codeurs, notamment ceux chargés de délivrer un flux à bas débit, sont alors soumis à rude épreuve, car ils ne peuvent plus utiliser pleinement leurs outils de prédiction. Ils n'opèrent généralement qu'au tiers de leurs capacités habituelles, ce qui dégrade considérablement l'effet 3D.

Figure 8.43

Les modes de codage de la TV3D.

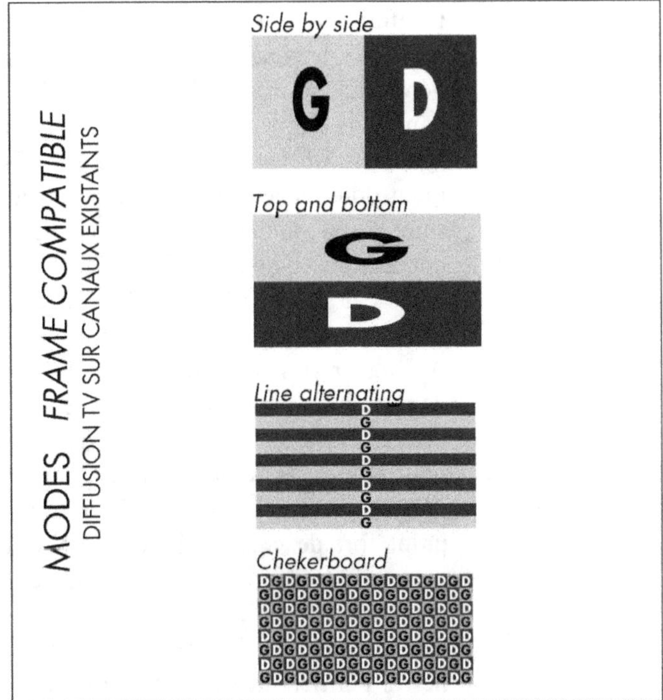

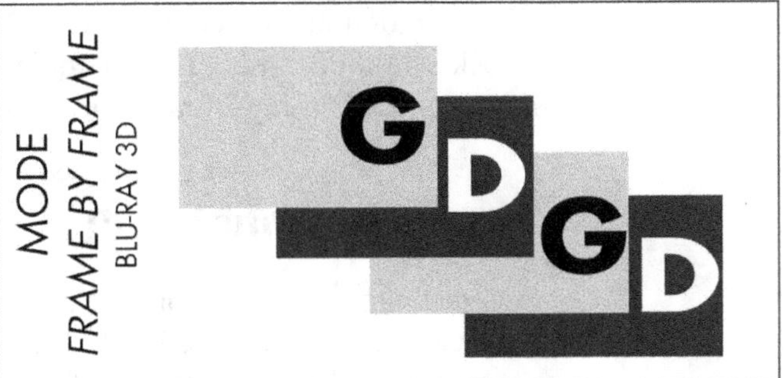

Les modes *side by side* en 1080i et *top and bottom* en 720p constituent les meilleurs compromis, dans une première phase, pour une diffusion compatible de la TV3D avec les structures et les box existantes. Ces deux modes sont les standards de facto de l'interface HDMI 1.4a, les autres étant en option. Un flux 3D contenant des images ainsi sous-échantillonnées occupe, malgré tout, une bande passante supérieure de 15 à 30 % à celle d'un flux 2D classique.

Le *frame by frame* ou *frame sequential* (Blu-ray 3D)

Contrairement à la diffusion 3D stéréoscopique, le Blu-ray 3D n'est pas tributaire d'une bande passante limitée et peut donc gérer chaque image gauche et droite, intégralement et indépendamment, en pleine définition. Ce mode séquentiel, appelé *frame by frame* ou encore *frame sequential*, devrait donc théoriquement doubler le débit du signal et donc l'espace disque nécessaire à son stockage. Mais, pour ne pas en arriver là, il est fait appel à une extension du codec MPEG-4 H.264/AVC, appelée « MVC » *(Multi Video Coding)* et développée initialement pour les scènes enregistrées avec plusieurs angles (au-delà de deux). À l'instar des algorithmes MPEG qui tirent parti des redondances entre images successives, le MVC exploite les redondances entre les deux images de chaque couple stéréoscopique pour réduire le débit global des deux flux HD. Au final, le débit 3D est seulement 50 % supérieur au débit 2D classique. L'autre point fort de cette technique est d'être totalement compatible avec un affichage 2D. Son principe est en effet de transmettre une vue 2D en pleine définition (la seule qui sera traitée par un décodeur 2D), à laquelle sont associées des données additionnelles permettant de reconstituer la seconde vue avec la différence de parallaxe requise. L'image est donc affichée sans perte de définition aussi bien en mode 2D qu'en mode 3D. Le débit stocké sur un Blu-ray 3D peut atteindre 40 Mbits/s en 1080p. À noter que le Blu-ray Ultra HD n'est pas compatible avec la 3D.

8.6.5 *La restitution 3D*

On distingue deux catégories d'écrans 3D : les stéréoscopiques, qui nécessitent l'usage de lunettes, et les autostéréoscopiques, qui reproduisent directement le relief et peuvent être vus à l'œil nu.

Les systèmes stéréoscopiques

Les systèmes stéréoscopiques font appel à un écran affichant les deux images, couplé à des lunettes spéciales faisant en sorte que chaque œil ne reçoive que l'image qui lui est destinée. Ce principe permet d'obtenir une vision en relief non liée à la position de l'observateur.

• Les anaglyphes

Le procédé de visualisation le plus basique et le plus ancien consiste à transformer les images stéréoscopiques en anaglyphes. De l'image gauche, on ne conserve que la composante rouge, tandis que de l'image droite, on ne garde que les composantes verte et bleue qui, additionnées, donnent du cyan. Ces deux images de couleurs différentes (et complémentaires) sont alors superposées. Leur séparation visuelle est réalisée grâce à une paire de lunettes passives dotée d'un filtre rouge pour l'œil gauche, et d'un filtre cyan pour l'œil droit. L'œil gauche ne voit que la composante rouge de la scène, captée par la caméra gauche, et l'œil droit seulement la composante cyan, captée par la caméra droite. Comme les deux images sont superposées, le cerveau analyse l'amplitude et le sens du décalage coloré entre les différents éléments afin de produire une image « ciselée en relief », comme l'étymologie du mot grec *anaglyphe*. Ce système est peu coûteux et fonctionne avec n'importe quel type de récepteur TV ; il s'accommode même de tous les standards de diffusion. Mais son rendu 3D est assez lamentable et la perception des couleurs est affreusement altérée. En effet, elles se mélangent toutes, si bien que l'on a, par moments, l'impression de visionner un programme en bichromie. Ce procédé, vieux de plus de 90 ans (le premier film a l'avoir utilisé est *The power of love* en 1922), n'a évidemment aucun avenir dans le domaine de la télévision.

• Les lunettes polarisées (passives)

Incomparablement meilleures que les anaglyphes, les lunettes polarisées, également passives, permettent de séparer grâce à la polarisation de la lumière (au lieu de la couleur) les images affichées simultanément. Dans le cas d'une polarisation linéaire, le verre gauche de la paire de lunettes est par exemple polarisé horizontalement, tandis que le verre droit l'est verticalement. Chaque œil ne voit que l'image polarisée dans le même sens que le filtre qui lui est associé. Appliqué au domaine de la TV, ce procédé consiste à polariser différemment les lignes paires et les lignes impaires de l'image, et de les entrelacer pour les afficher simultanément. Cette polarisation est effectuée par un filtre optique placé sur l'écran, qui alterne, ligne par ligne, la polarisation de la lumière produite par l'image. Avec une paire de lunettes polarisées, les trames paires sont vues par un œil, les trames impaires par l'autre. Notre cerveau fusionne les trames

Figure 8.44

Le relief par filtre polarisant.

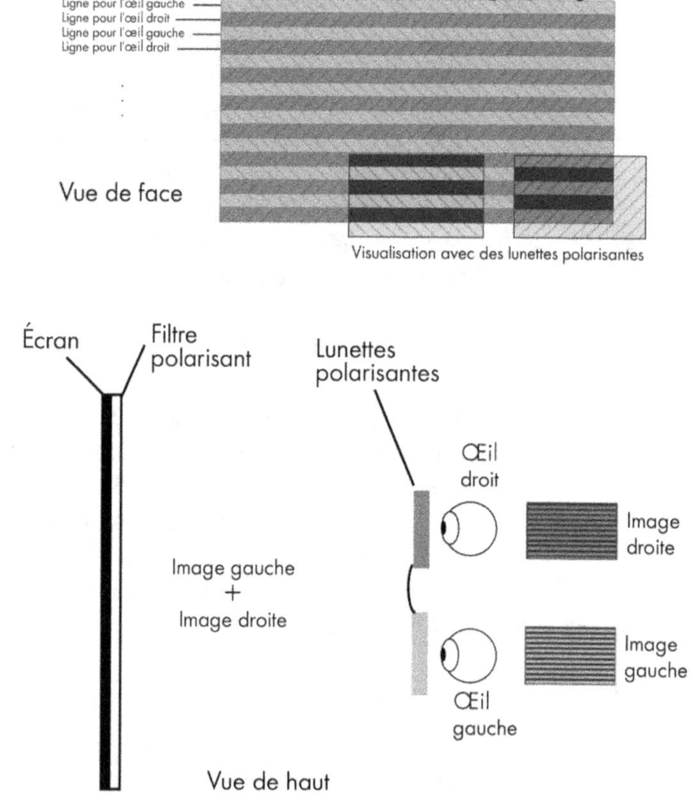

2D entrelacées qu'il reçoit et forme une image 3D. La principale limitation du système passif est qu'il divise par deux la définition verticale de l'image, puisque chaque œil ne voit qu'une trame, donc qu'une ligne sur deux. Les verres étant par ailleurs un peu teintés, l'image observée est sensiblement assombrie. En revanche, ces lunettes sont légères car dépourvues d'électronique (contrairement aux lunettes actives), elles sont assez stylées et ne coûtent que quelques euros.

La polarisation linéaire, dont il est question ci-dessus (horizontale pour un œil, verticale pour l'autre), oblige à garder la tête droite tout le temps car, si on la penche d'un côté ou de l'autre, le filtrage ne fonctionne plus. Chaque verre bloque plus de rayons qu'il ne le devrait (ceux destinés à « son » œil) et laisse, au contraire, passer les rayons destinés à l'autre œil. Il existe un autre type de polarisation, dit « circulaire », dont la particularité est de tourner en permanence dans le sens des aiguilles d'une montre pour un œil et dans le sens inverse pour l'autre. Si bien que chaque verre filtre de la même manière quelle que soit son orientation, et chaque œil ne voit que l'image qui lui est destinée. La contrainte de garder la tête droite est donc éliminée par ce procédé.

• Les lunettes à obturation (actives)

La meilleure méthode de séparation visuelle des images au moyen de lunettes consiste à effectuer un multiplexage temporel de ces deux images. Les images droite et gauche ne sont donc plus superposées comme dans les cas précédents, mais affichées successivement l'une après l'autre sur l'écran. Pour la visualisation, il est fait appel à des lunettes actives composées de microécrans à cristaux liquides qui jouent le rôle d'obturateurs. Lorsque l'image destinée à l'œil gauche s'affiche, le verre droit s'opacifie pour l'occulter, et vice versa. Si le récepteur affiche une fréquence de 100 Hz (c'est le minimum pour ce type d'applications), les lunettes clignotent 100 fois par seconde (50 fois sur chaque œil). Il va sans dire que l'obturation des lunettes doit être parfaitement synchronisée avec l'écran, ce qui est réalisé au moyen d'une liaison infrarouge. L'avantage de ce système est que chaque image du couple stéréoscopique est vue en pleine définition et dans toute sa luminosité. En contrepartie, il présente des inconvénients de taille. L'utilisateur doit en effet investir dans des paires de lunettes dont le coût est de l'ordre d'une centaine d'euros l'unité (il faut en équiper toute la famille), et parfois dans un petit module assurant la synchronisation entre les lunettes et l'écran. Par ailleurs, ces lunettes sont lourdes donc peu confortables, et leur batterie doit être rechargée après chaque utilisation. Enfin, cette technologie d'obturation active est source de maux de tête chez de nombreux utilisateurs. Autant de détails enquiquinants qui ont conduit à un certain rejet de la 3D active par le grand public.

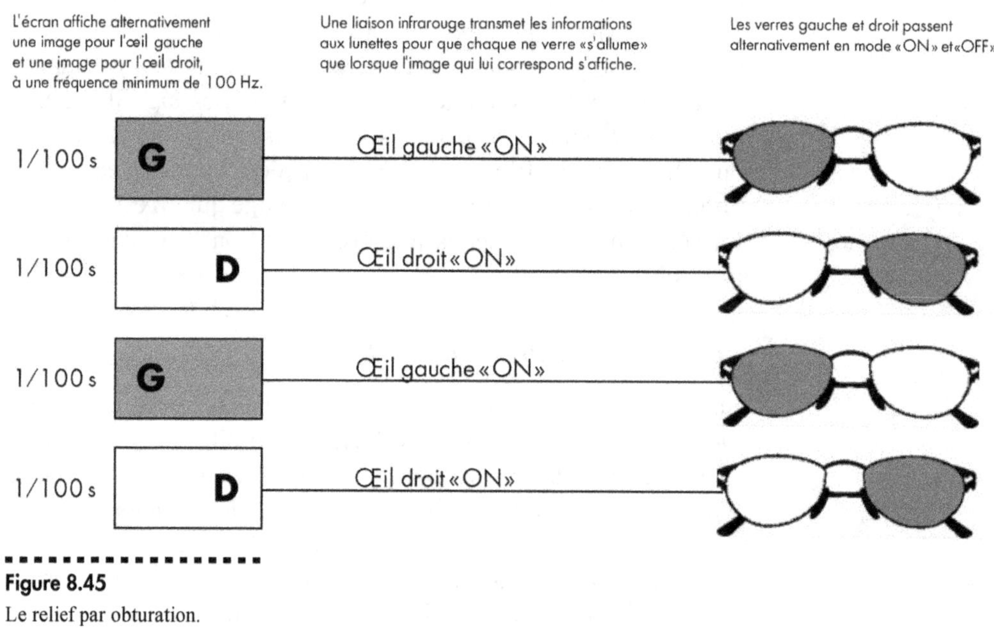

Figure 8.45
Le relief par obturation.

L'autostéréoscopie

Les systèmes autostéréoscopiques ont l'immense intérêt d'affranchir le téléspectateur du port de lunettes, la séparation des images droite et gauche se faisant directement au niveau de l'écran. Les images destinées à chacun des deux yeux sont en effet affichées en même temps, mais de telle sorte que chacune d'elles ne soit visible que dans une direction donnée. Un composant optique est pour cela placé à la surface de l'écran ; son rôle est de montrer des images différentes selon l'angle sous lequel on le regarde : puisque nos deux yeux ne sont pas placés au même endroit, ils voient chacun une image distincte. C'est en quelque sorte l'écran qui joue le rôle de lunettes, à condition toutefois d'être bien positionné devant lui… Car les choses ne sont pas aussi simples qu'elles peuvent le paraître.

Il existe essentiellement deux technologies d'écrans autostéréoscopiques : les écrans à barrière de parallaxe et les écrans à réseau lenticulaire.

• La barrière de parallaxe

On appelle « barrière de parallaxe » un cache à cristaux liquides composé d'une alternance de très fines colonnes opaques et transparentes, de la largeur d'un pixel. Cette structure est positionnée de telle sorte qu'un observateur, placé à une distance donnée de l'écran, ne perçoive avec chaque œil qu'une seule colonne de pixels sur deux. Lorsque ces colonnes coïncident avec des informations stéréoscopiquement complémentaires, la sensation de relief peut se produire. Il suffit alors de découper les images en colonnes d'un pixel de large et de les afficher en intercalant les colonnes de chacune des images. Comme chaque œil ne voit qu'une colonne de pixels sur deux, il ne distingue qu'une seule des deux images, celle qui lui est destinée. Le cerveau fusionne alors les images droite et gauche pour créer la sensation de relief.

Cette technologie présente deux inconvénients majeurs. Comme seul un pixel sur deux est utilisé pour chacune des images gauche et droite, la définition horizontale de l'image est divisée par deux. Autre point noir : elle impose que l'observateur soit bien en face de l'écran, à une distance donnée, et qu'il n'en bouge pas.

Ce système, qui ne permet donc pas que plusieurs observateurs visualisent simultanément l'image, s'avère au final assez rigide. En revanche, il offre la possibilité de basculer instantanément en mode de visualisation 2D classique. En pressant une simple touche qui coupe le courant dans le cache à cristaux liquides, celui-ci devient transparent (avec une perte d'environ 10 % de luminosité). L'écran à barrière de parallaxe n'est donc pas cloisonné à un fonctionnement uniquement en 3D.

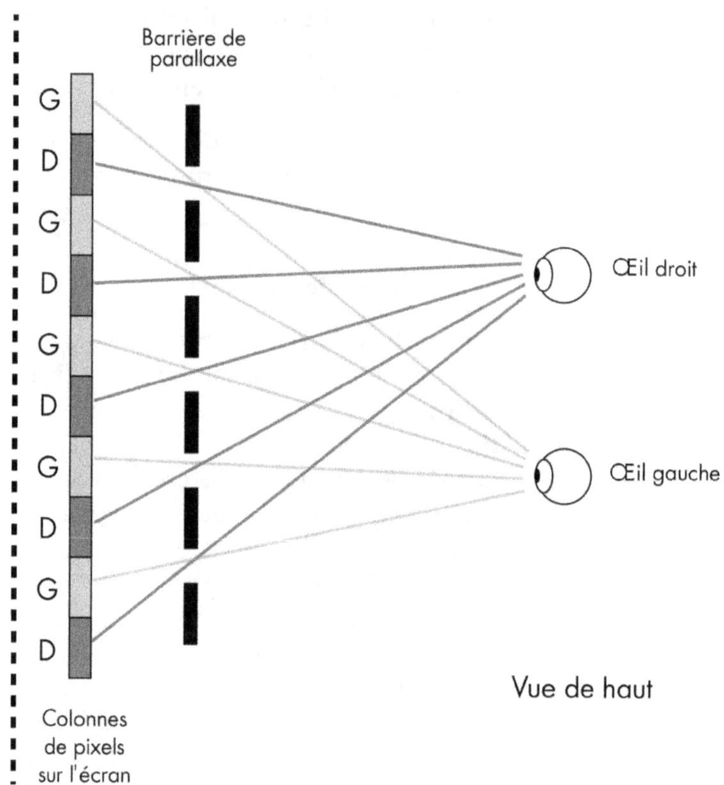

Figure 8.46
Principe de la barrière de la parallaxe.

• Le réseau lenticulaire

Ce procédé s'inspire de l'imagerie lenticulaire, à l'instar des petites cartes en plastique qui font apparaître une image différente quand on les incline. Le réseau lenticulaire est un composant optique placé sur la face avant de l'écran, constitué d'un réseau d'une multitude de microlentilles cylindriques orientées verticalement. Les images droite et gauche de chaque couple stéréoscopique sont entrelacées sous la forme de très fines bandes verticales. Pour chaque couple image gauche/image droite de cet entrelacement, une lentille a pour rôle, par un phénomène de réfraction, d'orienter les rayons lumineux issus de l'image droite vers l'œil droit et ceux de l'image gauche vers l'œil gauche. Comme pour la barrière de parallaxe, l'observateur doit donc se positionner bien en face de l'écran et ne peut pas se déplacer. Pour lever cette contrainte et multiplier les positions où l'image en relief peut être perçue convenablement, il faut projeter plusieurs couples d'images stéréoscopiques.

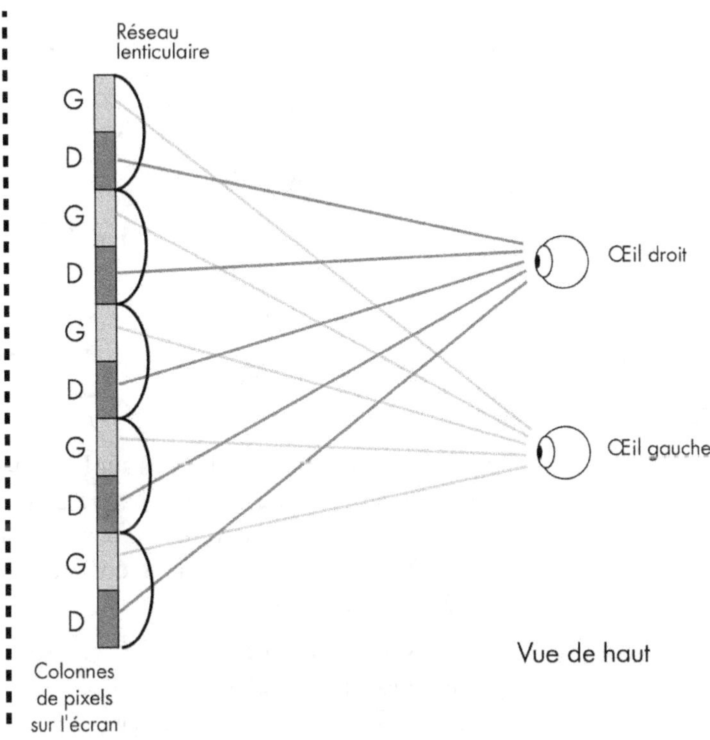

Figure 8.47
Principe du réseau lenticulaire.

Par exemple, un réseau lenticulaire très dense permet d'afficher jusqu'à huit ou neuf points de vue différents. La vue perçue par chaque œil dépend de sa position par rapport à l'écran. L'observateur ne voit jamais plus de deux points de vue, mais leur multiplication lui permet de bouger par rapport à l'écran, et donc de changer de couple stéréoscopique. En se déplaçant, l'observateur voit donc les objets affichés selon des angles différents, exactement comme cela se passe dans la réalité. La figure 8.48 illustre un tel dispositif, simplifié à cinq points de vue par souci de clarté.

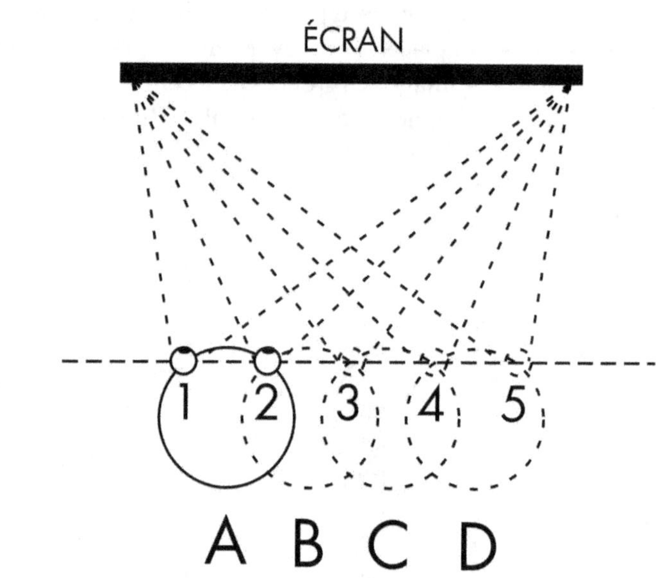

Ces cinq points de vue affichés sur l'écran sont visibles aux positions numérotées de 1 à 5. Chaque paire d'images successives correspond donc à une position possible de la tête de l'observateur. Dans ce cas, on obtient donc quatre positions possibles, notées « A », « B », « C » et « D ».

Plus il y a de points de vue, plus la zone d'observation du relief en continu est large – c'est ce que l'on appelle le « lobe ». L'écart entre deux points de vue étant égal à l'écart entre nos deux yeux (soit 65 mm), huit points de vue permettent par exemple d'avoir un lobe de 52 cm. Mais ce système a ses limites. Il existe en effet une zone de transition entre chaque lobe, appelée « passage de lobe », dans laquelle le relief est inversé. Il s'agit du moment où l'œil gauche voit l'image 8, tandis que l'œil droit voit de nouveau l'image 1 et non une hypothétique image 9. Il est indispensable d'éviter de se trouver au « passage de lobe » pour profiter d'un relief sans heurt visuel. Si l'écran n'avait que deux points de vue, l'occurrence de cette zone de transition perturbante serait trop fréquente puisque le spectateur aurait une chance sur deux d'être mal placé. En revanche, avec huit points de vue, on peut dire qu'il a sept chances sur huit de se trouver dans une position correcte, et une chance sur huit d'être à la frontière entre deux séries de huit images. Dans le pire des cas, il lui suffit de bouger de quelques centimètres pour échapper à un « passage de bloc ». Néanmoins, la multiplication des points de vue entraîne une perte non négligeable du contraste et de la définition de l'image affichée, même si elle n'est pas exactement diminuée dans un facteur égal au nombre de vues (grâce à des algorithmes de traitement spécifiques). Par ailleurs, un tel dispositif ne peut, en théorie, être utilisé que dans des contextes spécifiques, car l'enregistrement en vidéo réelle d'autant de points de vue est très difficilement imaginable dans des applications de télévision. Une solution intermédiaire est cependant mise en œuvre sur les premiers systèmes utilisant cette technologie, qui consiste à interpoler et à recréer ces huit points de vue (parfois même neuf) à partir d'un programme « simplement » stéréoscopique.

Index